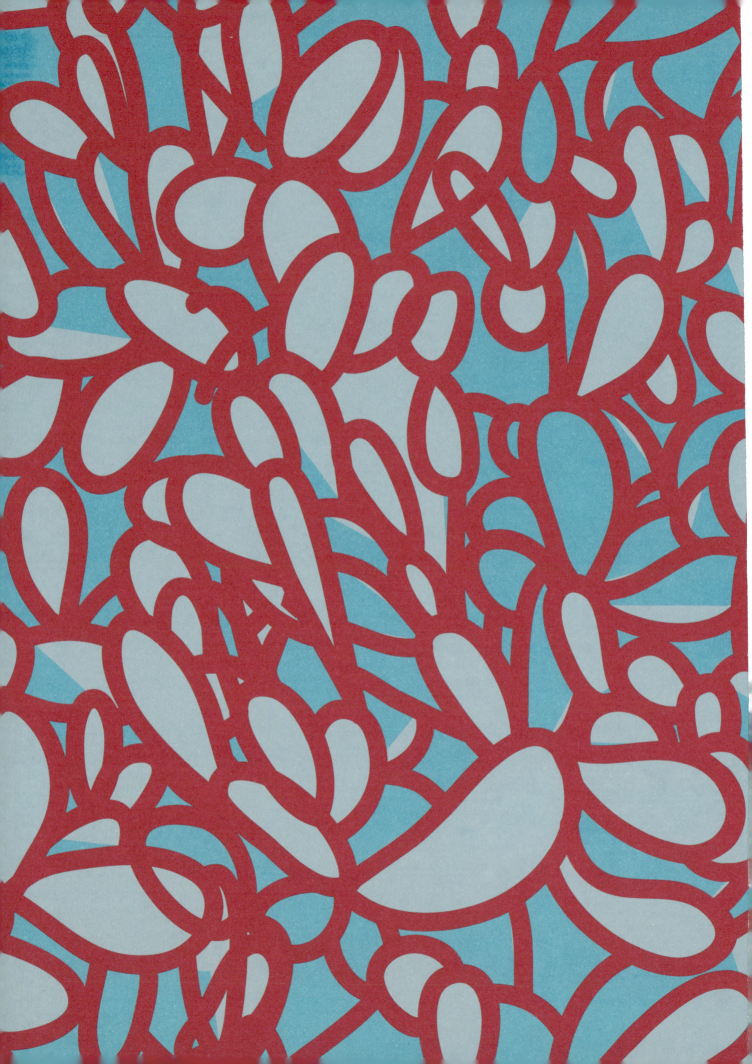

MANUAL SOGIMIG

ASSISTÊNCIA AO PARTO E PUERPÉRIO

MANUAL SOGIMIG

ASSISTÊNCIA AO PARTO E PUERPÉRIO

Carlos Henrique Mascarenhas Silva

Especialista em Medicina Fetal – King's College London. Ginecologista e Obstetra da Rede Mater Dei de Saúde – Belo Horizonte/MG. Coordenador do Serviço de Medicina Fetal e Ultrassonografia do Hospital Mater Dei – Belo Horizonte/MG. Coordenador do Serviço de Ginecologia e Obstetrícia do Hospital Mater Dei – Belo Horizonte/MG. Membro da Câmara Técnica de Ginecologia e Obstetrícia do Conselho Federal de Medicina. Presidente da SOGIMIG – Associação de Ginecologistas e Obstetras de Minas Gerais.

Claudia Lourdes Soares Laranjeira

Graduada pela Faculdade de Medicina da Universidade Federal de Minas Gerais – UFMG. Especialista em Ginecologia e Obstetrícia TEGO 167/1997. Mestre em Ginecologia e Obstetrícia pela UFMG. Coordenadora da Equipe de Ginecologia e Obstetrícia da Rede Mater Dei de Saúde. Supervisora do Programa de Residência Médica da Rede Mater Dei de Saúde. Uroginecologista de Rede Mater Dei de Saúde. Diretora Administrativa da SOGIMIG (2017-2019).

Gabriel Costa Osanan

Professor Adjunto do Departamento de Ginecologia e Obstetrícia – UFMG. Coordenador do Núcleo de Saúde da Mulher FAMINAS-BH. Professor da Faculdade de Medicina da UNIFENAS-BH. Diretor de Ensino e Residência Médica – SOGIMIG. Vice-Presidente da Comissão Nacional de Urgências Obstétricas – FEBRASGO. Instrutor Nacional da Estratégia Zero Morte Materna por Hemorragia MS-BR/OPAS-OMS-BR.

Inessa Beraldo de Andrade Bonomi

Doutoranda em Bioética pela Faculdade de Medicina da Universidade do Porto. Diretora Técnica e Médica Obstetra do Hospital Júlia Kubitschek – FHEMIG. Professora/Coordenadora do Internato de Saúde da Mulher da Faculdade de Medicina da UNIFENAS – Belo Horizonte/MG. Diretora da SOGIMIG (2017-2019).

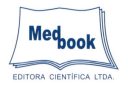

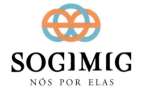

Manual SOGIMIG de Assistência ao Parto e Puerpério
Direitos exclusivos para a língua portuguesa
Copyright © 2019 by MEDBOOK – Editora Científica Ltda.

Nota da editora: Os autores desta obra verificaram cuidadosamente os nomes genéricos e comerciais dos medicamentos mencionados, assim como conferiram os dados referentes à posologia, objetivando fornecer informações acuradas e de acordo com os padrões atualmente aceitos. Entretanto, em virtude do dinamismo da área da saúde, os leitores devem prestar atenção às informações fornecidas pelos fabricantes para que possam se certificar de que as doses preconizadas ou as contraindicações não sofreram modificações, principalmente em relação a substâncias novas ou prescritas com pouca frequência.

Os autores e a editora não podem ser responsabilizados pelo uso impróprio nem pela aplicação incorreta de produto apresentado nesta obra. Apesar de terem envidado esforço máximo para localizar os detentores dos direitos autorais de qualquer material utilizado, os autores e a editora estão dispostos a acertos posteriores caso, inadvertidamente, a identificação de algum deles tenha sido omitida

Editoração Eletrônica: ASA Editoração e Produção Gráfica
Capa: Tom Comunicação

Reservados todos os direitos. É proibida a duplicação ou reprodução deste volume, no todo ou em parte, sob quaisquer formas ou por quaisquer meios (eletrônico, mecânico, gravação, fotocópia, distribuição na Web ou outros), sem permissão expressa da Editora.

CIP-BRASIL. CATALOGAÇÃO NA PUBLICAÇÃO
SINDICATO NACIONAL DOS EDITORES DE LIVROS, RJ

M251

Manual SOGIMIG de assistência ao parto e puerpério / Carlos Henrique Mascarenhas Silva ... [et al.]. - 1. ed. - Rio de Janeiro : Med Book, 2019.
    384 p. : il. ; 28 cm.

    ISBN 9788583690467

    1. Obstetrícia - Manuais, guias, etc. 2. Gravidez. 3. Cuidado pré-natal. 4. Cuidado pós-natal. I. Silva, Carlos Henrique Mascarenhas.

19-56912   CDD: 618.2
                        CDU: 618.2

Meri Gleice Rodrigues de Souza - Bibliotecária CRB-7/6439

08/05/2019   09/05/2019

Avenida Treze de Maio 41/salas 803 e 804 – CEP 20.031-007 – Rio de Janeiro – RJ
Telefones: (21) 2502-4438 e 2569-2524 – **www.medbookeditora.com.br**
contato@medbookeditora.com.br – vendasrj@medbookeditora.com.br

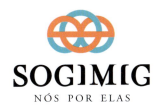

Diretoria 2017–2019

PRESIDENTE: *Carlos Henrique Mascarenhas Silva*

VICE-PRESIDENTE: *Alberto Borges Peixoto*

DIRETORA ADMINISTRATIVA: *Claudia Lourdes Soares Laranjeira*

DIRETORA ADJUNTA: *Liv Braga de Paula*

DIRETOR COMERCIAL E FINANCEIRO: *Délzio Salgado Bicalho*

DIRETORA SOCIOCULTURAL: *Thelma de Figueiredo e Silva*

DIRETOR CIENTÍFICO: *Sandro Magnavita Sabino*

DIRETORA DE VALORIZAÇÃO E DEFESA PROFISSIONAL: *Inessa Beraldo de Andrade Bonomi*

DIRETOR DE AÇÕES SOCIAIS: *Márcio Alexandre Hipólito Rodrigues*

DIRETORA DE RELAÇÕES INSTITUCIONAIS: *Cláudia Lúcia Barbosa Salomão*

DIRETOR DE ENSINO E RESIDÊNCIA MÉDICA: *Gabriel Costa Osanan*

DIRETOR DE *MARKETING* E COMUNICAÇÃO: *Eduardo Batista Cândido*

DIRETORA DE TECNOLOGIA DA INFORMAÇÃO E MÍDIAS SOCIAIS: *Ana Lúcia Ribeiro Valadares*

DIRETORA DAS VICE-PRESIDÊNCIAS E DIRETORIAS REGIONAIS: *Ines Katerina Damasceno Cavallo Cruzeiro*

CONSELHO CONSULTIVO

Ataíde Lucindo Ribeiro Jr.
Benito Pio Vitório Ceccato Júnior
Cláudia Navarro Carvalho Duarte Lemos
Frederico José Amedée Péret
Gerson Pereira Lopes
Márcia Salvador Géo
Marco Túlio Vaintraub
Mário Dias Corrêa Júnior
Ricardo Mello Marinho
Silvan Márcio de Oliveira

CONSELHO CONSULTIVO NATO

Agnaldo Lopes da Silva Filho
Maria Inês de Miranda Lima
Marcelo Lopes Cançado
Victor Hugo de Melo
João Pedro Junqueira Caetano

Colaboradores

Adriana Scavuzzi

Doutora em Saúde Materno-Infantil pelo IMIP.

Alberto Borges Peixoto

Doutorado (em andamento) na Disciplina de Medicina Fetal no Departamento de Obstetrícia da Universidade Federal de São Paulo – UNIFESP/EPM. Mestre em Medicina pela Universidade Federal do Triângulo Mineiro – UFTM. Research Fellow em Medicina Fetal do King's College Hospital, London, UK. Professor da Disciplina de Ginecologia e Obstetrícia da Universidade de Uberaba – UNIUBE. Professor Assistente do Departamento de Ginecologia e Obstetrícia da Universidade Federal do Triângulo Mineiro – UFTM. Médico do Setor de Medicina Fetal da Clínica Radiológica Uberaba – CRU.

Aline Bonanato Lopes

Médica Residente em Ginecologia e Obstetrícia do Hospital Vila da Serra.

Aline Brilhante Veras

Graduação em Medicina. Residência Médica em Ginecologia e Obstetrícia. Especialização em Psicoterapia Psicanalítica. Especialização em Sexualidade Humana. Mestrado e Doutorado em Saúde Coletiva. Pós-doc em Sociologia (em curso).

Álvaro Luiz Lage Alves

Doutor em Ginecologia e Obstetrícia pela Universidade Federal de Minas Gerais. Professor Adjunto da Faculdade Ciências Médicas de Minas Gerais. Obstetra da Maternidade Otto Cirne do Hospital das Clínicas da Universidade Federal de Minas Gerais e do Hospital Sofia Feldman. Instrutor Nacional da Estratégia Zero Morte Materna por Hemorragia MS-BR/OPAS-OMS.

Aly Youssef

Graduated in Medicine in Alexandria, Egypt. Consultant of Obstetrics and Gynecology at Sant'Orsola-Malpighi University Hospital, University of Bologna, Italy. Social Media Editor of the Journal of Ultrasound in Obstetrics and Gynecology. Ambassador of the International Society of Ultrasound in Obstetrics and Gynecology (ISUOG) in Egypt and North Africa.

Amanda Jackcelly Borges Neves

Especialista em Obstetrícia e Ginecologia pelo Hospital Júlia Kubitscheck – Belo Horizonte/MG.

Ana Christina de Lacerda Lobato

Mestre em Perinatologia pela UFMG. Coordenadora da Residência Médica do Hospital Júlia Kubitschek. Professora da Faculdade de Medicina Unifenas e Supervisora do Internato de Ginecologia e Obstetrícia das Faculdades UniBH e PUC-MG.

Ana Paula Miranda-Gazzola

Fisioterapeuta, Doutoranda pela UNESP e Mestre em Ciências da Reabilitação pela UFMG. Professora da Pós-Graduação em Saúde da Mulher pela Faculdade de Ciências Médicas. Membro da Equipe de Fisioterapia em Disfunções do Assoalho Pélvico (UROMATER), da Equipe de Medicina Esportiva (MedEsporte) e da Clínica Mais Saúde da Rede Hospitalar Mater Dei – Belo Horizonte/MG. Fisioterapeuta da Clínica Instituto Nascer-MG.

Ana Raquel Bambirra Lara

Especialista em Ultrassonografia em Obstetrícia e Ginecologia, Chefe da Unidade de Maternidade do Hospital Júlia Kubitscheck – FHEMIG.

Angelica Monroy

Residente del Departamento de Ginecología y Obstetricia – Universidad ICESI, Cali – Colombia.

Anna Dias Salvador Levindo Coelho

Serviço de Ginecologia e Obstetrícia da Rede Mater Dei de Saúde – Belo Horizonte/MG.

Anne-Marie Bergh

South African Medical Research Council Unit for Maternal and Infant Health Care Strategies, University of Pretoria, South Africa.

Artur Palhares Neto

Médico Anestesiologista na Rede Mater Dei de Saúde. Coordenador do Serviço de Anestesiologia da Rede Mater Dei de Saúde.

Augusto Henrique Fulgêncio

Doutor em Saúde da Mulher pela Universidade Federal de Minas Gerais. Ginecologista e Obstetra da Rede Mater Dei de Saúde – Belo Horizonte/MG. Preceptor do Curso de Emergências Obstétricas da SOGIMIG – Associação de Ginecologistas e Obstetras de Minas Gerais.

Bárbara Luiza Alves Pinto

Residente do Programa de Ginecologia e Obstetrícia do Hospital das Clínicas da UFMG.

Breno Cotta Coelho

Médico Anestesiologista na Rede Mater Dei de Saúde – Belo Horizonte/MG.

Breno José Acauan Filho

Presidente da SOGIRGS (2017-2019). Professor da Escola de Medicina da PUC-RS – Núcleo de Ginecologia e Obstetrícia. Mestre em Clínica Médica. Especialista em GO e Ultrassonografia.

Caetano Galvão Petrini

Doutorado (em andamento), Disciplina de Ginecologia e Obstetrícia, Universidade de São Paulo – USP-RP. Médico do Setor de Medicina Fetal da Disciplina de Ginecologia e Obstetrícia da Universidade de Uberaba – UNIUBE. Médico Assistente do Departamento de Ginecologia e Obstetrícia da Universidade Federal do Triângulo Mineiro – UFTM. Graduado pela Faculdade de Medicina do Triângulo Mineiro – UFTM. Residência em Ginecologia e Obstetrícia pelo Hospital das Clínicas de Ribeirão Preto – Universidade de São Paulo – USP-RP. Residência em Medicina Fetal pelo Hospital das Clínicas de Ribeirão Preto – Universidade de São Paulo – USP-RP.

Carlos Henrique Mascarenhas Silva

Especialista em Medicina Fetal – King's College London. Ginecologista e Obstetra da Rede Mater Dei de Saúde – Belo Horizonte/MG. Coordenador do Serviço de Medicina Fetal e Ultrassonografia do Hospital Mater Dei – Belo Horizonte/MG. Coordenador do Serviço de Ginecologia e Obstetrícia do Hospital Mater Dei – Belo Horizonte/MG. Membro da Câmara Técnica de Ginecologia e Obstetrícia do Conselho Federal de Medicina. Presidente da SOGIMIG – Associação de Ginecologistas e Obstetras de Minas Gerais.

Caroline Cássia de Morais

Médica Residente de Ginecologia e Obstetrícia do Hospital Júlia Kubitschek.

Claudia Lourdes Soares Laranjeira

Graduada pela Faculdade de Medicina da UFMG. Especialista em Ginecologia e Obstetrícia TEGO 167/1997. Mestre em Ginecologia e Obstetrícia pela UFMG. Coordenadora da Equipe de Ginecologia e Obstetrícia da Rede Mater Dei de Saúde. Supervisora do Programa de Residência Médica da Rede Mater Dei de Saúde. Uroginecologista de Rede Mater Dei de Saúde. Diretora Administrativa da SOGIMIG (2017-2019).

Cláudio Drummond Pacheco

Médico Pediatra da Equipe da Neonatologia do Hospital Mater Dei de Saúde. Título de Especialista em Pediatria e Título de Área de Atuação em Neonatologia pela Sociedade Brasileira de Pediatria. Instrutor do Programa de Reanimação Neonatal pela Sociedade Brasileira de Pediatria.

Conrado Milani Coutinho

Assistente Doutor do Hospital das Clínicas da Faculdade de Medicina de Ribeirão Preto da USP.

Corintio Mariani Neto

Mestre em Obstetrícia e Ginecologia pela Faculdade de Medicina da USP. Doutor em Tocoginecologia pela Universidade Estadual de Campinas – Unicamp. Diretor Técnico do Hospital Maternidade Leonor Mendes de Barros. Docente do Curso de Medicina da Universidade Cidade de São Paulo (Unicid). Diretor Financeiro, Diretor Administrativo e Presidente da Comissão Nacional Especializada em Aleitamento Materno da Febrasgo.

Daiane Oliveira Pesso

Residente do Programa de Ginecologia e Obstetrícia do Hospital das Clínicas da UFMG.

Dan Farine

Division of Maternal Fetal Medicine, Department of Obstetrics & Gynaecology, Mount Sinai Hospital, University of Toronto, Canada.

Deanna Sverdlov

Department of Obstetrics & Gynecology, Tufts University School of Medicine, Boston, Massachusetts, USA, and Mother Infant Research Institute, Tufts Medical Center, Boston, Massachusetts, USA.

Denise Ellen Francelino Cordeiro

Especialista em Ginecologia e Obstetrícia pela Maternidade-Escola Assis Chateaubriand da Universidade Federal do Ceará. Pós-Graduanda do Mestrado em Saúde da Mulher e da Criança da Universidade Federal do Ceará.

Eduardo Siqueira Fernandes

Médico Ginecologista e Obstetra (TEGO 0110/2017) com certificação em Sexologia (Febrasgo/AMB). Doutorando em Saúde da Mulher − UFMG. Coordenador do Ambulatório de Sexologia e Climatério do Hospital Júlia Kubitschek − FHEMIG e Ginecologista de Referência do Ambulatório de Assistência à Pessoa Trans do Hospital Eduardo de Menezes − FHEMIG.

Edwin Chandraharan

Consultant in Obstetrics and Gynaecology and Labour Ward Lead St. George's University Hospitals NHS Foundation Trust/Honorary Senior Lecturer, St George's University of London & Visiting Professor, Tianjin Central Hospital of Gynecology and Obstetrics, China.

Elisa Montaguti

Graduated in Medicine in Bologna, Italy. Fellow of Obstetrics and Gynecology in the Department of Obstetrics and Gynecology at Sant'Orsola Malpighi University Hospital, University of Bologna, Bologna, Italy.

Elza Lúcia Baracho Lott

Mestre em Ciência da Reabilitação pela UFMG. Coordenadora do Serviço de Fisioterapia da Uromater do Hospital Mater Dei. Professora e Coordenadora da Pós-Graduação pela Faculdade de Ciências Médicas de Minas Gerais.

Ernesto Antonio Figueiró-Filho

Division of Maternal Fetal Medicine, Department of Obstetrics & Gynaecology, Mount Sinai Hospital, University of Toronto − ON, Canada.

Errol R. Norwitz

Department of Obstetrics & Gynecology, Tufts University School of Medicine, Boston, Massachusetts, USA, and Mother Infant Research Institute, Tufts Medical Center, Boston, Massachusetts, USA.

Federica Bellussi

Graduated in Medicine in Bologna, Italy. PhD Fellow and Clinical Research Fellow, Department of Obstetrics and Prenatal Medicine, Sant'Orsola-Malpighi University Hospital, Bologna, Italy. Assistant Professor, Department of Obstetrics and Prenatal Medicine, Sant'Orsola-Malpighi University Hospital, Bologna, Italy. Editorial Board of the American Journal of Obstetrics and Gynecology – Maternal Fetal Medicine.

Fernanda Campos da Silva

Professora Adjunta de Obstetrícia da Unirio − Rio de Janeiro. Chefe da Maternidade Rogério Rocco – HUGG/Unirio, Rio de Janeiro. Coordenadora da Unidade Semi-Intensiva da Perinatal Barra, Rio de Janeiro.

Fernanda Saltiel Barbosa Velloso

Doutora em Ciência da Reabilitação pela UFMG. Professora do Curso de Fisioterapia da Faculdade de Ciências Médicas de Minas Gerais. Membro da Equipe de Fisioterapia da Uromater do Hospital Mater Dei.

Flávia Anchielle C. da Silva

Mestre em Saúde Materno Infantil pelo IMIP.

Francisco Edson de Lucena Feitosa

Doutor em Obstetrícia pela Unicamp. Professor de Obstetrícia do Departamento de Saúde Materno-Infantil da Universidade Federal do Ceará.

Frederico José Amedée Péret

Superintendente da Maternidade Unimed-BH. Obstetra do Serviço de Gestação de Alto Risco do Hospital Vila da Serra. Mestre em Medicina pela UFMG. MBA em Gestão de Serviços de Saúde pela Fundação Getúlio Vargas.

G. Justus Hofmeyr

Doctor of Science, Effective Care Research Unit, University of the Witwatersrand/Fort Hare/Walter Sisulu.

Gabriel Costa Osanan

Professor Adjunto do Departamento de Ginecologia e Obstetrícia – UFMG. Coordenador do Núcleo de Saúde da Mulher FAMINAS-BH. Professor da Faculdade de Medicina da UNIFENAS-BH. Diretor de Ensino e Residência Médica – SOGIMIG. Vice-Presidente da Comissão Nacional de Urgências Obstétricas – FEBRASGO. Instrutor Nacional da Estratégia Zero Morte Materna por Hemorragia MS-BR/OPAS-OMS-BR.

Gabriela Luiza Sevidanes

Serviço de Ginecologia e Obstetrícia da Rede Mater Dei de Saúde – Belo Horizonte/MG.

Guilherme Negrão de Souza

Mestrado e Doutorado em Ciências pela Universidade Federal de São Paulo − Escola Paulista de Medicina. Coordenador da Residência Médica em Obstetrícia e Ginecologia no Hospital Maternidade Leonor Mendes de Barros. Professor do Internato em Medicina da Universidade Cidade de São Paulo − UNICID.

Gustavo Paiva

Superintendente de Engenharia de Manutenção da Rede Mater Dei de Saúde – Belo Horizonte/MG.

Inessa Beraldo de Andrade Bonomi

Doutoranda em Bioética pela Faculdade de Medicina da Universidade do Porto. Diretora Técnica e Médica Obstetra do Hospital Júlia Kubitschek – FHEMIG. Professora/Coordenadora do Internato de Saúde da Mulher da Faculdade de Medicina da Unifenas/BH. Diretora da SOGIMIG (2017-2019).

Jennifer R. Ludgin

Department of Obstetrics & Gynecology, Tufts University School of Medicine, Boston, Massachusetts, USA, and Mother Infant Research Institute, Tufts Medical Center, Boston, Massachusetts, USA.

Jorge Roberto Di Tommaso Leão

Professor Adjunto da Universidade do Estado do Amazonas – UEA. Professor Adjunto da Faculdade Metropolitana de Manaus – Fametro. Membro da Academia Amazonense de Medicina.

José M. Palacios-Jaraquemada

Hospital Universitario CEMIC, Departamento de Obstetricia y Ginecología y Facultad de Medicina de la Universidad de Buenos Aires, Argentina.

Khaled M. K. Ismail

Professor of Obstetrics and Gynaecology Faculty of Medicine Ain Shams University Cairo, Egypt.

Krzysztof Marek Kuczkowski

Professor of Anesthesia for Obstetrics and Maternal Fetal & Neonatal Medicine Founder and President, The Kuczkowski Foundation Global Initiative La Jolla, California, USA. Vice President, North Central and South America and the Caribbean Islands World Society of Intravenous Anaesthesia (SIVA). Immediate Ex-Senior Member, Obstetric Anaesthesia Committee. World Federation of Societies of Anaesthesiologists (WFSA).

Larissa Milani Coutinho

Professora Assistente de Obstetrícia da Faculdade de Medicina da Universidade Federal de Juiz de Fora.

Liduína de Albuquerque Rocha e Sousa

Graduação em Medicina – UFC. Residência em Ginecologia e Obstetrícia pela UFC. Mestrado em Saúde da Mulher e da Criança – UFC (em curso). Presidente do Comitê de Prevenção a Morte Materna, Fetal e Infantil do Estado do Ceará. Coordenação Técnica do Programa Nascer no Ceará do Governo do Estado do Ceará. Assessoria Técnica da Secretaria de Saúde do Estado do Ceará.

Lívia Drumond Akl

Médica Ginecologista e Obstetra (TEGO 0328/2006). Mestre em Tocoginecologia pela UNESP. Doutora em Tocoginecologia pela Unicamp.

Lucineia Maria de Queiroz Carvalhais Ramos

Médica Infectologista. Mestre em Ciências da Saúde pela UFMG. Coordenadora da Equipe de Atenção Perinatal da SMSA/BH.

Luiz Guilherme Neves Caldeira

Coordenador Obstétrico da Maternidade Neocenter. Obstetra do Serviço de Gestação de Alto Risco do Hospital Vila da Serra.

Luíza Meelhuysen Sousa Aguiar

Residência Médica em Ginecologia e Obstetrícia da Rede Mater Dei de Saúde – Belo Horizonte/MG. Especialista em Ginecologia e Obstetrícia pela Febrasgo. Médica Ginecologista e Obstetra da Rede Mater Dei de Saúde – Belo Horizonte/MG. Título de Especialista em Ultrassonografia em Ginecologia e Obstetrícia pelo Colégio Brasileiro de Radiologia – CBR.

Marcela Zanatta Ganzarolli

Enfermeira Especialista em Obstetrícia, Aluna no Programa de Pós-Graduação em Tocoginecologia da Faculdade de Ciências Médicas da Unicamp e Enfermeira do Hospital da Mulher da Unicamp.

Márcia Maria Auxiliadora de Aquino

Mestre e Doutora em Tocoginecologia pela Universidade Estadual de Campinas – UNICAMP. Docente do Curso de Medicina da Universidade Cidade de São Paulo – UNICID. Médica do Hospital Maternidade Leonor Mendes de Barros. Membro da Comissão Especializada em Parto, Aborto e Puerpério da Febrasgo – Federação Brasileira das Associações de Ginecologia e Obstetrícia.

Marcia Salvador Géo

Vice-Presidente Assistencial e Operacional da Rede Mater Dei de Saúde – Belo Horizonte/MG. Coordenadora do Serviço de Ginecologia, Obstetrícia e Uroginecologia da Rede Mater Dei de Saúde.

Marden Fernando Miranda Ramos

Médico Anestesiologista na Rede Mater Dei de Saúde. Título Superior em Anestesiologia – TSA.

Maria Beatriz Alvarenga de Almeida

Fisioterapeuta Especialista em Saúde da Mulher. Mestre em Ciências da Saúde. Professora e Coordenadora da Disciplina e do Estágio Supervisionado de Fisioterapia em Saúde da Mulher da Faculdade de Ciências Médicas de Minas Gerais – CMMG. Professora na Pós-Graduação da CMMG. Membro da Equipe de Fisioterapia da Uromater, MedEsporte e Clínica Mais Saúde da Rede Mater Dei em Belo Horizonte/MG.

María Fernanda Escobar Vidarte

Ginecóloga y Obstetra – Universidad del Valle, Cali – Colombia. Maestría en Epidemiología Clínica – Universidad de La Frontera, Temuco – Chile. Especialista en Medicina Critica y Cuidado Intensivo – Universidad del Valle, Cali – Colombia, University of Pittsburgh, Pittsburgh – USA. Unidad de Alta Complejidad Obstétrica – Fundación Valle del Lili, Cali – Colombia. Departamento de Ginecología y Obstetricia – Universidad ICESI, Cali – Colombia. Representante por America Latina al Safe Motherhood and Chilbirth Committee de la Federación Internacional de Ginecología y Obstetricia.

Maria Gaia Dodaro

Graduated in Medicine in Bologna, Italy. Fellow of Obstetrics and Gynecology in the Department of Obstetrics and Gynecology at Sant'Orsola-Malpighi University Hospital, University of Bologna, Bologna, Italy.

Marianna Facchinetti Brock

Professora Adjunta da Universidade do Estado do Amazonas (UEA). Professora Adjunta da Faculdade Metropolitana de Manaus – FAMETRO. Membro da Academia Amazonense de Medicina.

Mário Dias Corrêa Júnior

Professor Associado do Departamento de Ginecologia e Obstetrícia da Faculdade de Medicina da UFMG.

Meire Rose de Oliveira Loureiro Cassini

Psicóloga Clínica Hospitalar de Referência na Atenção à Saúde da Mulher e à Pessoa em Situação de Violência Sexual do Hospital Júlia Kubitschek/FHEMIG (2006 a 2018). Especialista em Psicologia Clínica e da Saúde: Saúde Mental e Hospitalar. Coordenadora da Equipe de Cuidados Paliativos e Psicóloga Clínica Hospitalar de referência do Hospital Keralty – Belo Horizonte/MG.

Michael S. Robson

MBBS. FRCS. MRCOG. FRCPI. Master and Consultant Obstetrician and Gynaecologist – The National Maternity Hospital, Dublin-Ireland. Senior Clinical Lecturer, School Of Medicine – National Maternity Hospital, Dublin.

Pedro Corradi Sander

Residente de Ginecologia e Obstetrícia da Rede Mater Dei de Saúde – Belo Horizonte/MG. Residência Médica em Cirurgia Geral pelo Hospital da Baleia/Fundação Benjamin Guimarães – Belo Horizonte/MG.

Rachel Silviano Brandão Correa Lima

Médica Ginecologista da Unidade de Disfunções do Assoalho Pélvico da Rede Mater Dei de Saúde. Pós-Graduação em Uroginecologia pela Universidade de Londres – Serviço do Professor Stuart Stanton.

Renata Rocha Lopes da Costa

Residência Médica em Ginecologia e Obstetrícia Rede Mater Dei de Saúde – Belo Horizonte/MG. Especialista em Ginecologia e Obstetrícia pela Febrasgo. Médica Ginecologista e Obstetra da Rede Mater Dei de Saúde.

Renato Ajeje

Mestre em Obstetrícia pela EPM – UNIFESP. Comissão Nacional de Assistência ao Abortamento, Parto e Puerpério da Febrasgo.

Renato Augusto Moreira de Sá

Professor Associado de Obstetrícia da Universidade Federal Fluminense. Pesquisador em Saúde Pública na Área de Medicina Fetal do Instituto Fernandes Figueira – Fiocruz. Mestre em Clínica Obstétrica pela Universidade Federal do Rio de Janeiro. Doutor em Ginecologia e Obstetrícia pela Universidade Federal de Minas Gerais.

Renato Passini Junior

Professor Associado do Departamento de Tocoginecologia da Faculdade de Ciências Médicas da Unicamp.

Rita de Cassia Sanchez e Oliveira

Ginecologista e Obstetra formada pela FMUSP. Especialista em Medicina Fetal pela AMB. Doutora em Medicina pela Faculdade de Medicina da USP – São Paulo. MBA em Economia e Gestão em Saúde pela UNIFESP. Coordenadora Médica Materno-Infantil do Hospital Israelita Albert Einstein.

Robert C. Pattinson

South African Medical Research Council Unit for Maternal and Infant Health Care Strategies, University of Pretoria, South Africa.

Roberto Magliano de Morais

Mestre em Obstetrícia – UNIFESP/EPM. Coordenador da Residência Médica em Ginecologia e Obstetrícia da Secretaria de Saúde do Estado da Paraíba. Professor e Coordenador do Internato Médico em Ginecologia e Obstetrícia da Faculdade de Medicina da UNIPÊ. Membro da Comissão de Abortamento, Parto e Puerpério da Febrasgo. Membro da Câmara Técnica de Ginecologia e Obstetrícia do CFM. Presidente do Conselho Regional de Medicina da Paraíba.

Rodolfo de Carvalho Pacagnella

Médico Obstetra, Docente do Departamento de Tocoginecologia da Faculdade de Ciências Médicas da Unicamp.

Roseli Mieko Yamamoto Nomura

Professora Adjunta da Escola Paulista de Medicina – Unifesp. Professora Associada Livre-Docente da Faculdade de Medicina da USP. Presidente da Comissão Nacional do TEGO da Febrasgo.

Rosimeire Sartori de Albuquerque

Mestrado e Doutorado em Saúde da Mulher – UNIFESP. Pós-Doutoranda Universidade Católica Portuguesa – UCP/Portugal. Docente do Curso de Obstetrícia da Escola de Artes Ciências e Humanidades da Universidade de São Paulo EACH/USP. Presidente da Associação Brasileira de Obstetrizes e Enfermeiras Obstetras de São Paulo – ABENFO-SP.

Sarie J. Oosthuizen

Tshwane District Health and Department of Family Medicine, University of Pretoria, South Africa. South African Medical Research Council Unit for Maternal and Infant Health Care Strategies, University of Pretoria, South Africa.

Shiri Shinar

Division of Maternal Fetal Medicine, Department of Obstetrics & Gynaecology, Mount Sinai Hospital, University of Toronto, Canada.

Silvana Maria de Barros Ricardo

Médica Infectologista, Mestre em Microbiologia pelo ICB/UFMG. Pós-Graduada em Gestão de Negócios pela Fundação Dom Cabral/MG. Coordenadora da Clínica de Infectologia e do Serviço de Epidemiologia e Controle de Infecção Hospitalar da Rede Mater Dei de Saúde – Belo Horizonte/MG.

Silvia Espuelas Malón

Specialist Trainee in Obstetrics & Gynaeology Hospital del Mar – Parc de Salut Mar. Honorary Clinical Fellow in Obstetrics & Gynaecology St. George's University Hospitals NHS Foundation Trust.

Soo Downe

Professor in Midwifery Studies, School of Community Health and Midwifery, University of Central Lancashire, Lancashire – United Kingdom. PhD Midwifery, University of Derby 2000. MSc Research, University of Derby. BSc (Hons) Literature and Linguistics, University of York.

Susan Fawcus

Emeritus Professor and Senior Scholar, Department of Obstetrics and Gynaecology, University of Cape Town, South Africa.

Tábata Regina Zumpano dos Santos

Médica da Divisão de Obstetrícia do Hospital da Mulher Prof. Dr. José Aristodemo Pinotti – CAISM/Unicamp.

Tadeu Coutinho

Professor Titular e Chefe do Serviço de Obstetrícia da Faculdade de Medicina da Universidade Federal de Juiz de Fora.

Tárcia Regina Coura Dutra

Psicóloga Clínica – NEP do Hospital João XXIII – FHEMIG – e membro de NDAE da Residência Multiprofissional em Saúde. Especialista em Psicologia Hospitalar e em Administração – 'Gestão Pública'. Coordenadora do Departamento de Psicologia da Somiti e instrutora no CMTI. Tutora no Curso de Cuidados Paliativos (EAD) da Feluma.

Thaís Costa Nascentes Queiroz

Médica Pediatra da Equipe da Neonatologia do Hospital Mater Dei. Doutora em Saúde da Criança e do Adolescente. Instrutora do Programa de Reanimação Neonatal pela Sociedade Brasileira de Pediatria.

Thales Henrique Lamounier Xavier

Médico Residente de Ginecologia e Obstetrícia do Hospital Júlia Kubitschek.

Virgínia Santos Ferreira

Enfermeira Obstetra pela UFMG. Referência Técnica da Equipe de Atenção Perinatal da SMSA/BH. Membro do Comitê de Óbitos Maternos da SMSA/BH.

Apresentação

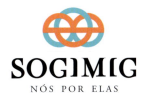

A busca constante pelo aperfeiçoamento científico e pela qualificação de excelência dos médicos ginecologistas e obstetras de Minas Gerais permeia todas as ações promovidas pela Associação de Ginecologistas e Obstetras de Minas Gerais (SOGIMIG) em seu dia a dia. Na verdade, esses pilares motivaram a fundação da entidade – que tem como missão principal o cuidado com a saúde da mulher – há quase 75 anos.

Nesses anos, muitas transformações ocorreram tanto na prática como na formação médica. Transitamos de um período em que o conhecimento científico estava restrito a poucos médicos e sua obtenção era demorada, difícil e dispendiosa, exigindo, muitas vezes, visitas e contatos com os melhores Centros de Ciência do mundo, e chegamos a uma época em que as informações estão ao alcance de nossas mãos nas telas dos modernos dispositivos eletrônicos. Vale ressaltar, no entanto, que a dificuldade em escolher os melhores livros, revistas e artigos científicos tem se constituído em um problema.

Oferecer conteúdos técnicos de excelência: este é um dos objetivos do pilar científico da SOGIMIG. Nossa intenção é auxiliar os ginecologistas, obstetras e demais médicos interessados na especialidade a prestarem assistência de qualidade às mulheres. Nessa "filosofia existencial", a Associação publicou diversos livros, que vão desde as seis edições do *Manual Sogimig de Ginecologia e Obstetrícia* até os *Manuais de Emergências em Ginecologia* e *Emergências em Obstetrícia*.

Nosso intuito agora é oferecer conteúdos ainda mais aprofundados em cada área de atuação e em cada subespecialidade. Para isso recebemos contribuições de especialistas dos mais variados serviços de Ginecologia e Obstetrícia do Brasil e do exterior. Entendemos que existe um grande valor no atendimento que prestamos às nossas pacientes por sermos dignos de suas confidências, seus medos e receios, mas também porque compartilhamos de suas alegrias e conquistas. Temos, entretanto, de oferecer em contrapartida um atendimento de qualidade, e a qualidade tem estreita relação com o conhecimento técnico que cada um de nós conquistamos ao longo dos anos. Somos Nós trabalhando por Elas!

Nossa certeza é de que com essa série de *Manuais Sogimig* estaremos, sem dúvida, oferecendo uma boa opção de leitura, estudo e qualificação científica. Ajudar as mulheres que nos procuram nos consultórios e hospitais Brasil afora também é a nossa missão.

Agradecemos a cada um dos autores que, com brilhantismo e altruísmo, contribuem para assegurar a qualidade desses manuais com sua maneira singular de apresentar os temas aqui expostos. Recebam todo o nosso reconhecimento. A contribuição de vocês é inestimável!

E muito obrigado, mais uma vez, pela confiança na SOGIMIG.

Boa leitura!

Carlos Henrique Mascarenhas Silva
Presidente – SOGIMIG

Prefácio

A espetacular mudança pela qual tem passado a assistência ao parto na última década no Brasil precisa ser entendida por todos nós, médicos obstetras, como uma excepcional oportunidade de mantermos ou mesmo reconquistarmos a confiança das mulheres e de suas famílias no trabalho que desempenhamos no dia a dia nas mais diversas e diferentes maternidades brasileiras.

A mudança pode muitas vezes ser dolorosa, pois nos obriga a mudar e buscar novos caminhos. Mas ela também pode ser uma excelente oportunidade de mostrar a capacidade intrínseca de melhorarmos e de fazermos melhor, de mostrar que dentro de cada médico e médica ginecologista e obstetra existe o compromisso de fazer o que é certo. E esse parece ser o cenário em que nos encontramos atualmente.

O objetivo comum de todos nós da equipe obstétrica é que ao final de uma gestação e parto tenhamos sempre uma mãe usufruindo de toda sua saúde e sem reflexos negativos da gestação, um pai com sua saúde psíquica preservada por ter uma família com saúde e segurança e um(ns) recém-nascido(s) usufruindo de todo o potencial ilimitado que uma nova vida pode proporcionar.

Procuramos trazer a cada um daqueles que se interessar em explorá-la a experiência acumulada e compartilhada por múltiplos profissionais que trabalham na assistência obstétrica em variados países e também nas mais diferentes culturas e realidades de todo o mundo. Procuramos inserir renomados autores e profissionais que pensam e trabalham na obstetrícia diariamente. Diversos deles, responsáveis por propor e implementar rotinas assistenciais mundo afora, mudaram a forma de nascer em seus respectivos locais de trabalho. E várias dessas rotinas alcançaram impacto global.

Procuramos explorar também neste Manual a visão assistencial de outros profissionais que participam da equipe obstétrica, uma vez que é indispensável saber o que pensa cada participante desse time assistencial.

Este Manual é a contribuição da SOGIMIG para uma obstetrícia de qualidade e de alto nível, tendo sim a pretensão de ajudar todos aqueles que trabalham nessa área a realmente mudar e aprimorar o cuidado dispensado às mães e ao nascimento de nossas filhas e filhos. Precisamos ser realmente apaixonados pelo que fazemos e, quando o fizermos, tenhamos a certeza de estarmos comprometidos a desempenhar a melhor medicina que existe. O obstetra deve desempenhar a tarefa de defensor intransigente dos direitos das gestantes e puérperas dentro da assistência à saúde. Isso é nossa tarefa intransferível.

Agradecemos a cada um dos autores pela dedicação e o esforço em escrever temas absolutamente novos e inovadores e assim nos ajudar a transformar uma ideia e desejo em emocionante realidade.

Temos certeza de que o conhecimento compartilhado neste Manual contribuirá com o caminho necessário para que ao final de uma gravidez tenhamos sempre um parto seguro.

Bom proveito e boa leitura!

Carlos Henrique Mascarenhas Silva
Claudia Lourdes Soares Laranjeira
Gabriel Costa Osanan
Inessa Beraldo de Andrade Bonomi

Sumário

SEÇÃO I – ESTRUTURA E ORGANIZAÇÃO DA ASSISTÊNCIA, 1

1 O Papel dos Membros da Equipe de Assistência Multiprofissional, 3

A. Médico Obstetra, 3
Augusto Henriques Fulgêncio Brandão
Claudia Lourdes Soares Laranjeira
Carlos Henrique Mascarenhas Silva

B. Médico Anestesiologista, 7
Marden Fernando Miranda Ramos
Artur Palhares Neto
Breno Cotta Coelho

C. Médico Pediatra/Neonatologista, 15
Thaís Costa Nascentes Queiroz
Claudio Drummond Pacheco

D. Enfermagem, 22
Rosimeire Sartori de Albuquerque
Maria Cristina Gabrielloni

2 Organização da Equipe de Atendimento para Trabalho de Parto e Parto, 33
Sarie J. Oosthuizen
G. Justus Hofmeyer
Anne-Marie Bergh
Robert C. Pattinson

3 Organização da Ambiência da Maternidade para o Parto, 39
Marcia Salvador Géo
Anna Dias Salvador Levindo Coelho
Gabriela Luiza Sevidanes
Gustavo Paiva

4 Normas Legais da Assistência Obstétrica no Brasil, 45
Lucineia Maria de Queiroz Carvalhais Ramos
Lívia Drumond Akl
Virgínia Santos Ferreira

5 Segurança do Paciente em Maternidades, 51
Inessa Beraldo de Andrade Bonomi
Ana Raquel Bambirra Lara
Amanda Jackcelly Borges Neves

6 A Classificação Robson para a Organização da Assistência Obstétrica nas Maternidades, 61
Michael S. Robson

7 Parto Hospitalar e Parto Domiciliar, 73
Renato Passini Júnior
Tábata Regina Zumpano dos Santos

8 Papel da Simulação no Ensino da Assistência ao Parto, 83
Roseli Mieko Yamamoto Nomura

9 Cuidados Éticos e Legais na Assistência ao Parto Seguro, 89
Adriana Scavuzzi
Flávia Anchielle C. da Silva

10 Violência na Assistência Obstétrica, 93
Liduína de Albuquerque Rocha e Sousa
Aline Brilhante Veras

11 Cuidados Antenatais para uma Experiência Positiva no Parto, 99
Rita de Cássia Sanchez e Oliveira

SEÇÃO II – ASSISTÊNCIA AO PARTO E PUERPÉRIO, 103

12 Contratilidade Uterina e Mecanismo de Parto, 105

Ana Christina de Lacerda Lobato
Thales Henrique Lamounier Xavier
Caroline Cássia de Morais

13 Diagnóstico de Trabalho de Parto, 115

Francisco Edson de Lucena Feitosa
Denise Ellen Francelino Cordeiro

14 Acolhimento da Paciente e da Família para o Parto: Dieta, Deambulação e Preparos Gerais, 117

Roberto Magliano de Morais

15 Indução ao Trabalho de Parto, 121

Renato Ajeje

16 Analgesia Farmacológica no Trabalho de Parto e no Parto, 125

Krzysztof Marek Kuczkowski

17 Métodos não Farmacológicos de Alívio da Dor no Trabalho de Parto, 133

Soo Downe

18 Posições Maternas no Momento do Parto, 143

Alberto Borges Peixoto
Caetano Galvão Petrini

19 Primeiro Período do Trabalho de Parto – Fases Latente e Ativa, 147

Shiri Shinar
Ernesto Antonio Figueiró-Filho
Dan Farine

20 Segundo Período do Trabalho de Parto na Apresentação Cefálica e em Gestantes de Baixo Risco, 153

Rodolfo de Carvalho Pacagnella
Marcela Zanatta Ganzarolli

21 Monitoramento Fetal Intraparto, 163

Silvia Espuelas Malón
Edwin Chandraharan

22 Proteção Perineal Antenatal, Intraparto e Episiotomia, 173

Claudia Lourdes Soares Laranjeira
Ana Paula Miranda Gazzola
Elza Lúcia Baracho Lott de Souza
Maria Beatriz Alvarenga de Almeida
Fernanda Saltiel Barbosa Velloso
Rachel Silviano Brandão Correa Lima

23 Identificação e Tratamento de Lesões Obstétricas do Assoalho Pélvico, 183

Khaled M. K. Ismail

24 Ultrassonografia durante o Atendimento do Trabalho de Parto, 191

Aly Youssef
Elisa Montaguti
Maria Gaia Dodaro
Federica Bellussi

25 Cesariana, 203

Corintio Mariani Neto
Marcia Maria Auxiliadora de Aquino
Guilherme Negrão de Souza

26 Prevenção e Manejo Oportuno de Hemorragia Pós-Parto, 211

Maria Fernanda Escobar Vidarte
Angelica Monroy

27 Tratamento e Controle de Hemorragias no Parto, 225

José M. Palacios-Jaraquemada

28 Terceiro Período do Trabalho de Parto, 239

Tadeu Coutinho
Larissa Milani Coutinho
Conrado Milani Coutinho

29 Cuidados no Puerpério Imediato, 245

Frederico José Amedée Péret
Luiz Guilherme Neves Caldeira
Aline Bonanato Lopes

Sumário

30 Aspectos Psicológicos na Gestação e no Puerpério, 249

Meire Rose de Oliveira Loureiro Cassini
Eduardo Siqueira Fernandes
Tárcia Regina Coura Dutra

31 Profilaxia das Infecções Maternas no Parto, 255

Silvana Maria de Barros Ricardo

SEÇÃO III – ASSISTÊNCIA AO PARTO EM SITUAÇÕES ESPECIAIS, 265

32 Versão Cefálica Externa, 267

Breno José Acauan Filho

33 Apresentação Pélvica, Parto Pélvico e Via de Parto, 271

Ernesto Antonio Figueiró-Filho

34 Parto Vaginal Instrumental, 275

Deanna Sverdlov
Jennifer R. Ludgin
Errol R. Norwitz

35 Manobras Obstétricas na Assistência ao Parto, 285

Álvaro Luiz Lage Alves
Gabriel Costa Osanan

36 Cesariana durante o Trabalho de Parto, 295

Susan Fawcus
Robert C. Pattinson

37 Parto Vaginal após Cesariana, 301

Carlos Henrique Mascarenhas Silva
Luíza Meelhuysen Sousa Aguiar
Pedro Corradi Sander
Renata Rocha Lopes da Costa

38 Assistência ao Parto no Prematuro Extremo, 309

Bárbara Luiza Alves Pinto
Daiane Oliveira Pesso
Mário Dias Corrêa Júnior

39 Via de Parto em Gemelares, 317

Renato Augusto Moreira de Sá
Fernanda Campos da Silva

40 Complicações Cirúrgicas da Cesariana, 325

Marianna Facchinetti Brock
Jorge Roberto Di Tommaso Leão

APÊNDICES, 333

2 Organization of The Care Team For Labour and Delivery, 335

Sarie J Oosthuizen
G. Justus Hofmeyr
Anne-Marie Bergh
Robert C. Pattinson

6 The Robson Classification for the Organization of Obstetric Care in Maternity Hospitals, 342

Michael S. Robson

16 Pharmacological Analgesia in Labour and Delivery, 352

Krzysztof Marek Kuczkowski

17 Non Pharmacological Methods of Pain Relief in Labour, 360

Soo Downe

19 First Period of Labour – Latent and Active Phases, 368

Shiri Shinar
Ernesto Antonio Figueiro-Filho
Dan Farine

21 Intrapartum Fetal Monitoring, 373

Silvia Espuelas Malón
Edwin Chandraharan

23 Identification and Treatment of Obstetric Pelvic Floor Lesions, 381

Khaled M. K. Ismail

24 Ultrasonography During Delivery Care, 386

Aly Youssef
Elisa Montaguti
Maria Gaia Dodaro
Federica Bellussi

26 Prevención y Manejo Oportuno de la Hemorragia Post Parto, 391

Angelica Monroy
María Fernanda Escobar Vidarte

27 Tratamiento y Control del Sangrado en el Parto, 400

José M. Palacios-Jaraquemada

34 Instrumental Vaginal Delivery, 413

Deanna Sverdlov
Jennifer R. Ludgin
Errol R. Norwitz

36 Caesarean Delivery in Labour, 422

Susan Fawcus
Robert C. Pattinson

Índice Remissivo, 429

SEÇÃO I

ESTRUTURA E ORGANIZAÇÃO DA ASSISTÊNCIA

CAPÍTULO **1**

O Papel dos Membros da Equipe de Assistência Multiprofissional ao Parto

PARTE A

MÉDICO OBSTETRA

Augusto Henriques Fulgêncio Brandão
Claudia Lourdes Soares Laranjeira
Carlos Henrique Mascarenhas Silva

INTRODUÇÃO

O objetivo da assistência ao parto consiste sumariamente em garantir bom desfecho materno e fetal/neonatal. As intervenções, estratégias e rotinas aplicadas devem visar a esse objetivo, embasadas em evidências científicas sólidas e nas experiências e particularidades de cada serviço.

Considerando o caráter emergencial e particular de toda assistência ao parto, deve-se ter em mente que muitas das práticas e rotinas não são nem serão embasadas por estudos com níveis de evidência elevados. É claramente difícil delinear e seguir um desenho de estudo com perfeição quando se trata de situações que não podem ser controladas e reproduzidas, dentre as quais o parto é um exemplo perfeito.

O momento do parto deve também representar uma experiência positiva para a mulher e sua família com a manutenção de sua saúde física e emocional e toda a equipe assistencial focada em prevenir complicações e responder prontamente às emergências obstétricas possíveis. O parto deve ser encarado como evento fisiológico que precisa ser acompanhado, e a assistência prestada por profissionais de formações diversas é imperativa para o sucesso da assistência.

De acordo com o Ministério da Saúde, "uma das grandes lacunas da assistência à saúde no Brasil é a ausência de uma filosofia de trabalho em equipe que proporcione resultados na melhoria dos indicadores de saúde, particularmente na assistência perinatal".

O trabalho colaborativo acontece quando todos os agentes envolvidos na equipe reconhecem e respeitam o valor individual e profissional de cada integrante, respeitando as diferenças e entendendo o objetivo comum. O médico obstetra é profissional importante, central e indispensável, pois lhe competem exclusivamente as intervenções mais drásticas e resolutivas em eventuais emergências ou complicações. Todavia, toda a capacidade de intervenção do médico é condicionada ao bom relacionamento e à boa comunicação com o restante da equipe assistencial – que participa do processo em todas as etapas assistenciais e age de maneira adjunta à ação do médico obstetra.

O maior desafio desse profissional, no contexto atual, é desenvolver sua capacidade de cuidar e assistir, aguardando e respeitando o processo fisiológico de evolução do parto e reservando suas intervenções para momentos de necessidade com clara indicação e oportunidade.

PROFISSIONAIS QUE ATUAM NA ASSISTÊNCIA AO PARTO

A assistência ao parto transcende os limites físicos de áreas de pré-parto, internação ou bloco obstétrico. A boa prática tem início com o começo do trabalho de parto, e a assistência se dá desde o momento em que a gestante e o acompanhante chegam à recepção do hospital ou maternidade onde ocorrerá o nascimento. Assim, todos os profissionais – administrativos, técnicos e assistenciais – são responsáveis pelo bom desfecho e a boa experiência da gestante e de sua família durante o trabalho de parto e o puerpério imediato.

Contribuem para a adequada assistência ao parto:

- Médicos obstetras.
- Médicos anestesiologistas.

- Médicos pediatras.
- Enfermeiros.
- Técnicos de enfermagem.
- Fisioterapeutas.
- Psicólogos.
- Assistentes sociais.
- Nutricionistas.
- Profissionais de apoio assistencial e administrativo.

COMPETÊNCIAS COMPARTILHADAS DO MÉDICO OBSTETRA

Para o delineamento dos serviços assistenciais é importante considerar que qualquer parto inicialmente considerado de risco pode se tornar de alto risco a qualquer momento do pré-natal, parto ou puerpério, tornando desejável e essencial a presença física do médico obstetra.

No centro do cuidado deve estar a mulher, tendo atendidos seus desejos e expectativas, desde que não coloquem em risco sua saúde e a de seu feto.

A estratégia e a linha de cuidado durante o trabalho de parto e a assistência ao parto vaginal em gestantes de risco habitual são da competência do médico obstetra, mas não exclusivamente. Na ausência de fatores de risco, o acompanhamento da evolução do trabalho de parto e a monitorização do bem-estar fetal podem ser feitos em conjunto com outros profissionais qualificados, dentre os quais se destacam as enfermeiras obstétricas.

Nessas gestantes, na ausência de sinais de complicações, o acompanhamento pode ser feito sem a presença contínua e permanente do médico obstetra, o qual deve ser informado continuamente sobre a evolução desses trabalhos de parto e deverá estar disponível para atuar em caso de qualquer intercorrência. Modelos de assistência de risco habitual em que as enfermeiras obstétricas conduzem o cuidado básico assistencial parecem ter melhor relação custo-benefício, com uma boa experiência da gestante durante a internação e a realização de menos procedimentos, devendo o médico obstetra atuar sempre como consultor presencial nesses casos.

Os modelos assistenciais podem incluir a presença de diversos profissionais, sempre visando ao melhor acompanhamento da gestante e do recém-nascido; todavia, o médico obstetra é sempre o profissional indispensável durante o desenrolar de todo o processo.

COMPETÊNCIAS EXCLUSIVAS DO MÉDICO OBSTETRA

Partos de alto risco, partos operatórios, complicações e urgências obstétricas devem ser conduzidos com a pronta e inquestionável participação do médico obstetra.

As interações entre o processo fisiológico do parto, as comorbidades clínicas e as condições cirúrgicas são o objeto de estudo e prática da obstetrícia e a razão principal de sua existência.

A indicação de procedimentos cirúrgicos e intervenções, a administração de drogas ou mesmo a indicação de analgesia farmacológica devem ser de competência exclusiva do médico obstetra, uma vez que ele é o único profissional capaz de tratar as possíveis complicações.

ASSISTÊNCIA CLÍNICA AO PARTO

A assistência ao parto começa durante o pré-natal. Muitos modelos assistenciais estão disponíveis no Brasil e variam de acordo com a assistência prestada (pública ou privada), a localidade e as preferências das mulheres.

O médico obstetra é o profissional mais capacitado para orientar a gestante sobre o processo fisiológico do trabalho de parto e as possíveis intercorrências. Entretanto, de acordo com a realidade assistencial de cada localidade, acompanhamentos nessa fase também são realizados por enfermeiras, médicos generalistas ou da saúde e comunidade. No entanto, o acesso ao médico obstetra deve ser sempre garantido, pelo menos em algumas consultas do pré-natal.

Segundo propõe o Ministério da Saúde, a assistência pré-natal de risco habitual deve ser realizada de maneira compartilhada, definida por consultas alternadas entre o médico e a enfermagem. A paciente, principalmente ao longo das últimas semanas da gravidez, deve ser orientada quanto às características do processo de parturição. Nas consultas que antecedem o início do parto é fundamental que a gestante seja estimulada a manifestar suas dúvidas e receios relacionados com o momento que se aproxima.

Algumas questões são fundamentais, como a dor do parto e as possibilidades de analgesia, o local de referência para o parto, o ambiente da internação, a possibilidade e o direito à presença de familiares, a expectativa quanto ao tipo de parto a ser realizado, as possíveis intervenções e suas indicações (fórcipe, episiotomia, posições no parto, dentre outras) e os aspectos relacionados com a saúde do recém-nascido. Ciente de todas essas informações, a gestante terá condições de estruturar o plano de parto com a equipe assistencial.

Os cursos de preparação de casais ou gestantes para o parto são oferecidos em algumas instituições e facilitam muito a abordagem dos aspectos citados anteriormente. A visita prévia aos alojamentos da maternidade, o diálogo com puérperas recentes e conhecer a equipe médica e de enfermagem que se responsabilizará pela assistência são fatores de grande importância na adequação do momento do parto.

A gestante bem orientada facilita o diagnóstico acurado do trabalho de parto, evita ou diminui a ansiedade quanto ao momento certo de se internar e previne as internações precoces e inoportunas, contribuindo para a boa assistência de toda a equipe.

MOMENTO DO DIAGNÓSTICO DO TRABALHO DE PARTO

O diagnóstico preciso do trabalho de parto é sem dúvida uma etapa importante da assistência ao parto. A maioria dos serviços conta com um profissional que realiza o atendimento inicial: um médico obstetra; no entanto, alguns serviços podem contar com a assistência inicial prestada por enfermeiras obstétricas treinadas sob supervisão técnica do médico e também apresentam bons resultados. O importante é manter nesse momento um profissional capaz de diagnosticar precisamente o trabalho de parto.

A admissão hospitalar de uma gestante que não esteja efetivamente em trabalho de parto resulta em intervenções iatrogênicas que com frequência evoluem de maneira desfavorável.

Capítulo 1 · O Papel dos Membros da Equipe de Assistência Multiprofissional ao Parto

A diferenciação clínica entre um falso trabalho de parto ou uma fase latente, que são características marcantes do final da gravidez, e as contrações da fase ativar o trabalho de parto pode ser difícil em algumas situações. Outros critérios subjetivos, como a dor relatada pela paciente e a ansiedade dela e dos acompanhantes, também podem dificultar o diagnóstico. Como muito bem definem Cabral e cols., a determinação do critério que indique o início do trabalho de parto varia em cada serviço obstétrico na dependência de características específicas de sua clientela. Maternidades que atendem pacientes com grande carência social, de domicílio distante e com os outros aspectos desfavoráveis consideram o início do trabalho de parto de maneira mais precoce, ao passo que outros serviços tendem a diagnosticar o trabalho de parto com um quadro evolutivo mais adiantado. Um critério mais rigoroso para internação ajuda a evitar falsos trabalhos de parto ou admissões no hospital precipitadamente.

DESCRIÇÃO CLÍNICA DO PARTO

Desde a chegada da gestante ao hospital, o médico e a equipe devem garantir a segurança da assistência. O foco na mulher, seu concepto e nos familiares, o envolvimento de cada membro da equipe e a definição do planejamento individualizado podem promover uma melhor experiência. O Quadro 1.1 apresenta um resumo dos aspectos importantes da assistência ao trabalho de parto.

Primeiro período – período de dilatação

A gestante deve ter garantido um ambiente seguro, tranquilo e individual em todas as fases do parto, além de ser encorajada a participar da decisão acerca de todos os processos assistenciais, sendo constantemente informada sobre eles. Uma comunicação efetiva entre a gestante e os membros da equipe assistencial é primordial para uma boa assistência.

A paciente deve ter garantido seu direito a um acompanhante de sua escolha, o qual pode permanecer durante todo o processo.

O primeiro período ou estágio se inicia com as contrações uterinas efetivas, ou seja, com características de progressivi-

dade em frequência e intensidade. A paciente deve ser informada de que não existe uma duração máxima para o processo, o qual, na maioria das vezes, não costuma ultrapassar 12 horas em primíparas.

Nesse momento, é imprescindível oferecer meios para o alívio de dor, se a paciente assim desejar. Não é possível conduzir o processo em uma gestante "não adaptada" à dor que está sentindo. A dor nunca deve ser menosprezada ou comparada à de outras pacientes. Uma comunicação efetiva e frequente com o médico anestesista garante a satisfação da paciente e um melhor desfecho obstétrico. Idealmente, a paciente é orientada ainda no pré-natal em relação aos benefícios e malefícios da analgesia farmacológica. O tipo de analgesia e o momento em que é realizada são de escolha da paciente em consonância com seu médico obstetra.

Amniotomias rotineiras ou o uso não criterioso de ocitocina estão contraindicados.

A dinâmica uterina que define o início do parto é empírica: geralmente duas contrações no intervalo de 10 minutos, cada uma com mais de 20 segundos de duração à palpação uterina. Um dado importante no início do parto é a verificação, ao toque vaginal, de algum grau de dilatação ou apagamento da cérvice uterina. Nesse momento pode haver algum grau de apagamento (encurtamento) do comprimento do colo uterino ou mesmo alguma dilatação. O fim da dilatação ocorre quando o colo uterino não é mais perceptível ao redor do polo cefálico, indicando a dilatação completa.

Durante todo esse período, o médico obstetra deve permanecer com a equipe multiprofissional, avaliando, auscultando e fazendo os sucessivos diagnósticos da evolução do parto, garantindo o cuidado necessário para a segurança da evolução do trabalho de parto. As decisões, quando necessárias, devem ser explicadas à gestante e aos acompanhantes e compartilhadas com os integrantes da equipe, de modo a garantir que a informação seja acessível, direta e clara.

O Quadro 1.2 sumariza as recomendações preconizadas durante o primeiro período do trabalho de parto.

Quadro 1.1 Recomendações durante todo o processo do trabalho de parto

Recomendações	Descrição
Propiciar ambiente seguro e acolhedor	Manter a dignidade, privacidade e confidencialidade durante o trabalho de parto, respeitando os desejos e o protagonismo da gestante
Comunicação efetiva	Manter comunicação sobre informações relativas ao processo do trabalho de parto e possíveis intervenções entre a equipe e informar ativamente a gestante
Acompanhante	Garantir o direito da paciente de ter um acompanhante de sua livre escolha durante todo o trabalho de parto

Quadro 1.2 Recomendações durante o primeiro período do trabalho de parto

Recomendações	Descrição
Diagnóstico correto da fase ativa do trabalho de parto	Evitar internações precoces, eliminando assim intervenções desnecessárias e possivelmente deletérias
Duração do trabalho de parto	Orientar a paciente quanto à duração variável do processo e aos aspectos que podem interferir na duração
Analgesia não farmacológica e farmacológica	Oferecer à paciente medidas de controle não farmacológicas da dor e, se solicitado, oferecer prontamente analgesia farmacológica
Intervenções rotineiras	Evitar intervenções desnecessárias e indicadas de rotina, como ocitocina, amniotomia ou episiotomia, reservando-as para o caso de necessidade e no momento oportuno

Segundo período – período expulsivo

O período expulsivo é a etapa mais aguda de todo o trabalho de parto, pois nesse momento as decisões devem ser seguras e rápidas, dada a possibilidade de complicações ou distócias trágicas. A expulsão fetal tem duração variada, e não existe um "limite de tempo" seguro com base em evidências científicas. A avaliação adequada do bem-estar fetal nessa fase é mais importante do que o monitoramento de sua duração. O período expulsivo é caracterizado pela dilatação completa do colo uterino.

Nesse período do parto, as práticas assistenciais são distintas. Alguns profissionais optam por acompanhamento menos intervencionista, enquanto outros podem adotar intervenções com intuito de abreviá-lo. Cabe ressaltar que, na ausência de sinais sugestivos de comprometimento fetal, intervenções que visem abreviar o trabalho de parto são proscritas e devem ser abolidas formalmente. As intervenções são indicadas somente em caso de suspeita de sofrimento fetal ou exaustão materna.

As manobras de compressão abdominal (manobras de Kristeller) no intuito de abreviar o trabalho de parto são proscritas em qualquer situação e por qualquer profissional.

Constitui fator importante na assistência a essa etapa a presença na sala de parto de médico obstétra, pediatra, anestesista, enfermeira obstétrica e técnicos. A episiotomia será realizada em pacientes que apresentem o períneo resistente à passagem do polo cefálico fetal com risco iminente de lesão perineal grave. Manobras para proteção perineal também são indicadas, particularmente nas pacientes primíparas, e todas elas devem ser orientadas e/ou conduzidas em conjunto com o médico obstétra.

O Quadro 1.3 apresenta um resumo das recomendações durante esse período.

Terceiro período – período de secundamento (dequitação)

Ao término da expulsão do feto, procede-se à clampagem do cordão umbilical e tem início o período de secundamento com a saída da placenta.

O útero sofre intensas contrações e redução de volume após a saída do feto, o que leva à retração da área em que a placenta está inserida, acarretando o descolamento da estrutura placentária da superfície da cavidade uterina. Esse descolamento faz surgir um hematoma retroplacentário que se incumbe de promover o restante da expulsão da placenta. Antes que a placenta comece a descer pelo canal de parto, é comumente observada uma eliminação súbita de sangue, correspondendo ao momento em que ocorre o descolamento placentário. O volume de sangramento nessa fase deve ser monitorizado para identificação precoce de hemorragias puerperais.

O médico obstétra deve, com a equipe multiprofissional que assiste o parto, manter observação rigorosa desse momento, garantindo sua evolução adequada. Tanto o tempo como o modo como ocorre o processo de expulsão da placenta devem ser monitorizados e conduzidos pela equipe. O manejo ativo dessa fase é indicado com a intenção de prevenir hemorragia puerperal mediante tração controlada do cordão umbilical e massagem uterina.

Além disso, recomenda-se a administração de ocitocina na dose de 10UI intramuscular a todas as pacientes para evitar atonia uterina.

O manejo da hemorragia puerperal deve ser ágil e resolutivo, e o médico obstétra deve coordenar as ações, orientando o acionamento dos protocolos de emergência para o tratamento adequado dessa complicação.

Quarto período

O quarto período começa após o secundamento, com a placenta já eliminada e examinada, as membranas amnióticas conferidas e o sangramento uterino dentro dos padrões de normalidade. Trata-se de um período pouco evidente no que se refere ao parto propriamente dito, mas de grande importância na prevenção de complicações. É nesse momento que a episiorrafia é realizada nos casos indicados e se procede à chamada revisão do canal de parto, observando os lábios anterior e posterior do colo uterino à procura de lacerações, assim como as paredes vaginais. Devem ser obtidos dados gerais (pressão arterial e FC, características de coloração das mucosas e sinais de hidratação). A comunicação com a paciente é importante para perceber seu grau de vigília e orientação, assim como a avaliação inicial do relacionamento mãe-filho.

Como nas fases anteriores, o médico obstétra deve orientar e avaliar as puérperas, decidindo em conjunto as medidas a serem tomadas, assim como indicando a alta hospitalar.

CONSIDERAÇÕES FINAIS

A assistência obstétrica vem passando por inúmeras transformações e mudanças nos últimos anos. Essas transformações representaram um período de grande estresse e ansiedade para os médicos obstetras, uma vez que as condutas e posturas aprendidas e executadas segundo as melhores evidências científicas e criadas ao longo de décadas passaram a ser fortemente criticadas, até mesmo sem o período de transição para retreinamento e adequação dessas práticas.

Essa nova forma de assistência não deve alterar de modo algum a segurança assistencial prestada às mulheres durante o trabalho de parto, o parto e o puerpério. Uma equipe multiprofissional, composta por todos os técnicos necessários e

Quadro 1.3 Recomendações durante o segundo período do trabalho de parto

Recomendações	Descrição
Posicionamento materno e técnicas de puxo	Orientar a paciente a respeito da escolha da melhor e mais confortável posição, evitar estímulos intempestivos aos puxos e permitir que a paciente escolha a melhor maneira de realizá-los
Técnicas de prevenção de trauma perineal	Recomendadas durante a expulsão fetal no intuito de evitar lacerações perineais graves
Uso rotineiro de uterotônicos	Recomendado de maneira rotineira com a intenção de prevenir hemorragia puerperal. Usualmente, ocitocina 10UI IM
Manejo ativo	Tração controlada do cordão e massagem uterina para prevenção de hemorragia puerperal

adequada tanto do ponto de vista da quantidade como da qualidade, deve estar ancorada em formação técnico-científica sólida e mesclar experiências diferentes.

Nesse contexto, o médico obstetra, em virtude de sua formação integralmente conferida pela prática médica, em todas as nuances clínico-cirúrgicas, é o maestro dessa assistência, e os astros principais devem ser sempre a mulher e os filhos que estão por nascer.

Cabe ao médico obstetra coordenar as ações e práticas assistenciais que garantam que todos os recursos técnicos e administrativos estejam à disposição das gestantes no momento da internação na maternidade para uma boa assistência obstétrica.

Ele deve decidir, em conjunto com a parturiente e seus acompanhantes, o tipo de assistência, equacionar bem seus medos e receios por meio de uma boa prática obstétrica e garantir que a equipe assistencial atue no momento certo e de maneira eficaz. A equipe deve contar com médicos anestesiologistas que obtenham um bom e eficiente controle da dor, médicos pediatras inteirados do *status* de saúde da criança que irá nascer e dentro da sala de parto, com garantia do contato pele a pele oportuno e precoce e enfermeiras obstétricas que atuem em parceria integrada, executando as diversas práticas do cuidado nos momentos necessários.

O convívio diário desses profissionais que valorizam permanentemente a presença e a prática executada pelos demais e indispensáveis membros da equipe obstétrica garantirá um parto seguro e adequado às gestantes e a suas famílias.

Leitura complementar

American College of Obstetricians and Gynecologists. ACOG committee opinion no. 559: cesarean delivery on maternal request. Obstet Gynecol 2013; 121:904-7.

Leal MC, Pereira APE, Domingues RMSM et al. Intervenções obstétricas durante o trabalho de parto e parto em mulheres brasileiras de risco habitual. Cad Saúde Pública 2014; 30(Suppl 1):S17-47.

Liselele HB, Boulvain M, Tshibangu KC, Meuris S. Maternal height and external pelvimetry to predict cephalopelvic disproportion in nulliparous African women: a cohort study. BJOG 2000; 107:947-52.

Maia MB. Assistência à saúde e ao parto no Brasil. In: Humanização do parto: política pública, comportamento organizacional e ethos profissional [online]. Rio de Janeiro: Editora Fiocruz, 2010:19-49. Disponível em: SciELO Books.

WHO handbook for guideline development. Geneva: World Health Organization, 2014. Disponível em: http://www.who. int/publications/guidelines/handbook_2nd_ed.pdf. Acesso: 10/10/2017.

WHO recommendations: intrapartum care for a positive childbirth experience. Geneva: World Health Organization; 2018. Licence: CC BY-NC-SA 3.0 IGO.

WHO. State of inequality: reproductive, maternal, newborn and child health. Geneva: World Health Organization; 2015. Disponível em: http://www.who.int/genderequity-rights/knowledge/state-of-inequality/en/. Acesso: 31/03/2018.

PARTE B

MÉDICO ANESTESIOLOGISTA

Marden Fernando Miranda Ramos
Artur Palhares Neto
Breno Cotta Coelho

INTRODUÇÃO

A anestesia obstétrica apresenta naturalmente a interseção de várias disciplinas, incluindo obstetrícia, medicina materno-fetal, neonatologia, cirurgia geral e anestesiologia. A atuação do anestesiologista evoluiu ao longo da história para envolver aspectos amplos do cuidado, que abrangem anestesia para cesariana e analgesia de parto, além de reanimação materna e neonatal. Os anestesiologistas buscam, em última instância, melhorar a segurança e os desfechos maternos e neonatais com a prevenção e o tratamento de complicações que possam acontecer durante a gestação e o nascimento.

HISTÓRICO

Virginia Apgar, uma cirurgiã que posteriormente se tornou anestesista obstétrica, é mais conhecida pelo sistema de avaliação neonatal por pontos batizado com seu nome e é reconhecida pelos avanços iniciais na neonatologia. Suas contribuições exemplificam como anestesistas obstétricos buscaram respostas para questões científicas referentes aos efeitos dos anestésicos sobre a mãe, o feto e o neonato. As investigações iniciais se concentraram no uso de anestésicos voláteis para analgesia de trabalho de parto e mudaram para os opioides e hipnóticos e depois para as técnicas neuroaxiais (raquianestesia e peridural). Os estudos enfocaram predominantemente os efeitos dessas intervenções no trabalho de parto e no recém-nascido.

A anestesia obstétrica surgiu com a introdução do éter para analgesia de trabalho de parto pelo obstetra James Young Simpson em 1847. Simpson considerou essa técnica efetiva e inovadora, mas expressou reservas em razão dos efeitos desconhecidos sobre o trabalho de parto e o feto. A comunidade médica expressou preocupações quanto à segurança e à toxicidade.

Posteriormente, houve a introdução do éter e do clorofórmio para analgesia de parto, motivada em grande parte pela evolução cultural, que passou a defender o direito das mulheres requererem e receberem alívio para a dor do trabalho de parto, tópico controverso à época (a moral religiosa do século XIX enxergava a dor, incluindo a do trabalho de parto, como punição divina, e a interferência era considerada pecaminosa).

No início do século XX, o "sono do crepúsculo", uma combinação de morfina e escopolamina, se tornou popular, mas foi abandonado posteriormente em razão de seus efeitos depressores sobre o neonato. Em meados do século XX, a anestesia geral para cesariana deu origem a complicações com a via aérea, incluindo falha nas intubações traqueais, aspiração materna e síndrome de Mendelson (pneumonite aspirativa). Os anestesiologistas passaram a concentrar seus esforços na redução dos efeitos adversos maternos e neonatais associados à anestesia, incluindo morbidade e mortalidade associadas à via aérea.

Como resultado, a anestesia neuroaxial para trabalho de parto se tornou progressivamente mais usada por volta da década de 1980, apesar de ao mesmo tempo ser temida como um risco à evolução para o parto via cesariana. Felizmente, a maior parte das preocupações se resolveu com pesquisas rigorosas e com o refinamento das técnicas de anestesia regional (grupo que inclui as técnicas neuroaxiais). Esses avanços que levaram a reduções na morbidade e mortalidade materna incluíram o uso de uma dose-teste peridural, injeção incremental da solução de anestésico local, eliminação da bupivacaína a 0,75% para anestesia peridural e terapia com emulsão lipídica para toxicidade sistêmica com anestésicos locais. Pesquisas pregressas e atuais em anestesia obstétrica contribuíram para a redução substancial da mortalidade materna associada à anestesia.

Ensaios clínicos randomizados e controlados e estudos de impacto contribuíram para o entendimento de que a analgesia de trabalho de parto não influencia independentemente o risco de parto por cesariana. O manejo da dor pós-parto também evoluiu, e estratégias multimodais foram aprimoradas de modo que a eficácia analgésica fosse maximizada, enquanto os efeitos colaterais neonatais foram minimizados.

DOR

A dor do trabalho de parto costuma ser uma dor nociceptiva aguda. Pode ser dividida em visceral e viscerossomática, dependendo da fase do trabalho de parto. Durante o primeiro estágio do parto, aferentes viscerais interligados ao sistema eferente simpático ascendem por vias neurais amielínicas até os segmentos de T10 a L1 na medula espinhal. A dor uterina tem aferência mais complexa e difusa quando comparada à somática. A simples distensão uterina não parece ser capaz de provocar nocicepção significativa. No entanto, em um processo inflamatório essa aferência nociceptiva se torna clinicamente evidente.

A inflamação uterina durante o parto tem relação estabelecida com o processo de isquemia local subsequente às contrações mais vigorosas. No entanto, 24 a 72 horas antes do trabalho de parto já é possível perceber na análise da cérvice atividade inflamatória e desorganização de seu colágeno pela ativação de receptores de prostaglandinas. Níveis elevados de citocinas inflamatórias, como interleucina 1 (IL-1), fator de necrose tumoral alfa (TNF-α) e metaloproteinases tipo 2, também já estão presentes. Essas experiências sugerem que o processo de inflamação e sensibilização uterina no primeiro estágio é multifatorial e que muito ainda se tem a desvendar sobre os mecanismos iniciais do parto.

Durante o segundo estágio do parto, aferentes somáticos provindos da distensão da vagina e pelve ascendem por vias neurais mielinizadas, via nervo pudendo, aos segmentos de S2 a S4 na medula espinhal.

Em contrapartida à descrição visceral, a dor somática exibe fundamento anatomopatológico mais simplificado, referindo diretamente para o córtex parietal somatossensorial. Outra característica que distingue o padrão visceral do somático é a capacidade de os sistemas inibitórios endógenos modularem o processo. As vias descendentes mais importantes estão relacionadas com os receptores μ-opioides, α2-adrenérgicos e serotoninérgicos. A modulação da dor por essas vias parece ser mais eficiente em fases mais precoces do parto. É possível distinguir um momento predominantemente visceral e outro em que se agrega um componente somático (Figuras 1.1 e 1.2 e Quadro 1.4).

EFEITO DA ANALGESIA DE PARTO SOBRE A EVOLUÇÃO E VIA DE PARTO

Risco de parto instrumental

A analgesia peridural para o trabalho de parto tem sido associada a aumento do risco de parto vaginal instrumental, embora a natureza dessa relação seja controversa. Como causas relacionadas com a própria anestesia podem ser citados o bloqueio motor (prejudicando o esforço expulsivo materno), o bloqueio sensitivo denso (impedindo a coordenação materna do esforço expulsivo com a contração uterina) e o relaxamento excessivo do assoalho pélvico e do tônus muscular (prejudicando a rotação da cabeça fetal). Pode ocorrer maior tendência à indicação de parto instrumental por parte do obstetra quando a analgesia efetiva está presente no segundo estágio do trabalho de parto. Dificuldades com as técnicas de parto instrumental poderiam resultar em associações indiretas crescentes entre a analgesia neuroaxial de parto e o aumento das taxas de cesariana no segundo estágio.

Metanálises de ensaios randomizados que compararam a analgesia neuroaxial aos opioides sistêmicos constataram que a duração média do primeiro e segundo estágios do trabalho de parto foi prolongada em grupos de analgesia neuroaxial em 30 e 15 minutos, respectivamente, e a taxa de parto vaginal

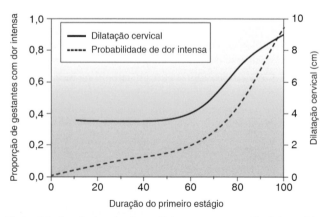

Figura 1.1 Estudo de método analógico para mensuração da intensidade da dor do parto. Probabilidade de dor intensa durante o parto. Uma minoria significativa das gestantes (cerca de um terço) refere dor intensa em fases precoces. A proporção aumenta para quase 90% em fases avançadas de dilatação cervical. (Adaptada de Hardy e Javert.)

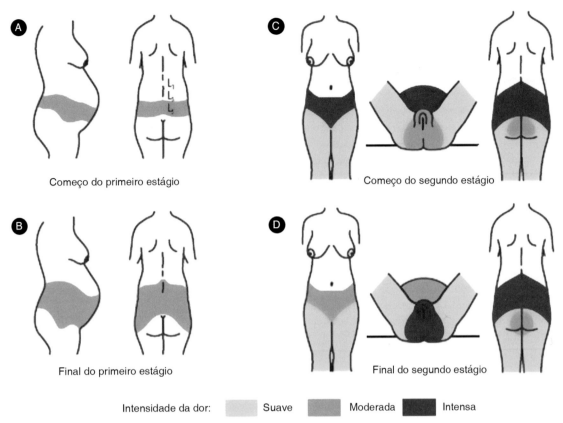

Figura 1.2 Distribuição e intensidade da dor do parto durante cada estágio. Em **A**, a dor se refere aos dermátomos de T11 e T12. Em **B**, ao final do primeiro estágio, a dor se estende até L1. Em **C**, observa-se o segundo estágio, no qual à dor anterior se soma uma forte pressão no dorso inferior, glúteo e períneo. Em **D**, a dor se concentra no períneo, indicando o final do segundo estágio. (Adaptada de Bonica.)

Quadro 1.4 Graus de dilatação do colo uterino

	Dor visceral	Dor somática
Fase do trabalho de parto	Fase latente até 6cm de dilatação (−3 a −1 de DeLee)	Período de dilatação (> 6cm até a expulsão – ultrapassou plano zero de DeLee)
Evento	Contração uterina (dilatação do colo e isquemia miometrial)	Distensão do assoalho pélvico
Receptor	Mecanorreceptores de fibras musculares do corpo e fundo uterino. Quimiorreceptores estimulados pela liberação de bradicinina, potássio, histamina e serotonina mediante processo de isquemia miometrial	Estiramento de mecanorreceptores da pelve, vagina e períneo
Fibra e estrutura nervosa	Aferência uterocervical (fibras aferentes tipo C) via gânglios paracervicais e sistema simpático do plexo hipogástrico. Segmentos medulares T12 a L1 e mais ao fim desse período se estendendo até T10	Fibras Aδ conduzidas pelo nervo pudendo até o plexo sacral, alcançando os gânglios da raiz dorsal e os segmentos sacrais da medula (S2, S3, S4)
Sistema nervoso central	Ascendência mais relacionada com o sistema paleoespinotalâmico, assim como espinorreticular e espinomesencefálico, por lâminas medulares VI e IX, chegando ao tronco encefálico, hipotálamo e sistema límbico. Aspecto afetivo-emocional importante	Ascendência mais relacionada com o sistema neoespinotalâmico, lâminas I e V, do tálamo posterior afere sobre áreas de Brodman 1, 2 e 3 (córtex parietal somatossensorial)
Dor	Dor moderada e mal localizada, passível de modulação (terapias não farmacológicas ou opioides)	Dor intensa epicrítica, bem localizada. Sua abolição total é possível somente com anestésico local

Fonte: adaptado de Chestnut.

instrumental foi aumentada em mulheres que receberam analgesia neuroaxial (risco relativo: 1,42; IC95%: 1,28 a 1,57; 23 ensaios clínicos, 7.935 mulheres).

No entanto, muitos dos ensaios incluídos nas metanálises utilizaram a bupivacaína em concentrações altas pelos padrões modernos. Analisando esse fator, o estudo experimental *Comparative Obstetric Mobile Epidural Trial* comparou uma técnica de analgesia peridural de baixa dose com uma técnica "tradicional" (de dose mais alta) em um estudo randomizado controlado. Os pesquisadores constataram que a analgesia peridural em altas doses foi associada a uma taxa reduzida de parto vaginal espontâneo. Essas diferenças foram explicadas pelas baixas taxas de parto vaginal instrumental nos grupos de baixa dose. Não houve diferença na dose total de anestésico local entre os grupos, provavelmente devido ao método de manutenção da analgesia: o grupo de alta dose tinha a medicação administrada por *bolus* intermitentes, enquanto nos grupos de baixa dose a medicação era administrada por infusão contínua.

A técnica analgésica específica e a combinação medicamento/dose podem ter influência. Uma metanálise que comparou analgesia combinada raqui/peridural e peridural mostrou que o número de partos instrumentais foi menor quando usada a técnica combinada raqui/peridural em comparação com a analgesia peridural de "alta dose", mas não quando comparado à analgesia epidural em "baixa dose". O verdadeiro efeito e o impacto da analgesia peridural no risco para parto instrumental permanecem pouco compreendidos.

Mais recentemente, um estudo observacional de mais de 600.000 partos na Holanda não demonstrou mudança nas taxas de parto instrumental, apesar de quase triplicar a taxa de analgesia neuroaxial de parto (de 7,7% para 21,9%) ao longo de 10 anos. Uma metanálise de 28.443 pacientes não mostrou nenhum efeito do aumento da disponibilidade de analgesia neuroaxial de parto nas taxas de parto instrumental.

A concentração e a função motora parecem ser importantes. Uma metanálise de 11 ensaios randomizados compararam a taxa de parto instrumental em grupos de solução anestésica local de alta e baixa concentração, e o grupo de baixa concentração foi associado a risco reduzido para parto vaginal assistido e bloqueio motor.

Muitos estudos têm notado uma relação entre dose total de anestésico local e bloqueio motor, mas a associação entre bloqueio motor e parto instrumental tem sido inconsistente. Embora persistam controvérsias, as evidências disponíveis sugerem que a analgesia de trabalho de parto *funcional* está associada ao risco de parto instrumental, possivelmente em virtude da densidade analgésica e do comprometimento motor. O parto vaginal instrumental, por sua vez, pode aumentar o risco de lacerações e outras lesões perineais, lesões faciais ou cranianas neonatais e prolapso de órgãos pélvicos.

Dados esses desfechos indesejáveis, o objetivo da analgesia de trabalho de parto peridural moderna favorece a minimização do bloqueio motor ao iniciar e manter a analgesia com baixas concentrações de anestésicos locais. No entanto, minimizar o risco de parto instrumental enquanto se maximiza o conforto da paciente exige atenção habilidosa às necessidades individuais da paciente e às circunstâncias clínicas.

Influência sobre a via de parto

Estudos observacionais iniciais identificaram uma associação entre a analgesia de parto neuroaxial e o aumento das taxas de parto por cesariana; no entanto, essa relação não é surpreendente, uma vez que as mulheres que solicitam analgesia neuroaxial têm maior probabilidade de apresentar um trabalho de parto mais doloroso. Fatores associados ao trabalho de parto mais doloroso estão por sua vez associados a risco aumentado de cesariana (p. ex., má rotação fetal, desproporção fetopélvica, trabalho de parto disfuncional).

Um estudo do Parkland Hospital em Dallas, Texas (onde a população de pacientes é primariamente indigente e o trabalho de parto é gerido pelo mesmo grupo de obstetras e parteiras), comparou as taxas de cesariana em mulheres que recebem analgesia peridural com mulheres recebendo analgesia sistêmica com meperidina. Uma análise por protocolo sugeriu que a taxa de cesariana era maior entre as mulheres que usaram analgesia peridural (9% *vs.* 3,9%). No entanto, a taxa de cruzamento do grupo da meperidina para o grupo peridural foi de aproximadamente 33%. Depois de executar uma análise da intenção de tratar, a taxa de cesariana não foi diferente (6%) entre os grupos.

Em um estudo subsequente no mesmo hospital, não houve diferença nas taxas de parto por cesariana quando a analgesia venosa controlada pela paciente foi utilizada como controle. O uso dessa metodologia resultou em melhor analgesia no grupo de controle – apenas cinco das 357 pacientes cruzaram para o grupo da peridural.

Em 2011, uma revisão sistemática de 38 ensaios randomizados não identificou uma ligação entre analgesia de parto peridural e risco para cesariana. Estudos de impacto (comparação da taxa de cesariana da instituição antes e depois da introdução em um serviço da analgesia de parto neuroaxial) não mostraram associação entre analgesia neuroaxial de parto e parto por cesariana. Ao todo, embora persista o debate, as evidências não sustentam que a analgesia de parto neuroaxial aumente o risco de cesariana.

A analgesia peridural de parto "precoce" (ou seja, realizada durante a fase latente do trabalho de parto) foi historicamente aceita como fator de risco para cesariana. Estudos observacionais sugeriram que as mulheres que solicitavam analgesia neuroaxial no início do trabalho de parto (comumente definido como dilatação cervical < 4cm) apresentaram taxa maior de parto por cesariana. Isso se traduziu em uma prática comum entre os obstetras nos anos 1990: o aconselhamento de suas pacientes para evitarem analgesia peridural no trabalho de parto inicial.

Em contraste com estudos observacionais, múltiplos estudos randomizados controlados que compararam o início precoce da analgesia neuroaxial de parto com o tardio não conseguiram encontrar uma ligação entre uso precoce e risco de cesariana. Esses ensaios compararam a analgesia neuroaxial precoce com analgesia sistêmica com opioides: mulheres randomizadas para analgesia sistêmica precoce com opioides receberam analgesia neuroaxial posteriormente ao longo do trabalho de parto. Os ensaios foram bem controlados, e as taxas de cruzamento entre os grupos não foram excessivas.

Em dois testes separados, Chestnut e cols. constataram que a analgesia peridural precoce entre mulheres nulíparas não foi associada ao aumento do risco de cesariana tanto no trabalho de parto espontâneo como no induzido ou acelerado com ocitocina. Esses achados foram importantes porque apoiaram a provisão de analgesia peridural durante a fase latente do trabalho de parto, prática anteriormente condenada por supostamente aumentar o risco de cesariana.

Mais tarde, Wong e cols. também não encontraram diferença na taxa de cesariana entre as mulheres que receberam analgesia combinada raqui/peridural com < 4cm de dilatação cervical em comparação com aquelas que receberam analgesia com opioide sistêmico precoce seguida de analgesia peridural mais tardia no trabalho de parto; o início e a intensidade da analgesia foram superiores no grupo da analgesia combinada raqui/peridural. Ohel e cols. encontraram resultados parecidos: as taxas de cesariana em mulheres que receberam analgesia peridural precoce comparada com tardia foram semelhantes (13% *vs.* 11%, $P = 0,77$).

Considerando esses achados, os dados que ligam a analgesia de parto peridural à cesariana podem ser mais bem explicados pela observação de que as mulheres com trabalhos de parto mais dolorosos, especialmente dor precoce, são mais propensas a exigir cesariana em razão de fatores obstétricos, como macrossomia fetal, má rotação e trabalho de parto disfuncional. A prática de evitar a analgesia de parto neuroaxial no início do trabalho de parto por medo de que isso afetará adversamente a via de parto deve ser completamente abandonada.

Influência sobre a evolução do trabalho de parto

Embora alguns estudos tenham demonstrado um modesto prolongamento do primeiro estágio do trabalho de parto (em média, 30 minutos), outros relataram que a analgesia neuroaxial é associada a trabalho de parto mais rápido. Wong e cols. e Ohel e cols. constataram que a analgesia neuroaxial precoce resultou em trabalho de parto mais rápido comparado ao tratamento precoce da dor com opioides sistêmicos e o início da analgesia neuroaxial mais tardiamente no trabalho de parto. Uma metanálise de 2017 não encontrou relação entre a analgesia peridural com baixa concentração anestésica e a duração do trabalho de parto; no entanto, os estudos eram de baixa qualidade e os IC amplos.

As razões para os resultados conflitantes são múltiplas. Metodologicamente, os ensaios diferem quanto à definição do início do trabalho de parto. A analgesia peridural pode atrasar o exame cervical quando eficaz (o exame físico para constatar dilatação cervical completa é tipicamente adiado até a parturiente se queixar de pressão retal). A analgesia epidural já foi associada tanto ao aumento como à diminuição da atividade uterina. A diminuição da atividade uterina pode ser explicada por coadministração de fluidos endovenosos, reduzindo a circulação do hormônio antidiurético e os níveis de ocitocina endógena (ambos os hormônios são produzidos pela hipófise posterior).

O aumento da atividade uterina pode ser explicado por uma rápida redução nas catecolaminas circulantes associada ao início da analgesia, e o bloqueio da atividade adrenérgica β2-adrenérgica (tocolítica) pode resultar em contrações uterinas mais intensas, levando à taquissistolia. Os efeitos heterogêneos da analgesia peridural na atividade uterina na primeira fase do trabalho de parto também podem ser explicados pela variabilidade nas respostas neurofisiológicas ao trabalho de parto, dor e analgesia.

A analgesia peridural efetiva está associada a prolongamento do segundo estágio do trabalho de parto, com diferença média estimada de 15 minutos, o que não é clinicamente significativo. No entanto, a duração do segundo estágio do trabalho de parto no percentil 95 pode ser prolongada até 2 horas tanto em nulíparas como em multíparas com analgesia peridural.

O impacto da segunda etapa prolongada do trabalho de parto na mãe e no recém-nascido merece atenção. Estudos mais antigos não demonstraram desfechos maternos ou neonatais adversos associados ao prolongamento dessa etapa do parto, desde que o traçado da frequência cardíaca fetal permaneça normal e não haja depressão progressiva. No entanto, em um grande estudo observacional multicêntrico, períodos mais longos de esforço ativo foram associados a aumento do risco relativo de complicações neonatais, como ventilação mecânica, sepse, paralisia do plexo braquial, encefalopatia e morte, embora o risco absoluto fosse baixo.

Outros estudos mostraram risco aumentado de desfechos maternos (p. ex., corioamnionite, lacerações de alto grau, atonia, hemorragia e febre) para cada hora adicional gasta na segunda etapa do parto. Dada a associação entre o segundo estágio prolongado e os desfechos maternos e neonatais, o efeito que a analgesia neuroaxial pode ter sobre a duração do trabalho de parto continua a ser uma importante questão a ser pesquisada.

AVALIAÇÃO PRÉ-ANESTÉSICA

As gestantes devem idealmente passar por uma avaliação pré-anestésica independentemente da via de parto planejada ou da técnica anestésica indicada. A anamnese e o exame físico devem incluir história gestacional, história mórbida pregressa, alergias e histórico das anestesias prévias. O exame físico deve abranger a verificação dos sinais vitais, sistemas cardiovascular e respiratório, avaliação da via aérea e exame da região lombar. Nos casos eletivos, o jejum pré-operatório adequado deve ser observado. Características clínicas da paciente estão associadas a complicações obstétricas e anestésicas, como pré-eclâmpsia, distúrbios hipertensivos relacionados com a gestação, síndrome HELLP, obesidade e diabetes.

Outro aspecto importante nesse contexto é a identificação de possíveis dificuldades ou contraindicações à anestesia regional, modalidade mais rotineiramente empregada no contexto obstétrico. A identificação de fatores de risco anestésicos ou obstétricos significativos deve indicar uma consultoria entre o obstetra e o anestesiologista e, em algumas situações, o envolvimento de equipe multidisciplinar. Os exames laboratoriais devem ser individualizados e fundamentados nas condições da paciente e nas rotinas da instituição.

Prevenção da aspiração do conteúdo gástrico

As pacientes obstétricas estão sob risco aumentado de aspiração do conteúdo gástrico, especialmente nos casos de dificuldade ou falha de intubação quando se faz necessária a ventilação sob máscara. Embora as taxas de aspiração materna significativa sejam de difícil determinação, a mortalidade relacionada com esse evento é estimada em 5% a 15%. As recomendações de jejum pré-anestésico são embasadas na fisiologia gástrica e na opinião de especialistas, existindo pouca evidência de que as intervenções propostas melhorem os resultados. Como os piores desfechos estão associados à aspiração de matéria particulada, material ácido e grandes volumes, os alvos da profilaxia são eliminar o conteúdo gástrico particulado e reduzir o volume e a acidez do suco gástrico no momento da indução da anestesia. Gestantes saudáveis submetidas à cesariana eletiva podem ingerir modestas quantidades de líquidos claros até 2 horas antes da anestesia. Entretanto, no caso de pacientes com fatores de risco para aspiração, como obesidade, diabetes e via aérea difícil, deve-se avaliar individualmente cada caso. Os alimentos sólidos exigem uma espera de 6 a 8 horas, dependendo do conteúdo de gordura.

A profilaxia farmacológica da aspiração pode ser indicada antes de procedimentos cirúrgicos obstétricos. As opções incluem antiácidos não particulados (citrato de sódio, 30mL, via oral [VO]), bloqueadores do receptor H2 (ranitidina, 50mg, via endovenosa [EV]), inibidores da bomba de prótons (omeprazol, 20mg, VO) e metoclopramida (10mg, EV). O citrato de sódio aumenta o pH imediatamente após a ingestão e seu efeito tem a duração de cerca de 1 hora. As outras medicações levam 30 a 40 minutos para agir. A combinação dos agentes profiláticos pode ser mais efetiva do que o uso de medicamento único.

Ingestão oral no trabalho de parto

Pneumonite por aspiração ou asfixia por conteúdo sólido gástrico foi uma das principais causas de mortalidade materna relacionada com a anestesia. O estômago se torna mais cefálico, deslocando o esfíncter inferior do esôfago para o tórax. A pressão do esfíncter esofágico inferior diminui 50% durante a gravidez. A motilidade reduzida produz lentificação do tempo de trânsito intestinal. A gravidez não aumenta o tempo de esvaziamento gástrico, mas opioides endógenos ou exógenos sim.

Para a abordagem da mortalidade materna relacionada com a aspiração, em meados do século XX as seguintes práticas se tornaram as bases da prática anestésica obstétrica moderna: (1) uso preferencial de anestesia neuroaxial; (2) restrições de ingestão oral durante o trabalho de parto; (3) administração de antiácido pré-anestésico; (4) indução de sequência rápida para anestesia geral; (5) melhorias no treinamento anestésico; e (6) melhorias nos dispositivos avançados de via aérea. Essas práticas constam das recomendações atuais da Sociedade Americana de Anestesiologia (ASA). Por causa dessas práticas, a mortalidade materna por aspiração diminuiu para níveis extremamente baixos (taxa estimada de letalidade: 6,5 por milhão de anestesias nos EUA). A análise de demandas jurídicas mostra uma redução significativa nas reclamações por erros médicos relacionados com a aspiração.

Em virtude da raridade da mortalidade relacionada com a aspiração e do crescente interesse em limitar as intervenções médicas durante o parto de baixo risco, existe um movimento em favor da liberalização da ingesta oral durante o parto.

A Organização Mundial da Saúde defende a não interferência no desejo de uma mulher de comer e beber durante o trabalho de parto de baixo risco. A liberalização da ingesta oral pode ter vantagens para a satisfação da paciente e, intuitivamente, fornecer energia durante um período metabólico exigente pode melhorar os resultados. As práticas de "nada pela boca" na gravidez têm sido associadas a um estado de "fome acelerada" em razão de alterações nas vias metabólicas, glicogenolíticas e gliconeogênese.

Estudos pregressos lançaram luz sobre os resultados das estratégias de ingestão oral sem restrições no trabalho de parto. Em um estudo, as mulheres foram randomizadas para uma refeição leve ou para a água; foi permitida analgesia peridural com soluções contendo opioides. No grupo de dieta leve foram detectados menos β-hidroxibutirato no plasma e ácidos graxos não esterificados, indicando prevenção de cetose. No entanto, não houve diferenças no lactato, na duração do parto, nos escores de Apgar e nos gases sanguíneos do cordão umbilical. As consumidoras de dieta leve foram mais propensas a vomitar e vomitaram maior volume de material particulado durante o trabalho de parto. Em outro estudo, as taxas de vômito com água ou isotônicos foram semelhantes, enquanto marcadores reduzidos de cetoacidose sem aumento do volume gástrico foram encontrados nas consumidoras de isotônicos. Um grande estudo não encontrou diferenças nas taxas de parto vaginal, duração do parto, parto por cesariana ou vômito.

Metanálises sobre partos de baixo risco não mostraram nenhum efeito na via de parto e no bem-estar neonatal da ingesta de alimentos, embora os dados agrupados tenham sido insuficientes para abordar o risco de aspiração. Existem duas interpretações possíveis desses dados. Primeiro, dada a raridade atual da aspiração, os desejos maternos devem ter prioridade, sendo necessárias diretrizes claras para a liberação da ingesta oral, oferecendo à gestante refeições leves durante o trabalho de parto de baixo risco.

A segunda interpretação possível é que as gestantes parecem ter tolerância limitada à ingestão oral no trabalho de parto, sem consequências negativas, e, considerando a grande diminuição da mortalidade materna desde que estratégias de restrição da ingesta oral foram implementadas, não é necessário liberalizar restrições da ingestão oral. As diretrizes atuais da ASA liberam a ingesta de líquidos claros no trabalho de parto de risco habitual e restringem totalmente os alimentos sólidos e particulados.

Considerando o contexto histórico em que as estratégias "nada pela boca" foram desenvolvidas, juntamente com os desafios éticos e logísticos para a condução de um teste que lide com os riscos, provavelmente continuará a haver discrepâncias globais e culturais na ingestão oral durante o trabalho de parto. Com base nos dados e no histórico disponíveis, recomenda-se evitar a ingesta de alimentos sólidos e líquidos particulados em trabalho de parto, particularmente se os opioides parenterais ou neuroaxiais forem administrados, permitir líquidos claros contendo glicose conforme tolerado e restringir a ingesta oral em pacientes com comorbidades que possam aumentar o risco de cesariana ou aspiração (p. ex,, obesidade, *diabetes mellitus*, suspeita de via aérea difícil e traçado de frequência cardíaca fetal não tranquilizador).

DESFECHOS DA ANESTESIA OBSTÉTRICA
Efeitos da analgesia de parto no feto
Bradicardia fetal é ocasionalmente observada após o início da analgesia de parto neuroaxial. Um estudo constatou incidência maior após analgesia combinada raqui/peridural do que após analgesia peridural (32% *vs.* 6%), apesar de o estudo ser limitado por doses intratecais não padronizadas e monitorização por apenas 15 minutos após a injeção. Um estudo constatou que a bradicardia fetal foi maior após o uso de sufentanila intratecal do que com sufentanila combinada com adrenalina e bupivacaína. Embora os autores tenham concluído que a taxa de bradicardia fetal estava diretamente relacionada com a dose de sufentanila, essa conclusão exige um estudo mais aprofundado; a dose baixa de sufentanila foi administrada em combinação com outras drogas (ou seja, mais de uma variável foi manipulada entre os grupos). É importante ressaltar que não houve diferenças nos desfechos (índice de Apgar, pH da artéria umbilical).

Em 2016, uma metanálise de 17 ensaios randomizados constatou que anormalidades na frequência cardíaca fetal são mais prováveis com técnicas combinadas raqui/peridurais; no entanto, uma análise de sensibilidade, incluindo apenas estudos que usaram peridural com baixa concentração de bupivacaína, não conseguiu determinar se existe realmente uma diferença na bradicardia fetal. Não está claro se as anormalidades na frequência cardíaca fetal estão associadas a piores desfechos neonatais. Acredita-se que o mecanismo da bradicardia mediada por analgesia seja uma diminuição rápida na concentração de adrenalina circulante com o início da analgesia neuroaxial. A adrenalina é um tocolítico, e sua queda aguda pode contribuir para taquissistolia uterina, reduzindo o tempo de perfusão placentária (ocorre somente na diástole uterina). De modo tranquilizador, os estudos não encontraram uma diferença entre a técnica combinada raqui/peridural e a peridural em relação à cesariana de emergência. As medidas usuais de ressuscitação fetal intraútero (mudança na posição materna, *bolus* de fluidos EV, descontinuação de ocitocina exógena) são geralmente bem-sucedidas em restaurar a frequência cardíaca fetal. Ocasionalmente, é necessária a administração de um tocolítico (nitroglicerina, terbutalina).

Amamentação
O efeito da analgesia neuroaxial na amamentação é controverso. A maioria dos estudos é observacional, e os resultados são conflitantes; alguns identificaram uma associação negativa, outros, nenhuma relação, e há os que encontraram uma relação positiva. Estudos carecem de controle para múltiplas variáveis confundidoras (p. ex., dosagem e tipo de analgesia, intervenções intraparto, momento e método de mensuração da amamentação, apoio social, situação de retorno ao trabalho da mãe) que influenciam o sucesso da amamentação. Fatores provavelmente mais importantes do que a analgesia peridural de parto incluem o vínculo materno-infantil precoce, o contato pele a pele e o apoio à amamentação. Um estudo randomizado descobriu que as soluções de infusão peridural contendo concentrações de fentanila tão elevadas quanto 2μg/mL para a manutenção da analgesia de parto não impactaram as taxas de sucesso da amamentação até 6 semanas após o parto.

Os resultados da amamentação após o uso de anestesia geral *versus* neuroaxial para a cesariana também não são claros. Em um estudo, as mulheres que receberam anestesia geral e neuroaxial para cesariana apresentaram sucesso similar na amamentação no pós-parto imediato (89% geral *vs.* 96% regional); entretanto, aos 6 meses, menos mulheres que receberam anestesia geral estavam amamentando (39% *vs.* 71%). Os resultados foram semelhantes em um estudo observacional na Turquia, onde as mulheres autosselecionaram anestesia geral ou neuroaxial para cesariana. No entanto, mulheres que autosselecionaram anestesia geral provavelmente diferem em outros fatores que afetam o sucesso da amamentação. O controle da dor pós-operatória é provavelmente importante; a analgesia peridural pós-operatória está ligada ao sucesso da amamentação e ao ganho de peso infantil.

Febre e sepse neonatal
A analgesia neuroaxial de parto está associada a febre intraparto de origem inflamatória não infecciosa. Múltiplos estudos sustentam que a analgesia epidural de parto está ligada à febre clínica (> 38ºC). As limitações dos estudos incluem fatores não controlados, como manejo obstétrico, viés de seleção, cruzamento para outro grupo e abandono do estudo, e erros de medição. Preocupantemente, a febre materna em geral (não restrita à febre associada à peridural) está associada a desfechos neonatais sombrios, incluindo ventilação assistida, baixos escores de Apgar de 1 e 5 minutos, convulsões e hipotonia. Esses desfechos ocorreram mais comumente em mulheres que receberam analgesia e tiveram febre, mas não entre as que receberam analgesia peridural e permaneceram afebris.

Sepse neonatal e exposição materna e neonatal a antibióticos são significativamente aumentadas em mães com febre associada à analgesia de parto peridural. As evidências atuais sustentam que a febre materna relacionada com a analgesia peridural de parto não é infecciosa, mas inflamatória na origem, mediada por citocinas. Entre as mulheres que recebem analgesia peridural de parto, aquelas com níveis elevados de IL-6 na admissão têm maior probabilidade de desenvolver febre. Outras teorias propostas incluem o agonismo de anestésicos locais ao receptor TRPV-1 (capsaicina), desencadeando a liberação de IL-6 e outras citocinas inflamatórias. Além do aumento do risco para investigação de sepse neonatal e tratamento profilático, não está claro se os efeitos da febre associada à peridural implicam desfechos infantis adversos a curto ou longo prazo. A pesquisa agora tem como foco as implicações da inflamação não infecciosa nos resultados neonatais. Trabalhos futuros também devem enfatizar os meios diagnósticos para diferenciar a febre associada à peridural da causada por corioamnionite e inflamação dentro do cordão umbilical, já que essas últimas são conhecidas por sua associação a desfechos adversos neonatais.

Depressão
Vários estudos sugerem que a analgesia de parto pode estar associada a risco reduzido de depressão pós-parto. Em 2014, Ding e cols. constataram que a analgesia de parto peridural em mulheres chinesas foi associada a risco reduzido de depressão pós-parto (*odds ratio:* 0,31; IC95%: 0,12 a 0,82).

Foram apontadas várias limitações metodológicas no estudo: a coorte pode não ter ficado realmente livre da depressão durante o acompanhamento e foi alta a taxa de perda de seguimento no grupo de analgesia peridural, possivelmente superestimando o efeito protetor da peridural.

No entanto, há uma relação entre a dor e a depressão na população não obstétrica. No entanto, dada a escassez de dados sobre essa relação em obstetrícia, é necessária pesquisa adicional. A ligação entre a dor do parto e a depressão pós-parto pode ser biológica, uma vez que a ativação de redes neurais na dor psicológica se sobrepõe à de redes neurais na dor física. Sabe-se que a catastrofização da dor está ligada à gravidade da dor física experimentada. Outros dados sugerem que a analgesia pode explicar a relação de proteção entre o uso de analgesia neuroaxial de parto e a depressão pós-parto, embora a influência relativa da analgesia de parto sobre a depressão pós-parto possa ser menor do que outros fatores de risco estabelecidos, como ansiedade ou depressão basal, obesidade e trauma do trato genital durante o parto.

Um estudo observacional indicou uma associação de proteção contra depressão entre as mulheres que planejaram e realmente usaram analgesia peridural de parto; mulheres que planejavam evitar a analgesia peridural de parto, mas finalmente acabaram solicitando e recebendo-a, apresentaram risco maior de depressão pós-parto, mas essa relação foi creditada a um trabalho de parto difícil em vez de às expectativas não satisfeitas. Tendo em vista a incerteza encontrada na literatura, juntamente com mecanismos psicológicos e biológicos plausíveis que explicam a relação entre a dor do parto e a depressão pós-parto, pesquisas adicionais são necessárias para determinar a verdadeira relação entre dor de parto, analgesia e depressão pós-parto; se for estabelecida uma relação, abordagens analgésicas preventivas direcionadas às mulheres vulneráveis podem se revelar protetoras contra a depressão pós-parto.

CONTRIBUIÇÕES ANESTESIOLÓGICAS PARA A SEGURANÇA MATERNA

Mortalidade por anestesia

A mortalidade materna relacionada com a anestesia diminuiu significativamente ao longo do último meio século. Nos EUA, a mortalidade materna decorrente de anestesia é estimada em 1 a cada 1 milhão de nascidos vivos – uma redução de 59% no período de 1979 a 1990. A morbidade e a mortalidade associadas aos cuidados modernos de anestesia estão frequentemente relacionadas com complicações da anestesia neuroaxial (p. ex., anestesia alta ou "raqui total" após falha da anestesia peridural e cateteres intratecais não reconhecidos). Os anestesiologistas desempenham papel fundamental na prevenção de mortes maternas diretas e indiretas não relacionadas com a anestesia, como aquelas causadas por hemorragia, instabilidade hemodinâmica, doença crítica e sepse.

Hemorragia pós-parto e manejo de hemoderivados

A hemorragia pós-parto é uma das principais causas de morbidade materna, parada cardíaca e mortalidade em todo o mundo. Nos EUA, responde por aproximadamente 12,5% das mortes relacionadas com a gravidez (1,8 morte por 100.000 nascidos vivos). A maior parte dos casos de mortalidade materna relacionada com hemorragia é evitável. Abordagens guiadas por protocolos foram desenvolvidas e resultaram em melhores resultados em muitos contextos. Apesar disso, esses protocolos não são adotados em larga escala, devendo ser empregados esforços nesse sentido.

A fisiologia hematológica materna difere da observada em não gestantes. A hemorragia obstétrica grave é mais provavelmente associada à hipofibrinogenemia precoce. No contexto da hemorragia pós-parto, deve ser realizada a avaliação precoce dos níveis de fibrinogênio, e níveis < 200mg/dL devem ser agressivamente monitorizados e tratados imediatamente. As diretrizes da ASA especificam que os níveis de fibrinogênio devem ser tratados precocemente em caso de hemorragia obstétrica. Tanto a liberalidade em relação à transfusão como a restrição excessiva acarretam riscos. Esforços destinados a evitar a transfusão excessiva são provavelmente benéficos para a parturiente, uma vez que estratégias restritivas de transfusão estão ligadas a riscos menores de infecções e eventos cardíacos. A morte materna por hemorragia é frequentemente atribuída ao atraso no reconhecimento e à sub-ressuscitação.

As diretrizes das sociedades de várias especialidades médicas para o manejo da hemorragia obstétrica diferem entre si e das diretrizes para o grupo não obstétrico. O resgate celular também pode limitar o consumo de sangue alogênico e promover economia de custos. Testes *point of care* ganharam atenção por seu uso potencial na hemorragia pós-parto devido à rapidez dos resultados e da detecção de hiperfibrinólise. Testes viscoelásticos (tromboelastografia) podem ser úteis na avaliação da força do coágulo e da geração de trombina. No entanto, em caso de hemorragia obstétrica, os testes laboratoriais apresentam melhor desempenho na detecção de grandes aberrações nos valores de coagulação, o que se correlacionou melhor com a perda sanguínea estimada do que a tromboelastografia. Testes *point of care* para orientar a transfusão de hemocomponentes em hemorragia obstétrica podem minimizar a necessidade de transfusão alogênica, mas ainda não foi bem estudado se a transfusão guiada por exames laboratoriais melhora os desfechos maternos.

A administração de agentes antifibrinolíticos (ácido tranexâmico) em casos de hemorragia obstétrica tem recebido grande atenção. Seu uso profilático em cesarianas eletivas acarreta diferenças hemorrágicas clinicamente insignificantes. Dados sobre as complicações tromboembólicas nessa população são escassos. Em 2017 foram publicados os resultados do *World Maternal Antifibrinolytic Trial*, que comparou o uso de ácido tranexâmico ao placebo em 20.060 mulheres com diagnóstico clínico de hemorragia pós-parto; foram incluídos 198 hospitais em 21 países, principalmente locais com poucos recursos e com altas taxas de morte por hemorragia materna. As mulheres receberam aleatoriamente 1g de ácido tranexâmico ou placebo. As mortes por hemorragia foram significativamente reduzidas nas mulheres que receberam ácido tranexâmico (1,5% *vs.* 1,9%; razão de risco: 0,81; IC95%: 0,65 a 1,00; $P = 0,045$). A necessidade de laparotomia para controle do sangramento foi reduzida (razão de risco: 0,64; IC95%: 0,49 a 0,85; $P = 0,002$). A morte materna sofreu redução de 31% quando o ácido tranexâmico foi administrado dentro de 3 horas do nascimento. O ácido tranexâmico foi benéfico independentemente da causa da hemorragia (p. ex., trauma, atonia). Os riscos de histerectomia e eventos tromboembólicos não diferiram.

Os autores concluíram que o ácido tranexâmico deve ser administrado logo que possível em caso de hemorragia pós-parto independentemente da causa ou após qualquer sangramento associado à instabilidade hemodinâmica. Essa conclusão é consistente com a prática clínica. O ácido tranexâmico é provavelmente seguro em obstetrícia, mas não se sabe se o benefício da prevenção de morte por sangramento pode ser extrapolado para países com recursos.

Protocolos de ocitocina

O gerenciamento ativo do terceiro estágio do trabalho de parto reduz o risco de hemorragia pós-parto. Agentes uterotônicos profiláticos (ocitocina) são administrados e é realizada a tração controlada do cordão umbilical para extração da placenta. Estudos publicados na década passada, principalmente por anestesiologistas, identificaram métodos seguros para administração de ocitocina para manejo ativo do terceiro estágio do trabalho de parto. A motivação para fornecer doses seguras de ocitocina deriva dos efeitos incomuns, porém potencialmente graves associados à ocitocina, incluindo anormalidades dose-dependentes da condução cardíaca, vasoespasmo coronariano e hiponatremia aguda grave que leva a convulsões (a ocitocina é estruturalmente similar à vasopressina). Além disso, não são necessárias altas doses de ocitocina para alcançar benefícios significativos na conduta ativa na terceira etapa do trabalho de parto. Um ensaio randomizado comparou a administração de ocitocina usando um algoritmo da "regra dos três" com a infusão "aberta" de ocitocina (30 unidades em 500mL de solução salina normal). No grupo da "regra dos três", um *bolus* de 3 unidades/3mL de ocitocina foi administrado imediatamente após a cesariana, com repetições opcionais de *bolus* de 3 unidades/3mL aos 3 e aos 6 minutos após o parto. Essa abordagem resultou em tônus uterino tão adequado quanto o tratamento padrão aos 3, 6, 9 e 12 minutos após o parto. O grupo de controle recebeu significativamente mais ocitocina, enquanto

não houve diferenças na perda de sangue ou na necessidade de agentes uterotônicos adicionais.

A ocitocina é frequentemente administrada em infusão contínua em virtude de sua meia-vida curta (1 a 5 minutos). Assim, foi estudado um protocolo de infusão de baixa dose. George e cols. estimaram que a DE90 da infusão de ocitocina para tônus uterino satisfatório em mulheres submetidas à cesariana eletiva é de 0,3 unidade/min (18 unidades/h). Estudos pré e pós-seguimento da introdução institucional de protocolos de infusão de baixa dose de ocitocina encontraram redução na dose total de ocitocina sem impacto nas taxas de hemorragia pós-parto, volume de perda sanguínea estimada ou administração uterotônica secundária.

A dessensibilização do receptor da ocitocina pode explicar o risco de hemorragia pós-parto por atonia refratária no intraoperatório de cesariana após a exposição à ocitocina durante o trabalho de parto. Testes *in vitro* envolvendo tiras de miométrio humano expostas a 2 horas de pré-tratamento com ocitocina *versus* controle demonstraram que o índice de motilidade (frequência × amplitude) das tiras não expostas à ocitocina foi significativamente superior ao das pré-tratadas com ocitocina. Os testes não identificaram se os "períodos de descanso" são eficazes para ressensibilizar o miométrio. Portanto, a administração de mais ocitocina no cenário de dessensibilização pode não atingir o efeito de aumento do tônus uterino desejado; nesses casos, está indicado um agente uterotônico que funcione por um mecanismo diferente. Em outro estudo, a DE90 da infusão de ocitocina para mulheres com exposição prévia à ocitocina foi de 44 unidades/h, muito superior à DE90 para as expostas previamente à ocitocina. No entanto, essa dose mais elevada está associada a mais efeitos colaterais, incluindo náuseas, vômitos e depressão do segmento ST. Investigações adicionais *in vivo* e *in vitro* podem elucidar o significado clínico da dessensibilização à ocitocina e podem propiciar protocolos de ocitocina para mulheres expostas a essa droga durante o trabalho de parto.

Leitura complementar

Barash PG et al. Clinical anesthesia. 8 ed. Lippincott/Wolters Klumer Health, 2017.

Lim G, Facco FL, Nathan NM, Waters JH, Wong CA, Eltzschig HK. A review of the impact of obstetric anesthesia on maternal and neonatal outcomes. Anesthesiology 2018; 129:192-215.

Manica J. Anestesiologia. 4. ed. São Paulo: Artmed, 2018.

PARTE C

MÉDICO PEDIATRA/NEONATOLOGISTA

Thaís Costa Nascentes Queiroz
Cláudio Drummond Pacheco

INTRODUÇÃO

O papel do pediatra como integrante da equipe multiprofissional na assistência ao parto e puerpério é dar sequência ao trabalho obstétrico, recebendo o neonato na sala de parto. O pediatra

precisa conhecer a história pré-natal a fim de oferecer a assistência especializada ao recém-nascido (RN) no parto e nos cuidados pós-parto. O objetivo é que o feto tenha um nascimento seguro e, após o parto, o RN se desenvolva em toda sua potencialidade.

CONSULTA DE PRÉ-NATAL COM O PEDIATRA

Toda gestante deveria ter a oportunidade de uma consulta pré-natal com o pediatra, se possível com seu companheiro e com outros familiares, se assim for seu desejo.

O período mais apropriado para essa consulta é por volta do sétimo mês de gestação – início do terceiro trimestre. Nesse momento, a gestante está muito interessada em adquirir conhecimentos a respeito de como cuidar do filho que está para nascer, conseguindo guardar e elaborar as orientações. Uma consulta no primeiro ou segundo trimestre de gestação se justifica apenas quando o risco é alto, comprometendo o desenvolvimento do feto, de cujas alterações o pediatra deveria estar ciente tão logo fossem descobertas. No final do terceiro trimestre de gestação, por outro lado, a mãe costuma estar sobrecarregada, às vezes com excesso de peso e com indisposição para sair de casa, mais preocupada com o parto e sem conseguir reter as informações. Nessa consulta, o pediatra vai conhecer a saúde prévia da gestante e a evolução da gestação, tentando identificar pontos de risco para o futuro RN. Esses podem ser clínicos, próprios do feto/RN, como dilatação da pelve renal, obstétricos – da mãe para o feto (diabetes gestacional) – ou sociais – gestante adolescente, separação do casal durante a gestação e estrutura familiar desestruturada.

Na maioria das vezes, o pré-parto é o momento em que o pediatra se encontrará com a parturiente e seu obstetra. Muitas informações sobre a gestação serão repassadas ao pediatra, as quais serão o alicerce para as condutas adotadas no futuro neonato.

Dentre os muitos dados coletados, é importante conhecer:

- Idade materna.
- Número de gestações, partos e abortos.
- Data da última menstruação/data provável do parto.
- Número de fetos.
- Grupo sanguíneo, fator Rh, Coombs direto (se possível, do pai também).
- Resultado dos exames de imagem ultrassonográficos.
- Integridade da bolsa amniótica.
- Sorologias maternas e suas respectivas datas:
  - HbsAg.
  - Anti-HCV.
  - VDRL.
  - HIV.
  - HTLV I e II.
  - Toxoplasmose.
  - Citomegalovírus.
  - Rubéola.
  - Pesquisa para o estreptococo do grupo B, *swab* anal e vaginal.
- Pré-natal de alto risco:
  - Estados hipertensivos.
  - Distúrbios endócrinos.
  - Distúrbios psiquiátricos e infecções, entre outros.

ASSISTÊNCIA PEDIÁTRICA EM SALA DE PARTO

A assistência pediátrica em sala de parto visa garantir um nascimento seguro, prevenindo a asfixia neonatal ou minimizando seus efeitos. Desde 1994 a Sociedade Brasileira de Pediatria vem investindo na formação de pediatras e outros profissionais na assistência neonatal em sala de parto. Naquela ocasião foram formados 10 instrutores em reanimação neonatal. Atualmente, são cerca de 1.090 instrutores. Até 2014 foram treinados aproximadamente 50.000 médicos e 20.000 não médicos.

Na maioria dos casos, os nascimentos são seguros, fisiológicos, sem intercorrências, as quais, entretanto, acontecem, e por isso em todo parto deve estar presente um profissional habilitado nos passos da reanimação neonatal.

A Sociedade Brasileira de Pediatria, assim como a Federação Brasileira das Associações de Ginecologia e Obstetrícia (Febrasgo), recomenda que o parto seja realizado em ambiente seguro para a saúde tanto da parturiente como do RN e, portanto, nesse momento ambiente seguro significa ambiente hospitalar.

No Brasil, estima-se que cerca de 60% dos óbitos neonatais tenham causas evitáveis. Entre esses motivos está a qualidade do atendimento do RN em sala de parto. Ao nascimento, 1 em cada 10 RN necessita de ventilação com pressão positiva para iniciar e/ou manter movimentos respiratórios efetivos, 1 em cada 100 neonatos precisa de intubação e/ou massagem cardíaca e 1 em cada 1.000 necessita de intubação, massagem e medicações, desde que a ventilação seja aplicada adequadamente.

Para o atendimento adequado do RN na sala de parto são necessários uma equipe treinada em reanimação neonatal e material para atendimento.

O nascimento prematuro é sempre de alto risco, devendo ocorrer, de preferência, em hospitais terciários com estrutura física e tecnológica adequada para o atendimento. Em casos de nascimentos múltiplos, deve-se dispor de material e equipe próprios para cada RN.

ASSISTÊNCIA AO RECÉM-NASCIDO

Durante a assistência ao RN no momento do nascimento, as seguintes situações deverão ser avaliadas:

- Gestação a termo?
- Respirando ou chorando?
- Bom tônus?

Em caso de resposta afirmativa às três perguntas, o RN apresenta boa vitalidade e as seguintes medidas podem ser instituídas:

- O RN pode ser colocado junto à mãe (sobre o abdome ou no nível da placenta).
- Manter contato pele a pele.
- Iniciar os passos iniciais na sequência: prover calor (manter TAX entre 36,5 e 37,5ºC), posicionar a cabeça com leve extensão do pescoço, aspirar vias aéreas se necessário, secar, reposicionar e reavaliar a frequência cardíaca (FC) e o padrão respiratório. Esses passos devem ser executados em no máximo 30 segundos.
- Clampeamento de cordão entre 1 e 3 minutos de vida (diminui a incidência de anemia na idade de 3 a 6 meses).
- Sempre assegurar que o RN mantenha boa vitalidade.
- Amamentar na primeira hora de vida.

Em caso de resposta negativa a uma das três perguntas:

- **RN a termo ou prematuro (34 a 36 semanas mais 6 dias) ou pós-termo (> 42 semanas) não vigoroso (tônus ruim e/ou ausência de respiração/choro):**
  – Clampeamento imediato do cordão umbilical.
  – Berço de calor aquecido.
  – Passos iniciais da reanimação.
- **RN prematuro (idade gestacional < 34 semanas) não vigoroso (sem vitalidade):**
  – Clampeamento imediato do cordão umbilical.
  – Envolver imediatamente o corpo em saco plástico poroso, transparente e de polietileno (sem secar o corpo).
  – Secar a cabeça.
  – Colocar a touca dupla.
  – Posicionar a cabeça com leve extensão do pescoço.
  – Aspirar as vias aéreas, se necessário.
  – Reavaliar FC e padrão respiratório.
  – Locar o sensor do oxímetro e o monitor cardíaco pelo auxiliar durante os passos iniciais da reanimação.
  – Avaliar necessidade de ventilação com pressão positiva (VPP) e/ou CPAP:
    - VPP (se FC < 100bpm, apneia ou *gasping* ou padrão irregular).
    - CPAP (se FC > 100bpm e desconforto respiratório ou saturação baixa).
- **RN prematuro (34 a 36 semanas mais 6 dias) ou pós-termo (> 42 semanas) com boa vitalidade:**
  – Passos iniciais da reanimação no colo da mãe.
  – Clampeamento do cordão umbilical em 1 a 3 minutos.
  – Berço de calor aquecido após clampeamento do cordão.
  – Reavaliar FC e padrão respiratório de modo contínuo.
  – Se o RN mantiver boa vitalidade, retornar para o colo da mãe.
- **RN prematuro (< 34 semanas) com boa vitalidade:**
  – Clampeamento do cordão umbilical em 30 a 60 segundos.

– Envolver imediatamente o corpo em saco plástico poroso, transparente e de polietileno (sem secar o corpo).
– Secar a cabeça.
– Colocar a touca dupla.
– Posicionar a cabeça com leve extensão do pescoço.
– Aspirar as vias aéreas, se necessário.
– Reavaliar FC e padrão respiratório de modo contínuo.
– Berço de calor aquecido.
– Locar o sensor do oxímetro e o monitor cardíaco pelo auxiliar durante os passos iniciais.

LÍQUIDO MECONIAL

A presença de líquido amniótico meconial não muda a sequência da reanimação (Figura 1.3). Não existem evidências para indicação rotineira de aspiração traqueal sob visualização direta em caso de RN não vigoroso com líquido meconial. Assim, no RN com líquido amniótico meconial que não apresenta vitalidade, convém iniciar a VPP com máscara facial e ar ambiente nos primeiros 60 segundos de vida. Se após 30 segundos de ventilação efetiva o RN não melhorar e houver forte suspeita de obstrução de vias aéreas, pode-se indicar a retirada do mecônio da hipofaringe e da traqueia sob visualização direta. A aspiração traqueal é feita uma única vez através da cânula traqueal conectada a um dispositivo para aspiração de mecônio e ao aspirador a vácuo com pressão máxima de 100mmHg.

O RN com líquido amniótico meconial deprimido pode ser aspirado sob visualização direta imediatamente após nascer, se o profissional tiver muita habilidade em intubar e julgar necessário. Não se deve postergar a VPP se houver qualquer dificuldade para intubar para aspiração sob visualização direta.

Indicações para monitorização contínua do recém-nascido

A FC é fundamental para indicação das diversas manobras de reanimação. Determinar a FC de maneira rápida e confiável é um ponto crítico na assistência ao RN. Os métodos de avalia-

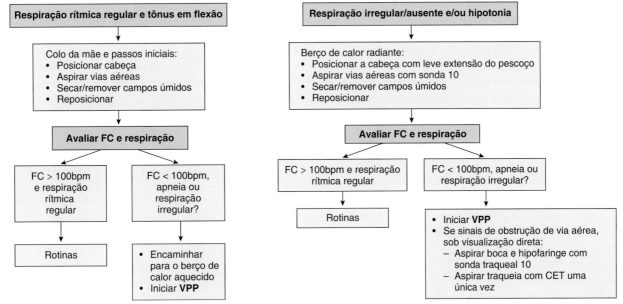

Figura 1.3 Assistência neonatal no RN com líquido meconial.

ção da FC nos primeiros minutos de vida incluem palpação do cordão umbilical, ausculta do precórdio, oximetria de pulso e atividade elétrica pelo monitor cardíaco. Esse é o método mais fidedigno de avaliação da FC (o objetivo não é avaliar o ritmo cardíaco).

As indicações para uso do monitor cardíaco com três derivações são: FC < 100bpm, apneia ou *gasping* e respiração irregular, ou seja, quando se indica a VPP.

As indicações para oximetria de pulso consistem em RN pré-termo < 34 semanas e RN que necessita de VPP. É necessário aplicar o sensor neonatal no braço direito para monitorizar a saturação de oxigênio ($SatO_2$) pré-ductal. Os valores desejáveis de $SatO_2$ variam com os minutos de vida, sendo de 70% a 80% nos primeiros 5 minutos de vida, 80% a 90% entre 5 e 10 minutos e entre 85% e 95% após os 10 minutos.

Indicação de ventilação com pressão positiva

A VPP é o procedimento mais importante e efetivo na reanimação do RN, estando indicada em todo RN que, após os passos iniciais, mantiver FC < 100bpm, apneia ou *gasping* e respiração irregular. É fundamental iniciar a VPP nos primeiros 60 segundos de vida (minuto de ouro). A VPP pode ser realizada por meio de equipamentos como balão autoinflável (com volume máximo de 750mL, reservatório de O_2 e válvula de escape com limite de 30 a 40cmH_2O e/ou manômetro) e/ou ventilador mecânico manual neonatal em T. A frequência da VPP é de 40 a 60 movimentos/minuto, e a pressão em que é realizada deve ser individualizada e monitorizada, iniciando com 20cmH_2O e aumentando quando necessário (raramente necessita de 30 a 40cmH_2O). As metas são alcançar e manter FC > 100bpm e o estabelecimento da respiração espontânea regular.

A ventilação com balão autoinflável ou ventilador mecânico manual em T deve ser iniciada através da máscara facial. O ajuste entre a face e a máscara é fundamental para o sucesso do procedimento. A VPP efetiva aumenta a FC. Quando prolongada, deve-se inserir a sonda orogástrica para reduzir a distensão gástrica.

Após 30 segundos de VPP com máscara, se o RN apresentar FC >100bpm e respiração espontânea e regular, suspende-se o procedimento. Se após o mesmo período de VPP o RN mantiver FC < 100bpm ou não retomar a respiração espontânea rítmica e regular, considera-se falha. Nesse caso, convém verificar a técnica: ajuste entre a face e a máscara, permeabilidade das vias aéreas ou pressão inspiratória, corrigindo o que for necessário. Quando o RN não melhora com a VPP em ar ambiente, recomenda-se sempre verificar e corrigir a técnica da ventilação antes de oferecer oxigênio suplementar.

Oxigênio suplementar durante a ventilação

Uma vez indicada a VPP, recomenda-se o uso da oximetria de pulso para monitorizar a oferta do oxigênio suplementar (Figura 1.4). No RN ≥ 34 semanas, inicia-se a ventilação em ar ambiente. Se ele não melhorar, convém verificar e corrigir a técnica da ventilação e continuar a VPP com concentração de O_2 conforme FC e $SatO_2$. No RN < 34 semanas, inicia-se a VPP a 30%, se ele não melhorar, deve-se checar a técnica e continuar a VPP com concentração de O_2 conforme FC e $SatO_2$.

Indicação de intubação orotraqueal

As indicações de intubação orotraqueal na assistência ao RN em sala de parto são: VPP com balão e máscara não efetiva ou prolongada, necessidade de massagem cardíaca, suspeita ou presença de hérnia diafragmática e necessidade de aspiração traqueal em RN não vigoroso e com mecônio em caso de sinais de obstrução de via aérea.

As complicações são hipoxia, apneia, bradicardia, pneumotórax, lesão de partes moles e infecção. Para evitá-las, convém sempre pré-oxigenar o paciente, oferecendo oxigênio durante o procedimento por no máximo 30 segundos. Em caso de insucesso, o procedimeno deve ser interrompido e iniciada a VPP com máscara, sendo realizada nova tentativa de intubação após a estabilização do paciente.

O diâmetro da cânula é escolhido de acordo com o peso e a idade gestacional em semanas (Tabela 1.1).

É obrigatória a confirmação de que a cânula está bem posicionada por meio de inspeção, elevação da caixa torácica,

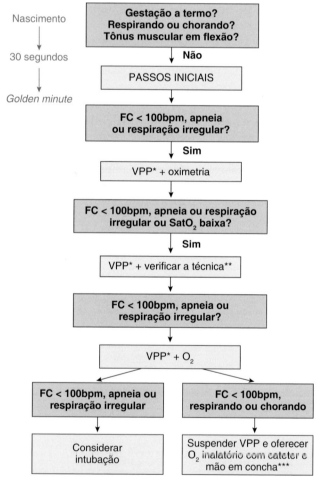

* Avaliar a necessidade de aumento da concentração de O_2 a cada 30 segundos; se for necessário, aumentar 20% sucessivamente até 100%.
** Verificar: adaptação da máscara à face do RN; permeabilidade das vias aéreas (posição da cabeça, presença de secreção); expansibilidade pulmonar (pressão suficiente).
*** O ajuste de oferta de oxigênio e sua suspensão devem ser avaliados de acordo com a oximetria de pulso.

Figura 1.4 Manejo da ventilação com pressão positiva e oxigênio suplementar.

Tabela 1.1 Diâmetro da cânula de acordo com o peso e a idade gestacional (IG)

Diâmetro da cânula (mm)	Peso (g)	IG (semanas)
2,5	< 1.000	< 28
3,0	1.000 a 2.000	28 a 34
3,5	2.000 a 3.000	34 a 38
3,5 a 4,0	> 3.000	> 38

Tabela 1.2 Marca da cânula no lábio superior de acordo com a idade gestacional (IG)

IG (semanas)	Marca lábio superior
23 a 24	5,5
25 a 26	6,0
27 a 29	6,5
30 a 32	7,0
33 a 34	7,5
35 a 37	8,0
38 a 40	8,5
≥ 41	9,0

ausência de distensão abdominal e vapor-d'água no interior da cânula, ausculta da entrada de ar nos pulmões e ausência de ruído no estômago, detector de CO_2 e presença de dióxido de carbono exalado. Quando ela está bem localizada, ocorre a melhora da FC (sinal mais importante).

Recomenda-se o uso da idade gestacional para o cálculo da distância entre a ponta da cânula e a marca, em centímetros, a ser fixada no lábio superior (Tabela 1.2). Se não for conhecida a idade gestacional, usa-se a fórmula peso (kg) + 6 para calcular o comprimento da cânula a ser fixada no lábio superior.

Após 30 segundos de VPP por cânula traqueal, avaliam-se a respiração, a FC e a $SatO_2$. Se houve melhora (RN apresenta FC > 100bpm e movimentos respiratórios espontâneos e regulares), a VPP é suspensa e o RN extubado. Se houve falha (RN mantém FC < 100bpm ou não retoma a respiração espontânea ou, ainda, a $SatO_2$ permanece abaixo dos valores desejáveis), deve-se verificar a técnica. Após essa correção, pode-se aumentar a oferta de oxigênio até 60% a 100%. Se o RN mantém apneia ou respiração irregular, continua-se com a ventilação por cânula traqueal e, se a FC estiver < 60bpm, está indicada a massagem cardíaca.

Indicação de massagem cardíaca

A massagem cardíaca só está indicada se, após 30 segundos de VPP com técnica adequada, a FC estiver < 60bpm. Como a massagem cardíaca diminui a eficácia da ventilação e esta é a ação mais efetiva na reanimação neonatal, as compressões só devem ser iniciadas quando a expansão e a ventilação estiverem bem estabelecidas. Assim, a massagem cardíaca é iniciada em caso de FC < 60bpm após 30 segundos de VPP com técnica adequada através da cânula traqueal e uso de oxigênio na concentração de 60% a 100%.

A massagem é realizada no terço inferior do esterno (comprimindo um terço do diâmetro anteroposterior do tórax). A técnica consiste no emprego dos dois polegares (sobrepostos) com reanimador que massageia voltado para a cabeça do RN. O ritmo é 3:1 – 3 compressões/1 ventilação (90 compressões/min e 30 ventilações/min) sendo 120 movimentos/min. O ritmo 15:2 é adotado somente em caso de RN com bradicardia por cardiopatia congênita em UTI neonatal. As principais complicações são fratura de costela, hemotórax ou pneumotórax e laceração hepática.

A massagem cardíaca deve ser coordenada à ventilação por 60 segundos antes da reavaliação da FC, pois esse é o tempo mínimo para que a massagem cardíaca efetiva possa restabelecer a pressão de perfusão coronariana. A massagem deve continuar enquanto a FC estiver < 60bpm. Há melhora quando, após a VPP acompanhada de massagem cardíaca por 60 segundos, o RN apresenta FC > 60bpm. Nesse momento, interrompe-se apenas a massagem. Não há resposta ao procedimento quando o RN mantém FC < 60bpm. Nessa situação, cabe verificar a posição da cânula, a permeabilidade das vias aéreas e a técnica de ventilação e massagem, corrigindo o que for necessário. Se após a correção da técnica não houver melhora, considera-se o cateterismo umbilical de urgência e indica-se o uso de adrenalina (Figura 1.5).

Indicação de medicamentos

Adrenalina e expansor de volume estão indicados quando a FC permanece < 60bpm após ventilação efetiva por cânula traqueal com oxigênio a 100% e massagem cardíaca adequada. Adrenalina 1:10.000 deve ser preparada (1mL de adrenalina 1:1.000 + 9mL de soro fisiológico a 0,9%) e administrada por via endotraqueal (só pode ser usada para adrenalina) ou venosa (preferível a umbilical). Enquanto o cateterismo venoso umbilical está sendo realizado, pode-se administrar uma dose única de adrenalina (0,05 a 0,10mg/kg) por via traqueal, mas sua eficácia é questionável. A adrenalina EV é aplicada na dose

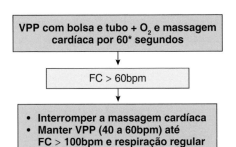

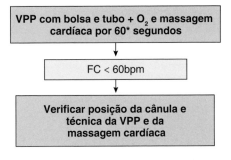

Figura 1.5 Manejo da massagem cardíaca. (*Avaliar o paciente após 60 segundos de massagem cardíaca, tempo mínimo para que ela possa restabelecer a pressão de perfusão coronariana.)

de 0,01 a 0,03mg/kg. Quando não há reversão da bradicardia com a adrenalina EV, deve-se assegurar que a VPP e a massagem cardíaca estão adequadas, repetir a administração de adrenalina na dose de 0,03mg/kg a cada 3 a 5 minutos e considerar o uso do expansor de volume. Cabe lembrar que a sonda ou cateter umbilical deve ser preenchido com soro fisiológico a 0,9% para que não ocorra embolia gasosa durante o cateterismo e, após a medicação, infundir 0,5 a 1mL de soro fisiológico a 0,9% em *bolus* para que o medicamento chegue até o RN.

O expansor de volume pode ser necessário para reanimar o RN com hipovolemia. A expansão de volume é feita com soro fisiológico na dose de 10mL/kg em 5 a 10 minutos e pode ser repetida. Com o uso do expansor é esperado o aumento da FC e da palidez. Se não houver resposta, devem ser verificados a posição da cânula traqueal, o uso do oxigênio a 100%, a técnica da VPP e da massagem e o acesso vascular (Figura 1.6).

O papel do pediatra como membro da equipe multidisciplinar de assistência ao parto é fundamental para que seja alcançado o objetivo comum: a saúde materna e fetal. O treinamento de toda a equipe é obrigatório para melhorar a assistência do binômio mãe-filho. O fluxograma completo da reanimação neonatal é apresentado na Figura 1.7.

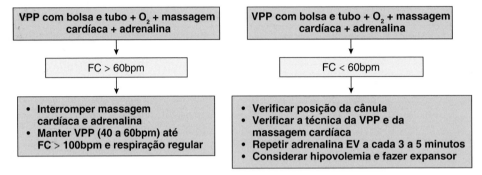

Figura 1.6 Manejo da medicação.

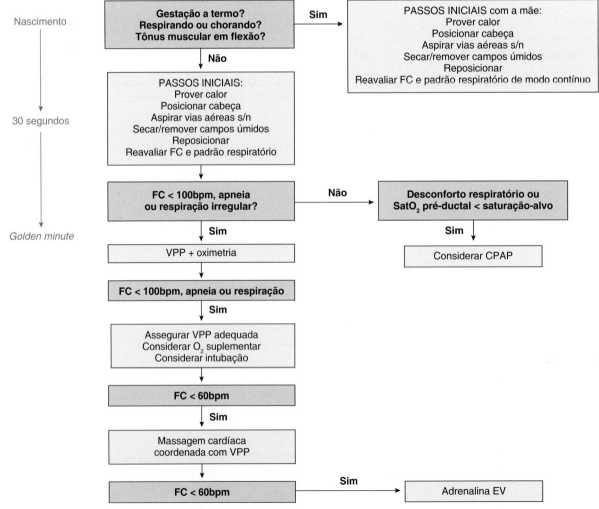

Figura 1.7 Fluxograma da reanimação neonatal.

Contato pele a pele imediato entre a mãe e o recém-nascido

O contato pele a pele entre a mãe e o bebê imediatamente após o parto é uma prática que ajuda na adaptação do RN à vida fora do útero, facilita o aleitamento materno e promove benefícios, como o controle da temperatura corporal da criança e o vínculo mãe-filho. Recomenda-se colocar o bebê sem roupa, de bruços, sobre o tórax ou o abdome desnudo da mãe e cobri-los com um cobertor aquecido, independentemente da via de parto.

Aleitamento materno na primeira hora de vida

O início da amamentação o mais cedo possível, de preferência logo após o parto, fortalece a proteção à saúde da criança e assegura que o RN receba o colostro, rico em importantes nutrientes que ajudam a fortalecer a imunidade e a proteger a criança de doenças comuns nos primeiros anos de vida e na fase adulta. Na primeira hora de vida o RN se encontra mais alerta e ativo e no momento oportuno ele procura o seio da mãe e inicia a sucção. É a chamada hora de ouro (*golden hour*). Para a mãe há a liberação do hormônio ocitocina, responsável pela contração uterina que auxilia a contenção da hemorragia do útero. Depois de certo tempo, tanto a mãe como o RN, exauridos pelo parto, entram em estado de sonolência e, não raro, nas próximas 24 horas o RN consegue mamar apenas mais duas ou três vezes.

O RN que sugou na primeira hora de vida deixa a mãe mais segura, ciente de que conseguiu realizar a primeira tarefa materna: amamentar. O RN que não mama na primeira hora pode entrar em estado de sonolência e não conseguir mamar, deixando a mãe insegura nas tentativas subsequentes.

Exames de triagem neonatal

Todo bebê que nasce no Brasil tem o direito de realizar gratuitamente quatro exames muito importantes para sua saúde, os chamados exames da triagem neonatal:

- Teste do pezinho.
- Teste do olhinho.
- Teste da orelhinha.
- Teste do coraçãozinho.

Teste do pezinho

O Programa Nacional de Triagem Neonatal (PNTN) estabelece ações de triagem neonatal em fase pré-sintomática para todos os RN, assim como o acompanhamento e o tratamento das crianças atendidas nas redes de atenção do SUS. As doenças que integram o PNTN são fenilcetonúria, hipotireoidismo congênito, doença falciforme e outras hemoglobinopatias, fibrose cística, hiperplasia congênita da suprarrenal e deficiência de biotinidase. Entretanto, com o avanço da medicina foi disponibilizada a verificação de outras doenças na triagem neonatal, infelizmente ainda não aprovada para o SUS, como galactosemia neonatal, cromatografia qualitativa de aminoácidos, toxoplasmose – IgM (imunoglobulina M) e a imunodeficiência combinada grave (SCID).

O teste do pezinho deve ser realizado entre o terceiro e o quinto dia de vida, não devendo passar do sétimo dia. Como se trata de uma triagem, um exame alterado não estabelece o diagnóstico, mas é mandatória a realização de exames mais específicos para confirmação ou exclusão da doença.

Teste do olhinho ou reflexo vermelho

O teste do olhinho é um exame relativamente simples, de execução fácil, barato, indolor e rápido. Para sua realização são necessários o uso de oftalmoscópio e o treinamento do profissional. Não necessita de dilatação da pupila e deve ser realizado durante a permanência do RN em alojamento conjunto.

A presença do reflexo vermelho indica que não há obstáculo à passagem da luz do oftalmoscópio; portanto, o RN não apresenta catarata, glaucoma ou retinoblastoma, entre outras doenças, nesse momento. O exame não exclui a necessidade de avaliação especializada no segundo semestre de vida.

Quando o reflexo vermelho não é detectado, está indicado o encaminhamento ao oftalmologista. Entretanto, o reflexo pode não ser identificado em razão de dificuldades técnicas, uso de pilhas fracas ou edema palpebral.

Teste da orelhinha

O teste da orelhinha, teste de audição ou triagem auditiva neonatal é tecnicamente chamado de emissões otoacústicas (OEA) e tem como função detectar a deficiência auditiva. Realizado com equipamento especial que emite sons e verifica a resposta dos ouvidos ao estímulo, é um teste indolor, com duração de 3 a 5 minutos, que às vezes precisa ser repetido ou complementado. É realizado por um fonoaudiólogo. O exame normal assegura que o bebê não apresenta deficiência auditiva ao nascer (mas não por toda a vida). Não é fornecido pelo governo em todos os estados brasileiros. Pode ser realizado no segundo dia de nascimento de preferência ainda no primeiro mês de vida.

Teste do coraçãozinho

O teste do coraçãozinho é rápido, indolor e fácil de ser realizado após 24 horas de vida em todo RN > 34 semanas. Para isso é utilizado o oxímetro de pulso com sensor apropriado para RN.

Como padrão, são medidas a oximetria do membro superior direito e a oximetria de um dos membros inferiores:

- **Resultado normal:** saturação periférica ≥ 95% em ambas as medidas (membro superior direito e membro inferior) e diferença < 3% entre as medidas do membro superior direito e membro inferior.
- **Resultado anormal:** medida da $SatO_2$ < 95% ou se houver diferença ≥ 3% entre as medidas do membro superior direito e membro inferior.

Qualquer alteração deve ser confirmada após 1 hora por meio de nova aferição. Caso se confirme o resultado, um ecocardiograma deverá ser realizado nas 24 horas seguintes.

De acordo com dados da Sociedade Brasileira de Pediatria, cerca de 10 em cada 1.000 nascidos podem apresentar alguma malformação congênita e, entre esses, dois podem ter cardiopatias graves e precisar de intervenção médica urgente. Cerca de 30% desses pacientes recebem alta sem diagnóstico.

Leitura complementar

Brasil. Ministério da Saúde. Além da sobrevivência: Práticas integradas de atenção ao parto, benéficas para a nutrição e a saúde de mães e crianças. Secretaria de Atenção à Saúde – Área Técnica de Saúde da Criança e Aleitamento Materno. Brasília (DF): 2011. Disponível em: http://bvsms.saude.gov.br/bvs/publicacoes/alem_sobrevivencia_praticas_integradas_atencao.pdf.

Brasil. Ministério da Saúde. Atenção à Saúde do Recém-Nascido – Guia para os Profissionais de Saúde. Brasília (DF): 2011. Disponível em: http://bvsms.saude.gov.br/bvs/publicacoes/atencao_recem_nascido_%20guia_profissionais_saude_v2.pdf.

Brasil. Ministério da Saúde. Triagem Neonatal Biológica, Manual Técnico. Secretaria de Atenção à Saúde – Departamento de Atenção Especializada e Temática. Brasília (DF): 2016. Disponível em: http://bvsms.saude.gov.br/bvs/publicacoes/triagem_neonatal_biologica_manual_tecnico.pdf.

Brasil. Sociedade Brasileira de Pediatria. Diagnóstico precoce de cardiopatia congênita crítica: oximetria de pulso como ferramenta de triagem neonatal. Departamentos de Cardiologia e Neonatologia da SBP, 2011. Disponível em: http://www.sbp.com.br/fileadmin/user_upload/2015/02/diagnostico-precoce-oximetria.pdf.

De Almeida MFB, Guinsburg R. Reanimação neonatal em sala de parto: Documento Científico do Programa de Reanimação Neonatal da Sociedade Brasileira de Pediatria; 2016. Disponível em: http://www.sbp.com.br/reanimacao/wpcontent/uploads/2016/01/DiretrizesSB-PReanimacaoRNMaior34semanas26jan2016.pdf.

De Almeida MFB, Moreira LM, Vaz dos Santos RM, Kawakami MD, Anchieta LM, Guinsburg R. Early neonatal deaths with perinatal asphyxia in very low birth weight Brazilian infants. J Perinatol 2015; 35(11):954-7.

Kempley ST, Moreiras JW, Petrone FL. Endotracheal tube length for neonatal intubation. Resuscitation 2008; 77(3):369-73.

Perlman JM, Wyllie J, Kattwinkel J et al. Part 7: Neonatal Resuscitation: 2015 International Consensus on Cardiopulmonary Resuscitation and Emergency Cardiovascular Care Science with treatment recommendations. Circulation 2015; 132(16 Suppl 1):S204-41.

Rocha LB, Araujo FMS, Rocha NCO, Almeida CD, Santos MO, Rocha CHR. Aleitamento materno na primeira hora de vida: uma revisão da literatura. Revista de Medicina e Saúde de Brasília 2017; 6(3):384-94.

Wyckoff MH, Aziz K, Escobedo MB et al. Part 13: Neonatal Resuscitation: 2015 American Heart Association Guidelines Update for Cardiopulmonary Resuscitation and Emergency Cardiovascular Care. Circulation 2015; 132(18 Suppl 2):S543-60.

Wyllie J, Perlman JM, Kattwinkel J et al. Part 7: Neonatal Resuscitation: 2015 International Consensus on Cardiopulmonary Resuscitation and Emergency Cardiovascular Care Science with treatment recommendations. Resuscitation 2015; 95:e169-201.

Parte D

ENFERMAGEM

Rosemeire Sartori de Albuquerque
Maria Cristina Gabrielloni

INTRODUÇÃO

A gestação é um fenômeno fisiológico e deve ser entendida pelas grávidas e equipes de saúde como parte de uma experiência de vida saudável, envolvendo mudanças dinâmicas do ponto de vista físico, social e emocional. Trata-se, portanto, de um processo fisiológico que na grande maioria dos casos não exige qualquer intervenção materna ou fetal para que o processo tenha um desfecho bem-sucedido.

As cesarianas bem indicadas, sejam elas de emergência ou eletivas, são um componente essencial do cuidado obstétrico e devem estar devidamente disponíveis para que se consiga reduzir as taxas de mortalidade materna e neonatal.

Uma porcentagem de 15% do total de partos parece ser compatível com melhores resultados para a saúde das mulheres e bebês, visto que uma taxa < 10% parece provocar mais dano do que benefício, o chamado paradoxo da cesariana. Dados do Ministério da Saúde indicam que, em 2017, 55,75% dos partos foram realizados por cesariana.

De acordo com publicação recente, a América Latina é a região com maior taxa de cesarianas (43,3% dos nascimentos), e o Brasil é o segundo país que mais realiza essa cirurgia.

Atualmente, importantes iniciativas têm sido lançadas, e a mais recente é o Projeto Parto Adequado, desenvolvido a partir da parceria entre a Agência Nacional de Saúde Suplementar (ANS), o Hospital Israelita Albert Einstein (HIAE) e o Institute for Healthcare Improvement (IHI) com o apoio do Ministério da Saúde. Tem por objetivo identificar modelos inovadores e viáveis de atenção ao parto e nascimento que valorizem o parto normal e reduzam o percentual de cesarianas desnecessárias na saúde suplementar. Essa iniciativa visa ainda oferecer às mulheres e aos bebês o cuidado certo, na hora certa, ao longo da gestação, durante todo o trabalho de parto e no pós-parto, considerando a estrutura e o preparo da equipe multiprofissional, a medicina baseada em evidência e as condições socioculturais e afetivas da gestante e de sua família.

A taxa de partos vaginais nos 26 hospitais que fizeram parte do grupo piloto, ou seja, que participaram de todas as estratégias adotadas, cresceu em média 76% – 16 pontos percentuais –, saindo de 21% em 2014 para 37% ao final da primeira fase do projeto, em 2016. Em 18 meses, foram evitadas mais de 10.000 cesarianas sem indicação clínica.

É importante que os profissionais que oferecem atendimento à mulher durante a gestação não determinem qual devera ser a via de parto, a qual depende nao só da história preexistente, como também da situação da mulher na admissão à unidade que conduzirá o parto.

Da mesma maneira, faz-se necessário que cada profissional, e em especial enfermeiras obstétricas e obstetrizes e médicos obstetras, identifique seu papel como único e preciso, mas que pode ser compartilhado e dessa maneira tornar o cuidado qualificado, centrado e seguro para a mulher em todo o processo de parturição, entendendo que este, em todos os momentos, se estende igualmente ao feto e ao recém-nascido.

COMPROMISSO COM A REDUÇÃO DA MORTALIDADE MATERNA POR CAUSAS EVITÁVEIS

Apesar dos avanços na área da saúde, da volumosa produção científica e da incorporação intensiva de tecnologias, ainda hoje a morte materna alcança números inaceitáveis. Esse evento dramático tem repercussões danosas para as famílias e os recém-nascidos, que necessitam dos cuidados maternos, e ativa o ciclo da pobreza na sociedade. Nos serviços de saúde, gera angústia e tensão entre os membros das equipes e usuários. Pelo simples fato de engravidar, processo natural da reprodução humana, a mulher assume uma carga de risco que tem sido negligenciada, pois a maior parte dessas mortes poderia ser evitada.

A morte materna é um evento sentinela, uma vez que há tecnologia efetiva para evitá-la. Sua ocorrência alerta para falhas no cuidado prestado e deve deflagrar medidas para o esclarecimento de suas causas.

Há quase 15 anos foram acordados os Objetivos de Desenvolvimento do Milênio. Criou-se um marco importante para o desenvolvimento com progresso significativo em diversas áreas, mas esse progresso tem sido desigual, particularmente na África, nos países de menor desenvolvimento relativo, nos países em desenvolvimento sem litoral e nos pequenos Estados insulares em desenvolvimento, onde algumas metas permanecem fora de alcance, particularmente as relacionadas com a saúde materna, neonatal e infantil e a saúde reprodutiva. Na Cúpula do Milênio da Organização das Nações Unidas (ONU) foram adotadas oito metas de desenvolvimento, entre as quais a redução da mortalidade materna em 75% até 2015.

Diante do não alcance das metas, novo compromisso foi anunciado para cumprimento de uma agenda com metas até 2030, contendo 17 objetivos, agora denominados Objetivos do Desenvolvimento Sustentável, com 169 metas associadas integradas e indivisíveis. Essa agenda é um plano de ação para as pessoas, o planeta e a prosperidade. No objetivo 5 ressalta-se o compromisso em alcançar a igualdade de gênero e empoderar todas as mulheres e meninas, destacando no item 5.6 o objetivo de assegurar acesso universal à saúde sexual e reprodutiva e aos direitos reprodutivos, em conformidade com o Programa de Ação da Conferência Internacional sobre População e Desenvolvimento e com a Plataforma de Ação de Pequim e os documentos resultantes de suas conferências de revisão.

Cabe salientar que em âmbito nacional, dentre as linhas de cuidado prioritárias definidas em 2011 pelo Ministério da Saúde (MS) com o objetivo de melhorar o quadro da saúde materna, destaca-se a proposta de qualificar profissionais para promover atenção obstétrica e neonatal humanizada e embasada em evidências científicas.

Por sua vez, a qualificação da atenção compreende a criação de novas estruturas de assistência e acompanhamento das mulheres na atenção primária, nos serviços de alto risco e de urgências obstétricas e na rede hospitalar convencional, que deve contar com Casas da Gestante e do Bebê e com Centros de Parto Normal, extra ou intra-hospitalares.

A mudança do quadro de atenção à saúde materna e perinatal no Brasil exige diversas intervenções, como: qualidade da assistência voltada para as necessidades das mulheres, o que requer mudança na cultura dos serviços de saúde; ambiente acolhedor e favorável, o que exige reformas na estrutura dos serviços de saúde; garantia de participação da mulher no processo, exercendo sua autonomia de maneira compartilhada, o que advirá de maior controle social, bem como enfoque na discriminação e na perspectiva de gênero; respeito à fisiologia do processo, o que demanda a transformação na atuação do profissional de saúde; e, finalmente, capacitação, reconhecimento e autonomia dos profissionais.

Nesse sentido, é fundamental a inserção de um número maior de enfermeiras obstétricas e obstetrizes aptas a exercer as competências essenciais em obstetrícia, isto é, capacitadas para o manejo adequado das situações obstétricas. Evidências mostram que os modelos de assistência envolvendo essas profissionais se associam a menores taxas de intervenções e resultam em maior satisfação das mulheres.

No Brasil, o modelo centrado no médico contribui para o caráter intervencionista do sistema. Nos casos de partos de risco habitual, as intervenções devem ser evitadas, uma vez que o processo de nascimento deve ser retomado como normal e fisiológico; no entanto, não se pode perder de vista a necessidade de qualificação profissional para a identificação de risco durante toda a assistência, inclusive para diagnóstico de problemas ou distócias que comprometam a sobrevida materna e neonatal e o encaminhamento com garantia de prosseguimento do atendimento qualificado e especializado por médicos.

QUALIFICAÇÃO PROFISSIONAL MÍNIMA NECESSÁRIA PARA GARANTIR ASSISTÊNCIA ADEQUADA AO PARTO NORMAL

A Organização Mundial da Saúde (OMS), na publicação *Guia Prático de Assistência ao Parto Normal para Maternidade Segura*, concorda e considera no relatório elaborado por seu grupo técnico que, pelas características menos intervencionistas dos cuidados, as enfermeiras obstétricas e obstetrizes são as profissionais mais apropriadas para o acompanhamento das gestações e partos normais de risco habitual.

Nesse contexto, o profissional que presta assistência ao parto deve ser capaz de:

- Dar apoio à mulher, ao parceiro e à família durante o trabalho de parto, no momento de nascimento e no pós-parto.
- Observar a parturiente e monitorizar o estado fetal e, após o nascimento, o estado do recém-nascido.
- Avaliar os riscos e detectar os problemas precocemente.
- Realizar intervenções, como amniotomia e episiotomia, quando necessárias.
- Prestar os cuidados ao recém-nascido após o nascimento.
- Encaminhar a parturiente a um nível de assistência de maior complexidade caso surjam fatores de risco ou complicações que justifiquem o encaminhamento.

Para tanto, o profissional deve ter conhecimento, competências e habilidades para executar uma variedade de cuidados obstétricos norteados por práticas baseadas em evidências científicas adequadas ao nível de assistência. Esses cuidados devem permitir, no mínimo, que o profissional avalie os fatores de risco, reconheça possíveis complicações e monitorize a mulher, o feto e o recém-nascido.

Para o Centro Latino-Americano de Perinatologia (CLAP) são várias as categorias profissionais com conhecimentos, competências e habilidades que as habilitam às funções de assistência ao parto qualificado e seguro.

De acordo com a OMS, a Confederação Internacional das Parteiras (ICM) e a Federação Internacional de Ginecologia e Obstetrícia (FIGO) estão incluídas:

- Parteiras formadas e que receberam licença para realizar um conjunto definido de competências.
- Enfermeiras que adquiriram determinadas destrezas específicas da obstetrícia, seja como parte de seu currículo de enfermagem, seja por meio de curso de especialização ou residência em enfermagem obstétrica, após se formarem como enfermeiras.
- Médicos que adquiriram sua competência em algum momento da formação ou após a educação básica.
- Obstetras que se especializaram no manuseio clínico e no atendimento à gestação e ao parto e às complicações relacionadas com a gravidez.

No Brasil, a formação da obstetriz é retomada em nível de graduação na Universidade de São Paulo/EACH-USP desde 2005 com perfil e competência para acompanhar todo o processo fisiológico do nascimento, incluindo o atendimento ao recém-nascido.

O territorio brasileiro é muito extenso, existindo áreas remotas, de difícil acesso, e com escassez de serviços de saúde com todos os profissionais necessários para assistência ao parto e suas possíveis complicações, Considerando este fato, em algumas regiões do país a assistência frequentemente fica a cargo de pessoal auxiliar, como auxiliares de enfermagem/parteiras, parteiras tradicionais ou parteiras leigas treinadas.

Em âmbito nacional há o enfermeiro com formação geral que, de acordo com o Decreto 94.406/87, de 8 de junho de 1987, que regulamenta a Lei 7.498, de 25 de junho de 1986, conforme explicita em seu Art. 8º, tem a competência para realizar o acompanhamento da evolução e do trabalho de parto, execução e assistência obstétrica em situação de emergência e execução do parto sem distócia.

Mesmo com o número expressivo de profissionais especialistas no atendimento à mulher enquanto gestante, parturiente e puérpera, faltam profissionais qualificados para o atendimento direto, uma vez que, na maioria dos serviços, enfermeiras obstétricas e obstetrizes estão atuando administrativamente. Esforços são necessários para que esses profissionais sejam realocados para cuidar das mulheres, uma vez que a essência da enfermeira obstétrica e da obstetriz é o cuidado centrado na gestante.

INFLUÊNCIA DO TIPO DE PROFISSIONAL NOS RESULTADOS DO PARTO

Durante a gravidez e o parto, as mulheres vivenciam várias alterações físicas e emocionais e expressam, nesse processo, valores e crenças, assim como se defrontam com a estrutura social e cultural dos profissionais dos serviços de saúde. Ao procurarem os serviços para atendimento de suas necessidades durante a gravidez e o parto, levam consigo expectativas e preocupações que têm relação com as experiências de sua vida. Os profissionais, durante o exercício da prática assistencial, também expressam sua maneira de compreender a doença, influenciadas por aspectos culturais, sociais e pelo modelo de formação hegemônico.

O encontro desses dois sujeitos (profissional e parturiente) é sempre singular e influenciado pela dimensão cultural e social e, embora seja um espaço propício ao diálogo, é permeado por uma relação assimétrica de poder e de saber com grande potencial de influência na escolha do tipo de parto, no itinerário terapêutico e na qualidade da assistência prestada às gestantes/parturientes.

Atualmente, existe evidência suficiente para sustentar a recente recomendação de que para que se possa avançar no sentido de tornar a gravidez mais segura todas as mulheres deveriam contar com um assistente qualificado durante a gravidez, o parto e o período pós-natal imediato.

Para o CLAP/Saúde da Mulher e Reprodutiva, na responsabilidade profissional para prestar assistência obstétrica está implícito o compromisso de adquirir e manter um determinado conjunto de conhecimentos, aplicar um enfoque profissional dirigido à ação (atitudes e comportamentos) e um conjunto de habilidades que, ao serem aplicadas, garantam, na prática, um nível de competência capaz de promover cuidados adequados e seguros.

Essa mesma organização define por atendimento especializado os cuidados oferecidos a uma mulher durante a gravidez, parto e pós-parto e a seu recém-nascido por um profissional de saúde qualificado, isto é, com formação e habilitação para exercer a obstetrícia, ou seja, reconhecido e competente.

O papel fundamental do profissional qualificado na redução dos riscos obstétricos e neonatais foi reconhecido na declaração de posição emitida conjuntamente pela OMS, ICM e FIGO. Reconhecendo a multiplicidade de profissionais de saúde que podem oferecer esse atendimento especializado, essas organizações decidiram chamar esse provedor de cuidados da saúde de "assistente qualificado".

Um assistente qualificado é um profissional de saúde, como a parteira, o médico ou a enfermeira, que recebeu formação e capacitação fundamentais para dominar as habilidades necessárias para lidar com o parto e o período pós-natal imediato de casos normais (sem complicações) e ser capaz de identificar e lidar com as complicações nas mulheres e recém-nascidos, bem como referenciar os casos necessários.

A OMS recomenda que para impactar os indicadores de mortalidade materna e infantil no país as taxas de cesarianas devem estar entre 5% e 15% do total de partos, uma vez que as mulheres submetidas ao parto por cesariana correm risco 3,5 vezes maior de morrer e cinco vezes mais chances de adquirir infecção puerperal. Nesse sentido, a Secretaria de Saúde do Estado de São Paulo, em sua Resolução 42, de maio de 2015, considera que a inserção do profissional de saúde não médico na assistência ao parto e nascimento reduz as taxas de partos cirúrgicos, recomendando a atuação da enfermeira obstétrica e da obstetriz de modo compartilhado com a equipe médica.

No Brasil, a prevalência de cesarianas no setor privado de saúde (85%) é maior do que no sistema público (40%). Sabe-se da forte influência dos médicos na medicalização do parto, na indução e realização de cesarianas desnecessárias, bem como do efeito protetor da presença de profissionais não médicos-especialistas na assistência ao parto com risco habitual. As taxas de parto por cesariana são menores em países que contam com maior atuação de enfermeiras obstétricas e obstetrizes e com menor frequência de intervenções, como Holanda, Nova Zelândia e países escandinavos.

A assistência ao parto prestada por profissionais capacitados é o fator mais importante para a diminuição da mortalidade materna.

Uma revisão sistemática realizada pela Cochrane reuniu 11 ensaios clínicos randomizados, todos em países desenvolvidos, contabilizando um total de 12.276 mulheres de baixo e médio risco, com o objetivo de comparar os diversos modelos de cuidados durante a gestação, parto e pós-parto oferecidos por enfermeiras obstétricas ou obstetrizes com outros modelos de cuidados. Os resultados mostraram que as mulheres e os bebês que receberam cuidados oferecidos por enfermeiras obstétricas ou obstetrizes apresentaram benefícios significativos: foram menos propensas à hospitalização durante a gravidez (RR: 0,90; IC95%: 0,81 a 0,99) e a necessitar de episiotomia (RR: 0,82; IC95%: 0,77 a 0,88) e analgesia (RR: 0,81; IC95%: 0,73 a 0,91). Essas mulheres tiveram ainda maior chance de parto vaginal espontâneo (RR: 1,04; IC95%: 1,02 a 1,06), maior sensação de controle da experiência do parto (RR: 1,74; IC95%: 1,32 a 2,30), de serem atendidas por enfermeiras obstétricas ou obstetrizes anteriormente conhecidas (RR: 7,84; IC95%: 4,15 a 14,81), de iniciarem a amamentação mais precocemente (RR: 1,35; IC95%: 1,03 a 1,76), e seus bebês eram mais propensos a permanecer menos tempo no hospital (diferença média de −2,00; IC95%: −2,15 a −1,85). Não houve diferenças estatisticamente significativas entre os modelos em relação à mortalidade perinatal.

As evidências analisadas demonstraram vantagens, do ponto de vista dos benefícios clínicos e danos, de um modelo de cuidados promovidos por enfermeiras obstétricas ou obstetrizes em relação aos outros modelos comparativos, com redução de intervenções obstétricas, aumento da satisfação das mulheres e início mais precoce da amamentação, sem efeitos adversos. Cabe salientar que nenhum dos estudos incluídos na revisão sistemática tratava da comparação entre modelos manejados por enfermeiras obstétricas ou obstetrizes e modelos manejados apenas por médicos obstetras. Todos os modelos comparativos incluíram modelos compartilhados entre médicos obstetras e enfermeiras obstétricas ou obstetrizes.

VANTAGENS DE UM MODELO DE ASSISTÊNCIA AO PARTO PRESTADA POR ENFERMEIRAS OBSTÉTRICAS/OBSTETRIZES

Todas as mulheres têm direito à assistência necessária, individualmente, para um parto e nascimento saudáveis, adequados e seguros.

Existem diferenças significativas entre os modelos de assistência obstétrica prestada à parturiente por enfermeiras obstétricas, obstetrizes e pelo profissional médico.

O modelo de assistência biomédico se fundamenta em uma abordagem de problematização e gestão de patologias no processo gravídico. Os resultados dessa abordagem incluem número maior de intervenções médicas, maior dependência da tecnologia, maior dispêndio de recursos financeiros, como também a realização de procedimentos mais invasivos durante o trabalho de parto e o parto.

Já o modelo assistencial prestado por enfermeiras obstétricas e obstetrizes está voltado para as necessidades psicossociais da mulher grávida, considerando-a em seu todo, seus sentimentos e expectativas, o que se denomina atenção holística. Essas mulheres tendem a apresentar taxas menores de intervenção, menos complicações e maior satisfação com relação aos cuidados prestados.

Para a OMS, a presença central e preponderante de profissionais médicos, principalmente obstetras e pediatras, não tem resultado em avanços significativos na melhoria dos indicadores de morbimortalidade materna e perinatal no país. Esses médicos, por sua formação, estão mais capacitados para assistir mulheres e recém-nascidos de alto risco e com complicações sérias que possam surgir durante a gravidez, parto ou nascimento, estando mais propensos a intervir com maior frequência, razão pela qual o trabalho integrado em equipe multiprofissional deve se tornar uma prática constante.

Nesse sentido, o MS recomenda a incorporação ativa de outros sujeitos, como enfermeiras obstétricas, obstetrizes, psicólogos, entre outros, na equipe assistencial, que deve proporcionar assistência integral de acordo com as necessidades da mulher e de sua família. Assim, as potencialidades de cada membro da equipe podem ser utilizadas plenamente, de acordo com suas capacidades técnica e legal, em benefício da mulher e da criança.

PAPEL DOS DIVERSOS PROFISSIONAIS NA ASSISTÊNCIA INSTITUCIONAL AO PARTO NORMAL

Vários são os profissionais com conhecimentos, competências e habilidades para a assistência ao parto qualificado e seguro.

Para a OMS, o médico ginecologista e obstetra tem formação para atuar na assistência ao parto normal. No entanto, em geral, ele deve dedicar sua atenção às mulheres de alto risco obstétrico e ao tratamento das complicações ou patologias obstétricas, sendo normalmente responsável pelas cirurgias obstétricas.

À parteira cabe a assistência ao parto normal onde não há enfermeiros obstetras, obstetrizes ou médicos, Trata-se de uma pessoa com formação leiga ou orientação técnica básica para assistir os partos de risco habitual e referenciar os casos de risco elevado. As parteiras trabalham com as mulheres para oferecer apoio e prestar cuidados e para o assessoramento necessários durante o trabalho de parto e na condução do parto.

No Brasil, a enfermagem é a única categoria profissional que tem assegurada e regulamentada por lei a atuação na assistência ao parto normal. A Lei 7.498/86 e o Decreto-Lei

94.406/87 regulamentam o exercício profissional de enfermagem e descrevem em *verbi*:

Art. 6º – São enfermeiros:
    I – o titular do diploma de enfermeiro conferido por instituição de ensino, nos termos da lei;
    II – o titular do diploma ou certificado de obstetriz ou de enfermeira obstétrica, conferidos nos termos da lei;
    III – o titular do diploma ou certificado de enfermeira e a titular do diploma ou certificado de enfermeira obstétrica ou de obstetriz, ou equivalente, conferido por escola estrangeira segundo as leis do país, registrado em virtude de acordo de intercâmbio cultural ou revalidado no Brasil como diploma de enfermeiro, de enfermeira obstétrica ou de obstetriz;

Art. 11º – O enfermeiro exerce todas as atividades de enfermagem, cabendo-lhe: [..]

Parágrafo único. As profissionais referidas no inciso II do art. 6º desta lei incumbe, ainda:
    a) assistência à parturiente e ao parto normal;
    b) identificação das distócias obstétricas e tomada de providências até a chegada do médico;
    c) realização de episiotomia e episiorrafia e aplicação de anestesia local, quando necessária.

O Decreto-Lei 94.406/87, de 8 de junho de 1987, que regulamenta a Lei 7.498, de 25 de junho de 1986, explicita em seu Art. 8º – Ao enfermeiro incumbe:

    I – privativamente:
    II – como integrante da equipe de saúde: [...]
        h) prestação de assistência de enfermagem à gestante, parturiente, puérpera e ao recém-nascido;
        i) participação nos programas e nas atividades de assistência integral à saúde individual e de grupos específicos, particularmente daqueles prioritários e de alto risco;
        j) acompanhamento da evolução e do trabalho de parto;
        l) execução e assistência obstétrica em situação de emergência e execução do parto sem distócia;

Mais recentemente, a Resolução 477/2015, de 14 de abril de 2015, dispõe sobre a atuação de enfermeiros na assistência às gestantes, parturientes e puérperas:

Art. 1º – O enfermeiro obstetra e a obstetriz exercem todas as atividades de enfermagem na área de obstetrícia, cabendo-lhes:

    I – Privativamente: [..]
        e) Consulta de enfermagem obstétrica;
        f) Prescrição de assistência de enfermagem obstétrica;
        g) Cuidados diretos de enfermagem a pacientes obstétricas graves, com risco de vida;
        h) Cuidados de enfermagem de maior complexidade técnica, ligada à área de obstetrícia, e que exijam conhecimentos de base científica e capacidade de tomar decisões imediatas.
    II – Como integrantes de equipes de saúde na área da obstetrícia:
        g) Assistência de enfermagem à gestante, parturiente, puérpera e recém-nascido;

h) Acompanhamento da evolução e do trabalho de parto;
i) Assistência à parturiente e ao parto normal;
j) Execução do parto sem distócia;

A Resolução 478/2015 normatiza a atuação e a responsabilidade civil da enfermeira obstétrica e obstetriz nos Centros de Parto Normal e/ou Casas de Parto e dá outras providências:

[...]Art. 1º – Normatizar a atuação dos enfermeiros obstetras e obstetrizes e delimitar suas responsabilidades no âmbito dos Centros de Parto Normal e/ou Casas de Partos.

Parágrafo único. Os enfermeiros obstetras e obstetrizes deverão atuar nos estabelecimentos referidos no caput deste artigo, conforme regulamentações e normativas do Ministério da Saúde.

Art. 2º – Para os fins determinados no artigo anterior, são considerados Centro de Parto Normal e/ou Casa de Parto unidades destinadas à assistência ao parto de risco habitual, pertencentes ou não ao estabelecimento hospitalar. Quando pertencente à rede hospitalar, pode ser intra-hospitalar ou peri-hospitalar; quando não pertencente à rede hospitalar, pode ser comunitária ou autônoma;

Parágrafo único. O Centro de Parto Normal e/ou Casa de Parto destinam-se à assistência ao parto e nascimento de risco habitual, conduzido pelo enfermeiro obstetra ou obstetriz da admissão à alta. Deverão atuar de forma integrada às Redes de Atenção à Saúde, garantindo atendimento integral e de qualidade, baseado em evidências científicas e humanizado, às mulheres, seus recém-nascidos e familiares e/ou acompanhantes.

Art. 3º – Ao enfermeiro obstetra e obstetriz, atuando no Centro de Parto Normal e/ou Casa de Parto, compete:
    I – Acolher a mulher e seus familiares ou acompanhantes;
    II – Avaliar todas as condições de saúde materna, clínicas e obstétricas, assim como as do feto;
    III – Garantir o atendimento à mulher no pré-natal, parto e puerpério por meio da consulta de enfermagem;
    IV – Promover modelo de assistência, centrado na mulher, no parto e nascimento, ambiência favorável ao parto e nascimento de evolução fisiológica e garantir a presença do acompanhante de escolha da mulher, conforme previsto em lei;
    V – Adotar práticas baseadas em evidências científicas como: oferta de métodos não farmacológicos de alívio da dor, liberdade de posição no parto, preservação da integridade perineal do momento da expulsão do feto, contato pele a pele mãe-recém-nascido, apoio ao aleitamento logo após o nascimento, entre outras, bem como o respeito às especificidades étnico-culturais da mulher e de sua família;
    VI – Avaliar a evolução do trabalho de parto e as condições maternas e fetais, adotando tecnologias apropriadas na assistência e tomada de decisão, considerando a autonomia e o protagonismo da mulher;
    VII – Prestar assistência ao parto normal de evolução fisiológica (sem distócia) e ao recém-nascido;
    VIII – Encaminhar a mulher e/ou recém-nascido a um nível de assistência mais complexo caso sejam detectados fatores de risco e/ou complicações que justifiquem.

A seguir serão destacados os principais cuidados destinados à mulher no processo de parturição segundo as diretrizes 2017 com enfoque nas boas práticas.

CUIDADOS ESSENCIAIS PARA A SEGURANÇA MATERNA E NEONATAL

Os cuidados listados na recente publicação *Diretrizes para o parto normal* são embasados em evidência científica e reconhecidos como passo fundamental para desmistificar a assistência ao parto normal e contribuir para a melhora da assistência obstétrica no Brasil.

A proposta foi formulada ao longo de 2015, na Organização Pan-Americana de Saúde (OPAS), por grupo consultivo com participação da área técnica de Saúde da Mulher do MS, da Comissão Nacional de Incorporação de Tecnologias no SUS (Conitec), das entidades representativas da enfermagem e da medicina e de representantes da sociedade civil organizada. O grupo chegou a consensos a respeito de temas diversos, como os profissionais habilitados para a condução do parto e métodos farmacológicos e não farmacológicos para alívio da dor.

As amplas evidências do benefício do parto normal em situações de risco habitual levaram o Conselho Federal de Medicina a normatizar os critérios éticos para a realização de cesarianas eletivas, estabelecendo que sejam executadas a partir da 39ª semana de gestação de modo a minimizar os riscos para o feto.

Para que a atuação da enfermeira obstétrica/obstetriz se tornasse um dos pilares do processo de humanização do parto foi importante a ação da Associação Brasileira de Obstetrizes e Enfermeiras Obstétricas (ABENFO-SP), do Conselho Regional de Enfermagem (Coren-SP) e do Hospital Israelita Albert Einstein no sentido de realizar o primeiro curso de capacitação para enfermeiras obstétricas/obstetrizes: Qualifica Parto 1. O curso objetivou capacitar enfermeiras obstétricas/obstetrizes de serviços públicos ou privados para o cuidado centrado na mulher no trabalho de parto, parto e pós-parto, ao bebê no nascimento e à família, com foco na centralidade do cuidado com base em evidências científicas, nas políticas públicas e no fortalecimento do trabalho em equipe multiprofissional e integrado.

A experiência impactou a atuação dos profissionais que realizaram o curso de 180 horas, e o novo curso – Qualifica Parto 2 – foi pactuado para 40 novas enfermeiras obstétricas e obstetrizes em 2017 com projeção de agenda para até 2020 com vistas a oferecer oportunidade a um número maior de profissionais.

Todo empenho tem sido dirigido à qualificação e a ressignificação do cuidado à mulher no processo de parturição. A Secretaria de Atenção à Saúde do MS publicou no Diário Oficial da União a Portaria 353/2017, que aprova diretrizes para o parto normal no Brasil no intuito de reduzir procedimentos considerados desnecessários e melhorar a qualidade do atendimento durante o parto.

Assistência no trabalho de parto

As mulheres em trabalho de parto devem ser tratadas com respeito, ter acesso às informações baseadas em evidências e ser incluídas na tomada de decisões. Para isso os profissionais deverão estabelecer uma relação de intimidade com essas mulheres, indagando sobre seus desejos e expectativas.

Com vistas a permitir que a parturiente se torne um membro efetivo nas condutas durante a evolução do trabalho de parto, recomenda-se informá-la sobre os benefícios e os riscos da indução do parto (indicações médicas e eletivas), a necessidade de escolha de um acompanhante para oferecer apoio durante o parto*, as estratégias de manejo da dor e os métodos disponíveis na unidade, descrevendo os riscos e os benefícios de cada um (farmacológicos e não farmacológicos), a organização do local de assistência ao parto, as limitações (físicas, recursos disponíveis) relativas à unidade, bem como a disponibilidade de certos métodos e técnicas, os diferentes estágios do parto e as práticas utilizadas pela equipe para auxiliar as mulheres em escolhas bem informadas.

Devem ser revisitadas algumas condutas que favoreçam o bem-estar materno e fetal: mulheres em trabalho de parto podem ingerir líquidos, de preferência soluções isotônicas em vez de somente água; realizar a ausculta imediatamente após uma contração por pelo menos 1 minuto e a cada 30 minutos, registrando-a como uma taxa única, além das acelerações e desacelerações, se auscultadas; palpar o pulso materno em caso de suspeita de alguma anormalidade para diferenciar os batimentos fetais e os da mãe.

Com relação à prevenção de infecção no trabalho de parto normal, deve-se atentar para o fato de que a água potável pode ser usada para a limpeza vulvar e perineal, se houver necessidade, antes do exame vaginal e que o uso de luvas únicas não necessariamente estéreis é apropriado para reduzir a contaminação cruzada entre as mulheres, crianças e profissionais. Além disso, a seleção de equipamentos de proteção deve ser fundamentada na avaliação do risco de transmissão de microrganismos para a mulher e no risco de contaminação das vestimentas e da pele dos profissionais de saúde por sangue, fluidos corporais, secreções ou excreções.

Manejo da dor no trabalho de parto

As diretrizes deixam bem claro que a experiência e a satisfação das mulheres em relação à dor no trabalho de parto devem ser o foco do manejo.

Algumas recomendações são essenciais para que a mulher tenha uma experiência positiva: sempre que possível, deve ser oferecida imersão em água para alívio da dor no trabalho de parto; se a mulher optar por técnicas de massagem durante o trabalho de parto, o acompanhante pode e deve ser orientado a executá-las, e, se escolher técnicas de relaxamento, sua escolha deve ser apoiada. Dentre os métodos não farmacológicos, a acupuntura e a hipnose podem ser oferecidas durante o trabalho de parto, mas deve haver um profissional habilitado e disponível para isso. A mulher que desejar ouvir música também deve ser apoiada.

Os gestores devem criar condições para o redesenho das unidades de assistência ao parto visando oferecer a possibilidade de imersão às mulheres em trabalho de parto.

Assistência no primeiro período do parto

A internação precoce da gestante é um importante problema na maioria dos serviços no Brasil. A internação na fase inicial do trabalho de parto deflagra uma série de intervenções,

---

*Segundo o Estatuto da Criança e do Adolescente, além da Lei 11.108/2005, toda gestante adolescente tem direito a acompanhante durante o trabalho de parto, no parto e no pós-parto e deve ser informada desse direito durante o acompanhamento pré-natal.

especialmente o uso de ocitocina e a realização de episiotomias, culminando com indicações desnecessárias de partos cirúrgicos. Muitas vezes, as intervenções acontecem nesse cenário para tranquilizar a própria equipe que precise atender a inúmeras solicitações e indagações dos familiares e pela própria mulher, que se sente insegura por causa do tempo prolongado de internação e pela demora para o nascimento de seu filho.

A diretriz, norteada por importantes estudos, indica que a internação da mulher deve acontecer na fase de trabalho de parto estabelecido (≥ 4cm de dilatação cervical) e define as seguintes fases do trabalho de parto:

- **Latência do primeiro período do trabalho de parto:** um período não necessariamente contínuo em que há contrações uterinas dolorosas e alguma modificação cervical, incluindo apagamento e dilatação até 4cm.
- **Trabalho de parto estabelecido:** quando há contrações uterinas regulares e dilatação cervical progressiva a partir dos 4cm.

No primeiro período do trabalho de parto, é recomendado o registro da frequência das contrações uterinas e do pulso materno a cada hora e da temperatura, da pressão arterial (PA), da diurese e da dilatação do colo uterino a cada 4 horas ou se houver alguma preocupação com o progresso do parto.

Um partograma com linha de ação de 4 horas deve ser utilizado para o registro do progresso do parto (modelo da OMS ou equivalente).

Na monitorização da mulher durante o trabalho de parto, são considerados sinais de alerta:

- Frequência de pulso > 120bpm em duas ocasiões com 30 minutos de intervalo.
- PA sistólica ≥ 160mmHg ou diastólica ≥ 110mmHg em uma única medida.
- PA sistólica ≥ 140mmHg ou diastólica ≥ 90mmHg em duas medidas consecutivas com 30 minutos de intervalo.
- Proteinúria de fita 2++ ou mais e uma única medida de PA sistólica ≥ 140mmHg ou diastólica ≥ 90mmHg.
- Temperatura ≥ 38°C em uma única medida ou ≥ 37,5°C em duas ocasiões consecutivas com 1 hora de intervalo.
- Sangramento vaginal, exceto eliminação de tampão.
- Presença de mecônio significativo.
- Dor relatada pela mulher que difere da normalmente associada às contrações.
- Progresso lento confirmado do primeiro e segundo períodos do trabalho de parto.

São caracterizados como emergência obstétrica:

- Hemorragia anteparto,
- Prolapso de cordão,
- Hemorragia pós-parto,
- Convulsão ou colapso materno ou necessidade de ressuscitação neonatal avançada.
- Placenta retida.
- Lacerações perineais de terceiro ou quarto grau ou outro trauma perineal complicado.

Ainda com relação às observações fetais, devem ser registradas:

- Qualquer apresentação anômala, incluindo apresentação de cordão.
- Situação transversa ou oblíqua.
- Apresentação cefálica alta (−3/3 de De Lee) ou móvel em nulípara.
- Suspeita de restrição de crescimento intrauterino ou macrossomia.
- Suspeita de anidrâmnio ou polidrâmnio.
- Frequência cardíaca fetal (FCF) < 110 ou > 160bpm; desacelerações da FCF à ausculta intermitente.

Ainda com relação às observações fetais, devem ser registradas: qualquer apresentação anômala, incluindo apresentação de cordão; situação transversa ou oblíqua; apresentação cefálica alta (-3/3 De Lee) ou móvel em uma nulípara; suspeita de restrição de crescimento intrauterino ou macrossomia; suspeita de anidrâmnio ou polidrâmnio; frequência cardíaca fetal (FCF) < 110 ou > 160bpm; desacelerações da FCF à ausculta intermitente.

Nos casos de presença significativa de mecônio (verde escuro ou preto, grosso, tenaz, contendo grumos), assegurar que profissionais treinados em suporte avançado de vida neonatal estejam presentes no momento do parto.

A amniotomia precoce, associada ou não à ocitocina, não deve ser realizada de rotina em mulheres em trabalho de parto que estejam progredindo bem.

As mulheres devem ser encorajadas a se movimentar e adotar as posições mais confortáveis para o trabalho de parto.

Se houver suspeita de falha na progressão do trabalho de parto, convém considerar também todos os aspectos da evolução do trabalho de parto, incluindo dilatação cervical < 2cm em 4 horas nas primíparas, dilatação cervical < 2cm em 4 horas ou progresso lento do trabalho de parto nas multíparas, descida e rotação do polo cefálico e mudanças na intensidade, duração e frequência das contrações uterinas.

Cuidados recomendados no final do primeiro período do parto

Ao ser identificado o final do primeiro período do parto, após confirmados 10cm de dilatação, não se deve solicitar à gestante que promova puxos voluntários, exceto se tardiamente (no mínimo após 1 hora de dilatação total) ou quando a cabeça fetal estiver visível. Do contrário, os puxos constituem ato involuntário, obedecendo à vontade materna.

Cabe lembrar que os puxos devem ser sempre realizados durante a contração. Após constatados 10cm de dilatação, devem ser estabelecidas estratégias para que o nascimento ocorra em até 4 horas, independentemente da paridade.

A avaliação da movimentação fetal e da FCF deve ser realizada na consulta inicial e a cada 24 horas após a rotura precoce das membranas, enquanto a mulher não entrar em trabalho de parto, a qual deve comunicar imediatamente qualquer diminuição nos movimentos fetais.

Segundo as diretrizes, não se aconselha o uso de sistemas de gradação e classificação de mecônio para o manejo da eliminação de mecônio imediatamente antes ou durante o trabalho de parto.

A monitorização eletrônica contínua da FCF, se disponível, deve ser utilizada para avaliação do bem-estar fetal diante da eliminação de mecônio durante o trabalho de parto; em sua ausência, a ausculta fetal intermitente está indicada, seguindo técnicas padronizadas.

O documento publicado não aconselha a realização de cesariana apenas para eliminação de mecônio durante o trabalho de parto, exceto em protocolos de investigação.

Assistência no segundo período do parto

A mulher deve ser desencorajada a ficar em posição supina, decúbito dorsal horizontal ou posição semissupina no segundo período do trabalho de parto. Ela deve ser incentivada a adotar qualquer outra posição que considere mais confortável, incluindo as de cócoras, lateral ou quatro apoios. A manobra de Kristeller não deve ser realizada no segundo período do trabalho de parto.

Deve-se apoiar a realização de puxos espontâneos em mulheres sem analgesia, evitando os puxos dirigidos. Caso o puxo espontâneo seja ineficaz ou se solicitado pela mulher, devem ser oferecidas outras estratégias para auxiliar o nascimento, como suporte, mudança de posição, esvaziamento da bexiga e encorajamento.

Cuidados com o períneo

Não se recomenda a massagem perineal durante o segundo período do parto. Convém considerar a aplicação de compressas mornas no períneo, mas não se recomenda a aplicação de *spray* de lidocaína para reduzir a dor perineal.

As técnicas de "mãos sobre" (proteger o períneo e flexionar a cabeça fetal) e de "mãos prontas" (com as mãos sem tocar o períneo e a cabeça fetal, mas preparadas para tal) podem ser utilizadas para facilitar o parto espontâneo.

Não se deve realizar episiotomia de rotina durante o parto vaginal espontâneo. Caso seja necessária, recomenda-se a mediolateral, originando-se na fúrcula vaginal e direcionada para o lado direito com um ângulo do eixo vertical entre 45 e 60 graus. Cabe assegurar a analgesia efetiva antes da episiotomia.

Assistência no terceiro período do parto

O terceiro período do parto é o momento que abrange desde o nascimento da criança até a expulsão da placenta e das membranas. Considera-se prolongado quando decorridos mais de 30 minutos de manejo ativo ou 60 minutos de manejo fisiológico.

O manejo ativo do terceiro período envolve um pacote de intervenções que inclui uso rotineiro de agentes uterotônicos, clampeamento e secção precoce do cordão umbilical e tração controlada do cordão após sinais de separação placentária.

O manejo fisiológico envolve os seguintes componentes: sem uso rotineiro de uterotônicos, clampeamento do cordão após parar a pulsação e expulsão da placenta por esforço materno.

Deve ser mantida a observação rigorosa da mulher, avaliando a condição física geral, mediante coloração de pele e mucosas, respiração e sensação de bem-estar e perda sanguínea.

Em caso de hemorragia, retenção placentária, colapso materno ou qualquer outra preocupação quanto ao bem-estar da mulher, deve ser solicitada assistência de médico obstetra para assumir o caso, se ele não for o profissional assistente no momento; convém instalar acesso venoso calibroso e informar a puérpera sobre a situação e os procedimentos previstos; se o parto ocorreu em domicílio ou unidade de parto extra ou peri-hospitalar, a puérpera deve ser transferida imediatamente para uma maternidade situada em hospital.

O manejo ativo é recomendado na assistência ao terceiro período do parto por estar associado a risco menor de hemorragia e transfusão sanguínea.

Para o manejo ativo administram-se 10UI de ocitocina IM após o desprendimento da criança e antes do clampeamento e do corte do cordão. A ocitocina é preferível por estar associada a menos efeitos colaterais do que a ocitocina associada à ergometrina.

Após a administração de ocitocina, cabe pinçar e seccionar o cordão. A secção do cordão não deve ser realizada antes de 1 minuto após o nascimento, a menos que sejam necessárias manobras de ressuscitação neonatal. O cordão é pinçado antes de 5 minutos após o nascimento para tração controlada do cordão como parte do manejo ativo. Se uma mulher solicitar o clampeamento e a secção do cordão após 5 minutos, ela deve ser apoiada em sua escolha. Após a secção, convém realizar tração controlada do cordão, a qual, como parte do manejo ativo, só deve ser realizada após administração de ocitocina e na presença de sinais de separação da placenta. Não se deve usar injeção de ocitocina na veia umbilical.

Cuidados maternos imediatamente após o parto

Logo após o parto, são medidos temperatura, pulso e PA, aspecto e volume dos lóquios e contrações uterinas e a placenta e as membranas examinadas quanto a aspecto, estrutura, integridade e vasos umbilicais.

Cuidados com o períneo

O trauma perineal ou genital é provocado por episiotomia ou lacerações e graduado da seguinte maneira:

- **Primeiro grau:** lesão apenas de pele e mucosas.
- **Segundo grau:** lesão dos músculos perineais sem atingir o esfíncter anal.
- **Terceiro grau:** lesão do períneo, envolvendo o complexo do esfíncter anal – **3a:** laceração < 50% da espessura do esfíncter anal; **3b:** laceração > 50% da espessura do esfíncter anal; **3c:** laceração do esfíncter anal interno.
- **Quarto grau:** lesão do períneo envolvendo o complexo do esfíncter anal (esfíncter anal interno e externo) e o epitélio anal.

Durante o reparo perineal deve ser assegurada a analgesia efetiva com a infiltração de até 20mL de lidocaína 1% ou equivalente, realizada nova dose de anestésico peridural, se a mulher estiver com cateter, ou anestesia espinhal.

Cabe destacar que não há necessidade de sutura da pele caso suas bordas se oponham após a sutura do músculo em trauma de segundo grau ou episiotomia. Se for necessária, utiliza-se uma técnica subcutânea contínua. Realiza-se a reparação perineal por meio de uma técnica de sutura contínua para a camada de parede vaginal e músculo. Recomenda-se a utilização de material de sutura sintética absorvível para suturar o períneo.

Devem ser estimulados o contato pele a pele imediato com a criança logo após o nascimento e o início precoce do aleitamento materno, de preferência na primeira hora de vida.

CONSIDERAÇÕES FINAIS

Nas últimas décadas foram muitas as iniciativas globais para o enfrentamento da mortalidade materna. Seus resultados, no entanto, ainda são pequenos. A meta proposta pela Declaração do Milênio permanece um desafio, e a lista de recomendações para reverter o quadro da saúde materna no país é extensa.

Dentre as intervenções para reduzir a mortalidade materna e promover a melhoria da qualidade dos serviços obstétricos estão a necessidade de garantir às mulheres o esclarecimento sobre todos os aspectos que envolvem a gravidez, o parto e o puerpério; a disponibilidade de profissionais qualificados e preocupados em preservar o processo natural, e todas as tecnologias necessárias para a condução saudável da gravidez, parto e pós-parto e a ressignificação do ambiente de assistência ao parto.

Todos os envolvidos no processo de nascimento devem se atualizar, incorporar cuidados baseados em evidências científicas e exercitar o trabalho em equipe, favorecendo a assistência responsável, segura e qualificada e centrada no ser humano.

Leitura complementar

Althabe F, Belizán J. Caesarean section: the paradox. Lancet 2006; 368(9546):1472-3.

American College of Obstetricians and Gynecologists – ACOG Practice Bulletin. Clinical Management Guidelines for Obstetrician-Gynecologists Nr 76, Oct 2006. Postpartum Hemorrhage. Obstetrics & Gynecology, 2006; 108(4):1039-47.

Benagiano G, Thomas B. Safe motherhood: the FIGO initiative. Int J Gynaecol Obstet 2003; 82(3):263-74.

Brasil. Agência Nacional de Saúde Suplementar. Cartilha nova organização do cuidado ao parto e nascimento para melhores resultados de saúde: Projeto Parto Adequado – fase 1/Agência Nacional de Saúde Suplementar, Sociedade Beneficente Israelita Brasileira Hospital Albert Einstein, Institute for Healthcare Improvement. Rio de Janeiro: ANS, 2016. 3,2 MB ; ePUB.

Brasil. Decreto 94.406, de 8 de junho de 1987. Regulamenta a Lei 7.498, de 25 de junho de 1986, que dispõe sobre o exercício da enfermagem, e dá outras providências. Diário Oficial da União, Brasília (DF) 1986; 9 jun. Seção 1.

Brasil. Lei 7.498, de 25 de junho de 1986. Dispõe sobre a regulamentação do exercício da enfermagem e dá outras providências. Diário Oficial da União, Brasília (DF) 1986; 26 jun. Seção 1:1.

Brasil. Ministério da Saúde. Avaliação e manejo em emergências obstétricas: hemorragia pós-parto. Brasília, DF: Editora MS, 2009. [Citado em 2017 mai. 28]. Disponível em: http:// bvsms.saude.gov.br/bvs/cartazes/avaliacao_manejo_obstetricias_hemorragia_pos_parto.pdf.

Brasil. Ministério da Saúde. Secretaria de Ciência, Tecnologia e Insumos Estratégicos. Departamento de Gestão e Incorporação de Tecnologias em Saúde. Diretrizes nacionais de assistência ao parto normal:

versão resumida [recurso eletrônico]/Ministério da Saúde, Secretaria de Ciência, Tecnologia e Insumos Estratégicos, Departamento de Gestão e Incorporação de Tecnologias em Saúde. Brasília: Ministério da Saúde, 2017. 51 p.: il.

Cecatti JG, Faúndes A, Surita FGC. Maternal mortality in Campinas: evolution, under-registration and avoidance. São Paulo Med J 1999; 117(1):5-12.

Centro Latino-Americano de Perinatologia. Saúde da Mulher e Reprodutiva. Conjunto de ferramentas para o fortalecimento da parteira nas Américas. Montevidéu: CLAP/SMR, 2013.

Departamento de Saúde Materno-Infantil, da Criança e do Adolescente da OMS e Departamento de Saúde Reprodutiva e Pesquisa da OMS. Recomendações para o aumento do trabalho de parto. 2015. Disponível em: https://apps.who.int/iris/bitstream/handle/10665/174001/WHO_RHR_15.05_por.pdf?sequence=5.

Ferey MP, Pelegri A. Brasil é o segundo país com maior taxa de cesáreas do mundo. Folha de São Paulo – 15/10/2018. Disponível em: https://www1.folha.uol.com.br/equilibrioesaude/2018/10/brasil-e-o-segundo-pais-com-maior-taxa-de-cesareas-do-mundo.shtml.

Gomes VLO, Fonseca AD, Roballo EC. Representações sociais de adolescentes mães acerca do momento do parto. Esc Anna Nery 2011; 15(2):300-5. Disponível em: http://dx.doi.org/10.1590/S1414-81452011000200012.

Hatem M, Sandall J, Devane D, Soltani H, Gates S. Midwife-led versus other models of care for childbearing women (Cochrane Review). Cochrane Database of Systematic Review. Chichester: John Wiley & Sons Ltd, 2009. Disponível em: http://www.thecochranelibrary.com.

Hodnett ED, Gates S, Hofmeyr GJ, Sakala C, Weston J. Continuous support for women during childbirth. Cochrane Database of Systematic Reviews. The Cochrane Library 2011; 6(CD003766).

Narchi NZ, Cruz EF, Gonçalves R. O papel das obstetrizes e enfermeiras obstetras na promoção da maternidade segura no Brasil. Ciênc Saúde Coletiva [online] 2013; 18(4):1059-68. http://dx.doi.org/10.1590/S1413-81232013000400019. Disponível em: http://www.scielo.br/scielo.php?script=sci_abstract&pid=S1413-81232013000400019&lng=en&nrm=iso&tlng=pt.

Normam AH, Tesse CD. Obstetrizes e enfermeiras obstetras no sistema único de saúde e na atenção primária à saúde: por uma incorporação sistêmica e progressiva. Rev Bras Fam Comunidade 2015; 10(34):1-7.

Organização Mundial da Saúde. Maternidade segura. Assistência ao parto normal: um guia prático. Genebra (SUI): OMS, 1996.

Organização Mundial da Saúde. Objetivos do desenvolvimento do milênio: relatório nacional de acompanhamento. IPEA. Brasília, 2014.

Organização Pan-Americana da Saúde 2018. Recomendações assistenciais para prevenção, diagnóstico e tratamento da hemorragia obstétrica. Disponível em: http://iris.paho.org/xmlui/bitstream/handle/123456789/34879/9788579671241-por.pdf?sequence=1&isAllowed=y

Overgaard C, Moller AM, Fenger-Gron M, Knudsen LB, Sandall J. Freestanding midwifery unit versus obstetric unit: a matched cohort study of outcomes in low-risk women. BMJ Open 2011; 1:e000262.

São Paulo. Secretaria da Saúde do Estado. Resolução 42, de 6 de maio de 2015, aprova a nota técnica "Boas práticas do parto e nascimento" assegurando o parto humanizado nos estabelecimentos públicos de saúde, no âmbito do Estado de São Paulo, e dá providências correlatas. Diário Oficial do Estado, 84, 8 de maio de 2015, Seção 1 p.58.

Transformando o nosso mundo: A agenda 2030 para o desenvolvimento sustentável. Disponível em: www.agenda2030.com.br.

World Health Organization, International Confederation of Midwives, International Federation of Obstetricians and Gynecologists. Making pregnancy safer: the critical role of the skilled attendant. A joint statement by WHO, ICM and FIGO. Geneva: WHO, 2004.

World Health Organization. World Health Organization multicountry survey on maternal and newborn health. Geneva: WHO, 2012.

CAPÍTULO 2

Organização da Equipe de Atendimento para Trabalho de Parto e Parto

Sarie J. Oosthuizen
G. Justus Hofmeyr
Anne-Marie Bergh
Robert C. Pattinson

INTRODUÇÃO

Qual é a assistência profissional adequada durante o trabalho de parto e o parto?

A Organização Mundial da Saúde (OMS) fez um apelo referente à adoção de medidas durante o trabalho de parto e o parto para implementar sua visão a respeito dos cuidados obstétricos de alta qualidade. A qualidade do atendimento oferece às mulheres um parto seguro, eficaz, eficiente, oportuno e equitativo, que segue as preferências dos indivíduos e das culturas de suas comunidades. A dignidade e o cuidado respeitoso não são a norma em muitas unidades de parto em países de baixa e média renda, sendo as mulheres submetidas a várias formas de desrespeito e abuso durante o trabalho de parto.

As equipes de atendimento precisarão revisar e adaptar intervenções multifacetadas que possam ser individualizadas para contornar as barreiras de seu sistema de saúde de modo a alcançar e sustentar um cuidado materno respeitoso. Enquanto a maioria das intervenções se concentra em salvar as vidas das mães e dos bebês, o apoio à equipe de cuidados e à equipe não clínica e a revisão e o fortalecimento dos sistemas de saúde são frequentemente esquecidos. Isso pode resultar em melhorias discretas e levar à resistência em unidades obstétricas quando a mudança é percebida como uma carga adicional sem recursos. As intervenções não são, portanto, sustentáveis.

Para melhorar a qualidade do atendimento para todas as mulheres na maternidade, uma abordagem sistêmica deve ser utilizada para discutir as barreiras e condições enfrentadas pelos profissionais que atendem partos e para gerenciar o risco nas unidades de trabalho. As equipes precisam de apoio na forma de desenvolvimento de programas e políticas, governança clínica e alocações orçamentárias para sustentar qualquer melhoria na qualidade do atendimento. Os quatro níveis de cuidados de Berwick na maternidade apoiam essa abordagem:

- a experiência do parto das mulheres, suas famílias e redes de apoio;
- as microequipes clínicas que fornecem o cuidado direto na maternidade;

- os hospitais e as organizações de saúde que acomodam e apoiam essas equipes; e
- o ambiente de políticas, pagamentos, acreditação, litígios e outros fatores em nível macro que influenciam o redesenho das equipes de assistência à maternidade.

Todas as equipes de atendimento devem ser capazes de oferecer os cinco serviços obstétricos básicos necessários para tratar as principais complicações obstétricas, já que a maioria dos eventos adversos ocorre no nascimento ou nas primeiras 24 horas após o nascimento. As cinco funções básicas sinalizadoras são a administração de antibióticos endovenosos ou intramusculares, o uso de ocitócicos e anticonvulsivantes, a remoção manual da placenta, a ressuscitação neonatal básica e os partos vaginais assistidos. Além disso, as equipes do hospital devem ser capazes de desempenhar as funções avançadas de transfusões de sangue e cesarianas.

OS CUIDADOS DURANTE O TRABALHO DE PARTO NORMAL DEVEM SER PRESTADOS POR PARTEIRAS OU POR MÉDICOS?

Não surpreende que muitas mulheres e profissionais de saúde presumam que os médicos, mais particularmente os especialistas obstetras, são mais capazes de prestar assistência às mulheres durante o trabalho de parto em razão de seu nível de treinamento clínico. Argumenta-se que mesmo em trabalho de parto aparentemente normal é necessário um atendimento especializado para detectar e manejar complicações inesperadas. Por outro lado, o trabalho de parto normal é um processo fisiológico sensível, e as intervenções clínicas podem ser contraproducentes. Uma revisão sistemática da Cochrane constatou que os modelos de cuidados liderados por parteiras com a continuidade dos cuidados apresentaram vários benefícios mensuráveis para as mulheres em trabalho de parto.

As mulheres que receberam cuidados conduzidos por parteiras foram menos propensas a:

- fazer uso de analgesia regional;
- submeter-se a parto vaginal instrumental;

- dar à luz prematuros com menos de 37 semanas;
- sofrer perda fetal antes e depois de 24 semanas mais morte neonatal;
- experimentar amniotomia ou episiotomia; e
- sofrer perda fetal com menos de 24 semanas e morte neonatal.

Elas foram mais propensas a:
- experimentar parto vaginal espontâneo;
- não ser submetidas a analgesia/anestesia intraparto;
- ter a duração média mais longa do trabalho de parto; e
- ser atendidas no parto por parteira conhecida.

Não houve diferenças para cesariana, períneo íntegro, perda fetal ≥ 24 semanas e morte neonatal, indução do trabalho de parto, hospitalização pré-natal, hemorragia anteparto, uso de ocitocina para aumento artificial do trabalho de parto, analgesia por opiáceos, laceração perineal que exige sutura, hemorragia pós-parto, início da amamentação, bebê com baixo peso ao nascer, Apgar com 5 minutos < 8, convulsões neonatais, internação de lactentes em unidade de cuidados especiais ou de terapia intensiva neonatal ou de internação neonatal por meio período (dias).

Embora os dados relevantes não pudessem ser combinados numericamente, a maioria dos estudos incluídos relatou taxa mais alta de satisfação materna em modelos de continuidade liderados por parteiras e a tendência de economia de custos.

MODELO DE UNIDADE DE NASCIMENTO CONDUZIDO POR PARTEIRA

O restante deste capítulo discute dois modelos desenvolvidos na África do Sul de unidades de nascimento conduzidas por parteiras: a Unidade de Parto Conduzida por Parteiras (OMBU na sigla em inglês) anexa a um hospital de referência de nível superior e o modelo CLEVER de Cuidados em Maternidade para centros de saúde comunitários.

Em muitos países de média e baixa renda, o sistema público de saúde toma por base o modelo de atenção primária, o qual objetiva que a maioria das pessoas com condições menos graves receba cuidados em um ambiente de atenção primária extra-hospitalar. Para as mulheres com gestações de "baixo risco", as clínicas de cuidados primários prestam cuidados pré-natais e pós-natais e os centros de saúde comunitários fornecem cuidados pré-natais e pós-natais, e um serviço de assistência médica 24 horas para trabalho de parto. As mulheres com gestação de alto risco recebem cuidados pré-natais e de nascimento dirigidos por médicos em hospitais de nível secundário ou terciário. Esse modelo funciona bem para o cuidado pré-natal e pós-natal; no entanto, a teoria de que as mulheres podem ser triadas no pré-natal para receber cuidados no trabalho de parto de baixo risco em um centro de saúde comunitário de cuidados primários tem duas falhas fundamentais na prática:

- Complicações intraparto costumam surgir de maneira inesperada em mulheres aparentemente de baixo risco. A experiência na África do Sul é semelhante à relatada na Índia, onde cerca de 30% das mulheres aparentemente de baixo risco necessitam de encaminhamento para o hospital durante o trabalho de parto.
- As complicações intraparto são com frequência problemas muito urgentes que exigem intervenção imediata (p. ex., prolapso do cordão umbilical, descolamento da placenta, sofrimento fetal, falta de diagnóstico de apresentação pélvica ou gravidez gemelar, distócia de ombro e hemorragia pós--parto). Mesmo que o centro de saúde comunitário esteja a poucos quilômetros do hospital de referência, o encaminhamento envolve, na melhor das hipóteses, uma transferência muito desconfortável de ambulância para uma mulher em trabalho de parto e, na pior, a perda da vida em virtude da gravidade da condição ou de atrasos no transporte.

Uma das consequências desse dilema é que as mulheres que preferem dar à luz em uma instituição considerada de "mais qualidade" podem adotar várias estratégias para tentar contornar o sistema, como chegar ao hospital em trabalho de parto avançado na esperança de que seja tarde demais para ser enviada para dar à luz no centro de saúde da comunidade. Essas estratégias podem resultar em nascimento antes da chegada ao hospital e colocam mães e bebês em risco desnecessário de desfechos adversos na gravidez.

O *bypassing* (um padrão de procura de cuidados de saúde fora da comunidade local) também aumenta a pressão sobre os serviços secundários e terciários muitas vezes superlotados, comprometendo o atendimento de mulheres de alto risco e expondo as mulheres de baixo risco a cuidados desnecessariamente invasivos e dispendiosos com desfechos mais desfavoráveis. Um estudo na Tanzânia rural descobriu que, apesar do aumento da carga financeira, mais de 40% das mulheres grávidas praticaram o *bypassing*, ignorando as clínicas de atenção primária locais para dar à luz em um hospital, e expressaram maior satisfação com os cuidados recebidos do que aquelas que deram à luz nas clínicas de atenção primária. Concluiu-se que a mudança gradual dos cuidados ao nascimento de clínicas de cuidados primários para centros de saúde e hospitais nesse cenário pode melhorar os desfechos de saúde e experiência, bem como melhorar a eficácia do sistema de saúde.

Para melhorar a qualidade do atendimento durante o parto, é necessária uma decisão clara de mudança de uma política voltada para a promoção do parto em centros de saúde comunitários para a otimização do número de mulheres capazes de dar à luz com pronto acesso a cuidados obstétricos de emergência abrangentes.

Para as áreas rurais, isso pode exigir o estabelecimento de casas de espera para as mães nas proximidades dos hospitais, bem como serviços de ambulância para transportar as mulheres em trabalho de parto até o hospital mais próximo. Para as áreas metropolitanas, envolve a reorganização dos serviços de atenção primária, transferindo os serviços de parto para instalações dos hospitais de referência. O estudo de caso descrito a seguir discute os cuidados primários na Unidade de Nascimento Conduzida por Parteiras.

ESTUDO DE CASO: UNIDADE DE NASCIMENTO CONDUZIDA POR PARTEIRAS (OMBU)

Para a abordagem dos problemas de superlotação nas unidades de internação hospitalar de referência, incluindo muitos partos de baixo risco e perdas perinatais evitáveis e morbidade decorrente de atrasos no transporte das unidades de nascimento do centro de saúde da comunidade, um novo modelo foi desenvolvido na Província de Eastern Cape, na África do Sul, chamado OMBU de atenção primária

A OMBU combina os benefícios de dar à luz nas dependências de um hospital com suporte para emergência obstétrica imediata com os de um parto em atenção primária conduzido por parteiras, de baixo custo e com poucas intervenções. Um aspecto exclusivo da OMBU consiste em contar com uma equipe, ser administrada e financiada pelos serviços de atenção primária e não pelo hospital, e seguir o modelo de atenção primária de alta 6 horas após o nascimento, se tudo correr bem. Tipicamente, a unidade tem alta rotatividade, com cerca de 1.000 a 2.000 nascimentos por ano, e é, portanto, eficaz em termos de tempo da equipe.

O Hospital Frere é um hospital de referência para uma grande área, absorvendo pacientes da área leste de Cape Town. Com o modelo OMBU, as mulheres de baixo risco ainda recebem cuidados pré-natais nas clínicas de cuidados primários e nos centros de saúde comunitários, mas têm a opção de dar à luz na OMBU do hospital.

Antes do estabelecimento da OMBU, uma pesquisa com pacientes foi realizada para avaliar as atitudes das mulheres em relação a uma OMBU no Complexo Hospitalar de East London (B Mgudlwa, relatório de pesquisa não publicado). A maioria das mulheres pesquisadas estava disposta e apta a acessar tal unidade, e os custos de transporte não foram considerados uma barreira significativa ao acesso. A nova OMBU do Hospital Frere é atualmente composta por equipes de assistência ao parto, contando com um gerente operacional, quatro parteiras, uma enfermeira e uma auxiliar de enfermagem. A unidade inclui cinco leitos para parto, seis leitos para o pós-parto e uma estação de reanimação neonatal. Foi realizada uma auditoria para avaliar o impacto do estabelecimento da OMBU no Hospital Maternidade Frere sobre os serviços de maternidade.

Após a abertura da OMBU na Maternidade Frere, o número total de nascimentos nas instalações do hospital aumentou 16%. O número total de nascimentos na unidade obstétrica do hospital caiu 9,3%, com 1.611 nascimentos de 7.375 (22%) ocorrendo na nova OMBU. O número de mortes maternas e perinatais foi menor no período pós-OMBU comparado com o período pré-OMBU. Essas melhorias não podem ser consideradas como resultado da intervenção, pois os estudos observacionais são propensos a vieses.

A introdução dessas unidades demonstrou os seguintes benefícios:

- Aumento do número de mulheres que dão à luz nas instalações do hospital com acesso a cuidados obstétricos de emergência abrangentes.
- Aumento do número de mulheres que dão à luz no nível de atenção primária.
- Redução da aglomeração de pessoas nas unidades de trabalho de parto de níveis secundário e terciário.

- Eliminação do problema referente ao afastamento das mulheres de "baixo risco" que chegam ao hospital em trabalho de parto.
- Fácil triagem de mulheres em trabalho de parto para o nível adequado de atendimento.
- Serviços custo-efetivos e mais seguros em razão da eficiência das escalas.

O modelo CLEVER de cuidados de Maternidade

Organizar a equipe de atendimento para o trabalho de parto e o parto é uma intervenção complexa que deve abordar as seguintes categorias:

- Cuidados maternos respeitosos, incluindo as diferentes dimensões de desrespeito e abuso durante o parto.
- Melhoria da qualidade dos padrões de cuidados maternos com melhores desfechos maternos e neonatais.
- Barreiras nos sistemas de saúde para prestação de cuidados.

O modelo CLEVER de cuidados de maternidade é um pacote de cuidados desenvolvido para abordar as áreas de cuidado para melhor manejo clínico e para reduzir a mortalidade e morbidade perinatais em unidades de atenção primária na África do Sul, ou seja, hospitais distritais e centros de saúde comunitários conduzidos por parteiras. O pacote CLEVER foi testado em cinco unidades obstétricas conduzidas por parteiras no distrito de Tshwane, na África do Sul. A implementação levou a uma redução significativa dos índices de natimortos, asfixia no parto e aspiração de mecônio e a uma melhora significativa na satisfação das mulheres com os cuidados recebidos durante o parto (dados não publicados).

CLEVER é o acrônimo das palavras em inglês para cuidados clínicos, gestão de enfermarias de trabalho de parto, eliminação de barreiras, verificação de cuidados, exercícios para simulação obstétrica de emergência e cuidados respeitosos. O Quadro 2.1 apresenta um breve resumo dos principais princípios subjacentes ao pacote CLEVER e as ações necessárias para sua implementação.

O pacote de cuidados inclui os seguintes pilares de implementação:

- Um processo de *feedback* e conscientização com base nos resultados da medição de referência dos indicadores perinatais, observações em unidades e experiências de cuidado de mulheres em unidades obstétricas. Os resultados levam as equipes de atendimento a participarem da implantação de um atendimento de qualidade e respeitoso.
- O fortalecimento dos sistemas de saúde e a colaboração com os gestores são necessários para apoiar todos os elementos básicos do sistema, conforme descrito na estrutura de sistemas de saúde da OMS. Um líder de opinião ou campeão de liderança é indicado em cada unidade de cuidados para persuadir as equipes a melhorarem as deficiências e a se tornarem modelos para o atendimento clínico de qualidade.
- Isso é acompanhado pelo envolvimento intenso durante 3 meses e o apoio para melhorar e manter práticas de cuidado clínico respeitosas e seguras para as equipes de cuidados obstétricos.

Quadro 2.1 Visão geral do modelo CLEVER de cuidados de maternidade

Princípio	Ações
Práticas de cuidado clínico respeitosas e seguras fazem parte das ações rotineiras nas unidades de trabalho de parto	
Clinical care/**Cuidados clínicos:** triagem obstétrica e procedimentos urgentes na chegada	Passagem de plantão na mudança de turno à beira do leito da mãe para eliminar atrasos nos cuidados e pontos cegos, atingindo a equipe da noite Avaliação de risco com plano de manejo documentado, próximo tempo de observação visivelmente documentado Monitoramento intraparto no partograma e continuação do atendimento, também discutido com a mãe Diretrizes e fluxogramas disponíveis no leito de triagem/admissão, discussões para chegar à equipe noturna, folhetos Trabalho em equipe: apoio mediante substituição mútua e apoio obrigatório durante emergência
Labour ward management/**Gestão da ala de trabalho de parto:** resolver a retenção de cuidados	Todas as mães devem ser reconhecidas na chegada e recebidas pelo nome entre 5 e 10 minutos por parteira identificável (crachá com nome legível) Leito de admissão/triagem obstétrica com equipamentos e suprimentos, conjunto de tabelas de alocação de risco e fluxogramas importantes no balcão de admissão Atribuição de todas as mães que chegam à unidade a uma parteira com habilidades e experiência em obstetrícia necessárias para cada parto de risco alocado Encaminhamento oportuno de pacientes de alto risco para corrigir o nível de cuidados Tempo documentado da próxima observação para todas as mães durante o trabalho de parto Rodadas semanais do gerente da unidade para garantir o apoio às equipes de obstetrícia, incluindo as parteiras do turno da noite
Eliminate barriers/**Eliminar barreiras:** atender às necessidades humanas básicas	Manejo da dor durante o trabalho de parto Práticas de parto culturalmente permitidas Acompanhantes permitidos durante o trabalho de parto Comidas e bebidas oferecidas Ambiente confortável e limpo com atenção aos serviços de apoio
Verify care/**Verificar o atendimento:** monitoramento, avaliação e *feedback* para balancear ações com práticas reflexivas	Parteira indicada como líder da equipe revisa o atendimento e a documentação no partograma Líder de equipe visível como modelo de função com cuidado empático Mensurar e auditar os cuidados seguindo mensalmente os indicadores-chave da produção da maternidade Acompanhar as queixas e experiências das mães durante o parto *Feedback* constante para as equipes e os gerentes das instalações sobre as necessidades das mães no parto e suas experiências para equilibrar as ações das parteiras com reflexão e esclarecimento
Emergency obstetric simulation training (EOST)/ **Treinamento de simulação obstétrica de emergência:** criar sequências de piloto automático durante as emergências e atingir todos os turnos na ala de trabalho de parto	Exercitar todas as emergências obstétricas quantas vezes necessárias para que as reações se tornem automáticas Usar diferentes métodos de ensino para acomodar diferentes estilos de aprendizado, como treino com manequins, vídeos ou discussões com fluxogramas Assegurar-se de que todos os turnos das parteiras sejam cobertos pelo EOST, incluindo as equipes "esquecidas" de parteiras durante os turnos noturnos e de fim de semana
Respectful care/**Cuidado respeitoso:** atendimento atencioso e gentil irá melhorar as experiências de parto das mães e reduzir as queixas e litígios	Regra de ouro do limite profissional de NÃO gritar com nenhuma mãe Contato visual e comunicação adequada com cada mãe, confiança e compartilhamento de informações com tomada de decisão mútua, permissão obtida para exame e procedimentos Cuidados dignos, confidenciais e imediatos quando solicitados sem difamação Parteiras profissionais identificadas por crachá com nome legível Trabalho em equipe, substituição de parteira frustrada e cansada, prestando apoio profissional tranquilo

Várias ferramentas estão disponíveis para ajudar os implementadores na reorganização das equipes de atendimento de trabalho de parto e parto. Dois exemplos de listas de verificação são mostrados nos Quadros 2.2 e 2.3. O Quadro 2.2 mostra uma lista de verificação com base nos seis elementos principais da OMS para avaliar os aspectos dos sistemas de saúde no nível das unidades de saúde com o objetivo de fortalecer as áreas consideradas deficientes. O Quadro 2.3 retrata uma lista de verificação para logística na unidade de trabalho de parto em hospitais distritais.

Quadro 2.2 Lista de revisão da estrutura dos sistemas de saúde

Elemento básico	Área de revisão	Sim/Não	Ação(ões) recomendada(s)
Serviços de saúde: prestação de serviços	Infraestrutura precisa de atenção	S/N	
	Ambiente limpo e reorganizado	S/N	
	Roupas de cama, materiais de limpeza e artigos diversos disponíveis	S/N	
	Fluxo de paciente lógico e propício para cuidar	S/N	
	Preferência para leito identificado na admissão/triagem	S/N	
	Espaço de resgate intensivo com carrinho de emergência e equipamento de reanimação e oxigênio ao lado do leito de triagem	S/N	
	Privacidade com telas, cortinas ou em cubículos	S/N	
	Sistema de encaminhamento funcional com comunicação eficiente	S/N	
	Transporte de ambulância de emergência disponível	S/N	
Força de trabalho em saúde: parteiras e membros da equipe	Líder de equipe indicado para atuar como modelo e revisar os cuidados	S/N	
	Segurança da paciente e qualidade do atendimento com protocolos de tratamento expostos	S/N	
	Quadro de avisos atualizado e fluxogramas atuais	S/N	
	Cronogramas de manejo clínico negociados	S/N	
	Supervisão de apoio em vigor, negociação de orientação ou divulgação no local a partir de um nível mais elevado de atendimento	S/N	
	Equipe multidisciplinar em conjunto, incluindo equipe de limpeza e funcionários	S/N	
	Fluxogramas laminados de critérios de referência na escrivaninha da parteira que faz a admissão	S/N	
Informação	Métodos de monitoramento do progresso no local	S/N	
	Dados de registro de nascimento inseridos corretamente	S/N	
	Feedback de encaminhamentos em vigor	S/N	
Produtos e tecnologias médicas	Medicamentos de emergência disponíveis de acordo com as diretrizes da maternidade	S/N	
	Área de resgate intensivo abastecida com fármacos e equipamentos de reanimação	S/N	
	Sistema em vigor para emprestar/trocar instalações quando necessário	S/N	
	Definir requisitos mínimos de estoque de acordo com a necessidade da paciente	S/N	
Financiamento	Financiamento assegurado para unidades de parteiras	S/N	
	Medicamentos de emergência e equipamentos básicos incluídos no orçamento de fornecimento	S/N	
Liderança e governança	Gerente de instalações e distritos na diretoria e como apoio	S/N	
	Responsável pelas necessidades da maternidade	S/N	
	Colaboração local unindo gerentes de saúde das unidades de referência e distritais para fornecimento e construção de capacidade	S/N	

Quadro 2.3 Lista de verificação de logística na ala de trabalho de parto em hospitais distritais

Ações	Responsabilidade	Delegado a/Data
Admissão com lista de problemas e plano: AVALIAÇÃO DE RISCO		
Designado para corrigir o nível de cuidado: TRANSFERÊNCIA enquanto a monitorização continua (Quadro SBAR*)		
Alocação adequada de pacientes de alto risco: MÉDICO		
Alocação dos casos de partos de baixo risco		
Passagem de plantão duas vezes por dia com identificação de problemas e plano		
Definição diária do médico responsável pela enfermaria de assistência ao parto		
Observações feitas de acordo com o protocolo: auditorias do partograma		
Manutenção adequada de anotações com assinaturas, delegações, horário, local e data		
Reuniões de mortalidade e morbidade: distrital e internas		
Ferramentas: lista de verificação de cesarianas, listas de verificação pré-anestésica		
Treinamento de simulação obstétrica de emergência (treinamento EOST)		
Fornecimento de monitoramento e *feedback*		
Rodadas de ensino		
Revisão de indicadores de dados/saúde		
Reuniões semanais do diretor geral, gerente clínico e enfermagem para revisar o atendimento com *feedback* e comunicação à equipe		

*SBAR: Situação, *Background*, Avaliação e Quadro de Recomendação (*Recommendation chart*).

CONSIDERAÇÕES FINAIS

Diferentes países têm sistemas de saúde diversos, e o trabalho de parto e o parto também podem ser organizados de maneiras diferentes. No entanto, os princípios das unidades de cuidados lideradas por parteiras e de cuidados obstétricos de qualidade e respeitosos, conforme descrito neste capítulo, incluem muitos elementos universais que seriam benéficos para as mulheres que dão à luz.

Leitura complementar

Abuya T, Ndwiga C, Ritter J et al. The effect of a multi-component intervention on disrespect and abuse during childbirth in Kenya. BMC Pregnancy Childbirth 2015; 15:224. DOI: 10.1186/s12884-015-0645-6.

Berwick DM. Preparing nurses for participation in and leadership of continual improvement. J Nurse Educ 2011; 50:322-7. DOI: 10.3928/01484834-20110519-05.

Bohren MA, Vogel JP, Hunter EC et al. The mistreatment of women during childbirth in health facilities globally: a mixed-methods systematic review. PloS Med 2015; 12:e1001847. DOI: 10.1371/journal.pmed.1001847.

Bowser D, Hill K. Exploring evidence and abuse in facility-based childbirth: report of a landscape analysis. Washington DC: USAID-TRAction Project, 2010. Disponível em: http://wwwtractionprojectorg/sites/default/files/Respectful_Care_at_Birth_9-20-101_Finalpdf Acesso: 30/09/2016.

Carter MC, Corry M, Delbanco S et al. 2020 vision for a high-quality, high value maternity care system. Women's Health Issues 2010; 20:S7-S17.

Cornthwaite K, Edwards S, Siassakos D. Reducing risk in maternity by optimising teamwork and leadership: an evidence-based approach to save mothers and babies. Best Pract Res Clin Obstet Gynaecol 2013; 27:571-81.

Das JK, Kumar R, Salam RA et al. Evidence from facility level inputs to improve quality of care for maternal and newborn health: interventions and findings. Reprod Health 2014; 11(Suppl 2):S4. DOI: 10.1186/1742-4755-11-s2-s4.

David KV, Pricilla RA, Venkatesan S et al. Outcomes of deliveries in a midwife-run labour room located at an urban health centre: results of a 5-year retrospective study. The Natl Med J India 2012; 25:323-6.

Davis D, Baddock S, Pairman S et al. Planned place of birth in New Zealand: does it affect mode of birth and intervention rates among low-risk women? Birth 2011; 38:111-9.

Hofmeyr G, Mancotywa T, Silwana-Kwadjo N et al. Audit of a new model of birth care for women with low risk pregnancies in South Africa: the primary care on site midwife-led birth unit (OMBU). BMC Pregnancy Childbirth 2014; 14:417. DOI: 10.1186/s12884-014-0417-8.

Hoque M. Incidence of obstetric and foetal complications during labor and delivery at a Community Health Care Centre, Midwives Obstetric Unit of Durban, South Africa. ISRN Obstet Gynecol 2011:259308.

Koblinsky M, Matthews Z, Hussein J et al. Going to scale with professional skilled care. Lancet 2006; 368:1377-86.

Kruk M, Hermosilla S, Godfrey M. Bypassing primary clinics for childbirth in rural parts of the United Republic of Tanzania: a cross-sectional study of deliveries in Pwani region. Bull World Health Organ 2014; 92:246-53.

Mcconville F, Lavender T. Quality of care and midwifery services to meet the needs of women and newborns. BJOG 2014; 121(Suppl 4):8-10.

Mgudlwa B, Mbengo F, Mavundla TR et al. Self-reported preference for delivery place among women presenting for maternal care health services at a tertiary hospital in the Eastern Cape Province, South Africa. South Afr J of Nurs and Midwifery 2017; 19(1):157-69.

Oosthuizen SJ, Bergh AM, Grimbeek J et al. Midwife-led obstetric units working 'CLEVER': improving perinatal outcome indicators in a South African health district. South Afr Med J 2019; 109(2):95-101. DOI: 10.7196/SAMJ2019v109i2.3429.

Oosthuizen SJ, Bergh AM, Pattinson R. Systems thinking: a turning point for improving respectful obstetric care in South African health districts. S Afr Med J 2018; 108(11):910-4.

Pattinson RC, Rhoda N. Saving babies 2012-2013: Ninth report on perinatal care in South Africa. Pretoria: Tshepisa Press, 2014.

Paxton A, Maine D, Freedman L et al. The evidence for emergency obstetric care. Int J Gynaecol Obstet 2005; 88:181-93. DOI: 10.1016/j.ijgo.2004.11.026.

Perla RJ, Bradbury E, Gunther-Murphy C. Large-scale improvement initiatives in healthcare: a scan of the literature. J Healthc Qual 2013; 35:30-40.

Petersen A, Poetter U, Michelsen C et al. The sequence of intrapartum interventions: a descriptive approach to the cascade of interventions. Arch Gynecol Obste. 2013; 288:245-54. DOI: 10.1007/s00404-013-2737-8.

Raven J, Hofman J, Adegoke A et al. Methodology and tools for quality improvement in maternal and newborn care. Int J Gynaecol Obstet 2011; 114(1):4-9. DOI: 10.1016/j.ijgo.2011.02.007.

Renfrew MJ, McFadden A, Bastos MH et al. Midwifery and quality care: findings from a new evidence-informed framework for maternal and newborn care. Lancet 2014; 384:1129-45.

Sacks E, Kinney MV. Respectful maternal and newborn care: building a common agenda. Reprod Health 2015; 12:46.

Sandall J, Soltani H, Gates S et al. Midwife-led continuity models versus other models of care for childbearing women. Cochrane Database Syst Rev 2016; 4:CD004667. DOI:10.1002/14651858.CD004667.pub5.

Shoustarian M, Barret M, McMahon F. Impact of introducing Practical Obstetric Multi-Professional Training (PROMPT) into maternity units in Victoria, Australia. BJOG 2014; 121:1710-18.

Siriwardena AN, Gillam S. Understanding processes and how to improve them. Qual Prim Care 2013; 21:179-85.

Stokes T, Shaw EJ, Camosso-Stefinovic J et al. Barriers and enablers to guideline implementation strategies to improve obstetric care practice in low- and middle-income countries: a systematic review of qualitative evidence. Implement Sci 2016; 11:144. DOI: 10.1186/s13012- 016-0508-1.

Strachan BK. Reducing risk on the labour ward. TOG 2005; 7:103-7.

Tunçalp Ö, Were WM, MacLennan C et al. Quality of care for pregnant women and newborns – the WHO vision. BJOG 2015; 122(8):1045-9.

World Health Organization. Everybody's business: Strengthening health systems to improve health outcomes. WHO's framework for action. Geneva: World Health Organization, 2007. Disponível em: https://www.who.int/healthsystems/strategy/everybodys_business.pdf. Acesso: 28/03/2018.

World Health Organization. Quality of care: A process for making strategic choices in health systems. Geneva: World Health Oganization, 2006. Disponível em: http://apps.who.int/iris/bitstream/handle/10665/43470/ 9241563249_eng.pdf?sequence=1&isAllowed=y. Acesso: 23/ 03/ 2018.

World Health Organization. Standards for improving quality of maternal and newborn care in health facilities. Geneva: World Health Oganization, 2016. Disponível em: http://apps.who.int/iris/bitstream/10665/249155/1/9789241511216-eng.pdf?ua=1. Acesso: 23/03/2018.

CAPÍTULO 3

Organização da Ambiência da Maternidade para o Parto

Marcia Salvador Géo
Anna Dias Salvador Levindo Coelho
Gabriela Luiza Sevidanes
Gustavo Paiva

INTRODUÇÃO

Em uma sociedade em constante movimento, o conceito de assistência obstétrica adequada tem evoluído muito ao longo dos anos. Há pouco mais de um século a imensa maioria das parturientes se via no momento do parto, em seu lar, cercada do aconchego do ambiente familiar, mas isolada de qualquer acesso a um serviço médico-hospitalar que lhe garantisse segurança e qualidade assistencial. Os índices de morbimortalidade fetal e materna eram altos.

A obstetrícia moderna vem para atuar ativamente na assistência do pré-natal, do parto e puerpério, contribuindo para um desfecho adequado do ponto de vista técnico e científico. Para isso é importante também o tratamento dos aspectos emocionais e ambientais, visando ao melhor resultado para o binômio materno-fetal em um contexto que inclui a família, se assim a gestante desejar.

Hospitais/maternidades são o ambiente adequado para oferecer às mulheres segurança e qualidade durante o trabalho de parto e no puerpério imediato, e esse ambiente hospitalar deve ser acolhedor para a paciente e seus familiares. A Agência Nacional de Saúde Suplementar (ANS) e o Institute for Healthcare Improvement (IHI), apoiados pelo Ministério da Saúde (MS), buscam iniciativas de desenvolvimento de capacidades e de melhoria da qualidade de assistência ao parto e ao nascimento.

Em 2015, em parceria com o Hospital Israelita Albert Einstein (HIAE), foi criado o Projeto Parto Adequado (PPA) com o objetivo de estimular a adoção de modelos de atenção ao parto e nascimento que favoreçam a qualidade dos serviços, valorizem o parto normal e contribuam para a redução dos riscos decorrentes de cesarianas desnecessárias. Foram selecionados hospitais públicos e privados para participar nesse projeto, que desenvolveu diversas estratégias para atender aos objetivos do PPA, como práticas e evidências científicas, capacitação da equipe assistente, visitas técnicas, integração entre as equipes de plantonistas e médicos pré-natalistas, implementação de *feedback* para a equipe assistencial e adequação na infraestrutura física e de recursos humanos. Ao final da primeira fase do projeto foi observado um aumento global na taxa de partos vaginais nos hospitais participantes, de uma média de 20% para 37,5% em abril de 2015 e outubro de 2016, respectivamente.

A Rede Mater Dei de Saúde foi selecionada para participação no projeto. Em 2016, o serviço passou por reforma em sua estrutura física, desde o pronto atendimento ginecológico/obstétrico às salas de admissão durante o trabalho de parto e do centro obstétrico. Essa mudança na estrutura contribuiu para melhorar os índices de satisfação do cliente em 5 pontos percentuais de 2015 a agosto de 2018, alcançando mais de 82% de satisfação dos pacientes atendidos no centro cirúrgico/obstétrico até agosto de 2018. A metodologia utilizada foi o *Net Promoter Score* (NPS), validada mundialmente, e resultados entre 75% e 100% constituem a "zona de excelência", sendo considerados extremamente desafiadores.

No mesmo ano, o serviço foi premiado no PPA por seus índices de partos vaginais, mostrando que a mudança na ambiência, treinamento e engajamento adequado da equipe e a melhoria no acolhimento influenciam diretamente a assistência médica e a qualidade do atendimento.

Assim, a ambiência adequada oferece à paciente um suporte individual de acordo com seus desejos, idealmente discutidos e acordados previamente no pré-natal com a equipe obstétrica de confiança dos pais. Uma metanálise realizada em 2017 mostrou que o suporte individual, caracterizado pela presença de acompanhante, doula ou profissional da saúde, parece ter influência direta na saúde psicológica e física das parturientes. O estudo, que incluiu 15.500 mulheres e 27 trabalhos, mostrou que essa abordagem reduziu as taxas de parto operatório (RR: 0,90; IC95%: 0,85 a 0,96 – 14.118 mulheres), cesariana (RR: 0,75; IC95%: 0,64 a 0,88 – 15.347 mulheres) e a insatisfação quanto à experiência do parto (RR: 0,69; IC95%: 0,59 a 0,79 – 11.133 mulheres), evidenciando a importância de um suporte adequado para melhora da satisfação materna e redução dos eventos adversos.

A RDC 50, emitida pela Agência Nacional de Vigilância Sanitária (Anvisa) em 2002, entende o ambiente como um espaço fisicamente determinado e especializado para o desenvolvimento de determinadas atividades e caracterizado por dimensões e instalações diferenciadas. Em complementação, criando um conceito mais atual, a RDC 36, publicada pela Anvisa em 2008, estabelece ambiência como um espaço físico, social, profissional e de relações interpessoais que deve estar relacionado a um projeto de saúde voltado para a atenção acolhedora, resolutiva e humana.

A RDC 50/2002 regulamenta os projetos dos estabelecimentos de assistência à saúde, e seu cumprimento é obrigatório e compulsório. Já a RDC 36/2008 dispõe sobre o regulamento técnico para o funcionamento dos serviços de atenção obstétrica e neonatal, determinando condições mínimas de projeto para os diversos ambientes da maternidade (centro de parto normal, centro obstétrico e internação obstétrica) que garantam o conforto das pacientes e dos acompanhantes desde a porta de entrada (acolhimento e admissão) até sua saída da unidade.

- **Unidade de centro de parto normal:**
  - **Ambientes fins:**
    - Sala de acolhimento da parturiente e seu acompanhante.
    - Sala de exames e admissão de parturientes.
    - Quarto PPP: prever a instalação de barra fixa e/ou escada de Ling.
    - Banheiro para a parturiente.
    - Quarto/enfermaria de alojamento conjunto.
    - Área para deambulação (interna ou externa).
    - Posto de enfermagem.
    - Sala de serviço.
    - Área para higienização das mãos.
  - **Ambientes de apoio:**
    - Sala de utilidades.
    - Sanitário para funcionários (masculino e feminino).
    - Rouparia.
    - Sala de estar e/ou reunião para acompanhantes, visitantes e familiares.
    - Depósito de material de limpeza.
    - Depósito de equipamentos e materiais.
    - Sala administrativa.
    - Copa.
    - Sanitário para acompanhantes, visitantes e familiares (masculino e feminino).
    - Área para guarda de macas e cadeiras de rodas.
    - Sala de ultrassonografia.
- **Unidade de centro obstétrico:**
  - **Ambientes fins:**
    - Sala de acolhimento da parturiente e seu acompanhante.
    - Sala de exame e admissão de parturientes.
    - A sala de admissão e os ambientes de apoio podem ser compartilhados com os ambientes do centro de parto normal
    - Quarto PPP:
      - Prever a instalação de barra fixa e/ou escada de Ling.
      - O quarto PPP no centro obstétrico pode ser utilizado como pré-parto para as pacientes com possibilidade cirúrgica.
    - Banheiro para a parturiente.

- Área para deambulação (interna ou externa).
- Posto de enfermagem.
- Sala de serviço.
- Área para prescrição médica.
- Área para antissepsia cirúrgica das mãos e antebraços.
- Sala de parto cirúrgico/curetagem.
- Área de recuperação anestésica.
- Sala para aspiração manual intrauterina (AMIU) (opcional).
- Área de indução anestésica (opcional).
  - **Ambientes de apoio:**
    - Sala de utilidades.
    - Banheiros com vestiários para funcionários e acompanhantes (barreira).
    - Sala administrativa.
    - Rouparia.
    - Depósito de equipamentos e materiais.
    - Depósito de material de limpeza.
    - Agência transfusional, *in loco* ou não.
    - Sala de estar e/ou reunião para acompanhantes, visitantes e familiares (opcional).
    - Sala de preparo de equipamentos/material (opcional).
    - Copa (opcional).
    - Sala de estar para funcionários (opcional).
    - Sanitário para acompanhantes – anexo à sala de estar (opcional).
    - Área de guarda de pertences (opcional).
    - Área para guarda de macas e cadeiras de rodas (opcional).
- **Internação obstétrica (puérperas ou gestantes com intercorrências):**
  - **Ambientes fins:**
    - Quarto/enfermaria para alojamento conjunto ou internação de gestantes com intercorrências.
    - Banheiro (cada quarto deve ter acesso direto a um banheiro, que pode servir no máximo dois quartos).
    - Posto de enfermagem.
    - Sala de serviço.
    - Sala de exames e curativos.
  - **Ambientes de apoio:**
    - Sala de utilidades.
    - Área para controle de entrada e saída de pacientes, acompanhantes e visitantes.
    - Quarto para plantonista (*in loco* ou não).
    - Sanitário para funcionários.
    - Depósito de equipamentos e materiais.
    - Depósito de material de limpeza.
    - Rouparia.
    - Área de cuidados e higienização de lactente (opcional).
    - Sala administrativa (opcional).
    - Área para guarda de macas e cadeiras de rodas (opcional).
    - Sala de reuniões com a família ou de trabalhos em grupo (opcional).
    - Sala de estar para familiares, visitantes e acompanhantes (opcional).

Capítulo 3 Organização da Ambiência da Maternidade para o Parto

- Sanitário para acompanhantes – anexo à sala de estar (opcional).
- Copa (opcional).

As características e as especificações básicas dos ambientes são:

- **Unidade de centro de parto normal:**
  - Sala de acolhimento da parturiente e seu acompanhante: sala com área mínima de 2m² por pessoa.
  - Sala de exame, admissão de parturientes: área mínima de 9m² por leito de exame. Instalação de água fria e quente.
  - Quarto PPP: área mínima de 10,50m² e dimensão mínima de 3,20m, com previsão de poltrona de acompanhante, berço e área de 4m² para cuidados de higienização do recém-nascido – bancada com pia. Prever instalações de água fria e quente, oxigênio e sinalização de enfermagem.
  - Banheiro do quarto PPP: o banheiro deve ter área mínima de 4,80m² com dimensão mínima de 1,70m.
    - O boxe para chuveiro deve ter dimensão mínima de 0,90 × 1,10m com instalação de barra de segurança.
    - Instalação opcional de banheira com largura mínima de 0,90m e altura máxima de 0,43m. No caso de utilização de banheira de hidromassagem, deve ser garantida a higienização da tubulação de recirculação da água. Quando isso não for possível, não deve ser ativado o modo de hidromassagem.
  - Quarto/enfermaria de alojamento conjunto – áreas mínimas: quarto de um leito: 10,50 m²; quarto de dois leitos: 14m²; enfermaria de três a seis leitos: 6m² por leito. Todos os quartos/enfermarias devem ter, ainda, área de 4m² para cuidados de higienização do recém-nascido – bancada com pia.
    - Previsão de berço e poltrona de acompanhante para cada leito de puérpera.
    - O berço deve ficar ao lado do leito da mãe e afastado 0,60m de outro berço.
    - Adotar medidas que garantam a privacidade visual de cada parturiente, seu recém-nascido e acompanhante, quando instalado ambiente de alojamento conjunto para mais de uma puérpera.
    - Prever instalações de água fria e quente, oxigênio e sinalização de enfermagem.
  - Banheiro do quarto/enfermaria de alojamento conjunto: pode ser compartilhado por até dois quartos de dois leitos ou duas enfermarias de até quatro leitos cada.
    - O banheiro comum a dois quartos/enfermaria deve ter um conjunto de bacia sanitária, pia e chuveiro a cada quatro leitos com dimensão mínima de 1,70m. Deve prever instalação de água fria e quente e sinalização de enfermagem.
  - Área para deambulação: a área pode ser interna ou externa, preferencialmente coberta, para ser utilizada em dias de chuva ou de sol.
  - Posto de enfermagem: um a cada 30 leitos. Área mínima de 2,50m² com instalações de água e elétrica de emergência.

- Sala de serviço: uma sala de serviços a cada posto de enfermagem. Área mínima de 5,70m² com instalações de água e elétrica de emergência.
- Área para higienização das mãos: um lavatório a cada dois leitos. Área mínima de 0,90m² com instalação de água fria e quente.

- **Unidade de centro obstétrico:**
  - Quarto PPP: área mínima de 10,50m² e dimensão mínima de 3,20m com previsão de poltrona de acompanhante, berço e área de 4m² para cuidados de higienização do recém-nascido – bancada com pia. Prever instalações de água fria e quente, oxigênio e sinalização de enfermagem.
  - Banheiro do quarto PPP: o banheiro deve ter área mínima de 4,80m² com dimensão mínima de 1,70m.
  - Posto de enfermagem e serviços: um a cada 12 leitos de recuperação pós-anestésica com 6m². Instalações de água fria e elétrica de emergência.
  - Área para prescrição profissional: área mínima de 2m².
  - Área para antissepsia cirúrgica das mãos e antebraços: prever instalação de duas torneiras por sala de parto cirúrgico. Caso existam mais de duas salas de cirurgia, prever duas torneiras a cada novo par de salas ou fração. Área de 1,10m² por torneira com dimensão mínima de 1m.
  - Sala de parto cirúrgico/curetagem: área mínima de 20m² com dimensão mínima de 3,45m. Deve conter uma mesa cirúrgica por sala. Instalações de oxigênio, óxido nitroso, ar comprimido medicinal, elétrica de emergência, vácuo clínico e climatização.
  - Área de recuperação pós-anestésica: ambiente com no mínimo duas macas com distância de 0,80m entre elas. Distância entre macas e paredes, exceto cabeceiras, de 0,60m. Espaço junto ao pé da maca de no mínimo 1,20m para manobra. O número de macas deve ser igual ao de salas de parto cirúrgico. Instalações de água fria, oxigênio, ar comprimido medicinal, elétrica de emergência, vácuo e climatização.
  - Sala para AMIU: área mínima de 6m² com instalações de oxigênio, ar comprimido medicinal, elétrica de emergência, vácuo clínico e climatização.
  - Área de indução anestésica: prever área para no mínimo duas macas com distância de 0,80m entre elas e de 0,60m entre as macas e as paredes. Distância de 0,60m entre a cabeceira e a maca. Espaço junto ao pé da maca de no mínimo 1,20m para manobra. Instalações de oxigênio, óxido nitroso, ar comprimido medicinal, elétrica de emergência, vácuo clínico, elétrica diferenciada e climatização.

- **Internação obstétrica (puérperas ou gestantes com intercorrências):**
  - Quarto/enfermaria de alojamento conjunto – áreas mínimas: quarto de um leito: 10,50m²; quarto de dois leitos: 14m²; enfermaria de três a seis leitos: 6m² por leito. Todos os quartos/enfermarias devem ter, ainda, área de 4m² para cuidados de higienização do recém-nascido – bancada com pia.
    - Previsão de berço e poltrona de acompanhante para cada leito de puérpera.

- O berço deve ficar ao lado do leito da mãe e afastado 0,60m de outro berço.
- Adotar medidas que garantam a privacidade visual de cada parturiente, seu recém-nascido e acompanhante, quando instalado ambiente de alojamento conjunto para mais de uma puérpera.
- Prever instalações de água fria e quente, oxigênio e sinalização de enfermagem.

– Banheiro do quarto/enfermaria de alojamento conjunto: pode ser compartilhado por até dois quartos de dois leitos ou duas enfermarias de até quatro leitos cada.
  - O banheiro comum a dois quartos/enfermaria deve ter um conjunto de bacia sanitária, pia e chuveiro a cada quatro leitos com dimensão mínima de 1,70m. Deve prever instalação de água fria e quente e sinalização de enfermagem.
– Posto de enfermagem e prescrição profissional: cada posto deve atender no máximo 30 leitos com área mínima de 6m² e instalações de água e elétrica de emergência.
– Sala de exames e curativos: quando existir enfermaria sem subdivisão física dos leitos, deve ser instalada uma sala a cada 30 leitos. Área mínima de 7,50m² com instalações de água, ar comprimido medicinal e elétrica de emergência.
– Área para controle de entrada e saída de pacientes, acompanhantes e visitantes. Área mínima de 5m².

ASPECTOS GERAIS

Garantir um ambiente que promova privacidade, dignidade e respeito aos direitos e desejos das pacientes é essencial durante o trabalho de parto. Assim, o conceito de ambiência na saúde se torna imprescindível para o cuidado adequado.

A seguir são destacados aspectos importantes da ambiência em uma maternidade que devem ser perseguidos, senão em sua totalidade, até o máximo permitido pela realidade de cada maternidade.

Confortabilidade

Em 2011, o estudo do Birthplace in England Collaborative Group demonstrou os benefícios do acompanhamento menos intervencionista em unidades com ambientes acolhedores que promovam o relaxamento e a possibilidade de mobilidade em uma "atmosfera" domiciliar dentro de um cuidado hospitalar seguro. Além disso, dois grandes estudos europeus, envolvendo cerca de 4.000 mulheres, concluíram que a satisfação e a confiança das pacientes estão intimamente relacionadas com o ambiente físico em que acontecem o trabalho de parto e o parto.

As RDC 50/2002 e 36/2008 estabelecem as condições de conforto ambiental para cada espaço da maternidade. Além disso, discorrem a respeito de toda a infraestrutura necessária para a qualidade e a segurança dos usuários.

Além das condições descritas pelas resoluções, sabe-se que a arquitetura hospitalar pode impactar diretamente os cuidados de saúde, aumentando ou diminuindo o estresse dos pacientes e colaboradores. De acordo com Ulrich e cols., os fatores que aumentam a satisfação e contribuem para a redução do estresse são: espaço, luz, diminuição de barulho, qualidade do ar, possibilidade de contato com a natureza e quartos privativos.

Com isso, o conforto visa criar um ambiente que promova equilíbrio e harmonia durante o processo do parto, contando com o auxílio de diversos elementos físicos.

Espaço

As condições básicas dos espaços determinadas pelas RDC 50/2002 e 36/2008, descritas previamente, são compulsórias e devem ser obedecidas. Ao mesmo tempo, o local onde a mulher é admitida para o trabalho de parto e o parto tem impacto direto no prognóstico e no nível de satisfação das pacientes. Espaços aconchegantes, privativos e familiares (*home like*) contribuem para a participação das gestantes nas decisões, no entendimento de informações e na liberdade de movimentação, determinando não apenas o desfecho do parto, mas também evitando as desordens psíquicas puerperais. Assim, as maternidades devem promover facilidade de acesso, incluindo adaptações para os deficientes físicos, tratamento das áreas externas, como salas de espera, conforto para descanso dos colaboradores e ambientes que possibilitem o convívio e a interação.

Áreas em que é possível o contato com elementos que remetem à natureza, como janelas e simuladores de paisagem, podem aliviar a dor e melhorar o processo de recuperação das parturientes.

Cabe também adequar os espaços para garantir a presença e o conforto dos acompanhantes e familiares, visando aumentar a proximidade com a paciente e o recém-nascido. Outro diferencial é a criação de espaços integrados de modo a favorecer o trabalho em equipe multiprofissional (Figura 3.1).

Iluminação

A iluminação deve ser suficiente para garantir a segurança para a administração de medicamentos e a realização de procedimentos, conforme as RDC 50/2002 e 36/2008, podendo também ser útil como elemento de relaxamento e privacidade em diferentes formas e intensidades. É importante garantir que as pacientes tenham contato com a luz natural para distinção entre o dia e a noite, evitando estados de confusão mental (Figura 3.2).

Som

Desde a década de 1960 é observado um aumento crescente dos níveis sonoros em hospitais. Em 1988, Topf e Dillon

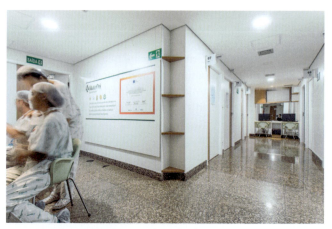

Figura 3.1 Área comum – Pré-parto.

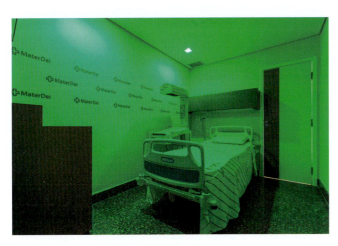

Figura 3.2 Cromoterapia.

concluíram que o barulho acarreta exaustão emocional e influencia o surgimento da síndrome de *burnout* em profissionais da área da saúde.

A RDC 50/2002 estabelece uma série de princípios arquitetônicos gerais para controle acústico nos ambientes com sons produzidos externamente. Todos agem no sentido de isolar as pessoas da fonte de ruído a partir de níveis estabelecidos por normas brasileiras e internacionais.

Assim, é importante que a maternidade seja um local silencioso, onde sejam garantidas a organização e a privacidade. Quando possível, pode-se lançar mão de música ambiente nas salas de espera e nos quartos individuais de acordo com o desejo da paciente.

Cor

O uso das cores como ferramenta do cuidado pode ser útil para transmitir informações e alertas e promover descontração e relaxamento.

Qualidade do ar

Com o objetivo de promover maiores conforto e segurança, a qualidade do ar deve atender às exigências da NBR-7256 e aos pontos descritos a seguir:

- Os pontos de tomada de ar não podem estar próximos dos dutos de exaustão de cozinhas, sanitários, laboratórios, lavanderia, centrais de gás combustível, grupos geradores, vácuo, estacionamento interno e edificação, bem como de outros locais de emanação de agentes infecciosos ou gases nocivos, sendo estabelecida uma distância mínima de 8m desses locais.
- O sistema de condicionamento artificial de ar necessita de insuflamento e exaustão de ar do tipo forçado, atendendo aos requisitos quanto à localização de dutos em relação aos ventiladores, pontos de tomada e de exaustão do ar. O retorno do ar deve se dar através de dutos, sendo vedado o retorno através de sistema aberto.
- Os níveis de ruído provocados pelo sistema de condicionamento, insuflamento, exaustão e difusão de ar não podem ultrapassar os previstos pela NB-10 da Associação Brasileira de Normas Técnicas (ABNT) para quaisquer frequências ou grupos de frequência audíveis.
- O sistema de condicionamento de ar não poderá provocar em qualquer ponto do hospital vibrações mecânicas de piso ou estrutura que prejudiquem a estabilidade da construção, obedecido o critério compatível e especificado para cada aplicação.

Comunicação

Em 2001, o Comitê Americano de Qualidade em Saúde reconheceu que a comunicação efetiva é essencial para a alta qualidade da segurança do paciente. A falha na comunicação entre os profissionais da saúde, a equipe e os pacientes é atualmente a causa mais comum de eventos adversos. Assim, a interação dos membros no processo de parto deve ser facilitada e constante, garantindo a participação da paciente e de seus familiares na tomada de decisões e no acesso às informações.

Nesse sentido, as maternidades devem criar formas e espaço para uma comunicação efetiva. As principais estratégias são: identificar a paciente em seu quarto, no leito e com pulseiras; presença e atualização a cada plantão de quadros em que se encontrem o nome de cada profissional e sua função dentro da equipe que participa da assistência à paciente; realização de *checklist* antes de procedimentos; confirmação do entendimento adequado da paciente e dos acompanhantes em relação às propostas durante a admissão e na condução do trabalho de parto, parto e puerpério.

Acolhimento

O acolhimento em saúde é definido como a recepção do usuário nos serviços de atendimento desde sua chegada, responsabilizando-se integralmente por ele, ouvindo sua queixa e permitindo a expressão da preocupação de cada indivíduo. A Política Nacional de Atenção Hospitalar (PNHOSP) considera que o acolhimento tem como objetivo uma escuta ética e adequada às necessidades de saúde dos usuários no momento de procura pelo serviço e na prestação de cuidados com o propósito de atender à demanda com resolutividade e responsabilidade.

Classificação de risco

A classificação de risco prioriza o atendimento em serviços e situações de urgência/emergência, consistindo em um processo dinâmico com a identificação dos pacientes que necessitam de tratamento imediato de acordo com o potencial de risco, agravos à saúde ou grau de sofrimento.

Visando a uma triagem de risco adequada, a Rede Mater Dei de Saúde implantou no fim de 2016 o Código Rosa, que consiste em socorro rápido às gestantes em caso de emergência obstétrica que coloque em risco a mãe ou o feto. Ao ser acionada, a equipe obstétrica tem até 15 minutos para deslocar a paciente até o bloco obstétrico e realizar o parto. Os indicadores de qualidade consistem em tempo de acionamento ao nascimento, Apgar < 7 no quinto minuto e infecção puerperal.

De setembro de 2017 a agosto de 2018 o Código Rosa foi acionado 19 vezes no serviço com um tempo médio de 14 minutos do momento do acionamento até o nascimento, não apresentando Apgar < 7 no quinto minuto. Mesmo com a rapidez do atendimento prestado, infecções puerperais não foram detectadas em busca ativa, e todos os casos com suspeita de descolamento prematuro de placenta foram comprovados por estudo anatomopatológico. Esses resultados refletem a importância da identificação correta das pacientes em risco e da assistência rápida sem piora na qualidade.

Otimização do espaço

Como mencionado, os sentimentos de segurança e satisfação da mulher no parto são influenciados pelo ambiente físico. Portanto, ambientes aconchegantes oferecem a possibilidade às gestantes de vivenciar melhor esse período considerado um dos mais importantes em suas vidas e nas de seus familiares. Em estudo com 11.000 parturientes, Homer e cols. demonstram que um ambiente agradável e alternativo durante o trabalho de parto e parto influencia a necessidade de analgesia, anestesia intraparto, uso de ocitocina e partos instrumentais (Figura 3.3).

Estabelecer vínculos

Entre as estratégias que aumentam o vínculo entre os profissionais envolvidos no atendimento e cuidado à gestante estão: chamar a paciente pelo nome; identificar-se e usar crachá com nome e função; apresentar a equipe de cuidado e a função de cada um no processo de assistência ao nascimento; informar à paciente e ao acompanhante o diagnóstico de trabalho de parto e as rotinas da maternidade e indagar sobre a existência de um plano de parto. Em 2017, um estudo realizado por Silva e cols. em maternidade pública do estado de Pernambuco evidenciou que 85,7% das pacientes se sentiram satisfeitas com a gentileza dos profissionais, demonstrando que o acolhimento e a assistência foram elementos importantes para isso.

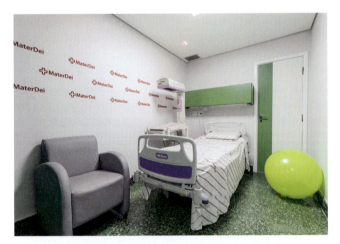

Figura 3.3 Quartos individuais – Pré-parto.

CONSIDERAÇÕES FINAIS

Promover espaços de escuta e de recepção que promovam a interação dos usuários, trabalhadores e equipes, além de buscar a construção de ambientes acolhedores e confortáveis, é essencial para um atendimento adequado às gestantes e seus familiares. Assim, a criação de centros de parto e maternidades deve ter como alicerce os conceitos de ambiência e acolhimento para um cuidado adequado ao nascimento.

Cabe ter sempre o cuidado de, ao intervir nos espaços físicos da maternidade, ir além da construção, reforma ou ampliação de áreas, tornando a ambiência um agente transformador do resultado e sempre criando novas situações de conforto, convivência e trabalho.

Atualmente, a assistência obstétrica adequada consiste em medidas que garantam a segurança física e psicológica das gestantes dentro do conceito de que para a excelência assistencial em saúde é essencial posicionar a paciente no centro da atenção e do cuidado multidisciplinar. O engajamento de pais e familiares, entendendo e participando ativamente do pré-natal, parto e puerpério, e o acolhimento em um ambiente adequado e confortável interferem positivamente no resultado assistencial desse processo tão delicado e essencial para a humanidade.

Leitura complementar

Birthplace in England Collaborative Group. Perinatal and maternal outcomes by planned place of birth for healthy women with low risk pregnancies: the Birthplace in England National Prospective Cohort Study. BMJ 2011; 343:7400.

Blomkvist V, Eriksen C, Theorell T, Ulrich R, Rasmanis G. Acoustics and psychosocial environment in intensive coronary care. Occupational and Environmental Medicine 2005; 62:132-9.

Bohren MA, Hofmeyr GJ, Sakala C, Fukuzawa RK, Cuthbert A. Continuous support for women during childbirth. Cochrane Database of Systematic Reviews 2017; 1-142.

Brasil, Ministério da Saúde, Resolução 36. Brasília (DF): 2008.

Brasil, Ministério da Saúde, Resolução 50. Brasília (DF): 2002.

Brasil. Ministério da Saúde. Ambiência. Brasília (DF): Secretaria de Atenção à Saúde – Núcleo Técnico da Política Nacional de Humanização, 2010.

Brasil. Ministério da Saúde. Manual de acolhimento e classificação de risco em obstetrícia. Brasília (DF): 2017.

Brasil. Ministério da Saúde. Política Nacional de Humanização. Brasília (DF): 2013.

Foureur M, ClinEpi G, Davis D et al. The relationship between birth unit design and safe, satisfying birth: developing a hypothetical model. Midwifery 2010; 26:520-525.

Reicheheld FF. The one number you need to grow. Harv Business Rev 2003; 81(12):46-54.

Sheehy A, Foureur M, Catling-Paull C et al. Examining the content validity of the birthing unit design spatial evaluation tool within a woman-centered framework. J Midwifery Womens Health 2011; 56:494-502.

Silva ALA, Mendes ACG, Miranda GMD, Souza WV. Quality of care for labor and childbirth in a public hospital network in a Brazilian state capital: patient satisfaction. Cad Saúde Pública 2017; 33(12):1-11.

Ulrich R. S, Zimring C. Quan X, Joseph A. The environment's impact on stress. Management Series/Health Administration 2006; 3:37-61.

CAPÍTULO 4

Normas Legais da Assistência Obstétrica no Brasil

Lucinéia Maria de Queiroz Carvalhais Ramos
Lívia Drumond Akl
Virgínia Santos Ferreira

INTRODUÇÃO

O modelo atual da assistência obstétrica no Brasil teve início em 1983 com a instituição do Programa de Assistência Integral à Saúde da Mulher (PAISM) pelo Ministério da Saúde (MS). Desde então o foco foi a humanização. O MS instituiu o PAISM com o objetivo de reduzir a morbimortalidade materno-fetal. Apesar da publicação do programa, a assistência à mulher ainda apresentava problemas, sendo necessárias novas ações para melhorar a saúde reprodutiva, reduzir a mortalidade por causas evitáveis e combater a violência contra a mulher.

PROGRAMA DE HUMANIZAÇÃO NO PRÉ-NATAL E NASCIMENTO

O Programa de Humanização no Pré-Natal e Nascimento (PHPN) no âmbito do Sistema Único de Saúde (SUS), instituído pela Portaria MS/GM 569, de 1º de junho de 2000, visava garantir assistência humanizada e segura ao parto, puerpério e neonatal. Também preconizava o acompanhamento pré-natal adequado com garantia de acesso à maternidade de referência, onde seriam implementadas condutas acolhedoras e não intervencionistas.

POLÍTICA NACIONAL DE ATENÇÃO OBSTÉTRICA E NEONATAL

A Política Nacional de Atenção Obstétrica e Neonatal no âmbito do SUS, instituída pela Portaria MS/GM 1.067, de 4 de julho de 2005, orienta condutas para uma boa prática obstétrica e neonatal.

O documento institui que o profissional de saúde deve estar atento a boas práticas no acolhimento e exame físico. Durante a consulta, deve referir-se à gestante pelo nome, informá-la sobre os profissionais de saúde responsáveis pelo atendimento, escutar a mulher e os acompanhantes, esclarecendo dúvidas e informando o que vai ser feito, e compartilhando as decisões sobre as condutas que serão adotadas. Além disso, prevê ações como a promoção de atividades educativas visando à preparação das gestantes para o parto, ama-

mentação e contracepção, a visita do parceiro sem restrição de horário, garantindo o direito a acompanhante durante o trabalho de parto, parto e puerpério, o acesso aos medicamentos e exames necessários para o atendimento habitual e das principais intercorrências e o acompanhamento do trabalho de parto com monitoramento e promoção do bem-estar físico e emocional da mulher, realizando os procedimentos e atendendo às intercorrências obstétricas e neonatais.

Para a assistência qualificada e humanizada à mulher durante o trabalho de parto, a Portaria 1.067/2005 fornece a seguinte orientação:

1. Utilização do partograma para registro da evolução do trabalho de parto.
2. Teste rápido anti-HIV com consentimento verbal da mulher, quando o teste anti-HIV não tiver sido realizado no pré-natal.
3. Dieta líquida por via oral durante o trabalho de parto.
4. Respeito à escolha da mulher sobre o local e a posição do parto.
5. Respeito ao direito da mulher à privacidade no local do parto.
6. Fornecimento às mulheres de todas as informações e explicações que desejarem.
7. Permissão para liberdade de posição e movimento durante o trabalho de parto.
8. Estímulo às posições não supinas durante o trabalho de parto.
9. Oferecimento de métodos não invasivos e não farmacológicos para alívio da dor, como massagens, banhos e técnicas de relaxamento durante o trabalho de parto.
10. Execução de procedimentos pré-anestésicos e anestésicos quando pertinentes.
11. Uso restrito de episiotomia (somente com indicação precisa).
12. Implementação do manejo ativo do terceiro período do parto com administração profilática de ocitocina.
13. Verificação da contratilidade uterina.

14. Exame rotineiro da placenta e das membranas ovulares.
15. Avaliação do canal de parto: sangramento, lacerações.
16. Implementação de normas de prevenção de infecção (lavagem e antissepsia cirúrgica das mãos).

PRESENÇA DE ACOMPANHANTE

A Lei Federal 11.108, de 7 de abril de 2005, visa garantir às parturientes o direito à presença de um acompanhante durante todo o período de trabalho de parto, parto e pós-parto imediato, no âmbito do SUS, da rede própria ou conveniada. O acompanhante será indicado pela parturiente.

VINCULAÇÃO À MATERNIDADE

A Lei Federal 11.634, de 27 de dezembro de 2007, dispõe sobre o direito da gestante ao conhecimento e à vinculação à maternidade onde receberá assistência no âmbito do SUS, devendo ser de conhecimento da mulher desde o início do pré-natal. A maternidade deverá ser capaz de prestar a devida assistência de acordo com o risco gestacional, incluindo o período puerperal. Em caso de necessidade de transferência por insuficiência técnica e/ou de pessoal da maternidade, o SUS será responsável pela transferência segura da gestante.

REDE CEGONHA

Em 2011, o Ministério da Saúde adotou a estratégia Rede Cegonha, por meio da Portaria MS/GM 1.459, de 24 de junho de 2011, para a implementação de cuidados às mulheres e crianças com o objetivo de reduzir a morbimortalidade materno-fetal mediante uma política de boas práticas assistenciais.

A estratégia foi pautada em planejamento reprodutivo e atenção humanizada à gestação, parto e puerpério. Os quatro componentes da estratégia são:

1. Pré-natal.
2. Parto e nascimento.
3. Puerpério e atenção integral à saúde da criança.
4. Sistema logístico (transporte sanitário e regulação).

ATUAÇÃO DA ENFERMAGEM OBSTÉTRICA

A Portaria MS/GM 2.815, de 29 de maio de 1998, inclui na tabela do Sistema de Informações Hospitalares (SIH) do SUS o procedimento "parto normal sem distócia realizado por enfermeiro obstetra" e tem como finalidade principal reconhecer a assistência prestada por essa categoria profissional no contexto de humanização do parto.

ATUAÇÃO DAS DOULAS

A palavra *doula* se origina do grego e significa "mulher que serve". Atualmente, refere-se às mulheres responsáveis por propiciar suporte físico e emocional antes, durante e após o parto. As evidências científicas acerca dos benefícios de sua presença durante a evolução do trabalho de parto tornaram sua atuação mundialmente recomendada. O American College of Obstetricians and Gynecologists (ACOG) mostra em seu manual de boas práticas que o apoio emocional contínuo das doulas está associado a melhores resultados obstétricos e neonatais.

PRÉ-NATAL DO PARCEIRO

De acordo com a Portaria GM/MS 1.944, de 27 de agosto de 2009, a Política Nacional de Atenção Integral à Saúde do Homem (PNAISH) amplia o acesso da população masculina na faixa etária de 20 a 59 anos aos serviços da Rede SUS com o objetivo de reduzir a morbimortalidade e propiciar melhores condições de saúde.

A estratégia se centra no acolhimento do parceiro com a realização de exames laboratoriais, atualização da vacinação e abordagem de temas relacionados ao parto e ao puerpério.

PROJETO APICE ON

Desenvolvido pelo MS e executado pela Universidade Federal de Minas Gerais (UFMG), o projeto Apice On (Aprimoramento e Inovação no Cuidado e Ensino em Obstetrícia e Neonatologia) visa qualificar profissionais de hospitais universitários e de ensino atuantes no âmbito da obstetrícia e neonatologia para implantação e replicação de boas práticas de atenção ao parto, nascimento, abortamento, saúde sexual e reprodutiva, além de cuidados com mulheres em situação de violência sexual. O projeto atua em hospitais de ensino, universitários e/ou atuantes em unidades de ensino no âmbito da Rede Cegonha. Os 97 hospitais participantes se distribuem por todas as regiões do Brasil.

PROJETO PARTO ADEQUADO

Voltado para hospitais privados e operadores de saúde que manifestaram interesse em atuar como apoiadores, o Projeto Parto Adequado foi desenvolvido pela Agência Nacional de Saúde Suplementar (ANS), Hospital Israelita Albert Einstein (HIAE) e pelo Institute for Healthcare Improvement (IHI), com o apoio do MS, com o objetivo de identificar modelos inovadores e viáveis de atenção ao parto e ao nascimento que valorizem o parto normal e reduzam o percentual de cesarianas sem indicação clínica na saúde suplementar, considerando a estrutura e o preparo da equipe multiprofissional, a medicina baseada em evidência e as condições socioculturais e afetivas da gestante e da família.

Na primeira fase do projeto foram inscritas 42 instituições brasileiras, 20 das quais estavam entre as 100 mais relevantes em volume de partos no país: uma instituição na região Norte, quatro no Nordeste, uma no Centro-Oeste, 29 no Sudeste e sete no Sul. Quanto à rede de operadoras de planos, 19 instituições inscritas pertencem à rede própria de operadoras de planos. A capacitação multiprofissional, a integração da equipe assistencial, aumentando a disponibilidade para a mulher e o bebê ao chegar a hora do parto, a realização de campanhas de estimulo ao parto normal, a implementação de regras para agendamento de cesariana e a campanha contra o agendamento do parto estão entre as ações desenvolvidas pelo projeto.

No início do Projeto Parto Adequado, em abril de 2015, a taxa de partos vaginais no conjunto de hospitais participantes era de cerca de 20%. Em 18 meses (de abril de 2015 a outubro de 2016) foi possível observar a tendência de aumento proporcional dos partos vaginais e a correspondente queda na média de cesarianas, com índice médio de 37,5% de partos normais, sinalizando um aumento de 17,7 pontos percentuais.

O acompanhamento pela ANS e pelos demais parceiros tem detectado melhorias significativas nas taxas de internação em UTI neonatal: 12 hospitais reduziram esse indicador de 63 internações por 1.000 nascidos para cerca de 48 por 1.000 nascidos entre abril de 2014 e maio de 2016 (média entre os estabelecimentos). Esse é um dos indicadores importantes para mensurar a efetividade do projeto e as melhorias proporcionadas à saúde das mães e seus bebês. O projeto está na segunda fase, com duração prevista de 2 anos (de 2017 a maio de 2019). Nessa etapa participam 90 hospitais e 62 operadoras de todo o país. Essa fase abrangerá a disseminação do aprendizado com a Fase 1 com ganho de escala.

AMAMENTAÇÃO

O Artigo 396 da Constituição Federal brasileira estabelece que para amamentar o próprio filho até que ele complete 6 meses de idade a mulher terá direito, durante a jornada de trabalho, a dois descansos especiais de meia hora cada.

Os dois intervalos de 30 minutos podem ser substituídos pela redução de 1 hora na jornada de trabalho, segundo decisões jurisprudenciais trabalhistas.

LICENÇA-MATERNIDADE E LICENÇA-PATERNIDADE

A licença-maternidade ou salário-maternidade constitui um benefício previdenciário garantido pelo Artigo 7º, inciso XVIII, da Constituição Federal brasileira. Esse benefício concede à gestante ou puérpera, contribuinte do INSS, licença remunerada de 120 dias. A licença pode ser gozada a partir do último mês de gestação. A Constituição também garante que a mulher não pode ser demitida do momento em que confirma a gravidez até 5 meses após o parto.

A Lei Federal 11.770, de 9 de setembro de 2008, concede prorrogação da licença-maternidade por 60 dias (totalizando 180 dias) à empregada da empresa que adere ao Programa Empresa Cidadã. A empregada deve, mediante atestado médico, notificar seu empregador da data do início do afastamento do emprego, que poderá ocorrer entre o 28º dia antes do parto e o parto em si.

Os períodos de repouso, antes e depois do parto, poderão ser aumentados em 2 semanas cada um mediante atestado médico.

A Lei Federal 10.421, de 15 de abril de 2002, estende à mãe adotiva o direito à licença-maternidade e ao salário-maternidade.

A licença-paternidade de 5 dias foi concedida pela Constituição Federal em seu Artigo 7º, inciso XIX.

No caso dos servidores públicos, as regras para as licenças estão diretamente ligadas à esfera do poder público à qual o funcionário está vinculado.

CESARIANA A PEDIDO

O Conselho Federal de Medicina (CFM) aborda o direito da gestante de escolher a via de parto em sua Resolução 2.144, de 17 de março de 2016, a qual garante a autonomia do médico, da paciente e a segurança do binômio materno-fetal.

Em seu Artigo 1º, a resolução declara ser "direito da gestante, nas situações eletivas, optar pela realização de cesariana,

garantida por sua autonomia, desde que tenha recebido todas as informações de forma pormenorizada sobre o parto vaginal e cesariana, seus respectivos benefícios e riscos".

Cabe ressaltar que o CFM esclarece que deve haver o registro em termo de consentimento livre e esclarecido, elaborado em linguagem de fácil compreensão, respeitando as características socioculturais da gestante, e assinado pelo médico e pela paciente. Para que a cesariana por conveniência pessoal da mulher seja aceita é imprescindível que ela seja bem informada e orientada, ou seja, esteja consciente das implicações do procedimento. A resolução orienta para fins de garantia da segurança do feto que a cesariana a pedido nas situações de risco habitual poderá ser realizada somente a partir da 39ª semana de gestação, cuidando para constar o registro em prontuário.

Em caso de discordância entre a decisão médica e a vontade da gestante, o médico poderá alegar seu direito de autonomia profissional e encaminhar a gestante a outro profissional. A mulher também tem o direito de procurar outro obstetra nesse caso.

A solicitação de uma cesariana pode ter como causa subjacente o medo do parto, e esse temor pode ser desmistificado durante o pré-natal. Por isso, médico e paciente devem discutir sobre o parto vaginal e a cesariana, seus riscos e benefícios e também sobre o direito de escolha da via de parto.

Por fim, o CFM esclarece que é ético o médico realizar a cesariana a pedido da gestante, em condições eletivas, após a 39ª semana de idade gestacional (39 semanas mais 0 dia).

ABORTAMENTO

Segundo o ordenamento jurídico, o aborto pode ser natural, acidental, criminoso ou legal (ou permitido).

O aborto natural não é crime e ocorre quando há a interrupção espontânea da gravidez. O acidental também não é crime e pode ter como causas traumatismos e quedas, entre outras.

O aborto criminoso é aquele vedado pelo ordenamento jurídico. De acordo com o Decreto-Lei Federal 3.688, de 3 de outubro de 1941, qualquer prática de aborto gera punição, inclusive sem o conhecimento da gestante, com exceção dos abortos realizados pelos motivos citados no Artigo 128, quais sejam:

1. **Aborto necessário:** se não há outro meio de salvar a vida da gestante.
2. **Aborto no caso de gravidez resultante de estupro:** se a gravidez resulta de estupro e o aborto é precedido de consentimento da gestante ou, quando incapaz, de seu representante legal.

VIOLÊNCIA SEXUAL

Considera-se violência sexual qualquer forma de atividade sexual não consentida. O Decreto Federal 7.958, de 13 de março de 2013, estabelece diretrizes para o atendimento às vítimas de violência sexual pelos profissionais da segurança pública e da rede de atendimento do SUS e as competências do Ministério da Justiça (MJ) e do MS para sua implementação.

O acolhimento deve ser realizado em serviços de referência com atendimento humanizado, observados os princípios do respeito à dignidade da pessoa, da não discriminação, do sigilo e da privacidade. A disponibilização de espaço de escuta qualificado e privacidade durante o atendimento propicia um ambiente de confiança e respeito à vítima.

Deve ser garantida informação prévia à vítima, assegurada sua compreensão sobre o que será realizado em cada etapa do atendimento e a importância das condutas médicas, multiprofissionais e policiais e respeitada sua decisão sobre a realização de qualquer procedimento. As vítimas devem ser orientadas sobre a existência de serviços de referência para atendimento aos casos de violência e de unidades do sistema de garantia de direitos.

Deve ser garantida ainda a promoção de capacitação de profissionais de segurança pública e da rede de atendimento do SUS para atender as vítimas de violência sexual de maneira humanizada, assegurando a idoneidade e o rastreamento dos vestígios coletados.

O prontuário deve conter as seguintes informações: data e hora do atendimento; história clínica detalhada, com dados sobre a violência sofrida; exame físico completo, inclusive o exame ginecológico, se for necessário; descrição minuciosa das lesões, com indicação da temporalidade e localização específica; descrição minuciosa de vestígios e de outros achados no exame e identificação dos profissionais que atenderam a vítima.

Devem ser preenchidos os seguintes documentos: Termo de Relato Circunstanciado, Termo de Consentimento Informado (ambos assinados pela vítima ou seu responsável legal) e Ficha de Notificação Compulsória de violência doméstica, sexual e outras violências, do Sistema de Informação de Agravos de Notificação (SINAN), da Secretaria de Vigilância em Saúde (SVS) do MS, conforme a lista nacional de doenças de notificação compulsória da Portaria de Consolidação 4, de 28 de setembro de 2017, anexo V – Capítulo I. A notificação compulsória SINAN de violências interpessoais e autoprovocadas no âmbito da saúde não é denúncia, mas um instrumento que possibilita o diagnóstico dinâmico dos eventos, fornecendo informações valiosas para estudos causais, identificação de riscos, compreensão da realidade epidemiológica e programação de intervenções de saúde pública.

As equipes devem estar atentas aos casos de suspeita ou confirmação de violência contra crianças e adolescentes (é obrigatória a notificação aos Conselhos Tutelares e autoridades competentes, Delegacias de Proteção da Criança e do Adolescente e Ministério Público da localidade), a violência contra o idoso (notificação compulsória ao Conselho Municipal do Idoso e/ou ao Ministério Público) e violência contra a pessoa com deficiência (notificação compulsória ao Conselho Municipal da Pessoa Idosa e/ou ao Ministério Público).

A coleta de vestígios deve ser realizada para encaminhamento à perícia oficial, assegurada a cadeia de custódia, com a cópia do Termo de Consentimento Informado. A rede de atendimento ao SUS deve garantir a idoneidade e o rastreamento dos vestígios coletados.

Deve ser realizada a assistência farmacêutica e de outros insumos conforme a necessidade.

A vítima deve ser informada sobre os serviços de referência para acompanhamento multiprofissional após o primeiro atendimento.

Com base na Lei Federal 12.845, de 1º de agosto de 2013, os hospitais devem oferecer às vítimas de violência sexual atendimento emergencial, integral e multidisciplinar, visando ao controle e ao tratamento dos agravos físicos e psíquicos decorrentes de violência sexual, e encaminhamento, se for o caso, aos serviços de assistência social.

O atendimento deve ser imediato e é obrigatório em todos os hospitais integrantes da Rede SUS, consistindo em: diagnóstico e tratamento das lesões físicas no aparelho genital e nas demais áreas afetadas; amparo médico, psicológico e social imediatos; facilitação do registro da ocorrência e encaminhamento ao órgão de medicina legal e às delegacias especializadas com informações que possam ser úteis à identificação do agressor e à comprovação da violência sexual.

Devem ser realizadas a profilaxia da gravidez e das infecções sexualmente transmissíveis (IST) e a coleta de material para exame de HIV para posteriores acompanhamento e terapia e fornecidas informações às vítimas sobre os direitos legais e sobre todos os serviços sanitários disponíveis.

Os serviços são gratuitos para os que deles necessitarem. No tratamento das lesões caberá ao médico preservar materiais que possam ser coletados no exame médico-legal. Cabe ao órgão de medicina legal o exame de DNA para identificação do agressor.

CONSIDERAÇÕES FINAIS

A assistência à mulher nos períodos de parto, puerpério, abortamento e em situações de violência durante as últimas décadas passou por um processo gradual de humanização e garantia de autonomia da mulher. Conhecer as normas legais e garantir que sejam aplicadas é função do profissional de saúde que presta atendimento às mulheres.

As recomendações atuais propõem práticas menos intervencionistas, reduzindo analgesias farmacológicas no parto e evitando procedimentos invasivos, como episiotomia, uso indiscriminado de ocitocina e curetagem uterina. A tendência atual é a adoção de técnicas não farmacológicas para alívio da dor, assistência ao parto em posição não supina e uso de AMIU em caso de necessidade de esvaziamento uterino.

As mulheres desejam ter uma experiência de parto positiva e condizente com seus antecedentes pessoais, crenças e expectativas. Isso inclui dar à luz um bebê saudável em ambiente clínica e psicologicamente seguro, com o apoio do companheiro e a presença de profissionais tecnicamente competentes.

Leitura complementar

Brasil. Conselho Federal de Medicina (CFM). Resolução CFM 2.144/2016. É ético o médico atender à vontade da gestante de realizar parto cesariano, garantida a autonomia do médico, da paciente e a segurança do binômio materno-fetal. Brasília (DF): CFM, 2016.

Brasil. Constituição da República Federativa do Brasil de 1988. Brasília (DF), 1988.

Brasil. Decreto 7.958, de 13 de março de 2013. Estabelece diretrizes para o atendimento às vítimas de violência sexual pelos profissionais de segurança pública e da rede de atendimento do Sistema Único de Saúde. Brasília (DF), 2013.

Brasil. Decreto-Lei 3.688, de 3 de outubro de 1941. Lei das Contravenções Penais. Brasília (DF), 1941.

Brasil. Decreto-Lei 5.452, de 1º de maio de 1943. Aprova a Consolidação das Leis do Trabalho. Brasília (DF), 1943.

Brasil. Lei 10.421, de 15 de abril de 2002. Estende à mãe adotiva o direito à licença-maternidade e ao salário-maternidade, alterando a Consolidação das Leis do Trabalho, aprovada pelo Decreto-Lei 5.452, de 1º de maio de 1943, e a Lei 8.213, de 24 de julho de 1991. Brasília (DF), 2002.

Brasil. Lei 11.108, de 7 de abril de 2005. Dispõe sobre o direito à presença de acompanhante durante o trabalho de parto, parto e pós-parto imediato. Brasília (DF), 2005.

Brasil. Lei 11.634, de 27 de dezembro de 2007. Dispõe sobre o direito da gestante ao conhecimento e vinculação à maternidade onde receberá assistência no âmbito do Sistema Único de Saúde. Brasília (DF), 2007.

Brasil. Lei 11.770, de 9 de setembro de 2008. Cria o Programa Empresa Cidadã, destinado à prorrogação da licença-maternidade mediante concessão de incentivo fiscal, e altera a Lei 8.212, de 24 de julho de 1991. Brasília (DF), 2008.

Brasil. Lei 12.845, de 1º de agosto de 2013. Dispõe sobre o atendimento obrigatório e integral de pessoas em situação de violência sexual. Brasília (DF), 2013.

Brasil. Ministério da Saúde. Apice On – Aprimoramento e Inovação no Cuidado e Ensino em Obstetrícia e Neonatologia. Brasília (DF). Secretaria de Atenção à Saúde, 2017.

Brasil. Ministério da Saúde. Assistência integral à saúde da mulher: bases da ação programática. Brasília (DF): Ministério da Saúde, 1984.

Brasil. Ministério da Saúde. Portaria 1.067, de 4 de julho de 2005. Institui a Política Nacional de Atenção Obstétrica e Neonatal. Brasília (DF): Ministério da Saúde, 2005.

Brasil. Ministério da Saúde. Portaria 1.459, de 24 de junho de 2011. Institui no âmbito do Sistema Único de Saúde – SUS – a Rede Cegonha. Brasília (DF): Ministério da Saúde, 2011.

Brasil. Ministério da Saúde. Portaria 1.944, de 27 de agosto de 2009. Institui, no âmbito do Sistema Único de Saúde (SUS), a Política Nacional de Atenção Integral à Saúde do Homem. Brasília (DF): Ministério da Saúde, 2009.

Brasil. Ministério da Saúde. Portaria 2.815, de 29 de maio de 1998. Brasília (DF): Ministério da Saúde, 1998.

Brasil. Ministério da Saúde. Portaria 569, de 1º de junho de 2000. Institui o Programa de Humanização no Pré-Natal e Nascimento. Brasília (DF): Ministério da Saúde, 2000.

Brasil. Ministério da Saúde. Projeto Parto Adequado. Brasília (DF). Agência Nacional de Saúde Suplementar – ANS, 2016.

Brasil. Ministério da Saúde. Projeto Parto Adequado. Brasília (DF). Agência Nacional de Saúde Suplementar – ANS. Disponível em: http://www.ans.gov.br/gestao-em-saude/projeto-parto-adequado. Acesso em: 10/10/2018.

Taheri M, Takian A, Taghizadeh Z, Jafari N, Sarafraz N. Creating a positive perception of childbirth experience: systematic review and metaanalysis of prenatal and intrapartum interventions. Reproductive Health 2018; 15(1):73-85.

United States of America. American College of Obstetricians and Gynecologists. Approaches to limit interventions during labor and birth. Committee opinion nº 687. Washington (DC): American College of Obstetricians and Gynecologists, 2017.

World Health Organization. WHO recommendations: intrapartum care for a positive childbirth experience. Geneva: World Health Organization, 2018.

CAPÍTULO 5

Inessa Beraldo de Andrade Bonomi
Ana Raquel Bambirra Lara
Amanda Jackcelly Borges Neves

Segurança do Paciente em Maternidades

INTRODUÇÃO

Primum non nocere. Hipócrates, considerado o pai da Medicina, já sabia que o cuidado em saúde tinha o potencial de causar dano ao doente e chamou a atenção para a questão da qualidade do cuidado em saúde.

A grande variedade de definições de qualidade do cuidado torna seu conceito subjetivo, tendo sido interpretado de maneiras variadas pelos autores ao longo das décadas. Dentre as várias caracterizações da qualidade, a mais frequentemente empregada é aquela publicada pelo Institute of Medicine (IOM) e que destacou as seguintes dimensões da qualidade do cuidado: oportunidade, segurança, efetividade, eficiência, cuidado centrado no paciente e equidade (Quadro 5.1). Portanto, a segurança do paciente é considerada uma dimensão da qualidade.

Segundo a Organização Mundial da Saúde (OMS), "segurança do paciente é a redução, a um mínimo aceitável, do risco de um dano desnecessário associado ao cuidado de saúde". Entende-se como mínimo aceitável a inter-relação do conhecimento no momento atual, das tecnologias disponíveis e do contexto no qual o cuidado é dispensado. A segurança do paciente se apresenta, portanto, como um desafio superável para buscar melhorar a qualidade do cuidado nas instituições de saúde. Vale ressaltar ainda que a integralidade do cuidado amplia a preocupação para todos os níveis de atenção à saúde.

As pressões associadas ao aumento do custo na prestação de serviços médicos, a carga de trabalho muitas vezes elevada dos profissionais de saúde e o envelhecimento da população,

com alta prevalência de doenças crônicas, são apenas algumas preocupações que levaram ao crescente interesse pela qualidade do cuidado e ao surgimento de diversas iniciativas para a promoção da segurança na assistência à saúde.

Os estudos do IOM desembocaram no relatório *To Err is Human*, considerado pioneiro por mensurar a ocorrência dos eventos adversos (EA), definidos pela OMS como "incidentes que resultam em dano (*harm*) ao paciente". Além de danos graves aos pacientes, os EA são considerados um problema de saúde pública, uma vez que acarretam custos sociais e econômicos relevantes, inclusive o gasto relacionado a questões litigiosas. As revisões sistemáticas de literatura sobre os EA mostraram incidência média de 9,2%, com evitabilidade média de 43,5% e letalidade de 7,4% associada à ocorrência de EA. Não há muitos estudos sobre a magnitude do problema dos EA em países em desenvolvimento. Estudo no Brasil estimou em 7,6% a incidência de EA nos hospitais e observou que 67% dos eventos analisados foram classificados como evitáveis.

Diante desse cenário, a OMS criou a *World Alliance for Patient Safety* com o objetivo de diminuir a incidência e a gravidade dos EA. Essa instituição foi precursora do *Patient Safety Program,* composto por vários países com o objetivo de estabelecer prioridades para a pesquisa sobre segurança do paciente e estimulando os governos a adotarem em suas políticas públicas estratégias dirigidas à melhoria do desempenho das organizações de saúde, priorizando a redução dos EA.

No Brasil, em 2011, a Agência Nacional de Vigilância Sanitária (Anvisa) publicou a RDC 63, que tratou das Boas Práticas na Gestão de Serviços de Saúde. O Ministério da Saúde, depois de ter criado a Rede Cegonha em 2011, publicou o Programa Nacional de Segurança do Paciente (Portaria 529, de 2013), logo seguido pela RDC 36 da Anvisa, de 2013, que orientou a criação de Núcleos de Segurança do Paciente nas organizações hospitalares e, em 2014, o Documento de Referência para o Programa Nacional de Segurança do Paciente.

A melhoria da qualidade do cuidado e da segurança do paciente é tarefa difícil, e os resultados de longo prazo exigem o envolvimento de todos os membros da organização da saúde.

Quadro 5.1 Dimensões da qualidade do cuidado

Oportunidade
Segurança
Efetividade
Eficiência
Cuidado centrado no paciente
Equidade

Fonte: Institute of Medicine (IOM), 2000.

FATORES CONTRIBUINTES E NOTIFICAÇÃO DE EVENTOS ADVERSOS

A morte materna, evento adverso mais grave do período perinatal, revela-se como um evento sentinela para o reconhecimento de falhas no cuidado prestado, devendo despertar por parte das organizações de saúde medidas para esclarecimento e correção dos possíveis problemas. Trata-se, portanto, de um importante indicador da qualidade da instituição de saúde.

De acordo com os dados da OMS, a mortalidade materna se mantém em patamares extremamente elevados: cerca de 800 mulheres morrem todos os dias. Entretanto, para muitos autores a morte materna seria apenas a ponta do *iceberg*, pois entre uma gestação saudável e a morte materna haveria uma gama de resultados não fatais que também devem ser considerados. Estima-se que a morbimorbilidade materna grave (*near miss* materno) seja 50 vezes mais comum que a morte materna e possa causar danos importantes, muitas vezes em caráter permanente.

Atualmente, identificar a magnitude de EA ocorridos na prestação do cuidado em saúde tem se mostrado muito importante para nortear a implementação de estratégias visando à melhoria da segurança do paciente. Somente com informação é possível identificar os fatores passíveis de melhora, definir estratégias e estabelecer prioridades de intervenção. O Quadro 5.2 mostra os principais fatores contribuintes para a ocorrência de EA relacionados à estrutura e aos processos em maternidades.

Os EA devem ser analisados de modo a identificar deficiências de concepção, organização e funcionamento do sistema em lugar de culpar um indivíduo isoladamente, instituindo uma cultura justa. É aceitável que o ser humano cometa falhas, e não é possível mudar a condição humana. Contudo, é possível atuar nas circunstâncias nas quais os seres humanos trabalham, barrando possíveis erros. Quando há quebra de segurança na prestação de cuidados, é necessário que cada caso seja estudado a fundo, procurando fatores que possam ter contribuído para a ocorrência do erro. A análise da causa raiz é uma forma pela qual se faz esse estudo, e o "diagrama espinha de peixe", desenvolvido pela National Patient Safety Agency do Reino Unido, é uma das ferramentas que têm sido utilizadas com sucesso. Consiste em identificar, dentro de cada grupo, os fatores contribuintes para o evento e exibi-los de maneira esquemática e de fácil visualização. Se necessário, cada grupo ainda pode ser dividido em subgrupos. A Figura 5.1 mostra um exemplo de diagrama espinha de peixe com a análise de fatores contribuintes para EA em maternidades.

Jonas Reason propôs a teoria do "queijo suíço" para ilustrar a prevenção de erros, comparando os buracos do queijo às vulnerabilidades presentes em uma organização de saúde. Os EA seriam resultado de um alinhamento desses buracos, e as estratégias para melhoria do cuidado seriam barreiras que impediriam esse alinhamento. Portanto, é indispensável conhecer cada etapa do processo de trabalho, os profissionais envolvidos no cuidado, as atribuições de cada um e os protocolos e procedimentos operacionais padrões (POP), além de determinar como cada um desses fatores interage na maternidade. Escutar o que cada profissional envolvido na assistência tem a dizer, bem como o ponto de vista das gestantes e dos familiares (cuidados centrados no paciente), também ajuda a compreender, de maneira mais abrangente, o caráter multifatorial das falhas no processo de trabalho. As capacidades de relatar, analisar, sistematizar e aprender com os erros são objetivos a serem alcançados pela equipe multidisciplinar e se relacionam diretamente com a cultura de segurança da instituição.

Uma vez definida a ocorrência de um incidente, é útil determinar se ele constitui um EA, ou seja, se ocorreu dano ao paciente, ou se prolongou o tempo de internação ou causou algum grau de incapacidade, ainda que temporária. Portanto, é necessário salientar a importância dos sistemas de notificação na medida em que são parâmetros sensíveis que devem ser considerados uma forma de aprendizado e de melhoria contínua da qualidade da assistência. O mau entendimento sobre a confidencialidade da informação e a preocupação com a responsabilização legal inibem a notificação de incidentes e levam à subestimação de sua ocorrência.

Quando um erro ocorre, tradicionalmente o indivíduo envolvido é culpado e as condições nas quais o erro ocorreu são negligenciadas. Perde-se, então, a oportunidade de tornar o ambiente de trabalho menos propício a erros. Uma maneira de evitá-los consiste na realização, por parte da equipe assistencial, de *briefing* e *debriefing* em situações complexas, ou seja, um planejamento inicial e uma discussão posterior para análise do que foi feito e o que poderia ser melhorado.

A adoção de um método de detecção de eventos é uma das estratégias mais importantes para a melhoria da segurança do paciente. Como opção há a análise retrospectiva dos prontuários, a observação direta ou a notificação anônima de incidentes.

Quadro 5.2 Fatores contribuintes relacionados com a estrutura e o processo em maternidades

Estrutura	Processo
Recursos humanos (número de profissionais, formação dos profissionais, composição da equipe, escalas de trabalho)	Educação continuada permanente
Equipamentos compatíveis com o perfil assistencial	Trocas de plantão estruturadas (técnicas de comunicação e transmissão de informações relevantes)
Transporte disponível	Adesão e implementação de protocolos clínicos
Serviços de apoio estruturados e efetivos (hemoterapia, laboratório, exames de imagem)	Implementação de rotinas com procedimentos sistêmicos (PRS) e protocolos operacionais padrões (POP)
Infraestrutura física e manutenção adequadas	Organização e completude dos prontuários
Manual de medicamentos atualizado	Incentivo e orientação para uso de técnicas não farmacológicas para alívio da dor
Diretrizes e protocolos de atenção ao parto e puerpério atualizados e revisados periodicamente	Presença de acompanhante em todas as fases do trabalho de parto e parto
	Presença de doulas no trabalho de parto e parto

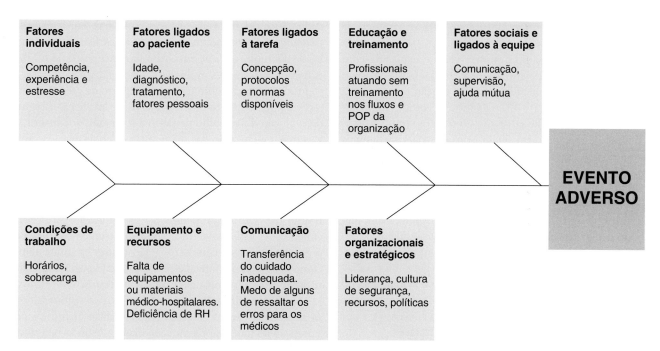

Figura 5.1 Alguns fatores que mais contribuem para a ocorrência dos EA em maternidades. (POP: procedimentos operacionais padrões.)

A investigação dos casos de *near miss* materno por meio de auditorias clínicas tem sido incentivada com o objetivo de melhorar a qualidade da atenção perinatal. Cada maternidade deve adotar o método que mais se encaixe em sua natureza institucional.

Em um âmbito mais amplo da maternidade, uma iniciativa proveitosa é a autoavaliação organizacional orientada por padrões estabelecidos pelos órgãos sanitários e protocolos validados internacionalmente. Conhecer a instituição como um todo, com todas as suas fragilidades e potencialidades e seu papel dentro da rede assistencial, facilita o emprego dos recursos em intervenções prioritárias.

Em síntese, a identificação dos EA (frequência, tipologia, impacto) e o conhecimento sobre os fatores contribuintes associados a um sistema de notificação que possibilite o registro e o detalhamento dos EA constituem parte fundamental do processo de avaliação e melhoria contínua do paciente e da qualidade em saúde.

ESTRATÉGIAS PARA MELHORAR A CULTURA DE SEGURANÇA

O conceito de cultura de segurança surgiu a partir de organizações de alta confiabilidade (OAC) não relacionadas à saúde. A difusão dessa expressão ocorreu após o acidente nuclear de Chernobyl em 1986, considerado o maior acidente na história da geração de energia nuclear. A principal causa apontada pela International Atomic Energy Agency (IAEA) foi "uma cultura de segurança fraca".

Uma cultura de segurança forte ou positiva evidencia profissionais dispostos a trabalhar com confiança mútua e a promover medidas preventivas cientes da importância de sua implementação para o benefício da empresa.

As OAC são organizações sujeitas a riscos elevados no processo de trabalho, porém apresentam dados positivos no gerenciamento e gestão dos riscos, como a indústria da aviação e da energia nuclear. Essas indústrias têm como focos primários o sistema e o processo de trabalho e não o indivíduo. Demonstram, assim, a importância da integração entre os funcionários, desde os que compõem a linha de frente até os gerentes e executivos, quanto à preocupação com todos os níveis de segurança. Investigam de maneira rotineira as eventuais e mínimas falhas na segurança, seja no ambiente, seja no processo de trabalho, identificando problemas quando ainda é possível corrigi-los com o menor prejuízo à qualidade do serviço.

Nos serviços de saúde, diferentemente das OAC, é comum a percepção de uma hierarquia mais evidente entre os prestadores de serviço, levando a um potencial afastamento entre os mais diversos prestadores da assistência (médicos, enfermeiros, farmacêuticos, técnicos, auxiliares administrativos, entre outros). Esse distanciamento se torna perigoso na medida em que por si só pode coibir e limitar o compartilhamento de preocupações dentro da equipe, comprometendo, em última instância, a segurança do paciente. Assim, a confiança entre os profissionais deve ser o norteador para que eles se sintam seguros para reportar algum problema que possa envolver erros cometidos por outros.

A cultura de segurança é marcada por comunicação aberta, trabalho em equipe, reconhecimento da dependência mútua, aprendizado contínuo a partir das notificações de eventos e primazia da segurança como uma prioridade em todos os níveis da organização. Uma organização com uma cultura de segurança efetiva é aberta e justa com seus profissionais quando incidentes ocorrem; os profissionais se sentem motivados a relatar o erro; aprende-se com os erros em vez de culpar os indivíduos, e procura-se olhar para o que deu errado dentro do sistema. Vale ressaltar que nesse sentido os erros passam a ser consequência e não causas. Em função da falta de cursos para preparação das equipes de saúde, as falhas na comunicação entre os membros são queixas frequentes e apontadas como fatores que contribuem para a ocorrência de EA também na área obstétrica.

A efetividade das equipes muitas vezes é explicada com base em modelos do tipo entrada-processo-saída (EPS). Com base nesses modelos foi proposta uma relação entre cultura organizacional (entrada – E), trabalho em equipe multiprofissional (processo – P) e satisfação no trabalho (saída – S).

Diversas estratégias vêm sendo utilizadas para melhorar a cultura de segurança. Uma delas consiste no treinamento em equipe, visando otimizar os processos de trabalho e melhorar a comunicação e a colaboração. Outra estratégia seria caracterizada pelos *rounds* interdisciplinares, em que cada caso é discutido sob o ponto de vista dos vários profissionais que têm contato com o paciente. É ainda essencial que as lideranças organizacionais promovam um ambiente de confiança, estimulando a notificação de incidentes que privilegie a informação, encorajando as pessoas a falarem sobre erros e evitando a cultura punitiva. Desse modo, as discussões acerca dos erros se basearão na aprendizagem e na busca de um consenso no que concerne a comportamentos aceitáveis e inaceitáveis.

A cultura de segurança em organizações de saúde desponta como um indicador estrutural básico facilitador de iniciativas que objetivam a redução dos riscos de incidentes e de eventos adversos nesse âmbito.

PARTO SEGURO

É indiscutível que para que o cuidado seja prestado de modo seguro ele deve ser bem organizado, com coordenação e tarefas bem definidas. O parto seguro visa evitar a adoção de medidas reconhecidamente danosas e implementar aquelas cientificamente benéficas no cuidado prestado à parturiente e ao feto.

Existem diversas iniciativas para a melhoria do cuidado em maternidades que visam torná-lo mais seguro, efetivo, centrado na paciente, eficiente e equitativo. O cuidado efetivo é aquele que obtém o maior benefício possível nas condições reais de trabalho. Para alcançá-lo devem ser respeitadas as indicações de uso das tecnologias, adotadas as boas práticas e reforçadas as competências profissionais por meio de treinamentos periódicos e específicos.

Com o objetivo de reduzir a carga global da hemorragia pós-parto como etapa essencial para a concretização dos Objetivos de Desenvolvimento do Milênio, em 2014 foram publicadas as Recomendações da OMS para Prevenção e Tratamento da Hemorragia Pós-Parto.

Em 2018, ano da publicação *Intrapartum care for a positive childbirth experience*, a OMS classificou as intervenções obstétricas como: comprovadamente úteis e que devem ser estimuladas; claramente danosas ou ineficazes e que devem ser abandonadas, práticas para as quais não existem evidências suficientes para permitir sua recomendação clara e que devem ser utilizadas com reserva; e frequentemente usadas de forma inadequada.

O serviço obstétrico apresenta algumas singularidades na assistência. Em muitas organizações, a mulher pode ser admitida em um setor e por equipe completamente distinta da que a acompanhará durante o parto. Além disso, pode ocorrer a mudança da equipe de assistência durante as trocas de plantões. Visando garantir a qualidade e a continuidade do cui-

dado, tanto nas trocas de plantões como nas transferências de pacientes, é necessário que haja entre os profissionais protocolos de comunicação que envolvam ferramentas como o SBAR (situação, *background*, avaliação e recomendação).

Procedimentos como medição e registro da pressão arterial repetidamente durante toda a internação, avaliação e registro da evolução do trabalho de parto a intervalos adequados, lavagem e higienização das mãos antes e depois de cada procedimento e o acompanhamento cuidadoso e permanente da parturiente são medidas potencialmente simples, mas muitas vezes negligenciadas.

Nesse sentido, a OMS lançou em 2017 uma lista de verificação (*checklist*) para melhorar a segurança no parto e nascimento. As listas de verificação são instrumentos úteis para organizar processos complexos e são usadas há muito tempo como lembretes das tarefas essenciais e para assegurar cuidados melhores e mais seguros em diversos contextos.

A lista de verificação da OMS para partos seguros sintetiza as recomendações baseadas em evidências científicas para a atenção ao parto e pretende auxiliar a adesão às boas práticas. Contém 29 itens voltados às principais causas de morte materna (hemorragia, infecção, transtornos hipertensivos e parto obstruído), natimorto intraparto (cuidado intraparto inadequado) e de morte neonatal (asfixia, infecção e complicações relacionadas à prematuridade). Estudos avaliando a aplicabilidade têm sido conduzidos em vários países. No Brasil, concluiu-se que o uso do *checklist* amplia as possibilidades de parto seguro, ressaltando que coloca a parturiente e o recém-nascido no centro dos cuidados.

A lista de verificação da OMS para partos seguros deve ser usada em quatro pontos de pausa durante a internação da parturiente. São eles:

1. **Ponto de pausa 1:** realizado na admissão da paciente, objetiva detectar e tratar complicações já existentes, confirmar se a paciente necessita ser transferida para outra unidade de saúde, preparar a paciente e seu acompanhante para o processo de trabalho de parto e parto, bem como orientar sinais de alerta para os quais devem solicitar avaliação imediata (Figura 5.2).
2. **Ponto de pausa 2:** realizado antes do parto (vaginal ou cesariana), consiste na avaliação e no exame da mãe e do feto antes do parto para detectar e tratar complicações que possam ocorrer durante o trabalho de parto e no preparo da paciente e do acompanhante quanto à rotina e às potenciais situações de crise após o parto (Figura 5.3).
3. **Ponto de pausa 3:** realizado após o parto e em até 1 hora pós-parto, consiste em examinar a mãe e o bebê para detectar e tratar complicações que possam ocorrer depois do parto e orientar a mãe e seu acompanhante sobre os sinais de alerta que exijam assistência imediata (Figura 5.4).
4. **Ponto de pausa 4:** realizado antes da alta, consiste em examinar a mãe e o recém-nascido para averiguar se há alguma anormalidade e se a paciente já está instruída a respeito das opções de planejamento familiar e orientada quanto aos sinais de alerta para procurar atendimento especializado caso necessário (Figura 5.5).

ANTES DO PARTO
LISTA DE VERIFICAÇÃO DA OMS PARA PARTOS SEGUROS

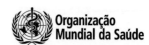
Organização Mundial da Saúde

1 — Na admissão

A mãe tem de ser transferida?
☐ Não
☐ Sim, organizada

Verificar os critérios da unidade de saúde

Partograma iniciado?
☐ Não, inicia a partir de ≥ 4cm
☐ Sim

Começar a registrar no partograma quando a cérvice ≥ 4cm, depois a cérvice deve dilatar ≥ 1cm
- A cada 30 min: registrar FC, contrações, FC fetal
- A cada 2h: registrar a temperatura
- A cada 4h: registrar TA

A mãe precisa tomar:

Antibióticos?
☐ Não
☐ Sim, administrados

Perguntar se tem alergias antes da administração de qualquer medicamento. Administrar antibiótico à mãe se:
- Temperatura ≥ 38ºC
- História de corrimento vaginal fétido
- Rotura de membranas > 18h

Sulfato de magnésio e tratamento anti-hipertensivo?
☐ Não
☐ Sim, sulfato de magnésio administrado
☐ Sim, anti-hipertensivo administrado

Administrar sulfato de magnésio à mãe se:
- TA diastólica ≥ 110mmHg e proteinúria 3+
- TA diastólica ≥ 90mmHg e proteinúria 2+ e se houver dor de cabeça grave, distúrbio visual, dor epigástrica

Administrar anti-hipertensivo à mãe se TA sistólica > 160mmHg
- Objetivo: manter TA < 150/100mmHg

☐ Confirmar se existe material para limpar as mãos e usar luvas em cada exame vaginal.

☐ Encorajar a presença do acompanhante no parto.

☐ Confirmar que a mãe ou o acompanhante pedirá ajuda durante o parto, se necessário.

Pedir ajuda se houver:
- Hemorragia
- Dor abdominal grave
- Dor de cabeça forte ou distúrbio visual
- Incapacidade de urinar
- Necessidade de fazer força

Esta Lista de Verificação não pretende ser exaustiva e não deve substituir as anotações sobre o caso ou o partograma. Acréscimos e modificações de acordo com as práticas locais são encorajadas. Para mais informações sobre recomendações para o uso da Lista de Verificação, consultar o "Guia de Implementação da Lista de Verificação da OMS para Partos Seguros" em www.who.int/patientsafety.

WHO/HIS/SDS/2015.26
©Organização Mundial da Saúde 2017. Alguns direitos reservados.
Este trabalho é disponibilizado sob licença da CC BY-NC AS 3.0 IGO.
https://creativecommons.org/license/by-nc-sa/3.0/igo/

Lista de Verificação da OMS para Partos Seguros   Preenchido por _____

Figura 5.2

ANTES DO PARTO
LISTA DE VERIFICAÇÃO DA OMS PARA PARTOS SEGUROS

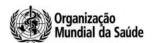
Organização Mundial da Saúde

2 — Antes da expulsão (ou antes da cesariana)

A mãe precisa tomar:

Antibióticos?
- ☐ Não
- ☐ Sim, administrados

Sulfato de magnésio e tratamento anti-hipertensivo?
- ☐ Não
- ☐ Sim, sulfato de magnésio administrado
- ☐ Sim, fármaco anti-hipertensivo administrado

Perguntar se tem alergias antes da administração de qualquer medicamento. Administrar antibiótico à mãe na presença de:
- Temperatura ≥ 38ºC
- História de corrimento vaginal fétido
- Rotura de membranas > 18h
- Cesariana

Administrar sulfato de magnésio à mãe na presença de:
- TA diastólica ≥ 110mmHg e proteinúria 3+
- TA diastólica ≥ 90mmHg e proteinúria 2+ e forte dor de cabeça, distúrbio visual, dor epigástrica

Administrar fármaco anti-hipertensivo à mãe se TA sistólica > 160mmHg
- Objetivo: manter TA < 150/100mmHg

Confirmar que existe material necessário ao lado da cama e preparar o parto:

Para a mãe:
- ☐ Luvas
- ☐ Desinfetante de mãos à base de álcool ou água limpa e sabão
- ☐ Ocitocina 10 unidade na seringa

Para o bebê:
- ☐ Toalha limpa
- ☐ Lâmina/tesoura esterilizada para cortar o cordão umbilical
- ☐ Dispositivo de aspiração
- ☐ Balão e máscara

Preparar cuidados à mãe logo após o parto: confirmar que só há um bebê (não mais)
1. Dar ocitocina dentro de 1 minuto após o parto
2. Retirar a placenta 1 a 3 minutos após o parto
3. Massagear o útero depois da placenta sair
4. Confirmar que o útero está contraído

Preparar cuidados ao bebê logo após o parto:
1. Secar o bebê e mantê-lo quente
2. Se não respirar, estimulá-lo e desobstruir vias aéreas
3. Se continuar a não respirar:
   - laquear e cortar o cordão
   - desobstruir as vias aéreas, se necessário
   - ventilar com balão e máscara
   - gritar por socorro

☐ **Assistente identificado e pronto para ajudar no parto caso seja necessário.**

Esta Lista de Verificação não pretende ser exaustiva e não deve substituir as anotações sobre o caso ou o partograma. Acréscimos e modificações de acordo com as práticas locais são encorajadas. Para mais informações sobre recomendações para o uso da Lista de Verificação, consultar o "Guia de Implementação da Lista de Verificação da OMS para Partos Seguros" em www.who.int/patientsafety.

Lista de Verificação da OMS para Partos Seguros   Preenchido por _____

Figura 5.3

APÓS O PARTO
LISTA DE VERIFICAÇÃO DA OMS PARA PARTOS SEGUROS

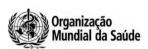

3 — Logo após o parto (no espaço de 1 hora)

A mãe tem sangramento anormal?
☐ Não
☐ Sim, pedir ajuda

Se sangramento anormal:
- Massagear o útero
- Considerar mais uterotônicos
- Iniciar fluidos EV e manter a mãe aquecida
- Tratar a causa atonia uterina, placenta/fragmentos retidos, lacerações vaginais, rotura uterina

A mãe precisa tomar:
Antibióticos?
☐ Não
☐ Sim, administrados

Perguntar se tem alergia antes da administração de qualquer medicamento. Administrar antibiótico à mãe se a placenta for removida manualmente ou se a temperatura da mãe for ≥ 38ºC e se tiver:
- Tremores
- Corrimento vaginal fétido

Se a mãe tiver laceração do períneo de terceiro ou quarto grau, dar antibióticos para evitar infecção

Sulfato de magnésio e tratamento anti-hipertensivo?
☐ Não
☐ Sim, sulfato de magnésio administrado
☐ Sim, fármaco anti-hipertensivo administrado

Administrar sulfato de magnésio à mãe se tiver:
- TA diastólica ≥ 110mmHg e proteinúria 3+
- TA diastólica ≥ 90mmHg e proteinúria 2+ e forte dor de cabeça, distúrbio visual, dor epigástrica

Administrar anti-hipertensivo à mãe se TA sistólica > 160mmHg
- Objetivo: manter TA < 150/100mmHg

O bebê precisa de:
Transferência?
☐ Não
☐ Sim, efetivada

Verificar os critérios da sua unidade de saúde

Antibióticos?
☐ Não
☐ Sim, efetivada

Administrar antibióticos ao bebê se tiverem sido dados antibióticos à mãe para tratamento de uma infecção materna durante o parto ou se o bebê tiver:
- Frequência respiratória > 60/min ou < 30/min
- Retração torácica, gemidos ou convulsões
- Reação lenta aos estímulos
- Temperatura do bebê < 35ºC (não subindo após aquecimento) ou ≥ 38ºC

Cuidados especiais e monitorização?
☐ Não
☐ Sim, organizados

Prestar cuidados/monitorização especial ao bebê se:
- Prematuro de mais de 1 mês
- Peso ao nascimento < 2.500 gramas
- Precisar de antibióticos
- Precisar de reanimação

☐ **Amamentação e contato pele a pele iniciados (se a mãe e o bebê estiverem bem).**

☐ **Confirmar que a mãe/acompanhante pedirão ajuda se houver sinais de perigo.**

Esta Lista de Verificação não pretende ser exaustiva e não deve substituir as anotações sobre o caso ou o partograma. Acréscimos e modificações de acordo com as práticas locais são encorajadas. Para mais informações sobre recomendações para o uso da Lista de Verificação, consultar o "Guia de Implementação da Lista de Verificação da OMS para Partos Seguros" em www.who.int/patientsafety.

Lista de Verificação da OMS para Partos Seguros   Preenchido por _____

Figura 5.4

APÓS O PARTO
LISTA DE VERIFICAÇÃO DA OMS PARA PARTOS SEGUROS

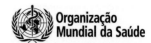

4 Antes da alta

☐ Confirmar a permanência na unidade de saúde durante 24 horas após o parto

A mãe precisa tomar:
Antibióticos?
☐ Não
☐ Sim, administrar e adiar a alta

Perguntar se tem alergia antes da administração de qualquer medicamento. Administrar antibiótico à mãe se:
- Temperatura da mãe for ≥ 38ºC
- Corrimento vaginal fétido

A tensão arterial da mãe é normal?
☐ Não, tratar e adiar a alta
☐ Sim

Administrar sulfato de magnésio à mãe se:
- TA diastólica ≥ 110mmHg e proteinúria 3+
- TA diastólica ≥ 90mmHg e proteinúria 2+ e forte dor de cabeça, distúrbio visual, dor epigástrica

Administrar fármaco anti-hipertensivo à mãe se TA sistólica > 160mmHg
- Objetivo: manter TA < 150/100mmHg

A mãe tem sangramento anormal?
☐ Não
☐ Sim, tratar e adiar a alta

Se pulsação > 110 batimentos por minuto e tensão arterial < 90mmHg:
- Administrar fluidos EV e manter mãe aquecida
- Tratar a causa (choque hipovolêmico)

O bebê precisa tomar antibióticos?
☐ Não
☐ Sim, administrar antibióticos, adiar a alta, prestar cuidados especiais

Administrar antibióticos ao bebê se:
- Frequência respiratória > 60/min ou < 30/min
- Retração torácica, gemidos ou convulsões
- Reação lenta aos estímulos
- Temperatura do bebê < 35ºC (não subindo após aquecimento) ou ≥ 38ºC
- Deixou de mamar bem
- Vermelhidão do umbigo estendendo-se à pele ou eliminando pus

O bebê come bem?
☐ Não, estabelecer boas práticas de amamentação e adiar a alta
☐ Sim

☐ Discutir e informar a mãe sobre as opções de planejamento familiar.

☐ Marcar consulta de seguimento e confirmar que a mãe/acompanhante procurarão ajuda se surgirem sinais de perigo após a alta.

Sinais de perigo

A mãe tem:
- Hemorragia
- Dor abdominal grave
- Forte dor de cabeça ou distúrbio visual
- Respiração difícil
- Febre ou tremores
- Dificuldade em urinar
- Dor epigástrica

O bebê tem:
- Respiração acelerada/difícil
- Febre
- Frio anormal
- Falta de apetite
- Menos atividade do que o normal
- Amarelecimento de todo o corpo

Esta Lista de Verificação não pretende ser exaustiva e não deve substituir as anotações sobre o caso ou o partograma. Acréscimos e modificações de acordo com as práticas locais são encorajadas. Para mais informações sobre recomendações para o uso da Lista de Verificação, consultar o "Guia de Implementação da Lista de Verificação da OMS para Partos Seguros" em www.who.int/patientsafety.

Lista de Verificação da OMS para Partos Seguros   Preenchido por _____

Figura 5.5

CONSIDERAÇÕES FINAIS

Com o passar dos anos a medicina assistiu a uma aceleração no surgimento de tecnologias que promoveram tanto benefícios como novas oportunidades de erro. Na obstetrícia, essa perspectiva se torna ainda mais perigosa na medida em que lida com no mínimo dois indivíduos potencialmente saudáveis (mãe e bebê) que estão diante do processo fisiológico do nascimento. Nesse sentido, qualquer evento adverso ocorrido a assistência obstétrica adquire uma proporção ainda mais relevante.

É essencial uma comunicação adequada entre os profissionais envolvidos no cuidado, além de colaboração na notificação de eventos adversos, para que sejam identificados os aspectos passíveis de modificação e melhoria. É necessário, ainda, que os gestores e líderes estejam envolvidos no processo de difusão de informações e de capacitação para que os protocolos sejam seguidos e sempre reavaliados ante os desfechos observados.

A transformação prática no modo de entender a segurança do cuidado pode ser inserida na cultura organizacional mediante a interação com instituições de ensino na formação de acadêmicos e residentes.

O parto seguro engloba o envolvimento de toda a equipe assistencial desde o momento em que a paciente entra na maternidade até a alta e visa evitar o uso de medidas reconhecidamente danosas e implementar as cientificamente benéficas no cuidado à parturiente e ao feto.

Leitura complementar

Agency for Healthcare Research and Quality. Safety culture. Rockville: AHRQ; 2013 [citado 2019 fev 18]. Disponível em: http://psnet.ahrq.gov/primer.aspx?primerID=5.

Baker GR et al. The Canadian adverse events study: the incidence of adverse events among hospital patients in Canada. CMAJ 2004; 170(11):1678-86.

Brasil. Ministério da Saúde. Documento de referência para o Programa Nacional de Segurança do Paciente/Ministério da Saúde; Fundação Oswaldo Cruz; Agência Nacional de Vigilância Sanitária. Brasília (DF): Ministério da Saúde, 2014.

Brasil. Ministério da Saúde. Portaria 529, de 1º de abril de 2013. Institui o Programa Nacional de Segurança do Paciente (PNSP). Brasília (DF): Ministério da Saúde, 2013.

Brasil. Ministério da Saúde. Resolução de Diretoria Colegiada – RDC 36, de 25 de julho de 2013 (Publicada em DOU 143, de 26 de julho de 2013). Institui ações para a Segurança do Paciente em Serviços de Saúde e dá outras providências. Brasília (DF): Anvisa, 2013.

Couto RC, Pedrosa TMG, Amaral DB. Segurança do Paciente: infecção relacionada à assistência e outros eventos adversos não infecciosos. Prevenção, Controle e Tratamento. 1. ed. Rio de Janeiro (RJ): MedBook, 2017.

Dias MAE, Martins M, Navarro N. Rastreamento de resultados adversos nas internações do Sistema Único de Saúde. Rev Saúde Pública 2012; 46(4):719-29.

Guarischi A, Vieira MFKR. Gerenciamento de recursos humanos em saúde: Crew Resource Management (CRM): da aviação para a medicina. Treinamento de equipes. [s.l.]: [s.n.], 2014. 48p.

Kohn LT, Corrigan JM, Donaldson MS, McKay T, Pike KC. To err is human. Washington, DC: National Academy Press, 2000.

Korner M, Wirtz MA, Bengel J, Goritz AS. Relationship of organizational culture, teamwork and job satisfaction in interprofessional teams. BMC Health Serv Res 2015; 15(243):2-12.

Oliveira RM, Leitão IMTA, Silva LMS, Figueiredo SV, Sampaio RL, Gondim MM. Estratégias para promover segurança do paciente. Esc Anna Nery 2014; 18(1):122-9.

Parto Seguro: a percepção de uma equipe de enfermagem no uso do checklist. Revista Interdisciplinar de Estudos em Saúde. 2018; 7(1):303-18.

Reason J. Human error: models and management. BMJ 2000; 320:768-70.

Reis CT, Martins M, Laguardia J. A segurança do paciente como dimensão da qualidade do cuidado de saúde – um olhar sobre a literatura. Ciência & Saúde Coletiva 2013; 18(7):2029-36.

WHO – Guia de Implementação da Lista de Verificação da OMS para Partos Seguros. Genebra: World Health Organization, 2017 [citado 2019 fev 18]. Disponível em: https://apps.who.int/iris/bitstream/handle/10665/199177/9789248549458-por.pdf?sequence=5

WHO – Patient safety workshop: learning from error. Geneva: World Health Organization, 2010. [citado 2019 fev 18]. Disponível em: https://apps.who.int/iris/bitstream/handle/10665/44267/9789241599023_eng.pdf?sequence=1&isAllowed=y

WHO – Recomendações da OMS para a prevenção e tratamento da hemorragia pós-parto. Genebra: World Health Organization, 2014 [citado 2019 fev 18]. Disponível em: https://apps.who.int/iris/bitstream/handle/10665/75411/9789248548505_por.pdf?sequence=12

WHO – The conceptual framework for the International Classification for Patient Safety: version 1.1: final technical report. Geneva: World Health Organization, 2009. [citado 2019 fev 18]. Disponível em: http://www.who.int/patientsafety/taxonomy/icps_chapter1.pdf

WHO recommendations: intrapartum care for a positive childbirth experience. Geneva: World Health Organization, 2018. [citado 2019 fev 18]. Disponível em: https://apps.who.int/iris/bitstream/handle/10665/260178/9789241550215-eng.pdf?sequence=1

CAPÍTULO **6**

Classificação de Robson para a Organização do Atendimento Obstétrico em Maternidades

Michael S. Robson

> *As mulheres sempre escolherão o tipo de parto*
> *que parece mais seguro para elas e seus bebês.*
> *Se as mulheres escolhem um tipo de parto com o qual*
> *não concordamos, ou elas podem estar certas e nós errados,*
> *ou o atendimento que está sendo prestado não é o que achamos*
> *que é ou a informação apropriada não está disponível.*
> **(Michael Robson)**

INTRODUÇÃO

Os cuidados obstétricos estão sob análise contínua em todo o mundo e há uma demanda para melhorar a segurança e a qualidade dos cuidados prestados às mães e aos bebês. A medicina baseada em evidências constitui grande parte desse processo de melhoria, mas existem filosofias contraditórias a respeito da melhor maneira de aprimorar o atendimento.

Na filosofia baseada no processo, os ensaios controlados randomizados (ECR) dependem da comparação de dois processos diferentes e da decisão sobre qual é o melhor, do incentivo da adoção desse processo em particular e, com efeito, da padronização da maneira como o cuidado é prestado. Apesar do papel importante da medicina baseada em evidências, ainda não foram padronizados todos os processos de atendimento.

A filosofia baseada no resultado (auditoria perinatal) depende da suposição de que o mais importante para a mãe e o bebê é que o desfecho seja bom e que o processo é questão secundária.

Os ECR dependem de desfechos relativos durante um período limitado de tempo, enquanto a auditoria perinatal se concentra em desfechos absolutos durante um período indefinido de tempo. Para o observador sem vieses, é óbvio que ambas as filosofias são importantes, mas na atualidade o ECR é considerado o padrão-ouro, ao passo que poucas unidades para parto, regiões e países se comprometeram com a auditoria perinatal.

Por que a coleta rotineira de dados de qualidade é tão difícil? Uma coleta de qualidade depende de recursos, exigindo comprometimento total da organização. A auditoria perinatal não é reconhecida como uma entidade, área de especialização ou mesmo completamente útil (relação precária de ECR). Não há classificação, princípios ou programas de treinamento aceitos.

Curiosamente, as organizações fora da medicina (negócios ou esporte) que também estão tentando alcançar e manter a qualidade dependem mais da análise de seus dados de rotina. Essas organizações estão desenvolvendo e aprimorando rapidamente seus métodos de coleta rotineira de dados e, em particular, a análise de seus dados por meio de sistemas analíticos sofisticados. Indubitavelmente, há lições que podem ser aprendidas aqui.

A primeira medida de qualidade em qualquer organização consiste em saber quais são seus resultados. O maior problema no momento não é o estabelecimento de metas para as taxas de intervenção, é que ninguém conhece suas taxas de intervenção ou consequências subsequentes para suas próprias unidades de trabalho de parto e parto e o desfecho para mães e bebês. Parece haver uma rejeição total da importância de conhecer seus próprios resultados, nunca se importando em estabelecer uma meta.

Quando analisamos as taxas de intervenção, precisamos comparar quais as consequências de uma intervenção, mas também, de maneira importante, as consequências de não realizá-la. Isso significa claramente que não é suficiente medir uma taxa de intervenção, mas é necessário registrar quaisquer possíveis consequências tanto de sua realização como de sua não realização.

A segunda medida de qualidade é possibilitar a capacidade de entender os resultados, compará-los com outras unidades de trabalho de parto e usá-los para melhorar a qualidade do atendimento. Para isso, contudo, precisamos de uma estrutura consistente, objetiva e abrangente (classificação) dentro da qual seja possível examinar desfechos fetais e maternos em curto e longo prazo. O objetivo de uma classificação é converter dados brutos e informações em conhecimento útil que nos ajude a conhecer uns aos outros e melhorar o atendimento.

Os princípios de uma classificação são que ela seja simples, fácil de implementar, informativa (uma visão geral ou ponto de partida) e seja realmente útil na prática clínica. Precisa ser robusta, autovalidada e universal. Precisa ser prospectivamente determinada, clinicamente relevante, identificável, totalmente responsável e replicável. Os grupos devem ser objetivamente e não subjetivamente definidos, mutuamente exclusivos e totalmente inclusivos. Mais importante, para ser verdadeiramente universal, não deve depender de métodos de prática, porque há muitos processos em que há falta de concordância. Deve se basear em critérios objetivos e com os quais todos possam concordar. Subsequentemente, ao analisar os resultados, o profissional os interpreta levando em conta os diferentes processos que estão sendo aplicados nas unidades de trabalho de parto e parto que estão sendo comparadas.

Finalmente, a questão-chave na avaliação da segurança e qualidade usando a auditoria perinatal é o conhecimento das informações pelo profissional (eventos e desfechos, incluindo intervenções e queixas de complicações, eventos adversos e casos médico-legais), bem como sua capacidade de responder e mudar como resultado dessas informações e a capacidade de realizar e reavaliar continuamente as informações.

Então, em essência, essa filosofia vem adotando diferentes maneiras de cuidado e, em vez de se concentrar na padronização de processos, sugere a padronização da maneira como é realizada a auditoria perinatal para que possam ocorrer maiores aprendizagem e comparação entre as unidades de parto.

Essa filosofia se baseia firmemente na premissa de que todas as informações (epidemiológicas, de eventos maternos e fetais, de desfechos, de custos e organizacionais) serão mais relevantes clinicamente mediante sua estratificação com o uso de dez grupos. Nenhum evento ou desfecho perinatal (incluindo especialmente a cesariana) deve ser considerado isoladamente de outros eventos, desfechos e questões organizacionais.

Quaisquer diferenças nos tamanhos dos grupos ou eventos e desfechos nos grupos são decorrentes de má qualidade dos dados, de diferenças em fatores epidemiológicos significativos e, finalmente, de diferenças na prática. A filosofia traz consigo uma simplicidade, clareza de pensamento e estrutura que estimula o interesse, a discussão, a educação e a compreensão e, mais importante, incentiva o compromisso e a responsabilidade em longo prazo.

Este capítulo descreve como essa filosofia foi adotada e desenvolvida no que diz respeito à compreensão das cesarianas. No entanto, existem muito poucos limites para definir até que ponto esse sistema pode ser aplicado para analisar o trabalho de parto e o parto, bem como a gravidez em geral.

SISTEMA DE CLASSIFICAÇÃO DE DEZ GRUPOS

O Sistema de Classificação de Dez Grupos (TGCS, do inglês *Ten Group Classification System*) foi publicado pela primeira vez em 2001, e o método padrão de apresentação de dados sobre a cesariana é mostrado na Tabela 6.1. Uma série de publicações na literatura descreve como usá-lo e também como ele foi usado em diferentes unidades de parto. No entanto, o melhor resumo de como usá-lo é apresentado no manual da OMS.

Esse sistema tem sido utilizado internacionalmente para analisar cesarianas, mas foi originalmente projetado para que todos os eventos e desfechos de trabalho de parto e parto pudessem ser analisados no contexto dos diferentes tipos de tratamento que cada unidade pode oferecer. Além disso, variáveis epidemiológicas significativas poderiam ser incorporadas nos dez grupos ou usadas para analisar a distribuição dos dez grupos em diferentes subgrupos epidemiológicos.

A maneira como a tabela do TGCS é construída e apresentada é importante (Tabela 6.1). É essencial uma maneira disciplinada e padrão de interpretar os resultados. Qualquer grupo específico só pode ser interpretado individualmente em detalhes depois de interpretar os diferentes tamanhos relativos dos outros nove grupos. A razão para isso é apenas confirmar a qualidade geral dos dados.

Os grupos são descritos e numerados nas duas primeiras colunas. Dez grupos foram escolhidos para conferir alguma discriminação à população; um número maior do que 10 seria difícil de lembrar. Os diferentes grupos foram escolhidos por sua relevância clínica, e alguns foram escolhidos para auxiliar a determinação da qualidade dos dados. A ordem e as relações entre os grupos na tabela também são importantes para possibilitar uma interpretação rápida e fácil dos dados. Todos os grupos podem ser subdivididos, e alguns precisam ser agrupados para fornecer denominadores mais apropriados, dependendo dos eventos e desfechos que estão sendo analisados. No entanto, a experiência nacional e internacional com o uso do TGCS nacional e internacionalmente para comparar dados confirma que é importante começar com a tabela padrão e garantir uma abordagem disciplinada para isso. Os dez grupos se tornam um ponto de partida comum para uma análise mais aprofundada.

Tabela 6.1 O Sistema de Classificação de Dez Grupos para partos por cesariana – National Maternity Hospital, Irlanda, 2017

Grupo	Descrição	2017 2.289/8.433 27,2%	Tamanho do grupo%	Taxa de cesariana em gp%	Contr de cada grupo 27,2%
1	Nulíparas, única cefálica, ≥ 37 semanas, trabalho de parto espontâneo	155/1.716	20,3	9,0	1,8
2	Nulípara, única cefálica, ≥ 37 semanas, induzido ou cesariana antes do trabalho de parto	566/1.479	17,5	38,3	6,7
3	Multípara (excluindo cesarianas prévias), única cefálica, ≥ 37 semanas, trabalho de parto espontâneo	28/2.223	26,4	1,3	0,3
4	Multípara (excluindo cesarianas prévias), única cefálica, ≥ 37 semanas, induzido ou cesariana antes do trabalho de parto	132/1.079	12,8	12,2	1,6
5	Cesariana prévia, única cefálica ≥ 37 semanas	748/986	11,7	75,9	8,9
6	Todas as nulíparas em posição cefálica	222/229	2,7	96,9	2,6
7	Todas as multíparas em posição cefálica (incluindo cesarianas anteriores)	124/141	1,7	87,9	1,5
8	Todas as gestações múltiplas (incluindo cesarianas anteriores)	123/190	2,3	64,7	1,5
9	Todas as posições anormais (incluindo cesarianas anteriores)	30/30	0,4	100	0,4
10	Todas cefálicas únicas, ≤ 36 semanas (incluindo cesarianas prévias)	163/360	4,3	45,3	1,9

O título da terceira coluna fornece o numerador para o número total de cesarianas e o denominador para o número total de mulheres que deram à luz na instituição; a coluna contém o numerador e o denominador para o número de cesarianas e de mulheres que deram à luz, respectivamente, para cada grupo. Os números em cada grupo devem totalizar os contidos no topo. O número e a porcentagem de mulheres que não podem ser classificadas devem ser registrados como um adendo à tabela e refletem a qualidade dos dados.

A quarta coluna na tabela fornece o tamanho de cada grupo como uma porcentagem e é calculada pelo número de mulheres em cada grupo dividido pelo número total de mulheres na população. É notável a consistência dos tamanhos em diferentes populações e, portanto, torna-se relativamente fácil questionar a qualidade dos dados ou, de fato, identificar populações exclusivas. Os tamanhos relativos dos grupos devem ser sempre cuidadosamente avaliados antes de verificar as taxas de cesarianas nos grupos individuais.

A quinta coluna fornece a taxa de cesarianas em cada grupo, dividindo o número de partos por cesariana realizados em cada grupo pelo número de mulheres em cada grupo.

A sexta coluna destaca a contribuição absoluta de cada grupo para a taxa global de cesarianas, a qual é calculada dividindo-se o número de cesarianas em cada grupo pelo número total de mulheres na população. A contribuição para a taxa global de cesariana é influenciada pela taxa de partos por cesariana em cada grupo e também pelo tamanho do grupo. A taxa de contribuição absoluta (em vez de relativa) é recomendada para uso como mostrado na Tabela 6.1, o que torna fácil interpretar rapidamente as taxas absoluta e relativa de contribuição para a taxa de cesarianas.

Por meio do TGCS, o tamanho dos grupos e a taxa de cesarianas dentro dos grupos fornecem imediatamente informações significativas sobre o tipo de atendimento que está sendo prestado naquela instituição, região ou país. Quando outras informações epidemiológicas, eventos e desfechos, processos ou custos são então analisados dentro dos diferentes grupos, ao contrário de uma proporção da população total, eles também aumentam sua relevância. Finalmente, a relação risco-benefício das taxas de cesariana dentro dos grupos assume uma significância totalmente diferente, e as taxas de cesariana, portanto, qualificam-se como um marcador de atendimento de qualidade, especialmente quando interpretadas em relação a essa outra informação.

A seguir, é discutido o significado clínico de cada um dos grupos para que se possa fazer algum julgamento sobre a prática. A medida para a qualidade ou uma boa prática que seja importante é que todas as unidades de trabalho de parto e parto conheçam seus resultados e também possam interpretá-los. Onde mais detalhes são necessários, também devem estar disponíveis.

Grupo 1 – Mulheres nulíparas, única cefálica, ≥ 37 semanas, em trabalho de parto espontâneo

Esse grupo de mulheres é o mais importante em todas as unidades de trabalho de parto e parto. Nesse grupo há maior variação entre as diferentes unidades de trabalho de parto e parto. A taxa de cesariana nesse grupo, em conjunto com outros eventos e desfechos de trabalho de parto, deve ser considerada

como a medida padrão-ouro de qualquer unidade de trabalho de parto e parto.

A principal questão clínica nesse grupo é alcançar uma ação uterina eficiente com segurança. Os principais eventos e desfechos do trabalho de parto a serem medidos são cesariana por motivos fetais e distócia, parto vaginal operatório, taxa de peridural, episiotomia, lacerações de terceiro e quarto graus, rotura artificial de membranas, ocitocina, duração do trabalho de parto, hemorragia primária pós-parto (> 1.000mL), taxas de transfusão de sangue, desfecho neonatal (Apgar 5 minutos < 7, pH do cordão < 7,00, encefalopatia) e a prestação de cuidados personalizados no trabalho de parto.

Os processos ou diretrizes que precisam ser descritos são critérios para diagnóstico de trabalho de parto, diagnóstico e tratamento de distócia (uso de partograma e frequência de exames vaginais), esquema de ocitocina, método de monitoramento fetal e alguma medida de satisfação materna. Mais detalhes sobre outros eventos, desfechos e processos seriam úteis, mas os itens anteriores são essenciais para interpretar o cuidado. Eventos e desfechos mais raros, como histerectomia periparto e lesões do útero, também devem ser coletados, mas a rotura uterina é essencialmente uma complicação apenas da mulher multípara.

Grupo 2 – Mulheres nulíparas, única cefálica, ≥ 37 semanas, trabalho de parto induzido ou cesariana

Esse grupo inclui todas as mulheres nulíparas ≥ 37 semanas de gestação com uma única gravidez cefálica, cuja gravidez foi interrompida antes do início do trabalho de parto espontâneo, seja por indução do trabalho de parto, seja por cesariana antes do trabalho de parto.

A informação clínica relevante a registrar é o número de induções e de cesarianas pré-trabalho de parto realizadas como porcentagem do número total de mulheres nos grupos 1 e 2. As indicações devem ser padronizadas de maneira a compreender por que estão sendo realizadas e quão bem são realizadas. Os eventos, desfechos e processos do trabalho de parto que precisam ser registrados são os descritos para o grupo 1, mas também devem incluir os métodos de indução.

Os grupos 1 e 2 devem ser analisados em conjunto e individualmente. Quanto maior o tamanho relativo do grupo 2 em relação ao grupo 1, maior será a taxa de cesarianas nos grupos 1 e 2 combinados e, portanto, em todas as mulheres nulíparas ≥ 37 semanas de gestação com uma única gravidez cefálica. A taxa de cesariana nas mulheres que são induzidas nesse grupo é, em geral, de 25% a 30%. Dentro do grupo 2, quanto maior o número de cesarianas pré-parto em relação ao número de induções, maior também a taxa de cesarianas.

A principal questão clínica dos grupos 1 e 2 é que, juntos, eles se tornam a força motriz para o aumento da taxa de cesariana primária.

Grupo 3 – Mulheres multíparas (excluindo cesariana anterior), única cefálica, ≥ 37 semanas, em trabalho de parto espontâneo

Esse grupo de mulheres é bastante exclusivo, pois deve ter uma taxa de cesariana muito baixa e deve ser muito semelhante em todas as unidades de trabalho de parto e parto. Tanto é assim que, em caso de taxa de cesariana > 3%, deve-se suspeitar de coleta de dados precária ou classificação inadequada (mulheres com cicatrizes anteriores erroneamente colocadas nesse grupo). Os eventos e os desfechos de trabalho de parto que devem ser analisados são semelhantes aos do grupo 1, mas devem diferir de maneira bastante significativa. Em particular, as taxas de ocitocina (para acelerar o trabalho de parto) devem ser muito baixas, uma vez que a ação uterina ineficiente é rara, ao contrário do grupo 1.

Grupo 4 – Mulheres multíparas (excluindo cesariana anterior), única cefálica, ≥37 semanas, trabalho de parto induzido ou cesariana antes do trabalho de parto

Esse grupo inclui todas as mulheres multíparas ≥ 37 semanas de gestação com uma única gravidez cefálica (exceto cesariana prévia), cuja gravidez foi interrompida antes do início do trabalho de parto espontâneo, seja por indução do trabalho de parto, seja por cesariana antes do trabalho de parto. As informações a serem coletadas são semelhantes às do grupo 2, mas os problemas clínicos são muito diferentes.

A taxa de cesariana em mulheres nesse grupo em que o parto é induzido é, em geral, de cerca de 5% a 8% e é relativamente consistente. A taxa de cesariana no grupo como um todo é maior, então depende muito do número de cesariana pré-trabalho de parto. A cesariana pré-trabalho de parto nesse grupo deve ser rara, sendo a indicação mais comum, muitas vezes, um pedido materno, que geralmente é um reflexo dos cuidados (tanto físicos como psicológicos) no primeiro trabalho de parto. Também são possíveis erros na coleta de dados e na classificação, como no grupo 3.

Grupo 5 – Mulheres multíparas com pelo menos uma cesariana prévia, única cefálica, ≥ 37 semanas

Esse é um grupo heterogêneo de mulheres, mas sua relevância clínica reside no fato de ser o maior contribuinte para todas as taxas de cesariana da unidade de trabalho de parto e parto. A relação risco-benefício da taxa de cesariana nesse grupo é muito diferente da encontrada nos outros grupos, dependendo de questões organizacionais e clínicas.

O tamanho do grupo como proporção da população total de trabalho de parto e parto é muito relevante. Em uma população obstétrica padrão, o tamanho do grupo geralmente representa a metade da taxa total de cesarianas. O grupo deve ser subdividido primeiro naquelas que têm apenas uma cesariana anterior e nas que têm mais de uma cesariana anterior e depois nas que têm trabalho de parto espontâneo, nas com trabalho de parto induzido e naquelas que dão à luz por cesariana antes do trabalho de parto.

A informação adicional sobre o trabalho de parto exigida é muito semelhante à obtida nos quatro primeiros grupos, mas, além disso, a incidência de rotura do útero e histerectomia periparto é muito mais relevante nesse grupo.

Grupo 6 – Todas as mulheres nulíparas com cefálica única

A maioria das mulheres nulíparas com apresentação cefálica atualmente dá à luz por cesariana. No entanto, independen-

temente de o parto ser vaginal ou por cesariana, informações detalhadas devem ser coletadas sobre os resultados de seus desfechos no trabalho de parto, conforme descrito anteriormente (eventos de trabalho de parto, desfechos e processos). É importante considerar, contudo, que a contribuição para a taxa geral de cesariana é muito pequena, enquanto a relação risco-benefício é muito diferente da encontrada em outros grupos.

Grupo 7 – Todas as mulheres multíparas com uma única cefálica (incluindo cesariana anterior)

O tamanho relativo desse grupo é menor que o do grupo 6 e, portanto, a contribuição para a taxa geral de cesariana é ainda menor. No entanto, a relação risco-benefício é provavelmente diferente da observada no grupo 6; portanto, a taxa de cesariana é geralmente menor do que no grupo 6.

Grupo 8 – Todas as mulheres com gravidez múltipla (incluindo cesariana anterior)

O tamanho desse grupo é geralmente menor que o dos grupos 6 e 7. Trata-se de um grupo muito heterogêneo, que contribui muito pouco para a taxa geral de cesariana em virtude de seu pequeno tamanho, embora possa ter uma taxa de cesariana bastante alta. Inclui pacientes nulíparas e multíparas e diferentes tipos de gestações múltiplas. Como grupo, tem uma taxa de morbidade e mortalidade perinatal significativamente maior e, portanto, uma razão risco-benefício completamente diferente da de outros grupos. Informações detalhadas (eventos, desfechos e processos de trabalho de parto) são necessárias com subdivisões nas diferentes categorias de gestações múltiplas, em particular a corionicidade.

Grupo 9 – Todas as mulheres com uma única posição anormal (incluindo cesariana anterior)

Esse é um grupo pequeno, mas consistentemente encontrado com o tamanho de 0,4% a 0,8%, e essa é sua característica exclusiva. Além disso, a taxa de cesariana nesse grupo é sempre 100%. Qualquer outro fator sugere um problema com a definição e a coleta de dados.

Em termos de contribuição para a taxa geral de cesariana, o grupo é irrelevante, mas trata-se de um grupo importante na avaliação da qualidade da coleta de dados.

Grupo 10 – Todas as mulheres com uma única cefálica, gravidez ≤ 36 semanas (incluindo cesariana anterior)

Esse grupo é importante por ser frequentemente citado por muitas unidades de referência terciárias quanto ao motivo pelo qual sua taxa de cesariana é alta. Esse raramente é o caso quando os dados são analisados. O tamanho do grupo é, em geral, de 4% a 5% do total e pode, na verdade, ultrapassar os 10% em algumas unidades de referência terciárias. Se uma proporção significativa de parto prematuro é causada por trabalho de parto espontâneo pré-termo, então a taxa de cesariana é geralmente > 30%. Se uma proporção significativa de partos prematuros é causada por outras condições fetais e maternas, a taxa de cesariana geralmente ultrapassa os 30%.

Capítulo 6   Classificação de Robson para a Organização do Atendimento Obstétrico em Maternidades

De qualquer maneira, a contribuição para a taxa geral de cesariana é pequena e novamente a relação risco-benefício é muito diferente da observada em muitos dos outros grupos e, portanto, a taxa de cesariana deve ser interpretada com isso em mente.

O DEBATE SOBRE A CESARIANA

O debate sobre a cesariana permanece entre os temas mais controversos da obstetrícia e ginecologia, possivelmente até da medicina. O debate se concentrou em qual deveria ser a taxa apropriada de cesariana em um contexto de aumento de suas taxas em todo o mundo, embora o aumento tenha revelado taxas diferentes e tenha começado em diferentes pontos de partida. Embora muito tenha sido escrito, é difícil concluir que qualquer consenso ou qualquer fator de valor clínico tenha sido alcançado. Todos os profissionais envolvidos no trabalho de parto e no parto devem assumir a responsabilidade por essa falha e pelas mensagens dúbias que são fornecidas, o que deixa as mulheres confusas sobre o que é melhor para elas e seus bebês. Uma reavaliação dos nossos cuidados no trabalho de parto e parto precisa ocorrer quando a segurança e a qualidade estão no centro do debate.

A cesariana por solicitação materna merece um comentário especial. As atuais diretrizes clínicas internacionais refletem agora uma liberalização da opinião de especialistas sobre quando realizar uma cesariana, deixando muitas vezes a responsabilidade e, portanto, a responsabilização sobre os ombros da mulher, o que representa uma mudança radical do tipo paternalista de assistência médica prestada no passado. As diretrizes da NICE do Reino Unido recomendam que a cesariana eletiva por pedido da mãe seja facilitada após a obtenção do consentimento pleno. As Faculdades de Obstetras e Ginecologistas dos EUA e da Austrália e o RANZCOG da Nova Zelândia também defendem a discussão e a opinião da paciente quanto ao modo de parto.

No entanto, um aspecto preocupante dessas diretrizes é que não houve a tentativa de definir a solicitação materna nem foi recomendada qualquer classificação padrão de cesariana, apesar de haver uma revisão sistemática sobre os méritos dos diferentes sistemas de classificação.

Uma classificação aceita internacionalmente é muito necessária para o estudo dos efeitos e das causas das crescentes taxas de cesariana. Isso exige endosso tanto em nível internacional quanto nacional, tornando-o parte do relatório obrigatório de cada unidade de trabalho de parto e parto. Na verdade, é responsabilidade dos profissionais fazer isso acontecer. No futuro, o que será mais criticamente questionado será o fracasso em estudar cientificamente a crescente taxa de cesariana com quaisquer implicações de curto ou longo prazo, e não o aumento da própria taxa de cesarianas.

Taxas de cesariana

As mulheres e os profissionais envolvidos no trabalho de parto e no parto tradicionalmente acreditam que a taxa ideal de cesariana seria a mais baixa. Assim como acontece com a maioria dos debates públicos, existem pontos de vista extremos em qualquer ponta do espectro com a resposta verdadeira situada em algum lugar no meio. Há poucas dúvidas de que as taxas de cesariana são muito altas em algumas unidades de trabalho de parto e parto,

e muito tem sido escrito sobre esse tópico. No entanto, menos foi escrito sobre o fato de que elas provavelmente são muito baixas em outros locais. Isso pode acontecer em determinadas áreas do mundo devido ao acesso limitado às instalações necessárias. No entanto, em ambos os casos, houve pouca análise da composição das diferentes taxas de cesariana e de sua relação com outros eventos e desfechos do trabalho de parto.

Há muitas razões para o aumento das taxas de cesariana nos últimos 40 anos, incluindo diferenças na organização e manejo do trabalho de parto, expectativas mais altas, desfechos ruins, casos médico-legais e finalmente, mais recentemente, a escolha materna, que na maioria dos casos é motivada por uma insatisfação com o cuidado prévio no trabalho de parto. Mudanças epidemiológicas também ocorreram com uma faixa etária mais avançada de mulheres que deram à luz, muitas com índices de massa corporal mais elevados e muitas com condições clínicas coexistentes.

> *Uma taxa de cesariana, seja ela alta ou baixa, não é um marcador de qualidade do atendimento, mas saber sua taxa de cesariana, seja ela alta ou baixa, sua composição em relação a outros eventos e os desfechos associados a ela é um marcador de qualidade.*
>
> **(Michael Robson)**

Taxas atuais de cesariana

O aumento atual nas taxas de cesariana não deve ser descartado nem ignorado. Informações epidemiológicas importantes estão disponíveis e, se avaliadas de maneira estruturada, ajudarão a desencadear efeitos negativos e positivos que esse aumento drástico do número de cesarianas poderia ter em curto e longo prazos. No entanto, isso só será possível com a padronização da maneira como observamos os eventos e desfechos do trabalho de parto. O fato de diferentes processos serem usados no manejo do trabalho de parto e no parto em diversas instituições para parto é, sem dúvida, verdadeiro e é um fenômeno organizacional normal. Foram feitas tentativas de padronizar os processos nos níveis institucional, local, regional, nacional e internacional, as quais, no entanto, tiveram sucesso apenas limitado.

As mulheres e os profissionais estão interessados em segurança e qualidade; a segurança e a qualidade estão relacionadas com o desfecho, e o desfecho deve orientar os processos. Em tese, pelo menos, deveria ser mais simples padronizar a mensuração de desfechos e eventos e não os processos. Se isso for estabelecido e aceito, pode ser razoável esperar que os processos se fusionem gradualmente ao longo do tempo porque um grau maior de comparação pode e vai ocorrer.

> *A segurança e a qualidade dos cuidados prestados por uma unidade de trabalho de parto e parto devem ser medidas atualmente em termos de informações validadas disponíveis e, em última análise, em desfechos apropriados ao considerar todas as informações necessárias.*
>
> **(Michael Robson)**

O marcador real do atendimento de qualidade na prática contemporânea não seria, portanto, o que a taxa de cesariana é, mas sim se cada unidade de parto isolada sabe o que é, por que e as implicações? O que certamente é verdade é que as questões que envolvem as taxas de cesariana precisam ser redefinidas e fundamentadas. Isso significará uma filosofia completamente nova e uma aceitação de que grandes bancos de dados prospectivos serão mais úteis do que ECR tanto para fornecer mais informações sobre o trabalho de parto e o parto como, mais importante, também para assegurar que está sendo fornecido atendimento seguro e de qualidade. Ao oferecermos cuidados de qualidade aos nossos pacientes, temos a "responsabilidade de praticar a medicina baseada em evidências", mas não podemos esquecer nossa "responsabilidade de coletar as evidências" para garantir que estamos prestando cuidados de qualidade aos nossos pacientes e que as informações relevantes são apresentadas para que as mulheres façam a escolha certa. O fato de estarmos praticando a medicina baseada em evidências não nos exime de avaliar nossos cuidados em termos de segurança ou qualidade.

Considerações importantes no debate sobre a cesariana

Os avanços nas técnicas de cesariana, anestesia, antibióticos e transfusão transformaram uma cesariana, de um procedimento mais comumente realizado como último recurso no passado, em uma forma relativamente segura de dar à luz um bebê. Em última análise, não é a taxa de cesariana em si que deve ser o desfecho mensurável final, mas os efeitos de curto e longo prazo que uma cesariana pode ter na mãe e no bebê.

A cesariana é o evento de parto mais comumente conhecido e mais significativo e, portanto, estará sempre no centro de qualquer discussão sobre trabalho de parto e parto. Os médicos realizam cesarianas, as parteiras não, e isso tem implicações profissionais e organizacionais. A cesariana também tem implicações sociais e epidemiológicas e, embora essas não sejam importantes por si sós, são importantes quando dissecadas e relacionadas com outros eventos, desfechos, processos e custos de trabalho de parto e parto.

Cabe ressaltar que os eventos e desfechos após uma cesariana podem variar em diferentes unidades de trabalho de parto e parto, especialmente entre aqueles que têm baixa taxa de cesarianas em comparação com os que apresentam alta taxa. É importante, portanto, estar ciente de qual denominador está sendo usado para avaliar as incidências de eventos e desfechos e também a relação em tamanho entre os denominadores, quando as taxas de cesariana são acentuadamente diferentes.

O parto vaginal é considerado por muitos o melhor modo de parto tanto para a mãe como para o bebê, mas, assim como as taxas de cesariana, muito pouca informação sobre os eventos e desfechos é coletada de maneira rotineira na maioria das unidades de trabalho de parto e parto para fundamentar isso. Em especial, muito pouco é coletado sobre o impacto psicológico do trabalho de parto e do parto.

A terminologia deve ser padronizada e os termos neutros, como "eventos" e "desfechos", são favorecidos em detrimento de "intervenções". É hora de substituir "natural" e "normal" como nossos critérios de prática de parteiras e em obstetrícia por um conceito mais aberto do que é bom. Além disso, o que torna o profissional de saúde realmente profissional é seu

conhecimento dos meios e das consequências, e não necessariamente sua opinião sobre o que é bom ou mau.

Há poucas dúvidas de que as taxas de cesariana irão variar em diferentes instituições em nível nacional e internacional e não necessariamente estão relacionadas com a falta de cuidados de qualidade, especialmente se as taxas de cesariana forem os únicos desfechos analisados. As taxas de cesariana só podem ser justificadas como apropriadas se outras informações estiverem disponíveis. Alguns eventos e desfechos podem ter uma pontuação mais significativa na avaliação geral de segurança e qualidade dos cuidados do que outros. As informações exigidas incluirão morbidade e mortalidade perinatal e materna, queixas, eventos adversos e casos médico-legais, recursos de pessoal e infraestrutura, satisfação materna e da equipe e o custo econômico da prestação do cuidado. A informação necessita ser estruturada e padronizada para que outras unidades de trabalho de parto e parto possam repetir a metodologia. Além disso, dados epidemiológicos, como idade, altura, índice de massa corporal, condições clínicas relevantes, etnia e outras variáveis de caso-mix são importantes para interpretar as taxas de cesariana. Os artigos sobre as taxas de cesariana devem incluir o máximo possível dessas informações para serem aceitos para publicação no futuro.

Ao se discutirem as taxas de cesariana, é importante reconhecer que os estudos que no passado recomendavam taxas de 10% a 15%, conforme apropriado, não incluíam as taxas de natimortos em seus cálculos e, em vez disso, referiam-se apenas às taxas de mortalidade neonatal. A natimortalidade somente pode ser evitada por meio da indução do trabalho de parto ou por cesariana antes do trabalho de parto, e ambos aumentarão a taxa geral de cesarianas. O motivo dado para não incluir natimortos nessa análise sobre a taxa ideal de cesariana foi que a informação não está disponível.

A preocupação dos economistas de saúde com o aumento das taxas de cesariana tem sido motivada por custo aumentado, quando comparado ao dos partos vaginais. Extrapolando esse argumento, muitos governos concluíram que, se a taxa de cesariana for reduzida ou mesmo se a cesariana não for realizada em casos sem indicação médica, haveria uma economia, e o dinheiro poderia ser mais bem utilizado em outro lugar. No entanto, a questão é mais complicada, e a economia do parto é um assunto que precisa de mais atenção. O primeiro ponto a ser levantado é que a verdadeira provisão de cuidados de qualidade para as mulheres em trabalho de parto também é cara, sempre foi subestimada e nunca totalmente fornecida. Garantir que toda mulher receba atendimento personalizado em todos os momentos sempre foi um desafio.

O trabalho de parto espontâneo não pode ser planejado, portanto, você pode ter os dois extremos: mais parteiras do que o necessário ou em número insuficiente para todas as mulheres que possam estar em trabalho de parto. O que, sem dúvida, ajudará nesse processo será um sistema padronizado e prospectivo de classificação de mulheres que necessitam de cuidados de maternidade e que possa ser usado tanto para desfechos e eventos clínicos como para a relação custo-eficácia. Isso deve incluir o fornecimento e o registro de atendimento individual.

Finalmente, a possibilidade de aumento teórico dos riscos e dos custos de saúde tanto em curto como em longo prazo como resultado do aumento das taxas de cesariana, particularmente onde não há "indicação médica", tem de ser confirmada e quantificada. Esse é outro motivo pelo qual um banco de dados prospectivo deve ser estabelecido. Aqui pode haver implicações maternas e fetais. No final, porém, isso se juntará à lista de outras questões de saúde pública em que a escolha é uma parte importante da discussão e tem um impacto significativo na economia da saúde futura. Exemplos disso são a obesidade e o tabagismo.

Auditoria da cesariana

Podemos reduzir a taxa de cesarianas? Sim, mas somente quando puder ser justificado e aceito pelas mulheres e implementado com segurança.

(Michael Robson)

A auditoria das taxas de cesariana sempre começa com a taxa total de cesariana como uma porcentagem do total de partos normalmente considerados como todos os partos de 500g ou 24 semanas de gestação.

O próximo passo consiste em dividir os partos por cesariana em trabalho de parto prematuro ou espontâneo ou induzido. Essa é uma etapa importante porque a classificação das indicações será diferente para os dois grupos. Cabe notar que o trabalho de parto induzido inclui todas as mulheres, uma vez tenham iniciado o processo de indução, mesmo que elas não entrem realmente em trabalho de parto, já que se baseia no princípio da intenção de tratar. Esse é um aspecto importante da análise de toda a auditoria de trabalho de parto e parto.

Os termos comumente usados cesariana *eletiva* e de *emergência* são difíceis de definir e raramente são aplicados de maneira padronizada. Eles devem ser limitados a cesarianas pré-trabalho de parto. Existe a necessidade de uma metodologia mais objetiva e consistente quaisquer que sejam as diferentes visões. Desde que as informações sejam coletadas de maneira consistente, os médicos poderão usar as informações da maneira que quiserem.

Uma cesariana eletiva pode ser mais bem definida como um procedimento planejado (> 24 horas), realizado durante o horário de trabalho rotineiro, em mais de 39 semanas, em uma mulher que não esteja em trabalho de parto espontâneo nem tenha iniciado o processo de indução do parto. Todos os outros partos por cesariana devem ser auditados como emergência ou possivelmente, de maneira mais adequada, como cesarianas não eletivas. Os motivos pelos quais eles foram classificados como não eletivos podem ser registrados usando a justificativa descrita acima. Por exemplo, se já estava fora das horas de rotina, usando equipe de emergência, ou se não era um procedimento planejado. Isso adiciona um elemento organizacional e de recursos, além de clínico, à definição de cirurgia eletiva e não eletiva (emergência) e seria útil para avaliação da taxa de cesarianas. A definição de gestação não precisa necessariamente fazer parte da definição primária de eletiva ou não eletiva, mas alguns podem achá-la útil.

A importância do uso da metodologia descrita anteriormente está na possibilidade de tirar conclusões imediatas sobre o fato de uma determinada taxa de cesariana estar relacionada com problemas antes ou durante o trabalho de parto e após a indução como uma proporção da taxa total de cesarianas.

É importante entender isso antes do estudo detalhado de qualquer outro aspecto das taxas de cesariana. A importância das indicações em relação a essa classificação será discutida mais detalhadamente adiante.

Indicações para cesarianas

As indicações para cesariana estão se tornando problemáticas em termos de auditoria, pois parece haver uma lista interminável em desenvolvimento que inclui a ausência de indicação médica. O princípio recomendado neste capítulo é o de que é necessário algum agrupamento de indicações. Isso é importante para promover alguma compreensão acerca das informações coletadas. Sem dúvida, haverá alguma sobreposição, mas as indicações são agrupadas de acordo com o fator unificador mais significativo.

Mesmo usando esses princípios para as indicações da classificação de cesarianas como o único árbitro inicial, ainda surgem problemas. As indicações são mal definidas (trabalho de parto prolongado ou obstruído), frequentemente múltiplas e aplicadas de maneira inconsistente. Elas também são sempre retrospectivas no sentido de que não identificam prospectivamente o grupo de mulheres que serão mais suscetíveis a essa complicação ou indicação específica para cesariana. A identificação prospectiva é essencial se ocorrer a comparação verdadeira das taxas de cesariana e forem implementadas melhorias nos cuidados.

Finalmente, há a sobreposição de indicações, especialmente quando, com frequência, são usadas diferentes medidas hierárquicas, como, por exemplo, o uso da posição cefálica e do trabalho de parto prolongado como duas indicações diferentes. Considere também se um feto desenvolve suspeita de sofrimento após a administração de ocitocina: então, a indicação seria fetal ou distócia, especialmente se não houver um problema fetal quando a ocitocina for interrompida? É possível distinguir a suspeita de sofrimento fetal sem a administração de ocitocina? Atualmente, não existe uma metodologia claramente aceita para a decisão a respeito de em qual grupo a cesariana em questão deve ser colocada. A comparação dos dados perinatais deve sempre começar pelo nível de acordo consensual presente sobre a definição e onde é mais fácil coletar. As tentativas de endossar uma classificação de indicações para cesariana a partir do ponto de vista do médico permanecem elusivas.

Mesmo se houvesse um acordo sobre uma classificação única de indicações, ainda haveria outros problemas para seu uso como árbitro inicial e primário. Em primeiro lugar, a incidência relativa de mulheres nulíparas e multíparas (com e sem cicatriz) atinge diretamente não apenas a taxa total de cesarianas, mas também a incidência de determinadas indicações específicas (e a definição das indicações) e complicações, como pré-eclâmpsia, rotura uterina e muitas outras. A incidência na população de gestações única cefálica, pélvica, transversa (ou oblíqua) e, por último, múltiplas também afetará essas incidências, assim como a etnia e outras variáveis epidemiológicas.

Na prática clínica moderna, qualquer classificação de indicações para parto por cesariana tem de distinguir entre cesariana pré-parto e após trabalho de parto espontâneo e induzido. A mesma classificação não pode ser usada para ambos. Problemas adicionais surgem quando uma indução pode ser realizada para uma indicação (p. ex., pré-eclâmpsia), mas a cesariana é realizada para trabalho de parto prolongado ou sofrimento fetal. Qual seria a indicação para cesariana nesse caso?

A abordagem lógica no presente momento consiste em aplicar as indicações para cesariana como atualmente registradas (até que haja mais consenso) para diferentes grupos de mulheres dentro de uma classificação prospectiva como ponto de partida comum. O TGCS já está sendo usado em mais de 50 países e foi endossado pela OMS, pela Federação Internacional de Ginecologia e Obstetrícia e pelo Conselho Europeu de Obstetrícia e Ginecologia. A metodologia utilizada pelo TGCS tem a vantagem de, por sua estrutura, poder autovalidar a qualidade dos dados e utilizar uma metodologia simples. O TGCS também pode incorporar outros eventos, desfechos, morbidade e mortalidade do trabalho de parto e do parto.

Uma definição para nenhuma indicação médica ou solicitação materna também é necessária. De maneira prática, pode ser mais bem definida como "no momento da solicitação pela mulher, na opinião do obstetra, existe um risco relativo maior de um desfecho adverso significativo para a mãe ou o bebê de realizar um parto por cesariana do que esperar o trabalho de parto e o parto espontâneo ou induzir o trabalho de parto".

Uma indicação clínica para um parto por cesariana deve ser aquela usada consistentemente em circunstâncias semelhantes. Caso contrário, a indicação deve ser registrada como solicitação materna. Isso não significa dizer que é um cuidado inadequado realizar uma cesariana após o aconselhamento da mulher, mas apenas que ela deve ser classificada como solicitação materna e também incluir o motivo para essa solicitação. Variações na aplicação das indicações podem ser estudadas analisando-as em diferentes grupos de mulheres. É importante ressaltar que não é inconcebível que uma indicação para cesariana registrada como solicitação materna hoje possa, com a mudança na prática e nos desfechos do trabalho de parto e do parto, tornar-se uma indicação médica no futuro e também vice-versa.

Classificação das indicações de cesariana

Pré-trabalho de parto

Devem ser feitas tentativas para dividir todas as cesarianas realizadas pré-trabalho de parto em fetais, maternas e sem indicação médica. Às vezes, haverá mais de uma indicação, e nesse caso a principal deve ser escolhida e mais detalhes podem ser adicionados.

Espontânea e após a indução do trabalho de parto

A classificação das indicações para cesarianas no trabalho de parto precisa ser simples, replicável e possibilitar a melhoria dos cuidados. O manejo do trabalho de parto depende da garantia do bem-estar fetal e da obtenção de uma ação uterina eficiente (e do bem-estar materno), e esses também são os motivos pelos quais as cesarianas são realizadas durante o trabalho de parto. Portanto, é lógico que as indicações para cesarianas durante o trabalho de parto possam ser classificadas como fetais ou distócia, de modo que a conduta possa ser avaliada.

Os princípios dessa classificação são distinguir entre cesarianas realizadas por motivos fetais (sem ocitocina) e as

realizadas para distócia (falha na progressão) e são mostrados na Figura 6.1 e na Tabela 6.2. A necessidade da ocitocina é usada como uma característica distintiva entre os motivos fetais e a distócia. Também descreve os dois tipos comuns de trabalhos de parto distócicos que levam à cesariana: trabalho de parto que evolui com menos de 1cm por hora (ação uterina ineficiente [AUI]) e aqueles que inicialmente evoluem com mais de 1cm por hora e depois não evoluem mais (ação uterina eficiente [AUE]). AUI e AUE são subsequentemente subdivididas. Essa é uma divisão puramente arbitrária e, embora todas as mulheres com desproporção cefalopélvica (DCP) ou mau posicionamento que precisavam de uma cesariana sejam todas classificadas como AUE, tem por objetivo significar que essas são as que você pode ter a maior certeza possível de que clinicamente esse foi o principal motivo e não que teoricamente elas também possam estar no grupo AUI.

Para distócia, a subdivisão AUI resposta fraca (Dis/AUI/RF) é quando a ocitocina é prescrita e, em teoria, atinge a dose máxima de acordo com a diretriz da unidade de parto, mas o trabalho de parto não progride com mais de 1cm por hora. Incluirá também aqueles que não atingem a dose máxima permitida por qualquer motivo, mesmo que não haja evidência de excesso de contração ou intolerância fetal.

A subdivisão AUI, incapacidade de tratar o útero com excesso de contração (Dis/AUI/IPT/OC) acontece quando a ocitocina é prescrita e é incapaz de atingir a dose máxima porque o útero apresenta excesso de contração.

AUI incapacidade de tratar, intolerância fetal (Dis/AUI/IPT/IF), é quando a ocitocina é prescrita e é incapaz de atingir a dose máxima porque o feto não tolera a ocitocina.

Por último, AUI sem ocitocina (AUI/sem ocitocina) é quando há pouco progresso (menos de 1cm por hora), mas não se administra ocitocina porque ela é considerada inapropriada: por exemplo, em uma mulher com cesariana anterior, quando uma mulher não aceita a ocitocina ou de fato não aceita o trabalho de parto em si, como ao entrar em trabalho de parto com uma cesariana pré-trabalho de parto já agendada.

A AUE é dividida em desproporção cefalopélvica/trabalho de parto obstruído (AUE/DCP/obstrução) ou mau posicionamento (AUE/mau posicionamento).

A verdadeira vantagem dessa classificação é que ela é construída para poder ser usada por qualquer unidade de parto, independentemente da definição para o diagnóstico de trabalho de parto, como e quando é acelerado (aumentado) o trabalho de parto usando a rotura artificial de membranas, ocitocina, diagnóstico de distócia ou o método de monitoramento do feto em trabalho de parto. O conceito por trás desse método de garantia de qualidade é que, assim como no TGCS, os resultados estimularão a discussão sobre os processos de uma unidade (manejo do trabalho de parto) ao compará-los com os de outras unidades.

Uma indicação fetal seria definida por convenção quando uma cesariana é realizada por suspeita de sofrimento fetal (por qualquer motivo), mas sem o uso de ocitocina. Diferencia a razão fetal antes e depois do uso de ocitocina. Na literatura, isso nunca foi feito anteriormente.

Capítulo 6 Classificação de Robson para a Organização do Atendimento Obstétrico em Maternidades

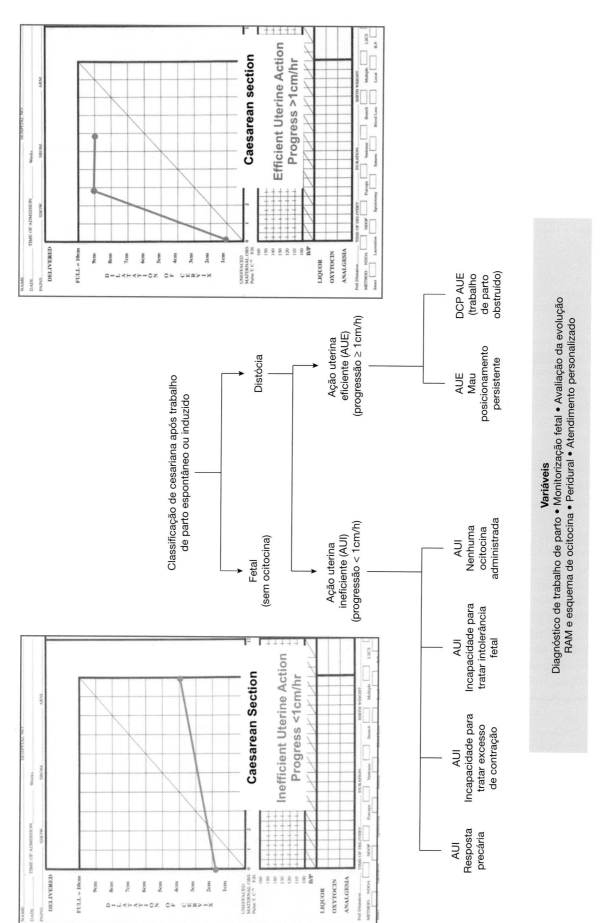

Figure 6.1 Classificação de cesariana após trabalho de parto espontâneo ou induzido. (Modificado de Murphy M, Butler M, Coughlan B et al. Elevated amniotic fluid lactate predicts labor disorders and cesarean delivery in multiparous women at term. Am J Obstet Gynecol. 2015;213:673.e1-8.)

Tabela 6.2 Classificação de cesarianas durante o trabalho de parto

		Sofrimento fetal (sem ocitocina)
Distócia	AUI (ação uterina ineficiente < 1cm/h)	Resposta precária. Dose máxima[1] atingida
		Incapacidade de atingir a dose máxima[1] devido à intolerância fetal
		Incapacidade de atingir a dose máxima[1] por excesso de contrações ou por não seguir o protocolo da unidade
		Sem administração de ocitocina
	AUE (ação uterina eficiente > 1cm/h)	Desproporção cefalopélvica
		Mau posicionamento (occipital posterior ou occipital transversa)

[1]Dose máxima se refere ao protocolo da unidade individual.

Todos os outros partos por cesariana realizados durante o trabalho de parto são classificados como uma forma de distócia. Nenhuma definição formal de distócia é sugerida, já que cada unidade terá seu próprio protocolo de interpretação e manejo, mas isso não os impedirá de usar a seguinte classificação.

Em vez disso, a distribuição dos resultados com o uso de ocitocina reflete o modo como a distócia é diagnosticada e como a ocitocina é usada no trabalho de parto na unidade de parto. Isso é mostrado para o grupo 1 do Relatório Clínico Anual Nacional do Hospital-Maternidade na Tabela 6.3, em particular a incidência, o momento de ocorrência, a dose e o esquema de ocitocina. A aplicação dessa classificação a diferentes grupos de mulheres fornece resultados diferentes que podem ser usados para analisar mais racionalmente as taxas de cesariana e suas implicações.

Análise e interpretação das indicações de cesariana

As indicações para parto por cesariana devem ser analisadas dentro de cada um dos grupos ou subgrupos do TGCS porque a definição, a incidência e o manejo irão variar em cada grupo e terão diferentes relações de risco-benefício. A classificação em dez grupos pode ser usada para avaliar qualquer taxa de cesariana em termos absolutos, mas também para comparar com outras taxas menores ou mais altas dentro da mesma unidade de parto de anos anteriores ou com outras unidades de parto em outros locais. Seria possível ver como os tamanhos dos diferentes grupos variam e também em que grupos de mulheres é encontrada uma diferença nas taxas de cesariana. Ela não explicará imediatamente os motivos e será necessária uma análise mais aprofundada, mas possibilitará

uma visão geral útil a partir da qual começar. Trata-se de uma nova maneira de pensar.

A partir disso, será possível identificar diferentes grupos de mulheres e mudar o manejo de acordo com as evidências disponíveis. Em geral, os grupos 1, 2 e 5 contribuem com dois terços da taxa total de cesarianas, sendo o grupo 5 o principal contribuinte individual. O grupo 5 contém mulheres com pelo menos uma cesariana anterior e uma única gravidez cefálica a termo e precisa ser subdividido em cesariana pré-trabalho de parto e trabalho de parto espontâneo e induzido.

A indução do trabalho de parto e a contribuição para as taxas de cesariana continuam sendo uma questão controversa. A classificação em dez grupos possibilita uma análise única dessa contribuição. Os dois grupos de mulheres que são relevantes no estudo da indução são o de mulheres nulíparas com gestação única e posição cefálica (grupo 2a) e o de multíparas cefálicas com gestação única (sem cicatriz prévia) (grupo 4a). O denominador usado para estudar a incidência e as indicações para as induções representa o número total de mulheres nos grupos 1 e 2 e grupos 3 e 4, respectivamente. A Tabela 6.4 mostra como analisar a incidência de indução do trabalho de parto dentro da gravidez cefálica única em mulheres nulíparas com idade gestacional ≥ 37 semanas.

Existem atualmente artigos que reconhecem o lugar do TGCS como indicador de consenso ao analisar as taxas de cesariana ou de fato para vê-lo sendo usado em auditoria e para *feedback* de modo a reduzir as taxas de cesarianas.

Atualmente, existe uma preocupação global com o aumento das taxas de partos por cesariana, mas é preciso sempre lembrar que as taxas de cesariana são apenas uma parte da avaliação de segurança e qualidade.

MENSAGENS-CHAVE

O objetivo de todas as maternidades deve ser zelar pela segurança e a qualidade. A segurança e a qualidade no trabalho de parto e no parto estão relacionadas com a simplicidade e a consistência. Esses são os princípios que devem sustentar a melhoria da assistência à maternidade.

Tabela 6.3 Indicações para cesariana no grupo 1 (gestação nulípara cefálica única ≥ 37 semanas de gestação em trabalho de parto espontâneo) – Sistema de Classificação dos Dez Grupos, National Maternity Hospital, Dublin, 2017

Indicação para cesariana	N (155/1.716)	% (9,0)
1. Razões fetais (sem ocitocina)	31/1716	1,8
2. Dist /AUI/IPT/IF	53/1716	3,1
3. Dist /AUI/IPT/EC	20/1716	1,2
4. Dist/AUI/RF	30/1716	1,7
5. Dist/AUI (sem ocitocina)	3/1716	0,2
6. Dist/AUE/DCP/POP	18/1716	1,0

Abreviaturas: Dist: distócia; AUI: ação uterina ineficiente; IPT: incapacidade para tratar; IF: intolerância fetal; EC: excesso de contração; RF: resposta fraca; AUE: ação uterina eficiente; DCP: desproporção cefalopélvica; POP: posição occipital posterior persistente.

Tabela 6.4 Gestações nulíparas cefálicas únicas ≥ 37 semanas de gestação (grupos 1 e 2: n=3.195) – Sistema de Classificação dos 10 Grupos, National Maternity Hospital, Dublin, 2017

Trabalho de parto espontâneo	Trabalho de parto induzido	Cesariana pré-trabalho de parto
53,7% (1716/3.195)	41,8% (1.337/3.195)	4,4% (142/3.195)

A coleta rotineira de dados de boa qualidade é, sem dúvida, o desafio para todas as unidades de trabalho de parto e parto, e aqueles que conseguirem isso estarão em uma ótima posição para melhorar continuamente seus cuidados.

Em última análise, a solução será um prontuário eletrônico do paciente que incorpore todos os aspectos do atendimento, incluindo toda a documentação clínica, comunicação de solicitação, medicamentos, anestesia e sala de cirurgia. Será um sistema projetado principalmente para tornar a jornada do paciente mais fácil e segura, melhorando a comunicação, o acesso ao prontuário e a legibilidade. No entanto, também proporcionará uma melhor coleta rotineira de dados, tanto clínicos como organizacionais, com o potencial de projetar os modelos de assistência mais eficazes em termos de custo e estabelecer um banco de dados epidemiológico do qual se orgulhar.

A classificação de dados brutos em conhecimento útil possibilitará que os médicos mais razoáveis cheguem às mesmas conclusões. Isso dependerá de classificações apropriadas que sejam projetadas com lógica e que atuem como um ponto de partida para uma análise mais aprofundada.

Curiosamente, as organizações não médicas (negócio ou esporte) que estão tentando também atingir e manter a qualidade dependem mais da análise de seus dados rotineiros do que do uso de ensaios randomizados para melhorar o atendimento. Essas organizações estão desenvolvendo e aprimorando rapidamente seus métodos de coleta rotineira de dados e particularmente a análise de seus dados usando sistemas analíticos sofisticados. Não há dúvida de que há lições que podem ser aprendidas aqui.

Neste capítulo, o parto por cesariana foi usado para ilustrar os princípios do Sistema de Classificação dos Dez Grupos (Robson) e como esse sistema incentiva uma análise mais detalhada. Outros eventos e desfechos, como a indução do trabalho de parto, podem ser analisados de maneira semelhante por meio do uso do Grupo dos Dez como ponto de partida comum.

Por que a taxa de cesariana é tão importante? A resposta é que uma taxa global por si só possivelmente não seja, mas seu estudo de uma maneira científica, em particular relacionada com outros eventos e desfechos no trabalho de parto e no parto, pode tornar mais clara sua relevância. A taxa de cesariana é o ponto de apoio com o qual todos os outros desfechos obstétricos, desfechos neonatais e questões organizacionais estão relacionados direta ou indiretamente.

A opinião do autor é que o maior avanço na assistência perinatal futura ocorrerá como resultado de uma melhor coleta rotineira de dados estruturados, uma análise mais sofisticada e a melhor implementação das mudanças necessárias.

Leitura complementar

ACOG committee opinion no. 559: cesarean delivery on maternal request. Obstet Gynecol. 2013;121:904–7.

Allen VM, Baskett TF, O'Connell CM. Contribution of select maternal groups to temporal trends in rates of caesarean section. J Obstet Gynaecol Can. 2010 Jul;32(7):633-41.

Anaesthetists RCoOaGaRCo. Classification of urgency of caesarean section – a continuum of risk. Good Practice Guidance No.11. London: RCOG Press; 2010.

Betran AP, Torlini MR, ZhangJJ, Gulmezoglu AM for the working group on Caesarean Section. WHO Statement on Caesarean Section Rates. BJOG 2016; 123:667-70.

Betran AP, Vindevoghel N, Souza JP, Gülmezoglu AM, Torloni MR. A systematic review of the Robson classification for caesarean section: what works, doesn't work and how to improve it. PLoS One 2014;9(6):e97769.

Boatin AA, Cullinane F, Torloni MR, Betran AP. Audit and feedback using the Robson classification to reduce caesarean section rates: a systematic review. 2018 Jan;125(1):36-42.

Brennan DJ, Murphy M, Robson MS, O'Herlihy C. The singleton, cephalic, nulliparous woman after 36 weeks of gestation: contribution to overall cesarean delivery rates. Obstet gynecol. 2011 Feb;117(2 Pt 1):273-9.

Brennan DJ, Robson MS, Murphy M, O'Herlihy C. Comparative analysis of international cesarean delivery rates using 10-group classification identifies significant variation in spontaneous labor. Am J Obstet Gynecol. 2009 Sep;201(3):308.e1–8.

Bunch KJ, Allin B, Jolly M , Hardie T, Knight M. Developing a set of consensus indicators to support maternity service quality improvement: using Core Outcome Set methodology including a Delphi process. BJOG 2018; https://doi.org/10.1111/1471-0528.1528

Campbell S, Murphy M, Keane DP, Robson M. Classification of intrapartum cesarean delivery: a starting point for more detailed analysis. AJOG. 2017. 216 (1) S245-S246.

Cyr RM._Myth of_the ideal_ cesarean_section_ rate:_commentary_and historic_perspective._Am J Obstet Gynecol._2006;194:932–6._

"Doing something" about the cesarean delivery rate. Clark, Steven L. et al. American Journal of Obstetrics & Gynecology. 2018. Volume 219, Issue 3, 267-71.

Draycott T, Sibanda T, Laxton C, Winter C, Mahmood T, Fox R. Quality improvement demands quality measurement. BJOG. 2010 Dec 1;117(13): 1571-4.

European Board and College of Obstetrics and Gynaecology. EBCOG position statement on Caesarean Section in Europe. Eur J Obstet Gynecol Reprod Biol 2017; 219: 129.

FIGO Statement. Best practice advice on the 10-Group Classification System for cesarean deliveries. FIGO Working Group on Challenges in Care of Mothers and infants during Labour and Delivery. Int J Gynecol Obstet 135 (2016) 232-3.

Gregory K, Jackson S, Korst L, Fridman M. Cesarean versus Vaginal Delivery: Whose Risks? Whose Benefits? Am J Perinatol. 2011 Aug 10;29(01):7-18.

J Kaserauskiene et al. BMC Pregnancy and childbirth. Implementation of the Robson classification in clinical practice:Lithuania's experience. 2017 Dec 20;17(1):432.

Kirkpatrick DH, Burkman RT. Does standardization of care through clinical guidelines improve outcomes and reduce medical liability? Obstet gynecol. 2010 Nov 1;116(5):1022-6.

Lawrence_HC, Copel JA, O'Keeffe DF,et al. Quality_patient_care_in labor_and_delivery:a call to_action. Am J Obstet Gynecol. 2012; 207:147-8.

Lucas DN, Yentis SM, Kinsella SM, Holdcroft A, May AE, Wee M, et al. Urgency of caesarean section: a new classification. J R Soc Med. 2000; 93(7):346-50. doi: 10.1177/014107680009300703.

Lynch CD, Iams JD. Diseases resulting from suboptimal immune function in offspring: is cesarean delivery itself really to blame? Am J Obstet Gynecol. 2013 Apr;208(4):247-8.

Mussalli GM. Does standardization of care through clinical guidelines improve outcomes and reduce medical liability? Obstet gynecol. 2011 Mar 1;117(3):732-3.

National Institute for Health and Care Excellence 2011. Caesarean Section. CG 132. London: National Institute for Health and Care Excellence; 2011.

National Maternity Hospital clinical report 2017. p 98-120.

O'Neill SM, Kearney PM, Kenny LC, Khashan AS, Henriksen TB, Lutomski JE, et al. Caesarean Delivery and Subsequent Stillbirth or Miscarriage:

Systematic Review and Meta-Analysis. Middleton P, editor. PLoS ONE. 2013 Jan 23;8(1):e54588.

RANZCOG College Statement C-Obs 39 Caesarean Delivery on Maternal Request (CDMR). Available from: <http://www.ranzcog.edu.au/documents/doc_view/972-c-obs-39 caesarean-delivery-on-maternal--request-cdmr.html> [Accessed on 16/7/2013].

Robson M. Can we reduce the caesarean section rate? Best Practice & Research Clinical Obstetrics & Gynaecology 2001. Vol. 15, No. 1, pp. 179-94.

Robson M. Classification of caesarean sections. Fetal Matern Med Rev 2001;12:23-39.

Robson M. Labour Ward Audit. Management of Labor and Delivery. Ed R Creasy. Blackwell Science pp. 559-570. 1997;1-12.

Robson M. The Ten Group Classification System (TGCS) – a common starting point for more detailed analysis. BJOG 2015;122(5):701.

Robson MS. The 10-group classification system: a new way of thinking. Am J Obstet Gynecol 2018; 219:1-4.

Robson MS. Use of indications to identify appropriate caesarean section rates. Lancet Global Health. 2018 Aug;6(8):e820-1.

Robson M, Hartigan L, Murphy M. Methods of achieving and maintaining an appropriate caesarean section rate. Best practice & research Clinical obstetrics & gynaecology. 2013 Apr;27(2):297-308.

Robson M, Murphy M, Byrne F. Quality assurance: The 10-Group Classification System (Robson classification), induction of labor, and cesarean delivery. Int J Gynecol Obstet 131 (2015) S23-S27.

Romero R, Korzeniewski SJ. Are infants born by elective cesarean delivery without labor at risk for developing immune disorders later in life? Am J Obstet Gynecol. 2013 Apr;208(4):243-6.

Sibanda T, Fox R, Draycott TJ, Mahmood T, Richmond D, Simms RA. Intrapartum care quality indicators: a systematic approach for achieving consensus. European Journal of Obstetrics and Gynecology. Elsevier Ireland Ltd; 2013 Jan 1;166(1):23-9.

Silver RM. Implications of the First Cesarean: Perinatal and Future Reproductive Health and Subsequent Cesareans, Placentation Issues, Uterine Rupture Risk, Morbidity, and Mortality. YSPER. Elsevier Inc; 2012 Oct 1;36(5):315-23.

Todman D. A history of caesarean section: from ancient world to the modern era. Aust N Z J Obstet Gynaecol. 2007 Oct 1;47(5):357-61.

Torloni MR, Betrán AP, Souza JP, et al. Classifications for cesarean section: a systematic review. PLoS One. 2011;6:e14566.

Wackerhausen S. What is natural? Deciding what to do and not to do in medicine and health care. British journal of obstetrics and gynaecology. 1999 Nov;106(11):1109-12.

WHO. Robson Classification: implementation manual. Geneva: World Health Organisation 2017.

Ye J, Zhang J, Mikolajczyk R, Torloni MR, Gülmezoglu AM, Betran AP. Association between rates of caesarean section and maternal and neonatal mortality in . 21st century: a worldwide population-based ecological study with longitudinal data. BJOG 2016;123:745-53.

CAPÍTULO 7

Parto Hospitalar e Parto Domiciliar

Renato Passini Júnior
Tábata Regina Zumpano dos Santos

ANÁLISE HISTÓRICA DA EVOLUÇÃO DO LOCAL DO PARTO

O processo de nascimento foi durante séculos um evento que ocorria no ambiente doméstico. Tudo se dava no domicílio: as mulheres viam nascer irmãos em casa, tinham seus partos em casa e ajudavam outras mulheres a terem seus partos em casa. Os cuidados no domicílio continuavam no pós-parto até a recuperação total da puérpera. As mulheres que constantemente acompanhavam os partos se tornavam parteiras, e até meados do século XIX e início do século XX a característica mais frequente era o deslocamento das parteiras até o domicílio das parturientes. Raramente qualquer procedimento de parto era realizado no hospital ou mesmo em qualquer sala de medicina ou de cirurgia. Apesar dessa tradição, já se reconheciam os riscos do parto que podiam levar à morte, como parto obstruído, hemorragias e infecções.

O médico começou a aparecer no cenário do parto a partir do século XIII, na figura do "cirurgião-barbeiro". Ele era chamado quando morria a mãe ou o bebê e realizava uma cesariana para uma morte materna ou uma embriotomia para uma morte fetal, o que muitas vezes também acabava levando à morte materna. Nos anos 1600 surgiu uma nova forma de agir em um parto obstruído – o fórcipe, inventado por Peter Chamberlain. O domínio desse instrumento foi essencial para mudar o cenário do parto e marcou o início do processo de medicalização.

O conhecimento científico continuou avançando, sendo transferido para o atendimento ao parto. Aos poucos foram sendo compreendidos os múltiplos aspectos envolvidos no trabalho de parto, a anatomia pélvica passou a ser conhecida e surgiram avanços de extraordinária importância, como a primeira anestesia obstétrica, o clorofórmio, que desencadeou na época um debate moral sobre o alívio da dor no parto (a "maldição de Eva") que durou várias décadas.

Quando iniciou o atendimento hospitalar, um parto em hospital era mais perigoso que um domiciliar. Uma em cada seis mulheres com parto em hospital morria de sepse puerperal. Taxas significativamente mais baixas eram observadas com partos em casa; as mulheres temiam o hospital. A causa da morte era desconhecida. A partir de meados de 1800 aumentou a compreensão sobre infecções e sepse, principalmente a partir das obras de Ignaz Semmelweis e Joseph Lister. Quando a simples lavagem de mãos foi adotada, as taxas de mortalidade materna diminuíram de 18% a 20% para 1%. Os anos seguintes foram caracterizados pelo aperfeiçoamento da operação cesariana com a sutura do útero, capaz de salvar vidas em casos de trabalho de parto obstruído. O desenvolvimento de técnicas médicas levadas ao ambiente do parto se acentuou com a II Guerra Mundial, quando aumentaram a segurança anestésica, o uso de antimicrobianos (penicilina), a transfusão sanguínea e as habilidades e técnicas cirúrgicas.

Essas intervenções complexas aumentaram o controle e a autoridade do médico no processo, que passou da posição inicial de observador para se tornar essencial para a solução de complicações obstétricas com risco de morte materna, restringindo o espaço de atuação das parteiras.

Com o avanço científico, o parto foi sendo transferido do domicílio para o hospital, que desenvolveu regras para atender às necessidades de segurança do médico, excluindo familiares e amigos das parturientes. Segundo alguns autores, essa falta de apoio social à mulher exigiu o aumento de medicamentos que foram "apagando" a memória de como era o trabalho de parto. Sem essa lembrança a maneira como a mulher conheceu o parto foi perdida.

Por outro lado, esses avanços levaram a uma considerável redução da mortalidade materna. Nos EUA, no final do século XIX, quando a quase totalidade dos partos era domiciliar, a taxa de mortalidade materna se mantinha em 850 a cada 100.000 nascimentos e a infantil era de 100 a cada 1.000 nascimentos. Em 1997, quando quase todos os partos eram hospitalares, a taxa de mortalidade infantil havia caído 90%, alcançando 7,5 a cada 1.000 nascimentos, e a mortalidade materna caiu 99%, passando para 7,7 a cada 100.000 nascimentos.

No Reino Unido, a mortalidade materna caiu de 400 a cada 100.000 nascimentos em 1939 para 14 a cada 100.000 em 1970 e 10 a cada 100.000 em 1980, coincidindo também com a redução significativa de partos domiciliares.

Muitas mulheres que padeceram ou morreram por problemas associados ao parto atualmente poderiam ser salvas ou ter sua saúde preservada. Provavelmente esse foi o grande mérito do parto no hospital, e essa foi uma escolha das mulheres. Não se pode atribuir apenas ao parto hospitalar a redução da mortalidade materna e perinatal. Outros avanços científicos, sociais e econômicos ocorreram no século passado e contribuíram para essa redução. Inegavelmente, entretanto, muitos dos conhecimentos, técnicas e intervenções médicas colaboraram significativamente para essa redução e continuam a contribuir até hoje. Embora ainda exista um grande caminho a percorrer, já que as taxas de mortalidade materna e infantil ainda são insatisfatórias, principalmente em países em desenvolvimento, criou-se um ambiente de mais segurança em relação ao parto, e a segurança ainda é o aspecto mais debatido quando se analisa atualmente o local de nascimento.

PREVALÊNCIA NO MUNDO E NO BRASIL

Na maior parte dos países ocorreu uma mudança significativa do parto domiciliar para o hospitalar durante o século XX.

Atualmente, a Holanda ainda é o país com maior proporção de partos domiciliares, mas com redução para 20% dos nascimentos. Antes dos anos 1970 a taxa era de 50% e estava em 35% em torno de 2001, indicando redução significativa em poucas décadas.

A Tabela 7.1 mostra a proporção de partos domiciliares em alguns países desenvolvidos.

No Brasil, a cada ano ocorrem cerca de três milhões de nascimentos, quase 98% deles em estabelecimentos hospitalares, sejam públicos ou privados. Nas regiões Norte e Nordeste é registrada a maior ocorrência de partos domiciliares do país. No SUS, em 2013, 7,2% de todas as internações hospitalares foram para parto normal e 5,9% para cesarianas, enquanto na rede privada os percentuais foram de 2,1% para o parto normal e 9,7% para as cesarianas. Isso significa que o parto em ambiente hospitalar é responsável por mais de 10% das internações hospitalares tanto no sistema público como no privado.

Tabela 7.1 Parto domiciliar em países desenvolvidos segundo o ano

País	Ano(s)	Taxa (%)
Inglaterra e País de Gales	2012	2,3
Suécia	1992 a 2001	0,1
EUA	2012	0,89
Japao	2010	1,1
Finlândia	2012	0,6
Holanda	2013	20
Canadá	2008	1,2
Austrália	2011	0,4
Nova Zelândia	2011	3,3
Noruega	1990 a 2007	0,8

Fonte: Zielinski e cols., 2015.

FATORES ASSOCIADOS À OPÇÃO PELO PARTO DOMICILIAR

O nascimento no ambiente hospitalar se caracteriza pela adoção de várias tecnologias e procedimentos com o objetivo de torná-lo mais seguro para a mulher e seu filho. Entretanto, a sensação de segurança no parto, associada aos resultados das pesquisas científicas e à ação de determinados movimentos sociais e grupos políticos, tem levado à volta do interesse pelo parto domiciliar em certos grupos de mulheres e profissionais. Embora as taxas de parto domiciliar permaneçam significativamente baixas, há evidência de um pequeno aumento em sua ocorrência em determinados países, refletindo a mudança de postura de algumas mulheres em relação ao processo de nascimento. No Reino Unido, as taxas de natalidade em domicílio aumentaram de 1% em 1991 para 2,3% em 2012. Nos EUA, a taxa de parto domiciliar planejado aumentou para 0,89% em 2012 (era de 0,56% em 2004). Grande parte das mulheres não presenciou os problemas intraparto que suas ascendentes tiveram e isso aumenta a sensação de segurança para algumas, que optam pelo parto no domicílio.

O conhecimento atual aponta que muitas intervenções a que as parturientes e os recém-nascidos são submetidos, como episiotomia, uso de ocitocina, cesariana, aspiração nasofaríngea, entre outras, deveriam ser utilizadas de maneira mais seletiva, apenas em situações de necessidade. No entanto, essas intervenções podem ser muito comuns, descontentando muitas mulheres. É necessário rever as práticas obstétricas tradicionais, à luz do conhecimento científico atual, sem deixar de considerar os aspectos emocionais, humanos e culturais envolvidos no processo, lembrando que a assistência ao nascimento tem um caráter particular que vai além do processo de adoecer e morrer.

Como resultado desse processo de revisão da assistência obstétrica, mudanças significativas ocorreram nos últimos 20 ou 30 anos, principalmente nos países mais desenvolvidos, com ênfase maior na promoção e no resgate das características naturais e fisiológicas do parto e do nascimento. Desse modo, vários procedimentos hospitalares têm sido questionados, assim como os ambientes onde o nascimento ocorre têm sofrido modificações, tornando-se mais aconchegantes e com rotinas mais flexíveis, permitindo que a mulher e sua família participem e expressem livremente suas expectativas e preferências. Nesse sentido, nesses países surgiram como opção modalidades de assistência em ambientes não hospitalares, como o parto domiciliar e em centros de nascimento dentro ou fora dos hospitais. Isso também vem ocorrendo em países em desenvolvimento.

Dentre os principais motivos alegados por mulheres que optam pelo parto domiciliar estão as lembranças de partos traumáticos em hospitais, o fato de considerarem o parto evento natural que pode ocorrer em qualquer local, a não concordância com métodos de atendimento prestados em hospitais, a possibilidade de escolha de quem estará presente na hora do parto, inclusive os próprios filhos, a apropriação do processo de nascimento, o exercício da autonomia de decisão, a satisfação com experiência prévia e a influência de grupos formadores de opinião. Uma revisão aponta que as mulheres que escolhem o parto domiciliar têm um estilo de vida e condição socioeconômica particular, vivendo em áreas urbanas, e desejam um ambiente mais privado, menos exposto, com maior controle a respeito dos procedimentos envolvidos no trabalho de parto e no parto. Há um desejo de demonstrar capacidade, de empoderamento do processo, e uma sensação de triunfo sobre um contexto ao qual são contrárias.

Um aspecto relevante na escolha de algumas mulheres pelo parto domiciliar se relaciona com o tipo de informação que envolve essa decisão. Dependendo do modo como esse assunto é divulgado ou informado, algumas mulheres serão mais fortemente influenciadas. Qualquer informação sobre o parto, independentemente do local onde ocorra, deve envolver os múltiplos aspectos envolvidos, e questões referentes a desfechos indesejáveis e não controláveis devem estar inseridas nos esclarecimentos às mulheres e suas famílias, bem como o preparo profissional necessário para prestar o atendimento. No caso do parto domiciliar é fundamental que a gestante seja informada sobre a rede de apoio hospitalar existente e que estará disponível caso ocorra alguma dificuldade durante o trabalho de parto.

BENEFÍCIOS E RISCOS ENVOLVIDOS COM O PARTO DOMICILIAR

Há vários aspectos a considerar na análise dos benefícios e riscos envolvidos com a opção pelo parto domiciliar. A evidência científica existente sobre o tema deve ser avaliada preferencialmente com estudos de boa qualidade e sem viés ideológico ou científico, seja de elaboração, seja de análise ou de interpretação. Entretanto, isso não basta. É preciso levar em conta aspectos culturais, econômicos e sociais, as características do sistema de saúde do local, questões legais e jurídicas, aspectos de bioética e ética profissional, além de questões relativas a comportamentos e emoções.

A atenção/assistência ao parto é de extrema importância e não pode ser banalizada. Segundo o Boletim da Organização Mundial da Saúde de 2005, problemas intraparto estão relacionados com 23% das mortes neonatais e 26% dos natimortos. A Sociedade Brasileira de Pediatria, em sua campanha "Nascimento Seguro" de 2018, afirma que, mesmo quando nenhum problema é identificado na gestação, cerca de 1 a cada 10 recém-nascidos necessita de ajuda para iniciar a respiração.

Deve ser lembrado, ainda, que é nas chamadas gestações de baixo risco que ocorre parte significativa dos desfechos indesejados em partos, pois o número dessas gestações é maior que o das consideradas de "alto risco". Também é fundamental destacar que gestação de "baixo risco" não significa que o parto será de "baixo risco", pois esse é um conceito posterior ao parto. Em uma avaliação feita em mais de 10 milhões de gestações, 38% de baixo risco e 62% de alto risco para complicações inesperadas intraparto, houve pelo menos uma complicação inesperada em 46% de todas as gestações, em 29% das gestações de baixo risco e em 57% das gestações de alto risco. Gestações de baixo risco apresentaram mais riscos de parto a vácuo, fórcipe, mecônio e corioamnionite em comparação com gestações de alto risco. As complicações podem surgir de maneira aguda, exigindo, portanto, avaliações frequentes intraparto e condutas rápidas, competentes e precisas em determinadas situações.

Dados recentes indicam que as taxas de mortalidade neonatal aumentaram significativamente em partos domiciliares planejados na presença dos seguintes fatores de risco: apresentação pélvica, gestantes nulíparas, gestações múltiplas, cesariana prévia e idade gestacional de 41 semanas ou mais. O risco de morte neonatal aumentou ainda mais quando a idade de 35 anos da mulher foi combinada com o primeiro parto ou com uma idade gestacional de 41 semanas. Há, portanto, cinco contraindicações absolutas para os partos domiciliares planejados, mas várias outras contraindicações formais existem ou podem surgir em cada caso. Maior mortalidade perinatal no ambiente doméstico pode ser observada em grupos de risco não detectados. Existe uma ampla variabilidade de critérios de risco e condutas adotadas em diversos países no sentido de recomendar o parto no domicílio ou em outro ambiente fora do hospital, bem como o atendimento por obstetrizes.

Portanto, a discussão sobre risco parece fundamental, havendo condições claras de risco e condições que predispõem a risco, e as mulheres e os profissionais devem levar essas questões em consideração com responsabilidade quando da decisão por um parto fora do ambiente hospitalar, cabendo destacar que esse risco nem sempre será identificável de maneira precisa. Segundo as Diretrizes Nacionais de Assistência ao Parto Normal, várias condições clínicas indicam por si sós a realização do parto em uma maternidade, assim como há várias outras que exigem uma avaliação mais individualizada para melhor definição de risco. Entretanto, mesmo elencando muitas contraindicações para o parto fora do ambiente hospitalar, as diretrizes não abrangem todas as situações que poderiam ser observadas e consideradas para não indicar o parto no domicílio.

Profissionais e entidades que apoiam o parto domiciliar planejado enfatizam a segurança para a parturiente, sua satisfação, o menor número de intervenções, a redução de custo e o respeito pelos direitos das mulheres. Profissionais de saúde que atendem partos domiciliares consideram três razões principais para isso: o direito de escolha da mulher, o fato de ser uma opção mais custo-efetiva e, se não houver a participação profissional no domicílio, muitas mulheres poderão optar por um parto sem assistência, o que pode ser mais arriscado. Os que são contrários consideram que complicações podem ocorrer durante a parturição e que nem sempre haverá tempo suficiente para uma transferência a ponto de evitar danos e riscos maiores para a mãe e/ou o recém-nascido.

Muitos obstetras não apoiam o parto domiciliar, mas consideram que devam existir alternativas de ambiência hospitalar para promover melhor acolhimento da mulher e de sua família. Ambientes hospitalares mais adaptados ao ambiente doméstico poderiam auxiliar a escolha das mulheres, reduzindo os riscos de uma transferência e agregando a segurança de atendimento que não poderia ser alcançada em um parto domiciliar. Já foram documentadas experiências nesse sentido em alguns países com resultados satisfatórios. O problema no Brasil é muito mais complexo, já que a rede de maternidades, principalmente as públicas, é mais antiga, de adaptação arquitetônica mais difícil, e os recursos para reformas estruturais são escassos.

Embora existam muitos elementos confundidores a considerar, a evidência demonstra benefícios consistentes para as mulheres que planejaram o parto no domicílio em relação à redução de intervenções obstétricas, como parto vaginal instrumental, cesariana e episiotomia. Em relação às taxas de trauma perineal, a evidência é menos consistente, com resultados variáveis entre os estudos. A evidência não é consistente quanto à ocorrência de hemorragia pós-parto e transfusão de hemoderivados. Entretanto, os resultados neonatais em partos domiciliares causam maior preocupação em relação à segurança e serão abordados mais adiante.

Quanto à utilização de recursos públicos, o parto planejado no domicílio pode envolver custos menores, tendo em vista a menor ocorrência de intervenções e também por não incluir custos de hotelaria hospitalar. Por outro lado, a necessidade de transferência do domicílio para uma maternidade implica custos de transporte e pessoal. Dada a alta taxa de transferência do domicílio para o hospital entre as nulíparas, isso poderia acarretar custos substanciais.

Outro aspecto relevante no custeio envolve a necessidade de deslocamento de profissionais para residências, deixando de permanecer nos hospitais e maternidades. Seria necessário, portanto, aumentar os quadros de profissionais, bem como os recursos de apoio a serem levados aos domicílios para permitir um bom controle durante o trabalho de parto e garantir o atendimento emergencial em caso de necessidade.

As mulheres que optam por partos domiciliares tendem a considerar as intervenções médicas muitas vezes desnecessárias e confiam na capacidade inerente de seus corpos de parir sem interferência. Isso pode expô-las a um risco maior, principalmente por não aceitarem intervenções necessárias ou por demorarem a concordar com a necessidade dessas intervenções ou de transferência para um hospital.

São considerados critérios que conferem maior segurança ao parto domiciliar: o planejamento prévio, a qualidade do profissional que presta atendimento, o efetivo baixo risco da gestante e uma retaguarda médica adequada para atendimento emergencial no local ou hospitalar, além da capacidade de transferência para o serviço de referência mais próximo. Quando tudo se passa de modo adequado, o parto domiciliar costuma ocorrer com menos intervenções, o que poderia implicar custos menores ao sistema de saúde, embora recursos privados da própria parturiente sejam necessários para cobrir a atividade dos profissionais contratados na falta de um sistema público estruturado.

RESULTADOS DA LITERATURA

A melhor evidência científica sobre os diferentes tipos de tratamento ou técnicas provém de ensaios clínicos randomizados, em que se comparam dois ou mais grupos de abordagem de um problema. Isso deveria também ser aplicado na comparação entre os resultados de partos domiciliares e hospitalares. Entretanto, esses estudos não se encontram disponíveis na atualidade. A dificuldade é grande porque o parto domiciliar não é evento frequente e os resultados a serem buscados em populações de baixo risco, como complicações fetais e neonatais, são de baixa frequência, tornando difícil conseguir tamanho amostral suficiente para dirimir as dúvidas existentes.

Não há, portanto, resultados suficientes na literatura para embasar a melhor evidência nesse assunto, restando avaliar estudos de desfechos do parto domiciliar baseados em métodos observacionais. São utilizados tanto os estudos que separam os grupos segundo a "intenção de tratar" como aqueles que analisam os resultados segundo o "local do parto".

Outro desafio é representado pela imensa variabilidade dos sistemas de saúde, tipo de qualificação dos profissionais que atendem partos, características culturais e socioeconômicas, integração de um sistema de maternidades a uma rede de atendimento domiciliar, políticas públicas de apoio, planejamento ou não de partos domiciliares, sistema de registro de nascimentos etc.

Os estudos sobre qualquer tema devem levar em conta aspectos de comparabilidade de grupos, fatores confundidores e problemas com diversos tipos de viés de seleção e de análise. Isso não é diferente com o estudo sobre parto domiciliar, em sua comparação com partos hospitalares ou em outros locais, principalmente quando são analisados os dados de países com realidades e estágios de desenvolvimento e culturas muito diferentes.

Como a Holanda é o país europeu com maior proporção de partos domiciliares, vale destacar que ali o número de partos não chega a 6% dos que ocorrem no Brasil (considerando todos os tipos de partos: domiciliares e hospitalares). Na Holanda, em 2015, foram realizados cerca de 170.000 partos, enquanto no Brasil, no mesmo ano, ocorreram quase 3.000.000 de nascimentos. Portanto, nesse e em muitos aspectos, o parto na Holanda difere enormemente do que ocorre no Brasil, havendo pouca razão para a comparação entre realidades tão diversas.

Um aspecto adicional que torna mais difíceis as comparações entre parto domiciliar e hospitalar refere-se à maneira de avaliar a segurança, principalmente em relação aos resultados neonatais. Muitos estudos utilizam um conjunto de desfechos indesejáveis perinatais para medir o risco para o recém-nascido, mas esses parâmetros geralmente são diferentes entre os estudos. A utilização de um conjunto de parâmetros pode por si só elevar ou reduzir artificialmente o risco de algum evento, que poderá ser mais ou menos importante na sobrevida neonatal e na qualidade de vida da criança. Por exemplo, uma abordagem conjunta de desfechos indesejados pode dar a uma fratura de clavícula a mesma importância de uma morte intraparto.

Vários estudos consideram o parto domiciliar em um contexto de partos extra-hospitalares, mas existem vários tipos de parto extra-hospitalar. Ocorrem partos em centros ou casas de parto, em outras unidades de saúde não hospitalares e em domicílio. Também ocorrem partos extra-hospitalares em outros ambientes, incluindo veículos e outros meios de transporte.

No que se refere ao parto domiciliar, existem aqueles planejados no domicílio e os não planejados, muitas vezes decorrentes de um trabalho de parto muito rápido e/ou da falta de condições de transporte até uma unidade de saúde. O não planejamento agrega risco significativo, principalmente quanto à mortalidade perinatal. Estudo realizado nos anos 1980 apontava no Reino Unido uma taxa de mortalidade perinatal de 8,9 a cada 1.000 nascimentos para partos hospitalares e de 7,8 a cada 1.000 para partos ocorridos no domicílio. Após ajuste por planejamento ou não do parto domiciliar, as taxas mudaram para 4,1 a cada 1.000 em partos planejados no domicílio e 67,5 a cada 1.000 em não planejados. Outro estudo realizado na Holanda, nos anos 1990, identificou uma taxa de mortalidade perinatal em partos domiciliares de 9,8 a cada 1.000, que caiu para 1,9 a cada 1.000 quando corrigida por intenção de local de parto.

Além disso, é importante avaliar o profissional que atende esse parto domiciliar planejado, sua formação e experiência e se é realmente um profissional habilitado. Deve-se destacar que às vezes não há um profissional atendendo, ocorrendo casos de mulheres que optam por partos em domicílio sem qualquer tipo de assistência profissional.

Outros aspectos de importância quanto aos resultados observados no parto domiciliar, como destacado previamente, referem-se à adequada avaliação de risco e à transferência das pacientes. Em estudo australiano dos anos 1990 verificou-se, por exemplo, a importância de não subestimar o risco em partos pélvicos, gemelares e em gestações pós-termo.

Uma questão que merece observação particular e que pode interferir diretamente nos resultados diz respeito ao perfil das mulheres que optam pelo parto domiciliar. Em geral, apresentam risco demográfico menor e adotam um papel mais ativo na manutenção de sua saúde. Isso por si só pode gerar um viés de análise, pois os grupos de estudo podem não ser necessariamente comparáveis.

A maioria dos estudos demonstra a maior probabilidade de parto espontâneo quando o parto é planejado para ocorrer no domicílio, além de menos intervenções e menor morbidade. No entanto, deve ser lembrado que muitos desses achados ocorrem em um sistema de cuidados com parteiras bem treinadas e com bom sistema de referência e transporte.

Um dos aspectos que se destacam em relação ao parto domiciliar consiste nos benefícios psicológicos e emocionais. Apesar de vários estudos apontarem nesse sentido, um deles avaliou se mulheres que deram à luz em casa são menos propensas a apresentar distúrbios de humor durante o puerpério precoce do que aquelas que tiveram partos em hospitais, não encontrando diferença na incidência de melancolia e depressão entre os dois grupos.

O aleitamento materno exclusivo parece ser mais frequente após partos domiciliares planejados. Quanto desse efeito é decorrente do local do parto ou de outros fatores associados ao contexto de um parto domiciliar e ao perfil dessas mulheres ainda necessita ser analisado por estudos com metodologia adequada.

A mortalidade perinatal tem sido um dos principais focos de interesse de pesquisas e de profissionais e mulheres. Na Suécia, entre 1992 e 2004, a taxa de mortalidade neonatal foi de 2,2 a cada 1.000 partos no grupo de parto domiciliar e de 0,7 a cada 1.000 partos no grupo de parto hospitalar, embora essa diferença não fosse estatisticamente significativa. Estudo holandês publicado em 2011 encontrou risco relativo aumentado para mortalidade perinatal, embora também não significativo, concluindo que em certos subgrupos o parto domiciliar agregaria mais risco, podendo chegar a um aumento de 20%.

Um estudo que avaliou a gasometria de cordão umbilical em 85 partos domiciliares e 85 partos hospitalares submetidos à monitorização fetal eletrônica contínua mostrou que os valores médios de pH e excesso de base na artéria umbilical em partos domiciliares (7,19 e –9,9mmol/L, respectivamente) diferiram significativamente dos controles pareados (7,25 e –7,7, respectivamente) nascidos em hospital e considerou que o parto no hospital com monitorização fetal contínua favoreceria o nascimento de crianças menos acidóticas.

Nos EUA, estudo avaliando os resultados de mais de dois milhões de partos, dos quais mais de 12.000 foram domiciliares, verificou que houve aumento dos recém-nascidos com Apgar no quinto minuto < 4 e com convulsões neonatais, comparados aos nascidos de partos hospitalares. Outro estudo apontou que a taxa de mortalidade neonatal em partos hospitalares realizados por obstetrizes certificadas foi de 3,2 a cada 10.000, significativamente menor que a de partos domiciliares realizados tanto por obstetrizes certificadas (10 a cada 10.000) como não certificadas (13,7 a cada 10.000). Portanto, nos EUA, as taxas de mortalidade neonatal para partos domiciliares superam significativamente as de partos hospitalares, e dados mais recentes apontam no mesmo sentido.

Outros desfechos, relacionados ao aumento da morbidade neonatal, também são observados com mais frequência naquele país em partos domiciliares. Isso pode refletir um sistema não bem estruturado de transferência para maternidades. De qualquer modo, a escolha do local de nascimento só pode ser justificada se não expuser o futuro recém-nascido a aumento excessivo do risco de incapacidade evitável. Os casais devem ser informados sobre esses riscos, e os médicos/outros profissionais deveriam tentar dissuadir os casais quando elegem um local de nascimento que coloque em risco a saúde e o bem-estar da criança.

No Reino Unido, um grande estudo de coorte prospectivo (*Birthplace*) forneceu alguns dos melhores dados sobre o risco do local de nascimento para as mulheres de baixo risco, sendo seus resultados amplamente debatidos. O estudo envolveu quase 65.000 mulheres, sendo o principal desfecho (desfecho primário) composto por mortalidade perinatal e morbidades neonatais relacionadas ao parto (natimorto após o início do trabalho de parto, morte neonatal precoce, encefalopatia neonatal, síndrome de aspiração de mecônio, lesão do plexo braquial, úmero fraturado ou clavícula fraturada).

É importante destacar que no grupo formado por mulheres que planejaram o parto domiciliar, em comparação com aquelas que planejaram o hospitalar, foram observadas maior idade e maior probabilidade de serem brancas, com entendimento fluente da língua inglesa e residindo em áreas socioeconomicamente mais privilegiadas. Outra diferença importante foi que no grupo que planejou o parto domiciliar havia 27% de nulíparas contra 54% no grupo com planejamento de parto no hospital.

Em relação às complicações notadas logo no início do trabalho de parto, havia 20% no grupo com planejamento para parto hospitalar, enquanto nos outros grupos o valor foi inferior a 7%. Portanto, como o próprio estudo destaca, o perfil de risco variou entre os grupos. Para resolver isso, foi necessária a modificação do plano de análise, incluindo análises adicionais relativas a desfechos restritos a mulheres sem complicações no início do trabalho de parto. Nesse grupo selecionado (mulheres sem qualquer complicação no início do trabalho de parto), o risco de desfecho perinatal adverso foi maior para partos planejados no domicílio (OR: 1,59; IC95%: 1,01 a 2,52) em relação aos partos planejados no hospital. Quando foram avaliadas apenas as nulíparas desses grupos, o risco de desfecho perinatal adverso foi muito maior no parto domiciliar (OR: 2,80; IC95%: 1,59 a 4,92).

Análise secundária desse estudo resultou na manutenção da recomendação de que não se deve tentar o parto domiciliar na presença de cesariana anterior. Conclusão semelhante ocorreu em estudo americano com dados de mais de 45.000 partos planejados para atendimento na comunidade.

Na Holanda, estudo com quase 750.000 partos não encontrou aumento do risco de resultado perinatal adverso (morte intraparto ou neonatal e admissão em UTI neonatal até 28 dias após o parto) para partos domiciliares planejados entre mulheres de baixo risco. Entretanto, os autores destacam que os resultados encontrados só podem ser aplicados em regiões onde os partos domiciliares estão bem integrados ao sistema de atendimento de maternidades.

Algumas metanálises compararam os resultados dos partos domiciliar e hospitalar em países desenvolvidos. A mais debatida identificou uma redução de intervenções obstétricas em partos domiciliares, porém com aumento significativo da mortalidade neonatal. Recentemente, duas metanálises foram publicadas a respeito desse assunto. Em uma delas, os autores também encontraram menos intervenções obstétricas em partos domiciliares, além de menos distócia fetal e risco menor de hemorragia pós-parto com morbidade e mortalidade neonatais semelhantes entre os grupos. A conclusão, entretanto, foi a de que mais estudos são necessários para esclarecer a segurança do parto domiciliar em relação ao hospitalar. A outra metanálise, abordando parto extra-hospitalar × parto hospitalar, não encontrou diferenças significativas na mortalidade infantil em gestações de baixo risco em países de alta renda, apesar de reconhecer que a maioria dos estudos utilizados apresentou baixo poder estatístico para detectar diferenças em desfechos raros.

Não é possível deixar de destacar novamente que esses são dados internacionais, de locais em que a cultura e a prática obstétrica são diferentes da realidade brasileira. Mesmo nos estudos internacionais, sua análise sugere que, embora para a maioria das gestantes desses países o parto domiciliar seja seguro, essa segurança pode decorrer do fato de que nessas mulheres selecionadas as coisas não costumam dar errado, mas, se derem, os riscos são maiores.

Estudos nacionais consistentes e de bom nível de evidência são escassos e com número baixo de sujeitos envolvidos. Muitas vezes, o parto domiciliar no Brasil ainda é decorrente de dificuldades de transporte ou de vagas em maternidades, indicando, portanto, a falta de acesso adequado ao sistema de saúde e não uma opção pessoal.

A TRANSFERÊNCIA

Um aspecto fundamental no estabelecimento de um parto domiciliar responsável é como solucionar a necessidade de eventual transferência para uma maternidade. Esse aspecto pode por si só acarretar uma morbidade específica. Estudo sueco

que avaliou aspectos emocionais de uma transferência encontrou nas mulheres transferidas uma forte vivência negativa no parto em relação àquelas que não foram transferidas. Essa experiência negativa pode estar associada não apenas ao fato de não conseguir o parto no local planejado, mas também ao tratamento dispensado em outro local, à súbita mudança do profissional que presta o atendimento e à mudança de foco, passando da mulher para a criança, além de todo o estresse emocional, o que inclui o estresse do parceiro.

Um estudo alemão com 360 casos transferidos observou que as principais causas de transferência foram a rotura prematura de membranas e a falha de progressão do parto. Nos casos transferidos houve aumento de partos operatórios, e os recém-nascidos tiveram maior probabilidade de apresentar escores de Apgar mais baixos e serem admitidos em UTI neonatal, principalmente em partos de nulíparas.

As transferências de partos planejados em unidades não obstétricas foram altas para as nulíparas (36% a 45%) e menores para as multíparas (9% a 13%) no estudo sobre o local do parto na Inglaterra. Uma análise secundária do mesmo estudo avaliou o tempo transcorrido entre a decisão de transferir e a primeira avaliação hospitalar. O tempo médio de transferência foi de 49 minutos para partos domiciliares. Para as mulheres que deram à luz dentro de 60 minutos após a transferência foram relatados resultados adversos neonatais em 1% a 2%. Portanto, as transferências do domicílio levaram geralmente até 60 minutos entre a decisão de transferir e a primeira avaliação no hospital, mesmo para transferências realizadas por motivos potencialmente urgentes. As transferências de urgência foram mais comuns em nulíparas.

Outros fatores também podem estar envolvidos e podem ser tão importantes nos desfechos neonatais quanto a distância, como é o caso de populações carentes expostas a muitos fatores de risco independentemente da distância até a maternidade.

Como destaca o estudo inglês, os achados encontrados naquele país, que tem um sistema próprio de atendimento ao parto, com integração entre os locais e a garantia de transporte e vagas, podem não se aplicar a outros países cujo sistema é diferente. A organização do parto domiciliar varia muito mesmo nos países europeus. Estudo realizado para avaliar os modelos de países nórdicos observou que na Dinamarca qualquer mulher tem o direito de ser atendida por uma parteira durante um parto domiciliar e cada condado deve apresentar um plano para a organização dos serviços de parto, incluindo os serviços de parto domiciliar. Na Noruega e na Islândia, o serviço é total ou parcialmente financiado por impostos e as diretrizes nacionais estão disponíveis, mas o acesso a uma parteira que atende ao parto varia geograficamente. Em Estocolmo foram elaboradas diretrizes para o financiamento público de partos domiciliares planejados; para o restante da Suécia, nenhuma diretriz nacional foi formulada, e o serviço é financiado pelo setor privado.

Outros estudos internacionais oferecem dados bem mais preocupantes em relação ao risco que as mulheres, os fetos e os recém-nascidos podem correr quando é necessária a transferência de um parto domiciliar para o hospital. Um estudo australiano que comparou desfechos de partos domiciliares e hospitalares de 1991 a 2006 mostrou uma taxa de mortalidade perinatal oito vezes maior quando foi necessária a transferência do domicílio para o hospital. Há a percepção entre os médicos de que o atraso inevitável envolvido até nos melhores sistemas de transporte do domicílio para o hospital resulta em aumento dos riscos de mortalidade e morbidade para gestantes, fetos e recém-nascidos.

A necessidade materna e fetal de transporte durante o trabalho de parto é muitas vezes impossível de prever e as indicações incluem, dentre outras, dor de parto insuportável, anormalidades de apresentação fetal, aumento da temperatura materna, traçados suspeitos de frequência cardíaca fetal, deterioração abrupta de frequência cardíaca fetal, rotura uterina, sangramento agudo, descolamento de placenta, *vasa* *prévia*, sepse aguda e prolapso de cordão. As razões pós-natais para transporte incluem, por exemplo, lacerações da vagina ou do colo uterino, rotura esfincteriana, atonia uterina, inversão uterina e acretismo placentário. Em casos de hemorragia grave e problemas placentários, a mulher pode chegar ao hospital em choque hipovolêmico. Embora o tratamento cirúrgico e o do choque possam ser instituídos imediatamente, sempre existe risco de morte ou de sequelas graves.

As razões neonatais para o transporte são inúmeras e incluem peso inesperadamente muito baixo ou muito alto ao nascer, depressão neonatal, sinais de desconforto respiratório, anoxia neonatal, malformações inesperadas e sepse aguda. Os melhores procedimentos de rastreamento pré-natal, mesmo quando executados com perícia, às vezes não conseguem detectar condições de alto risco neonatal, como no caso de cardiopatias fetais. Distúrbios metabólicos graves neonatais, como a hipoglicemia, teriam dificuldade de diagnóstico e correção no domicílio com risco de consequências neurológicas.

Dadas a gravidade e a frequência dos motivos para a transferência, mesmo uma taxa muito baixa de transporte de emergência deve suscitar preocupação considerável. Em virtude desses riscos, alguns autores definem certos requisitos para que seja oferecido parto domiciliar em países de alta renda, como:

- Real avaliação de risco tanto pelo profissional como pela própria mulher.
- Profissionais bem treinados para atendimento domiciliar.
- Disposição para ser transferida, se for necessário.
- Estrutura de rede planejada.
- Boa comunicação do profissional com a maternidade.
- Facilidade de transporte.
- Distância pequena até a maternidade.
- Boa receptividade hospitalar.
- Condição hospitalar para atendimento de parto de risco.

As mulheres submetidas ao parto domiciliar deveriam ter acesso completo a tudo que uma maternidade moderna pode oferecer para intervenções de urgência e emergência, incluindo um obstetra e um anestesiologista, além de pediatra para atendimento ao recém-nascido que necessite.

POSICIONAMENTO DE ENTIDADES E ASSOCIAÇÕES

As associações internacionais de profissionais, médicos e não médicos se posicionam de maneiras diversas em relação ao parto domiciliar, como pode ser observado no Quadro 7.1.

No Brasil são encontrados vários posicionamentos em relação a esse tema. Nas Diretrizes Nacionais de Assistência ao Parto estão anotadas as seguintes orientações em relação ao local de assistência ao parto:

- Informar as gestantes de baixo risco sobre os riscos e benefícios dos locais de parto. Informar também que as evidências são oriundas de outros países e não necessariamente aplicáveis ao Brasil.

Quadro 7.1 Posicionamento de entidades internacionais em relação ao parto domiciliar

Associação profissional	Ano	Posição sobre partos domiciliares	Detalhes e justificativa
Royal Australian and New Zealand College of Obstetricians and Gynaecologists (RANZCOG) – Austrália e Nova Zelândia	2014	Contra	Inseguro. Triplica mortalidade neonatal. Fatores regionais interferem
Australian College of Midwives (ACM) – Austrália	2011	A favor, se baixo risco	Seguro. Autonomia da paciente, cuidado centrado na mulher, importância do parto como rito de passagem
American College of Obstetricians and Gynaecologists (ACOG) – EUA	2013	Contra, mas reconhece autonomia	Falta de ensaios clínicos, fatores regionais (muitos estudos fora dos EUA)
American College of Nurse-Midwives (ACNM) – EUA	2011	A favor, se baixo risco	Autonomia, cuidado holístico, menor morbidade materna, seguro, oportunidade de estudantes verem um parto normal, parto sem perturbações
Royal College of Obstetricians and Gynaecologists (RCOG) e Royal College of Midwives (RCM) – Reino Unido	2007	A favor, se baixo risco	Menor morbidade materna, autonomia, bem-estar emocional e psicológico, menos intervenção
Canadian Association of Midwives (CAM) – Canadá	2014	A favor, se baixo risco	Seguro, menos intervenção sem aumento de morbimortalidade materna e neonatal, fatores emocionais e psicológicos, autonomia

Fonte: Roome e cols., 2016.

- Informar a todas as gestantes que a assistência ao parto no domicílio não faz parte das políticas atuais de saúde no país.
- Informar às NULÍPARAS com baixo risco de complicações que o planejamento do parto no domicílio não é recomendado, tendo em vista o risco maior de complicações para a criança.
- Informar às MULTÍPARAS com baixo risco de complicações que, tendo em vista o contexto brasileiro, o parto domiciliar não está disponível no sistema de saúde. Por isso, não há como recomendar. No entanto, não se deve desencorajar o planejamento do parto no domicílio, desde que esteja assegurado que todas as mulheres que optarem pelo planejamento do parto fora do hospital tenham acesso em tempo hábil e oportuno a uma maternidade, se houver necessidade de transferência.

O documento também destaca a necessidade de informar aquelas que optarem por parto extra-hospitalar sobre a probabilidade de transferência para uma maternidade, os motivos que podem levar a isso e o tempo necessário para tal. Entretanto, a diretriz não aborda a estrutura necessária para transferência nem aponta quais seriam as garantias de vagas das mulheres e recém-nascidos nas maternidades.

O Conselho Federal de Medicina, em publicação de 12 de agosto de 2012, declarou que, "após análise criteriosa de estudos científicos realizados no Brasil e no exterior, o plenário do Conselho Federal de Medicina (CFM) decidiu recomendar aos médicos e à sociedade a realização dos partos em ambiente hospitalar de forma preferencial, por ser mais segura." Em seu posicionamento, o CFM ressalta ainda que a autonomia do médico e da mulher deve ser respeitada no âmbito da relação médico-paciente. No entanto, a "legitimidade da autonomia materna não pode desconsiderar a viabilidade e a vitalidade do seu filho (feto ou recém-nascido), bem como sua própria integridade física e psíquica".

A Febrasgo emitiu em 2018 um posicionamento da entidade com o título "Local para o parto seguro: parto hospitalar *versus* parto domiciliar", colocando-se como defensora do parto com segurança para a gestante e seu concepto e, nessa linha, recomendando o parto hospitalar com equipe de saúde completa. A entidade fundamentou seu posicionamento em resultados de estudos científicos de base populacional de alta qualidade realizados na Inglaterra, Holanda e EUA. A publicação ressalta que nesses países, "mesmo com a existência de estrutura preparada para atendimento de partos domiciliares, envolvendo transporte e vagas em hospitais, além de equipes preparadas para esse atendimento, os resultados perinatais foram piores nos partos fora do ambiente hospitalar". Destaca a possibilidade de mudança rápida de um parto de baixo risco para um de alto risco e a falta de estudos nacionais sobre o atendimento ao parto domiciliar. Recomenda que as mulheres sejam advertidas de que o parto fora do ambiente hospitalar duplica o risco de morte neonatal e triplica complicações como convulsões e danos neurológicos neonatais.

A Sociedade Brasileira de Pediatria lançou em 2018 a campanha "Nascimento Seguro", recomendando a presença do pediatra em todos os nascimentos. Há uma preocupação muito grande com o atendimento neonatal imediatamente após o nascimento, pois um número considerável de recém-nascidos necessita de auxílio médico nos primeiros minutos de vida. Isso se torna difícil e em alguns casos impossível no ambiente domiciliar. Em nota de esclarecimento, publicada em outubro de 2018, a sociedade esclarece que:

> Estudos científicos comprovam que são os partos realizados em ambiente hospitalar os que têm menor risco de gerar complicações, ou seja, com menores taxas de morbidade e de mortalidade, sendo que em todos os procedimentos desse tipo deve estar presente um pediatra habilitado para que, em caso de necessidade, adote imediatamente as medidas que o recém-nascido precisar.

Continua a nota:

> (...) por meio da evolução do conhecimento, da tecnologia e da atitude assistencial, o ambiente hospitalar se tornou mais seguro, propiciando ao médico, juntamente com a equipe que presta assistência ao parto e nascimento, as condições adequadas para prevenir e, se necessário, fazer abordagem clínica de eventuais problemas que venham comprometer a saúde da mulher (síndromes hipertensivas, hemorragias e infecções) e do neonato, como sofrimento fetal agudo e necessidade de reanimação neonatal competente. Ressalte-se que, no sofrimento fetal agudo, a intervenção médica obstétrica deve ocorrer em no máximo 30 minutos para prevenção de asfixia perinatal e a assistência pediátrica deve ser imediatamente após o nascimento, sendo que para se reduzir a possibilidade de sequelas neurológicas o tempo de intervenção é de menos de 5 minutos. Destaque-se ainda que o trabalho de parto, mesmo em gestantes classificadas como de baixo risco, pode, em algum momento, se transformar em urgência ou emergência obstétrica, que demanda intervenção imediata em ambiente hospitalar por obstetra, pediatra e anestesiologista.

CONSIDERAÇÕES FINAIS

Observa-se o aumento do interesse em relação ao parto domiciliar associado às políticas de estímulo ao parto natural. A inserção desse modelo no país depende de estatísticas seguras que possibilitem uma análise adequada. Há a necessidade de pesquisa científica nacional com boa metodologia, sem viés de qualquer tipo e sem interesses comandando as análises, para assegurar os resultados obtidos com a implantação de um modelo de parto domiciliar no Brasil. Como poucos partos domiciliares são registrados, isso se torna mais difícil. A formulação de políticas de saúde sobre esse tema utilizando resultados da literatura científica, mesmo que de boa qualidade, porém provenientes de estudos realizados em países com alto grau de desenvolvimento, muito diferentes cultural e socialmente, pode não ser recomendável. Ainda assim, estudos desses países apontam para o risco maior, principalmente neonatal, em um parto domiciliar. Portanto, isso sinaliza maior preocupação com esse procedimento.

Outros aspectos fundamentais, em razão das particularidades nacionais, consistem em saber onde estaria localizado o domicílio, a facilidade/dificuldade de transporte da mulher para uma instituição hospitalar e a existência de condições de atendimento nessa instituição. A transferência da mulher e/ou do recém-nascido com segurança em caso de necessidade depende de uma integração de partos domiciliares no sistema de saúde, o que ainda não pode ser garantido no país. No caso de políticas públicas, como o atendimento extra-hospitalar por profissionais gera custo, há necessidade também de se verificar até que ponto o Sistema de Saúde teria interesse em adotar esse modelo com todos os seus desdobramentos, tanto os de saúde como os econômicos e jurídicos.

Destaca-se ainda a necessidade de discussão de critérios de formação e qualificação profissional para o atendimento ao parto em domicílio, algo que ainda não se encontra disponível.

O parto é um processo fisiológico envolto em valores culturais, dependente de condições ambientais e, quando se complica, exige competência técnica para sua resolução, existindo uma responsabilidade coletiva nesse processo: de mulheres, profissionais, instituições e políticas públicas. O parto é um fenômeno biológico e natural e, portanto, independentemente da importância de outros fenômenos e características que o cercam e acompanham, sejam eles da própria mulher, do ambiente ou da sociedade, estará sempre sujeito a variações, do mesmo modo que toda a natureza. Sua evolução e desfecho são, por conseguinte, imprevisíveis.

Há ainda um caminho a percorrer na discussão sobre as vantagens e desvantagens do parto domiciliar em relação ao parto hospitalar, mas não há como abrir mão da garantia de segurança das condições de saúde da mulher e da criança nesse processo.

Leitura complementar

Birthplace in England Collaborative Group, Brocklehurst P, Hardy P, Hollowell J et al. Perinatal and maternal outcomes by planned place of birth for healthy women with low risk pregnancies: the birthplace in England National Prospective Cohort Study. BMJ 2011; 343:d7400.

Bovbjerg ML, Cheyney M, Brown J, Cox KJ, Leeman L. Perspectives on risk: Assessment of risk profiles and outcomes among women planning community birth in the United States. Birth 2017; 44:209-21.

Brasil. Ministério da Saúde. Departamento de Informática do SUS. Tabnet: Nascidos Vivos – Brasil. 2016. Disponível em: <http://tabnet.datasus.gov.br/cgi/tabcgi.exe?sinasc/cnv/nvuf.def>. Acesso em: 21/11/2018.

Brasil. Ministério da Saúde. Secretaria de Ciência, Tecnologia e Insumos Estratégicos. Departamento de Gestão e Incorporação de Tecnologias em Saúde. Diretrizes nacionais de assistência ao parto normal: versão resumida [recurso eletrônico]. Brasília, 2017. 51p.

Brasil. Ministério da Saúde. Secretaria de Ciência, Tecnologia e Insumos Estratégicos. Departamento de Gestão e Incorporação de Tecnologias em Saúde. Diretriz nacional de assistência ao parto normal: relatório de recomendação (protocolo). Brasília, 2016. 381p.

Cater KC, Carter BC. Childbed fever: a scientific biografy of Ignaz Semmelweis. Westport, CT: Greenwood Press, 1994:54.

Catling C, Dahlen H, Homer CS. The influences on women who choose publicly-funded home birth in Australia. Midwifery 2014; 30(7):892e8.

Cheng YW, Snowden JM, King TL, Caughey AB. Selected perinatal outcomes associated with planned home births in the United States. Am J Obstet Gynecol 2013; 209:325.e1-8.

Chervenak FA, McCullough LB, Brent RL et al. Planned home birth: the professional responsibility response. Am J Obstet Gynecol 2013; 208(1):31-8.

Conselho Federal de Medicina. Recomendação 001/2012. Disponível em: https://portal.cfm.org.br/images/Recomendacoes/1_2012.pdf. Acesso em 16/11/2018.

Danilack VA, Nunes AP, Phipps MG. Unexpected complications of low-risk pregnancies in the United States. Am J Obstet Gynecol 2015; 212(6):809.e1.

David M, Berg G, Werth I et al. Intrapartum transfer from a birth centre to a hospital: reasons, procedures, and consequences. Acta Obstet Gynecol Scand 2006; 85(4):422e8.

De Crespigny L, Savulescu J. Homebirth and the future child. J Med Ethics 2014; 40(12):807e12.

De Jonge A, Geerts CC, van der Goes BY, Mol BW, Buitendijk SE, Nijhuis JG. Perinatal mortality and morbidity up to 28 days after birth among 743 070 low-risk planned home and hospital births: a cohort study based on three merged national perinatal databases. BJOG 2015; 122:720-8.

De Jonge A, Mesman JA, Mannien J et al. Severe adverse maternal outcomes among low risk women with planned home versus hospital births in The Netherlands: nationwide cohort study. BMJ 2013; 346:f3263.

Devitt N. The transition from home to hospital birth in the United States, 1930-1960. Birth Fam J. 1977; 4:47-58.

Dunn PM. Sir James Young Simpson (1811-1870) and obstetric anaesthesia. Arch Dis Child Fetal Neonatal Ed 2002; 86(3):F207e9.

Eskes TK, Jongsma HW, Houx PC. Umbilical cord gases in home deliveries versus hospital-based deliveries. J Reprod Med 1981; 26(8):405e8.

Expert Maternity Group. Changing Childbirth. London: HMSO, 1993.

FEBRASGO. Posicionamento Febrasgo. Local para o parto seguro: parto hospitalar versus parto domiciliar. Comissão de Defesa e Valorização Profissional. Jiménez MF, relatora.

Great Britain: Office of Population Censuses and Surveys, birth counts: statistics of pregnancy and childbirth. 1983.

Grunebaum A, McCullough LB, Arabin B et al. Neonatal mortality of planned home birth in the United States in relation to professional certification of birth attendants. PLoS One 2016; 11(5):e0155721.

Grunebaum A, McCullough LB, Sapra KJ et al. Planned home births: the need for additional contraindications. Am J Obstet Gynecol 2017.

Hogan MC, Foreman KJ, Naghavi M et al. Maternal mortality for 181 countries, 1980-2008: a systematic analysis of progress towards Millennium Development Goal 5. Lancet 2010; 375(9726):1609e23.

Hosmer L. Home birth. Clin Obstet Gynecol 2001; 44(4):671-780.

Jackson ME, Bailer AJ. Homebirth with certified nurse-midwife attended in the United States an overview. J Nurse Midwifery. 1995; 40:6493-506.

Jessney B. Joseph Lister (1827e1912): a pioneer of antiseptic surgery remembered a century after his death. J Med Biogr 2012;20 (3):107e10.

Kadar N, Romero R, Papp Z. Ignaz Semmelweis: the "Savior of Mothers". Am J Obstet Gynecol 2018; 219(6):519-22.

Kennare RM, Keirse MJ, Tucker GR, Chan AC. Planned home and hospital births in South Australia, 1991-2006: differences in outcomes. Med J Aust 2010; 192:76-80.

Lawn J, Shibuya K, Stein C. No cry at birth: global estimates of intrapartum stillbirths and intrapartum-related neonatal deaths. Bulletin of the World Health Organization 2005; 83(6):409-17.

Lindgren H, Kjaergaard H, Olafsdottir OA, Blix E. Praxis and guidelines for planned homebirths in the Nordic countries – An overview. Sexual & Reproductive Healthcare 2014; 5:3-8.

Lindgren HE, Radestad IJ, Christensson K et al. Outcome of planned home births compared to hospital births in Sweden between 1992 and 2004. A population-based register study. Acta Obstet Gynecol Scand 2008; 87(7):751e9.

Lindgren HE, Radestad IJ, Hildingsson IM. Transfer in planned home births in Sweden effects on the experience of birth: a nationwide population-based study. Sex Reprod Healthc 2011; 2(3):101e5.

Loudon I. Maternal mortality in the past and its relevance to developing countries today. Am J Clin Nutr 2000; 72(1 Suppl):241Se6S.

Loudon I. Review essay: The making of man-midwifery. Bull Hist Med 1996; 70.3: 507-15.

Maija-Riitta Jouhki. Choosing homebirth — The women's perspective. Women and Birth 2012; 25:e56-e61.

Meckel RA. Save the babies: American public health reform and the prevention of infant mortality, 1850-1929. Baltimore, MD: The Johns Hopkins University Press, 1990.

Mehl-Madrona L, Madrona MM. Physician and midwife attended homebirths effects of breech, twin and postdates; outcome data on mortality rates. J Nurse Midwifery 1997; 42 (2):91-103.

Pesquisa Nacional de Saúde: 2013: acesso e utilização dos serviços de saúde, acidentes e violências: Brasil, grandes regiões e unidades da federação/IBGE, Coordenação de Trabalho e Rendimento. Rio de Janeiro: IBGE, 2015. 100 p.

Pilkington H, Blondel B, Drewniak N et al. Where does distance matter? Distance to the closest maternity unit and risk of fetal and neonatal mortality in France. Eur J Public Health 2014; 24(6):905e10.

Pop VJ, Wijnen HA, van Montfort M et al. Blues and depression during early puerperium: home versus hospital deliveries. Br J Obstet Gynaecol 1995; 102(9):701e6.

Public Health Service. Vital statistics of the United States, 1950. Vol I (National vital statistics report; vol 47, no.20). Washington, DC: US Department of Health and Human Services, CDC, National Center for Health Statistics, 1999.

Rayburn WF, Richards ME, Elwell EC. Drive times to hospitals with perinatal care in the United States. Obstet Gynecol 2012; 119:611-6.

Roome S, Hartz D, Tracy S, Welsh AW. Why such differing stances? A review of position statements on home birth from professional colleges. BJOG 2016; 123:376-82.

Rossi AC, Prefumo F. Planned home versus planned hospital births in women at low-risk pregnancy: a systematic review with meta-analysis. European Journal of Obstetrics & Gynecology and Reproductive Biology 2018; 222:102-8.

Rowe R, Li Y, Knight M, Brocklehurst P, Hollowell J. Maternal and perinatal outcomes in women planning vaginal birth after caesarean (VBAC) at home in England: secondary analysis of the Birthplace National Prospective Cohort Study. BJOG 2016; 123:1123-32.

Rowe RE, Townend J, Brocklehurst P et al. Duration and urgency of transfer in births planned at home and in freestanding midwifery units in England: secondary analysis of the Birthplace National Prospective Cohort Study. BMC Pregnancy Childbirth 2013; 13:224.

Scarf VL, Rossiter C, Vedam S et al. Maternal and perinatal outcomes by planned place of birth among women with low-risk pregnancies in high-income countries: a systematic review and meta-analysis. Midwifery 2018; 62:240-55.

Snowden JM, Tilden EL, Snyder J, Quigley B, Caughey AB, Cheng YW. Planned out-of-hospital birth and birth outcomes. N Engl J Med 2015; 373(27):2642-53.

Sociedade Brasileira de Pediatria. Campanha Nascimento Seguro. Disponível em: http://www.sbp.com.br/nascimento-seguro/. Acesso em 21/11/2018.

Sociedade Brasileira de Pediatria. Nota de Esclarecimento. Disponível em: http://www.sbp.com.br/imprensa/detalhe/nid/sbp-pede-ao-jornal-a--tarde-que-informe-a-populacao-sobre-riscos-relacionados-aos-partos-fora-do-ambiente-hospitalar/. Acesso em 16/11/2018.

Statista: the statistics portal. Total number of live births in the Netherlands from 2007 to 2017. Disponível em: https://www.statista.com/statistics/519994/total-number-of-live-births-in-the-netherlands. Acesso em 18/11/2018.

Van Alten D, Eskes M, Treffers PE. Midwifery in the Netherlands; the Wormerveer study: selection, mode of delivery, perinatal mortality, and infant morbidity. Br J Obstet Gynaecol. 1989; 96:656-62.

Van der Kooy J, Birnie E, Denktas S, Steegers EAP, Bonsel GJ. Planned home compared with planned hospital births: mode of delivery and perinatal mortality rates, an observational study. BMC Pregnancy and Childbirth 2017; 17:177.

Van der Kooy J, Poeran J, de Graaf JP et al. Planned home compared with planned hospital births in The Netherlands: intrapartum and early neonatal death in low-risk pregnancies. Obstet Gynecol 2011; 118(5):1037e46.

Vellery-Rodot RT. The Life of Pasteure. Garden City, NY: Doubleday, Page & Co., 1926:289-90.

Walker JJ. Planned home birth. Best Practice and Research: Clinical Obstetrics and Gynaecology 2017; 43:76-86.

Wax JR, Lucas FL, Lamont M, Pinette MG, Cartin A, Blackstone J. Maternal and newborn outcomes in planned home birth vs planned hospital births: a metaanalysis. Am J Obstet Gynecol 2010; 203(3)e1-8 243.

Wiegers TA, Keirse MJNC, van der Zee J et al. Outcome of planned home and planned hospital births in low risk pregnancies: prospective study in midwifery practices in the Netherlands. Br Med J 1996; 313:1309-13.

Woolcock HR, Thearle MJ, Saunders K. My beloved chloroform, attitudes to childbearing in colonial Queensland: a case study. Soc Hist Med 1997; 10(3):437-57.

Zander L. Pregnancy care for the 1980s, the significance of the home delivery issue. London: The Royal Society of Medicine & Macmillan Press, 1984:129.

Zielinski R, Ackerson K, Low LK. Planned home birth: benefits, risks, and opportunities. International Journal of Women's Health 2015; 7:361-77.

CAPÍTULO 8

Papel da Simulação no Ensino da Assistência ao Parto

Roseli Mieko Yamamoto Nomura

INTRODUÇÃO

Na educação médica, tanto na graduação como na especialização, as metodologias que envolvem a simulação têm sido utilizadas no ensino da obstetrícia. Estudos demonstram a eficácia do treinamento com a simulação nos cenários de assistência ao parto e emergências obstétricas com a crescente evidência de que está associado à melhora dos resultados maternos e perinatais.

O crescente interesse nas simulações em medicina, particularmente em obstetrícia, deriva de mudanças contemporâneas na educação médica, bem como da necessidade de garantir a segurança da paciente. Em parturientes, essa é uma verdade fundamental, pois muitos dos procedimentos obstétricos envolvem riscos materno-fetais. Os principais motivos para a simulação em ambiente médico incluem a aprendizagem de novas habilidades, a manutenção de competências adquiridas anteriormente e a demonstração de proficiência nas habilidades exigidas. Além disso, educadores necessitam incorporar novas tecnologias em seus métodos de ensino, procurando atender aos anseios de alunos das novas gerações, que preferem atuar em grupo com experiências práticas e dinâmicas. Nesse sentido, a simulação tem encontrado lugar no ensino médico, treinamento e certificação de profissionais.

Para o ensino da obstetrícia é grande o número de habilidades manuais a serem desenvolvidas, especialmente no que se refere à assistência ao parto. Em virtude disso, a simulação torna-se de grande interesse para o ensino médico, pois possibilita que os alunos pratiquem novas habilidades em ambiente seguro sem colocar a paciente em risco. Quando o aluno tem segurança de que o erro não causará danos à paciente, é maior a probabilidade de que atue com pertinência e possa, assim, aprender com os erros. Ao contrário das situações clínicas reais, a simulação pode ser pausada, interrompida ou reiniciada para correção de erros e para consolidar o aprendizado. Além disso, em um hospital universitário as pacientes habitualmente têm ciência de que um aluno é instruído para a execução de procedimentos na assistência ao parto ou em cirurgias, gerando tensão e insegurança. A transferência do ensino inicial de novos

procedimentos à beira do leito para o simulador proporciona maior conforto a todos os envolvidos: o aluno, a paciente e o professor.

A imersão do aluno no contexto de determinada situação, ainda que de maneira simulada, favorece a aprendizagem. É importante reconhecer que, embora sofisticados e intrinsecamente atraentes, os simuladores nem sempre são necessários ou apropriados para alguns aspectos da formação. Para a assistência ao parto os simuladores compostos por manequins podem ser utilizados para simular o parto vaginal e as complicações. Outros dispositivos informatizados, de maior complexidade, podem ajudar a montar cenários dinâmicos em que condutas podem ser treinadas, como nas situações de sofrimento fetal.

A simulação em obstetrícia é valiosa ferramenta de ensino, que beneficia todos os níveis de alunos. O método tem desempenhado papel importante na rápida expansão dos novos procedimentos, treinamento de equipes e iniciativas de segurança e qualidade na prestação de serviços. A partir do final do século XX, verifica-se grande interesse pela simulação, impulsionado pelas mudanças contemporâneas na educação médica. As preocupações com a segurança da paciente conferem papel de destaque à simulação médica para o treinamento em obstetrícia e ginecologia. A simulação no currículo de formação de residentes em obstetrícia para treinamento do uso de fórcipe na assistência ao parto operatório foi associada a uma redução significativa nas lacerações perineais graves.

SIMULAÇÃO NA GRADUAÇÃO EM MEDICINA

Os programas de simulação direcionados a alunos de graduação em medicina ou residentes ou obstetras experientes apresentam propostas com elementos construtivos comuns que são descritos no Quadro 8.1. O tempo necessário para a preparação, os detalhes e o *design* e a logística para a incorporação desses programas não podem ser subestimados.

No Brasil, as Diretrizes Curriculares Nacionais (DCN) do Ministério da Educação (MEC) de 2014 para o curso de graduação em medicina pontuam a importância das metodologias

Quadro 8.1 Elementos construtivos comuns dos exercícios de simulação

Elementos construtivos
1. Material de leitura
2. Objetivos de aprendizagem
3. Cenário clínico
4. Instruções de pré-simulação/orientação (para os participantes)
5. Configuração da simulação (para instrutores)
6. Algoritmos de fluxo do caso
7. *Debriefing* ou discussão
8. Avaliação

Fonte: Satin, 2018.

ativas no ensino. Nesse contexto de aprendizagem ativa, a simulação possibilita ao aluno a aquisição de conhecimentos e habilidades, além de promover o desenvolvimento de atitudes ou comportamentos que se alinhem com a boa prática clínica. É muito útil para, em ambiente seguro, preparar o aluno para a prática médica.

O ensino da obstetrícia no nível de graduação, tendo em vista a formação de um médico generalista, deve abordar condições fisiológicas e patológicas comuns do ciclo gravídico-puerperal, ressaltando os aspectos preventivos. O ensino prático deve priorizar que o uso da simulação preceda os estágios práticos em regime de internato. Possibilita treinar habilidades, em ambiente simulado (Figura 8.1), em tópicos como: medida da altura uterina, palpação obstétrica pelas manobras de Leopold, ausculta dos batimentos cardíacos fetais, avaliação da bacia óssea por meio da pelvimetria e pelvigrafia, assistência ao parto, manejo ativo de terceiro período etc. Além disso, com a simulação de situações clínicas, o raciocínio clínico na prática obstétrica é desenvolvido com segurança e aplicação do conhecimento.

Muitos artigos relatam a percepção dos participantes e estudantes com essa estratégia educacional, porém a análise do estudante não é parâmetro para mensurar de maneira precisa as competências adquiridas pelos alunos ou mesmo a retenção do conhecimento. Portanto, são necessários mais trabalhos sobre esse recurso educacional, especialmente na graduação. A evidência de sua efetividade ainda é fraca na literatura, e estudos maiores são necessários para a determinação de sua real efetividade. A associação de metodologias ativas com a evolução acelerada da tecnologia e da informática em saúde busca melhorar a cada dia o conteúdo das habilidades técnicas e não técnicas, além do raciocínio clínico de alunos de medicina. Em artigo de revisão sobre simulação, Brandão e cols. concluem que estudos precisam ser realizados e divulgados para fornecer evidências e mensurações concretas e efetivas dessa ferramenta educacional.

Na Escola Paulista de Medicina, a simulação tem sido utilizada no ensino da Obstetrícia Fisiológica para estudantes de graduação em medicina do quinto ano (sétimo e oitavo semestres) e em atividades desenvolvidas no Centro de Ensino em Habilidades e Simulação Profa. Helena Nader da Unifesp. São utilizados os simuladores Noelle S575, simuladores de parto e modelos de dilatação do colo e bacia óssea feminina e desenvolvidos os seguintes cenários: atendimento ao período expulsivo (Figura 8.1), assistência ao terceiro e quarto períodos (Figura 8.2), partograma e avaliação clínica da bacia, diagnóstico e conduta na rotura prematura de membranas no termo (preparo de colo e indução com ocitocina) e diagnóstico e conduta em caso de sangramento genital na segunda metade da gravidez (placenta prévia e descolamento prematura da placenta [DPP]).

As atividades são desenvolvidas em três encontros com grupos de cinco a seis alunos e com a participação de atrizes com roteiro padronizado de história clínica. Os formulários de checagem de tarefas foram desenvolvidos, e no *debriefing* os alunos colocam suas dificuldades e os pontos positivos alcançados. No Quadro 8.2, se encontram as competências esperadas nesses cenários utilizados.

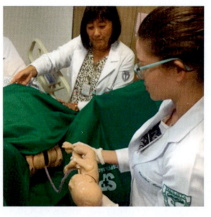
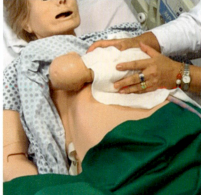
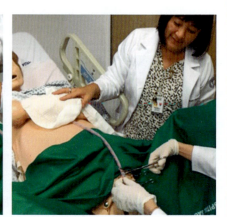

Figura 8.1 Simulação na assistência ao período expulsivo do parto.

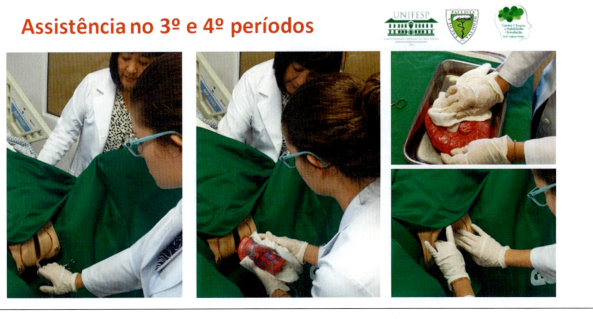

Figura 8.2 Simulação na assistência ao terceiro e quarto períodos do parto.

Quadro 8.2 Competências a serem adquiridas com cenários simulados da prática obstétrica na graduação em medicina na EPM-Unifesp

Atendimento ao expulsivo Assistência ao segundo estágio: orientação do esforço expulsivo, proteção perineal *hands on* e *hands off*, assistência ao desprendimento cefálico e do ovoide córmico, clampeamento tardio de cordão, contato pele a pele e acolhimento
Assistência ao secundamento Manejo ativo do terceiro período, uso de ocitocina, tração controlada do cordão, manobra de rotação da placenta, revisão da placenta, revisão perineal, manejo da retenção placentária, manejo na retenção de restos placentários, prevenção da hemorragia pós-parto
Rotura prematura de membranas Anamnese dirigida, exame físico obstétrico do abdome e exame pélvico. Exame especular para diagnóstico clínico e laboratorial, avaliação cervical, índice de Bishop, maturação cervical, indução do parto, análise de cardiotocografia, conduta obstétrica e prescrição na admissão
Partograma e avaliação da bacia Anamnese dirigida, avaliação da dilatação pelo exame de toque, avaliação clínica da bacia, preenchimento de partograma, diagnóstico de distócias pelo partograma, análise da cardiotocografia, conduta obstétrica e prescrição
Placenta prévia e DPP Anamnese dirigida, exame físico obstétrico, análise de cardiotocografia, diagnóstico diferencial, complicações maternas, conduta obstétrica, preparo da equipe para situações de emergência

SIMULAÇÃO NA RESIDÊNCIA MÉDICA

A formação do especialista em ginecologia e obstetrícia na residência médica muito se beneficia dos treinamentos por meio de recursos de simulação. As habilidades básicas do médico residente podem ser introduzidas em ambientes simulados simples, enquanto cenários clinicamente complexos podem ser utilizados para o ensino de atendimentos em equipes em condições específicas. Procedimentos invasivos e cuidados intensivos também podem ser abordados por meio dessas estratégias, e cursos têm sido oferecidos em diversas modalidades.

Na formação do especialista em ginecologia e obstetrícia, muitas situações raras podem ser treinadas em ambientes controlados. A assistência ao parto vaginal pélvico, parto de gêmeos, complicações do período expulsivo, como distócia de ombros, lacerações perineais graves, hemorragia pós-parto e o atendimento à eclâmpsia constituem cenários que podem ser simulados em treinamentos para ensino das emergências obstétricas. Além desses, os procedimentos invasivos utilizando a ultrassonografia também podem ser ensinados com os recursos da simulação.

CENÁRIOS NA ASSISTÊNCIA AO PARTO

É extensa a lista de habilidades e situações de emergência que podem ser simuladas em obstetrícia. A seguir são apresentados dados de publicações sobre o uso da simulação no treinamento e a avaliação de desempenho de competências em obstetrícia, bem como de técnicas de gestão em situações de emergência.

Assistência ao parto vaginal

A tecnologia moderna tem proporcionado grandes oportunidades para o ensino da obstetrícia, simulando diversos aspectos da fisiologia humana. A simulação de alta fidelidade na assistência ao parto vaginal pode exercer grande impacto na capacitação de alunos de graduação, preparando-os para o aprimoramento de habilidades para enfrentar os estágios práticos no internato. Do mesmo modo, podem ser testadas habilidades na avaliação de parâmetros do período intraparto, como a interpretação de traçados da monitorização fetal eletrônica e os exames pélvicos pelo toque vaginal. Com essas possibilidades alentadoras, somadas à compreensão da fisiologia da parturição, é inevitável a melhora da autoconfiança do aluno para a prática obstétrica.

Jude e cols. descrevem o impacto positivo da simulação de alta fidelidade nas medidas de confiança em estudantes treinados. Scholz e cols. compararam o treinamento de estudantes pela simulação de alta fidelidade com o treinamento em simulação de baixa fidelidade e constataram que o grupo treinado em modelos de alta fidelidade demonstrou incremento das habilidades no exame físico, no cuidado anteparto de rotina e no cuidado intraparto, além de os estudantes se sentirem mais seguros no exame pélvico e mais fluentes na comunicação de resultados do partograma de maneira organizada.

Um módulo que utilize o cenário de assistência ao parto terá como objetivo apresentar ao aluno fundamentos teóricos das fases clínicas e do mecanismo de parto. Deverão ser abordados os principais aspectos da assistência aos períodos de dilatação e expulsão, anestesia e analgesia, episiotomia (tipos e indicações), aspectos principais do acolhimento e direitos da parturiente. A exposição deverá conter vídeo apresentando parto vaginal em modelo de alta fidelidade e as manobras para assistência à expulsão fetal:

- **Etapas do módulo:**
  - Exposição teórica: fases clínicas do parto, mecanismo de parto, anestesia e analgesia, assistência no período expulsivo, acolhimento e direitos da parturiente.
  - Experiência prática no cenário de simulação: cada aluno deverá realizar a assistência ao período expulsivo no modelo de alta fidelidade.
  - Discussão final em grupo (*debriefing*).
- **Habilidades a serem desenvolvidas no modelo:** deverão ser demonstradas as etapas do mecanismo de parto, realizada a assistência ao período expulsivo, caracterizando o início do período expulsivo pelo exame de toque, identificados a necessidade e o momento para realização de episiotomia, realizada a simulação do bloqueio do pudendo e a assistência ao desprendimento da cabeça, demonstrados diferentes tipos de proteção perineal (*hands on* e *hands off*) e simulados o clampeamento do cordão, o contato pele a pele e o acolhimento.

Um módulo que utilize o cenário de assistência ao terceiro e quarto períodos do parto terá como objetivo apresentar ao aluno aspectos clínicos e mecanismos da dequitação, sinais do desprendimento da placenta, revisão da placenta e do canal de parto e a importância da assistência no puerpério imediato, demonstrando as principais complicações e modos de prevenção da hemorragia pós-parto:

- **Etapas do módulo:**
  - Exposição teórica: assistência ao terceiro e quarto períodos, puerpério imediato e hemorragia pós-parto.
  - Habilidades no cenário de simulação: assistência à dequitação, manejo de retenção placentária, diagnóstico e conduta inicial na atonia uterina e revisão do canal de parto.
  - Discussão final em grupo (*debriefing*).

Distócia de biacromial

A distócia de biacromial ocorre com pouca frequência e de maneira imprevisível. Estudos sobre simulação da distócia de biacromial demonstram melhor desempenho dos residentes após o treinamento, especialmente na utilização das manobras mais complexas, sendo também relatada a melhora na comunicação entre os profissionais.

A simulação de partos com distócia de biacromial utilizando manequins sofisticados pode medir a intensidade de força aplicada à região do plexo braquial. Essa informação pode ser útil para demonstrar a intensidade de força a ser aplicada durante o parto e guiar as manobras. Crofts e cols. compararam a eficácia de modelos de baixa fidelidade com os de alta fidelidade na simulação e treinamento de partos com distócia de ombro e relataram melhora global na capacidade de efetuar o desprendimento do feto de 43% para 83% após o treinamento.

A melhor evidência para simulação em obstetrícia é na implementação de treinamento de simulação para o tratamento da distócia de ombro, levando a uma redução nas lesões do plexo braquial em recém-nascidos. Draycott e cols. compararam os resultados de partos complicados por distócia de ombro durante o período de 3 anos antes da instituição de um programa de treinamento e os compararam com dados de 3 anos após. Os autores verificaram melhora na escolha das manobras utilizadas para ultimar o parto, redução no uso de força excessiva e diminuição da ocorrência de lesão neonatal de 9,3% para 2,3%. A introdução do treinamento de manejo da distócia no ombro foi associada a melhores desfechos neonatais em partos complicados por distócia de ombro.

Um módulo que utilize o cenário de distócia de biacromial terá como objetivo apresentar ao médico residente as principais manobras para manejo dessa emergência com a demonstração da padronização de atendimento e fluxogramas de condutas. Além disso, desenvolverá a habilidade do médico na realização das manobras indicadas conforme o protocolo adotado e apresentará as principais complicações e modos de prevenção de lesões:

- **Etapas do módulo:**
  - Exposição teórica: conceito, sinais, causas, fluxograma de conduta, padronização do atendimento e manobras indicadas.
  - Experiência prática no cenário de simulação: reproduzir cenário de distócia de biacromial e treinar conduta padronizada.
  - Discussão final em grupo (*debriefing*).
- **Habilidades a serem desenvolvidas no modelo:** simular situação de distócia de ombros e realizar todas as manobras indicadas: manobra de McRobert, pressão suprapúbica, manobras internas, manobra de retirada do braço posterior e manobra de Gaskin (quatro apoios).

Parto pélvico

O parto pélvico planejado é evento praticamente inexistente na prática obstétrica atual. No entanto, a competência para assistir ao parto pélvico persiste como uma habilidade essencial ao obstetra. O parto vaginal inesperado é uma situação com a qual qualquer obstetra pode deparar ao longo de sua carreira, e as manobras padrões recomendadas devem ser adotadas para garantir a segurança ao neonato. A simulação é uma oportunidade para ensinar e praticar as manobras recomendadas para o parto pélvico. Deering e cols. treinaram e avaliaram médicos residentes com um simulador de parto pélvico dotado de manequim e um feto articulado e relataram melhora no desempenho das manobras principais e na realização do parto de maneira segura.

Um módulo que utilize o cenário de assistência ao parto pélvico vaginal terá como objetivo apresentar ao médico residente as principais indicações e técnicas para realização do parto na apresentação pélvica, pela via vaginal, e desenvolver a habilidade do médico nas manobras indicadas para aplicação do fórcipe de Piper para a cabeça derradeira:

- **Etapas do módulo:**
  - Exposição teórica: indicações do parto pélvico vaginal, manobras indicadas para desprendimento fetal, indicações e técnica do uso do fórcipe de Piper.
  - Experiência prática no cenário de simulação: reproduzir a situação de parto pélvico vaginal, checar condições maternas e fetais, simular situação de cabeça derradeira encravada, manobras e uso do fórcipe de Piper.
  - Discussão final em grupo (*debriefing*).
- **Habilidades a serem desenvolvidas no modelo:** assistir ao parto pélvico em simuladores de parto e aplicar fórcipe na cabeça derradeira.

Parto vaginal operatório

O uso apropriado do fórcipe e do vácuo-extrator na assistência ao parto vaginal é uma competência obstétrica essencial. As taxas de parto operatório têm declinado progressivamente nas últimas décadas, e muitos médicos não se sentem confortáveis com seu próprio desempenho na utilização desses instrumentos.

Para o treinamento da aplicação do fórcipe, Moreau e cols. desenvolveram um modelo de alta fidelidade que possibilita analisar a trajetória do instrumento utilizando sensores espaciais e relataram melhora nas habilidades de médicos residentes após o treinamento. Outros modelos têm sido desenvolvidos para corrigir a força aplicada com a simulação de partos vaginais instrumentalizados.

Um módulo que utilize o cenário de parto vaginal operatório terá como objetivo apresentar ao médico as principais indicações e técnicas para utilização do fórcipe ou do vácuo-extrator no período expulsivo; desenvolver a habilidade na aplicação dos instrumentos, no alívio materno fetal e nos casos de rotação, em todas as variedades de posição, e apresentar as principais complicações e modos de prevenção de lesões:

- **Etapas do módulo:**
  - Exposição teórica: indicações do parto vaginal operatório, métodos de prevenção de roturas perineais e técnica de aplicação do fórcipe e do vácuo-extrator.
  - Experiência prática no cenário de simulação: reproduzir a situação de expulsivo prolongado, checar condições de aplicabilidade, distócia de rotação e simular aplicação dos diferentes tipos de instrumentos.
  - Discussão final em grupo (*debriefing*).

- **Habilidades a serem desenvolvidas no modelo:** utilização do fórcipe nas situações de alívio, rotação nas variedades anterior (OEA ou ODA), transversa (OET ou ODT) e posterior (OEP ou ODP), indicação e utilização do vácuo-extrator.

Hemorragia pós-parto (HPP)

A HPP é uma das causas mais importantes de morte materna. Diante de sangramento exuberante pós-parto, o obstetra deve ser capaz de identificar rapidamente a causa e providenciar o tratamento adequado. A simulação pode ser empregada para ensinar e testar as habilidades dos profissionais nos passos básicos da conduta e da seleção e dose dos medicamentos a serem utilizados. Deering e cols. estudaram a simulação de HPP por atonia uterina e verificaram que somente 45% dos avaliados conseguem controlar a hemorragia em 5 minutos e que 48% cometem erros no uso dos medicamentos. Birch e cols. compararam o treinamento didático com base em palestras com a simulação na conduta diante de HPP. Todos os participantes demonstraram aumento do conhecimento após o treinamento, mas os que participaram da simulação melhoraram a habilidade no trabalho em equipe. Maslovitz e cols. afirmam que a simulação permite a identificação de erros comuns, possibilitando melhora na conduta dos casos, ainda evidente 6 meses após o treinamento.

Uma intervenção educativa foi realizada na Tanzânia em programa de treinamento com base em simulação e foi associado à redução de 38% (de 2,1% para 1,3%) na ocorrência de HPP. Essa redução foi associada ao melhor desempenho das habilidades básicas de assistência ao parto e ao uso de ocitocina. Um programa de treinamento realizado na Noruega com base na simulação da assistência multiprofissional no pós-parto, focou na prevenção, identificação, tratamento, comunicação e liderança no manejo da HPP. Foi observada a associação do treinamento à redução na taxa de hemotransfusão (12% *vs.* 21%, P < 0,01), curetagens (6,0% *vs.* 11%, P < 0,01) e embolização da artéria uterina (0,2% *vs.* 1,9%, P = 0,01). Os autores acreditam que o treinamento em simulação aumente a competência dos profissionais de saúde, acarretando melhores resultados clínicos.

Um módulo que utilize o cenário de hemorragia pós-parto terá como objetivo apresentar ao médico as condutas padronizadas para o atendimento da hemorragia pós-parto, monitorização da paciente e exames necessários, desenvolver a habilidade do médico nas medidas de suporte, orientar a padronização do atendimento e apresentar as principais causas e modos de prevenção:

- **Etapas do módulo:**
  - Exposição teórica: conceito, sinais, causas, fluxograma de conduta, monitorização, exames, medidas de suporte, padronização do atendimento, uso de agentes uterotônicos, identificação e manejo.
  - Experiência prática no cenário de simulação: reproduzir cenário de HPP e realizar condutas padronizadas para atonia uterina, restos placentários, rotura uterina, extração manual da placenta, acretismo, colocação de balão uterino, técnicas de sutura de B-Lynch e ligaduras arteriais.
  - Discussão final em grupo (*debriefing*).

- **Habilidades a serem desenvolvidas no modelo:** simular situação de hemorragia pós-parto e realizar atendimento em equipe conforme fluxograma de conduta. Treinar o registro dos procedimentos realizados.

ACREDITAÇÃO E CERTIFICAÇÃO

As organizações e associações de profissionais adotaram o potencial da simulação para servir a seus propósitos de certificação e acreditação profissional de especialidades. No âmbito da educação médica, várias instituições utilizam a prática simulada em exames de avaliação de desempenho, habilidades e atitudes dos alunos ao longo do curso médico. Os processos seletivos para programas de residência médica também utilizam recursos de simulação para selecionar os melhores candidatos de acordo com as competências demonstradas, práticas e de comunicação. Em um programa de obstetrícia e ginecologia, os residentes devem desenvolver e finalmente demonstrar proficiência em procedimentos essenciais. Como membros da equipe, os residentes devem participar em atividades clínicas interprofissionais reais ou simuladas de segurança do paciente que incluam a análise, bem como a formulação e a implementação de ações. A simulação também é reconhecida como uma maneira de os residentes participarem da divulgação de eventos de segurança do paciente. As atividades de simulação devem fornecer experiências avançadas de educação para a prática clínica, integrando o treinamento nas tarefas em simuladores que apresentam graus variados de compatibilidade com a realidade.

CONSIDERAÇÕES FINAIS

A simulação oferece aos educadores a oportunidade de ensinar, testar e se preparar para os desafios da prática clínica. Oferece aos formandos a possibilidade de aprender novas técnicas sem prejudicar os pacientes, permitindo treinar e ganhar experiência no gerenciamento de situações pouco frequentes com potencial. Exercícios de simulação aumentam a segurança e a previsibilidade e são amplamente aceitos como valiosa ferramenta no ensino, treinamento e certificação em ginecologia e obstetrícia.

Leitura complementar

Barros D, Miranda L, Goulão M, Henriques S, Morais C. Estilos de coaprendizagem para uma coletividade aberta de pesquisa. In: Okada A (ed.) Open educational resources and social networks: co-learning and professional development. London: Scholio Educational Research & Publishing, 2012.

Birch L, Jones N, Doyle PM et al. Obstetric skills drills: evaluation of teaching methods. Nurse Educ Today 2007; 27(8):915-22.

Brandão CFS, Collares CF, Marin HF. A simulação realística como ferramenta educacional para estudantes de medicina. Sci Med 2014; 24(2):187-192.

Brasil. Ministério da Educação. Conselho Nacional de Educação. Câmara de Educação Superior. Resolução CNE/CES 3, de 20 de junho de 2014. Institui diretrizes curriculares nacionais do curso de graduação em Medicina.

Chang E. The role of simulation training in obstetrics: a healthcare training strategy dedicated to performance improvement. Curr Opin Obstet Gynecol 2013; 25(6):482-6.

Clever SL, Dudas RA, Solomon BS et al. Medical student and faculty perceptions of volunteer outpatients versus simulated patients in communication skills training. Acad Med 2011; 86(11):1437-42.

Crofts JF, Bartlett C, Ellis D, Hunt LP, Fox R, Draycott TJ. Training for shoulder dystocia: a trial of simulation using low-fidelity and high-fidelity mannequins. Obstet Gynecol 2006; 108(6):1477-85.

Crofts JF, Ellis D, James M, Hunt LP, Fox R, Draycott TJ. Pattern and degree of forces applied during simulation of shoulder dystocia. Am J Obstet Gynecol 2007; 197(2):156.e1-6.

Deering S, Brown J, Hodor J, Satin AJ. Simulation training and resident performance of singleton vaginal breech delivery. Obstet Gynecol 2006; 107(1):86-9.

Deering S, Poggi S, Macedonia C, Gherman R, Satin AJ. Improving resident competency in the management of shoulder dystocia with simulation training. Obstet Gynecol 2004; 103(6):1224-8.

Deering SH, Chinn M, Hodor J, Benedetti T, Mandel LS, Goff B. Use of a postpartum hemorrhage simulator for instruction and evaluation of residents. J Grad Med Educ 2009; 1(2):260-3.

Draycott TJ, Crofts JF, Ash JP et al. Improving neonatal outcome through practical shoulder dystocia training. Obstet Gynecol 2008; 112(1):14-20.

Eckleberry-Hunt J, Tucciarone J. The challenges and opportunities of teaching "generation y". J Grad Med Educ 2011; 3(4):458-61.

Egenberg S, Øian P, Bru LE, Sautter M, Kristoffersen G, Eggebø TM. Can inter-professional simulation training influence the frequency of blood transfusions after birth? Acta Obstet Gynecol Scand 2015; 94(3):316-23.

Goffman D, Heo H, Pardanani S, Merkatz IR, Bernstein PS. Improving shoulder dystocia management among resident and attending physicians using simulations. Am J Obstet Gynecol 2008; 199(3):294.e1-5.

Gossett DR, Gilchrist-Scott D, Wayne DB, Gerber SE. Simulation training for forceps-assisted vaginal delivery and rates of maternal perineal trauma. Obstet Gynecol 2016; 128(3):429-35.

Jude DC, Gilbert GG, Magrane D. Simulation training in the obstetrics and gynecology clerkship. Am J Obstet Gynecol 2006; 195(5):1489-92.

Kainer F. Simulation-based training in obstetrics. Arch Gynecol Obstet 2014; 289(4):703-4.

Leslie KK, Dipasquale-Lehnerz P, Smith M. Obstetric forceps training using visual feedback and the isometric strength testing unit. Obstet Gynecol 2005; 105(2):377-82.

Maouris P, Jennings B, Ford J et al. Outreach obstetrics training in Western Australia improves neonatal outcome and decreases caesarean sections. J Obstet Gynaecol 2010; 30(1):6-9.

Maslovitz S, Barkai G, Lessing JB, Ziv A, Many A. Recurrent obstetric management mistakes identified by simulation. Obstet Gynecol 2007; 109(6):1295-300.

Monod C, Voekt CA, Gisin M, Gisin S, Hoesli IM. Optimization of competency in obstetrical emergencies: a role for simulation training. Arch Gynecol Obstet 2014; 289(4):733-8.

Moreau R, Pham MT, Brun X, Redarce T, Dupuis O. Assessment of forceps use in obstetrics during a simulated childbirth. Int J Med Robot 2008; 4(4):373-80.

Nelissen E, Ersdal H, Mduma E et al. Clinical performance and patient outcome after simulation-based training in prevention and management of postpartum hemorrhage: an educational intervention study in a low-resource setting. BMC Pregnancy Childbirth 2017; 17(1):301.

Powell J, Gilo N, Foote M, Gil K, Lavin JP. Vacuum and forceps training in residency: experience and self-reported competency. J Perinatol 2007; 27(6):343-6.

Satin AJ. Simulation in obstetrics. Obstet Gynecol 2018; 132(1):199-209.

Scholz C, Mann C, Kopp V, Kost B, Kainer F, Fischer MR. High-fidelity simulation increases obstetric self-assurance and skills in undergraduate medical students. J Perinat Med 2012; 40(6):607-13.

Schubart JR, Erdahl L, Smith JS Jr, Purichia H, Kauffman GL, Kass RB. Use of breast simulators compared with standardized patients in teaching the clinical breast examination to medical students. J Surg Educ 2012; 69(3):416-22.

Seago BL, Ketchum JM, Willett RM. Pelvic examination skills training with genital teaching associates and a pelvic simulator: does sequence matter? Simul Healthc 2012; 7(2):95-101.

Weller JM. Simulation in undergraduate medical education: bridging the gap between theory and practice. Med Educ 2004; 38(1):32-8.

CAPÍTULO 9

Cuidados Éticos e Legais na Assistência ao Parto Seguro

Adriana Scavuzzi
Flávia Anchielle C. da Silva

Um bom parto é mais do que ter uma criança saudável.
(Dr. Princess Nothemba Simelela)

INTRODUÇÃO

Um dos eventos mais importantes na vida de uma mulher, a gravidez é cercada de medos, incertezas e sonhos e tem seu ápice no momento do parto. Infelizmente, mesmo em gestações normais, nem sempre o desfecho é favorável, e muitas intercorrências podem acontecer e comprometer, por vezes severamente, a mãe e seu concepto. Atualmente, no Brasil e no mundo é grande a discrepância no suporte oferecido às mulheres durante o nascimento: algumas recebem muitas intervenções precocemente, enquanto outras têm à disposição poucas, muito tardias ou nenhuma intervenção.

Neste momento de intensa tentativa de resgate do protagonismo da mulher durante o processo de parir, na busca para simplificar, não medicalizar e enxergar a gravidez, o parto e o puerpério como fenômenos fisiológicos, muitas vezes são negligenciadas medidas básicas de segurança ao binômio materno-fetal. Igualmente maléfico é encarar todas as gestações como de alto risco e submeter gestantes saudáveis a procedimentos desnecessários.

Poucas especialidades são fontes de tantos dilemas como a obstetrícia. Intervenções no feto só podem ser realizadas com a anuência da mulher, e muitas vezes o entendimento e a vontade da mãe vão de encontro ao que mostram as melhores evidências médicas. O desafio reside em encontrar o equilíbrio e satisfazer as expectativas e minimizar os riscos de eventos adversos que possam colocar em risco a mãe e o feto. Cabe lembrar que a melhor ferramenta disponível para o registro dos esclarecimentos prestados é o Termo de Consentimento Livre e Esclarecido (TCLE), que deve ser amplamente utilizado, sempre que possível, antes de qualquer procedimento.

Infelizmente, é cada vez mais frequente o atrito entre a equipe médica e as gestantes e/ou seus familiares em um momento em que seriam esperados cooperação, apoio e empatia. As fontes de divergência são tanto maiores quanto menos diálogo ocorrer durante o pré-natal.

A finalidade deste capítulo é elencar e discorrer sobre as principais questões éticas e legais que devem ser seguidas pelos médicos durante a assistência ao parto a fim de torná-lo não apenas um evento seguro, mas também uma experiência positiva para a mulher.

CUIDADOS ÉTICOS DURANTE O PRÉ-NATAL

O estabelecimento de um bom vínculo médico-paciente é importantíssimo e deve ser estimulado desde a primeira consulta de pré-natal. Uma boa relação, construída com franqueza e transparência, reforça a confiança da gestante na equipe e talvez seja isoladamente o ponto mais importante para minimizar a chance de conflitos durante o trabalho de parto.

Por meio de um bom diálogo é ofertado à mulher o direito de exercer sua autonomia de maneira plena. Todas as escolhas e consentimentos devem ser efetivados após o esclarecimento sobre os riscos e benefícios do procedimento proposto. Durante o pré-natal, a partir das várias consultas, é possível esclarecer as dúvidas da mulher em relação à via de parto, ao plano de parto e às questões remuneratórias. Deve também ser discutido quem prestará assistência ao parto e, na impossibilidade de comparecimento do médico assistente, para onde a gestante deve se dirigir em caso de intercorrências.

Nesse sentido, é importante tecer alguns comentários sobre a questão da disponibilidade obstétrica, pois esse tema tem sido fonte de entendimentos equivocados entre as partes envolvidas. Os honorários médicos relativos às consultas de pré-natal e à assistência ao parto normal ou cesariana já são bem definidos e, apesar da desvalorização crescente dos valores pagos pelo Sistema Único de Saúde (SUS) e pelas operadoras de saúde (defasagem absurda das tabelas vigentes), não existe questionamento quanto à necessidade de pagamento.

O Código de Ética Médica, em seu Capítulo 2, Artigo X, diz ser direito do médico "estabelecer seus honorários de forma justa e digna". É exatamente isso que os obstetras em todo o Brasil fazem quando combinam com suas pacientes os honorários médicos para a disponibilidade obstétrica e é justamente sob essa óptica que o Conselho Federal de Medicina (CFM) divulgou, em 8 de novembro de 2012, o Parecer 39/2012, que definiu alguns requisitos para que a cobrança de disponibilidade seja efetuada: os médicos devem residir em cidades que contem com atendimento obstétrico privado organizado com credenciamento pelas operadoras de planos de saúde; os serviços devem ter médicos obstetras de plantão 24 horas, todos os dias da semana; as pacientes devem ser avisadas na primeira consulta sobre essa forma de trabalho, deixando claro que esse acordo e contratação são voluntários e que, caso não queiram fazer tal contratação, deverão procurar os médicos plantonistas das maternidades no momento do parto. Todo esse acerto deve estar contido no TCLE e assinado pelas partes envolvidas.

Ainda segundo o parecer citado, a Federação Brasileira de Ginecologia e Obstetrícia (Febrasgo) recomenda que as maternidades apresentem as condições supracitadas e que os obstetras se guiem pela legislação de seu estado em relação ao tema, verificando nas federadas regionais da Febrasgo eventual impedimento a essa cobrança. Além disso, orienta-se que a cobrança de honorários seja única, pelo menos até que sejam estabelecidos novos posicionamentos por federadas regionais e a Febrasgo, devendo ser emitido recibo ou nota fiscal discriminando o serviço realizado. Um marco sobre esse tema foi alcançado pela Sociedade de Ginecologia e Obstetrícia de Minas Gerais (Sogimig), que conseguiu definir e validar a cobrança pela disponibilidade obstétrica em 2018.

Outro instrumento cada vez mais presente na obstetrícia atual é o plano de parto, que nada mais é do que uma carta de intenções, que pode ser redigida em forma de texto ou *checklist*, em que a paciente deixa registrado o que deseja e o que não deseja durante o trabalho de parto. Fonte muitas vezes de animosidade e hostilidade entre médicos e pacientes e também interpretado como interferência na conduta médica, trata-se quase sempre de uma lista simples em harmonia com as boas práticas obstétricas e que deve ser discutida com tranquilidade. Caso exista algum ponto com o qual o médico não concorde, este deve ser explicado com clareza à paciente.

Espera-se que ao final do pré-natal, mediante a autonomia subsidiada pelas informações recebidas, a gestante chegue tranquila e confiante à maternidade e coopere com a equipe profissional que estiver prestando assistência para que o nascimento seja de fato uma experiência satisfatória.

CUIDADOS ÉTICOS DURANTE O PARTO

Não resta dúvida de que os avanços na obstetrícia foram responsáveis pela melhoria dos indicadores relacionados com a morbimortalidade materna e perinatal. Dentre esses avanços é possível destacar a realização dos partos em ambiente hospitalar. Entretanto, essa nova prática também resultou em intervenções desnecessárias que deveriam ser reservadas para casos selecionados e de maneira criteriosa, como cesariana, episiotomia, venóclise e aspiração nasofaríngea dos recém-nascidos.

Com intuito de evitar essas intervenções, muitas mulheres têm procurado outras modalidades de assistência em ambientes não hospitalares, como parto domiciliar ou em casas de parto. O Ministério da Saúde, em sua Portaria 11, de janeiro de 2015, normatizou a criação de centros de partos normais intra e extra-hospitalares, os quais devem ficar a uma distân-

cia de 20 minutos de uma maternidade. Entretanto, o CFM entende que mesmo em gestações com baixo risco de complicações é extremamente temerária a assistência ao parto fora de uma maternidade. As intercorrências são geralmente graves e podem levar ao decesso materno ou fetal em pouquíssimo tempo. Portanto, o primeiro cuidado ético recomendado para uma assistência segura ao parto é que ele seja realizado em um hospital/maternidade. Essa orientação não inviabiliza uma adequação da ambiência hospitalar para torná-la mais agradável e propícia de modo a favorecer o parto normal.

Recomenda-se ainda que o obstetra trabalhe em hospitais/maternidades cujos plantões contem sempre com equipe completa, com anestesista e com outro médico habilitado para auxiliar em procedimentos cirúrgicos. Além disso, é de extrema importância a necessidade de registro em prontuário de todas as informações relacionadas com o trabalho de parto, incluindo a monitorização fetal com a periodicidade recomendada de acordo com a classificação de risco da paciente. O partograma é uma opção de registro gráfico dos dados clínicos da gestante recomendada pela Organização Mundial da Saúde.

Além do direito à boa assistência, toda parturiente, sem distinção entre serviço público e privado, tem direito a um acompanhante de sua escolha durante o processo de parturição no ambiente hospitalar. Cabe aos gestores da área de saúde adequarem a estrutura física das instituições para o cumprimento dessa lei. O médico deve facilitar e estimular a presença do acompanhante com o objetivo de promover suporte emocional nesse delicado momento da vida da mulher.

Além disso, é importante: respeitar a liberdade de escolha da gestante em relação à posição mais confortável para o parto, estimulando as posições verticalizadas; oferecer métodos não farmacológicos de alívio da dor, incluindo o apoio contínuo durante o trabalho de parto; deixar que a gestante/parturiente escolha o momento de receber a analgesia farmacológica para o parto, sendo informada de que essa é uma escolha dela e não irá prejudicar a evolução do parto; não realizar episiotomia de rotina e, quando houver a percepção de que é necessária, informar, explicar e justificar sua necessidade à parturiente e ao acompanhante, sendo o procedimento realizado após o consentimento, o qual virá naturalmente quando ela perceber que está sendo respeitada; imediatamente após o nascimento, estimular e promover o contato pele a pele entre a mãe e seu filho, independentemente de o parto ter sido vaginal ou cesariana; pedir diretamente, quando necessário, que o pediatra promova e facilite esse contato; e promover medidas de redução de hemorragia no quarto período do parto (uso sistemático de ocitocina intramuscular).

Ainda para dar suporte durante o parto, é muito frequente a solicitação de uma doula ao lado da mulher. A doula é uma pessoa que oferece conforto, suporte físico e emocional e orientação às gestantes em trabalho de parto, pré-parto e puerpério. Ainda não existe regulamentação para a atuação dessas profissionais, e dúvidas e temores sobre possíveis questões trabalhistas têm sido levantadas por maternidades públicas e privadas. Apesar de alguns estudos terem demonstrado vários benefícios, deve-se ter cautela com a interpretação desses resultados, uma vez que a maior parte desses estudos foi realizada em um contexto muito diferente da assistência prestada no Brasil.

Quando a doula for solicitada pela gestante, ela poderá participar da equipe caso o médico assistente e o hospital permitam, devendo estar claras as atividades que ela pode exercer e que em hipótese nenhuma deverá interferir na conduta médica. Cabe ressaltar que em alguns municípios e estados existem leis próprias versando sobre o direito da paciente de solicitar a presença da doula durante o trabalho de parto.

O relacionamento do obstetra com os demais profissionais deve ser sempre cordial e ético. A assistência multidisciplinar, com a participação ativa da enfermeira obstétrica na realização de parto vaginal em pacientes que não apresentem intercorrência, é regulamentada e deve ser estimulada. Essa atuação é muito frequente nos centros de partos normais intra-hospitalares, lembrando que o médico é integrante da equipe e deve estar sempre presente no hospital para intervir em caso de complicações.

Vale salientar que cada profissional é responsável legalmente pela assistência que prestou, ou seja, a responsabilidade é compartilhada e, em caso de eventual desfecho negativo, será discriminada a participação de cada um na referida assistência. Há ganhos e benefícios na assistência multidisciplinar e esse modelo está associado a maiores taxas de parto normal e satisfação das mulheres.

Quanto à presença de um médico pediatra na sala de parto, embora uma portaria do Ministério da Saúde autorize profissionais não médicos a prestarem assistência ao recém-nascido quando devidamente treinados, a Sociedade Brasileira de Pediatria recomenda que, sempre que possível, esse atendimento seja realizado por um médico.

Por fim, vale lembrar que é ético o médico atender a vontade da gestante de realizar um parto por cesariana, garantidas a autonomia do médico e da paciente e a segurança do binômio materno-fetal, desde que a idade gestacional seja maior ou igual a 39 semanas e, após explicados todos os riscos e benefícios do procedimento, seja assinado o TCLE.

CONSIDERAÇÕES FINAIS

Considerando a importância que o parto tem na vida das mulheres, todos os esforços devem ser direcionados para promover um nascimento em condições de segurança ao binômio mãe e feto, sem intervenções desnecessárias e com todo o suporte disponível para atendê-la em casos de urgência. Respeitar as normas básicas de segurança descritas neste texto é um importante passo para evitar eventos adversos e demandas judiciais. O respeito à autonomia da mulher, a sensibilidade para entender e individualizar cada gestante com seus medos e desejos, assim como utilizar todos os métodos e conhecimentos disponíveis para agir de maneira correta quando necessário, são os preceitos essenciais para que o parto, além de seguro, seja também uma experiência positiva e especial na vida da mulher.

Leitura complementar

Agência Nacional de Saúde Suplementar. Nota 394/2014/GEAS/GGRAS/DIPRO/ANS Rio de Janeiro, 15 de maio de 2014. Rio de Janeiro, 2014.

Brasil. Conselho Federal de Enfermagem. Resolução Cofen 516/2016 – Alterada Pela Resolução Cofen 524/2016. Dispõe sobre a atuação e a responsabilidade do Enfermeiro, Enfermeiro Obstetra e Obstetriz na assistência às gestantes, parturientes, puérperas e recém-nascidos nos Serviços de Obstetrícia, Centros de Parto Normal e/ou Casas de Parto e outros locais onde ocorra essa assistência; estabelece critérios para registro de títulos de Enfermeiro Obstetra e Obstetriz no âmbito do Sistema Cofen/Conselhos Regionais de Enfermagem, e dá outras providências. Brasília, 2016. Disponível em: http://www.cofen.gov.br/resolucao-cofen-no-05162016_41989.html.

Brasil. Conselho Federal de Medicina. Parecer CFM 39/12. Dispõe sobre: cobrança de honorários, por médicos obstetras, pelo acompanhamento presencial do trabalho de parto. Brasília, 2012. Disponível em: http://www.portalmedico.org.br/pareceres/cfm/2012/39_2012.pdf.

Brasil. Conselho Federal de Medicina. Resolução CFM no 2.144/2016. Dispõe sobre cesariana a pedido da paciente. Brasília, 2016. Disponível em: http://www.portalmedico.org.br/resolucoes/CFM/2016/2144_2016.pdf.

Brasil. Conselho Federal de Medicina. Resolução CFM 2.056/2013. Dispõe sobre: critérios para a autorizaçãode funcionamento dos serviços médicos de quaisquer naturezas, bem como estabelece critérios mínimos para seu funcionamento, vedando o funcionamento daqueles que não estejam de acordo com os mesmos. Conselho Federal de Medicina, Brasília, 2013.

Brasil. Lei 11.108, de 7 de abril de 2005. Brasília, 2005.

Brasil. Ministério da Saúde. Atenção a saúde do recém-nascido – Guia para profissionais de saúde. 2. ed. Ministério da Saúde. Brasília; 2012: 92-127.

Brasil. Ministério da Saúde. Diretriz Nacional de Assistência ao Parto Normal. Vol. único, Comissão Nacional de Incorporação de Tecnologias no SUS. Ministério da Saúde do Brasil, Brasília, 2016.

Brasil. Ministério da Saúde. Portaria 11, de 7 de janeiro de 2015. Dispõe sobre as diretrizes para implantação e habilitação de Centro de Parto Normal (CPN), no âmbito do Sistema Único de Saúde (SUS). Brasília, 2015. Disponível em: http://bvsms.saude.gov.br/bvs/saudelegis/gm/2015/prt0011_07_01_2015.html

Brasil. Ministério da Saúde. Portaria 371, de 7 de maio de 2014. Dispõe sobre: institui diretrizes para a organização da atenção integral e humanizada ao recém-nascido (RN) no Sistema Único de Saúde(SUS). Ministério da Saúde, Secretaria de Atenção à Saúde, Brasília, 2014. Disponível em: http://bvsms.saude.gov.br/bvs/saudelegis/sas/2014/prt0371_07_05_2014.html.

Conselho Regional de Medicina. Resolução CFM 2.217/2018. Dispõe sobre: Código de Ética Médica. Brasília, 2018. Disponível em: https://www.anamt.org.br/portal/wp-content/uploads/2018/11/resolucao_cfm_n_22172018.pdf.

Organização Mundial de Saúde. Recomendações para o aumento do trabalho de parto. OMS, 2015.

Presidência da República. Casa Civil. Lei 12.842, de 10 de julho de 2013. Dispõe sobre a lei do ato médico. Brasília, 2013.

Silva CHM. Nova perspectiva para os GOs de todo o Brasil. 2019:1-7.

Souza LAR, Silva CHM. Recomendações Febrasgo para temas controversos [Internet]. 2018. p. 1–12. Disponível em: https://www.febrasgo.org.br/en/component/k2/item/694-recomendacoes-febrasgo-para-temas-controversos.

Steibel JAP, Steibel G. Doulas: a quantas andamos com esta proposta profissional no Brasil? Federação Brasileira de Ginecologia e Obstetrícia. Publicado em 12 de julho de 2017. Disponível em: https://www.febrasgo.org.br/pt/noticias/item/152-doulas-a-quantas-andamos-com-esta-proposta-profissional-no-brasil?highlight=WyJkb3VsYSJd.

Suárez-Cortés M, Armero-Barranco D, Canteras-Jordana M, Martínez-Roche ME. Uso e influência dos Planos de Parto e Nascimento. Rev Latino-Am Enferm, 2015.

WHO. Intrapartum care for a positive childbirth experience [Internet]. 2018. 200 p. Disponível em: http://www.who.int/reproductivehealth/publications/intrapartum-care-guidelines/en/.

CAPÍTULO 10

Violência na Assistência Obstétrica

Liduína de Albuquerque Rocha e Sousa
Aline Brilhante Veras

INTRODUÇÃO

A violência na assistência obstétrica é considerada toda ação ou omissão direcionada à mulher durante o pré-natal, parto ou puerpério que cause dor, dano ou sofrimento desnecessário, praticada sem consentimento explícito ou em desrespeito à sua autonomia. Esse conceito engloba todos os serviços de saúde e envolve todos os prestadores que atuam na assistência, não incluindo nem isentando qualquer categoria profissional.

Contudo, para entender o significado da expressão *violência na assistência obstétrica* é necessária a compreensão de alguns conceitos preliminares, começando pela definição de violência. A Organização Mundial da Saúde (OMS) define a violência como qualquer ação com uso intencional de força física ou do poder, real ou em ameaça, contra si próprio, o outro ou contra um grupo que resulte ou possa resultar em qualquer dano psicológico, deficiência, lesão ou morte. Esse conceito reflete o ponto pacífico entre pesquisadores da área de que a violência não se restringe a atos que resultem necessariamente em dano físico direto ou morte. A inserção do termo *poder* expande o conceito corriqueiro de violência, abarcando atos resultantes de uma relação de poder, incluindo negligência ou atos de omissão, além dos atos violentos mais óbvios.

Quanto à intencionalidade, parte importante da definição, é mister destacar que se refere à intenção de usar a força ou o poder inerente e não necessariamente de causar dano a si. Parte-se do princípio de que foi assumido o risco do dano e que isso basta para caracterizar a intencionalidade. Desse modo, atos assistenciais no parto/puerpério que, ancorados na relação discrepante de poder entre sistemas de saúde, profissionais e pacientes, imponham à mulher práticas não baseadas nas melhores evidências científicas e/ou que firam sua autonomia assumem o risco de dano – psicológico, emocional ou mesmo físico –, podendo ser enquadrados como violência.

A expressão consagrada na literatura científica internacional – violência na assistência obstétrica – é, portanto, um construto legal que inclui o tratamento desrespeitoso e abusivo que as mulheres podem experienciar durante a assistência à gravidez, parto e puerpério, bem como outros elementos de cuidado de má qualidade, como a não aderência às melhores práticas baseadas em evidências científicas.

Embora a expressão tenha repercutido nos últimos anos, o debate acerca da violência institucional contra a mulher em trabalho de parto não é recente, como mostra artigo publicado no *Lancet* em 2002. A intensificação do debate, entretanto, coincide com a emergência de uma nova construção legal que engloba elementos da qualidade da assistência obstétrica e maus-tratos às mulheres durante o parto.

PANORAMA BRASILEIRO

No Brasil, segundo informações do Departamento de Informática do Sistema Único de Saúde (Datasus) de 2015, os partos hospitalares representam 98,08% dos partos realizados na rede de saúde, e entre os anos de 2007 e 2011 o percentual de cesarianas aumentou de 46,56% para 53,88% . Dados divulgados pelo Ministério da Saúde (2015) mostram que a taxa de cesariana chega a 56% na população geral, e esses números variam entre o atendimento nos sistemas público e privado de saúde, em torno de 40% e 85%, respectivamente.

A pesquisa *Nascer no Brasil* foi um estudo nacional de base hospitalar composto por puérperas e seus recém-nascidos e realizado no período de fevereiro de 2011 a outubro de 2012. Participaram da pesquisa 23.940 mulheres, 56,8% das quais foram classificadas como de risco obstétrico habitual. Do total de partos, 51,9% foram cesarianas e 48,1% vaginais. Contudo, apenas em 5% desses não houve nenhuma intervenção durante o trabalho de parto e o parto. Quando se consideram somente as de risco obstétrico habitual, a taxa de cesariana decresceu para 45,5% e o parto normal sem intervenção aumentou para 5,6%. A Tabela 10.1 sumariza as intervenções encontradas.

Vale ressaltar que são consideradas desnecessárias aquelas cirurgias realizadas sem que haja alguma situação que coloque em risco a saúde da gestante ou do bebê e, portanto, exigiriam intervenção através de procedimento. Sem a indicação

Tabela 10.1 Incidência de boas práticas e intervenções durante o trabalho de parto e o parto – Brasil, 2011

	Risco obstétrico habitual (%)	Sem risco obstétrico habitual (%)	Todas as mulheres (%)	Valor de p*
Para mulheres que entraram em trabalho de parto				
Boas práticas durante o trabalho de parto:				
Alimentação	25,6	24,5	25,2	0,408
Movimentação	46,3	41,1	44,3	< 0,001
Procedimentos não farmacológicos para alívio da dor	28,0	24,7	26,7	0,012
Uso de partograma	44,2	36,9	41,4	< 0,001
Intervenções durante o trabalho de parto:				
Cateter venoso periférico	73,8	76,7	74,9	0,043
Ocitocina	38,2	33,3	36,4	0,001
Analgesia epidural	31,5	37,8	33,9	< 0,001
Amniotomia**	40,7	36,4	39,1	< 0,001
Para mulheres com parto vaginal				
Intervenções durante o parto:				
Litotomia	91,7	91,8	91,7	0,946
Manobra de Kristeler	37,3	33,9	36,1	0,017
Episiotomia	56,1	48,6	53,5	< 0,001
Para todas as mulheres				
Cesariana	45,5	60,3	51,9	< 0,001
Parto natural***	5,6	4,2	5,0	0,845

Fonte: Pesquisa Nascer no Brasil.
* Valor de p de teste qui-quadrado na comparação entre risco obstétrico habitual e sem risco obstétrico habitual.
** Também foram excluídas as mulheres com rotura espontânea de membranas antes da hospitalização.
*** Parto vaginal sem qualquer intervenção durante o trabalho de parto e o parto.

correta, a cirurgia pode aumentar o risco de complicações graves para a mãe e o recém-nascido.

Em 2010, uma pesquisa realizada pela Fundação Perseu Abramo mostrou que 25% das mulheres que tiveram partos normais nas redes pública e privada relataram maus-tratos e desrespeitos durante a assistência ao trabalho de parto, parto e/ou puerpério.

Práticas desrespeitosas coexistem e incluem aquelas que contrariam as melhores evidências, o que, em última análise, enfraquece a assistência. Não à toa, o número de casos de violência na assistência obstétrica surge em um contexto de percentuais alarmantes sobre a mortalidade materna. Segundo dados do Datasus, em 2016 foram registrados no Brasil 1.670 óbitos maternos por 100.000 nascimentos, principalmente nas regiões Sudeste, com 605 óbitos por 100.000, Nordeste, com 530 óbitos por 100.000, e Norte, com 223 óbitos por 100.000. A maioria ocorre por causas evitáveis. Além disso, no Brasil a taxa de cesarianas é muito maior do que a recomendada pela OMS.

Desse modo, o enfrentamento à violência obstétrica compõe o arcabouço de ações que buscam melhorar a assistência à saúde materno-infantil, sendo importante para as mulheres assistidas, para os profissionais da área e para os gestores da saúde. A busca constante por uma assistência materno-infantil de qualidade perpassa o enfrentamento da violência

obstétrica, e reconhecer que a estrutura dos serviços é violenta contra os profissionais não invalida a necessidade de enfrentamento da violência na assistência obstétrica, sendo também a recíproca verdadeira.

CARACTERIZAÇÃO DA VIOLÊNCIA NA ASSISTÊNCIA OBSTÉTRICA

Os diversos atos sumarizados na expressão violência obstétrica podem ser divididos em dois grandes grupos de lapsos na assistência: desrespeito à autonomia da mulher e práticas sem respaldo nas melhores evidências científicas. Para além da violência em si, atos que possam ser categorizados em um desses dois grupos ferem os princípios bioéticos da beneficência e a não maleficência.

Há evidências sólidas e crescentes de uma série de práticas desrespeitosas e violentas que as mulheres experimentam em instalações de atendimento obstétrico, particularmente durante o parto, sendo esse um ponto sem grandes divergências na literatura. No entanto, é mister reconhecer que, conquanto as evidências comprovem a violência na assistência obstétrica como uma realidade, não há consenso global a respeito de como esses casos são definidos e medidos. Nesse sentido, vale destacar que as atitudes e ações agrupadas na expressão violência na assistência obstétrica não se restringem aos atos dos profissionais de saúde, embora os incluam.

A literatura revela que a violência pode decorrer de falhas sistêmicas nos diferentes níveis de atenção dos sistemas de saúde e abrange uma variedade de atos intencionais ou inadvertidos que possam vir a causar sofrimento ou ferir a autonomia da paciente. Desse modo, inclui atos intencionais de violência emocional, verbal e sexual, além de uma miríade de práticas obstétricas, sem o respaldo de evidências e potencialmente prejudiciais, como episiotomia desnecessária, abandono ou recusa em ajudar as mulheres durante o parto, falta de empatia do provedor e falta de consentimento para intervenções, como cesarianas. É crucial, todavia, destacar que o reconhecimento da violência na assistência obstétrica como uma realidade não significa culpabilizar nenhuma categoria profissional específica, posto que ela se consolida em termos estruturais. A violência na assistência obstétrica expressa a violência durante a prestação de cuidados de saúde em um ambiente social e em sistemas de saúde cujos fundamentos políticos e econômicos fomentem o desenvolvimento de relações de poder.

RECOMENDAÇÕES PARA AS BOAS PRÁTICAS DE ASSISTÊNCIA AO PARTO

No enfrentamento desse problema, a Federação Brasileira de Ginecologia e Obstetrícia (Febrasgo) reproduz a publicação da OMS, recomendando como boas práticas de assistência ao trabalho de parto e pós-parto (Quadro 10.1):

- Sempre que possível, internar para assistência ao parto com a gestante em fase ativa de trabalho de parto.
- Favorecer a presença do(a) acompanhante de livre escolha da parturiente no ambiente de assistência ao trabalho de parto e ao parto.

- Liberdade para ingestão de líquidos claros durante o trabalho de parto para gestantes de risco obstétrico habitual.
- Não realizar tricotomia compulsoriamente.
- Não realizar enema evacuativo ou uso de laxativos como rotina.
- Manter ausculta fetal intermitente nas pacientes de baixo risco a cada 30 minutos na fase ativa do trabalho de parto e a cada 5 minutos no período expulsivo.
- Dar liberdade para a gestante escolher a posição mais confortável para o parto, estimulando as verticalizadas.
- Não realizar episiotomia de rotina e, quando for percebida a necessidade, comunicar à parturiente e só realizá-la com seu consentimento.
- Estimular e promover o contato pele a pele após o nascimento.
- Oferecer métodos não farmacológicos de alívio da dor, incluindo o apoio contínuo durante o trabalho de parto.
- Não decidir pela gestante o momento de analgesia do parto – essa é uma escolha dela.
- Promover medidas de redução de hemorragia no quarto período do parto (uso sistemático de ocitocina intramuscular).

Além dessas medidas, vale destacar que a comunicação clara, o diálogo e o vínculo entre a parturiente, a família e a equipe de assistência podem ser o caminho mais seguro para evitar situações percebidas como violentas. Cabe lembrar, também, que algumas práticas obstétricas não são em si um ato de violência, passando a ser entendidas assim apenas quando adotadas inadvertidamente, de maneira imposta, ou ferindo as evidências e desconsiderando a condição de sujeito da parturiente.

Quadro 10.1 Recomendações da OMS para assistência ao trabalho de parto, parto e cuidados com recém-nascidos

Cuidados recomendados para todo o processo de nascimento	
Cuidados de maternidade (mantendo a dignidade, a privacidade e a confidencialidade, garantindo a ausência de maus-tratos e possibilitando apoio à escolha informada) Comunicação eficaz entre os prestadores de cuidados e as parturientes Garantia do acompanhamento durante o trabalho de parto (TP) e o parto	
Cuidados no primeiro estágio do TP	
Usar as definições dos estágios de TP: primeiro estágio: latente (colo até 5cm) e ativo (colo > 5cm) A duração normal do primeiro estágio é controversa e varia para cada paciente (a fase ativa em geral não se prolonga além de 12 horas em nulíparas e 10 horas em multíparas) Controle intermitente dos BCF com sonar Doppler ou Pinard a cada 15 a 30 minutos Toque vaginal a cada 4 horas São opções para alívio da dor: analgesia epidural ou opioides parenterais (como fentanila, diamorfina e petidina) e medidas não farmacológicas, como as técnicas de relaxamento, massagens e compressas Permitir a ingestão de líquidos e alimentos pelas gestantes com risco baixo de necessitar de anestesia geral Encorajar a movimentação e uma posição verticalizada	Usar o critério de evolução da dilatação cervical < 1cm/h durante a fase ativa para identificar o risco de resultados adversos e/ou como critério isolado para indicar intervenções (aumento de ocitocina ou indicar cesariana). Também não são recomendadas intervenções de rotina na fase latente Realizar a pelvimetria clínica ou cardiotocografia de rotina na admissão e/ou continuamente durante o TP em gestações saudáveis com TP espontâneo Tricotomia e enemas Embrocação vaginal de rotina com antissépticos Manejo ativo para prevenir TP prolongado (amniotomia e/ou ocitocina) Ocitocina de rotina quando realizada analgesia de parto Antiespasmódicos e/ou líquidos endovenosos para evitar atrasos no TP

(Continua)

Quadro 10.1 Recomendações da OMS para assistência ao trabalho de parto, parto e cuidados com recém-nascidos (*continuação*)

Cuidados no segundo estágio do TP	
Recomendados	**Não recomendados**
Considerar que a duração do segundo estágio pode ser variável, sendo geralmente inferior a 2 horas em multíparas e 3 horas em nulíparas A posição no parto, mesmo com analgesia, pode ser de escolha da paciente em situações normais A paciente deve ser orientada a realizar o puxo (empurrar) seguindo apenas seu próprio impulso Recomendam-se técnicas para reduzir o trauma perineal, como massagem perineal, compressas quentes e proteção perineal com as mãos Controle intermitente dos BCF com sonar Doppler ou Pinard a cada 5 minutos	Uso rotineiro ou liberal da episiotomia Pressão manual do fundo do útero
Cuidados no terceiro estágio do TP	
Recomendados	**Não recomendados**
Administração em todas as pacientes de ocitocina (10UI, IM/EV). Se não estiver disponível, recomenda-se o uso de outro uterotônico (ergometrina/metilergometrina ou misoprostol) Tração controlada do cordão Retardar o clampeamento do cordão se não houver contraindicação (por pelo menos 1 minuto)	Massagem uterina contínua em paciente que recebeu ocitocina
Cuidados com o recém-nascido (RN)	
Recomendados	**Não recomendados**
Contato pele a pele do RN com sua mãe durante a primeira hora após o nascimento Colocar o RN no peito o mais rápido possível (se clinicamente estável e a mãe desejar) Todos os RN devem receber 1mg de vitamina K IM após o nascimento O banho deve ser adiado em até 24 horas após o nascimento Se possível, a mãe e o bebê não devem ser separados e devem permanecer no mesmo quarto todo o tempo	Aspirações em boca e nariz do RN em caso de líquido amniótico claro e respiração espontânea
Cuidados no puerpério	
Recomendados	**Não recomendados**
Avaliação regular do tônus uterino, pressão arterial, sangramento vaginal, contração uterina, altura uterina, temperatura e frequência cardíaca durante as primeiras 24 horas Após parto vaginal sem complicações, mães e RN saudáveis devem receber cuidados por pelo menos 24 horas após o nascimento	Antibiótico profilático para partos não complicados ou apenas em razão da realização de episiotomia

BCF: batimentos cardiofetais.
Fonte: https://www.febrasgo.org.br/pt/noticias/item/556-cuidados-no-trabalho-de-parto-e-parto-recomendacoes-da-oms.
Adaptado de WHO recommendations: intrapartum care for a positive childbirth experience.

Leitura complementar

Bohren MA, Vogel JP, Hunter EC et al. The mistreatment of women during childbirth in health facilities globally: a mixed-methods systematic review. Jewkes R (ed.). PLoS Medicine 2015; 12(6):e1001847. Doi:10.1371/journal.pmed.1001847.

Bowser D, Hill K. Exploring evidence for disrespect and abusein facility-based childbirth: Report of a landscape analysis. USAID-TRAction Project. Harvard School of Public Health, University Research Co., LLC, 2010. Disponível em: www.urc-chs.com/uploads/resourceFiles/Live/RespectfulCareatBirth9-20-101Final.pdf. Acesso em: 27 dez 2017.

Brüggemann AJ, Wijma B, Swahnberg K. Abuse in health care: a concept analysis. Scand J Caring Sci 2012; 26(1):123-32.

Charles S. Obstetricians and violence against women. Am J Bioeth 2011; 11(12):51-6.

Coyle J. Understanding dissatisfied users: developing a framework for comprehending criticisms of health care work. J Adv Nurs 1999; 30(3): 723-31.

D'Ambruoso L, Abbey M, Hussein J. Please understand when I cry out in pain: women's accounts of maternity services during labour and delivery in Ghana. BMC Public Health 2005; 5:140.

D'Oliveira AF, Diniz SG, Schraiber LB. Violence against women in health-care institutions: an emerging problem. Lancet 2002; 359(9318):1681-5.

Dahlberg LL, Krug EG. Violência: um problema global de saúde pública. Ciência & Saúde Coletiva 2007; 11(Sup):1163-78.

Farmer PE, Nizeye B, Stulac S, Keshavjee S. Structural violence and clinical medicine. PLoS Medicine 2006, 3(10), Article e449.

Fundação Perseu Abramo e Sesc. Mulheres Brasileiras e Gênero nos Espaços Público e Privado, 2010.

Leal, MC et al. Intervenções obstétricas durante o trabalho de parto e parto em mulheres brasileiras de risco habitual. Cad Saúde Pública,

Rio de Janeiro, 2014; 30(Supl 1):S17-S32. Disponível em: http://dx.doi.org/10.1590/0102-311X00151513.

Morales XB, Chaves LVE, Delgado CEY. Neither medicine nor health care staff members are violent by nature: obstetric violence from an interactionist perspective. Qualitative Health Research 2018; 28(8): 1308-19.

Organização Mundial da Saúde. Informe mundial sobre la violencia y salud. Genebra (SWZ), 2002.

Perez D'Gregorio R. Obstetric violence: a new legal term introduced in Venezuela. Int J Gynaecol Obstet 2010; 111(3):201-2.

Rattner D. Humanização na atenção a nascimentos e partos: ponderações sobre políticas públicas. Interface (Botucatu) 2009; 13(1): 759-68.

Sena LM, Tesser CD. Violência obstétrica no Brasil e o ciberativismo de mulheres mães: relato de duas experiências. Interface – Comunicação, Saúde, Educação [online]. 2017, v. 21, n. 60 [Acesso 9 fev 2019], pp. 209-220. Disponível em: https://doi.org/10.1590/1807-57622015.0896. Epub 3 nov 2016. ISSN 1807-5762.

WHO recommendations: intrapartum care for a positive childbirth experience.

Williams CR, Jerez C, Klein K, Correa M, Belizán JM, Cormick G. Obstetric violence: a Latin American legal response to mistreatment during childbirth. BJOG 2018; 125:1208-11.

Zanardo GLP et al. Obstetrical violence in Brazil: a narrative review. Psicol Soc, Belo Horizonte, 2017; 29:e155043.

CAPÍTULO 11

Cuidados Antenatais para uma Experiência Positiva no Parto

Rita de Cássia Sanchez e Oliveira

INTRODUÇÃO

O nascimento de um bebê é um evento de suma importância para a mulher e a família, talvez o mais importante. Costumam ser comentadas e publicadas muitas informações a respeito do parto e do nascimento. No entanto, deve-se ter em mente que o processo se inicia 9 meses antes com a gestação e o acompanhamento pré-natal. A rigor, no início do planejamento de um filho/família, antes do primeiro exame sanguíneo positivo, muitas mulheres já começam a buscar as informações disponíveis em livros, *sites* e mídias a respeito do que está por vir: a gestação e o parto.

Muitas são as diretrizes sobre a assistência pré-natal adequada. Segundo Neme e cols. (2000), a assistência compreende todas as medidas que o obstetra ou a enfermeira obstétrica recomendam (preventivas, dietéticas, diagnósticas e curativas), visando à estruturação do concepto e à melhoria das condições de saúde psíquica e física da grávida. O National Institute for Health and Care Excellence (NICE), a Organização Mundial da Saúde (OMS) e o Ministério da Saúde do Brasil recomendam um número mínimo de consultas (entre seis e oito), o rastreio de patologias maternas, como diabetes gestacional, hipertensão e doenças infecciosas, a vigilância do bem-estar fetal e o preparo psicológico da gestante para o parto, de modo a abolir o medo do parto, uma vez que ele é função biofisiológica normal. No entanto, observa-se uma carência de informações adequadas às mulheres e gestantes a respeito do preparo necessário para enfrentar as mudanças físicas e psicológicas da gestação e do parto. O presente capítulo tem por objetivo abordar os aspectos antenatais voltados a uma boa experiência no parto, seja pela via que a paciente desejava ou não, seja via vaginal ou via alta.

ACOMPANHAMENTO PRÉ-NATAL

Durante a gestação, além dos exames de rotina e controles periódicos, costuma-se preconizar a inclusão do tema do parto nas consultas após o quinto mês. Essa prática tradicional se explica pela possibilidade de no primeiro e no início do se-

gundo trimestre ocorrerem abortamentos e perdas fetais inesperados. Por isso, a partir do quinto mês a paciente se sente mais segura e o obstetra inicia as orientações quanto ao trabalho de parto. Entretanto, para que a gestação chegue ao termo com a gestante hígida e sem complicações devem ser obedecidos os preceitos básicos de seguimento pré-natal.

Os cuidados e as orientações no primeiro trimestre devem dar atenção à saúde materna com a anamnese e o rastreamento de patologias como anemia, doenças pregressas, como *diabetes mellitus*, hipertensão, epilepsia, cardiopatia, doenças reumatológicas e hematológicas, doenças da tireoide, doenças circulatórias e pulmonares. Além disso, procede-se à pesquisa de moléstias infecciosas com sorologias mínimas, como HIV, rubéola, toxoplasmose, sífilis, citomegalovírus e hepatites A, B e C. Também são recomendados exames de hemograma e ferritina sérica, glicemia de jejum, tipagem sanguínea e Coombs em caso de paciente Rh-negativa, TSH e T4 livre, urina I e urocultura. A identificação de marcadores de risco na anamnese, nos antecedentes e nos exames físico e subsidiários alerta para um cuidado qualificado nas gestações consideradas de alto risco.

Assim como aos rastreamentos e exames, o obstetra deve estar atento a questões relacionadas com acompanhamento nutricional, hábitos alimentares, uso de vitaminas e vacinações. A orientação de não utilizar medicamentos sem orientação médica e a explanação sobre o risco do uso de álcool, drogas, medicamentos à base de ácido retinoico e antibióticos sem prescrição médica devem constar da primeira consulta pré-natal. Vale salientar que os cuidados e as orientações acerca das modificações gravídicas maternas e do desenvolvimento fetal também são necessários a cada período da gestação. No cenário ideal, todas as consultas e exames ultrassonográficos são agendados já de início, de modo que a gestante tenha uma visão geral dos 9 meses, possa se programar adequadamente para os encontros e não perca as datas especiais, como ultrassonografias morfológicas e teste de sobrecarga materna.

O exame das mamas deve ser realizado na primeira consulta pré-natal para diagnóstico de possíveis patologias mamárias. Mais uma vez, no cenário ideal o acompanhamento ginecológico seria realizado antes da gestação com a detecção e o tratamento de condições mamárias, como nódulos, cistos e, eventualmente, câncer mamário. Contudo, quando detectados na gestação, seu tratamento deve ser priorizado, pois o aumento hormonal na gestação pode agravar essas patologias. Em relação ao aleitamento, o diagnóstico de mamilo invertido já na gestação pode possibilitar melhor preparo e promover menor ansiedade no início das mamadas, na primeira hora pós-parto.

Assegurada a saúde física materna e fetal e a gestante conscientizada de sua responsabilidade sobre esse período gestacional, deve ser aberto um espaço para prepará-la para os períodos seguintes: o parto e o puerpério.

GESTANTE INFORMADA

O pré-natal, o parto e o puerpério são um contínuo de modificações e novos processos para a mãe e o bebê e não devem ser tratados separadamente. Os 9 meses de gestação são o espaço ideal para a preparação física e psicológica da futura parturiente, nutriz e mãe, de modo que todas as dúvidas, ansiedades e questões relacionadas com o trabalho de parto, a expulsão do bebê, a condição materna pós-parto e a amamentação devem surgir e ser trabalhadas ainda na gestação.

Aos profissionais que acreditam que se deve aguardar a gestante levar suas dúvidas às consultas pré-natais é interessante lembrar que a procura por *sites*, *blogs*, cursos *online* e outras mídias ocorre mesmo sem o conhecimento do obstetra. Portanto, o incentivo para que a gestante expresse suas dúvidas, perguntas sobre o que ela está buscando de informação, orientação acerca dos *sites* confiáveis e conversas sobre seu conteúdo podem prepará-la melhor do que ao ser assumida a postura antiga de ser o detentor da informação. Atualmente, o obstetra deve se transformar no educador durante o pré-natal.

Inicia-se a consulta mostrando a importância de levar a gestação ao termo e as vantagens em aguardar o trabalho de parto espontaneamente. As diferenças entre o parto via vaginal e a cesariana para mães e bebês têm sido bem demonstradas. O estresse do trabalho de parto e o aumento dos corticoides maternos para o amadurecimento pulmonar completo, a passagem pelo canal vaginal e o contato com o microbioma materno proporcionam melhor saúde a longo prazo aos bebês, ao passo que os resultados neonatais das cesarianas antes do trabalho de parto mostram complicações agudas e crônicas dos sistemas respiratório, cardíaco e metabólico.

PLANO DE PARTO

Como ressaltado previamente, é fundamental compartilhar com a gestante o máximo de informações sobre o preparo necessário para o parto e o puerpério. Uma estratégia consiste em utilizar o plano de parto como instrumento que propicie o diálogo entre o obstetra e a gestante. Classicamente, o plano de parto é elaborado pela própria gestante, acompanhado ou não de opiniões do marido e dos familiares. Nesse momento, ela expressa o que espera do trabalho de parto e do parto, dos cuidados voltados para ela e o bebê, quem gostaria que estivesse presente (marido, familiares ou doula), o que gostaria de vivenciar durante as longas horas de espera da dilatação, como gostaria de enfrentar o processo das contrações, dores e dilatação, quais posições gostaria de praticar, qual a posição na hora da expulsão do bebê, em qual local (maca, banquinho, banheira), quem permaneceria a seu lado até o final e o desejo de ter um parto com ou sem episiotomia.

Além dessas questões habitualmente presentes no plano de parto, podem surgir dúvidas e medos que a parturiente receie partilhar em uma consulta médica. O cenário ideal é que, após as primeiras consultas pré-natais em que se confirmou a higidez do concepto (próximo do quinto mês), a gestante já possa apresentar seu plano de parto ao obstetra e, caso não o faça, deve ser estimulada por ele a escrevê-lo, direcionando pelo menos os tópicos principais, ajudando-a a iniciar o processo de pensar em como enfrentará o trabalho de parto e o parto.

Alguns estudos mostram que mulheres com e sem plano de parto apresentam taxas semelhantes de parto normal ou cesariana, mas aquelas que realizaram o plano de parto apresentam número menor de intervenções obstétricas e, apesar disso, menos satisfação em relação ao resultado do parto em si. Um dos motivos talvez seja a hostilidade com que hospitais e profissionais recebem e interpretam o plano de parto. Deve-se ter em mente que o relato desses pontos no plano de parto transcende a necessidade de um documento assinado entre a parturiente e o médico. O plano de parto proporciona um ambiente de diálogo aberto entre a gestante e o profissional, esclarecendo as expectativas de ambos em relação ao momento importante que vivenciarão no final dos 9 meses de preparação.

PREPARAÇÃO PERINEAL

Um dos tópicos importantes e polêmicos diz respeito à realização ou não da episiotomia no parto vaginal. Ainda não há consenso quanto à taxa ideal de episiotomia. Segundo a OMS, deveria ser em torno de 10%, ao passo que alguns autores afirmam que a taxa ideal não seria maior do que 30%, variando entre os países. Observa-se também grande variação perineal de acordo com a idade, na elasticidade do períneo, na vontade da mulher de realizar ou não o procedimento e no preparo perineal durante o pré-natal.

No estudo *Nascer no Brasil*, a episiotomia foi relatada em mais de 50% das mulheres, principalmente em primíparas. A assistência ao parto realizada especialmente por médicos e em hospitais desde o início do século passado levou à prática da episiotomia com a falsa ideia de que reduziria o dano causado pela laceração natural do períneo e o risco de posterior incontinência urinária e fecal e protegeria o neonato do trauma do parto. Contudo, estudos controlados demonstram que a episiotomia aumenta o risco de laceração perineal de terceiro e quarto graus, infecção e hemorragia e não diminui as complicações a longo prazo relacionadas com a dor e a incontinência urinária.

O períneo é preparado por meio de exercícios específicos e conscientização perineal durante a gestação. A consultoria de fisioterapeutas e as indicações de exercícios de força muscular no segundo trimestre e de alongamento no terceiro promovem condições físicas locais para que a expulsão do bebê se dê sem a episiotomia e seja menor o risco de rotura perineal. Esse é um dos temas que devem constar do plano de parto e discutidos no pré-natal. Deve existir consenso entre a paciente e o obstetra já na gestação, e essa discussão não pode ser adiada para o momento do parto. Uma explicação sobre as principais indicações médicas de episiotomia, como macrossomia e distócia de ombros, assegura à gestante que seu obstetra não realizará o procedimento sem indicação.

PARTICIPAÇÃO DA ENFERMAGEM NO PRÉ-NATAL

Os modelos de atenção no pré-natal variam de país para país e do setor público para o privado. Observa-se um predomínio de atendimentos antenatais por obstetrizes e enfermeiras obstétricas na Europa e na América do Norte, enquanto nos países latino-americanos predomina o acompanhamento realizado pelo médico.

Estudo realizado na Suécia com 2.746 mulheres mostrou que o cuidado antenatal com a participação de obstetrizes aumenta a satisfação da gestante, além de melhorar o suporte emocional oferecido a elas e aos parceiros e familiares. Outro estudo randomizado, realizado em Melbourne por Waldenstrom e cols. com cerca de 500 pacientes em cada grupo (cuidado tradicional por médicos no primeiro grupo e cuidado por obstetrizes no segundo), mostrou que a diferença na satisfação das pacientes durante o pré-natal foi significativamente maior no segundo grupo, mas que não houve diferença no cuidado intraparto. Não houve diferenças também no número de intervenções durante o parto. A maior satisfação no período intraparto se deu com a continuidade do cuidado (o profissional que acompanhou o pré-natal, seja obstetriz ou médico, esteve presente no parto).

Esses resultados não causam estranheza, visto que a formação dos profissionais no ensino superior e a especialização são direcionadas a conteúdos diferentes, sendo o curso de enfermagem mais voltado para a fisiologia da gestação, parto e puerpério e o curso médico mais voltado para o reconhecimento de patologias associadas à gravidez e seu tratamento.

No Brasil, o modelo de assistência pré-natal com a participação de enfermeiras obstétricas e obstetrizes é adotado no setor público. Por enquanto, essa iniciativa ainda não é frequente no setor privado. Em fevereiro de 2015 surgiu o Projeto Parto Adequado (PPA), uma iniciativa da Associação Nacional de Saúde Suplementar (ANS), do Institute for Healthcare Improvement (IHI) e do Hospital Israelita Albert Einstein (HIAE) no intuito de melhorar a prática obstétrica no país. Dentre as várias premissas do projeto, a migração para o modelo de assistência com equipe multidisciplinar foi um dos direcionadores, visando ao trabalho conjunto de enfermeiras e médicos desde o atendimento antenatal até o parto e o pós-parto. O índice de satisfação das pacientes com as equipes foi de 95%, refletindo a importância do suporte emocional aliado ao cuidado médico.

Quanto ao modelo de cuidado contínuo, acompanhamento pré-natal e durante o parto pelo mesmo profissional, seja ele enfermeiro ou médico, torna-se necessária a disponibilidade durante 24 horas nos 7 dias da semana, muitas vezes acarretando situações de estresse para os profissionais e as pacientes. Durante a fase piloto do PPA, foram estudadas as características de profissionais com mais de 70% de partos vaginais em sua prática, observando-se que eles trabalhavam em equipe mul-tiprofissional composta por mais de um médico (cerca de três ou quatro), acompanhados de enfermeiras obstétricas e obstetrizes em sua equipe de clínica privada. Nos encontros pré-natais, as gestantes conheciam todos os profissionais da equipe e qualquer um deles poderia acompanhá-las no trabalho de parto e no parto, solucionando a questão da disponibilidade, sem a descontinuidade da assistência, com a gestante se sentindo segura e acolhida por profissionais conhecidos. A mesma composição foi orientada às equipes internas dos hospitais, com o profissional de enfermagem dando suporte às parturientes na fase intra-hospitalar, fossem elas assistidas pela equipe de plantão ou por equipe externa de clínica privada. Essas e outras ações foram sugeridas aos 35 hospitais da fase piloto e em 2017 aos 136 hospitais da segunda fase do projeto. Nas duas fases do PPA, fichas de satisfação das pacientes foram coletadas no segundo dia pós-parto, revelando mais de 90% de satisfação com as equipes e hospitais durante a implementação das mudanças.

PARTICIPAÇÃO DA MULHER NAS TOMADAS DE DECISÃO

Nas últimas décadas, vários veículos passaram a usar o verbo empoderar para se referir à necessidade do protagonismo feminino na gestação e no parto, levantando a noção de que a mulher está apta a realizar algo por si só e preparada para fazer suas escolhas no momento mais importante e mágico de sua vida. Para que esse empoderamento ocorra é importante que a mulher obtenha informação de qualidade, baseada em evidências científicas e traduzida para sua linguagem, que reflita as necessidades das diversas fases da gestação, parto e puerpério. Como ressaltado anteriormente, os 9 meses gestacionais constituem a grande oportunidade para os profissionais agirem como educadores das gestantes e dos familiares.

A participação das mulheres deve ocorrer não apenas nas consultas pré-natais e no parto, mas também no desenho do modelo de assistência, sendo ouvidas por profissionais técnicos e gestores no intuito de criar um *co-design* ou *co-production,* como ensina o IHI. Ouvir as pacientes e utilizar suas ideias nas várias fases do processo torna a assistência verdadeiramente centrada na paciente, em suas necessidades e não apenas organizada de modo a cumprir protocolos.

CUIDANDO DAS CESARIANAS A PEDIDO MATERNO

Muito se comenta a respeito do aumento da porcentagem de cesarianas nas últimas décadas em vários países. Principalmente no setor privado, há o registro de aumento de cerca de 80% em média no número de cesarianas nas maternidades brasileiras. Alguns creditam parte desse aumento ao desejo materno de programar o parto, seja por medo da dor, seja por conveniência familiar. No estudo *Nascer no Brasil*, no início do pré-natal cerca de 70% das gestantes tinham preferência pelo parto vaginal, no final do pré-natal a mesma população reduziu para 30% sua disposição em aguardar o trabalho de parto, mostrando que durante a gestação há um processo de desistência de aguardar o trabalho de parto. Convém ter em mente que a palavra do profissional de saúde tem grande influência na informação passada às gestantes.

Nos casos em que a mulher solicita uma cesariana antes do trabalho de parto, os estudos sugerem que o profissional que a acompanha deve explorar com cuidado os motivos dessa escolha e, caso considere necessário, encaminhá-la para uma avaliação psicológica. Deve ainda esclarecer os riscos específicos inerentes ao procedimento cirúrgico, inclusive os riscos posteriores, como chance maior de placenta prévia, acretismo e rotura uterina em gestações subsequentes, assim como reafirmar que aguardar o trabalho de parto espontâneo e o parto vaginal é seguro para a mãe e o bebê, e que essa é a recomendação segundo as evidências científicas atuais.

Caso a paciente ainda opte pela cesariana, na ausência de indicações médicas, ela deve ser realizada a partir das 39 semanas ou, de preferência, no início do trabalho de parto. Durante a fase piloto do PPA foi observado que 28% das cesarianas realizadas aconteceram a pedido materno, o que revela a grande oportunidade de educação e esclarecimento das gestantes por meio de campanhas e principalmente no pré-natal.

CONSIDERAÇÕES FINAIS

O cuidado centrado nas necessidades das gestantes irá proporcionar melhor experiência no parto e no puerpério. As equipes devem oferecer o máximo de informações, retirar dúvidas e promover a aproximação da equipe de profissionais nos 9 meses de contato na assistência antenatal.

Leitura complementar

Afshar Y, Mei JY, Gregory KD, Kilpatrick SJ, Esakoff TF. Birth plans – Impact on mode of delivery, obstetrical interventions, and birth experience satisfaction: a prospective cohort study. Birth 2018 Mar; 45(1):43-9. Doi: 10.1111/birt.12320. Epub 2017 Nov 2. PMID: 29094374.

Brasil. Associação Nacional de Saúde Suplementar (ANS). Nova organização do cuidado ao parto e nascimento para melhores resultados de saúde projeto parto adequado fase 1. Disponível em: http://www.ans.gov.br/images/stories/Materiais_para_pesquisa/Materiais_por_assunto/web_total_parto_adequado.pdf.

DeBaets AM. From birth plan to birth partnership: enhancing communication in childbirth. Am J Obstet Gynecol 2017 Jan; 216(1):31.e1-31.e4. Doi: 10.1016/j.ajog.2016.09.087. Epub 2016 Sep 21. PMID: 27664497.

Domingues RMSM, Dias MAB, Nakamura-Pereira M et al. Processo de decisão pelo tipo de parto no Brasil: da preferência inicial das mulheres à via de parto final. Cad Saúde Pública 2014; 30(Supl1):S101-116. Disponível em: http://dx.doi.org/10.1590/0102-311X00105113.

Hildingsson I, Rådestad I. Swedish women's satisfaction with medical and emotional aspects of antenatal care. J Adv Nurs 2005 Nov; 52(3):239-49.

Hilton K, Anderson A. IHI psychology of change framework to advance and sustain improvement. IHI White Paper. Boston, Massachusetts: Institute for Healthcare Improvement; 2018. Disponível em: ihi.org.

Kaplan M. Co-production: a new lens on patient-centered care. Disponível em: http://www.ihi.org/communities/blogs/co-production-a--new-lens-on-patient-centered-care. Acesso em: 01/04/2016.

Kingdon C, Neilson J, Singleton V et al. Choice and birth method: mixed-method study of caesarean delivery for maternal request. BJOG 2009; 116:886-95.

Leal MC, Pereira APE, Domingues RMSM et al. Intervenções obstétricas durante o trabalho de parto e parto em mulheres brasileiras de risco habitual. Cad Saúde Pública 2014; 30(Supl.1):S17-S32.

Mathias CV, Famá EAB, Facca TA, Peixoto S. Fundamentos e conceitos de assistência pré-natal. In: Fernandes CE, Silva de Sá MF. Tratado de obstetrícia FEBRASGO. 1. ed. Rio de Janeiro: Elsevier, 2019:61-8.

Negrini R, Oliveira RCS. Estratégias de redução de cesariana. In: Fernandes CE, Silva de Sá MF. Tratado de obstetrícia FEBRASGO. 1. ed. Rio de Janeiro: Elsevier, 2019:1077-84.

Neme B. Assistência pré-natal. In: Obstetrícia básica. 2. ed. São Paulo: Sarvier, 2000:117-33.

NHS. Your antenatal care. Disponível em: https://www.nhs.uk/conditions/pregnancy-and-baby/antenatal-midwife-care-pregnant/.

NICE. Antenatal care – Guideline scope. Disponível em: https://www.nice.org.uk/guidance/gid-ng10096/documents/final-scope-2.

Peraçoli JC, Amaral EM, Haddad SEMT, Nascimento MLC. Hierarquização assistencial no pré-natal. In: Fernandes CE, Silva de Sá MF. Tratado de obstetrícia FEBRASGO. 1. ed. Rio de Janeiro: Elsevier, 2019:69-74.

Schirmer J et al. Assistência pré-natal – Manual técnico/equipe de elaboração. 3. ed. Brasília: Secretaria de Políticas de Saúde – SPS/Ministério da Saúde, 2000. 66p. Disponível em: http://bvsms.saude.gov.br/bvs/publicacoes/cd04_11.pdf.

Tribe RM, Taylor PD, Kelly NM, Rees D, Sandall J, Kennedy HP. Parturition and the perinatal period: can mode of delivery impact on the future health of the neonate? J Physiol 2018 Dec; 596(23):5709-22. Doi: 10.1113/JP275429. Epub 2018 Apr 15. PMID: 29533463.

Waldenström U, Brown S, McLachlan H, Forster D, Brennecke S. Does team midwife care increase satisfaction with antenatal, intrapartum, and postpartum care? A randomized controlled trial. Birth 2000 Sep; 27(3):156-67.

WHO Recommendations on antenatal care for a positive pregnancy experience. Disponível em: https://apps.who.int/iris/bitstream/handle/10665/259947/WHO-RHR-18.02eng.pdf; jsessionid=79D03D387859ADA4DACCBE924AA8B486?sequence=1

Zanetti MRD, Petricelli CD, Alexandre SM, Torloni MR, Nakamura MU, Sass N. Episiotomia: revendo conceitos/Episiotomy: concepts review. Femina jul 2009; 37(7):367-71.

SEÇÃO II

ASSISTÊNCIA AO PARTO E PUERPÉRIO

CAPÍTULO 12

Ana Christina de Lacerda Lobato
Thales Henrique Lamounier Xavier
Caroline Cássia de Morais

Contratilidade Uterina e Mecanismo de Parto

INTRODUÇÃO

A compreensão da fisiologia do parto é fundamental para a assistência materno-fetal adequada. A identificação da bacia óssea materna e de seus estreitos, bem como o conhecimento das partes fetais e de sua posição durante o início do trabalho de parto, favorece uma condução mais segura.

O parto abrange o período que se inicia com as contrações uterinas regulares e segue até a expulsão da placenta. Todo o processo é chamado de trabalho de parto e envolve uma complexa rede de interação materna e fetal.

A preparação durante o pré-natal com orientações à paciente e ao acompanhante sobre o mecanismo do parto promove segurança e produz desfechos favoráveis para o binômio materno-fetal e para a equipe. O acolhimento emocional durante o trabalho de parto também é essencial.

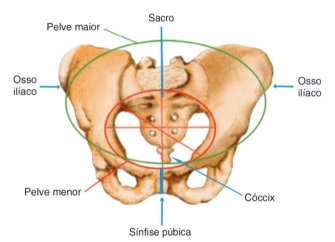

Figura 12.1 Bacia óssea feminina.

BACIA ÓSSEA MATERNA

A pelve é formada pela união dos ossos ilíacos, sacro, cóccix, pube e quinta vértebra lombar e se divide em dois espaços: grande (superior) e pequena (inferior) bacia. O conhecimento da pequena bacia é muito relevante para o desenvolvimento do trabalho de parto por ser através dela que as estruturas fetais irão se adaptar para a passagem até o nascimento (Figuras 12.1 e 12.2).

Do ponto de vista obstétrico, a pequena bacia deve ter diâmetros compatíveis com a biometria fetal para tornar possível o parto vaginal. Para melhor compreensão, pode ser dividida em três estreitos: superior, médio e inferior.

Estreito superior

O estreito superior da bacia é delimitado posteriormente pela junção da quinta vértebra lombar com a primeira vértebra sacral (promontório), lateralmente pela união das asas do sacro, articulações sacroilíacas, linhas inominadas e eminências ileopectíneas e anteriormente pela sínfise púbica. Nesse estreito, três diâmetros são importantes:

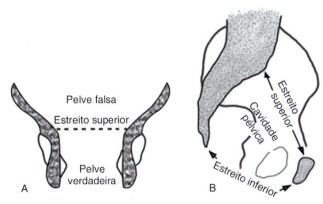

Figura 12.2 Pequena bacia óssea. **A** Pelve verdadeira. **B** Cavidade pélvica.

- **Transverso:** distância entre as linhas inominadas. Mede aproximadamente 13cm. É considerado a maior abertura do estreito superior da pelve.
- **Oblíquos:** distância entre a linha ileopectínea e a articulação sacroilíaca. Mede cerca de 12,5cm.
- **Anteroposterior:** distância do promontório à sínfise púbica.

105

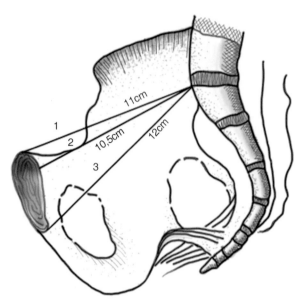

Figura 12.3 Estreito superior – anteroposterior: (*1*) *conjugata vera* anatômica; (*2*) *conjugata vera* obstétrica; (*3*) *conjugata* diagonal.

O diâmetro anteroposterior apresenta três medidas que devem ser avaliadas para adequação da passagem do polo fetal (Figura 12.3):

- *Conjugata vera* **anatômica:** distância entre a borda superior da sínfise púbica e o promontório, medindo aproximadamente 11,5cm.
- *Conjugata vera* **obstétrica:** distância entre a face interna da sínfise púbica e o promontório, medindo aproximadamente 10,5cm. Esse é o espaço real do trajeto do polo cefálico.
- *Conjugata* **diagonal:** distância entre a borda inferior da sínfise púbica e o promontório, medindo aproximadamente 12cm. Essa é a medida realizada no toque vaginal e possibilita a estimativa da *conjugata* obstétrica ao se subtrair 1,5cm da distância encontrada. Quando é possível tocar o promontório, conclui-se que a *conjugata* obstétrica mede menos de 10,5cm.

Estreito médio

O estreito médio da bacia é formado pela borda inferior do pube e as espinhas isquiáticas e constitui as menores dimensões da pelve. Seus diâmetros medem aproximadamente 11,5cm (anteroposterior) e 10,5cm (biciático).

Estreito inferior

Os pontos de referência do estreito inferior da bacia são as partes moles, sendo limitado lateralmente pela musculatura que une o sacro às espinhas isquiáticas (músculos sacrociáticos), posteriormente pelo ísquio ao cóccix (músculos isqueococcígeos) e anteriormente pela borda inferior da sínfise púbica. O diâmetro anteroposterior mede aproximadamente 9,5cm, podendo atingir 11cm com a retropropulsão do cóccix no movimento fetal durante o desprendimento. O diâmetro transverso é delimitado pelas tuberosidades isquiáticas e pode medir 11cm (Figura 12.4).

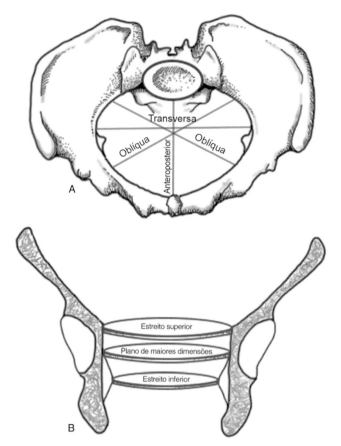

Figura 12.4 Estreitos. **B.** Secção coronal – planos pélvicos.

A pelve feminina pode apresentar diferentes formatos que se diferenciam pelas características dos diâmetros. Muitas pelves não apresentam uma característica só, podendo ser encontrados tipos mistos. O mais frequente é o tipo ginecoide (correspondendo a 50%), embora os outros tipos possam estar mais presentes, dependendo da raça e de características hereditárias (Figura 12.5).

FETO

O estudo do feto visa ao conhecimento de sua biometria, pois as estruturas ósseas estão relacionadas com a passagem pela pelve materna. A estática fetal pode interferir na decisão quanto à via de parto. A identificação de partes fetais e o conhecimento de seus diâmetros são essenciais para uma boa assistência ao parto.

Parte óssea fetal

No polo cefálico é possível identificar os ossos frontais, parietais e occipital que são separados pelas suturas: interfrontal (entre os frontais), sagital (entre os parietais), coronária (entre frontais e parietais) e lambdoide (entre occipital e parietais).

As fontanelas são estruturas localizadas pelo encontro das suturas e formam depressões no polo fetal. As mais relevantes para o obstetra são a bregmática e a occipital (Figura 12.6):

- **Fontanela bregmática:** conhecida como grande fontanela ou anterior, localiza-se no encontro das suturas interfrontal, sagital e coronária e se assemelha a um losango.

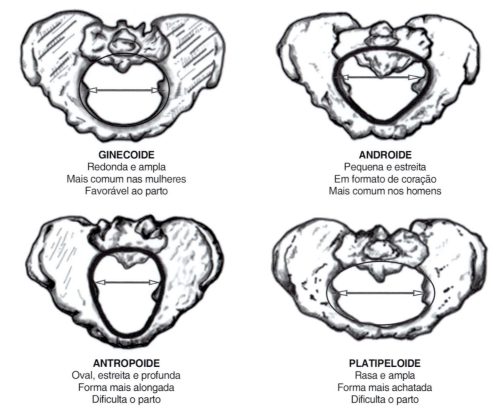

Figura 12.5 Tipos de pelve feminina segundo Caldwell-Moloy.

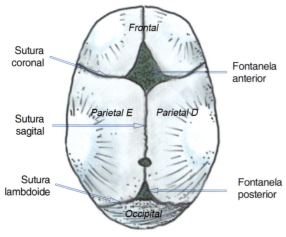

Figura 12.6 Partes do polo fetal.

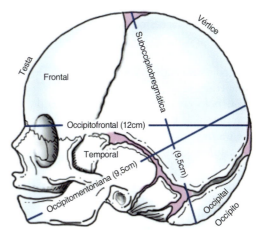

Figura 12.7 Diâmetros do polo fetal.

- **Fontanela occipital:** também chamada de pequena fontanela ou posterior, é formada pelo encontro das suturas sagital e lambdoide e se assemelha a um triângulo.

A cabeça fetal necessita adaptar seus diâmetros para a progressão do parto. Três deles têm maior relevância (Figura 12.7):

- **Occipitofrontal:** distância do osso occipital ao frontal, medindo cerca de 12cm.
- **Occipitomentoniana:** distância do osso occipital ao mento, medindo cerca de 13,5cm.
- **Suboccipitobregmática:** distância entre a região inferior do occipital e a fontanela bregmática, medindo cerca de 9,5cm.

A maior circunferência no polo cefálico pode ser identificada entre as bossas parietais, a cerca de 3,5 a 4cm do vértice do polo fetal.

Estática fetal

A estática fetal está estreitamente relacionada com a evolução do trabalho de parto. Por meio das manobras de Leopold é possível identificar a situação, a posição e a apresentação do feto (Figura 12.8):

- **Situação:** relação entre o maior eixo fetal (cabeça-nádega) e o maior eixo uterino (p. ex., longitudinal, transverso, oblíquo).

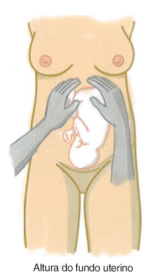 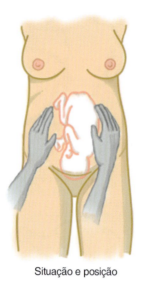 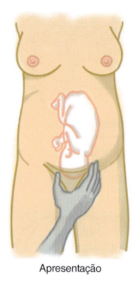 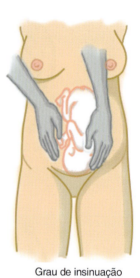

Altura do fundo uterino | Situação e posição | Apresentação | Grau de insinuação

Figura 12.8 Manobras de Leopold.

- **Posição:** relaciona o dorso fetal com o abdome materno (p. ex., direito, esquerdo, anterior, posterior).
- **Apresentação:** indica a parte do feto que se apresenta na pelve materna (p. ex., cefálico, pélvico, córmico).

Variedade de apresentação

Para a avaliação da variedade de apresentação considera-se como referência o polo fetal insinuado na cavidade pélvica materna. As apresentações cefálicas podem variar de acordo com a flexão ou a deflexão do polo cefálico (Figura 12.9).

- **Vértice:** polo cefálico totalmente fletido ao penetrar no estreito superior.
- **Bregma:** polo cefálico ligeiramente defletido (primeiro grau); a fontanela bregmática é percebida ao toque.
- **Fronte ou naso:** a deflexão do polo cefálico é mais acentuada (segundo grau), e o ponto de referência é o nariz.

- **Mento ou face:** a deflexão é total (terceiro grau), sendo o mento o ponto de referência.

Nas apresentações pélvicas, os pés e as nádegas são as estruturas a serem identificadas (Figura 12.10):

- **Pélvica completa:** pelvipodálica; o diâmetro bitrocantérico, o sulco interglúteo e os membros inferiores do feto são as referências. As coxas se encontram fletidas sobre o abdome e as pernas fletidas sobre a coxa.
- **Pélvica incompleta:** a mais frequente é a variedade nádegas, em que os membros inferiores estão completamente fletidos sobre o tronco. Há variações em que é possível tocar apenas parte de um dos membros inferiores ou somente os joelhos.

Na situação transversa, a variedade de apresentação não tem grande significado, uma vez que a via de parto será abdominal.

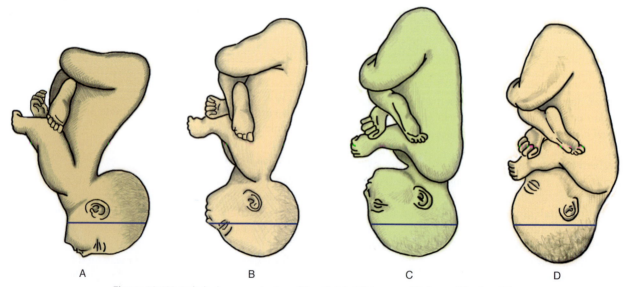

Figura 12.9 Variedade de apresentação cefálica: fletida (**A**), bregma (**B**), fronte (**C**) e face (**D**).

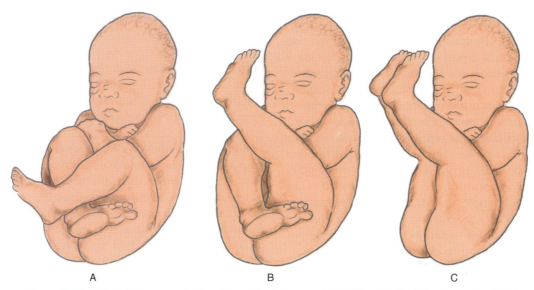

Figura 12.10 Variedade de apresentação pélvica: **(A)** pélvica completa (10%) e **(B** e **C)** pélvica incompleta (70%).

Variedade de posição

Estabelecidas a situação, a posição e a apresentação, deve-se identificar a variedade de posição, a qual correlaciona pontos de referência maternos (pube e sacro) a pontos de referência fetais (variável conforme a apresentação na pelve).

Na apresentação cefálica, a sutura sagital e as fontanelas anterior e posterior são consideradas para avaliação; na apresentação pélvica, devem ser identificados o diâmetro bitrocantérico e o lado da bacia onde se encontra o sacro fetal (Figura 12.11).

Após o conhecimento de toda a estrutura óssea, devem ser entendidos os mecanismos que fazem o trabalho de parto acontecer. A eficácia da contratilidade uterina associada à adaptação do feto para a passagem pela pelve materna é fundamental para a evolução do trabalho de parto.

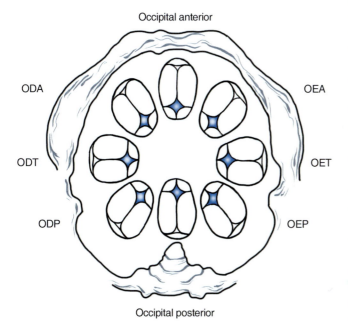

Figura 12.11 Variedade de posição cefálica.

CONTRATILIDADE UTERINA

O parto é o momento mais aguardado pela gestante. Ao iniciar o trabalho de parto, o útero deve tornar-se capaz de fazer o feto percorrer todo o trajeto pela pelve materna até o meio externo. Muitos fatores influenciam essa evolução, porém o mais importante envolve a contração uterina.

Para compreender melhor esse processo é necessário entender onde todo o ciclo se inicia, a interação enzimática e a contratilidade muscular que estão sob influência hormonal ou farmacológica.

Fisiologia uterina

O útero tem formato piriforme e pode ser dividido em corpo e istmo, sendo que as tubas se inserem no corno uterino. O corpo é composto principalmente pelo miométrio (formado por tecido muscular liso unido por tecido conjuntivo e onde se encontram as fibras elásticas) e o endométrio (formado por epitélio superficial, glândulas e vasos sanguíneos), onde ocorrem a nidação, a formação e o desenvolvimento placentário. O número de fibras musculares diminui progressivamente em direção caudal, sendo encontrados apenas 10% de tecido muscular no colo uterino. Durante a gestação, o miométrio sofre hipertrofia acentuada em sua porção superior e não há alteração significativa no conteúdo muscular localizado no colo.

Para o parto são necessárias múltiplas transformações, tanto uterinas como cervicais. Nas últimas horas da gestação, as contrações uterinas efetuam a dilatação cervical, fazendo o feto descer através do canal de parto. O processo fisiológico que regula o parto e o trabalho de parto ainda é incerto; no entanto, o início do trabalho de parto envolve fatores endócrinos e parácrinos relacionados com a mãe e o feto.

Com o avançar da gestação ocorrem muitas alterações miometriais: observa-se um aumento das proteínas que promovem a contratilidade (receptor de ocitocina, prostaglandina F e conexina 43), o que aumenta a irritabilidade uterina e a responsividade a agentes que estimulam as contrações que desencadeiam o trabalho de parto.

Fisiologia e bioquímica das contrações

Alguns fatores estão associados à maior efetividade das contrações uterinas, como a perda da função dos hormônios de manutenção da gestação e a síntese de fatores indutores do parto (p. ex., aumento dos receptores miometriais). Assim como outras células musculares, a contração e o relaxamento do miométrio são transferidos entre as células por meio de canais de junções intracelulares (*gap junctions*) que transmitem a corrente elétrica e iônica, bem como a ativação dos metabólitos. A quantidade funcional de *gaps junctions* é importante para a sincronicidade das contrações, e o aumento do estrogênio causa um acréscimo de junções durante a gestação. Os níveis plasmáticos de estrogênio e progesterona estão elevados durante a gravidez; contudo, pode-se notar que um declínio na proporção desses hormônios desencadeia o trabalho de parto.

Contrações no ciclo gravídico-puerperal

O útero apresenta atividade contrátil durante a gestação. As contrações podem ser divididas em dois tipos:

- **Tipo A:** localizadas, com a frequência de uma contração por minuto à intensidade de 2 e 4mmHg. São de alta frequência e baixa amplitude.
- **Tipo B:** também conhecidas como contrações de Braxton-Hicks, apresentam baixa frequência com aumento progressivo durante a gestação. Sua intensidade varia entre 10 e 20mmHg. São resultantes da soma de metrossístoles e assincrônicas, parcialmente propagadas, não apresentando atividade bem coordenada.

No decorrer da gestação, a progesterona tem ação inibitória na atividade contrátil, ocasionando baixa frequência de contrações. Até a 28ª semana há predominância das contrações do tipo A, circunscritas a pequenas áreas. Após esse período, as contrações do tipo B se tornam as principais com aumento progressivo até atingirem um pico em torno de 36 semanas de gestação. Ambas as contrações são indolores e podem ter como função o estímulo da circulação sanguínea do concepto.

Nas 4 semanas que antecedem o parto, o aumento da atividade contrátil miometrial se torna mais frequente, intenso e apresenta maior coordenação, podendo ser notados uma distensão do segmento inferior e o início do encurtamento do colo uterino. As queixas das gestantes se tornam mais frequentes e podem ser amenizadas com antiespasmódicos e repouso relativo.

No início do trabalho de parto se identificam contrações mais regulares e dolorosas que podem ocasionar uma dilatação cervical crescente. A onda contrátil tem início em dois marcadores (direito e esquerdo), localizados próximo à origem das tubas, e se propaga predominantemente em sentido descendente. A intensidade das contrações é maior na porção uterina superior e diminui à medida que se direciona ao colo, sendo denominada triplo gradiente decrescente. No colo, somente uma área próxima ao orifício interno pode se contrair, pois tem tecido muscular liso. A velocidade de propagação é de 2cm/s, percorrendo todo o útero em 15 segundos.

A fase de dilatação é marcada por uma frequência contrátil de duas a três contrações em 10 minutos à intensidade aproximada de 20 a 60mmHg. No período expulsivo, a força contrátil pode alcançar cinco contrações de 50mmHg em 10 minutos. Nesse momento, adiciona-se ainda a contração voluntária da musculatura abdominal, denominada puxo, favorecendo o nascimento. A postura assumida pela paciente tem grande importância na contratilidade uterina.

Ao término do período de expulsão, o útero mantém contrações rítmicas com o intuito de promover a dequitação. São necessárias aproximadamente duas ou três contrações para que esse evento ocorra, as quais são descritas como indolores. Por fim, durante todo o puerpério imediato o útero se contrai, objetivando o controle hemostático, em um fenômeno conhecido como globo de segurança de Pinard, em virtude do miotamponamento dos vasos uterinos causado pela contração do órgão. Após as primeiras 12 horas do parto, a frequência das contrações é de uma a cada 10 minutos e nos dias subsequentes sua ocorrência diminui. Durante a amamentação, observa-se aumento na atividade uterina, que desaparece ao final da mamada.

MECANISMO DE PARTO

O mecanismo de parto corresponde ao conjunto de movimentos passivos que o feto realiza e interage com a arquitetura pélvica feminina, modificando sua posição ao longo de sua passagem pelo canal de parto até o exterior, de modo a reduzir seus diâmetros para acomodação aos diâmetros pélvicos. Os movimentos cardeais do parto podem ser divididos em insinuação, descida, flexão, rotação interna, extensão, rotação externa e expulsão.

A configuração da pelve materna, a resistência das estruturas do canal do parto, as dimensões do feto e a eficiência das contrações uterinas, além do aspecto psicológico materno e do apoio familiar, bem como da equipe assistencial, são os principais determinantes para o bom prognóstico do parto vaginal.

Fases do mecanismo do parto

O objetivo da divisão do mecanismo de parto em fases é meramente didático em razão do dinamismo de todo o processo que busca a passagem por menores resistências e a adaptação dos menores diâmetros da apresentação fetal às dimensões mais favoráveis do canal de parto. Em cerca de 95% dos casos, o feto se encontra em apresentação cefálica fletida (vértice), sendo esse o foco deste capítulo.

Encaixamento ou insinuação

O encaixamento ou insinuação consiste na passagem do diâmetro biparietal do polo cefálico fetal, que é o maior diâmetro transverso, através do estreito superior da pelve materna, e pode ocorrer nas últimas semanas da gestação ou apenas depois do início do trabalho de parto. Trata-se da passagem da maior circunferência da apresentação pelo estreito superior da bacia (Figura 12.12).

A porção mais baixa do polo cefálico é percebida na altura das espinhas isquiáticas ou abaixo (plano 0 de DeLee) ao

Capítulo 12   Contratilidade Uterina e Mecanismo de Parto

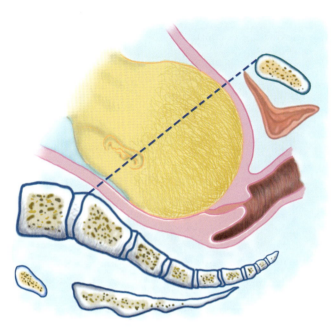

Figura 12.12 Insinuação do polo fetal.

toque vaginal. Em cerca de 40% dos casos o feto se insinua na pelve em occipital transversa esquerda e em cerca de 20% em occipital púbica esquerda e occipital púbica direita.

Sinclitismo e assinclitismo

Espera-se nas apresentações cefálicas que a insinuação ocorra de maneiras diversas. Quando a sutura sagital se encontra equidistante da sínfise púbica e do promontório, é denominada sinclitismo. Quando isso não acontece, há assinclitismo. No assinclitismo anterior a sutura sagital se encontra mais próxima do promontório e no assinclitismo posterior está mais próxima da sínfise púbica (Figura 12.13).

Descida

A descida é caracterizada pela passagem do feto por todo o canal de parto, que se inicia no começo do trabalho de parto e termina com a expulsão total do feto, sendo diretamente influenciada pela contratilidade uterina, a resistência do trajeto e as dimensões e posição da cabeça fetal. Trata-se do fator mais importante do trabalho de parto nos casos de parto vaginal; nesse período, a circunferência máxima se encontra na altura do estreito médio da bacia.

Flexão

A flexão consiste no movimento passivo da cabeça fetal em direção ao tórax, reduzindo seus diâmetros de modo a permitir que o menor diâmetro da cabeça fetal (subocciptobregmático) se apresente primeiro em relação à pelve materna (Figura 12.14).

Rotação interna

A rotação interna tem início quando a circunferência máxima da cabeça fetal se encontra no plano 0 de De Lee (nível das espinhas isquiáticas), acompanhada pela insinuação das espáduas, e a cabeça fetal roda para acomodar seus maiores diâmetros aos mais amplos da fenda vulvar. Essa fase é essencial para o término do trabalho de parto.

Deflexão ou extensão

A cabeça fetal é orientada em sentido anteroposterior, de menor dimensão até o períneo, onde se movimenta em direção ao arco púbico.

Rotação externa

A rotação externa é um movimento subsequente à saída da cabeça fetal, quando o corpo fetal posiciona o diâmetro biacromial em relação ao diâmetro anteroposterior de saída da pelve (Figura 12.15).

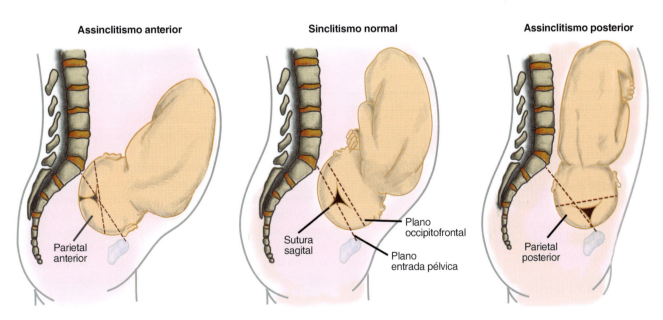

Figura 12.13 Sinclitismo e assinclitismo.

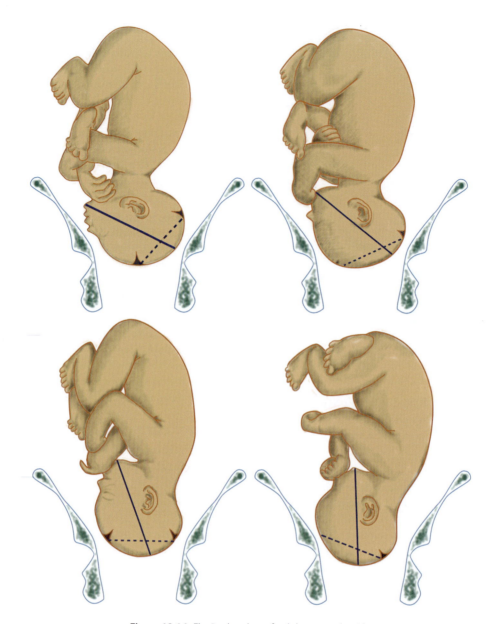

Figura 12.14 Flexão da cabeça fetal durante a descida.

Desprendimento das espáduas

O desprendimento das espáduas é um movimento espontâneo em que pode ser necessária leve tração no sentido posterior para o desprendimento do ombro anterior e no sentido anterior para o desprendimento do ombro posterior. Após a saída dos ombros, o restante do corpo passa pelo trajeto sem dificuldades por apresentar diâmetros menores (Figura 12.16).

Variedades de posição na apresentação cefálica *versus* progressão para o parto vaginal

A apresentação fetal no trabalho de parto mais comum é em vértice, correspondendo à variedade menos sujeita a perturbações durante o processo.

Occipitossacra persistente

A posição occipitossacra (OS) ou occipital posterior é a anormalidade de posição fetal mais comum (2% a 10% dos casos) e está associada a segundo período prolongado, maiores taxas de sangramento e lacerações de terceiro e quarto graus para a mãe, bem como acidemia fetal, baixos índices de Apgar e maior necessidade de admissão em centro de terapia intensiva neonatal. Os fatores mais relacionados são analgesia peridural, nuliparidade, feto de maior peso e parto anterior em apresentação OS.

O parto pode ser vaginal espontâneo e/ou vaginal instrumental, e em alguns casos pode ser tentada a rotação manual para apresentação occipitopúbica ou occipital anterior, o que pode aumentar a taxa de laceração alta do colo. Se a rotação não for bem-sucedida, continua o período expulsivo, e a intervenção subsequente depende do progresso do trabalho de parto e do estado fetal. Em caso de padrão não tranquilizador fetal, plano > 2 de DeLee e peso < 4.000g e amplo espaço entre occípito fetal e o sacro, pode-se tentar o parto vaginal instrumentado. Se esses critérios de segurança não forem preenchidos, opta-se pela cesariana. Se nenhuma manobra

Capítulo 12 Contratilidade Uterina e Mecanismo de Parto

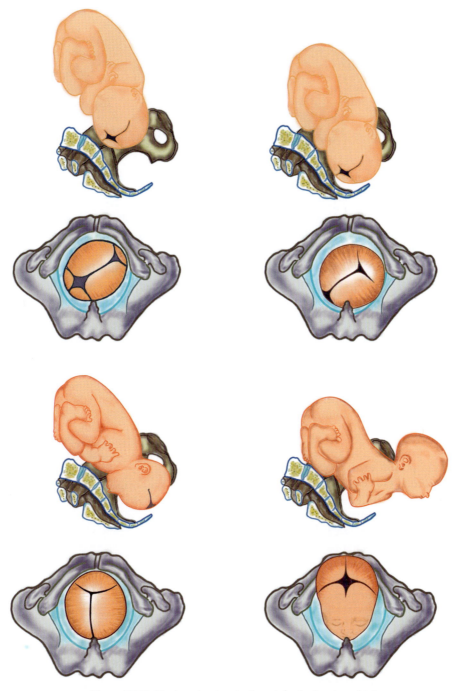

Figura 12.15 Movimentos de rotação e deflexão da cabeça fetal.

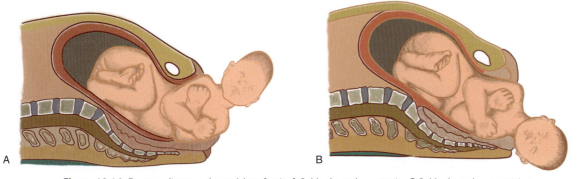

Figura 12.16 Desprendimento de espáduas fetais. **A** Saída do ombro anterior. **B** Saída do ombro posterior.

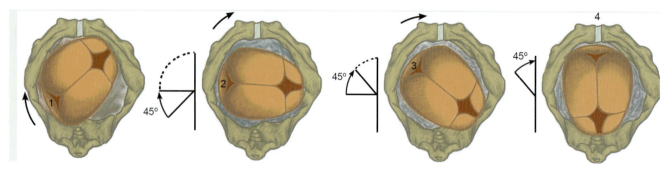

Figura 12.17 Mecanismo de parto em posição occipitossacra.

ou instrumentação puder ser realizada com segurança, a cesariana estará indicada, assim como quando a cabeça do feto estiver acima do estreito superior da pelve, o que prolongará o trabalho de parto e a descida (Figura 12.17).

Occipitotransversa

Na maioria dos casos, a apresentação occipitotransversa é transitória. Nos casos de persistência com a descida progressiva, pode-se administrar ocitocina em caso de hipocontratilidade uterina sem suspeita de desproporção cefalopélvica. Podem ser tentadas rotação manual ou instrumental para occipitopúbica. A cesariana deve ser considerada principalmente em casos de contratilidade uterina adequada e forças expulsivas maternas.

Deflexões

As variedades de deflexão podem estar associadas a fatores como multiparidade, desproporção cefalopélvica, prematuridade, polidrâmnio e anomalias fetais. Mais de 75% dos fetos que se apresentam em região mentoniana anterior evoluem para parto vaginal. Já a apresentação da face pela região mentoniana posterior, mais rara, não evoluirá para parto vaginal a menos que ocorra rotação espontânea ou o feto seja muito pequeno. Se há a estimativa de feto maior que os recém-nascidos anteriores ou se a paciente é nulípara, recomenda-se a cesariana.

CONSIDERAÇÕES FINAIS

Diante de toda a dinâmica multifatorial que envolve o parto, é possível concluir que o conhecimento da anatomia materna, da biometria e da estática fetal, assim como da contratilidade uterina e de seus fatores desencadeantes, é fundamental para uma condução segura. As fases do mecanismo de parto devem ser acompanhadas por profissional habilitado, sendo fundamental o acolhimento emocional da paciente e da família para um desfecho favorável.

Leitura complementar

Argani CH. Occiput posterior position. Up To Date. 2018. Disponível em: https://www.uptodate.com/contents/occiput-posterior-position?topicRef=4464&source=related_link. Acesso em: 20/09/2018.

Brennand JE, Calder AA. Labor and normal delivery: induction of labor. Curr Opin Obstet Gynecol 1991; 3(6):764-8.

Caldeyro-Barcia R, Poseiro JJ. Oxytocin and contractility of the pregnant human uterus. An NY AcadSci 1959; 75:813-30.

Caldeyro-Barcia R, Theobald GW. Sensitivity of the pregnant human myometrium to oxytocin. Am J Obstet Gynecol 1968; 102(8):1181.

Caldeyro-Barcia R. Oxytocin in pregnancy and labour. Acta Endocrinol Suppl 1960; 34(suppl 50):41-9.

Caldwell WH, Moloy HC, D'Esposo DA. A roentgenologic study of the mechanism of engagement of the fetal head. Am J Obstet Gynecol 26:824-21.

Caughey AB. Occiput transverse position. Up To Date. 2018. Disponível em: https://www.uptodate.com/contents/occiput-transverse-position?topicRef=4464&source=related_link. Acesso em: 20/09/2018.

Correa MD, Melo VH, Aguiar RALP, Correa MDJr (eds.) Noções práticas de obstetrícia 13. Ed. Coopmed, 2004.

Csapo A, Sauvage J. The evolution of uterine activity during human pregnancy. Acta Obstet GynecolScand 1968; 47(2):181-212.

Cunningham FG, Leveno KJ, Bloom SL, Hauth JC, Rouse DJ, Spong CY. Obstetrícia de Williams. 23. ed. Artmed, 2012.

Dangelo JC, Fatini CA. Anatomia humana sistêmica e segmentar. 2. ed. São Paulo: Ed. Atheneu, 2000.

Rezende J, Montenegro CAB. Obstetrícia fundamental. 11. ed. Rio de Janeiro: Guanabara Koogan, 2008.

SOGIMIG. Manual de Ginecologia e Obstetrícia. 6. ed. Coopmed, 2017.

Verdenik I, Pajntar M, Leskosek B. Uterine electrical activity as predictor of preterm birth in women with preterm contractions. Eur J Obstet Gynecol 2001; 95:149-53.

Zugaib M. Contratilidade uterina. In: Obstetrícia. 3. ed. Barueri: Manole; 2016:316-24.

CAPÍTULO 13

Diagnóstico de Trabalho de Parto

Francisco Edson de Lucena Feitosa
Denise Ellen Francelino Cordeiro

INTRODUÇÃO

O diagnóstico da fase ativa do trabalho de parto representa uma das maiores dificuldades para a assistência obstétrica e, consequentemente, para determinar o momento oportuno para o início dos cuidados. A maior parte dos nascimentos ocorre em mulheres sem fatores de risco para complicações; entretanto, essa fase da gestação é crítica e, se não conduzida adequadamente, pode acarretar desfechos negativos para o bem-estar materno e neonatal.

A admissão da gestante antes do início da fase ativa do trabalho de parto pode acarretar intervenções desnecessárias, que muitas vezes são deletérias, mas por outro lado, caso a assistência não seja iniciada no momento adequado, possíveis complicações podem não ser diagnosticadas e resultar em comprometimento materno-fetal. Esse limite é delicado e está sujeito a diversos fatores inerentes à parturiente. O diagnóstico do início do trabalho de parto pode ser difícil, muitas vezes só sendo possível retrospectivamente após o nascimento.

Embora seja um contínuo, o trabalho de parto é dividido em quatro fases. O diagnóstico está inserido na primeira fase, e o conceito que apresenta maior divergência diz respeito à transição da fase latente para a ativa. Esse tema é alvo de diversas pesquisas clínicas; contudo, ainda não existe um conceito padronizado universalmente aceito.

VERDADEIRO DIAGNÓSTICO DE TRABALHO DE PARTO

No verdadeiro trabalho de parto as contrações são regulares, ocorrendo inicialmente em intervalos longos na fase latente. No entanto, quando se inicia a fase ativa, as contrações são rítmicas a cada 3 a 5 minutos e progressivamente se tornam mais prolongadas, intensas e dolorosas. As contrações da fase ativa são capazes de promover modificações no colo uterino (apagamento e dilatação), descida da apresentação fetal e formação da bolsa amniótica.

O falso trabalho de parto é caracterizado por contrações irregulares, fugazes e incapazes de modificar o colo uterino (Quadro

Quadro 13.1 Características do verdadeiro e do falso trabalho de parto

Trabalho de parto	Verdadeiro	Falso
Contrações	Rítmicas e progressivamente mais frequentes, prolongadas e intensas	Irregulares, fugazes e pouco intensas
Percepção da dor	Dor lombar intensa com irradiação para o abdome anterior	Dor principalmente no abdome anterior
Colo uterino	Apagado e dilatado	Sem modificação
Apresentação	Fixa na pelve a cada contração	Alta e móvel
Sangramento fisiológico	Presente	Ausente

13.1). Podem ter início semanas antes do verdadeiro trabalho de parto, o que gera ansiedade e incompreensão nas pacientes. O falso trabalho de parto pode ser confundido com a fase latente em muitas situações em razão da dor gerada por ambos. Por isso, durante o pré-natal, todas as gestantes devem ser orientadas a respeito desses conceitos na tentativa de minimizar o estresse causado por tantas idas e vindas ao pronto-socorro.

PRIMEIRA FASE DO TRABALHO DE PARTO: FASE LATENTE × ATIVA

O verdadeiro trabalho de parto pode ser dividido em quatro fases: fase latente do primeiro estágio; fase ativa do primeiro estágio; segundo estágio ou período expulsivo e terceiro estágio do trabalho de parto. As definições utilizadas neste capítulo são calcadas em recente revisão de literatura realizada pela Organização Mundial da Saúde (OMS) com base em três revisões sistemáticas. Entretanto, não existem estudos que investiguem especificamente os desfechos do parto relacionados com os conceitos das fases do primeiro estágio do trabalho de parto e também a diversidade de conceitos dificulta a realização de trabalhos mais consistentes.

Quadro 13.2 Conceitos das fases latente e ativa do trabalho de parto

Primeiro estágio do trabalho de parto	Conceitos
Fase latente	Contrações regulares, modificação do colo uterino até uma dilatação de 5cm
Fase ativa	Contrações regulares, dilatação > 5cm até a dilatação completa

Os principais pontos de divergência em relação aos conceitos de diagnóstico do trabalho de parto são: intervalo entre as contrações (5 a 10 minutos), duração das contrações e tamanho da dilatação cervical (2 a 5cm). Na definição atual recomendada pela OMS não foi incluída a mensuração das contrações, apenas sua regularidade e as modificações do colo uterino: a fase latente é caracterizada por contrações uterinas dolorosas e alterações do colo, incluindo algum grau de apagamento e progressão lenta da dilatação até 5cm, enquanto a fase ativa é caracterizada por contrações cada vez mais frequentes e duradouras e dilatação cervical com evolução mais rápida a partir de 5cm (Quadro 13.2).

CONSIDERAÇÕES FINAIS

O diagnóstico de trabalho de parto é importante para a determinação do momento da admissão e início da assistência, mas nem sempre é fácil estabelecê-lo, uma vez que não se trata apenas de um conceito numérico (considerando apenas o número de contrações e o valor da dilatação). Diversos fatores podem interferir nesse processo natural, devendo ser sempre levados em consideração aspectos como percepção da dor, desejos, expectativas e medos da parturiente e de seus familiares. Uma das medidas mais importantes consiste em acolher e informar as gestantes sobre a evolução fisiológica do trabalho de parto, que é bastante variável, assegurando a assistência adequada no momento correto.

Leitura complementar

Brasil. Ministério da Saúde. Secretaria de Ciência, Tecnologia e Insumos Estratégicos. Departamento de Gestão e Incorporação de Tecnologias em Saúde. Diretrizes nacionais de assistência ao parto normal. Brasília: Ministério da Saúde, 2017.

Grupo de Trabalho do guia de prática clínica sobre cuidados com o parto normal. Guia de prática clínica sobre cuidados com o parto normal: Plano de Qualidade para o Sistema Nacional de Saúde do Ministério da Saúde e Política Social. Vitoria-Gasteiz: Servicio Central de Publicaciones del Gobierno Vasco, 2010. 316p.

National Collaborating Centre for Women's and Children's Health. Intrapartum care: care of healthy women and their babies during childbirth. London: RCOG Press., 2014. 839 p.

WHO recommendations: intrapartum care for a positive childbirth experience. Geneva: World Health Organization, 2018.

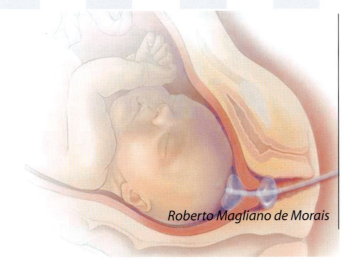

CAPÍTULO 14

Acolhimento da Paciente e da Família para o Parto: Dieta, Deambulação e Preparos Gerais

Roberto Magliano de Morais

INTRODUÇÃO

Estima-se que a cada ano no Brasil ocorram cerca de 3 milhões de nascimentos, o que significa que uma parcela importante das famílias brasileiras vivencia esse momento único, significativo e marcante. As sensações experimentadas nesse período irão permanecer para sempre na memória, sejam elas negativas ou positivas. Por isso, um ambiente favorável, desde o acolhimento inicial da parturiente às práticas assistenciais ao trabalho de parto e ao parto, pode ser decisivo para uma experiência positiva, conforme recomendado pela Organização Mundial da Saúde (OMS).

Em séculos passados, o parto era historicamente um evento familiar e social assistido por membros da família ou da comunidade. No início do século XX, com o advento da industrialização e a presença do profissional treinado, foi se tornando um evento hospitalar, caracterizando-se pela adoção de várias tecnologias e intervenções com o objetivo de torná-lo mais seguro para a mulher e seu filho. Se por um lado o avanço da obstetrícia moderna contribuiu para a melhoria progressiva dos marcadores de morbimortalidade materna e perinatal, por outro permitiu a incorporação de um ambiente em que a mulher não se sente confortável para o parto.

Se o nascimento se tornou mais seguro, é compreensível que tenham surgido também práticas intervencionistas, rotineiras e muitas vezes desnecessárias, sem evidências científicas que as justificassem. A excessiva preocupação com a segurança deixou de considerar os aspectos emocionais, familiares, humanos, espirituais e culturais envolvidos nesse processo, esquecendo que o acolhimento e a assistência ao nascimento vão além.

São necessárias modificações profundas na qualidade e na humanização da assistência ao parto nas maternidades brasileiras. Por humanização da assistência ao parto entende-se um processo que inclui desde a adequação da estrutura física e equipamentos dos hospitais até uma mudança de postura/atitude dos profissionais de saúde e das gestantes.

A adequação física da rede hospitalar – para que a mulher possa ter um acompanhante (também devidamente preparado) durante o trabalho de parto e para os procedimentos de alívio da dor – exige, além de boa vontade, investimentos. Entretanto, é conhecido que os hospitais também apresentam alguma resistência em modificar suas "rotinas" de obstetrícia, e poucos são os que têm instalações/condições minimamente adequadas para, por exemplo, permitir a presença de um acompanhante para a gestante do Sistema Único de Saúde (SUS) em trabalho de parto ou garantir sua privacidade. Desse modo, é fundamental que não ocorra um descompasso entre o discurso e a prática e que a distância entre o que se recomenda e o que se faz possa ser reduzida mediante a adoção de um conjunto de medidas de ordem estrutural, gerencial, financeira e educativa, de modo a propiciar às mulheres brasileiras – sobretudo àquelas mais carentes – um parto verdadeiramente humanizado.

Discussões sobre o excesso de intervenções e sobre o resgate do parto como um evento fisiológico e marcante para a mulher e seu meio familiar fomentaram o surgimento de diversos movimentos sociais e iniciativas de órgãos regulamentadores de práticas de saúde, como a OMS, com o objetivo de promover mudanças no modelo de assistência ao parto a partir de estudos com respaldo em evidências científicas.

O modelo atualmente proposto visa preservar a segurança na assistência, incluir práticas que respeitam os desejos e expectativas da mulher sem comprometer sua saúde e a de seu filho e que não sejam utópicos quanto às possibilidades físicas, econômicas e/ou estruturais dos serviços. Com isso, deseja-se estimular o protagonismo da mulher no momento do nascimento, inserir sua família nesse contexto e auxiliar os profissionais assistentes a compreenderem melhor os limites e as necessidades de sua intervenção à luz das melhores práticas.

A vivência que a mulher terá nesse momento será mais ou menos prazerosa, mais ou menos positiva, mais ou menos traumática, a depender de uma série de condições, desde aquelas intrínsecas à mulher e à gestação até as diretamente relacionadas com o sistema de saúde. Como condições intrínsecas à mulher e à gestação podem ser mencionadas sua idade (ou maturidade), sua experiência em partos anteriores, a experiência das mulheres que lhe são próximas (mãe, irmãs, primas, amigas etc.) com seus próprios partos, caso a gravidez atual tenha sido planejada (desejada), a segurança em relação a si própria no que concerne a seu papel de mulher e de mãe, entre outros fatores.

Como condições relacionadas com o sistema de saúde, vale mencionar a assistência pré-natal (que pode ter incluído ou não o adequado preparo físico e emocional para o parto) e a assistência ao parto propriamente dita.

O acolhimento é a porta inicial de acesso para criação de vínculo e de uma saudável experiência entre profissional, instituição hospitalar e paciente. O tratamento oferecido à mulher no momento do parto deve ser individualizado para que ela se sinta segura e protegida, permitindo inclusive a livre expressão de seus sentimentos e necessidades com o objetivo de ajudá-la a ter uma experiência de parto positiva.

A mulher deve receber tratamento personalizado e ser chamada pelo nome, evitando práticas como uso de apelidos pejorativos ou termos como "mãezinha", "dona" etc. Possibilitar que ela identifique cada membro da equipe de saúde (pelo nome e o papel de cada um), informá-la sobre os diferentes procedimentos a que será submetida em linguagem clara e acessível, contribuindo para o fortalecimento de vínculo entre profissional e parturiente, propiciar um ambiente acolhedor, limpo, confortável e silencioso, esclarecer suas dúvidas e aliviar suas ansiedades são atitudes relativamente simples e que exigem pouco mais que a boa vontade do profissional.

APOIO NO PARTO

Com o advento da hospitalização do parto, muitas mulheres foram privadas da companhia de seus familiares no momento da internação e, em um momento delicado de suas vidas, ficaram sem o apoio físico e psicoemocional de alguém de sua confiança. A presença de um acompanhante promove segurança e tranquilidade e motiva a mulher para o parto, acarretando benefícios comprovados pela literatura nos desfechos favoráveis e positivos de parto.

Uma metanálise de 22 ensaios clínicos randomizados com um número total de 15.288 parturientes, realizada em 2013 e publicada pela Cochrane, mostrou que gestantes que receberam apoio contínuo durante o trabalho de parto apresentaram menor duração do trabalho de parto e maior probabilidade de parto vaginal espontâneo (RR 1,08 com IC95%), com redução da necessidade de analgesia (RR 0,90 com IC95%), menor probabilidade de cesariana (RR 0,78 com IC95%) e menos necessidade de instrumentalização do parto vaginal (RR 0,90 com IC95%). O estudo mostrou ainda significativa diminuição de experiências negativas em relação ao parto (RR 0,69 com IC95%) e menor probabilidade de o recém-nascido apresentar baixo índice de Apgar no quinto minuto de vida (RR 0,69 com IC95%). Além desse, outros estudos mostraram taxa menor de intervenções desnecessárias e probabilidade menor de analgesia.

Estudos associam as taxas supracitadas às parturientes que recebem esse apoio por profissionais designados para dar esse suporte psicoemocional contínuo e que não integram a rede familiar da mulher – as doulas. Em um estudo randomizado e controlado com 686 primíparas foram observados redução da taxa de cesarianas, diminuição do uso de analgesia,

diminuição da duração do trabalho de parto e aumento da satisfação materna com o parto no grupo acompanhado por doulas.

Diante dessa realidade apontada pelos estudos, foi sancionada a Lei 11.108/2005, que institui que os serviços de saúde do SUS, da rede própria ou conveniada, ficam obrigados a permitir a presença de um acompanhante durante todo o trabalho de parto, parto e pós-parto imediato e que esse acompanhante será indicado pela parturiente. As Diretrizes Nacionais de Assistência ao Parto Normal do Ministério da Saúde de 2017 ressaltam ainda que a presença do acompanhante não invalida o apoio dado por outras pessoas de fora da rede social da mulher e não dispensa o apoio contínuo e individualizado da equipe profissional assistente.

Portanto, a presença de um acompanhante e de um apoio contínuo físico e emocional parece ser excelente estratégia de suporte para redução dos custos hospitalares e das taxas de cesariana no país.

Por outro lado, é fundamental que as maternidades estabeleçam critérios e regras para que a presença dos acompanhantes e das doulas não venha interferir nas boas práticas obstétricas, particularmente nas situações de emergência, comprometendo os resultados perinatais.

TRICOTOMIA E ENEMA
Tricotomia

A prática de tricotomia, outrora utilizada rotineiramente com o objetivo de diminuir as taxas de infecção e facilitar a correção cirúrgica das lacerações perineais, não é recomendada no preparo para o parto vaginal.

Não existem evidências científicas claras sobre esses benefícios, e sua utilização poderá gerar desconforto e riscos para a parturiente: o desconforto no momento de sua execução e quando os pelos começam a crescer e o risco de transmissão de doença quando da utilização de lâminas não descartáveis.

Uma revisão sistemática da literatura que envolveu três ensaios aleatórios controlados com um total de 1.039 mulheres concluiu que não há benefícios comprovados em relação à diminuição da incidência de infecções maternas ou neonatais no grupo de mulheres que foram submetidas à tricotomia dos pelos pubianos.

Por essas razões, e considerando o custo adicional para sua realização, recomenda-se que a tricotomia só seja realizada se for a opção da parturiente.

Enteroclisma (enema)

Os benefícios tradicionalmente atribuídos à realização rotineira de enema no início do trabalho de parto (menos risco de infecção local, mais facilidade para a descida da apresentação e influência positiva sobre a contratilidade uterina) não foram comprovados pelas evidências científicas da literatura, sendo atualmente uma prática não recomendada.

Por outro lado, o abandono de sua prática merece ainda alguma reflexão. Se por um lado a lavagem intestinal causa algum desconforto durante sua execução e incrementa os custos de assistência ao parto, o conforto posterior da mulher e da própria equipe de saúde deve ser valorizado. Evacuar no momento do período expulsivo, com a genitália exposta, pode ser constrangedor para muitas mulheres, e nem sempre a equipe de saúde presente na sala de parto consegue lidar bem com essa situação, o que pode aumentar ainda mais o constrangimento da mulher.

Assim, a decisão de realizar ou não o enteroclisma deve levar em conta essas condições, valorizando principalmente a opinião da parturiente, que para poder decidir de maneira consciente deve receber orientação não tendenciosa durante o pré-natal, facilitando sua escolha no momento da internação para o parto. Uma boa sugestão seria incluir essa opção no plano de parto, propiciando-lhe uma tomada de decisão mais informada e com mais tempo, tranquilidade e segurança.

MEDIDAS DE ASSEPSIA PARA O PARTO VAGINAL

De acordo com as Diretrizes Nacionais de Assistência ao Parto Normal do Ministério da Saúde de 2017, as medidas de higiene, incluindo higiene padrão das mãos e uso de luvas únicas não necessariamente estéreis, são apropriadas para reduzir a contaminação cruzada entre as mulheres, crianças e profissionais. A OMS também não recomenda assepsia vaginal de rotina com clorexidina durante o trabalho de parto com o objetivo de prevenir infecções.

DIETA

Na fase latente do trabalho de parto, as gestantes de baixo risco para cesariana deverão ser orientadas a ingerir apenas alimentos leves. Como durante essa fase a maioria das gestantes permanece em casa, essa orientação deve ser dada ainda durante o pré-natal.

O jejum não é recomendado como prescrição dietética de rotina para as mulheres de risco habitual em trabalho de parto. Essa recomendação se baseava na possibilidade de risco de aspiração de conteúdo gástrico durante uma anestesia e do desenvolvimento da síndrome de Mendelsohn, evento raro associado à anestesia geral, que também é raramente praticada na obstetrícia.

Diante do alto gasto energético que o trabalho de parto demanda, manter a parturiente em restrição dietética pode levar a um quadro clínico de cetose e desidratação, além de deixá-la mais hipoativa em função dos níveis glicêmicos baixos em um momento em que seu ativismo quanto à deambulação contribui positivamente na evolução favorável do trabalho de parto.

Com base na necessidade de prover esse aporte energético adequado e manter a hidratação durante o parto, é recomendada a ingestão de líquidos claros, de preferência soluções isotônicas, água, suco de frutas sem polpa, chá, café, refrigerante e alimentos leves, durante o trabalho de parto de mulheres de baixo risco, sem aumentar a incidência de complicações. Mesmo em caso de analgesia de parto por técnica peridural ou combinada, a ingestão de líquidos é recomendada e deve ser encorajada.

Todavia, as gestantes de maior risco para procedimentos anestésicos (obesas, diabéticas, com vias aéreas de difícil acesso) ou para parto cirúrgico devem permanecer em jejum durante todo o trabalho de parto, evitando inclusive a ingestão de líquidos claros.

Nos casos de cesarianas eletivas, o período de jejum para a realização do procedimento anestésico deve ser similar àquele adotado no serviço para procedimentos cirúrgicos em geral em mulheres não grávidas. Em caso de jejum prolongado, recomenda-se hidratação venosa com reposição glicêmica para evitar hipoglicemia severa com efeitos maléficos para o feto.

Evidentemente, o bom senso e uma decisão conjunta entre o obstetra e o anestesista podem permitir a individualização de cada caso.

HIGIENE DA PARTURIENTE

Durante o trabalho de parto, a gestante perde secreções pela vagina e frequentemente apresenta sudorese considerável. Ela deve, portanto, ser estimulada a se higienizar, e condições para tanto devem estar disponíveis. Um banheiro com chuveiro, toalhas, sabonetes e a troca frequente de sua "bata" ou camisola, do "forro" e da roupa de cama promoverão uma sensação de maior conforto e bem-estar, tão desejável durante esse período.

Os banhos de chuveiro com água morna têm sido utilizados de maneira empírica para aliviar a dor do trabalho de parto. Mesmo que ainda não exista comprovação científica, a sensação de relaxamento físico e mental após um banho pode contribuir para o bem-estar das gestantes.

POSIÇÃO E DEAMBULAÇÃO DURANTE O TRABALHO DE PARTO

Com raras exceções, a parturiente não deve ser obrigada a permanecer no leito. Deambular, sentar e deitar são condições que a gestante pode adotar no trabalho de parto de acordo com sua preferência, e em geral, de maneira espontânea, observa-se a tendência à alternância de posições. As mulheres devem ser apoiadas em sua escolha.

Quando deitada, a gestante deve ser orientada a não permanecer em decúbito dorsal horizontal porque essa posição reduz o fluxo sanguíneo uterino e placentário, ou seja, quando deitada, a gestante deve adotar o decúbito lateral tanto direito como esquerdo.

A posição vertical (parada ou deambulando) parece favorecer o trabalho de parto.

A OMS recomenda que a gestante seja estimulada a adotar posições verticalizadas. Essa postura reduz em 35% a força despendida pela parturiente quando comparada à que usaria em posição horizontal, diminui a compressão dos grandes vasos, melhorando a circulação materna e fetal, aumenta a passagem do canal de parto em até 28% e reduz a duração do primeiro período do parto em cerca de 1 hora e 22 minutos, além de contribuir para a menor probabilidade de cesariana e de partos instrumentais e a necessidade menor de episiotomia e de analgesia epidural.

Exceções a essa regra são as gestantes que apresentam rotura de bolsa com cabeça não encaixada (para evitar o prolapso do cordão) e aquelas com sangramento genital moderado ou severo.

CONSIDERAÇÕES FINAIS

A atenção adequada à mulher no momento do parto representa um passo indispensável para garantir que ela exerça a maternidade com segurança e bem-estar. Esse é um direito fundamental de toda mulher. A equipe de saúde deve estar preparada para acolher a grávida, seu companheiro e família, respeitando tudo o que significa esse momento. Isso deve facilitar a criação de vínculo mais profundo com a gestante, transmitindo-lhe confiança e tranquilidade.

O parto é um evento único, delicado e marcante na vida da mulher e de sua família. Proporcionar um acolhimento assistencial que valorize a importância do momento, os desejos da mulher e os aspectos fisiológicos do parto, sem descuidar da segurança, pode promover muitos benefícios tanto do ponto de vista dos indicadores de morbimortalidade como dos aspectos emocionais, sociais e culturais.

Uma vivência positiva dessa experiência é diretamente influenciada pela assistência prestada pela equipe profissional e pelo ambiente do parto. Garantir um ambiente acolhedor e respeitoso tanto do ponto de vista físico como psicoemocional, com condutas baseadas em evidências científicas atualizadas e com um olhar profissional que alcance a individualidade e a integridade de cada mulher, deve ser a luta diária de quem escolheu exercer a medicina "estando ao lado de" (*obstare*) cada mulher.

CAPÍTULO **15**

Indução ao Trabalho de Parto

Renato Ajeje

INTRODUÇÃO

A indução ao trabalho de parto ou simplesmente indução do parto se caracteriza por uma estimulação artificial medicamentosa ou mecânica da dinâmica uterina para iniciar o trabalho de parto.

Trata-se de um procedimento relativamente comum. Em 2004 e 2005, um em cada cinco partos foi induzido no Reino Unido, incluindo as induções por todos os motivos médicos. A indução do parto pode ser menos eficiente e geralmente é mais dolorosa que o trabalho de parto espontâneo. O uso de analgesia epidural e o parto operatório são mais frequentes nos partos induzidos.

A indução está indicada quando os riscos maternos e/ou fetais são maiores que os benefícios da manutenção da gestação. Estimam-se em 20% a 30% as taxas de indução do parto em todo o mundo. A indução eletiva acontece quando a indicação médica não foi identificada e deve ser indicada após a 39ª semana. As condições necessárias para a indução do parto são:

- Gestação única a termo ou com maturidade pulmonar comprovada.
- Apresentação cefálica.
- Peso fetal entre > 2.500 e < 4.000g.
- Índice de líquido amniótico > 50mm.
- Avaliação de vitalidade fetal normal.

Segundo a Organização Mundial da Saúde (OMS), a indução do trabalho de parto tem grande impacto na saúde das mulheres e de seus bebês e, portanto, precisa haver clareza na justificativa clínica. Várias sociedades profissionais recomendam a indução de trabalho de parto nas circunstâncias em que os riscos de aguardar o início do trabalho de parto espontâneo são maiores que os associados à redução da duração da gravidez por indução (Quadro 15.1). A orientação à gestante que será submetida ao parto induzido deve ser exaustiva para o conhecimento dos benefícios e dos riscos envolvidos no processo.

Quadro 15.1 Graus de recomendação para indução de parto e parto de acordo com a indicação

Indicação	Recomendação	Grau de recomendação
Gestação prolongada	Reduz mortalidade perinatal e síndrome da aspiração meconial. Não se observou aumento na frequência de cesarianas	A
Rotura prematura das membranas	Reduz risco de corioamnionite, endometrite e admissão em UTI neonatal	A
Diabetes	Reduz incidência de macrossomia	A
Pré-eclâmpsia leve a termo	Fracamente a favor, porém não há evidências suficientes	D
Pré-eclâmpsia grave (*versus* cesariana)	Não se observam danos maiores em relação à cesariana eletiva	C
Cardiopatia	Fracamente a favor, porém sem evidências suficientes	B

CONTRAINDICAÇÕES ABSOLUTAS

- Placenta prévia centro-total.
- *Vasa* prévia.
- Apresentação córmica.
- Prolapso de cordão umbilical.
- Cesariana anterior ou outras cicatrizes uterinas (miomectomias).
- Anormalidade na pelve materna.
- Herpes genital ativo.
- Tumores prévios (de colo ou vagina e mioma em segmento inferior).
- Desproporção cefalopélvica.

CONTRAINDICAÇÕES RELATIVAS

- Frequência cardíaca fetal não tranquilizadora.
- Macrossomia fetal (peso fetal estimado por ultrassonografia ≥ 4.000g).
- Gestação gemelar.
- Apresentação pélvica.
- Doença cardíaca materna.
- Cesariana anterior (cicatriz corporal): depende do método de indução.

A gestante que será alvo do procedimento de indução do parto deverá ter uma avaliação rigorosa da vitalidade fetal antes do início da indução do trabalho de parto, com cardiotocografia, perfil biofísico fetal e ultrassonografia obstétrica com dopplerfluxometria.

Os riscos relacionados com a indução do parto são:

- Rotura uterina.
- Infecção intracavitária.
- Prolapso de cordão umbilical.
- Prematuridade iatrogênica.
- Sofrimento ou morte fetal.
- Falha na indução com aumento nos índices de cesariana.

A escala de Bishop, descrita nos anos 1960 e também conhecida como escala de maturação cervical, consiste em um sistema de pontuação usado para prever a resposta à indução do trabalho de parto e auxiliar a escolha do método de indução. A avaliação do colo uterino por meio do índice de Bishop (Tabela 15.1) é a mais utilizada e aceita.

Dentre os cinco itens considerados por Bishop, o mais importante é a dilatação. Índice ≥ 8 indica colo favorável.

Desde a descrição do escore por Bishop, várias modificações foram propostas, não havendo diferenças significativas nos resultados quando comparadas à descrição original. Em 2001 foi proposta uma modificação do sistema de pontuação descrito por Bishop, em que o apagamento foi substituído pelo comprimento da cérvice em centímetros. Com isso a pontuação passou a ser determinada da seguinte maneira: 0 ponto para > 3cm, 1 ponto para > 2cm, 2 pontos para > 1cm e 3 pontos para 0cm. A medida do comprimento cervical pode ser mais objetiva e apresenta menos variações em sua interpretação. Outros autores consideram as características maternas, como pré-eclâmpsia, parto vaginal anterior, rotura das membranas amnióticas e pós-termo; no entanto, não ha evidência de que essas considerações sejam fatores de prognóstico para o sucesso da indução.

Tabela 15.1 Índice de Bishop

Parâmetro	0	1	2	3
Dilatação (cm)	0	1 a 2	3 a 4	≥ 5
Apagamento (%)	0 a 30	31 a 50	51 a 70	> 70
Consistência do colo	Firme	Média	Mole	–
Posição do colo	Posterior	Centralizado	Anterior	–
Altura da apresentação	Alto	–2	–1	+1/+2

TÉCNICAS DE AMADURECIMENTO CERVICAL

O amadurecimento fisiológico do colo uterino tem início com a diminuição dos receptores de progesterona e sua ação no segmento inferior do útero. Essa ação diminui a concentração de glicosaminoglicanos, aumentando a permeabilidade da membrana basal e os níveis de ácido hialurônico. A consequente ativação dos fibroblastos e macrófagos levará ao aumento das interleucina 8 e do fator de necrose tumoral alfa (TNF-α). Esses efeitos acarretarão uma colagenólise e um acúmulo de água no colo uterino com a desestruturação da matriz extracelular e o amadurecimento cervical.

Técnicas mecânicas

Descolamento digital das membranas

O descolamento digital das membranas aumenta a probabilidade de parto espontâneo em 48 horas. Nos casos de colos desfavoráveis de acordo com o índice de Bishop, o descolamento pode aumentar as chances de sucesso na indução.

Sonda de Foley

Esse método tem baixo custo e é reversível, sem chances de taquicardia fetal e com risco menor de efeitos colaterais sistêmicos maternos e fetais. Apresenta como desvantagens o desconforto materno, a necessidade de complementação da indução com a ocitocina e o risco potencial de infecção materna e neonatal (efeito de corpo estranho).

A ação da sonda uretral de Foley ou do cateter de duplo balão (Figura 15.1) na compressão do colo uterino promove a liberação de prostaglandinas endógenas, aumentando as chances de trabalho de parto.

A técnica consiste na introdução de uma sonda de Foley 16 ou 18 no canal cervical até ultrapassar o orifício cervical interno (espaço extra-amniótico) e na inflação do balonete da sonda com 30 a 80mL de líquido. Após a infusão do líquido, faz-se a tração da sonda contra o orifício interno do colo uterino. A sonda deve ser deixada até a expulsão espontânea ou por 12 a 24 horas. Após a expulsão, inicia-se a infusão de ocitocina.

As evidências científicas mostram que os melhores resultados foram encontrados após a infusão de 60mL em comparação à de 30mL.

Segundo Croni e cols. (2011), a retirada da sonda de Foley após 12 horas aumenta a incidência de partos vaginais em 24 horas, mas não a de cesariana, mostrando a mesma eficácia da indução com prostaglandinas.

A adição de um peso à sonda de Foley reduz o tempo de expulsão, mas não interfere no tempo até o início do trabalho de parto.

Amniotomia

O processo isolado de romper as membranas amnióticas artificialmente não é recomendado para induzir o parto, uma vez que poderá aumentar os riscos de infecção intrauterina. Não há evidências científicas de que a amniotomia seja segura e eficaz na indução do parto.

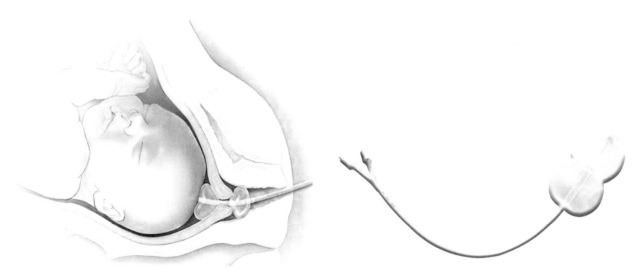

Figura 15.1 Cateter de duplo balão para amadurecimento do colo uterino.

Métodos medicamentosos

Ocitocina

A ocitocina é o único medicamento liberado pela Food and Drug Administration (FDA) para indução do trabalho de parto. Hormônio produzido no hipotálamo, trata-se de potente uterotônico. A ocitocina induz a produção de ácido araquidônico pela decídua basal, que irá se transformar em PGF2α, aumentando seu efeito contrátil. A ocitocina continuamente administrada por via endovenosa provoca resposta uterina com contrações em 1 minuto. O protocolo ideal para indução do trabalho de parto com ocitocina será aquele que proporcione menos tempo de trabalho necessário para resultar em um parto vaginal normal sem complicações. O regime ideal de administração de ocitocina para induzir o parto com menores taxas de cesariana, de parto instrumental e tempo de trabalho de parto ainda não está claro (Tabela 15.2).

Um dos riscos associados ao uso da ocitocina é a taquissistolia, definida pelo American College of Obstetricians and Gynecologists (ACOG) como mais de cinco contrações em 10 minutos durante 30 minutos, associada ou não a alterações da frequência cardíaca fetal. O manejo da taquissistolia consiste na redução ou suspensão da infusão da ocitocina, lembrando que sua meia-vida é de 3 a 6 minutos. Outros riscos associados à administração de ocitocina são: hipotensão, intoxicação hídrica, aumento da hiperbilirrubinemia neonatal e hiperestimulação uterina, ocasionando a rotura uterina e o descolamento da placenta. O uso de doses altas pode causar efeitos vasodilatadores e antidiuréticos em virtude da similaridade à vasopressina.

Prostaglandina

Medicamento inicialmente usado para o tratamento de lesões gastrointestinais, o misoprostol (análogo sintético da prostaglandina E1) não é aprovado nos EUA e no Reino Unido. O dinoprostone é aprovado pela FDA para ser utilizado na indução do trabalho de parto, na dose de 3mg de PGE2 a cada 6 a 8 horas. No Brasil, o misoprostol foi licenciado pela Agência Nacional de Vigilância Sanitária (Anvisa) para uso obstétrico exclusivamente intra-hospitalar, em comprimidos de 25 e 200µg, podendo ser administrado pelas vias oral, vaginal, retal ou sublingual.

Em diretriz publicada pela Federação Internacional de Ginecologia e Obstetrícia (FIGO) em 2017, a dose recomendada nos casos de amadurecimento cervical para indução do parto é de 25µg via vaginal a cada 6 horas ou 25µg via oral a cada 2 horas.

Tabela 15.2 Indução do trabalho de parto com ocitocina, exemplos de baixas e altas doses

Regime	Dose inicial (mUI/min)	Aumento de dose (mUI/min)	Intervalo de ajuste da dose (min)
Baixa dose	0,5 a 1	1	30 a 40
	1 a 2	2	15
Alta dose	Aproximadamente 6	Aproximadamente 6	15
	6	6, 3, 1	20 a 40

Fonte: Vincenzo Berghella. Obstetric evidence based guidelines. Vol. 2 (Series In Maternal Fetal Medicine) (Locais do Kindle 13249-13260). 2017.

CONSIDERAÇÕES FINAIS

A indução do trabalho de parto, principalmente em gestações de alto risco, é uma conduta importante para redução das taxas de cesariana. Esses métodos devem ser utilizados quando realmente necessários, em locais apropriados e com profissionais e instalações que permitam uma vigilância adequada da mãe e do feto.

Leitura complementar

Austin SC, Sanchez-Ramos L, Adair CD. Labor induction with intravaginal misoprostol compared with the dinoprostone vaginal insert:

a systematic review and metaanalysis. Am J Obstet Gynecol 2010; 202(6): 624.e1-9.

Croni A, Ghezzi F, Agosti M et al. Is transcervical Foley cateter actually slower than prostaglandins in ripening the cervix? A randomized study. Am J Obstet Gynecol 2011; 204(4):338.e1-7.

Delaney S, Shaffer BL, Cheng YW et al. Labor induction with a Folley ballon inflated to 30 mL compared with 60 mL: a randomizaed controlled trial. Obstet Gynecol 2010; 115(6);1239-45.

Gibson KS, Mercer BM, Louis JM. Inner thigh taping vs traction for cervical ripening with a Foley cateter: a randomized controlled trial. Am J Obstet Gynecol 2013; 209(3):272.e1-7.

Lublianca JN, Zanelle T, Oppermann MLR. Indução do trabalho de parto. In: Martins-Costa SH, Ramos JGL, Magalhães JA, Passos EP, Freitas F. (eds.). Rotinas em Obstetrícia. Porto Alegre: ARTMED, 2017: 365-78.

Machado AV. Indução do parto. In: Corrêa MD, Melo VH, Aguiar RALP, Corrêa Junior MD (eds.). Noções práticas de obstetrícia. Belo Horizonte: Coopmed, 2011:905-13.

National Collaborating Center for Women'and Children's Health. Induction of labor: clinical guideline. London: RCOG, 2008.

Porreco RP, Clark SL, Belfort MA, Dildy GA, Meyers JA. The changing specter of uterine rupture. Am J Obstet Gynecol 2009; 200(3):269.e1-4.

CAPÍTULO 16

Analgesia Farmacológica no Trabalho de Parto e no Parto

Krzysztof Marek Kuczkowski

Todo excesso opõe-se à natureza.
(Hipócrates)

INTRODUÇÃO

O trabalho de parto humano é um processo fisiológico normal; no entanto, costuma estar associado a desconforto intenso e frequentemente à dor. A dor que as mulheres sentem durante o trabalho de parto é afetada por vários fatores psicossociais e fisiológicos, e não existe algo como uma abordagem ideal quando se trata de analgesia do trabalho de parto. Ao longo do tempo, diversas técnicas foram desenvolvidas para analgesia do trabalho de parto. A eficácia e a segurança da analgesia neuroaxial estão bem estabelecidas, sendo ainda o método mais utilizado para alívio da dor do parto. Contudo, é essencial enfatizar que medidas adequadas de segurança são tomadas para que os bloqueios neuroaxiais não contribuam para morbidade e mortalidade maternas. Este capítulo atualiza o tratamento farmacológico analgésico de última geração para a dor obstétrica durante o parto vaginal e não cirúrgico.

AMERICAN COLLEGE OF OBSTETRICIANS AND GYNECOLOGISTS (ACOG): ANALGESIA E ANESTESIA OBSTÉTRICAS

O American College of Obstetricians and Gynecologists (ACOG) publicou um boletim (Practice Bulletin Nº 177, 2017) sobre analgesia e anestesia em obstetrícia e elaborou algumas definições de suma relevância para a assistência obstétrica, como:

* O parto causa dor intensa em muitas mulheres.
* Não há circunstância em que seja considerado aceitável que um indivíduo sinta dor intensa não tratada quando essa é passível de intervenção segura enquanto o indivíduo estiver sob os cuidados de um médico.
* Na ausência de contraindicação médica, a solicitação da mãe é uma indicação médica suficiente para o alívio da dor durante o trabalho de parto.

* Uma mulher que solicita analgesia peridural durante o trabalho de parto não deve ser privada desse serviço com base no *status* de seu seguro de saúde.
* Os responsáveis pelo financiamento da assistência, sejam empresas públicas, privadas ou o Sistema Único de Saúde, não devem negar o pagamento da analgesia no trabalho de parto diante da ausência de outras alternativas médicas.
* Os serviços de anestesia devem estar disponíveis para fornecer analgesia no trabalho de parto e anestesia cirúrgica em todos os hospitais que ofereçam cuidados obstétricos (níveis I a IV).
* O ACOG acredita que para possibilitar que o número máximo de pacientes obtenha benefício da analgesia neuroaxial os enfermeiros que trabalham no processo de parto não devem ser impedidos de participar do tratamento não farmacológico de alívio da dor durante o trabalho de parto.

Esse documento, publicado em abril de 2017, objetivava revisar as opções médicas para analgesia durante o trabalho de parto e anestesia para procedimentos cirúrgicos que são comuns no momento do parto.

AMERICAN SOCIETY OF ANESTHESIOLOGISTS (ASA): DIRETRIZES DE PRÁTICA PARA A ANESTESIA OBSTÉTRICA

Em fevereiro de 2016, a American Society of Anesthesiologists (ASA) Task Force on Obstetric Anesthesia e a Society for Obstetric Anesthesia and Perinatology (SOAP) publicaram um guia prático atualizado para anestesia obstétrica. As diretrizes se concentram no manejo anestésico das gestantes durante o trabalho de parto, parto não cirúrgico e cirúrgico e em aspectos selecionados do cuidado pós-parto e do manejo da dor. As declarações relacionadas com a analgesia do trabalho de parto são descritas a seguir.

PREPARAÇÃO PARA ANALGESIA DO TRABALHO DE PARTO

A avaliação perianestésica e a preparação de pacientes obstétricas devem incluir:

- Anamnese e exame físico.
- Contagem de plaquetas intraparto.
- Tipo de sangue e triagem.
- Registro perianestésico da frequência cardíaca fetal.

PROFILAXIA DE ASPIRAÇÃO

- Ingestão apenas de líquidos claros.
- Evitar sólidos.
- Uso de antiácidos, antagonistas do receptor H2 e metoclopramida.

ANALGESIA PARA TRABALHO DE PARTO E PARTO VAGINAL

São pontos de cuidado durante a analgesia do trabalho de parto e o parto:

- **O tempo de analgesia neuroaxial e o desfecho do trabalho de parto** – diretrizes práticas da ASA para recomendações de anestesia obstétrica (o anestesiologista deve):
  - fornecer às parturientes em início de trabalho de parto (ou seja, dilatação < 5cm) a opção de analgesia neuroaxial quando esse serviço estiver disponível;
  - oferecer analgesia neuroaxial de maneira individualizada, independentemente da dilatação cervical;
  - tranquilizar as parturientes de que o uso de analgesia neuroaxial não aumenta a incidência de cesariana.
- **Analgesia neuroaxial e tentativa de trabalho de parto após cesariana prévia** – diretrizes práticas da ASA para recomendações de anestesia obstétrica (o anestesiologista deve):
  - oferecer técnicas neuroaxiais às pacientes que tentam o parto vaginal após cesariana anterior;
  - considerar a colocação precoce de um cateter neuroaxial que possa ser usado posteriormente para analgesia no trabalho de parto ou para anestesia no caso de parto cirúrgico nessas parturientes.
- **Técnicas analgésicas** – as diretrizes práticas da ASA para considerações de anestesia obstétrica para técnicas analgésicas incluem:
  - inserção precoce de um cateter neuroaxial (ou seja, espinhal ou peridural) para parturientes de alto risco;
  - analgesia peridural por infusão contínua (PIC);
  - anestésicos locais peridurais combinados com opioides;
  - concentrações mais altas *versus* concentrações mais baixas de anestésicos locais;
  - injeção espinhal única de opioide com ou sem anestésico local;
  - agulhas espinhais ponta de lápis;
  - analgesia raqui/peridural combinada (RPC);
  - analgesia peridural controlada pela paciente (APCP).

Inserção precoce de um cateter neuroaxial em parturientes de alto risco

O anestesiologista deve: (1) considerar a inserção precoce de um cateter neuroaxial para indicações obstétricas (p. ex., gestação gemelar ou pré-eclâmpsia) ou anestésicas (p. ex., previsão de via aérea difícil ou obesidade) para reduzir a necessidade de anestesia geral (AG) caso seja necessário um procedimento de emergência; (2) nesses casos, a inserção de um cateter neuroaxial pode preceder o início do trabalho de parto ou a solicitação de analgesia de trabalho de parto pela paciente.

Analgesia peridural por infusão contínua (PIC)

Recomendações: (1) infusão peridural contínua pode ser usada para analgesia eficaz para trabalho de parto e parto; (2) quando é selecionada a infusão peridural contínua de anestésico local, um opioide pode ser adicionado para reduzir a concentração de anestésico local, melhorar a qualidade da analgesia e minimizar o bloqueio motor.

Concentrações de analgésico

Devem ser utilizadas concentrações diluídas de anestésico local com opioides para produzir o mínimo possível de bloqueio motor.

Injeção espinhal única de opioides espinhais de injeção única com ou sem anestésico local

Recomendações: (1) a injeção espinhal única de opioides, com ou sem anestésico local, pode ser usada para fornecer analgesia efetiva, embora por tempo limitado, quando há previsão de parto vaginal espontâneo rapidamente; (2) se a duração prevista do trabalho de parto for maior do que os efeitos analgésicos dos fármacos espinhais escolhidos ou se houver uma possibilidade razoável de parto cirúrgico, deve ser considerada uma técnica com cateter em vez de com injeção única; (3) um anestésico local pode ser adicionado a um opioide espinhal para aumentar a duração e melhorar a qualidade da analgesia do trabalho de parto.

Agulhas espinhais ponta de lápis

As agulhas espinhais ponta de lápis devem ser usadas em vez de agulhas espinhais biseladas, pois minimizam o risco de cefaleia pós-punção dural (CPPD).

Analgesia raqui/peridural combinada (RPC)

Recomendações: (1) se a duração do trabalho de parto for maior do que os efeitos analgésicos dos medicamentos espinhais escolhidos ou se houver uma possibilidade razoável de parto cirúrgico, deve ser considerada uma técnica com cateter em vez de com injeção única; (2) técnicas de RPC podem ser usadas para promover início de analgesia eficaz e rápido para o trabalho de parto.

Analgesia peridural controlada pela paciente (APCP)

Recomendações: (1) a analgesia peridural controlada pela paciente pode ser usada para fornecer uma abordagem eficaz e

Capítulo 16 Analgesia Farmacológica no Trabalho de Parto e no Parto

flexível para a manutenção da analgesia do trabalho de parto; (2) o uso de APCP pode ser preferível à PIC de taxa fixa para a administração de dosagens reduzidas de anestésicos locais; (3) a APCP pode ser usada com ou sem infusão basal inicial.

ANALGESIA PARA TRABALHO DE PARTO E PARTO: A TÉCNICA

Os aspectos técnicos da analgesia do trabalho de parto incluem: (1) posicionamento adequado da gestante; (2) localização do ponto de inserção da agulha; (3) uso de preparações antissépticas pré-anestésicas; e (4) seleção de agulhas, seringas e cateteres.

Posicionamento da paciente

O posicionamento "ideal" da parturiente para inserção da agulha neuroaxial exige: (1) coluna vertebral reta; (2) espaços interespinhais largos; e (3) fácil identificação da coluna vertebral por palpação ou ultrassonografia. Em geral, solicita-se às mulheres grávidas que se curvem na posição sentada ou em decúbito lateral. A posição sentada é preferida por muitos anestesistas por tornar mais fácil a identificação do eixo da linha média.

Localização do ponto de inserção da agulha raqui/peridural

O marco anatômico para a estimativa do nível vertebral é a linha intercristal, conhecida por cruzar com maior frequência o nível do corpo vertebral de L4. O anestesiologista deve palpar a crista ilíaca e estimar os níveis vertebrais antes da inserção da agulha. No entanto, esse método de palpação amplamente utilizado está longe de ser exato. A estimativa do nível vertebral guiado por ultrassonografia pode ser uma técnica útil para alcançar maior precisão. Hosokawa e cols. realizaram um estudo projetado para avaliar a acurácia do nível lombar intervertebral de L3/4 palpável em parturientes avaliadas por ultrassonografia. Os autores concluíram que a taxa de acurácia do nível lombar intervertebral L3/4 palpável em gestantes incluídas no estudo foi de 69,8%. O ganho de peso relacionado com a gravidez, a paridade e a idade materna podem influenciar uma estimativa do nível lombar intervertebral de L3/4 por palpação.

Preparações antissépticas antes da administração da analgesia para o trabalho de parto

As preparações antissépticas pré-anestésicas incluem: (1) lavagem das mãos pelo anestesiologista; (2) uso de máscaras, aventais e luvas; e (3) preparação da pele no local de inserção da agulha.

Seleção de agulhas, seringas e cateteres

A seleção de agulhas, seringas e cateteres inclui: (1) agulhas raquidianas; (2) agulhas peridurais; (3) agulhas raqui/peridurais combinadas (RPC); (4) seringas de perda de resistência; e (5) cateteres peridurais (Quadro 16.1).

- **Agulhas raquidianas:** em geral, as agulhas raquidianas são divididas em duas categorias: (1) aquelas com pontas chanfradas e extremidades cortantes; e (2) aquelas com pontas do tipo ponta de lápis, as quais são recomendadas porque reduzem a incidência de cefaleia pós-punção da dura-má-

Quadro 16.1 Agulhas, seringas e cateteres utilizados na prática

Agulhas espinhais	Agulhas peridurais	Agulhas RPC	Cateteres peridurais
Sprotte® (ponta atraumática)	Tuohy® (bisel curto)	Kit Espocan® (Tuohy + Pencan®)	Orifício único
Pencan® (ponta de lápis)	Tuohy-Schliff® (corte biselado e orifício lateral)		Multiorifício

Quadro 16.2 Estratégia para prevenção de cefaleia pós-punção dural (CPPD) em gestantes

1. Injeção do LCR na seringa de vidro de volta ao espaço subaracnóideo através da agulha peridural
2. Passagem do cateter peridural através do orifício dural para o espaço subaracnóideo
3. Injeção de 5mL de solução salina sem conservantes no espaço subaracnóideo através do cateter subaracnóideo
4. Administração de bolus e, em seguida, analgesia laboratorial intratecal contínua através do cateter subaracnóideo
5. Deixar o cateter subaracnóideo in situ por um total de 24 a 48 horas

ter (CPPD). As agulhas ponta de lápis também promovem melhor sensação tátil à medida que passam por camadas de tecidos. As agulhas de calibre menor são menos propensas a causar CPPD. A estratégia para prevenção de CPPD está descrita no Quadro 16.2.

- **Agulhas peridurais:** os tipos mais comuns das agulhas peridurais usadas em obstetrícia são as de calibre 17 a 18 Tuohy® ou Tuohy-Schliff® com ponta curva e orifício lateral. O orifício lateral evita a inserção indesejada do cateter peridural em direção à dura-máter e facilita a inserção suave do cateter.
- **Conjuntos de agulhas para bloqueios raquidianos e peridurais combinados:** a técnica RPC combina os bloqueios raquidiano e peridural. Uma agulha peridural Tuohy® de calibre 18 (ou outro tipo), colocada no interespaço peridural lombar, serve como um introdutor para uma agulha espinhal longa ponta de lápis, calibre 27, que perfura a dura-máter e a subaracnoide da medula espinhal, permitindo a injeção inicial da dose subaracnóidea para indução de analgesia de parto.

  Na seringa de perda de resistência (LOR), a parede interna do cilindro é revestida com silicone para reduzir o atrito entre o cilindro e o êmbolo. Isso ajuda o operador a sentir a resistência mudar quando a ponta da agulha peridural entra no espaço peridural.
- **Cateteres peridurais:** o cateter peridural pode ter um único ou múltiplos orifícios. O cateter com múltiplos orifícios pode resultar em menor incidência de bloqueios irregulares ou unilaterais. Alguns profissionais preferem cateteres com guia em razão da menor probabilidade de inserção não intencional de cateter endovenoso. No entanto, o desfecho com o uso de cateteres de orifício único ou de múltiplos orifícios é semelhante. A seleção de anestésicos locais e opioides para analgesia do trabalho de parto e parto está descrita no Quadro 16.3.

Anestésicos locais espinhais	Opioides espinhais	Anestésicos locais peridurais	Opioides peridurais
Bupivacaína	Fentanila	Bupivacaína	Fentanila
	Morfina	Levobupivacaína	Morfina
	Sufentanila	Cloroprocaína	Sufentanila
		Lidocaína	

Quadro 16.3 Anestésicos locais e opioides utilizados na prática

ANALGESIA NEUROAXIAL PARA TRABALHO DE PARTO E PARTO: ATUALIZAÇÃO DA LITERATURA

Anim-Somuah e cols. pesquisaram o *Cochrane Pregnancy and Childbirth's Trials Register* (ClinicalTrials.gov), a Plataforma Internacional de Registros de Ensaios Clínicos da OMS (ICTRP – 2017) e as listas de referências de estudos recuperados para avaliar a eficácia e a segurança de todos os tipos de analgesia peridural, incluindo RPC na mãe e no bebê, quando comparados com a não peridural ou sem alívio da dor durante o trabalho de parto. Os autores concluíram que as abordagens modernas da analgesia peridural no trabalho de parto não afetam seu desfecho. A analgesia peridural não teve impacto sobre o risco de cesariana ou de lombalgia em longo prazo e não pareceu ter efeito imediato sobre o estado neonatal, conforme determinado pelos escores de Apgar ou pelas admissões em terapia intensiva neonatal.

Shen e cols. realizaram um estudo para avaliar se a manutenção de infusão de analgesia peridural com preservação motora afeta a duração do segundo estágio do trabalho de parto em parturientes nulíparas em comparação com um controle com placebo. Todas as mulheres receberam analgesia peridural para o primeiro estágio do trabalho de parto, ropivacaína a 0,08% com sufentanila 0,4μg/mL, com analgesia peridural controlada pela paciente.

No início do segundo estágio do trabalho de parto as mulheres foram randomizadas para receber infusão cega da mesma solução ou infusão salina com placebo. O desfecho primário foi a duração do segundo estágio do trabalho de parto. No estudo foi incluída uma amostra de 200 mulheres em cada grupo. Os autores concluíram que a manutenção da infusão de medicação peridural não teve efeito sobre a duração do segundo estágio do trabalho de parto em comparação com a infusão de placebo. Os desfechos maternos e neonatais foram semelhantes. Uma baixa concentração de anestésico local peridural não afetou a duração do segundo estágio do trabalho de parto.

Bupivacaína, levobupivacaína e ropivacaína são frequentemente administradas no espaço subaracnóideo para analgesia no trabalho de parto; no entanto, são limitados os dados disponíveis a respeito de suas propriedades dose-resposta nesse contexto. Com aprovação ética e consentimento por escrito, 270 pacientes nulíparas em trabalho de parto que solicitaram analgesia neuroaxial com 5cm de dilatação cervical ou menos receberam uma dose única de anestésico local intratecal sem opioide como parte de uma técnica combinada raqui/peridural. As pacientes receberam bupivacaína, levobupivacaína ou ropivacaína nas doses de 0,625, 1,0, 1,5, 2,5, 4,0 ou 6,25mg

(n = 15 por grupo). Os escores de dor da escala analógica visual foram medidos por 15 minutos, após os quais mais analgesia e tratamento ficaram a critério do médico.

O desfecho primário foi a redução percentual do escore de dor aos 15 minutos. As curvas logísticas sigmoidais dose-resposta foram ajustadas aos dados usando regressão não linear, e os valores médios foram calculados para cada fármaco usado. Os valores médios calculados e o intervalo de confiança de 95% foram os seguintes: bupivacaína: 1,56mg (1,25 a 1,94mg); ropivacaína: 1,95mg (1,57 a 2,43mg); levobupivacaína: 2,20mg (1,76 a 2,73mg). Os autores concluíram que os resultados de seu estudo apoiam trabalhos anteriores, mostrando que a levobupivacaína e a ropivacaína intratecais são menos potentes do que a bupivacaína.

O momento de início da analgesia neuroaxial no trabalho de parto deve, em última análise, depender da preferência da paciente, embora obstetras, anestesiologistas e enfermeiros possam influenciar o processo de tomada de decisão. Lipps e cols. avaliaram as atitudes dos profissionais em relação ao início da analgesia peridural nas pacientes em trabalho de parto. Os autores levantaram a hipótese de que os grupos de profissionais teriam atitudes semelhantes em relação ao momento da aplicação da peridural, mas algumas diferenças identificáveis poderiam ser usadas para melhorar a compreensão e a comunicação entre os profissionais.

Anestesiologistas, enfermeiros e obstetras responderam uma pesquisa que avaliou seus conhecimentos e atitudes sobre o momento da colocação da peridural em determinadas circunstâncias clínicas. Os anestesiologistas (100%) e enfermeiros (86,2%) relataram estar mais familiarizados com o manejo peridural do que os obstetras (43,3%; *P* < 0,01). A disposição dos profissionais de defender a aplicação peridural com base na magnitude da dilatação cervical foi semelhante, embora em caso de dilatação de 10cm os obstetras (73,3%) tivessem uma probabilidade significativamente maior de defender o bloqueio neuroaxial em comparação com os enfermeiros (27,6%; *P* < 0,01) e anestesiologistas (36,7%; *P* < 0,01).

O impacto dos fatores relacionados com a paciente e das circunstâncias clínicas no momento da realização do bloqueio neuroaxial apresentou diferenças significativas entre os grupos de profissionais em cinco das 24 áreas avaliadas, incluindo o desejo da paciente pela peridural, pacientes primigestas sem rotura de membrana, infusão de ocitocina iniciada, peridural no trabalho de parto em uma gravidez anterior e via aérea difícil. Os autores concluíram que havia diferenças entre os profissionais quanto a fatores que podem impactar o momento da realização da peridural e em sua familiaridade com o manejo da peridural.

Lange e cols. estudaram o efeito da taxa de distribuição do *bolus* de infusão peridural na duração da analgesia do trabalho de parto. Os autores levantaram a hipótese de que a alta taxa de distribuição do fármaco melhoraria a analgesia do trabalho de parto e reduziria a necessidade de *bolus* suplementares administrados pelo anestesiologista para a dor aguda.

Mulheres nulíparas com gestação única em dilatação cervical ≤ 5cm com pedido de analgesia neuroaxial foram elegíveis para esse estudo clínico duplo-cego, randomizado e controlado. A analgesia neuroaxial foi iniciada com 25µg de fentanila intratecal. A solução peridural de manutenção foi bupivacaína 0,625mg/mL com fentanila 1,95µg/mL. *Bolus* intermitentes (10mL) programados (a cada 60 minutos) e *bolus* controlados pela paciente (*bolus* de 5mL; intervalo de bloqueio: 10 minutos) foram administrados a uma taxa de 100mL/h (taxa baixa) ou 300mL/h (taxa alta). O desfecho primário foi a porcentagem de pacientes que necessitaram de analgesia suplementar em *bolus* administrada pelo anestesiologista.

Cento e oito mulheres foram randomizadas para uma taxa baixa e 102 para uma taxa alta. As doses de *bolus* suplementares administradas pelo anestesiologista foram solicitadas por 44 das 108 (40,7%) no grupo de taxa baixa e por 37 das 102 (36,3%) no grupo de taxa alta (diferença –4,4%; IC95% da diferença: –18,5 a 9,1%, *P* = 0,67). A razão de *bolus* peridural solicitada pela paciente/administrada e o consumo por hora de bupivacaína não foram diferentes entre os grupos. Os autores concluíram que a qualidade da analgesia no trabalho de parto, avaliada pela necessidade de analgesia suplementar administrada pelo anestesiologista e pela paciente e pelo consumo por hora de bupivacaína, não foi melhorada pela administração de *bolus* peridural de alta taxa.

Matsota e cols. compararam duas configurações diferentes de um dispositivo de analgesia peridural controlada pela paciente (APCP) usando a mesma solução para obter analgesia no trabalho de parto. Cinquenta e duas parturientes foram alocadas aleatoriamente para receber ropivacaína a 0,15% e fentanila 2γ/mL via APCP, seja como infusão de fundo de 5mL/h mais doses em *bolus* de 5mL sob demanda em *bolus* com 10 minutos de bloqueio (grupo B/D, n = 26), seja como doses em *bolus* somente sob demanda de 5mL com bloqueio de 10 minutos (grupo D, n = 26). O desfecho primário foi o volume total de anestésico local administrado durante o trabalho de parto; os desfechos secundários incluíram a eficácia analgésica e os efeitos nos desfechos maternos e neonatais. Os autores concluíram que a adição de infusão de fundo mais *bolus* de demanda de APCP aumentou o consumo de anestésico local e reduziu a dor aguda sem afetar a satisfação materna e os desfechos neonatais.

Ristev e cols. realizaram investigação prospectiva duplo-cega para determinar se a dosagem de medicação por meio da agulha peridural melhora a qualidade da analgesia, o nível de bloqueio sensorial ou o início do alívio da dor medido a partir do momento da injeção de medicação peridural. Mulheres saudáveis em trabalho de parto a termo (n = 60) receberam anestesia peridural no trabalho de parto após solicitação. A analgesia peridural foi iniciada de acordo com o grupo de randomização designado: dose de ataque de 10mL (bupivacaína a 0,125% com fentanila 2γ/mL) através da agulha peridural ou do cateter, administrada em incrementos de 5mL a intervalos de 2 minutos. Os escores de dor na escala verbal de classificação (0 a 10) e os níveis sensoriais da picada da agulha foram documentados para determinar as taxas de início do bloqueio analgésico e sensorial.

Nenhuma diferença significativa foi observada no início da analgesia ou bloqueio sensorial a partir do momento da injeção entre os grupos do estudo. Não foram observadas diferenças na satisfação da paciente ou complicações maternas ou fetais. Os autores concluíram que a injeção peridural e a injeção de medicamentos por cateter são semelhantes quanto ao início de analgesia, bloqueio sensorial, qualidade da analgesia de parto, satisfação da paciente e taxas de complicações.

Kuczkowski e Chandra elaboraram um estudo de referência para avaliar a satisfação materna com analgesia raquidiana em dose única para o tratamento da dor obstétrica em mulheres indonésias. A investigação incluiu 62 mulheres em trabalho de parto com gravidez única a termo, sendo 45 primigestas e 17 multigestas. A idade das participantes variou de 15 a 29 anos. Todas as participantes foram triadas para saúde física e classificadas como saudáveis de acordo com o sistema de classificação da American Society of Anesthesiologists.

Todas as 62 parturientes receberam raquianestesia em dose única com agulha ponta de lápis de calibre 27 no interespaço intervertebral L3-4 ou L4-5 com uma combinação de 2,5mg de bupivacaína, 0,25mg de morfina e 45µg de clonidina. Foram estudados a satisfação materna, a duração do alívio da dor e os efeitos colaterais. A satisfação materna geral com a técnica espinhal de dose única para analgesia no trabalho de parto no grupo de estudo foi alta, com 50 pacientes (81%) muito satisfeitas e sete (11%) satisfeitas com a qualidade da analgesia no trabalho de parto. Quarenta e nove pacientes (79%) afirmaram que escolheriam a analgesia raquidiana em dose única para o controle da dor em trabalho de parto no futuro.

O estudo foi o primeiro na Indonésia a avaliar a satisfação materna com analgesia raquidiana em dose única para dor no trabalho de parto. Os autores concluíram que a analgesia raquidiana em dose única com uma combinação de bupivacaína, morfina e clonidina proporcionou controle efetivo da dor no trabalho de parto nas mulheres indonésias, e a satisfação materna com essa técnica foi muito alta. Essa técnica é muito custo-efetiva e deve ser recomendada para o controle obstétrico de rotina na Indonésia e em outros países em desenvolvimento.

Vedagiri Sai e cols. investigaram os efeitos de diferentes doses de fentanila peridural no tempo de início da analgesia peridural em mulheres em início de trabalho de parto. Os autores levantaram a hipótese de que o início da analgesia do trabalho de parto peridural (o desfecho primário definido como tempo em minutos desde o término do *bolus* peridural até a primeira contração uterina com um escore numérico de pontuação de dor (ENPD ≤ 3) seria mais rápido com *bolus* de 100µg de fentanila peridural comparado com 20µg ou 50µg. A analgesia peridural do trabalho de parto foi iniciada com 20µg de fentanila (grupo F20), 50µg (grupo F50) ou 100µg (grupo F100), juntamente com 10mL de bupivacaína a 0,08% como dose de ataque. Os autores alocaram aleatoriamente 105 pacientes, constando 35 pacientes em cada grupo. Não houve diferenças significativas nos efeitos colaterais maternos, no modo de distribuição, nos índices de satisfação do paciente ou nos escores de Apgar neonatais entre todos os grupos. Os autores concluíram que as doses de 50 e 100µg de fentanila estavam associadas a tempos de início reduzidos para analgesia efetiva em comparação com a dose de 20µg.

Philip e cols. realizaram um estudo prospectivo, randomizado e controlado com o objetivo de determinar se múltiplos orifícios melhoram a eficácia analgésica de cateteres flexíveis reforçados com guias utilizados para analgesia peridural do trabalho de parto (APT). Seiscentos e cinquenta pacientes em trabalho de parto foram randomizadas para receber analgesia peridural usando um cateter flexível multiorifícios ou com orifício único reforçado com guia. O desfecho primário foi o sucesso analgésico, definido como a incidência de analgesia adequada após o *bolus* inicial administrado para iniciar a APT. Não houve diferença significativa no sucesso analgésico no início da APT entre o cateter flexível com orifício único e o de múltiplos orifícios reforçado com guia (93,6% *vs.* 89,5%, respectivamente; diferença de 4,1% [IC95%: -0,4% a 8,5%]; *P* = 0,077). Os autores concluíram que os orifícios múltiplos não parecem melhorar a eficácia analgésica dos cateteres flexíveis reforçados com guias usados para APT.

A técnica combinada raqui/peridural (RPC) para analgesia no trabalho de parto apresenta algumas vantagens em relação à técnica peridural tradicional, incluindo início mais rápido, maior satisfação materna e menor necessidade de *bolus* feitos por médicos. Contudo, os proponentes da técnica peridural frequentemente criticam a técnica de RPC, argumentando que o cateter peridural permanece não testado e, portanto, pode não ser confiável se necessário para intervenção cirúrgica.

Groden e cols. compararam as taxas de falha e o tempo de falha entre as duas técnicas em seus ambientes de prática acadêmica de atendimento terciário. Os dados referentes a cateteres com falha foram coletados de outubro de 2012 a setembro de 2014 como parte de seu programa de garantia da qualidade. Os cateteres com falha foram definidos como qualquer cateter substituído após ser considerado adequadamente colocado e, em seguida, determinado como sendo intravascular, de um lado só ou resultando em analgesia ou anestesia materna insatisfatória. Foi aplicado um total de 5.487 analgesias (3.980 RPC; 1.507 peridurais). Oitenta e cinco cateteres RPC (2,1%) e 59 cateteres peridurais (3,9%) foram substituídos durante o trabalho de parto (*P* < 0,001). O tempo médio de substituição foi de 512 ± 422 minutos e 354 ± 300 minutos para os grupos RPC (n = 80) e peridural (n = 57), respectivamente (*p* = 0,02). O tempo mediano para a substituição foi de 398 (131 a 578] minutos e 281 (186 a 767) minutos para os grupos RPC e peridural, respectivamente (*P* < 0,0001).

Os autores foram capazes de demonstrar que os cateteres colocados por meio da técnica de RPC apresentavam probabilidade menor de falha durante o trabalho de parto e que o tempo para detecção de um cateter com falha foi significativamente maior na RPC. Seus achados validaram a técnica de RPC como confiável para analgesia no trabalho de parto e refutaram a teoria do cateter não testado.

O sistema de analgesia peridural controlada pela paciente integrado ao computador (APCPIC) pode ajustar automaticamente a taxa de infusão de base durante a analgesia RPC com base na necessidade da parturiente à medida que o trabalho de parto progride. Sng e cols. realizaram uma revisão retrospectiva dos dados coletados prospectivamente na tentativa de identificar os fatores de risco associados à dor aguda durante o trabalho de parto, bem como identificar os desfechos obstétricos e fetais que são afetados por essa dor. O estudo incluiu 280 mulheres nulíparas no início do trabalho de parto (≤ 5cm de dilatação cervical) que receberam analgesia RPC com APCPIC. A incidência de dor foi de 9,6%. Os fatores independentes associados à incidência de dor foram a presença de trabalho de parto disfuncional, aumento do índice de massa corporal materna e diminuição da razão sucesso-*bolus* total de demanda. As características pós-trabalho de parto independentemente associadas à dor foram aumento da duração do trabalho de parto, diminuição da duração da analgesia efetiva, aumento do consumo total de anestésico local e diminuição da satisfação materna. Os autores concluíram que a baixa razão sucesso-*bolus* total de demanda da paciente foi o fator mais fortemente associado à dor. A dor também foi associada a trabalho de parto disfuncional e pior satisfação materna.

Craig e cols. realizaram um estudo prospectivo, duplo-cego, paralelo randomizado, com o objetivo de examinar os efeitos da bupivacaína por via peridural na duração do segundo estágio do trabalho de parto em mulheres nulíparas. Os autores avaliaram o tempo de trabalho de parto no segundo estágio, o grau de bloqueio motor, o tipo de parto e os escores analógicos visuais em 310 mulheres nulíparas com peridural em trabalho de parto randomizadas para receber: (1) bupivacaína a 0,125% e fentanila 2µg/mL ou (2) fentanila 10µg/mL isoladamente via peridural com duplo cego. A duração média do segundo estágio foi de 75 minutos (41, 128) no grupo bupivacaína/fentanila *versus* 73 minutos (42, 120) no grupo isoladamente fentanila (*P* = 0,17) com uma diferença mediana de 6,0 (IC95%: −6,0 a 18,0). Não houve diferença no grau de bloqueio motor, incidência de parto operatório, escores analógicos visuais ou resultados neonatais entre os dois grupos. Os autores concluíram que o uso de bupivacaína/fentanila por via peridural ou a infusão apenas de fentanila durante o segundo estágio do trabalho de parto não afetou a duração do segundo estágio do trabalho de parto, o grau de bloqueio motor, o tipo de parto, o alívio da dor e os desfechos neonatais.

Sng e cols. pesquisaram o Registro de Estudos do Cochrane Pregnancy and Childbirth Group (12 de fevereiro de 2014), o Cochrane Central Register of Controlled Trials (CENTRAL – The Cochrane Library 2014, Issue 1), o MEDLINE (de janeiro de 1966 a fevereiro de 2014), o Embase (de janeiro de 1980 a fevereiro de 2014) e as listas de referência de estudos recuperados na tentativa de avaliar a eficácia e a segurança do início precoce *versus* início tardio da analgesia peridural em mulheres. Os autores incluíram nove estudos com um total de 15.752 mulheres.

Os nove estudos não mostraram diferença clinicamente significativa no risco de cesariana com início precoce *versus* início tardio da analgesia peridural para o trabalho de parto (razão de risco [RR]: 1,02; IC95%: 0,96 a 1,08; nove estudos, 15.499 mulheres, alta evidência de qualidade). Não houve diferença clinicamente significativa no risco de cesariana com início precoce *versus* início tardio da analgesia peridural para o trabalho de parto (RR: 0,93; IC95%: 0,86 a 1,01; oito estudos, 15.379 mulheres, evidência de alta qualidade). A duração do segundo estágio do trabalho de parto não demonstrou diferença clinicamente significativa entre o início precoce e o tardio da analgesia peridural (diferença média [DM] −3,22 minutos; IC95%:

–6,71 a 0,27; oito estudos, 14.982 mulheres, evidência de alta qualidade). Os autores concluíram que havia evidências de alta qualidade de que o início precoce ou tardio da analgesia peridural para o trabalho de parto tem efeitos semelhantes em todos os desfechos medidos.

Ngan Kee e cols. estudaram a interação farmacológica entre a fentanila intratecal e a bupivacaína em gestantes. Trezentas mulheres nulíparas receberam aleatoriamente uma dentre 30 combinações diferentes de fentanila e bupivacaína por via intratecal, utilizando uma técnica de RPC para analgesia no primeiro estágio do trabalho de parto. Os escores de dor da escala visual analógica foram registrados por 30 minutos. A resposta foi definida pela redução percentual no escore de dor desde o momento basal, aos 15 e 30 minutos. As curvas dose-resposta para os fármacos isolados foram ajustadas a um modelo hiperbólico dose-resposta usando regressão não linear. Os modelos derivados de dose-resposta para medicamentos isolados (doses em microgramas) aos 15 minutos foram: efeito = 100 × dose/(13,82 + dose) para fentanila e efeito = 100 × dose/(1.590 + dose) para bupivacaína. Combinações de fentanila e bupivacaína produziram efeitos maiores do que os previstos pela associação em 15 minutos ($P < 0,001$) e 30 minutos ($P = 0,015$) (DM: 9,1 [IC95%: 4,1 a 14,1] e 6,4 [IC95%: 1,2 a 11,5] unidades da resposta normalizada, respectivamente), indicando uma interação sinérgica. Os autores concluíram que a interação farmacológica entre a fentanila e a bupivacaína intratecal era sinérgica. A caracterização e a quantificação dessa interação fornecem base teórica e suporte para a prática clínica da combinação de opioides intratecais e anestésicos locais.

PARECER DO COMITÊ ACOG: ABORDAGENS PARA LIMITAR A INTERVENÇÃO DURANTE O TRABALHO E O NASCIMENTO

Em fevereiro de 2019 foi publicado o Committee Opinion Summary (Nº 766) do ACOG: Abordagens para limitar a intervenção durante o trabalho de parto e o parto. O documento afirma que:

- Os obstetras/ginecologistas, em colaboração com parteiras, enfermeiros, pacientes e aqueles que os apoiam no trabalho de parto, podem ajudar as mulheres a alcançarem suas metas de trabalho de parto e parto usando técnicas que exijam intervenções mínimas e apresentem altos índices de satisfação da paciente.
- O uso disseminado de monitorização eletrônica fetal contínua não demonstrou afetar significativamente desfechos como morte perinatal e paralisia cerebral em mulheres com gestações de baixo risco.
- Múltiplas técnicas não farmacológicas e farmacológicas podem ser usadas para ajudar as mulheres a lidarem com a dor do parto.
- As mulheres em trabalho de parto com evolução espontânea podem não necessitar de infusão contínua de rotina de soluções endovenosas.
- Para a maioria das mulheres, nenhuma posição precisa ser obrigatória ou proibida.

- Os obstetras/ginecologistas e outros prestadores de cuidados obstétricos devem estar familiarizados e considerar o uso de abordagens de baixa intervenção, quando apropriado, para o manejo intraparto de mulheres de baixo risco em trabalho de parto espontâneo.

RESUMO: ANESTESIA E ANALGESIA PARA OBSTETRÍCIA

- A anestesia obstétrica tem sido uma grande subespecialidade da anestesiologia há um longo período e agora é parte integrante da prática da maioria dos anestesiologistas.
- O anestesiologista obstétrico tornou-se membro essencial da equipe de assistência obstétrica e trabalha de perto com o obstetra, o neonatologista e o enfermeiro de trabalho de parto e parto para garantir um atendimento da mais alta qualidade à parturiente e seu bebê.
- As habilidades exclusivas do anestesiologista em ressuscitação aguda, combinadas com a experiência em cuidados intensivos, tornam os membros dessa especialidade particularmente importantes no atendimento periparto às pacientes de alto risco, estendendo seu papel para muito além do fornecimento de anestesias ou analgesia intraparto.

As diretrizes práticas, as opiniões dos comitês e outras estratégias de gerenciamento de risco discutidas neste capítulo são relevantes para o profissional no dia a dia e podem oferecer aos médicos algum grau de proteção contra possíveis responsabilidades legais e melhorar o atendimento à paciente.

Leitura complementar

ACOG Committee Opinion No. 766 Summary: Approaches to Limit Intervention During Labor and Birth. [No authors listed] Obstet Gynecol 2019 Feb; 133(2):406-8. Doi: 10.1097/AOG.0000000000003081.

Anim-Somuah M, Smyth RM, Cyna AM, Cuthbert A. Epidural versus non-epidural or no analgesia for pain management in labour. Cochrane Database Syst Rev 2018 May 21; 5:CD000331. Doi: 10.1002/14651858. CD000331.pub4.

Committee on Practice Bulletins—Obstetrics. Collaborators: Plante L, Gaiser R. Practice Bulletin No. 177: Obstetric Analgesia and Anesthesia. Obstet Gynecol 2017 Apr; 129(4):e73-e89. Doi: 10.1097/AOG. 0000000000002018.

Craig MG, Grant EN, Tao W, McIntire DD, Leveno KJ. A randomized control trial of bupivacaine and fentanyl versus fentanyl-only for epidural analgesia during the second stage of labor. Anesthesiology 2015 Jan; 122(1):172-7. Doi: 10.1097/ALN.0000000000000454.

Groden J, Gonzalez-Fiol A, Aaronson J, Sachs A, Smiley R. Catheter failure rates and time course with epidural versus combined spinal-epidural analgesia in labor. Int J Obstet Anesth 2016 May; 26:4-7. Doi: 10.1016/j.ijoa.2016.01.004. Epub 2016 Jan 14.

Hosokawa Y, Okutomi T, Hyuga S, Kato R, Kuczkowski KM. The concordance rate of L3/4 intervertebral lumbar level estimated by palpation and ultrasonography in Japanese parturients. J Matern Fetal Neonatal Med 2019 Jan 6:1-5. Doi: 10.1080/14767058.2018.1550063. [Epub ahead of print]

Kuczkowski KM, Chandra S. Maternal satisfaction with single-dose spinal analgesia for labor pain in Indonesia: a landmark study. J Anesth 2008; 22(1):55-8. Doi: 10.1007/s00540-007-0569-z. Epub 2008 Feb 27.

Kuczkowski KM, Okutomi T, Kato R. Local anesthesia for cesarean delivery: epidural, spinal & combined spinal-epidural anesthesia. In Di Renzo GC, Malvasi A. (eds.). Cesarean Delivery: A Comprehensive

Illustrated Practical Guide, chapter # 19, pages 323-340 CRC Press, Taylor & Francis Group, Boca Raton London New York 2017.

Kuczkowski KM. A review of obstetric anesthesia in the new millennium: where we are and where is it heading? Curr Opin Obstet Gynecol 2010 Dec; 22(6):482-6. Doi: 10.1097/GCO.0b013e3283404d51.

Kuczkowski KM. Ambulation with combined spinal-epidural labor analgesia: the technique. Acta Anaesthesiol Belg 2004; 55(1):29-34.

Kuczkowski KM. Anesthetic management of labor pain: what does an obstetrician need to know? Arch Gynecol Obstet 2005 Feb; 271(2):97-103. Epub 2004 Sep 9.

Lange EMS, Wong CA, Fitzgerald PC, Davila WF, Rao S, McCarthy RJ, Toledo P. Effect of epidural infusion bolus delivery rate on the duration of labor analgesia: a randomized clinical trial. Anesthesiology 2018 Apr; 128(4):745-53. Doi: 10.1097/ALN.0000000000002089.

Lipps J, Lawrence A, Palettas M, Small RH, Soma L, Coffman JC. Interprofessional provider attitudes toward the initiation of epidural analgesia in the laboring patient: are we all on the same page? Int J Obstet Anesth 2018 Aug 21. pii: S0959-289X(18)30032-3. Doi: 10.1016/j.ijoa.2018.08.007. [Epub ahead of print]

Malvasi A, Montanari Vergallo G, Tinelli A, Marinelli E. Can the intrapartum ultrasonography reduce the legal liability in distocic labor and delivery? J Matern Fetal Neonatal Med 2018 Apr; 31(8):1108-9. Doi: 10.1080/14767058.2017.1306514. Epub 2017 Apr 2.

Matsota PK, Drachtidi KH, Batistaki CZ, Karakosta AV, Koukopoulou IC, Koursoumi EI, Kostopanagiotou GG. Patient controlled epidural analgesia with and without basal infusion using ropivacaine 0.15% and fentanyl 2γ/mL for labour analgesia: a prospective comparative randomised trial. Minerva Anestesiol 2018 Jan 16. Doi: 10.23736/S0375-9393.18.12070-0. [Epub ahead of print]

Ngan Kee WD, Khaw KS, Ng FF, Ng KK, So R, Lee A. Synergistic interaction between fentanyl and bupivacaine given intrathecally for labor analgesia. Anesthesiology 2014 May; 120(5):1126-36. Doi: 10.1097/ALN.0000000000000118.

Ngan Kee WD, Ng FF, Khaw KS, Tang SPY, Koo AGP. Dose-response curves for intrathecal bupivacaine, levobupivacaine, and ropivacaine given for labor analgesia in nulliparous women. Reg Anesth Pain Med 2017 Nov/Dec; 42(6):788-92. Doi: 10.1097/AAP.0000000000000657.

Philip J, Sharma SK, Sparks TJ, Reisch JS. Randomized controlled trial of the clinical efficacy of multiport versus uniport wire-reinforced flexible catheters for labor epidural analgesia. Anesth Analg 2018 Feb; 126(2):537-44. Doi: 10.1213/ANE.0000000000002359.

Practice Guidelines for Obstetric Anesthesia: An Updated Report by the American Society of Anesthesiologists Task Force on Obstetric Anesthesia and the Society for Obstetric Anesthesia and Perinatology. [No authors listed] Anesthesiology 2016 Feb; 124(2):270-300. Doi: 10.1097/ALN.0000000000000935.

Ristev G, Sipes AC, Mahoney B, Lipps J, Chan G, Coffman JC. Initiation of labor analgesia with injection of local anesthetic through the epidural needle compared to the catheter. J Pain Res 2017 Dec 12;1 0:2789-96. Doi: 10.2147/JPR.S145138. eCollection 2017.

Shen X, Li Y, Xu S et al. Epidural analgesia during the second stage of labor: a randomized controlled trial. Obstet Gynecol 2017 Nov; 130(5):1097-103. Doi: 10.1097/AOG.0000000000002306.

Sng BL, Leong WL, Zeng Y et al. Early versus late initiation of epidural analgesia for labour. Cochrane Database Syst Rev 2014 Oct 9; (10):CD007238. Doi: 10.1002/14651858.CD007238.pub2.

Sng BL, Zhang Q, Leong WL, Ocampo C, Assam PN, Sia AT. Incidence and characteristics of breakthrough pain in parturients using computer-integrated patient-controlled epidural analgesia. J Clin Anesth 2015 Jun; 27(4):277-84. Doi: 10.1016/j.jclinane.2015.01.003. Epub 2015 Feb 14.

Tulp MJ, Paech MJ. Analgesia for childbirth: modern insights into an age-old challenge and the quest for an ideal approach. Pain Manag 2014 Jan; 4(1):69-78. Doi: 10.2217/pmt.13.63.

Vedagiri Sai R, Singh SI, Qasem F et al. Onset of labour epidural analgesia with low-dose bupivacaine and different doses of fentanyl. Anaesthesia 2017 Nov; 72(11):1371-1378. Doi: 10.1111/anae.14000.

CAPÍTULO 17

Métodos não Farmacológicos de Alívio da Dor no Trabalho de Parto

Soo Downe

INTRODUÇÃO

Em 1985, Selwyn Crawford declarou: "Pelo fato de a dor do parto não desempenhar nenhuma função útil na mulher (exceto possivelmente expiar um sentimento primitivo de culpa), uma recusa positiva em utilizar as medidas disponíveis para aliviá-la aproxima-se da falta de ética."

Sabe-se agora que essa afirmação está muito longe da verdade no que se refere à dor fisiológica do parto. A dor insuportável e traumática no trabalho de parto é um sinal de alerta de patologia subjacente, que deve ser considerada e tratada e que provavelmente exige alívio farmacológico da dor. No entanto, para mulheres e bebês saudáveis, ela é em geral a consequência de um processo fisiológico que contém alças de *feedback* neuroendócrinas sutis que podem ser perturbadas por altos níveis de analgésicos farmacológicos. Nesse caso, a maioria das mulheres pode receber suporte durante o trabalho de parto com o uso de técnicas que podem ajudá-las sem a necessidade desses agentes com o potencial benefício a longo prazo para si e para seus filhos.

A experiência das mulheres com a dor do parto pode variar desde aquelas que dizem ser completamente insuportável até as que relatam que mal a percebem. Para a maioria, e especialmente para as primigestas, o trabalho de parto é um esforço físico, emocional e psicológico difícil que pode ser mais doloroso do que qualquer sensação que já tenham experimentado. Relatos de partos traumáticos de mulheres frequentemente incluem registros de alívio inadequado da dor. O alívio farmacológico da dor em geral e a analgesia peridural em particular são altamente eficazes para a maioria das mulheres em trabalho de parto, conforme observado no Capítulo 16. No entanto, paradoxalmente, as mulheres que usam analgesia peridural nem sempre relatam níveis mais altos de satisfação do que as que recebem outras formas de alívio da dor (ou nenhuma). Na verdade, Waldenström e Schytt demonstraram que mulheres com o mesmo nível de dor no trabalho de parto logo após o nascimento tendem a lembrar de sua dor como muito mais intensa e traumática alguns anos depois se tiverem recebido analgesia peridural do que se não

tiverem. Os autores sugerem que a memória persistente de dor aguda no trabalho de parto é de algum modo intensificada quando é utilizada a analgesia peridural. Isso levanta uma questão sobre os meios alternativos de ajudar as mulheres a lidarem com a dor do parto.

Anedoticamente, quando questionadas no pré-natal, muitas mulheres prefeririam ter o trabalho de parto e dar à luz com o mínimo de assistência técnica, incluindo o alívio farmacológico da dor. Isso se dá em parte por causa da ansiedade quanto aos possíveis efeitos dos medicamentos para alívio da dor em seus bebês e sobre sua própria capacidade de passar pelo trabalho de parto e dar à luz. Muitas mulheres também percebem que dar à luz usando seus próprios recursos é uma fonte de profunda satisfação e grande realização.

Van der Gucht e cols. realizaram uma análise qualitativa de dez estudos que examinaram as experiências das mulheres em sete países (Austrália, Inglaterra, Finlândia, Islândia, Indonésia, Irã e Suécia). Os dados fornecem algumas informações sobre os critérios que podem sustentar as respostas das mulheres à dor do parto e ao alívio da dor. Dois temas principais emergiram: *a importância do apoio individualizado e contínuo* e *a aceitação da dor durante o parto*. Os autores observam que as mulheres incluídas nos estudos reconheceram a dor do parto como um desafio e entenderam a necessidade da dor para dar à luz seus bebês. Elas consequentemente "abraçaram a dor", o que, na visão dos autores, possibilitou que elas "intensificassem sua atividade de enfrentamento". Os métodos não farmacológicos são ideais para mulheres que querem trabalhar com a dor do parto.

Em extensa revisão sobre o impacto neuro-hormonal da gravidez, Sarah Buckley demonstra os potenciais benefícios fisiológicos do trabalho de parto e do parto não medicados, pois a interação de noradrenalina, endorfinas, ocitocina e outros hormônios durante o parto fisiológico pode desencadear reações neurofisiológicas que poderiam melhorar o trabalho de parto. O chamado "surto de catecolaminas fetais" protetor tende a ser associado ao estresse fetal no trabalho de parto, mas também pode ser influenciado pelas mudanças sutis nos hormônios do estresse no feto secundárias à resposta materna à sensação de dor no parto. Essas alças de *feedback* neuro-hormonais também poderiam melhorar o ajuste psicológico à maternidade. Reconhecendo a importância do acesso ao alívio não farmacológico da dor, os 12 passos da FIGO/ICI para a mãe, o bebê e a família incluem o passo 5, que estabelece que se deve:

Oferecer medidas não farmacológicas de conforto e alívio da dor durante o trabalho de parto como primeiras opções seguras. Se as opções farmacológicas de alívio da dor estiverem disponíveis e forem solicitadas, explicar seus benefícios e riscos.

No entanto, a intenção das mulheres de não usarem alívio farmacológico da dor muitas vezes não é confirmada na prática. Isso pode ocorrer porque a dor do trabalho de parto é mais intensa do que elas preveem. No entanto, o ambiente do nascimento, incluindo as atitudes e os comportamentos dos cuidadores, bem como seu nível de habilidade e experiência, também pode influenciar. Portanto, é importante que os prestadores de cuidados estejam cientes e sejam capazes de apoiar métodos não farmacológicos de alívio da dor e de compreender a abordagem filosófica subjacente a esses métodos. Os profissionais que são mais efetivos a esse respeito tendem a adotar um modelo de abordagem da dor que vai ajudar as mulheres a lidar com ela em vez de instituírem um tratamento para o controle ou até mesmo a eliminação da dor. Esses métodos consideram os elementos psicológicos e emocionais da dor, bem como os físicos. Tanto os profissionais como as usuárias do serviço devem ser orientados para entender que os métodos não farmacológicos não são destinados a remover a dor, mas possibilitar que as mulheres lidem com os impactos emocionais e psicológicos da mudança das sensações de dor como uma progressão do trabalho de parto e do parto.

Este capítulo está dividido em três partes. A primeira descreve técnicas e modelos com base em apoio psicossocial e encorajamento. A segunda apresenta meios mecânicos de trabalhar com as mulheres que estão sofrendo dores de parto. Finalmente, o capítulo aborda os pré-requisitos ambientais, educacionais, comportamentais e organizacionais para o fornecimento de alívio não farmacológico da dor.

TÉCNICAS E MODELOS CENTRADOS EM APOIO PSICOSSOCIAL, ENCORAJAMENTO E DISTRAÇÃO

Uma das hipóteses para a eficácia dos métodos psicossociais é que eles aumentam o relaxamento ao reduzirem a ansiedade e o medo mediante as interações das catecolaminas com opiáceos endógenos e a liberação associada de óxido nitroso. Outras hipóteses examinam o impacto da dissociação entre a sensação de dor nociva e as emoções associadas a essa sensação e, em particular, a redução na catastrofização. Na prática, alguns métodos e abordagens nesta seção também podem incorporar outras técnicas benéficas que operam através de vias mecânicas, incluindo, por exemplo, massagem e mobilidade de trabalho, que são abordadas separadamente na próxima seção.

Continuidade da assistência obstétrica

Há boas evidências de que a continuidade dos cuidados obstétricos proporciona uma ampla gama de benefícios para as mães e seus bebês. Esse efeito parece acontecer mesmo com as mulheres com alto risco de complicações durante o parto e o nascimento. Os benefícios incluem uma necessidade reduzida de analgesia peridural, juntamente com níveis aumentados de satisfação materna; um aumento no trabalho de parto fisiológico e no nascimento; taxas reduzidas de prematuridade; e taxas reduzidas de todas as perdas fetais/neonatais. Os mecanismos ainda não estão claros, mas provavelmente estão associados a reduções na resposta ao estresse por meio de apoio social, maior probabilidade de divulgação de questões importantes da atenção à saúde devido ao aumento da confiança, aumento da habilidade da parteira em reconhecer reações ou sintomas incomuns para essa mulher/família em particular e encaminhamento antecipado para informações médicas com base nesses sintomas. Em termos de dor do parto, esses mesmos mecanismos de conhecimento e confiança provavelmente influenciam as vias neurológicas que minimizam a produção de catecolaminas e a consequente resposta ao estresse, levando à redução da sensação de dor.

Acompanhamento/suporte contínuo durante o trabalho de parto

As evidências na revisão da Cochrane de apoio contínuo ao trabalho de parto relatam achados semelhantes aos da revisão da continuidade da assistência obstétrica em termos de menor necessidade de analgesia farmacológica, taxas maiores de parto espontâneo (e menores taxas de cesariana), escores de Apgar neonatais maiores e níveis mais altos de satisfação para as mulheres grávidas. O mecanismo é provavelmente semelhante ao dos programas de continuidade de cuidados conduzidos por parteiras. Entretanto, nessa revisão, os melhores efeitos foram evidentes quando os cuidadores que prestavam o suporte contínuo não integravam a equipe do hospital e estavam ali com o único propósito de fornecer apoio no trabalho de parto (como doulas treinadas), provavelmente porque puderam passar um tempo com as mulheres sem precisar considerar outras tarefas e deveres do hospital ou com outras mulheres em trabalho de parto e porque, como parteiras que fornecem cuidados contínuos, conhecem e compreendem a mulher e sua história e os valores e as crenças sobre o trabalho de parto e o nascimento. Os acompanhantes nessa revisão sistemática incluíram maridos, parceiros e doulas.

A principal lição dessa evidência parece ser que um(a) acompanhante escolhido(a) pela mulher em trabalho de parto que seja bem-vindo(a) na ala de trabalho de parto e capaz de estar presente e apoiar provavelmente reduz a necessidade de alívio farmacológico da dor e aumenta a sensação de uma experiência de trabalho de parto positiva, além de estar associado a uma série de outros resultados benéficos. Esses efeitos podem ser melhorados ainda mais se os profissionais que fornecem apoio ao trabalho de parto forem treinados em técnicas como massagem e ajudarem a mãe em trabalho de parto a responderem às suas sugestões corporais para se mobilizar à medida que o trabalho de parto avance. Com base na evidência de eficácia, os autores da revisão da Cochrane afirmam: "Concluímos que todas as mulheres devem ter apoio contínuo durante o trabalho de parto."

Hipnose e técnicas de visualização/relaxamento positivas

A hipnose tem sido usada em uma série de situações médicas por mais de 150 anos, inclusive para o parto. O mecanismo de ação hipotético está ligado ao sistema de atenção frontal e é caracterizado por uma dissociação funcional entre o monitoramento dos conflitos (sobreposição emocional) e os processos de controle cognitivo. A conectividade alterada no córtex sensorial e na amígdala-sistema límbico por meio de técnicas hipnóticas parece inibir a interpretação emocional das sensações vivenciadas como dor.

O uso da hipnose para a dor do trabalho de parto tende a ser ensinado durante o período pré-natal, de modo que a mulher (e o[a] acompanhante em alguns casos) seja capaz de utilizar técnicas específicas durante o trabalho de parto e o parto. As sessões são geralmente fornecidas por hipnoterapeutas qualificados ou enfermeiras/parteiras com treinamento adicional. O treinamento pode ser oferecido em base individual ou em sessões em grupo de mulheres e seus parceiros/acompanhantes. Há uma variedade de opções disponíveis, e o número de sessões pré-natais varia de uma a cinco ou mais sessões semanais ou um final de semana completo. Em todos os casos, o treinamento é fornecido no terceiro trimestre da gravidez. Até o momento, os ensaios randomizados envolveram roteiros simples de hipnose, além de técnicas de visualização e relaxamento, ministrados em duas ou três sessões de cerca de 90 minutos cada no terceiro trimestre de gravidez.

Os ensaios sobre hipnose estão resumidos na atual revisão da Cochrane nessa área, segundo a qual menos mulheres nos grupos de hipnose usaram medicação de alívio da dor para o trabalho de parto. Uma precaução é notada no estudo qualitativo realizado juntamente com um ensaio clínico randomizado (ECR) recente sobre a hipnose no trabalho de parto. Embora todas as mulheres e acompanhantes entrevistados tenham se mostrado muito positivos em relação à experiência de hipnose, algumas pessoas sentiram que as parteiras não acreditavam que elas estivessem em trabalho de parto porque pareciam tão relaxadas e por isso não foram admitidas na ala de trabalho de parto, embora estivessem realmente em trabalho de parto avançado. Se a hipnose for introduzida, essa possibilidade deve ser integrada às políticas e diretrizes locais para garantir que a equipe verifique se as mulheres estão usando técnicas de hipnose como parte dos procedimentos de avaliação do progresso do trabalho de parto.

Aromaterapia

A aromaterapia tem uma longa história de uso em medicina e saúde. Óleos essenciais voláteis extraídos de plantas, misturados com carreadores inertes (como óleo de semente de uva e de amêndoas-doces), apresentam efeitos biofísicos nos neurotransmissores e no sistema imunológico, quer usados através da via olfatória, quer mediante aplicação diretamente na pele. Durante o trabalho de parto e o parto, os óleos essenciais podem ser inalados por meio de difusores ou vapor ou massageados na pele. A revisão mais recente da Cochrane nessa área foi publicada em 2011 e incluiu dois ensaios (535 mulheres). Desde então, outros cinco ensaios foram publicados, totalizando mais de 600 participantes. Na prática, os óleos usados com mais frequência para aliviar a dor e reduzir a ansiedade no trabalho de parto são o olíbano e a lavanda, embora os sete ensaios realizados até o momento tenham incluído um espectro muito mais amplo (camomila-romana, sálvia, olíbano, lavanda ou tangerina, gengibre ou capim-limão, laranja-amarga, rosa, gerânio e *salvia officinalis*). A revisão da Cochrane não relata nenhum efeito sobre os desfechos avaliados até 2011, mas todos os cinco estudos publicados desde 2011 mostraram redução nos escores analógicos visuais para dor no parto e/ou ansiedade nos grupos da intervenção.

Caso a aromaterapia seja introduzida, é importante considerar o potencial de reação alérgica, especialmente em termos de irritação da pele, e o fato de que algumas mulheres (e a equipe) consideram desagradável o aroma de alguns óleos. Alguns carreadores podem desencadear alergias a castanhas ou glúten. Existem outras contraindicações específicas para alguns óleos essenciais; assim, a introdução da aromaterapia deve ser supervisionada por um profissional treinado nessa área.

Técnicas de relaxamento, ioga, musicoterapia, *mindfulness*

Smith e cols. combinaram todas essas técnicas em sua revisão sistemática da Cochrane de 2018 e concluíram que "o uso de algumas terapias de relaxamento, ioga ou música pode ser útil para reduzir a intensidade da dor e ajudar as mulheres a se sentirem mais no controle e satisfeitas com seus trabalhos de parto". Todas essas técnicas precisam ser ensinadas no período pré-natal e apoiadas pela equipe nos ambientes intraparto e de nascimento para que as mulheres possam usá-las no trabalho de parto. Os mecanismos de ação provavelmente são semelhantes aos das outras terapias apresentadas nesta seção.

TÉCNICAS MECÂNICAS

Massagem e técnicas térmicas

Vários mecanismos têm sido sugeridos para explicar o impacto da massagem na sensação de dor durante o trabalho de parto. Field propõe dois específicos. O primeiro é o mecanismo de ação da "teoria do portão" (no qual as sensações de pressão se movem mais rapidamente do que as de dor, agindo para fechar as vias nervosas até a transmissão da sensação de dor no cérebro). O segundo se dá mediante o impacto no aumento da atividade vagal e na redução da produção de cortisol. Também pode haver um efeito simples no alívio da pressão das partes ósseas do feto no sistema materno, especialmente quando o feto está na posição occipital posterior, quando a dor lombar é frequentemente aliviada por contrapressão por meio da massagem. O óleo morno usado na massagem também pode aumentar a temperatura local e o fluxo sanguíneo, aliviando a tensão muscular. A revisão da Cochrane de 2018 nessa área conclui que:

> Massagem, compressa morna e métodos térmicos manuais podem ter um papel na redução da dor e do tempo de trabalho de parto e na melhora da sensação de controle e experiência emocional do trabalho de parto.

Existem cursos com diferentes técnicas de massagem para o trabalho de parto, mas não há evidência de que uma abordagem em particular seja mais eficaz do que a outra. O mais importante é prestar atenção às necessidades de cada mulher e responder ao tipo de dor por ela relatado. Por exemplo, como mencionado anteriormente, uma mulher com dor lombar mais tarde no trabalho de parto pode se beneficiar da contrapressão ao redor do sacro, mas uma que não sinta nenhuma dor específica nessa área pode considerar isso irritante. O profissional de saúde precisará ser sensível ao comportamento, aos movimentos e às vocalizações das mães como um guia para o tipo de pressão a ser aplicada, em qual área e por quanto tempo.

Alguns profissionais usam um xale ou uma técnica semelhante para realizar técnicas de massagem em trabalho de parto (Figura 17.1). Uma ampla discussão sobre as técnicas de massagem está disponível no *link*: http://downloads.lww.com/wolterskluwer_vitalstream_com/sample-content/9780781767538_Stager/samples/Chapter_9.pdf.

Acupuntura/acupressão

A acupuntura tem sido usada há séculos na Ásia em uma ampla gama de condições. A teoria subjacente a seu modo de ação não se encaixa bem com as análises biomédicas de como os mamíferos funcionam, já que se baseia na identificação e no tratamento (hipoteticamente) do fluxo de energia bloqueado ao redor do corpo e não no fenômeno biofísico observável. Apesar disso, está se tornando cada vez mais popular em muitos países ao redor do mundo. De uma perspectiva biomédica, pode-se supor que, como os pontos-chave estão próximos das vias neurais que influenciam as partes do corpo que estão sendo os alvos (como o útero em termos de redução da dor no trabalho de parto), o efeito da acupuntura é provavelmente neurológico ou neuro-hormonal (p. ex., mediante o estímulo à produção de opioides).

A acupuntura é uma arte que exige habilidade. Como muitas terapias complementares, abarca o desenvolvimento de uma relação terapêutica e plano de tratamento individualizados, bem como uma variedade de técnicas, incluindo a localização precisa das agulhas com base nos sintomas de apresentação e o uso de massagem, moxabustão (em que uma vela é queimada perto da pele) e/ou estimulação elétrica. Smith e cols. observam que existem diferentes práticas de acupuntura e que a mais comumente usada em um contexto não asiático envolve "pontos de gatilho, pontos segmentares e pontos de fórmula comumente usados". Isso inclui pontos na orelha. Dadas a complexidade e a natureza individualizada dessa técnica, a acupuntura para dor no parto deve ser realizada por profissional treinado e qualificado nessa abordagem.

A acupressão, por outro lado, tem maior probabilidade de ser administrada por um profissional de cuidados na maternidade ou pelo acompanhante com algum treinamento nessa técnica, ou até mesmo pela própria mulher. A acupressão usa os mesmos pontos da acupuntura, mas com pressão manual e não através de agulhas. Ela pode ser associada às técnicas de massagem, mas difere dos movimentos contínuos usados na massagem, já que implica pressão firme e constante em locais específicos para um propósito específico (como alívio da dor em áreas específicas do corpo).

A mais recente revisão da Cochrane nessa área, publicada em 2011, registrou nove estudos sobre acupuntura e quatro sobre acupressão. Ambas as técnicas pareceram reduzir a intensidade da dor. A acupuntura também foi associada à melhora da satisfação materna e à redução da analgesia farmacológica e do parto instrumental. Uma revisão posterior, publicada em 2018, relatou 14 estudos de acupressão SP6 e Li4 (Figuras 17.2 e 17.3), incluindo 1.100 e 552 mulheres, respectivamente, e encontrou reduções na sensação de dor, bem como no tempo de trabalho de parto.

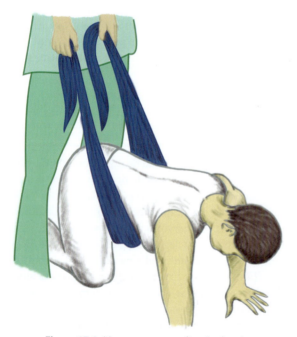

Figura 17.1 Massagem com utilização de xale.

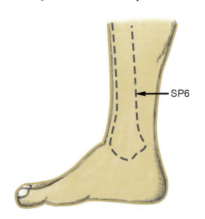

Figura 17.2 Acupressão SP6.

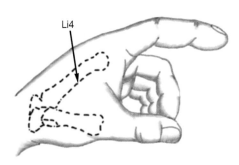

Figura 17.3 Acupressão Li4.

Movimento/mobilidade/posição

Há evidências muito claras em uma série de ensaios randomizados de que as posições verticais são benéficas no trabalho de parto e no parto quando comparadas a posições supinas ou semirreclinadas em mulheres com trabalho de parto espontâneo descomplicado. No entanto, existem algumas ressalvas à evidência. Uma delas é que alguns dos ensaios ditaram em que posição as mulheres deveriam estar. É improvável que isso proporcione benefício máximo, uma vez que a fisiologia da posição no trabalho de parto é dinâmica.

Em geral, observa-se que as mulheres que estão em trabalho de parto espontâneo se movem para várias posições à medida que o trabalho de parto progride, respondendo inconscientemente aos movimentos sinérgicos de seu feto à medida que ele gira e desce até a pelve. Esses movimentos espontâneos ocorrem em resposta a sensações de dor e tendem a maximizar os diâmetros da pelve e a minimizar a resistência dos tecidos moles em cada estágio da progressão fetal, apesar do trabalho de parto.

Estudos observacionais indicam que a maioria das mulheres adotará uma postura vertical inclinada (ou de quatro) para o segundo estágio ativo do trabalho de parto, maximizando os diâmetros da saída pélvica, alinhando o feto em aproximadamente 90 graus em relação à horizontal para se beneficiar mais da gravidade e maximizando o impacto do esforço materno para empurrar ao longo do eixo do feto. Ensaios sobre posições específicas que restringem a resposta materna às sensações de dor causadas por mecanismos fetais tendem a limitar os benefícios da livre mobilização no trabalho de parto.

Com essas ressalvas, os autores da atual revisão sistemática da Cochrane sobre mobilidade no primeiro estágio do trabalho de parto declaram:

[...] com base nos resultados desta revisão, recomendamos que, sempre que possível, as mulheres sejam incentivadas e apoiadas a adotar posições eretas e móveis de sua escolha durante o primeiro estágio do trabalho de parto, pois isso pode melhorar a progressão de seu trabalho de parto e levar a melhores desfechos para si e seus bebês.

A Figura 17.4 inclui uma série de posições que podem ser adotadas. Mesmo que as mulheres precisem de monitoramento fetal contínuo no trabalho de parto e/ou de soluções endovenosas por causa de complicações, elas podem se mobilizar dentro do limite das conexões com o monitor portátil. Idealmente, nesse caso, poderiam ser usados o monitoramento fetal sem fio e um suporte para soro móvel para possibilitar liberdade de movimento máxima. A disponibilidade de equipamentos como tapetes e bolas para o parto ajudará as mulheres a adotarem posições diferentes. O uso da bola de parto especificamente tem sido associado a níveis reduzidos de dor.

Quanto à posição para o segundo estágio do trabalho de parto, a atual revisão da Cochrane não avaliou a dor diretamente, mas encontrou uma série de benefícios que podem estar associados à sua redução, incluindo um segundo estágio mais curto do trabalho de parto (embora existam algumas ressalvas sobre a certeza desse achado) e taxas menores de episiotomia. Embora a revisão tenha encontrado níveis mais altos de perda de sangue (> 500mL), os autores advertem que isso pode ser resultado de uma medição mais precisa no grupo que estava em posição ereta. A conclusão foi que as mulheres devem ser capazes de adotar qualquer posição que elas considerarem a mais confortável para o nascimento.

Trabalho de parto na água

O trabalho de parto na água é outra técnica que vem ganhando popularidade. A ação é teoricamente biofísica (o efeito do calor e da flutuação na sensação de dor neurológica) e psicológica (é menos provável que as mulheres na água se sintam observadas, o que leva à redução da tensão, ansiedade e medo e, portanto, à redução da percepção da dor).

Apesar das eventuais preocupações com o bem-estar fetal no parto na água, parece não haver evidência de efeito adverso em estudos atuais ou grandes estudos observacionais. A atual revisão da Cochrane sugere que o trabalho de parto na água está associado à menor necessidade de analgesia peridural sem outras evidências de efeitos benéficos ou adversos para a mãe ou o bebê.

A hidroterapia pode ser oferecida por meio de chuveiros, banheiras convencionais ou piscinas temporárias ou permanentes especialmente construídas para o parto. É importante que o chuveiro, a piscina ou a banheira sejam completamente limpos entre os partos para evitar a transmissão de infecção, e a água usada deve estar limpa. Qualquer resíduo sólido deve ser retirado imediatamente da piscina. Para evitar a hipertermia da mãe (ou do bebê, se o nascimento for na água), a temperatura da água deve ser mantida < 37,5ºC, e deve estar quente o suficiente para ser confortável para a mulher.

Todas as observações usuais podem e devem ser realizadas quando as mulheres estão em trabalho de parto ou dando à luz na água. Se a mulher ficar em uma banheira ou piscina para o parto, o bebê deve nascer espontaneamente sem pressão manual no períneo ou na cabeça, e o cordão não deve ser cortado antes que a cabeça esteja fora d'água para evitar a estimulação de um reflexo de suspiro e a consequente ingestão de água da piscina. Um recém-nascido saudável não respirará debaixo d'água entre a saída da cabeça e a dos ombros se não for estimulado. Assim que o corpo nasce, o bebê deve ser retirado da água pela mãe ou por um profissional, seco e colocado pele a pele com a mãe sob cobertas quentes para manter o calor do corpo.

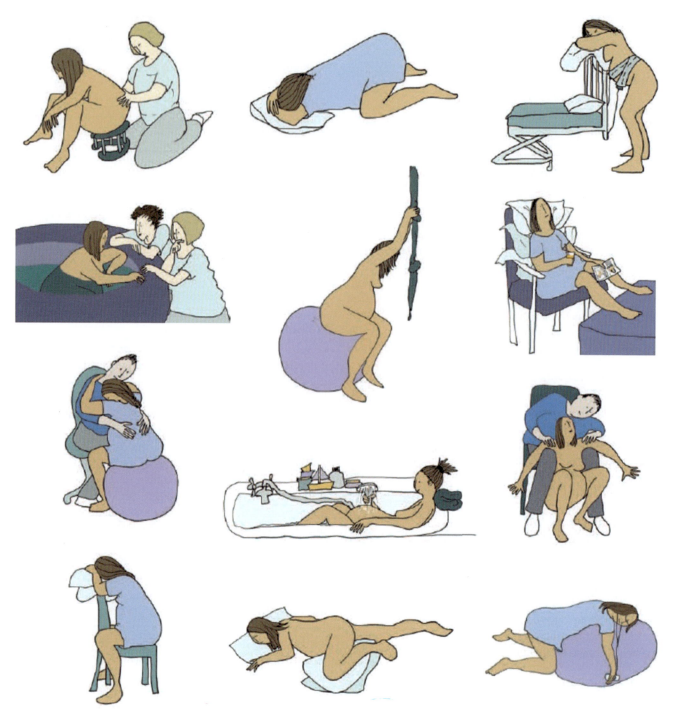

Figura 17.4 O Royal College of Midwives recomenda o uso de posições ativas para ajudar no trabalho de parto e no nascimento.

Se houver alguma preocupação com o bem-estar da mãe ou do bebê, a mãe deve ser ajudada a deixar a água com seu consentimento.

OUTRAS TÉCNICAS QUE PODEM FUNCIONAR ATRAVÉS DO MECANISMO DA TEORIA DO PORTÃO

Estimulação elétrica nervosa transcutânea (TENS)

TENS é um dispositivo que emite correntes pulsadas de baixa voltagem quando colocado em contato direto com um corpo físico (geralmente a região lombar das mulheres em trabalho de parto – Figura 17.5). Essas correntes hipoteticamente bloqueiam os receptores de dor na medula espinhal. Uma vez conectadas, as mulheres podem usar um dispositivo portátil para controlar a taxa de estimulação. Também pode ser aplicado em pontos de acupuntura relevantes. A importante revisão da Cochrane que incluiu 1.466 mulheres não demonstrou nenhum benefício específico ou prejuízo associado à TENS, embora os dois pequenos estudos publicados subsequentemente (total n = 136) sugiram que a dor pode ser reduzida. As máquinas de TENS são fornecidas por alguns hospitais, e as mulheres também podem obtê-las comercialmente.

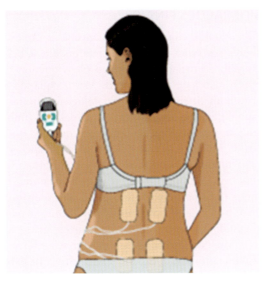

Figura 17.5 Estimulação elétrica nervosa transcutânea (TENS).

Bolus de água

Algumas configurações, principalmente na Escandinávia, oferecem uma série de injeções de um pequeno *bolus* de água estéril (0,1 a 0,2mL) na região lombar para aliviar a dor nas costas durante o trabalho de parto. No entanto, há poucos ensaios nessa área e ainda menos estudos de boa qualidade sobre as experiências das mulheres. Um estudo randomizado está em andamento para avaliar o impacto dessa técnica. Sua utilidade no futuro pode depender dos resultados desse estudo. Em 2012, os autores da relevante revisão da Cochrane não encontraram nenhuma boa evidência para considerar os benefícios ou riscos desse procedimento. Um ensaio recente com 168 mulheres encontrou benefícios em termos de escores de dor, mas não para os outros parâmetros avaliados. Se esse procedimento for introduzido, é importante avaliar as opiniões das mulheres e da equipe, já que as mulheres relatam que a sensação inicial da injeção de água é relativamente desagradável (como uma picada de inseto), e alguns profissionais podem relutar em causar essa dor de curto prazo mesmo que haja um ganho de longo prazo para as mulheres.

Compressas quentes/frias

O uso de compressas quentes ou frias para alívio da dor é comum em muitos locais de cuidados com a saúde. Para a dor do parto, geralmente envolve o aquecimento ou o resfriamento de tecidos ou compressas de gaze ou o uso de garrafas de água quente ou compressas de materiais como trigo, trigo sarraceno ou linhaça que podem ser aquecidos com segurança. Às vezes, também contém óleos essenciais. Há evidências de ensaios randomizados de um ECR que sugerem que a aplicação de compressas quentes na parte inferior das costas durante o trabalho de parto e no períneo durante o parto pode reduzir a sensação de dor e a duração do trabalho de parto.

Shrirvana e Ganji usaram compressas frias no abdome e nas costas e relataram redução nos escores de dor. Um estudo usou uma combinação de compressas quentes e frias e relatou efeito semelhante. No entanto, todos os três ensaios relataram ter incluído 64 mulheres, e todos foram realizados em um único país (Irã), dois na mesma instituição, o que pode levantar questões sobre generalização.

Apesar disso, relatos anedóticos sobre o uso de compressas quentes ou frias na prática sustentam os achados de benefício. Se essa abordagem for adotada em unidades locais, deve-se atentar para a temperatura das compressas de modo a garantir que as mulheres não sofram queimaduras de calor ou gelo. Aqueles que fornecem a terapia devem estar constantemente atentos à resposta da mulher ao uso de compressas e estar prontos para interromper seu uso imediatamente se ela expressar algum desconforto.

CONSIDERAÇÕES EDUCACIONAIS, AMBIENTAIS E ORGANIZACIONAIS

Educação pré-natal para mulheres e famílias

Para que todas as técnicas citadas sejam efetivas é importante que sejam apresentadas às mulheres (e a seus acompanhantes no parto) no período pré-natal, o que pode ser feito durante o *check-up* pré-natal ou em sessões de educação pré-natal, caso disponíveis. Como o medo e a ansiedade podem estar entre os componentes da percepção da dor no trabalho de parto, a preparação provavelmente possibilitará que as mulheres encarem o trabalho de parto de maneira mais positiva, sabendo que têm ferramentas à disposição para ajudá-las durante o trabalho de parto e o parto.

Uma revisão sistemática publicada em 2018 revelou que a "preparação para o parto" foi associada à experiência de parto mais positiva, quando combinada com apoio efetivo durante o trabalho de parto e pouquíssimas intervenções intraparto. Em 2013, um estudo qualitativo realizado no Brasil constatou que aquelas que participaram de um programa específico de preparação para o parto relataram ter conseguido manter o autocontrole durante o trabalho de parto, não necessitaram de alívio farmacológico da dor e estavam satisfeitas com a experiência.

Há pouca evidência experimental para apoiar esse tipo de dados qualitativos, mas é senso comum supor que quanto mais preparadas as mulheres estiverem e quanto mais elas tiverem praticado determinadas abordagens (como a hipnoterapia), caso pretendam usá-las, maior será a probabilidade de que sejam capazes de empregar essas técnicas no trabalho de parto.

Atitude e treinamento da equipe

O aumento das expectativas antes do parto sobre as técnicas e os sistemas de apoio que podem não estar realmente disponíveis ou ser ativamente desencorajados quando as mulheres entram em trabalho de parto poderia resultar em uma experiência de parto angustiante ou até mesmo traumática. Se as atitudes da equipe forem negativas ou mesmo desrespeitosas com as mulheres que tentam abordagens não farmacológicas, o próprio ciclo de medo/ansiedade que deve ser superado será reativado.

Quanto às técnicas farmacológicas, qualquer serviço que pretenda oferecer alívio não farmacológico da dor deve garantir que a equipe esteja disposta e empenhada em oferecer o que é necessário para permitir que essas técnicas funcionem de maneira eficaz. Isso pode envolver a apresentação à equipe das técnicas que as mulheres podem usar de maneira objetiva e como apoio, incluindo vídeos e depoimentos, além de apresentá-las aos mecanismos teóricos do efeito e treiná-las nas habilidades técnicas relevantes. Isso deve incluir, no mínimo, a orientação da equipe quanto às diferentes maneiras pelas quais as mulheres tendem a se mover nos vários estágios do trabalho de parto e informações quanto aos mecanismos de nascimento em diferentes posições.

Organização do tempo

A maioria das técnicas discutidas neste capítulo exige que a equipe esteja junto das mulheres durante o trabalho de parto. O tempo gasto com a mulher em trabalho de parto pode ser um dos meios mais eficazes para ajudá-la a trabalhar com a dor durante o trabalho de parto. É muito fácil a equipe se tornar descomprometida, especialmente se estiver cuidando de muitas mulheres ao mesmo tempo ou se o serviço esperar que essa equipe priorize atividades como a manutenção de registros ou o monitoramento do tempo gasto diretamente com o contato e as conversas com as mulheres em trabalho de parto.

O alívio não farmacológico da dor não é o mesmo que uma pílula ou uma injeção. Os mecanismos psicológicos ou neuro--hormonais exigem uma contribuição pessoal, física e psicológica. Tanto a equipe como os prestadores de serviço e financiadores precisam estar cientes disso. O treinamento das companhias no parto pode ser uma solução parcial se as questões de pessoal forem reais (e não apenas uma consequência da alocação da equipe clínica para tarefas não clínicas), particularmente em termos de técnicas como massagem ou aromaterapia. No entanto, em última análise, os prestadores de cuidados respeitosos, gentis e especializados estão mais propensos a se tornarem agentes de alívio da dor para as mulheres que apresentam dores fisiológicas durante o trabalho de parto.

Ambiente de nascimento: acolhimento das mulheres e acompanhantes de parto

Para que tudo isso ocorra, o ambiente do parto precisa ser acolhedor para as mulheres e os acompanhantes. Isso inclui espaço para a mulher em trabalho de parto se movimentar (de preferência em um ambiente calmo e pacífico) e para seu cuidador ou acompanhante realizar massagens ou outras técnicas, privacidade para que ela possa expressar sua dor sem se preocupar em incomodar os outros, acesso fácil e visível a equipamentos simples, como bolas de parto ou barras para segurar e tapetes no chão, controles de temperatura, iluminação que possa ser diminuída ou iluminação lateral para possibilitar que ela sinta que não está constantemente sob a vigilância de luzes fortes e redução da importância do leito no trabalho de parto, colocando-o em um canto ou até o escondendo a menos que seja necessário. Se for oferecido o parto na água, piscinas ou banheiras devem estar disponíveis e prontas para quando for necessário. A adição de pinturas biofílicas, imagens em movimento e sons da natureza pode ajudar a criar uma atmosfera calma para as mulheres com e sem complicações.

CONSIDERAÇÕES FINAIS

Muitas das técnicas citadas são interconectadas. Por exemplo, as mulheres que estão em posição ereta podem se beneficiar da massagem da região lombar com óleos quentes que incluem preparações de aromaterapia. Mesmo quando as mulheres precisam de intervenções tecnológicas, muitas técnicas de apoio descritas aqui podem ser usadas em combinação com soluções farmacológicas, caso seja o que elas queiram e precisem. O interesse recente pelos cuidados respeitosos durante o parto enfatiza que as atitudes e comportamentos da equipe são um componente-chave na percepção das mulheres sobre o trabalho de parto e o parto, seja ele simples ou complexo. Este capítulo pressupõe, portanto, que os prestadores de cuidados sejam capazes de fornecer esses cuidados e que o alívio não farmacológico da dor seja oferecido em contextos que promovam experiências positivas de parto para todas as mulheres.

MENSAGENS-CHAVE

Os dez aspectos mais importantes do artigo são:

1. A maioria das mulheres prefere, quando possível, evitar alívio farmacológico da dor.
2. A maioria das abordagens não farmacológicas que funcionam tende a agir reduzindo o medo e a ansiedade (e, portanto, minimizando os efeitos fisiológicos dos hormônios do estresse), promovendo a desassociação entre emoção e a sensação de dor ou reduzindo a transmissão da sinalização neurológica da dor através dos processos da "teoria do portão".
3. Com base em revisões sistemáticas de estudos randomizados, a presença contínua de um profissional engajado e respeitoso durante o trabalho de parto provavelmente terá efeito mais forte sobre a capacidade das mulheres de trabalharem com a dor do parto.
4. Oferecer ambientes de nascimento em que as mulheres possam se mobilizar em resposta às suas sensações corporais tem múltiplos benefícios, incluindo a redução da sensação de dor.
5. Há boas evidências, a partir de estudos randomizados, de que a imersão em água, o relaxamento, a acupuntura/ acupressão e a massagem proporcionam alívio da dor e estão associados ao aumento da satisfação com o trabalho de parto.
6. Há menos evidências sobre hipnose, *biofeedback*, injeção de água estéril, aromaterapia e TENS, embora alguns estudos relatem benefícios com essas técnicas, e relatos anedóticos sugerem que algumas mulheres os consideram úteis.
7. Se uma organização deseja oferecer métodos não farmacológicos para mulheres grávidas, é importante que isso esteja ligado à orientação pré-natal sobre essas técnicas para que as mulheres entendam a abordagem que desejam usar, pratiquem-na (ou seus acompanhantes) e estejam confiantes quanto a seu uso antes de entrarem em trabalho de parto.
8. A atitude positiva e o treinamento da equipe são essenciais para garantir que as mulheres sejam capazes de usar a(s) técnica(s) escolhida(s) de maneira eficaz.

Capítulo 17 Métodos não Farmacológicos de Alívio da Dor no Trabalho de Parto **141**

9. As organizações e os financiadores devem considerar a importância de projetar cuidados intraparto para que a equipe seja positivamente incentivada a passar tempo com as mulheres em trabalho de parto e para que o ambiente possa apoiar a mobilização durante o trabalho de parto e o acesso aos equipamentos (como bolas de parto e, se possível, banheiras/piscinas) que podem possibilitar que as mulheres trabalhem com sua dor de parto com sucesso.

10. Em virtude da falta de dados de ensaios sobre muitas técnicas não farmacológicas, a coleta cuidadosa de dados (auditoria ou pesquisa formal), registrando o uso e os desfechos do alívio não farmacológico da dor no trabalho de parto, aumentaria significativamente o conhecimento e a prática nessa área.

Leitura complementar

Aburas R, Pati D, Casanova R, Adams NG. The influence of nature stimulus in enhancing the birth experience. HERD 2017; 10(2):81-100.

Bakkali F, Averbeck S, Averbeck D, Idaomar M. Biological effects of essential oils – a review. Food Chem Toxicol 2008; 46(2):446-75.

Behmanesh F, Pasha H, Zeinalzadeh M. The effect of heat therapy on labour pain severity and delivery outcome in parturient women. Iranian Red Crescent Medical Journal 2009; 11(2):188-92.

Bohren MA, Hofmeyr GJ, Sakala C, Fukuzawa RK, Cuthbert A. Continuous support for women during childbirth. Cochrane Database of Systematic Reviews 2017, Issue 7. Art. No.: CD003766. DOI: 10.1002/14651858.CD003766.pub6.

Buckley S. Hormonal physiology of childbearing: evidence and implications for women, babies, and maternity care. 2015 Disponível em: http://www.nationalpartnership.org/our-work/resources/health-care/maternity/hormonal-physiology-of-childbearing.pdf. Acesso: 17/03/2019.

Cluett ER, Burns E, Cuthbert A. Immersion in water during labour and birth. Cochrane Database of Systematic Reviews 2018, Issue 5. Art. No.: CD000111. DOI: 10.1002/14651858.CD000111.pub4.

Crawford JS. Lumbar epidural analgesia for labour and delivery, a personal view in the management of labour. In: Studd J (ed.). Oxford: Blackwell Scientific Publications, 1985:226.

Darnall BD, Colloca L. Optimizing placebo and minimizing nocebo to reduce pain, catastrophizing, and opioid use: a review of the science and an evidence-informed clinical toolkit. Int Rev Neurobiol 2018; 139:129-57.

Derry S, Straube S, Moore RA, Hancock H, Collins SL. Intracutaneous or subcutaneous sterile water injection compared with blinded controls for pain management in labour. Cochrane Database of Systematic Reviews 2012, Issue 1. Art. No.: CD009107. DOI: 10.1002/14651858. CD009107.pub2

Dowswell T, Bedwell C, Lavender T, Neilson JP. Transcutaneous electrical nerve stimulation (TENS) for pain management in labour. Cochrane Database of Systematic Reviews 2009, Issue 2. Art. No.: CD007214. DOI: 10.1002/14651858.CD007214.pub2.

Field T. Pregnancy and labour massage. Expert Rev Obstet Gynecol 2010; 5(2):177-81.

Finlayson K, Downe S, Hinder S, Carr H, Spiby H, Whorwell P. Unexpected consequences: women's experiences of a self-hypnosis intervention to help with pain relief during labour. BMC Pregnancy Childbirth 2015; 15(1):229.

Ganji Z, Shirvani MA, Rezaei-Abhari F, Danesh M. The effect of intermittent local heat and cold on labor pain and child birth outcome. Iran J Nurs Midwifery Res 2013; 18(4):298-303.

Genç Koyucu R, Demirci N, Ender Yumru A et al. Effects of intradermal sterile water injections in women with low back pain in la-

bor: a randomized, controlled, clinical trial. Balkan Med J 2018; 35(2):148-54.

Gizzo S, Gangi S, Noventa M et al. Women's choice of positions during labour: return to the past or a modern way to give birth? A Cohort Study in Italy. Biomed Res Int 2014. Publicado online em 15/05/2014.

Gupta JK, Sood A, Hofmeyr GJ, Vogel JP. Position in the second stage of labour for women without epidural anaesthesia. Cochrane Database of Systematic Reviews 2017, Issue 5. Art. No.: CD002006. DOI: 10.1002/14651858.CD002006.pub4.

Hoeft F, Gabrieli JD, Whitfield-Gabrieli S et al Functional brain basis of hypnotizability. Arch Gen Psychiatry 2012; 69(10):1064-72.

ICI. Mother baby family friendly initiative: 12 steps. 2018. Disponível em: http://www.internationalchildbirth.com/uploads/8/0/2/6/8026178/ici_12_steps_summary.pdf. Acesso: 17/03/2019.

Jones L, Othman M, Dowswell T et al. Pain management for women in labour: an overview of systematic reviews. Cochrane Database of Systematic Reviews 2012, Issue 3. Art. No.: CD009234. DOI: 10.1002/14651858.CD009234.pub2.

Lally JE, Murtagh MJ, Macphail S, Thomson R. More in hope than expectation: a systematic review of women's expectations and experience of pain relief in labour. BMC Medicine 2008; 14(6):7.

Lawrence A, Lewis L, Hofmeyr GJ, Styles C. Maternal positions and mobility during first stage labour. Cochrane Database of Systematic Reviews 2013 Issue 8. Art. No.: CD003934. DOI: 10.1002/14651858. CD003934.pub3.

Lee N, Kildea S, Stapleton H. 'Tough love': the experiences of midwives giving women sterile water injections for the relief of back pain in labour. Midwifery 2017; 53:80-6.

Madden K, Middleton P, Cyna AM, Matthewson M, Jones L. Hypnosis for pain management during labour and childbirth. Cochrane Database of Systematic Reviews 2016, Issue 5. Art. No.: CD009356. DOI: 10.1002/14651858.CD009356.pub3.

Makvandi S, Latifnejad Roudsari R, Sadeghi R, Karimi L. Effect of birth ball on labor pain relief: a systematic review and meta-analysis. J Obstet Gynaecol Res 2015; 41(11):1679-86.

Miquelutti MA, Cecatti JG, Makuch MY. Antenatal education and the birthing experience of Brazilian women: a qualitative study. BMC Pregnancy Childbirth 2013; 5(13):171.

Nagai K, Niijima A, Horii Y et al. Olfactory stimulatory with grapefruit and lavender oils change autonomic nerve activity and physiological function. Auton Neurosci 2014; 185:29-35.

Najafi F, Jaafarpour M, Sayehmiri K Khajavikhan J. An evaluation of acupressure on the Sanyinjiao (SP6) and Hugo (LI4) points on the pain severity and length of labour: a systematic review and meta-analysis study. Iran J Nurs Midwifery Res 2018; 23(1):1-7. DOI: 10.4103/ijnmr. IJNMR_184_15.

Salamon E, Tobias Esch T, Stefano GB. Pain and relaxation (Review). International Journal of Molecular Medicine 2006; 18:465-70.

Sandall J, Soltani H, Gates S, Shennan A, Devane D. Midwife-led continuity models versus other models of care for childbearing women. Cochrane Database of Systematic Reviews 2016, Issue 4. Art. No.: CD004667. DOI: 10.1002/14651858.CD004667.pub5.

Santana LS, Gallo RB, Ferreira CH et al. Transcutaneous electrical nerve stimulation (TENS) reduces pain and postpones the need for pharmacological analgesia during labour: a randomized trial. J Physiother 2016; 62(1):29-34.

Shahoei R, Shahghebi S, Rezaei M, Naqshbandi S. The effect of transcutaneous electrical nerve stimulation on the severity of labour pain among nulliparous women: a clinical trial. Complement Ther Clin Pract 2017; 28:176-80.

Shirvani MA, Ganji Z. The influence of cold pack on labour pain relief and birth outcomes: a randomised controlled trial. J Clin Nurs 2014; 23(17-18):2473-9.

Simkin P, Bolding A. Update on nonpharmacological approaches to relieve labour pain and prevent suffering. Journal of Midwifery & Women's Health 2004; 49(6):489-504.

Smith CA, Levett KM, Collins CT et al. Relaxation techniques for pain management in labour. Cochrane Database of Systematic Reviews 2018, Issue 3. Art. No.: CD009514. DOI: 10.1002/14651858. CD009514.pub2.

Smith CA, Collins CT, Crowther CA. Aromatherapy for pain management in labour. Cochrane Database of Systematic Reviews 2011, Issue 7. Art. No.: CD009215. DOI: 10.1002/14651858.CD009215.

Smith CA, Collins CT, Crowther CA, Levett KM. Acupuncture or acupressure for pain management in labour. Cochrane Database of Systematic Reviews 2011 Issue 7. Art. No.: CD009232. DOI: 10.1002/14651858. CD009232.

Smith CA, Levett KM, Collins CT et al. Massage, reflexology and other manual methods for pain management in labour. Cochrane Database of Systematic Reviews 2018 Issue 3. Art. No.: CD009290. DOI: 10.1002/14651858.CD009290.pub3.

Stoll K, Hall W, Janssen P, Carty E. Why are young Canadians afraid of birth? A survey study of childbirth fear and birth preferences among Canadian University students. Midwifery 2014; 30(2):220-6.

Taheri M, Takian A, Taghizadeh Z et al. Creating a positive perception of childbirth experience: systematic review and meta-analysis of prenatal and intrapartum interventions. Reprod Health 2018; 15(1):73.

Van der Gucht N, Lewis K. Women's experiences of coping with pain during childbirth: a critical review of qualitative research. Midwifery 2015; 31(3):349-58.

Waldenström U, Schytt E. A longitudinal study of women's memory of labour pain – from 2 months to 5 years after the birth. BJOG 2009; 116(4):577-83.

CAPÍTULO 18

Posições Maternas no Momento do Parto

Alberto Borges Peixoto
Caetano Galvão Petrini

INTRODUÇÃO

O modelo tradicional das escolas médicas por muito tempo priorizou a assistência ao parto em posições horizontais com a paciente estática no leito durante o primeiro período do trabalho de parto e em posição ginecológica ou de litotomia para o período expulsivo. Essas posições podem promover maior comodidade e uma sensação de maior controle da situação para a equipe que presta a assistência, porém não trazem maior conforto para a paciente e não respeitam a fisiologia do parto.

Em virtude da compressão causada pelo útero gravídico em uma gestação a termo, a posição de decúbito dorsal horizontal pode reduzir o fluxo sanguíneo na veia cava inferior em até 85%, o que pode aumentar os riscos de hipoxia e sofrimento fetal (Figura 18.1), enquanto as posições verticais, além de não promoverem compressão da veia cava inferior, têm a seu favor o efeito da gravidade, que favorece a descida da apresentação, tornam as contrações mais efetivas e promovem melhor alinhamento do canal do parto e aumento dos diâmetros pélvicos, favorecendo o parto e reduzindo suas complicações. Além disso, as posições verticalizadas podem deixar as contrações mais efetivas em razão do somatório de forças (Figura 18.2).

Diversas posições para o parto têm sido adotadas desde a Antiguidade, e as mulheres naturalmente optavam por posições verticalizadas. Um estudo reportou que entre 76 culturas primitivas apenas 14 optavam por posições horizontais para o parto. Também foi observado que mulheres não influenciadas

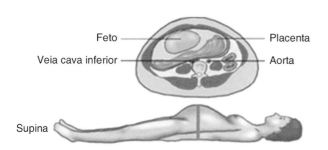

Figura 18.1 Efeito da posição materna supina sobre a veia cava inferior.

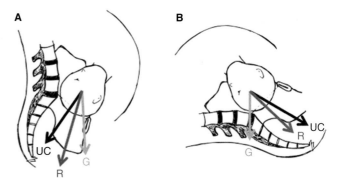

Figura 18.2 Resultante das forças no momento do parto. **A** Posição verticalizada. **B** Posição horizontal. (*UC:* contrações uterinas, *G:* gravidade, *R:* resultante.) (Desseauve D, Fradet L, Lacouture P, Pierre F, 2017.)

pela cultura ocidental não adotavam posições dorsais e mudavam de posição, escolhendo principalmente as verticais durante o trabalho de parto.

Os modelos atuais de assistência ao parto têm favorecido que a parturiente adote livremente a posição de sua escolha, devendo ser encorajadas a livre deambulação durante o período de dilatação e a adoção da posição de escolha da paciente para o período expulsivo, incluindo as verticalizadas.

PRIMEIRO PERÍODO DO TRABALHO DE PARTO

O primeiro período do trabalho de parto compreende desde o período de dilatação do colo uterino até a dilatação total, sendo a fase ativa do trabalho de parto caracterizada pela presença de contrações regulares e dolorosas, esvaecimento importante do colo uterino e dilatação de pelo menos 5cm. Não existe um tempo bem estabelecido para a duração desse período, podendo variar amplamente de uma mulher para outra. No entanto, normalmente esse período não se estende por mais de 12 horas no primeiro parto e por mais de 10 horas nos subsequentes.

Vários fatores podem influenciar a duração do primeiro período, como intensidade e frequência das contrações uterinas, integridade das membranas corioamnióticas, posição e tamanho do feto, adequação da pelve, além do estado físico e psicológico da parturiente.

As mulheres deveriam ser encorajadas a adotar posições verticalizadas e mobilizadas desde o início do trabalho de parto até o nascimento. Existem diversas variações das posições verticais durante o primeiro período do trabalho de parto, como em pé, sentada ou deambulando. Há várias opções para as posições sentadas, como em banquetas ou nas bolas de parto, que permitem a mobilidade do quadril e o acesso para que os parceiros participem com massagens na região lombar inferior.

As posições em decúbito horizontal são frequentemente preferidas pela equipe de assistência por promoverem acesso mais fácil à palpação uterina, ausculta e monitorização fetal e à avaliação da dilatação pelo toque vaginal. No entanto, é importante que a gestante escolha a posição em que se sinta mais confortável durante essa fase do trabalho de parto, recebendo explicações sobre os riscos e os benefícios de cada posição adotada.

Em uma metanálise que comparou as posições horizontais (posição supina, semissupina ou lateral) com as verticalizadas (deambulação, em pé ou sentada) durante o período de dilatação do trabalho de parto mostrou-se que as últimas apresentaram claros benefícios em relação às primeiras. A duração da primeira fase do trabalho foi significativamente menor em posições verticalizadas, assim como houve menor taxa de cesarianas e necessidade de analgesia peridural. Em relação aos resultados neonatais, a taxa de admissão em unidades de terapia intensiva neonatal foi menor e não houve diferença em relação aos escores de Apgar.

Dessa maneira, as mulheres em trabalho de parto devem ser informadas sobre os benefícios das posições verticalizadas e incentivadas e assistidas a assumir a posição que preferirem.

SEGUNDO PERÍODO DO TRABALHO DE PARTO

O segundo período do trabalho de parto é definido pelo tempo entre a dilatação completa e o nascimento. Esse período também pode variar em cada mulher e geralmente tem a duração de até 3 horas nas primigestas e até 2 horas em mulheres que já tiveram partos anteriores.

Vários fatores podem influenciar a posição adotada nesse estágio do trabalho de parto, como escolha da mulher, fatores culturais, preferência da equipe assistencial e necessidade de intervenções médicas. As posições durante o segundo estágio podem ser divididas em supinas (posição de litotomia, decúbito dorsal horizontal, semidorsal e decúbito lateral) e verticais (posição de cócoras, de joelhos, quatro apoios, sentada, semissentada ou em pé). Para ser considerada verticalizada, a posição deve ter uma inclinação de pelo menos 45 graus.

Assim como no primeiro estágio, as posições horizontais podem ser mais convenientes para os obstetras e cuidadores para a assistência ao parto, mas podem ser mais dolorosas e desconfortáveis para as mulheres, além de facilitarem a realização de procedimentos muitas vezes desnecessários.

As vantagens das posições verticais para o período expulsivo também foram demonstradas em estudos. Em metanálise da biblioteca Cochrane foi demonstrado que mulheres sem analgesia peridural que adotaram posições verticalizadas durante esse período apresentaram redução do tempo de período expulsivo de 6,16 minutos em média (IC95%: −2,59 a −9,74 minutos, P: 0,0007), da necessidade de parto vaginal assistido (RR: 0,75; IC95%: 0,66 a 0,86), da taxa de episiotomias (RR: 0,75; IC95%: 0,61 a 0,92) e da necessidade de intervenções por alterações na frequência cardíaca fetal (RR: 0,46; IC95%: 0,22 a 0,93). Não houve diferença em relação à taxa de lacerações de terceiro e quarto graus (RR: 0,72; IC95%: 0,32 a 1,65) e aos resultados perinatais, como necessidade de admissão em UTI neonatal (RR: 0,79; IC95%: 0,51 a 1,21) e óbito neonatal (RR: 0,79; IC95%: 0,51 a 1,21). Houve uma tendência ao aumento das lacerações de segundo grau (RR: 1.20, IC95%: 1,0 a 1,44) e na taxa de sangramento > 500mL (RR: 1,48; IC95%: 1,10 a 1,98), porém sem aumento na necessidade de transfusão sanguínea (RR: 1,66; IC95%: 0,70 a 3,94). Além disso, um estudo sueco que analisou mais de 113.000 nascimentos em posições variadas mostrou que a que mais se associou a lesões perineais graves foi a de litotomia.

A seguir serão descritas as principais posições que podem ser adotadas durante o período expulsivo do trabalho de parto.

POSIÇÕES HORIZONTAIS

Litotomia

Nessa posição, a mulher permanece deitada com o abdome para cima e as pernas elevadas apoiadas em perneiras, o que facilita a monitorização fetal e dá acesso fácil ao períneo materno, auxiliando em caso de intervenções médicas. No entanto, pode comprimir a veia cava inferior e aumentar o risco de hipoxia fetal e de alterações da frequência cardíaca fetal (Figura 18.3).

Lateral

Com a mulher deitada de preferência para o lado esquerdo e com as pernas flexionadas, a perna direita podendo ser deixada elevada com a ajuda de um assistente, essa posição oferece mais conforto à mãe e possibilita melhor oxigenação fetal em razão da descompressão da veia cava inferior, porém não apresenta os mesmos benefícios promovidos pela gravidade nas posições verticais (Figura 18.4).

POSIÇÕES VERTICALIZADAS

Sentada

Para a posição sentada pode ser utilizada uma banqueta de parto, possibilitando que o acompanhante fique atrás da gestante e lhe dê apoio. Essa posição tem como vantagens os efeitos da gravidade para a descida fetal, diminui a compressão da veia cava inferior e promove maior liberdade para a movimentação dos membros inferiores da parturiente (Figura 18.5).

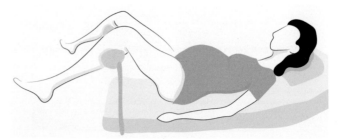

Figura 18.3 Posição de litotomia. (Carolina Horita/Bebê.com.br.)

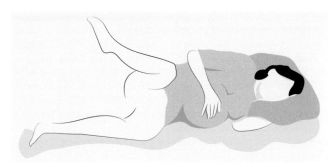

Figura 18.4 Posição lateral. (Carolina Horita/Bebê.com.br.)

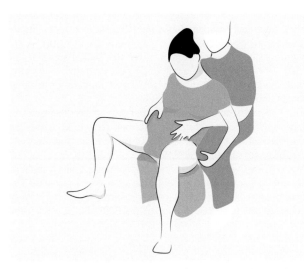

Figura 18.5 Posição sentada. (Carolina Horita/Bebê.com.br.)

Semissentada

Assim como na posição sentada, essa posição facilita a descida fetal e descomprime a veia cava inferior. Sua vantagem é fornecer maior conforto para a parturiente, mas necessita de uma cama apropriada com capacidade de inclinação > 45 graus e com apoio para os pés (Figura 18.6).

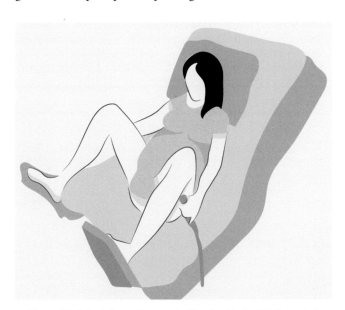

Figura 18.6 Posição semissentada. (Carolina Horita/Bebê.com.br.)

Quatro apoios

Nessa posição, a mulher fica apoiada com as mãos e os joelhos na cama, o que está associado a uma redução significativa da dor lombar, pois alivia a pressão do feto sobre o promontório materno. Essa posição também tem a vantagem de reduzir a necessidade de episiotomia e a taxa de lacerações perineais e é muito importante para facilitar o desprendimento biacromial na distócia de ombro (Figura 18.7).

Cócoras

Nessa posição, a gestante permanece agachada com os joelhos flexionados, podendo apoiar as mãos em um suporte. Ela facilita a descida fetal pela ação da gravidade e ainda proporciona aumento dos diâmetros da pelve em até 7mm, facilitando a descida e o desprendimento fetal (Figura 18.8).

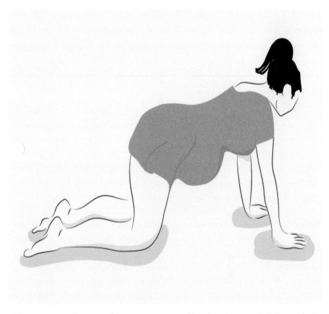

Figura 18.7 Posição de quatro apoios. (Carolina Horita/Bebê.com.br.)

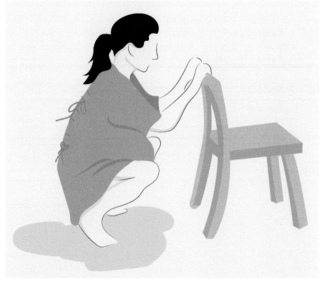

Figura 18.8 Posição de cócoras. (Carolina Horita/Bebê.com.br.)

CONSIDERAÇÕES FINAIS

Apesar de todas as evidências na literatura a favor das posições verticalizadas durante os dois primeiros estágios do trabalho de parto, as taxas de partos em posição de litotomia permanecem altas nas maternidades brasileiras (91,7%).

Os obstetras e os cuidadores na assistência ao parto se sentem confortáveis com as pacientes em posições horizontais, pois foram treinados para realizar partos e intervenções nessa posição. Essa prática é difícil de ser mudada, pois tem origem no processo de hospitalização da assistência ao parto em que a posição horizontal facilitava as intervenções médicas, sendo postuladas como rotineiras por grandes nomes da obstetrícia, como François Mauriceau e DeLee.

No entanto, o foco da assistência obstétrica tem se voltado cada vez mais para a humanização do atendimento à mulher, respeitando sua autonomia e reduzindo o número de intervenções desnecessárias sem colocar em risco a saúde materna e fetal. Desse modo, a melhor assistência é aquela que permite à mulher escolher sua posição durante o trabalho de parto e o parto, esclarecendo e informando as vantagens e desvantagens de cada posição.

Leitura complementar

Bruner JP, Drummond SB, Meenan AL, Gaskin IM. All-fours maneuver for reducing shoulder dystocia during labor. J Reprod Med [Internet] 1998 May [cited 2018 Sep 23]; 43(5):439-43. Disponível em: http://www.ncbi.nlm.nih.gov/pubmed/9610468.

Desseauve D, Fradet L, Lacouture P, Pierre F. Position for labor and birth: state of knowledge and biomechanical perspectives. Eur J Obstet Gynecol Reprod Biol [Internet] 2017 Jan [cited 2018 Sep 23]; 208:46-54. Disponível em: http://www.ncbi.nlm.nih.gov/pubmed/27888706.

Dundes L. The evolution of maternal birthing position. Am J Public Health [Internet] 1987 May [cited 2018 Sep 23]; 77(5):636-41. Disponível em: http://www.ncbi.nlm.nih.gov/pubmed/3551639.

Elvander C, Ahlberg M, Thies-Lagergren L, Cnattingius S, Stephansson O. Birth position and obstetric anal sphincter injury: a population-based study of 113,000 spontaneous births. BMC Pregnancy Childbirth [Internet] 2015 Oct 9 [cited 2018 Aug 26]; 15(1):252. Disponível em: http://bmcpregnancychildbirth.biomedcentral.com/articles/10.1186/s12884-015-0689-7.

Gizzo S, Di Gangi S, Noventa M, Bacile V, Zambon A, Nardelli GB. Women's choice of positions during labour: return to the past or a modern way to give birth? A cohort study in Italy. Biomed Res Int [Internet] 2014 May 15 [cited 2018 Aug 26]; 2014:638093. Disponível em: http://www.ncbi.nlm.nih.gov/pubmed/24955365.

Gupta JK, Sood A, Hofmeyr GJ, Vogel JP. Position in the second stage of labour for women without epidural anaesthesia. Cochrane Database Syst Rev [Internet] 2017 May 25 [cited 2018 Aug 26]; 5:CD002006. Disponível em: http://www.ncbi.nlm.nih.gov/pubmed/28539008

Humphries A, Mirjalili SA, Tarr GP, Thompson JMD, Stone P. The effect of supine positioning on maternal hemodynamics during late pregnancy. J Matern Neonatal Med [Internet] 2018 Jun 3 [cited 2018 Sep 16]; 1-8. Disponível em: http://www.ncbi.nlm.nih.gov/pubmed/29772936.

Hunter S, Hofmeyr GJ, Kulier R. Hands and knees posture in late pregnancy or labour for fetal malposition (lateral or posterior). Cochrane Database Syst Rev [Internet] 2007 Oct 17 [cited 2018 Sep 23]; (4):CD001063. Disponível em: http://www.ncbi.nlm.nih.gov/pubmed/17943750.

Intrapartum care for a positive childbirth experience. WHO recommendations [Internet] 2018 [cited 2018 Aug 26]. Disponível em: http://apps.who.int/bookorders.

Intrapartum care for healthy women and babies Clinical guideline [Internet] 2014 [cited 2018 Aug 26]. Disponível em: https://www.nice.org.uk/guidance/cg190/resources/intrapartum-care-for-healthy--women-and-babies-pdf-35109866447557.

Jarcho J. Postures & practices during labor among primitive peoples. Adaptations to modern obstetrics. [Internet]. New York, P.B. Hoeber. 1934 [cited 2018 Sep 16]. p. 155-62. Disponível em: https://search.library.utoronto.ca/details?3658454.

Lawrence A, Lewis L, Hofmeyr GJ, Styles C. Maternal positions and mobility during first stage labour. In: Lawrence A, editor. Cochrane Database of Systematic Reviews [Internet]. Chichester, UK: John Wiley & Sons, Ltd; 2013 [cited 2018 Aug 26]. p. CD003934. Disponível em: http://www.ncbi.nlm.nih.gov/pubmed/24105444.

Leal M do C, Pereira APE, Domingues RMSM et al. Intervenções obstétricas durante o trabalho de parto e parto em mulheres brasileiras de risco habitual. Cad Saúde Pública [Internet] 2014 Aug [cited 2018 Sep 16]; 30(suppl 1):S17-32. Disponível em: http://www.scielo.br/scielo.php?script=sci_arttext&pid=S0102-311X2014001300005&lng=pt&tlng=pt.

Michel SCA, Rake A, Treiber K et al. MR obstetric pelvimetry: effect of birthing position on pelvic bony dimensions. AJR Am J Roentgenol [Internet] 2002 Oct [cited 2018 Sep 23]; 179(4):1063-7. Disponível em: http://www.ajronline.org/doi/10.2214/ajr.179.4.1791063.

Naroll F, Naroll R, Howard FH. Position of women in childbirth. A study in data quality control. Am J Obstet Gynecol [Internet] 1961 Oct [cited 2018 Sep 16]; 82:943-54. Disponível em: http://www.ncbi.nlm.nih.gov/pubmed/14478406.

Zhang H, Huang S, Guo X et al. A randomised controlled trial in comparing maternal and neonatal outcomes between hands-and-knees delivery position and supine position in China. Midwifery [Internet] 2017 Jul [cited 2018 Sep 23]; 50:117-24. Disponível em: http://www.ncbi.nlm.nih.gov/pubmed/28414983.

CAPÍTULO 19

Primeiro Período do Trabalho de Parto – Fases Latente e Ativa

Shiri Shinar
Ernesto Antonio Figueiró-Filho
Dan Farine

INTRODUÇÃO

Em 1955, Emanual Friedman definiu trabalho de parto de maneira quantitativa, padronizando e facilitando a derivação matemática precisa da progressão normal e anormal do trabalho de parto. Mediante a avaliação da evolução do trabalho de parto de 500 primigestas admitidas no Sloane Hospital for Women em Nova York em meados da década de 1950, definiu-se o espectro do trabalho de parto normal, representado na "curva de Friedman" (Figura 19.1). Essa curva estabeleceu as bases para compreensão e avaliação do trabalho de parto e foi amplamente aceita como ferramenta fundamental para o gerenciamento do trabalho de parto por mais de 50 anos.

De acordo com o trabalho de Friedman, o primeiro estágio do trabalho de parto foi dividido em duas fases: a latente e a ativa. A fase latente é caracterizada por progressão mais lenta sem taxa normal de dilatação cervical predefinida. A fase ativa é mais rápida em relação à dilatação cervical com distribuição gaussiana normal. O ponto de transição da fase latente para a ativa foi definido entre 3 e 4cm de dilatação do colo uterino. A taxa de dilatação cervical mínima encontrada no estudo de Friedman (5º percentil) durante a fase ativa foi de 1,2cm/h para nulíparas e 1,5cm/h para multíparas. Além disso, Friedman reconheceu uma fase de desaceleração entre 8 e 10cm de dilatação.

Dados recentes sugerem que a curva de Friedman previamente definida pode não ser precisa para as mulheres contemporâneas em razão das mudanças na prática obstétrica e nas características maternas. Embora isso permaneça controverso, os critérios para a progressão normal do trabalho de parto foram revisados e nova curva foi estabelecida (Figura 19.2).

Independentemente da utilização dos critérios antigos ou novos e das diretrizes para o gerenciamento do trabalho de parto, a transição da fase latente para a ativa é fundamentada principalmente no exame digital. Por isso, é importante entender as limitações dessa avaliação subjetiva.

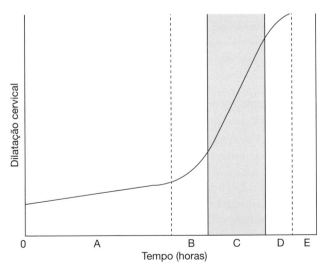

Figura 19.1 Curva de trabalho de parto de Friedman. Primeiro estágio = A + B + C + D, onde: A = fase latente, B = fase de aceleração, C = fase de inclinação máxima e D = fase de desaceleração. Segunda etapa = E. (Friedman EA. Labor: Clinical evaluation and management. 2nd ed, Appleton-Century-Crofts, New York, 1978.)

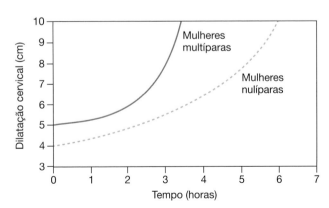

Figura 19.2 Curva de trabalho de parto contemporânea (por paridade). Curvas médias de trabalho de parto por paridade em gestações a termo com início espontâneo do trabalho de parto, parto vaginal e resultados neonatais normais. Note que para as mulheres multíparas o ponto de inflexão para aceleração da dilatação cervical é de cerca de 6cm e que não existe um ponto de inflexão claro para as mulheres nulíparas. (Zhang J, Landy HJ, Branch DW et al. Contemporary patterns of spontaneous labor with normal neonatal outcomes. Obstet Gynecol 2010; 116:1281.)

EXAMES VAGINAIS

Os exames vaginais digitais (toque vaginal) são a base para o método atual de avaliação cervical de progressão do trabalho de parto a partir da dilatação do colo uterino. Cada exame digital é representado por uma entrada no partograma. Os exames digitais são notoriamente imprecisos e insensíveis com margem de erro inter/intraobservador de 1 a 2cm. Além disso, o número e a frequência dos toques vaginais em trabalho de parto se associam a risco elevado de infecção, principalmente após a rotura de membranas. Na prática clínica obstétrica, observa-se que o risco elevado de corioamnionite após rotura de membranas favorece um tempo maior entre os exames vaginais, os quais devem ser realizados em intervalos de 1 a 4 horas para que as alterações na dilatação avaliada possam exceder a margem de erro do exame. Nota-se ainda que a fase latente do trabalho de parto, frequentemente caracterizada por muitas horas necessárias para atingir um pequeno aumento na dilatação, é diagnosticada retrospectivamente.

ESTÁGIOS DO TRABALHO DE PARTO – DEFINIÇÕES

Primeira etapa

A primeira etapa é caracterizada pelo tempo desde o início do trabalho de parto até completar a dilatação cervical. Clinicamente, inicia a partir do momento em que as contrações uterinas ocorrem regularmente a cada 3 a 5 minutos por mais de 1 hora. Essa regularidade da atividade uterina documenta o início do trabalho de parto. O tempo em que a dilatação completa é identificada pela primeira vez no exame físico documenta o final da primeira etapa (as outras etapas são descritas no Capítulo 20).

A primeira fase consiste em uma fase latente e uma fase ativa:

- **Fase latente:** mudança cervical gradual.
- **Fase ativa:** mudança rápida da dilatação do colo uterino. De acordo com a curva de Friedman, a fase ativa de trabalho é constituída por três etapas separadas: aceleração, inclinação máxima e fase de desaceleração (veja a Figura 19.1). A fase de desaceleração também pode ser observada na curva de trabalho de parto contemporânea (veja a Figura 19.2).

A curva contemporânea de trabalho de parto em multíparas demonstra um ponto de inflexão entre as fases latente e ativa. Embora a dilatação em que ocorre seja controversa, concorda-se que em nulíparas esse ponto de inflexão é muitas vezes incerto e, se presente, ocorre em uma dilatação cervical mais avançada. O ponto de definição da inflexão é sempre uma descoberta retrospectiva.

QUANDO COMEÇA E TERMINA A FASE ATIVA DO TRABALHO DE PARTO?

Início da fase ativa

Essa é uma questão vital para todos os obstetras e fundamental na definição do trabalho de parto normal e anormal. A conduta na fase latente é expectante, uma vez que se espera lenta progressão da dilatação, enquanto o manejo da fase ativa consiste geralmente em admitir a parturiente e acompanhar o trabalho de parto. Muitas definições são propostas para o início da fase ativa do trabalho de parto em relação à dilatação do colo uterino:

- **Dilatação não definida:** comumente referida como manejo do trabalho de parto ativo de Dublin, essa abordagem evita atribuir uma dilatação cervical específica para definir o início do trabalho de parto ativo.
- **3 a 4cm:** inicialmente proposto por Friedman, apoiado por diretrizes das seguintes associações: Society of Obstetricians and Gynaecologists of Canada (4cm – 2016), Royal College of Obstetricians and Gynaecologists – NICE (4cm – 2014) e anteriormente pelo American College of Obstetricians and Gynecologists (ACOG – 3 a 4cm, 2003). Também usado em livros-textos padrão anteriores, incluindo a segunda edição do *Williams Obstetrics* (3 a 5cm – 2010), a sexta do *Creasy & Resnik Fetal Medicine* (3 a 4cm – 2009) e a terceira do *High Risk Pregnancy, James e Steer* (> 3cm – 2006).
- **5cm:** em 1986, Peisner e Rosen examinaram os trabalhos de parto de 1.060 nulíparas e 639 multíparas. Em ambas as populações, menos de 50% dos trabalhos de parto estudados se tornaram ativos no momento em que o colo uterino se encontrava com 4cm e 74% se tornaram ativos com 5cm. No entanto, quando os trabalhos prolongados e interrompidos foram excluídos, 60% das pacientes atingiram a transição latente-ativa com 4cm de dilatação e 89% com 5cm. Os autores concluíram que, uma vez que a parturiente tenha atingido 5cm de dilatação, ela deve estar na fase ativa da trabalho.
- **6cm:** Zhang e cols. analisaram sistematicamente dados recentes sobre trabalho de parto para examinar padrões contemporâneos em uma grande população obstétrica nos EUA. Eles definiram o início da fase ativa do trabalho de parto com 6cm de dilatação. Tanto o ACOG como a Society of Maternal Fetal Medicine (SMFM) adotaram posteriormente essas recomendações.

Trabalho de parto contemporâneo

A justificativa para a necessidade de redefinição dos padrões de trabalho de parto emergiu das mudanças em evolução na população feminina e nas práticas obstétricas atuais. Por um lado, o aumento da idade materna e do peso fetal torna o trabalho de parto mais desafiador. Por outro lado, taxas maiores de indução do parto, uso de ocitocina e anestesia peridural interferem no trabalho de parto natural, alterando potencialmente a taxa de progressão. Em uma tentativa de examinar se as curvas de Friedman definem com precisão o trabalho de parto atual, Zhang e cols. revisaram informações sobre o trabalho de parto de 12 centros clínicos e 19 hospitais nos EUA de 2002 a 2008. A análise de 62.415 mulheres demonstrou que para nulíparas e multíparas inicialmente com 4cm a progressão para 5cm pode levar mais de 6 horas, enquanto para aquelas com 5cm pode levar mais de 3 horas para progressão para 6cm. Somente após a dilatação de 6cm as mulheres multíparas apresentaram progressão mais rápida do trabalho de parto do que as nulíparas. Além disso, com 6cm ou mais, quase todas as mulheres que tiveram parto vaginal com resultados neonatais normais apresentaram um primeiro estágio inferior a 2 horas, principalmente as multíparas.

Esses dados sugerem que a fase ativa do trabalho de parto inicia aos 6cm, e não aos 4cm, como proposto previamente por Friedman, uma vez que apenas 50% das mulheres entraram nessa fase com 4cm de dilatação inicial. Por esse motivo, nenhuma alteração adequada na dilatação por 4 horas pode ser normal no início do trabalho de parto, mas é provavelmente anormal após 6cm. Portanto, os autores concluíram que a expressão *parada de progressão do trabalho de parto* provavelmente não deveria ser utilizada para as mulheres com 6cm ou menos de dilatação cervical.

Ao avaliar o trabalho de Zhang e cols., é importante reconhecer vários potenciais vieses de seleção no desenho do estudo. Em primeiro lugar, as mulheres que tiveram cesariana no primeiro estágio do parto foram excluídas da análise. Alguns desses casos podem ter sido causados por trabalhos de parto disfuncionais e distócicos. Sua exclusão pode, portanto, resultar em aumento na taxa de dilatação. Em segundo lugar, as mulheres admitidas com dilatação cervical avançada também foram excluídas. Se esses casos refletissem trabalhos de parto mais rápidos, sua exclusão poderia contribuir para uma aparência geral mais lenta da dilatação cervical. Por fim, quase metade das parturientes incluídas no estudo recebeu ocitocina para condução/indução do trabalho de parto, alterando potencialmente o curso natural e a taxa de progressão do trabalho de parto.

Em virtude dessas limitações, alguns questionaram a validade das curvas de trabalho de parto propostas recentemente, e há controvérsias em torno dessa nova definição de trabalho ativo de 6cm. É interessante notar que o próprio Friedman era publicamente crítico quanto a essas novas orientações.

Adoção da nova definição de trabalho ativo

Ao longo de várias décadas, as taxas de cesariana vêm aumentando em todo o mundo. Em um esforço para deter a taxa crescente desse tipo de parto, o ACOG e a SMFM responderam às novas curvas de trabalho de parto propostas por Zhang e cols. com um Consenso de Cuidados Obstétricos para prevenção segura da cesariana primária em 2014. A esperança era que, evitando-se o possível diagnóstico errôneo de parada da progressão com menos de 6cm, seriam evitadas cesarianas realizadas por essa indicação, reduzindo, desse modo, as taxas de cesariana.

Impacto da nova definição de trabalho ativo nas taxas de cesariana

Vários estudos recentes avaliaram o impacto do uso das novas orientações de trabalho de parto ativo. Diferentes estudos encontraram resultados conflitantes. Rosenbloom e cols., em estudo retrospectivo, avaliaram a incidência de cesarianas realizadas em um único centro médico acadêmico nos EUA antes e depois da mudança nas diretrizes. A análise de 7.845 mulheres durante um período de 4 anos mostrou que não houve reduções significativas nas taxas de cesariana realizada para parada da progressão ou nas taxas gerais de cesariana. Além disso, não houve mudanças significativas nesse tipo de parto para parada de progressão em mais ou menos de 6cm.

Em contraste, Thuillier e cols., em estudo de coorte retrospectivo em hospital universitário de referência na França, constataram queda nas taxas de cesarianas primárias em parturientes 1 ano após a implantação das novas diretrizes. A análise de 3.283 e 3.068 mulheres, respectivamente, demonstrou diminuição nas taxas de cesariana de 9,4% pré-implantação para 6,9% pós-implantação (odds ratio [OR]: 0,71; IC95%: 0,59 a 0,85). As taxas de cesariana por parada de progressão no primeiro estágio reduziram 50%, de 1,8% a 0,9% (OR: 0,51; IC95%: 0,31 a 0,81), sendo apenas significativo entre as nulíparas.

Outro estudo recente avaliou o efeito da mudança de orientação nas taxas de cesariana primária a termo em recém-nascidos em hospitais comunitários nos EUA em dois períodos de 6 meses. Seus resultados estão de acordo com os de Thuillier e cols., pois também demonstraram redução na taxa de cesariana primária de 27,9% para 19,7% (OR: 0,63; IC95%: 0,46 a 0,88) em 434 mulheres identificadas no período pré-implantação e 401 mulheres pós-implantação das novas diretrizes.

Impacto da nova definição de trabalho ativo nos resultados maternos e neonatais

Em razão da mudança proposta na definição de trabalho de parto ativo e do processo lento e gradual de adoção de novas diretrizes na prática médica diária, há escassez de informações disponíveis sobre o efeito dessa mudança nos desfechos maternos e neonatais. Uma análise secundária dos dados da Maternal Fetal-Medicine Units Network Cesarean Registry nos EUA avaliou a morbidade materna combinada em mulheres submetidas à cesariana em virtude da parada da progressão com dilatação cervical máxima de 4 a 5cm *versus* aquelas que atingiram 6cm ou mais. Foram avaliadas 5.681 mulheres nulíparas com gestações únicas, cefálicas e a termo, submetidas à cesariana primária devido à parada de progressão. Não foi demonstrada diferença significativa nas taxas de desfechos maternos adversos entre os dois grupos. Um outro estudo de coorte retrospectivo semelhante antes e depois do surgimento da definição de fase ativa após 6cm, em um único centro acadêmico que adotou diretrizes do consenso para prevenção de cesariana primária, examinou os resultados neonatais e maternos e mostrou diminuição significativa nas taxas globais de cesariana e daquelas realizadas em razão da parada de progressão com menos de 6cm, juntamente com diminuição nas taxas de hemorragia pós-parto e morbidade materna. Os resultados neonatais permaneceram inalterados entre os dois períodos. Por outro lado, em estudo recente que não encontrou redução nas taxas de cesarianas primárias quando foram comparados os períodos antes e depois da mudança de orientação, houve aumento da morbidade materna e neonatal com as novas orientações.

Fim da fase ativa

A fase ativa do trabalho de parto termina com 10cm de dilatação e marca o início do segundo estágio do trabalho de parto. Deve-se reconhecer, no entanto, que é provável que o colo uterino tenha sido totalmente dilatado antes do exame que o determinou. Por meio do cervicômetro de Barnev foi demonstrado que o tempo real de dilatação completa e do início da segunda fase do trabalho de parto ocorre quando o colo uterino não mais se dilata após a contração do útero. Na realidade, essa informação geralmente não está disponível e pode afetar o manejo clínico do segundo estágio.

AVALIAÇÃO DA PROGRESSÃO DO TRABALHO DE PARTO

A progressão do trabalho de parto deve ser avaliada com o objetivo de diagnosticar precocemente distócias e se baseia no desvio das normas contemporâneas descritas, sendo definido de acordo com a fase em que ocorre (latente ou ativa). Como não há limite de tempo real para a fase latente, o diagnóstico de parada de progressão do trabalho de parto é possível somente durante a fase ativa. De acordo com a curva de trabalho de parto de Friedman, a fase ativa prolongada é definida como dilatação cervical < 1,2cm/h em nulíparas ou < 1,5cm/h em multíparas. A dilatação cervical de 1,2cm/h (percentil 5) é, portanto, definida como a "menor taxa aceitável" de dilatação cervical.

Dados contemporâneos sugerem que mais de 50% das pacientes não dilatam mais que 1cm/h até atingirem a dilatação de 6cm. A partir de 6cm, a progressão é mais rápida, independentemente da paridade. Assim, a parada de progressão do trabalho de parto se refere a situações nas quais o colo se dilata a uma taxa mais lenta do que 1 ou 2cm/h além dos 6cm (percentil 95) nas curvas de trabalho de parto contemporâneas (veja Figura 19.2).

A parada de progressão do trabalho de parto na fase ativa é definida de acordo com o ACOG, a SMFM e o NICHD como dilatação cervical ≥ 6cm em paciente com rotura de membranas e:

1. Nenhuma alteração cervical por ≥ 4 horas, apesar das contrações adequadas (geralmente definidas como > 200 unidades de Montevidéu – MVU).
2. Nenhuma alteração cervical por ≥ 6 horas com contrações inadequadas.

MANEJO DA FASE ATIVA PROLONGADA

A ocitocina é o único medicamento aprovado pela Food and Drug Administration dos EUA para estimulação do trabalho de parto na fase ativa. Sua dose deve ser titulada para obter contrações uterinas adequadas, já que não pode ser prevista a resposta individual a determinada dose.

Nos casos de trabalho de parto prolongado com ocitocina, a amniotomia é recomendada para reduzir o tempo de dilatação de aproximadamente 1,5h em nulíparas e multíparas e aumentar a satisfação materna. Nos casos de parada de fase ativa, deve ser realizada cesariana. Em um estudo recente sobre os padrões de progressão em mulheres submetidas a aumento de ocitocina que atingiram o parto vaginal, verificou-se que a fase ativa inicial pode progredir lentamente, tendo até 10 horas para o colo uterino se dilatar em 1cm. No entanto, uma vez que o colo esteja dilatado > 5cm, a dilatação para os centímetros adicionais ocorre no prazo de 2 horas tanto em nulíparas como em multíparas em 95% dos casos, independentemente da dose de ocitocina, tendo impacto semelhante sobre a progressão do trabalho de parto.

CONSIDERAÇÕES FINAIS

Atualmente, não há consenso sobre a definição do início da fase ativa do primeiro estágio do trabalho de parto. A recente mudança nas diretrizes do ACOG e a adoção do limiar de 6cm para o início do trabalho de parto ativo ainda não levaram à redução uniforme nas taxas gerais de cesarianas e nas que são decorrentes da parada de progressão da dilatação cervical. É necessário um estudo controlado randomizado para avaliar completamente o efeito das novas diretrizes sobre as taxas de cesariana e as morbidades maternas e neonatais associadas.

Leitura complementar

Bell AD, Joy S, Gullo S, Higgins R, Stevenson E. Implementing a systematic approach to reduce cesarean birth rates in nulliparous women. Obstet Gynecol 2017 Nov; 130(5):1082-9.

Cheng YW, Shaffer BL, Nicholson JM, Caughey AB. Second stage of labor and epidural use: a larger effect than previously suggested. Obstet Gynecol 2014 Mar; 123(3):527-35.

Cohen WR, Friedman EA. Misguided guidelines for managing labor. Am J Obstet Gynecol [Internet] 2015; 212(6):753-753.e1. Disponível em: http://dx.doi.org/10.1016/j.ajog.2015.04.012.

Cohen WR, Friedman EA. Perils of the new labor management guidelines. Am J Obstet Gynecol [Internet] 2015; 212(4):420-7. Disponível em: http://dx.doi.org/10.1016/j.ajog.2014.09.008.

Cohen WR, Sumersille M, Friedman EA. Management of labor: are the new guidelines justified? J Midwifery Womens Health 2018 Jan; 63(1):10-3.

Dahlke JD, Sperling JD, Has P, Lovgren TR, Connealy BD, Rouse DJ. Peripartum morbidity after cesarean delivery for arrest of dilation at 4 to 5 cm compared with 6 to 10 cm. Am J Perinatol 2018 Apr.

Delgado Nunes V, Gholitabar M, Sims JM, Bewley S. Intrapartum care of healthy women and their babies: summary of updated NICE guidance. BMJ 2014 Dec; 349:g6886.

Dietz HP, Campbell S. Toward normal birth–but at what cost? Am J Obstet Gynecol [Internet] 2016; 215(4):439-44. Disponível em: http://dx.doi.org/10.1016/j.ajog.2016.04.021.

Farine D, Jaffa A, Rosenn B et al. The physiology of the cervix in labor – the effect of individual contractions. Am J Obs Gynecol 2004; 191(6):S186.

Friedman E. The graphic analysis of labor. Am J Obstet Gynecol 1954 Dec; 68(6):156875.

Friedman EA. Primigravid labor; a graphicostatistical analysis. Obstet Gynecol 1955 Dec; 6(6):567-89.

Friedman EA. The labor curve. Clin Perinatol 1981 Feb; 8(1):15-25.

Frigoletto FDJ, Lieberman E, Lang JM et al. A clinical trial of active management of labor. N Engl J Med 1995 Sep; 333(12):745-50.

Laughon SK, Branch DW, Beaver J, Zhang J. Changes in labor patterns over 50 years. Am J Obstet Gynecol [Internet] 2012; 206(5):419.e1-419.e9. Disponível em: http://dx.doi.org/10.1016/j.ajog.2012.03.003.

Lee L, Dy J, Azzam H. Management of spontaneous labour at term in healthy women. J Obstet Gynaecol Can 2016 Sep; 38(9):843-65.

Nachum Z, Garmi G, Kadan Y, Zafran N, Shalev E, Salim R. Comparison between amniotomy, oxytocin or both for augmentation of labor in prolonged latent phase: a randomized controlled trial. Reprod Biol Endocrinol 2010 Nov; 8:136.

Obstetric care consensus no. 1: safe prevention of the primary cesarean delivery. Obstet Gynecol 2014 Mar; 123(3):693-711.

Oladapo OT, Diaz V, Bonet M et al. Cervical dilatation patterns of "low-risk" women with spontaneous labour and normal perinatal outcomes: a systematic review. BJOG 2018 Jul; 125(8):944-54.

Peisner DB, Rosen MG. Transition from latent to active labor. Obstet Gynecol 1986 Oct; 68(4):448-51.

Rosenbloom JI, Stout MJ, Tuuli MG et al. New labor management guidelines and changes in cesarean delivery patterns. Am J Obstet Gynecol [Internet] 2017; 217(6):689.e1-689.e8. Disponível em: https://doi.org/10.1016/j.ajog.2017.10.007

Satin AJ, Leveno KJ, Sherman ML, McIntire DD. Factors affecting the dose response to oxytocin for labor stimulation. Am J Obstet Gynecol 1992 Apr; 166(4):1260-1.

Seaward PG, Hannah ME, Myhr TL et al. International Multicentre Term Prelabor Rupture of Membranes Study: evaluation of predictors of clinical chorioamnionitis and postpartum fever in patients with prelabor rupture of membranes at term. Am J Obstet Gynecol 1997 Nov; 177(5):1024-9.

Selo-Ojeme DO, Pisal P, Lawal O, Rogers C, Shah A, Sinha S. A randomised controlled trial of amniotomy and immediate oxytocin infusion versus amniotomy and delayed oxytocin infusion for induction of labour at term. Arch Gynecol Obstet 2009 Jun; 279(6):813-20.

Suzuki R, Horiuchi S, Ohtsu H. Evaluation of the labor curve in nulliparous Japanese women. Am J Obstet Gynecol 2010 Sep; 203(3):226.e1-6.

Thuillier C, Roy S, Peyronnet V, Quibel T, Nlandu A, Rozenberg P. Impact of recommended changes in labor management for prevention of the primary cesarean delivery. Am J Obstet Gynecol 2018 Mar; 218(3):341.e1-341.e9.

Wei S, Wo BL, Qi H-P et al. Early amniotomy and early oxytocin for prevention of, or therapy for, delay in first stage spontaneous labour compared with routine care. Cochrane Database Syst Rev 2013 Aug; (8):CD006794.

Wilson-Leedy JG, DiSilvestro AJ, Repke JT, Pauli JM. Reduction in the cesarean delivery rate after obstetric care consensus guideline implementation. Obstet Gynecol 2016 Jul; 128(1):145-52.

Zhang J, Duan T. The physiologic pattern of normal labour progression. BJOG 2018 Jul; 125(8):955.

Zhang J, Landy HJ, Branch DW et al. Contemporary patterns of spontaneous labor with normal neonatal outcomes. Obstet Gynecol 2010 Dec; 116(6):1281-7.

Zhang J, Landy HJ, Branch DW et al. Contemporary patterns of spontaneous labor with normal neonatal outcomes. NIH Public Access 2013; 116(6):1281-7.

Zhang J, Troendle J, Branch DW et al. The expected labor progression after labor augmentation with oxytocin: a retrospective cohort study. 2018: 1-9.

Zhang J, Troendle J, Grantz KL, Reddy UM. Statistical aspects of modeling the labor curve. Am J Obstet Gynecol [Internet] 2015; 212(6):750-750.e1. Disponível em: http://dx.doi.org/10.1016/j.ajog.2015.04.014.

CAPÍTULO **20**

Segundo Período do Trabalho de Parto na Apresentação Cefálica e em Gestantes de Baixo Risco

Rodolfo de Carvalho Pacagnella
Marcela Zanatta Ganzarolli

INTRODUÇÃO

No Brasil, a assistência obstétrica ao trabalho de parto ocorre principalmente (98%) em instituições hospitalares e é majoritariamente realizada por médico obstetra (85%). Em relação à via de nascimento, dados do Sistema de Informações sobre Nascidos Vivos (Sinasc) referentes aos nascimentos em 2016 apontam que 55,4% do total de nascidos vivos no Brasil nasceram por meio de cesariana e que na rede particular esse índice chega a 84%, variando de acordo com a região. Esse cenário é hoje uma preocupação, uma vez que a Organização Mundial da Saúde (OMS) estima um excesso de pelo menos 6,2 milhões de cirurgias no mundo, com 50% desse excedente ocorrendo no Brasil e na China, o que representa 29,7 milhões dos nascimentos.

Um estudo nacional que se propôs a investigar mais a fundo a assistência obstétrica no país revelou que mais da metade dos nascimentos ocorre por cesariana (52%), sendo 46% no setor público e 88% na rede de saúde suplementar, apesar de 70% das mulheres manifestarem o desejo por um parto vaginal. O excesso de intervenções que ocorrem no processo de parturição advém do modelo de atendimento à mulher que desconsidera gravidez, parto e nascimento como eventos fisiológicos, contribuindo assim com a alta taxa de cesarianas. O estudo *Nascer no Brasil* verificou que a manobra de Kristeller, a episiotomia e a posição de litotomia são utilizadas com alta frequência (37%, 56% e 92% dos nascimentos, respectivamente) e que as boas práticas durante o trabalho de parto ocorreram em menos de 50% das mulheres no país.

Para melhorar os indicadores obstétricos de morbidade e mortalidade materna e perinatal é preciso avançar na melhoria da qualidade da assistência obstétrica disponível no Brasil. Nesse sentido, é fundamental a implementação de ações de qualificação dos serviços com vistas ao reconhecimento dos aspectos fisiológicos do parto na gestante de baixo risco, além do reconhecimento das condições de desvio fisiológico durante a evolução do trabalho de parto. Sobre a assistência ao segundo período, recentemente foi publicada uma série de estudos cujos dados têm questionado a maneira tradicional de assistir o parto, e uma rediscussão das práticas é necessária.

FASES DO TRABALHO DE PARTO

O trabalho de parto tem início com o esvaecimento e a dilatação do colo uterino e só termina após a dequitação da placenta. Embora seja um processo contínuo, o parto é didaticamente dividido em quatro períodos distintos: fase de dilatação, período expulsivo, dequitação e quarto período.

Antes da fase inicial do parto existe uma fase latente de preparação. Essa fase prodrômica, fase latente ou ainda fase precoce do trabalho de parto se apresenta como uma fase preparatória do trabalho de parto. Essa etapa é definida como uma dilatação cervical < 4 ou 6cm com contrações irregulares em intensidade e frequência que resultam em velocidade de dilatação e apagamento cervical lentos e variáveis.

Após a fase prodrômica inicia-se o primeiro período do trabalho de parto, com 4 a 6cm de dilatação cervical, e a mulher apresenta contrações regulares em número de três a cinco em 10 minutos. Essa fase também é conhecida como fase de dilatação, uma vez que a avaliação da evolução cervical constatará a dilatação até 10cm do colo.

Ao final do primeiro período começa o período expulsivo, ou segundo período do parto, a partir de 10cm de dilatação, incluindo também a experiência da mulher a partir do momento em que ela sinta o desejo de puxos na dilatação completa. Apesar de didática para a clínica, a divisão tradicional do trabalho em fases e estágios segundo sua progressão e duração não é consensual ou padronizada. Isso em parte está relacionado com a complexidade do início do trabalho e com o fato de a transição entre as fases ser mais bem determinada retrospectivamente.

De maneira geral, na assistência hospitalar tradicional, ao atingirem 10cm de dilatação, as mulheres são remanejadas para ambientes cirúrgicos onde ocorreria a ultimação do parto. Entretanto, já existem opções de atendimento que levam em consideração a ambiência e o conforto que podem ser proporcionados durante a assistência ao trabalho de parto

153

fisiológico, como as suítes PPP (pré-parto, parto, puerpério). Nesses ambientes, a parturiente pode vivenciar todos os períodos do parto com conforto e privacidade. Além disso, têm sido praticadas outras propostas de intervenção para alívio de dor, posições para o parto em alternativa à posição de litotomia clássica, momento e indicação do parto operatório.

As orientações sobre a assistência ao período expulsivo do parto vaginal, na apresentação cefálica, estiveram ligadas à duração e definição do segundo período do parto, à posição materna , às manobras e intervenções, à avaliação e vitalidade fetal e às orientações dadas à mulher. É necessário avaliar as melhores evidências científicas disponíveis no que diz respeito aos riscos e benefícios em termos de desfechos maternos e perinatais das práticas assistenciais no segundo período para oferecer condições mais adequadas à fisiologia do parto e que possibilitem o reconhecimento dos riscos materno-fetais durante o nascimento.

DURAÇÃO E DEFINIÇÃO DO SEGUNDO PERÍODO DO PARTO E DIAGNÓSTICO DE NÃO EVOLUÇÃO DO SEGUNDO PERÍODO

No ano de 2018, a OMS lançou o *WHO recommendations: Intrapartum care for a positive childbirth experience,* publicação que discorre sobre todos os aspectos da assistência ao parto para proporcionar uma experiência positiva e segura à mulher. Nessa publicação ainda são mantidos alguns argumentos apresentados desde os anos 1990 acerca da dificuldade em se estabelecer o início exato do segundo período do parto, uma vez que sua definição nas pesquisas nem sempre é exata e seu início muitas vezes não é bem definido na prática clínica.

No dia a dia da prática clínica, o grande desafio reside em diferenciar o normal do patológico quanto à duração do trabalho de parto. Até recentemente, os padrões e as definições de distócia de progressão do trabalho de parto eram fundamentados nos estudos e propostas construídos há mais de cinco décadas por Whitridge Williams, DeLee e Friedman. Os limites de tempo propostos a partir desses estudos se tornaram os pontos de referência para a avaliação da progressão normal do trabalho de parto e para a necessidade de intervenções de modo a acelerar ou interromper o trabalho de parto quando ele ultrapassa esses limites. No entanto, esses padrões parecem não ser mais totalmente aplicáveis à obstetrícia moderna, uma vez que outros estudos têm mostrado dados e informações diferentes.

Em uma coorte recente de 62.415 mulheres, alguns autores encontraram o segundo período do trabalho de parto com duração máxima de 3,6 horas em mulheres nulíparas com analgesia e de 2,8 horas em nulíparas com analgesia. Um outro estudo incluiu 3.734 mulheres e encontrou a duração máxima do segundo período de 255 minutos nas primíparas e de 155 minutos nas multíparas, e um estudo de 2016 encontrou que 79% das mulheres de sua coorte pariram sem comprometimento neonatal mesmo após 4 horas de período expulsivo.

Uma revisão sistemática de 2017 que buscou identificar a duração do trabalho de parto de mulheres de baixo risco com trabalho de parto espontâneo e resultados perinatais normais observou que em nulíparas o segundo período do trabalho de parto mais frequentemente tem a duração de 1 hora, mas pode demorar até 4 horas em mulheres com analgesia peridural. Da mesma maneira, o segundo período em mulheres multíparas tem duração de 30 minutos, mas pode levar até 2 horas em mulheres com analgesia peridural.

Um estudo da OMS de delineamento prospectivo sobre a duração do trabalho de parto publicado em 2018 reforça essa informação. Os achados sugerem que o trabalho de parto é um fenômeno extremamente variável e que a avaliação da dilatação cervical em função do tempo de trabalho de parto não é um bom preditor de desfechos adversos graves ao nascimento. Nesse sentido, a duração do trabalho de parto segundo os estudos pioneiros deve ser revista, pois parece haver um descompasso entre as expectativas de duração do trabalho de parto e sua fisiologia. Os autores sugerem que a determinação de um ponto de referência fixo pode dar origem à necessidade de intervenção em um "processo natural que poderia ser mais lento do que o esperado, mas terminar bem e naturalmente".

No entanto, é essencial um questionamento sobre o alargamento desses limites, especialmente quanto à segurança para as mulheres e para os fetos. O limite máximo de 2 horas para o segundo estágio em mulheres nulíparas foi descrito na obstetrícia norte-americana no início do século XX, quando se popularizou o uso da distribuição de fórcipe "profilático" para terminar o segundo estágio em 2 horas com vistas à segurança fetal. Hoje, contudo, considerar um limite mais alargado para o segundo período não prescinde de uma rigorosa avaliação da vitalidade fetal durante esse período.

Embora estudos posteriores não tenham observado resultados adversos com o alargamento do período de observação durante o período expulsivo, os principais estudos que questionam esse limite de tempo apresentam alguma limitação metodológica, de maneira que os resultados podem não ser generalizáveis para todos os contextos. Por exemplo, o estudo de Zhang de 2010, que indica um limite (percentil 95) de 3,6 horas em mulheres nulíparas com analgesia peridural, incluiu apenas mulheres que obtiveram parto vaginal. Todas as mulheres com parto por cesariana foram excluídas.

Da mesma maneira, outros estudos incluem apenas partos vaginais com recém-nascidos com resultados normais. No entanto, após 3 horas no segundo período, parece aumentar progressivamente a frequência do parto por cesariana ou parto operatório, de modo que em 5 horas a probabilidade de um parto vaginal espontâneo na hora subsequente é de 10% a 15%. Além disso, o risco de resultados adversos maternos e perinatais cresce com o aumento do segundo período. Estudos observacionais identificaram que aumentam os resultados adversos maternos e perinatais, como endometrite (OR 3,52), corioamnionite (OR 3,01) laceração de terceiro e quarto graus (OR 3,85), sepse neonatal (OR 2,08) e hipoxia neonatal (OR 2,39), quando o segundo período do trabalho de parto tem mais de 3 horas de duração.

A partir dessa discussão mais recente sobre a duração do trabalho de parto, tanto o National Institute for Health and Care Excellence (NICE) como o American College of Obstetricians and Gynecologists (ACOG) reconhecem a existência de duas fases no segundo período do trabalho de parto: uma primeira fase passiva e uma segunda fase ativa.

Na fase passiva, a mulher tem a cérvice totalmente dilatada e não refere os puxos espontâneos. É comum observar nessa fase aumento no intervalo e diminuição na intensidade das contrações, e é provavelmente nesse período que o feto ajusta seu movimento de rotação e descida. Na fase ativa do segundo período, a mulher percebe o puxo, há esforço expulsivo ou o polo cefálico está visível a partir da vulva (Quadro 20.1).

No primeiro período, a diretriz da ACOG sugere que, na ausência de indicação de parto imediato, as mulheres possam descansar antes de iniciarem os puxos, caso não percebam o puxo espontâneo, em especial as nulíparas sob analgesia. Entretanto, ambas as diretrizes (ACOG e NICE) sugerem que o parto ocorra após o início do período ativo em até 3 horas em nulíparas e 2 horas em multíparas, desde que seja assegurada a adequação da vitalidade fetal durante todo o período de observação (Tabela 20.1).

Quando não ocorre a evolução do período expulsivo, deve ser realizada uma avaliação global, considerando paridade, analgesia, esforços maternos e vitalidade fetal. Desde que as condições maternas e fetais sejam avaliadas e se revelem tranquilizadoras, à luz dos estudos mais recentes, é razoável a adoção de uma abordagem mais expectante e de suporte enquanto se observa alguma evidência de progressão do trabalho de parto.

A reavaliação vaginal periódica é sugerida para análise da descida fetal. Nas mulheres nulíparas, se não houver progresso na rotação e/ou na descida após 1 hora de puxo espontâneo, deve ser considerado o diagnóstico de não evolução da fase expulsiva do trabalho de parto. Nas multíparas, esse diagnóstico deverá ser feito após 30 minutos de espera.

Nesses casos, pode-se oferecer amniotomia. Caso a descida fetal não seja efetiva ou haja indicação de deterioração da vitalidade materna ou fetal, recomenda-se a ultimação do parto pela via mais adequada à condição clínica no momento (vácuo, fórcipe ou cesariana).

Quadro 20.1 Fases do segundo período do trabalho de parto

> **Fase passiva:** dilatação total do colo sem sensação de puxo involuntário ou parturiente com analgesia e apresentação alta na pelve
> **Fase ativa:** dilatação total do colo, cabeça do bebê visível, contrações de expulsão ou esforço materno ativo após a confirmação da dilatação completa do colo uterino, na ausência das contrações de expulsão

Tabela 20.1 Duração da fase ativa do segundo período do trabalho de parto de acordo com a paridade e a presença de analgesia

Paridade	Analgesia peridural		Diagnóstico de falha de progresso
	Sem	Com	
Nulíparas	30 minutos a 2horas e meia	1 a 3 horas	A partir de 2 horas do início da fase ativa. O parto deve ocorrer em até 3 horas
Multíparas	Até 1 hora	Até 2 horas	A partir de 1 hora do início da fase ativa. O parto deve ocorrer em até 2 horas

O profissional de saúde que assiste o parto deve dar apoio às mulheres e garantir que elas experimentem o trabalho de parto e o parto de acordo com os processos fisiológicos da parturição sem intervenções para encurtar a duração, quando satisfeitas todas as condições de segurança de vitalidade materna e fetal até os limites de tolerância. No entanto, deve-se pensar em parto vaginal operatório ou cesariana quando for estabelecido o diagnóstico de prolongamento do segundo período.

AVALIAÇÃO DA VITALIDADE FETAL

Em vista da necessidade de assegurar o bem-estar fetal durante a evolução do segundo período, o objetivo da avaliação da vitalidade fetal é reconhecer alterações nos padrões de homeostase fetal que possam refletir alteração da vitalidade como consequência de hipoxia fetal para que sejam identificados os fetos que possam estar hipoxêmicos e necessitando de nascimento imediato e pela via mais rápida.

A avaliação da vitalidade fetal deve ser mantida durante todo o segundo período do trabalho de parto e a intervalos curtos com o objetivo de reconhecer situações de estresse fetal, e o método de escolha deve ser a ausculta intermitente por meio de um sonar portátil.

Há várias maneiras de avaliar a vitalidade fetal durante a evolução do trabalho de parto, em especial no segundo período do trabalho de parto, como oximetria capilar fetal, medida do pH, lactato no sangue fetal e eletrocardiografia fetal; no entanto, especialmente no Brasil, o método mais comum de avaliação de vitalidade fetal durante o segundo período é a avaliação dos batimentos fetais intraparto. Esse método tem como base a monitorização nos batimentos cardíacos fetais (BCF) e sua relação com as contrações uterinas, e a monitorização dos BCF pode ser feita de maneira intermitente ou continuamente por meio da cardiotocografia fetal (CTG).

Especificamente com relação à avaliação de vitalidade fetal durante o segundo período do parto não há estudos bem controlados ou revisões sistemáticas sobre o tema. De maneira geral, os estudos e revisões discorrem sobre o melhor meio de avaliação da vitalidade fetal durante a evolução e em todo o trabalho de parto e costumam comparar a monitorização contínua com a intermitente.

Sobre a CTG para avaliação de vitalidade fetal durante o trabalho de parto, uma revisão sistemática que analisou 13 estudos, envolvendo 37.000 mulheres, para verificar a melhor maneira de avaliar a vitalidade fetal durante o trabalho de parto identificou que o uso de CTG contínua pode aumentar o risco de parto cirúrgico ou parto vaginal instrumental sem melhorar os desfechos perinatais em relação à ausculta intermitente dos BCF com Doppler portátil. Esses achados foram semelhantes aos de outros estudos, e parece ser consistente um aumento na frequência de parto vaginal operatório e cesariana quando é realizada monitorização fetal contínua por meio de CTG.

No entanto, convém destacar que não há estudos com avaliações adequadas dos desfechos neonatais em médio e longo prazo. Alguns estudos apontam uma redução nas convulsões neonatais com o uso contínuo de CTG ou eletrocardiograma fetal durante o trabalho de parto. Contudo, não foram observadas diferenças significativas na frequência de outros desfechos neonatais adversos, como paralisia cerebral, mortalidade infantil ou escore de Apgar.

Ao se considerar a fisiologia do segundo período, em que as contrações são mais frequentes e intensas, e considerando ainda que os resultados das revisões e estudos não podem ser generalizados para todos os contextos, sugere-se que durante o segundo período do parto a avaliação da vitalidade fetal seja feita de maneira intermitente com frequência maior, a cada 5 minutos, auscultando-se antes, durante e por pelo menos 1 minuto após uma contração.

A monitorização fetal intermitente deverá avaliar os mesmos parâmetros observados na CTG: linha de base, variabilidade, presença ou ausência de desacelerações precoces ou tardias e acelerações. Em resumo, a monitorização da avaliação da vitalidade fetal deve ser realizada a cada 5 minutos no período expulsivo mediante ausculta intermitente dos BCF e sua relação com as contrações uterinas, como a seguir:

- Realizar a ausculta antes, durante e imediatamente após uma contração por pelo menos 1 minuto e a cada 5 minutos, registrando-a como uma taxa única ou variação.
- Registrar acelerações e desacelerações, se ouvidas.
- Caso sejam detectadas anormalidades na frequência cardíaca fetal:
  - palpar o pulso materno para diferenciar os batimentos fetais e maternos;
  - indicar monitorização contínua por CTG para definição do padrão da frequência cardíaca fetal. A CTG poderá ser retirada se o padrão retornar à normalidade.

A interpretação dos achados da CTG deve seguir as recomendações das diretrizes nacionais e internacionais. É possível que o padrão de avaliação das desacelerações, caracterizando-as como precoce, tardia e variável, possa corresponder melhor à fisiologia fetal durante o trabalho de parto, embora ainda não existam evidências claras de todos os padrões de desaceleração associados à hipoxia neonatal. Deve-se pensar em um parto vaginal operatório ou cesariana diante de sinais de hipoxia fetal.

POSIÇÃO E MOVIMENTAÇÃO MATERNA

A posição a ser adotada para o período expulsivo deve ser escolhida pela mulher, uma vez que a parturiente tenderá a adotar a posição que facilite a rotação, a descida fetal e o puxo espontâneo.

A adoção de posições verticais no segundo período do trabalho de parto pode reduzir a taxa de episiotomia de parto instrumental. A revisão da literatura aponta como bom nível de evidência que, na comparação de diversos tipos de posição vertical com posições supinas (dorsal, litotomia, semirrecumbente, lateral) em mulheres sem analgesia, as posições verticais têm possíveis benefícios, como pequena redução na duração do segundo período e redução das taxas de episiotomia e de partos instrumentais, sem aumento na incidência de desfechos adversos perinatais (Figuras 20.1 e 20.2).

Apesar disso, há alguma evidência, a partir de estudos com baixa qualidade metodológica dos trabalhos, de que a posição vertical aumente o risco de sangramentos > 500mL e de lacerações de segundo grau, podendo ser adotadas as posições semiverticais ou de quatro apoios. Nesse sentido, ainda que o desprendimento fetal ocorra em posições verticalizadas, a dequitação placentária deverá ocorrer em posição supina, tendo em vista a redução do sangramento pós-parto.

É de suma importância que a posição adotada no parto seja escolhida pela parturiente, e a equipe de saúde deve estar preparada para atender às solicitações da mulher nesse sentido. No entanto, vale ressaltar que a avaliação da vitalidade fetal é imperativa, ainda que seja necessário solicitar à parturiente que mude de posição para permitir a ausculta fetal adequada. As mulheres devem ser informadas sobre as diferentes posições para o parto durante o pré-natal, e essa escolha é encorajada por várias diretrizes.

Nos casos em que a mulher se encontra sob analgesia peridural, os benefícios da adoção das posições não supinas, especialmente das verticalizadas, são mantidos como nos casos

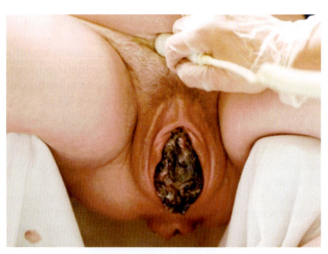

Figura 20.1 Avaliação da vitalidade fetal por ausculta intermitente.

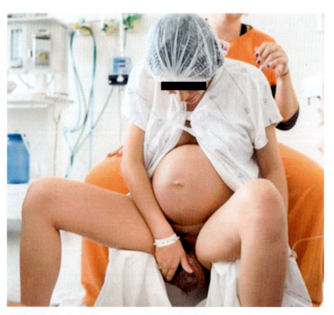

Figura 20.2 Posição verticalizada para o nascimento durante o período expulsivo.

de partos sem analgesia. É importante garantir o trabalho interdisciplinar com a equipe de anestesia para que o suporte farmacológico para a dor não suprima o controle motor e de força. A adoção de posições não supinas nas mulheres sob analgesia reflete pequeno ou nenhum benefício na duração do segundo período, na via de parto, na ocorrência de parto instrumental, de traumas perineais que exijam suturas, morbidade materna, frequência cardíaca fetal que exija intervenção, baixo pH de cordão e admissão à unidade de terapia intensiva neonatal. Convém lembrar que a movimentação materna é essencial para o sucesso biomecânico do parto, especialmente após analgesia (Figuras 20.3 a 20.5).

A indicação de posicionamento materno verticalizado também deve ser considerada quando se utiliza imersão em água como método não farmacológico de alívio da dor no segundo período do trabalho de parto. A imersão não é contraindicada em mulheres saudáveis com baixo risco de complicações.

Revisão sistemática recente identificou que a imersão na água tem provavelmente pouco efeito na via de parto ou no trauma perineal, mas pode reduzir o uso de analgesia regional. De modo geral, a imersão durante o segundo período do trabalho de parto não mostra diferenças claras no aumento dos efeitos adversos perinatais ou para a mulher. No entanto, a evidência disponível é limitada, e os estudos apresentam grande variabilidade e heterogeneidade, dificultando a interpretação dos resultados.

Assim, quando possível, deve-se encorajar a posição de escolha da mulher, desde que seja possível a vigilância materna e fetal e não existam contraindicações clínicas e/ou obstétricas mesmo nas mulheres sob analgesia peridural.

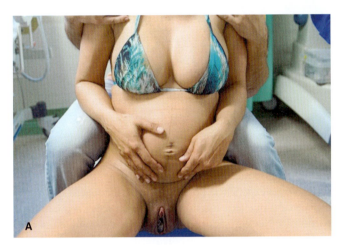
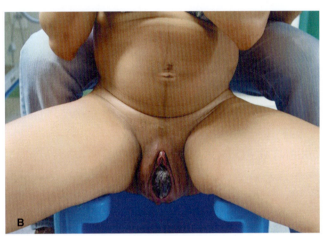

Figura 20.3A e **B** Uso da banqueta para posição vertical na fase ativa do segundo período até o nascimento. (Fotos de Michele Pampanin.)

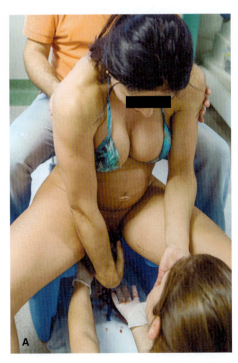
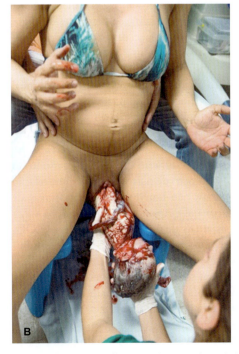

Figura 20.4A e **B** Uso da banqueta para posição vertical em parturiente sob analgesia peridural na fase ativa do segundo período. (Fotos de Michele Pampanin.)

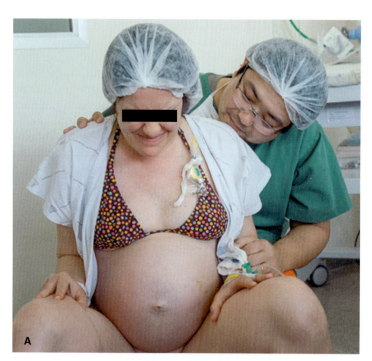
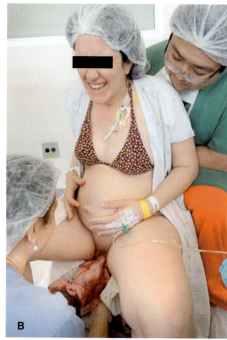

Figura 20.5A e B Uso da banqueta para posição vertical em parturiente sob analgesia peridural na fase ativa do segundo período. (Foto de Michele Pampanin.)

ORIENTAÇÃO DOS PUXOS

Em relação à orientação dos puxos, a literatura falha em apontar uma associação positiva entre a realização dos puxos dirigidos e a duração do expulsivo. A análise das melhores evidências acerca do assunto mostra que a orientação dos puxos, quando comparada com a não orientação, faz pouca ou nenhuma diferença na duração do parto, na taxa de parto instrumental, na ocorrência de trauma perineal, na morbidade a longo prazo e na experiência de parto percebida pela mulher. Também em relação aos resultados perinatais, a realização dos puxos dirigidos não parece ter efeito sobre a ocorrência de hipoxia perinatal.

Em revisão sistemática que incluiu 21 ensaios clínicos randomizados ou quase randomizados e comparou o puxo imediato com o puxo não imediato em mulheres sob analgesia, foi demonstrado que o grupo de puxo não imediato apresentou aumento de 56 minutos na duração do segundo período, sem diferença na taxa de lacerações de terceiro ou quarto grau ou episiotomia, enquanto no grupo de mulheres que não receberam orientação a duração do segundo período foi menor e aumentou o número de partos vaginais. Em relação aos resultados neonatais, não houve diferença nas taxas de admissão em UTI neonatal e Apgar no quinto minuto < 7.

As recomendações atuais de órgãos como OMS, ACOG, NICE e Ministério da Saúde sugerem que, na ausência dos puxos espontâneos ou se a mulher solicitar direção para os esforços expulsivos, devem ser oferecidas opções para mudança de posição, suporte, encorajamento e esvaziamento da bexiga. Cabe considerar no entanto que, diante de uma condição tranquilizadora de vitalidade fetal, o profissional que assiste o parto pode aguardar a evolução da fisiologia do parto, o que se justifica porque a rotação e a descida fetal podem demandar mais tempo de acordo com a relação feto-pelve e porque a direção dos puxos, na ausência de percepção materna, pode atrapalhar esse mecanismo.

Para uma experiência positiva de parto é essencial que a mulher perceba que tem autonomia e controle sobre o processo de parturição. Nesse sentido, o papel da equipe de saúde é essencial ao oferecer assistência segura, porém sem a imposição dos puxos, uma vez que não há evidências de benefícios dessa prática.

PRESSÃO DO FUNDO UTERINO

Conhecida como manobra de Kristeller, a pressão do fundo uterino consiste na aplicação de uma pressão manual na porção superior do útero em direção ao canal de parto durante a contração, a qual pode ser aplicada com as mãos, antebraços, cotovelos ou dispositivos desenvolvidos com essa finalidade. Não há evidências consistentes sobre os benefícios ou malefícios da manobra para a evolução do trabalho de parto, para a mulher ou para o resultado neonatal.

Apesar das fracas evidências, há uma preocupação crescente quanto aos possíveis malefícios e danos que podem ser causados pela manobra. Estudos observacionais apontam lesões graves em decorrência dessa manobra sem evidência de benefícios. Assim, a pressão do fundo uterino é universalmente contraindicada na prática clínica, devendo estar limitada a protocolos de investigação científica.

EPISIOTOMIA E CUIDADOS COM O PERÍNEO

Embora durante décadas tenha sido recomendada a realização rotineira de episiotomia para evitar traumas perineais e complicações perineais futuras, estudos controlados apontaram para a ausência de benefícios. Revisões sistemáticas e estudos controlados com grande número de participantes não encontraram benefícios dessa prática no parto vaginal espontâneo. Assim, a episiotomia rotineira com vistas à proteção perineal não é recomendada no parto vaginal espontâneo.

A OMS é assertiva ao enfatizar em suas diretrizes mais recentes a não indicação ou realização da episiotomia rotineiramente, e não há estudos que indiquem a prevalência ideal do procedimento nos serviços de obstetrícia, uma vez que a incisão deveria ser reservada para casos extremos de estresse fetal agudo com necessidade de nascimento imediato ou iminência de rotura perineal grave (graus 3 e 4).

A episiotomia pode ser realizada de maneira sistemática quando há indicação. Embora sejam pouco claras as indicações de episiotomia, algumas justificativas podem envolver a necessidade de nascimento imediato em função de alteração da vitalidade fetal e a necessidade de parto instrumental com uso de fórcipe, apesar de não haver evidências claras sobre seu benefício. Se houver indicação clínica, a técnica mais adequada é a da episiotomia mediolateral direita, originando-se a partir da fúrcula vaginal e direcionada para o lado direito com um ângulo do eixo vertical entre 45 e 60 graus.

De qualquer maneira, em caso de indicação de episiotomia, essa informação deverá ser compartilhada com a mulher, que deve receber esclarecimento adequado sobre a necessidade do procedimento antes de sua realização. Idealmente, a possibilidade de uma episiotomia durante o período expulsivo deve constar no termo de consentimento pós-esclarecido sobre o acompanhamento do parto, que deverá ser assinado durante o acompanhamento pré-natal.

Qualquer laceração, seja ela provocada (episiotomia) ou espontânea, pode necessitar de cuidados específicos, como suturas, e causar complicações, como dor, sangramento aumentado, infecções e dispareunia após o parto. Embora na maioria dos partos vaginas ocorra alguma lesão perineal, há maneiras de evitar as situações mais graves, como as lacerações de terceiro e quarto graus.

Uma revisão sistemática com mais de 15.000 mulheres comparou algumas intervenções para proteção perineal no segundo período do trabalho de parto e mostrou que o uso de massagem e compressas quentes talvez reduza o trauma perineal, mas o nível de evidência é baixo e, portanto, a massagem perineal não deve ser recomendada.

A abordagem em que o profissional assume uma conduta expectante e observacional no momento do nascimento, sem tocar no períneo durante o nascimento do polo cefálico e aguardando a rotação e o desprendimento espontâneo dos ombros, é chamada de *hands off*. Sua variação seria a *hands on*, na qual o profissional sustenta o períneo e controla a velocidade de saída da cabeça. É provável que a técnica de *hands off* (o profissional não toca o períneo) diminua a frequência de episiotomias, mas mesmo a técnica *hands on* (o profissional apoia o períneo e auxilia a flexão da cabeça fetal) pode ser utilizada para facilitar o parto espontâneo. Entretanto, outros estudos são necessários para identificar a melhor intervenção para reduzir o trauma perineal grave.

Ainda em relação ao uso do *hands off*, a OMS evidencia que, embora essa abordagem pareça acarretar mais lacerações de primeiro grau, na maioria dos casos se trata de lesões

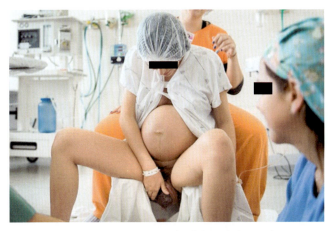

Figura 20.6 Abordagem *hands off* do período expulsivo.

simples e que que não precisam de sutura. Assim, a mulher deve ser consultada quanto à abordagem que lhe pareça mais confortável (Figura 20.6).

CONDUTAS

A avaliação digital do colo e da descida fetal é recomendada após 1 hora de dilatação total do colo com ausência de puxos espontâneos. A falha de progressão é diagnosticada após 2 horas de puxos espontâneos sem evolução da rotação e/ou descida nas nulíparas e após 1 hora de puxos espontâneos sem evolução da rotação e/ou descida nas multíparas. Diante da hipótese de falha de progressão, recomenda-se a amniotomia quando se espera o parto espontâneo iminente e a progressão não ocorre.

A avaliação da vitalidade fetal deve ser feita antes, durante e imediatamente após uma contração, por pelo menos 1 minuto e a cada 5 minutos, e registrada como uma taxa única ou variação. Devem ser registradas acelerações e desacelerações, se ouvidas, e deve-se palpar o pulso materno em caso de suspeita de alguma anormalidade para diferenciar os batimentos fetais e os da mãe. Caso sejam detectadas anormalidades na frequência cardíaca fetal, deve-se oferecer a monitorização por CTG.

Durante o segundo período do trabalho de parto, a mulher pode escolher a posição mais confortável e que auxilie os esforços do expulsivo, independentemente do uso de analgesia peridural. Pode-se adotar a posição de escolha da mulher, desde que seja possível realizar vigilância materna e fetal e não existam contraindicações clínicas e/ou obstétricas.

Uma vez que não haja evidências de benefícios na realização dos puxos dirigidos, deve-se permitir que a mulher inicie e realize espontaneamente seus esforços do expulsivo.

A episiotomia de rotina não é recomendada no parto vaginal espontâneo. Se houver indicação, a técnica deve ser a mediolateral e direcionada para o lado direito, com um ângulo do eixo vertical entre 45 e 60 graus. Tanto a técnica *hands on*, apoiando-se o períneo e auxiliando a flexão da cabeça fetal, como a *hands off*, com as mãos sem tocar o períneo e a cabeça fetal, mas preparadas para tal, podem ser utilizadas para facilitar o parto espontâneo e prevenir lacerações perineais graves.

Leitura complementar

Aasheim V, Nilsen ABV, Reinar LM, Lukasse M. Perineal techniques during the second stage of labour for reducing perineal trauma. Cochrane Database Syst Rev [Internet] 2017 [cited 2019 Feb 20]. Disponível em: http://doi.wiley.com/10.1002/14651858.CD006672.pub3.

Abalos E, Oladapo OT, Chamillard M et al. Duration of spontaneous labour in 'low-risk' women with 'normal' perinatal outcomes: A systematic review. Eur J Obstet Gynecol Reprod Biol [Internet] 2018; 223:123-32. Disponível em: http://dx.doi.org/10.1016/j.ejogrb.2018.02.026.

ACOG Committee Opinion No. 766: Approaches to limit intervention during labor and birth. Obstet Gynecol [Internet] 2019 [cited 2019 Feb 20]; 133(2):e164-73. Disponível em: http://insights.ovid.com/crossref?an=00006250-201902000-00044.

Alfirevic Z, Devane D, Gyte GM, Cuthbert A. Continuous cardiotocography (CTG) as a form of electronic fetal monitoring (EFM) for fetal assessment during labour. Cochrane database Syst Rev [Internet] 2017 [cited 2019 Feb 20]; 2:CD006066. Disponível em: http://doi.wiley.com/10.1002/14651858.CD006066.pub3.

Boerma T, Ronsmans C, Melesse DY et al. Global epidemiology of use of and disparities in caesarean sections. Lancet 2018; 392(10155):1341-8.

Brasil. Ministério da Saúde. Secretaria de Ciência Tecnologia e Insumos Estratégicos. Departamento de Gestão e Incorporação de Tecnologias em Saúde. Diretrizes nacionais de assistência ao parto normal. Brasília: Ministério da Saúde, 2017.

Cheng S-M, Lew E. Obstetric haemorrhage – Can we do better? Trends Anaesth Crit Care [Internet] 2014 [cited 2014 Jul 20]; 1-8. Disponível em: http://linkinghub.elsevier.com/retrieve/pii/S2210844014000239.

Cluett ER, Burns E, Cuthbert A. Immersion in water during labour and birth. Cochrane Database Syst Rev [Internet] 2018 [cited 2019 Feb 20]. Disponível em: http://doi.wiley.com/10.1002/14651858.CD000111.pub4.

Cox KJ, King TL. Preventing primary cesarean births: midwifery care. Clin Obstet Gynecol [Internet] 2015 [cited 2019 Feb 20]; 58(2):282-93. Disponível em: http://content.wkhealth.com/linkback/openurl?sid=WKPTLP:landingpage&an=00003081-201506000-00011.

Deliktas A, Kukulu K. A meta-analysis of the effect on maternal health of upright positions during the second stage of labour, without routine epidural analgesia. J Adv Nurs [Internet] 2018 [cited 2019 Feb 20]; 74(2):263-78. Disponível em: http://doi.wiley.com/10.1111/jan.13447.

Grobman WA, Bailit J, Lai Y et al. Association of the duration of active pushing with obstetric outcomes. Obstet Gynecol [Internet] 2016 [cited 2019 Feb 20]; 127(4):667-73. Disponível em: http://content.wkhealth.com/linkback/openurl?sid=WKPTLP:landingpage&an=00006250-201604000-00007.

Gupta JK, Sood A, Hofmeyr GJ, Vogel JP. Position in the second stage of labour for women without epidural anaesthesia. Cochrane Database Syst Rev [Internet] 2017 [cited 2019 Feb 20]; 5:CD002006. Disponível em: http://doi.wiley.com/10.1002/14651858.CD002006.pub4.

Hofmeyr GJ, Singata M, Lawrie T et al. A multicentre randomized controlled trial of gentle assisted pushing in the upright posture (GAP) or upright posture alone compared with routine practice to reduce prolonged second stage of labour (the Gentle Assisted Pushing study): study protocol. Reprod Health [Internet] 2015 [cited 2019 Feb 20]; 12(1):114. Disponível em: http://reproductive-health-journal.biomedcentral.com/articles/10.1186/s12978-015-0105-9.

Hofmeyr GJ, Vogel JP, Cuthbert A, Singata M. Fundal pressure during the second stage of labour. Cochrane Database Syst Rev [Internet] 2017 [cited 2019 Feb 20]; 3:CD006067. Disponível em: http://doi.wiley.com/10.1002/14651858.CD006067.pub3.

Hung T-H, Chen S-F, Lo L-M, Hsieh T-T. Contemporary second stage labor patterns in Taiwanese women with normal neonatal outcomes. Taiwan J Obstet Gynecol [Internet] 2015 [cited 2019 Feb 20]; 54(4):416-20. Disponível em: https://linkinghub.elsevier.com/retrieve/pii/S1028455915001485.

Kibuka M, Thornton JG. Position in the second stage of labour for women with epidural anaesthesia. Cochrane Database Syst Rev [Internet]

2017 [cited 2019 Feb 20]; 2:CD008070. Disponível em: http://doi.wiley.com/10.1002/14651858.CD008070.pub3.

Laughon SK, Berghella V, Reddy UM, Sundaram R, Lu Z, Hoffman MK. Neonatal and maternal outcomes with prolonged second stage of labor. Obstet Gynecol [Internet] 2014 [cited 2019 Feb 20]; 124(1):57-67. Disponível em: http://content.wkhealth.com/linkback/openurl?sid=WKPTLP:landingpage&an=00006250-201407000-00010.

Leal M do C, Pereira APE, Domingues RMSM et al. Intervenções obstétricas durante o trabalho de parto e parto em mulheres brasileiras de risco habitual. Cad Saúde Púublica [Internet] 2014 [cited 2019 Feb 20]; 30(suppl 1):S17-32. Disponível em: http://www.scielo.br/scielo.php?script=sci_arttext&pid=S0102-311X2014001300005&lng=pt&tlng=pt.

Leal M, Torres J, Domingues R et al. Nascer no Brasil: sumário executivo [Internet]. Rio de Janeiro: 2014 [cited 2019 Feb 20]. Disponível em: http://www.ensp.fiocruz.br/portal-ensp/informe/site/arquivos/anexos/nascerweb.pdf.

Lee N, Gao Y, Lotz L, Kildea S. Maternal and neonatal outcomes from a comparison of spontaneous and directed pushing in second stage. Women Birth [Internet] 2018 [cited 2019 Feb 20]. Disponível em: https://linkinghub.elsevier.com/retrieve/pii/S1871519218304025.

Lemos A, Amorim MM, Dornelas de Andrade A, de Souza AI, Cabral Filho JE, Correia JB. Pushing/bearing down methods for the second stage of labour. Cochrane Database Syst Rev [Internet] 2017 [cited 2019 Feb 20]. Disponível em: http://doi.wiley.com/10.1002/14651858.CD009124.pub3.

Leveno KJ, Nelson DB, McIntire DD. Second-stage labor: how long is too long? Am J Obstet Gynecol [Internet] 2016 [cited 2019 Feb 20]; 214(4):484-9. Disponível em: https://www.sciencedirect.com/science/article/pii/S0002937815022310?via%3Dihub.

Lewis D, Downe S. FIGO consensus guidelines on intrapartum fetal monitoring: Intermittent auscultation. Int J Gynecol Obstet [Internet] 2015 [cited 2019 Feb 20]; 131(1):9-12. Disponível em: http://doi.wiley.com/10.1016/j.ijgo.2015.06.019.

Martis R, Emilia O, Nurdiati DS, Brown J. Intermittent auscultation (IA) of fetal heart rate in labour for fetal well-being. Cochrane Database Syst Rev [Internet] 2017 [cited 2019 Feb 20]; 2:CD008680. Disponível em: http://www.ncbi.nlm.nih.gov/pubmed/28191626.

Matsubara S, Mita F, Kikkawa I, Suzuki M. Maternal rib fracture after manual uterine fundal pressure. Rural Remote Health [Internet] 2012 [cited 2019 Feb 24]; 12:2062. Disponível em: http://www.ncbi.nlm.nih.gov/pubmed/22812647.

National Institute for Health and Care Excellence. Intrapartum care for healthy women and babies. Clinical guideline [Internet]. London: 2014 [cited 2019 Feb 20]. Disponível em: https://www.nice.org.uk/guidance/cg190/resources/intrapartum-care-for-healthy-women-and-babies-pdf-35109866447557.

Neilson JP. Fetal electrocardiogram (ECG) for fetal monitoring during labour. Cochrane Database Syst Rev [Internet] 2015 [cited 2019 Feb 24]; (12):CD000116. Disponível em: http://www.ncbi.nlm.nih.gov/pubmed/26690497.

Oladapo O, Diaz V, Bonet M et al. Cervical dilatation patterns of 'low-risk' women with spontaneous labour and normal perinatal outcomes: a systematic review. BJOG An Int J Obstet Gynaecol [Internet] 2018; 125(8):944-54. Disponível em: http://doi.wiley.com/10.1111/1471-0528.14930.

Räisänen S, Selander T, Cartwright R et al. The association of episiotomy with obstetric anal sphincter injury – a population based matched cohort study. PLoS One [Internet] 2014 [cited 2019 Feb 20]; 9(9): e107053. Disponível em: http://dx.plos.org/10.1371/journal.pone.0107053.

Sholapurkar SL. Intermittent auscultation in labor: could it be missing many pathological (late) fetal heart rate decelerations? Analytical review and rationale for improvement supported by clinical cases. J Clin Med Res [Internet] 2015 [cited 2019 Feb 24]; 7(12):919-25. Disponível em: http://www.jocmr.org/index.php/JOCMR/article/view/2298.

Souza J, Oladapo O, Fawole B et al. Cervical dilatation over time is a poor predictor of severe adverse birth outcomes: a diagnostic accuracy study. BJOG An Int J Obstet Gynaecol [Internet] 2018; 125(8): 991-1000. Disponível em: http://doi.wiley.com/10.1111/1471-0528.15205.

Triebwasser JE, Colvin R, Macones GA, Cahill AG. Nonreassuring fetal status in the second stage of labor: fetal monitoring features and association with neonatal outcomes. Am J Perinatol [Internet] 2016 [cited 2019 Feb 20]; 33(7):665-70. Disponível em: http://www.thieme-connect.de/DOI/DOI?10.1055/s-0036-1571316.

Tsakiridis I, Mamopoulos A, Athanasiadis A, Dagklis T. Obstetric anal sphincter injuries at vaginal delivery: a review of recently published national guidelines. Obstet Gynecol Surv [Internet] 2018 [cited 2019 Feb 20]; 73(12):695-702. Disponível em: http://insights.ovid.com/crossref?an=00006254-201812000-00018.

Walker KF, Kibuka M, Thornton JG, Jones NW. Maternal position in the second stage of labour for women with epidural anaesthesia. Cochrane Database Syst Rev [Internet] 2018 [cited 2019 Feb 20]. Disponível em: http://doi.wiley.com/10.1002/14651858.CD008070.pub4.

World Health Organization. Intrapartum care for a positive childbirth experience [Internet]. Geneva: World Health Organization; 2018. Disponível em: http://apps.who.int/iris/bitstream/10665/260178/1/9789241550215-eng.pdf?ua=1%0Ahttp://www.who.int/reproductivehealth/publications/intrapartum-care-guidelines/en/.

Zhang J, Landy HJ, Branch DW et al. Contemporary patterns of spontaneous labor with normal neonatal outcomes. Obstet Gynecol [Internet] 2010 [cited 2019 Feb 20]; 116(6):1281–7. Disponível em: https://insights.ovid.com/crossref?an=00006250-201012000-00008.

CAPÍTULO 21

Silvia Espuelas Malón
Edwin Chandraharan

Monitoramento Fetal Intraparto

INTRODUÇÃO

A monitorização eletrônica contínua (MFE) da frequência cardíaca fetal envolve o uso de um cardiotocógrafo (CTG) que registra a frequência cardíaca fetal (FCF) e as contrações uterinas contínuas (tocografia) para determinar o bem-estar fetal durante o trabalho de parto. O objetivo é detectar, em tempo hábil, sinais de hipoxia intraparto a fim de instituir medidas para evitar lesão cerebral hipóxico-isquêmica, que pode causar paralisia cerebral e comprometimento neurológico em longo prazo.

A MFE foi introduzida na prática clínica no final da década de 1960 sem qualquer ensaio clínico randomizado para confirmar sua eficácia ou diretrizes consistentes de consenso sobre como usá-la. Em 1979, o American College of Obstetricians and Gynaecologists (ACOG) publicou a primeira diretriz consistente sobre a interpretação do CTG, embora antes disso existissem poucas "opiniões de especialistas".

Inicialmente, o CTG se fundamentava no uso da fonocardiografia para registro da FCF, a qual foi substituída pelo Doppler, melhorando a qualidade dos sinais. O CTG registra a FCF por meio de um transdutor de ultrassom localizado no abdome da mãe ou de um eletrodo preso ao couro cabeludo fetal e um segundo transdutor colocado no abdome da mãe sobre o fundo uterino para registrar a frequência e a duração das contrações uterinas.

Infelizmente, desde a introdução do CTG (aproximadamente 50 anos atrás) não houve melhora nas taxas de paralisia cerebral ou mortes perinatais. No entanto, as taxas de cesariana intraparto e de parto vaginal cirúrgico aumentaram significativamente.

É essencial assegurar uma interpretação precisa do CTG para diferenciar um feto exposto a estresses hipóxicos ou mecânicos intraparto, mas que compensa bem o estresse em andamento, de um feto que apresenta características "patológicas" no CTG sugestivas de início de descompensação fetal. Isso possibilita uma ação oportuna para evitar asfixia no parto e danos cerebrais. Portanto, para a interpretação correta de um CTG os médicos precisam entender a fisiologia por

trás das alterações da FCF e considerar o quadro clínico mais amplo para a adoção de medidas apropriadas com base nos achados em vez de confiarem apenas em diretrizes baseadas no "reconhecimento de padrão".

PROBLEMAS ATUAIS NA INTERPRETAÇÃO DO CTG

Variabilidade inter e intraobservador

O CTG foi inicialmente desenvolvido como uma ferramenta de triagem para avaliar o bem-estar fetal e para detectar hipoxia fetal intraparto, mas seu valor preditivo positivo (VPP) para a hipoxia fetal intraparto é de apenas 30% aproximadamente. Pelo contrário, a taxa de falso-positivos é aproximadamente > 90%.

Um dos fatores que contribuem para seu baixo VPP é que as diretrizes existentes empregam a interpretação visual do CTG com base no "reconhecimento de padrão", no qual é grande a variabilidade inter e intraobservador e passível de subjetividade.

A ausência de compreensão fisiológica das alterações da FCF e da classificação do CTG com base no reconhecimento de padrões leva não apenas a interpretações errôneas, mas também a intervenções cirúrgicas intraparto desnecessárias, bem como a atrasos na intervenção.

Portanto, é necessária uma compreensão mais profunda da fisiologia fetal para otimizar a interpretação do traço do CTG e incorporar o impacto do "quadro clínico mais amplo" (p. ex., presença de mecônio, febre materna, corioamnionite, restrição de crescimento intrauterino etc.) para garantir desfechos perinatais ideais e evitar intervenções operacionais desnecessárias.

FISIOLOGIA DO CONTROLE DA FREQUÊNCIA CARDÍACA FETAL

Papel do miocárdio

O coração fetal (ou seja, a "bomba") é o órgão mais importante para a sobrevivência, pois funciona como uma bomba, fornecendo sangue oxigenado para si próprio (através das artérias coronárias), para os órgãos essenciais (cérebro

163

e glândulas suprarrenais) e para o restante dos tecidos e órgãos. A FCF é regulada pela atuação do sistema nervoso autônomo por meio do nó sinoatrial (SA) localizado na aurícula direita para aumentar a FCF e por meio do nó atrioventricular (AV) localizado no septo interatrial para reduzir a FCF. Além disso, o sistema nervoso somático pode produzir alterações transitórias na frequência cardíaca relacionadas com os movimentos fetais, semelhantes aos exercícios de adultos. Portanto, para o funcionamento ideal do coração fetal são necessários um sistema nervoso central íntegro e um coração fetal bem desenvolvido em um balanço aeróbico positivo, com glicogênio cardíaco adequado para responder adequadamente às necessidades metabólicas do feto. Assim, alterações anormais do CTG podem ser causadas por malformações congênitas ou alterações orgânicas no cérebro ou no coração fetal, além de hipoxia, infecção e outras alterações metabólicas.

Papel do sistema nervoso autônomo

O sistema nervoso autônomo está sob controle involuntário e regula a função de órgãos internos, como frequência cardíaca, frequência respiratória, digestão e função geniturinária, entre outras. É composto pelo sistema nervoso simpático (SNS) e pelo sistema nervoso parassimpático (SNP). Ambos os sistemas têm ações opostas no miocárdio: o SNS tenta aumentar a FCF atuando por meio do nó SA, enquanto o SNP tenta diminuí-lo atuando via nó AV do coração. Sua ação combinada resulta em repouso em momento basal e na variabilidade da FCF.

O SNS é responsável pela resposta de "luta ou fuga" e por preparar o corpo para a ação, particularmente em situações que ameacem a sobrevivência. Desenvolve-se muito antes do SNP na vida intrauterina. O SNP é frequentemente considerado o "descanso e digestão" e é responsável por funções que ocorrem em repouso. O desenvolvimento e a maturidade do SNP são tardios e se tornam gradualmente predominantes após 34 semanas de gestação. Portanto, o feto prematuro pode ter uma FCF basal acima do limite superior da faixa normal, enquanto seria esperado que o feto com mais de 40 semanas de gestação tivesse FCF basal baixa devido à dominância vagal, e isso pode ser < 110bpm no pós-termo.

Papel do sistema nervoso somático

O sistema nervoso somático é responsável por movimentos fetais voluntários, ocasionando aumento transitório da FCF, que é registrado no traçado do CTG como acelerações. As acelerações devem surgir de uma FCF estável em momento basal e devem repousar na mesma linha de base. Não devem fazer parte de uma desaceleração. Acelerações são consideradas marcas do bem-estar fetal, pois refletem a integridade do sistema nervoso somático, compreendendo-se que o feto tem energia suficiente para suprir não apenas os órgãos centrais, mas também o sistema musculoesquelético não essencial. Durante o estresse hipóxico, o feto reduz seus movimentos corporais somáticos para conservar energia para proteger os órgãos essenciais. Isso levará à perda de acelerações observadas no traçado do CTG.

Impacto dos estados comportamentais fetais

O feto saudável a termo, assim como os adultos, teria períodos de sono de movimento rápido dos olhos (REM), sono não REM e vigília, apresentando assim alternância de sono profundo ativo e quiescente no traçado do CTG por alterações da FCF. A variabilidade basal da FCF reflete a integridade do sistema nervoso autônomo (interação contínua do SNS e do SNP), mas caso o sistema nervoso central (SNC) esteja deprimido, como ocorre no sono profundo, a largura de banda basal seria reduzida, resultando em períodos de variabilidade reduzida. O sono profundo pode durar até 50 minutos e está associado a uma variabilidade reduzida, acelerações raras e estabilidade em momento basal. O sono ativo é o estado comportamental mais frequente e está associado à variabilidade normal e a acelerações moderadas. O despertar é menos frequente e está associado a uma grande quantidade de acelerações.

Essa alternância de sono ativo e quiescente que resulta em mudanças de variabilidade no CTG é denominada "ciclagem". Reflete a não depressão do SNC, já que o feto tem um estado comportamental normal, sendo por isso considerado marca importante de bem-estar fetal. A normalidade do traçado do CTG deve ser determinada pela presença de "ciclagem" durante o trabalho de parto. A Figura 21.1 mostra um traçado de CTG normal com o fenômeno de ciclagem.

A ausência de ciclagem, mostrando persistentemente a variabilidade reduzida ou ausente, ou a persistência da variabilidade "normal" sem períodos intermediários de redução da variabilidade basal indicativa de sono profundo pode ser decorrente de causas hipóxicas (hipoxia crônica, hipoxia em evolução, anemia fetal crônica e acidose) ou não hipóxicas com função do SNC comprometida (corioamnionite, hemorragia, malformação cerebral fetal grave, acidente vascular cerebral fetal, cetoacidose diabética). Outra situação em que também pode se apresentar a perda da ciclagem ocorre com o uso de medicamentos (opioides, sulfato de magnésio), mas essa geralmente se dá logo após a administração, de modo que é possível estabelecer uma conexão causa-efeito.

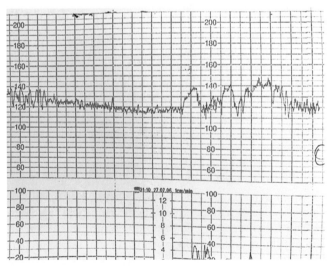

Figura 21.1 CTG normal.

RESPOSTA FETAL A ESTRESSES HIPÓXICOS E MECÂNICOS

Um feto pode ser exposto a estresses hipóxicos e mecânicos durante o trabalho de parto e, se algum deles ocorrer, seria esperado que o feto apresentasse uma série de respostas fisiológicas para compensar o estresse a fim de evitar o derrame fetal e a lesão hipóxico-isquêmica. O órgão mais importante a ser sempre protegido para garantir a sobrevivência é o coração, pois funciona como uma bomba que abastece o restante do corpo, seguido pelo cérebro e pelas glândulas suprarrenais. Os demais são órgãos "não essenciais" para a sobrevivência intrauterina, pois suas funções são desempenhadas pela placenta.

Durante as contrações uterinas, a cabeça do feto (a dura-máter é ricamente suprida pelo nervo vago) e o cordão umbilical (barorreceptores estimulantes) podem ser comprimidos, levando à ativação do SNP e, consequentemente, resultando em diminuição "reflexa" imediata da FCF que retorna ao basal normal quando a compressão termina (desacelerações iniciais de curta duração ou desacelerações variáveis de recuperação rápida). Não há componentes de hipoxia suficientes para causar acidose quando essas desacelerações são observadas, já que elas são causadas por compressão mecânica.

Quando o feto é submetido à falta de oxigênio (hipoxia), como pode ocorrer na insuficiência uteroplacentária, ele muda seu metabolismo de aeróbico para anaeróbico, acarretando a produção de ácido lático. A acidose metabólica resulta no acúmulo de dióxido de carbono e íons de hidrogênio (ácido lático), e essas mudanças químicas na composição do sangue estimulam os quimiorreceptores, promovendo uma queda da FCF com recuperação lenta (desacelerações tardias).

Se o feto for exposto a uma hipoxia em evolução, a próxima resposta fisiológica para manter a perfusão para os órgãos centrais é produção de catecolaminas, o que resulta em aumento da FCF basal.

Papel dos barorreceptores e quimiorreceptores

Tanto os barorreceptores como os quimiorreceptores são mediadores da resposta parassimpática, de modo que sua estimulação resulta em diminuição da FCF.

Barorreceptores

Os barorreceptores são receptores de distensão situados no seio carotídeo e no arco aórtico que são estimulados pelo aumento da pressão arterial sistêmica fetal em virtude do aumento da resistência periférica secundária à compressão do cordão. Os barorreceptores enviam impulsos para o centro inibitório cardíaco no tronco cerebral e inibem o nó AV no coração (reflexo neurológico). Isso levará a uma desaceleração "reflexa" de curta duração com rápido retorno ao momento basal.

Quimiorreceptores

Esses receptores estão localizados perifericamente nos corpos aórtico e carotídeo e centralmente no cérebro. Os quimiorreceptores são estimulados por alterações na composição química do sangue (aumento de dióxido de carbono, íons de hidrogênio e diminuição do teor de oxigênio), resultando na ativação do SNP e levando à diminuição da FCF. Nesse caso, necessita de mais tempo para retornar ao momento basal anterior (recuperação lenta), pois o sangue materno bem oxigenado precisa "lavar" o ácido metabólico acumulado e o dióxido de carbono, liberando gradualmente o estímulo dos quimiorreceptores (desacelerações tardias). Esses são mais provavelmente associados à acidose metabólica.

Papel das catecolaminas

As catecolaminas (adrenalina e noradrenalina) são "hormônios de resposta ao estresse" com atividade simpatomimética, os quais são liberados pelas glândulas suprarrenais. Durante a vida intrauterina, as catecolaminas podem ser produzidas em resposta a um estresse hipóxico contínuo e persistente, aumentando a FCF basal e produzindo vasoconstrição periférica, obtendo a redistribuição de sangue para garantir a perfusão dos órgãos essenciais (coração, cérebro, glândulas suprarrenais). Convém notar que a FCF basal ainda pode permanecer dentro da faixa normal para a população de fetos (isto é, 110 a 160bpm); no entanto, para o feto individual, pode representar um aumento da frequência cardíaca de base previamente observada.

CARACTERÍSTICAS DO TRAÇADO DO CTG: O QUE REFLETEM

Quatro características em um traçado de CTG devem ser observadas: FCF, variabilidade e presença de acelerações e de desacelerações.

FCF basal

A FCF basal é definida como a FCF média, excluindo as acelerações e desacelerações, determinada durante um período de 5 a 10 minutos e expressa em batimentos por minuto (bpm). O intervalo normal da frequência basal é considerado entre 110 e 160bpm. A estabilidade da linha de base é regulada pelo efeito combinado dos sistemas nervosos simpático e parassimpático. Espera-se que fetos prematuros tenham uma FCF basal alta em razão da imaturidade do SNP, enquanto fetos a termo e pós-termo normalmente têm FCF basal baixa (130 a 110bpm) como sinal de maturidade do SNP e sua dominância.

Um aumento na linha de base > 160bpm por mais de 10 minutos é chamado de taquicardia basal. Pode ser causado por febre, desidratação, infecção ou fármacos (betamiméticos) maternos ou hipoxia fetal por resposta catecolaminérgica.

Uma diminuição na linha de base < 110bpm por mais de 10 minutos é chamada de bradicardia basal. Pode ser fisiológica nos casos de pós-maturidade, apresentando outras características tranquilizadoras (boa variabilidade, acelerações, ciclagem, ausência de desacelerações). Outras causas podem ser defeitos de condução cardíaca fetal (bloqueio cardíaco), fármacos e hipoxia aguda.

O traçado de momento basal permanece estável, indicando equilíbrio energético miocárdico positivo e metabolismo aeróbico contínuo. Por outro lado, quando ocorre descompensação miocárdica, pode ser mostrado no CTG um traçado basal instável ou "ondulado" em virtude da incapacidade do miocárdio fetal de continuar bombeando na frequência determinada. O traçado basal deve ser individualizado de acordo com a idade gestacional do feto e avaliado ao longo do tempo. Traçados anteriores de CTG, se disponíveis, devem ser usados para comparação de modo a excluir causas em desenvolvimento de comprometimento fetal, como corioamnionite ou um estresse hipóxico em evolução.

Variabilidade

A variabilidade se refere à variação da largura de banda da linha de base (acima e abaixo) e é mantida por interações contínuas entre os sistemas nervosos simpático e parassimpático.

A variabilidade é classificada como normal (5 a 25bpm), reduzida (< 5bpm) ou aumentada (> 25bpm). A variabilidade normal reflete a integridade do sistema nervoso autônomo fetal; portanto, a hipoxia fetal é improvável.

A variabilidade reduzida pode ocorrer em situações com depressão do SNS (ou seja, sono profundo, fármacos, acidose, lesão cerebral pré-natal); se a linha de base normal for mantida sem acelerações ou desacelerações, é improvável que seja decorrente de uma causa hipóxica. Períodos alternados de variabilidade reduzida e normal ("ciclagem"), aproximadamente uma vez a cada 50 minutos em um feto a termo, é uma marca de bem-estar fetal, pois reflete o SNC não deprimido.

A variabilidade aumentada de > 25bpm é conhecida como "saltatória" e reflete a instabilidade do sistema nervoso autônomo na tentativa de manter uma FCF basal estável para garantir a oxigenação do SNC quando ocorre um estresse hipóxico repetitivo e intenso de rápida evolução. Portanto, é necessário agir para melhorar imediatamente a oxigenação fetal (p. ex., interromper a ocitocina, parar de pressionar ou administrar algo se não houver intervenção possível).

Acelerações

As acelerações são definidas como aumento transitório da FCF >15bpm acima da linha de base, com duração ≥ 15 segundos, e a volta à linha de base anterior. As acelerações estão relacionadas com a atividade do sistema nervoso somático e geralmente estão associadas a movimentos fetais. A presença de acelerações, especialmente combinadas com a ciclagem, é uma característica muito reconfortante. A ausência de acelerações pode ocorrer em algumas situações fisiológicas, como o sono fetal, e também pode ser explicada por fármacos, hipoxia crônica, corioamnionite ou acidente vascular cerebral fetal. Acelerações de maior amplitude e que coincidam com as contrações uterinas devem despertar a suspeita de monitoramento errôneo do coração materno, como FCF, especialmente durante o segundo estágio do trabalho de parto. Do ponto de vista fisiológico, é muito incomum o feto apresentar movimentos corporais somáticos durante as contrações, quando a oxigenação do leito placentário é interrompida por contrações uterinas contínuas.

Desacelerações

As desacelerações são definidas como a diminuição transitória da FCF abaixo da linha de base de >15bpm durante pelo menos 15 segundos. Os fetos humanos, ao contrário dos adultos

expostos ao ar atmosférico com 20% de oxigênio, estão imersos no líquido amniótico sem acesso ao oxigênio. Portanto, a única maneira de proteger o miocárdio e mantê-lo em um "equilíbrio aeróbico positivo" quando exposto a um estresse hipóxico é reduzir a frequência cardíaca. Essa redução na frequência cardíaca com a consequente diminuição da carga miocárdica reduz o consumo de oxigênio pelo miocárdio, garantindo a continuidade do metabolismo aeróbico. Além disso, em razão da diástole prolongada, as artérias coronárias perfurantes permanecem abertas por mais tempo, melhorando. Se as desacelerações se recuperam rapidamente e não são repetitivas com tempo suficiente gasto na linha de base para obter oxigênio e dispersar o dióxido de carbono, a lesão hipóxica é muito improvável.

As desacelerações são geralmente classificadas como precoces (compressão da cabeça), tardias (insuficiência uteroplacentária) ou variáveis (compressão do cordão umbilical) em relação às contrações uterinas. Embora durante o trabalho de parto mais de um mecanismo (isto é, em um feto com oligoidrâmnio por insuficiência uteroplacentária), tanto a desaceleração variável causada pela compressão sustentada do cordão umbilical como as desacelerações tardias secundárias à insuficiência uteroplacentária podem ocorrer em conjunto, resultando em desacelerações de aspecto morfologicamente "bizarro".

Desacelerações precoces

O início da desaceleração ocorre com a contração uterina, e o nadir é atingido no pico da contração (imagem em espelho da contração uterina). Elas correspondem à compressão da cabeça, de modo que geralmente são apresentadas no final do primeiro estágio e no segundo estágio do trabalho de parto, não antes. A compressão da cabeça é reconhecida como aumento da pressão intracraniana, estimulando o SNP a reduzir a frequência cardíaca e a pressão arterial como mecanismo de proteção. As desacelerações precoces provavelmente não estão relacionadas com hipoxia e são bastante incomuns, representando < 2% de todas as desacelerações.

Desacelerações tardias

O nadir da desaceleração ocorre após o pico da contração uterina (cerca de 10 a 20 segundos atrasados) e retorna gradualmente à linha de base anterior, recuperando-se completamente após o término da contração. Estão relacionadas com insuficiência uteroplacentária por estimulação de quimiorreceptores periféricos (hipoxemia, hipercarbia, acidose); portanto, estão associadas a hipoxia e acidose fetal. A recuperação tardia acontece porque, uma vez que a contração diminuiu, o sangue oxigenado da mãe precisa reencher os seios venosos placentários para remover o estímulo à hipoxia dos quimiorreceptores. A presença de desacelerações tardias representa a necessidade de intervenção para melhorar a circulação uteroplacentária e/ou avaliar a compensação fetal ao estresse contínuo, examinando a estabilidade em momento basal e a variabilidade, se for tomada a decisão de continuar o trabalho de parto.

Desacelerações variáveis

As desacelerações variam em forma, comprimento, tamanho e momento de ocorrência em relação à contração uterina. Estão relacionadas com a compressão medular e são mediadas pela ativação de barorreceptores. Essas desacelerações são as mais frequentes durante o processo de trabalho de parto (80% a 90% dos casos). É importante reconhecer diferentes tipos de desacelerações "variáveis" com base em suas aparências morfológicas, como segue:

- **Desaceleração variável típica ou não complicada:** diminuição súbita da FCF < 60bpm a partir do momento basal com recuperação rápida (< 60 segundos) e ligeiro aumento da FCF antes e após a desaceleração ("ombro"). O "ombro" é explicado pela compressão seletiva da veia umbilical (parede mais fina); portanto, o feto recebe menos sangue da placenta enquanto continua bombeando o sangue pelas artérias umbilicais. Portanto, há aumento compensatório na FCF para lidar com a hipovolemia e a hipotensão fetal em curso. À medida que a intensidade da contração uterina aumenta, as artérias umbilicais também são ocluídas, causando aumento súbito e abrupto da pressão arterial sistêmica fetal, estimulando os "barorreceptores" fetais. A FCF cai acentuadamente após intensa estimulação do SNP (vagal) para reduzir a pressão sanguínea fetal e evitar acidente vascular cerebral (resposta mediada por barorreceptores).
- **Desaceleração variável atípica ou complicada:** queda da FCF > 60bpm com duração > 60 segundos sem a presença de "ombro" inicial indicando oclusão completa do cordão (Figura 21.2). Em alguns casos pode haver recuperação tardia, indicando uma combinação de resposta mediada por barorreceptores e quimiorreceptores, perda de variabilidade dentro da desaceleração e presença de um padrão bifásico. Também podem apresentar um *overshoot*, que está associado à hipotensão fetal em curso, secundária à compressão intensa e prolongada da veia umbilical. Essas desacelerações indicam que o feto está sofrendo compressão repetitiva e sustentada do cordão umbilical. Deve ser cuidadosamente investigado o tempo gasto em momento basal, bem como a estabilidade do momento basal e a variabilidade. Se desacelerações

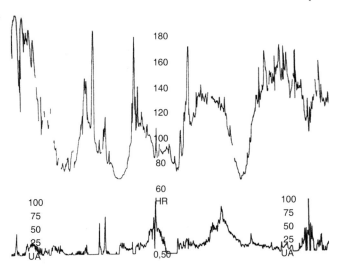

Figura 21.2 Oclusão completa do cordão.

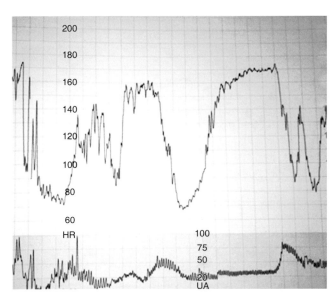

Figura 21.3 "Padrão saltatório".

variáveis atípicas forem causadas por uma hipoxia em rápida evolução (p. ex., puxos maternos ativos ou uso de uterotônicos), um "padrão saltatório" também pode ocorrer no traçado do CTG (Figura 21.3).

PADRÕES DE FREQUÊNCIA CARDÍACA FETAL INCOMUNS

Outros padrões incomuns de FCF podem estar associados a situações clínicas específicas que podem exigir um manejo individualizado para otimizar os desfechos perinatais.

Padrão sinusoidal

O padrão sinusoidal é definido como um padrão oscilante regular com um período relativamente fixo de dois a cinco ciclos por minuto e tem amplitude entre 5 e 15bpm em torno da frequência de momento basal, com duração de pelo menos 10 minutos. A variabilidade de momento basal é reduzida, e não há acelerações. O mecanismo fisiopatológico não é claramente compreendido:

- **Suave ou típico:** a onda sinusoidal tem formato arredondado e simétrico (Figura 21.4). Pode estar associada a causas fisiológicas, como sucção fetal do polegar (é improvável que persista por mais de 10 minutos) ou analgésicos narcóticos (alfaprodina, butorfanol). A causa patológica mais comum é a anemia fetal grave com acidose, geralmente relacionada com isoimunização *rhesus*. Nesses casos, deve ser considerada transfusão (se prematura) ou parto. Outras causas incluem diabetes grave, pós-termo, pré-eclâmpsia ou corioamnionite.
- **Entrecortada ou atípica:** a onda é irregular, com formato de dente de serra, é também denominada "padrão em dentes de tubarão Poole" e é observada quase exclusivamente no período intraparto (Figura 21.5). Está associada à hemorragia feto-materna repentina, incluindo rotura de *vasa* prévia ou descolamento, acarretando hipovolemia e hipotensão fetal. Nesses casos, o parto do feto deve ser realizado imediatamente, e o recém-nascido pode necessitar de transfusão sanguínea.

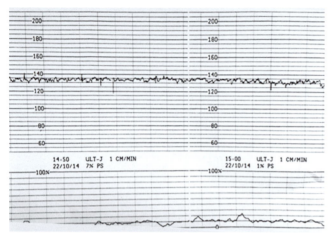

Figura 21.4 Padrão de onda sinusoidal suave e típico.

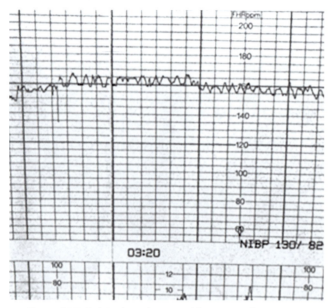

Figura 21.5 Padrão de onda sinusoidal entrecortada ou atípica.

- **Pseudossinusoidal:** formas ondulatórias de oscilações basais de FCF de amplitude constante, alternando-se com períodos na variabilidade normal e reatividade. Não é tipicamente associado ao comprometimento fetal.

"Padrão saltatório" ou "padrão em zigue-zague"

Descrito como padrão com variabilidade da FCF > 25bpm com frequência oscilatória > 6/min durante pelo menos 1 minuto, esse padrão reflete a instabilidade do sistema nervoso autônomo na tentativa de manter uma linha de base estável. Pode ser decorrente de hiperestimulação uterina aguda, hipoxia em rápida evolução, puxos ativos (estresse hipóxico repetido) ou administração de efedrina. Ações imediatas devem ser adotadas para melhorar a oxigenação fetal.

Overshoot

O *overshoot* pode ser definido como uma aceleração decorrente de uma desaceleração variável (Figura 21.6) causada por compressão intensa e prolongada do cordão com estimu-

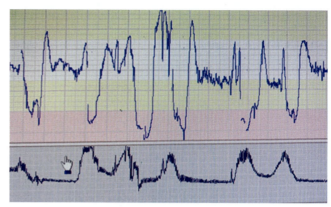

Figura 21.6 *Overshoot.*

lação adrenérgica, mas com a falta de ativação vagal em virtude do breve acúmulo de dióxido de carbono durante episódios hipóxicos. É importante diferenciá-lo das acelerações. É necessária a melhoria do ambiente fetal por meio da redução da compressão do cordão umbilical em curso mediante a modificação das contrações uterinas.

HIPOXIA PREEXISTENTE E INFECÇÃO FETAL

Hipoxia preexistente

Hipoxia prolongada e persistente durante o período pré-natal, em decorrência da insuficiência uteroplacentária crônica ou de ataques pré-natais, pode resultar em um processo de adaptação e compensação do feto para suportar esse ambiente intrauterino abaixo do ideal.

As alterações adaptativas apresentadas pelo feto nessa situação são: redução do crescimento e restrição dos movimentos somáticos para diminuir o consumo de energia, redistribuição hemodinâmica e vasoconstrição periférica para garantir o fornecimento de sangue oxigenado aos órgãos vitais (coração, cérebro, suprarrenais) e liberação sustentada de catecolaminas para aumentar o débito cardíaco, elevando a frequência cardíaca de modo a obter mais sangue oxigenado da placenta.

Portanto, as características de um feto exposto à hipoxia crônica observadas no CTG incluem aumento da FCF basal, que pode estar no limite superior da faixa de normalidade, mas inadequada para a idade gestacional, ausência de acelerações, variabilidade reduzida e, possivelmente, desacelerações "superficiais" (desacelerações mediadas por quimiorreceptores).

Como esses fetos têm reservas fisiológicas reduzidas, eles não seriam capazes de suportar o processo de trabalho de parto com redução adicional na oxigenação (contrações uterinas comprimindo o cordão umbilical e reduzindo a circulação uteroplacentária), pois pode resultar em descompensação rápida que leva à lesão cerebral hipóxico-isquêmica e, se isso persistir, pode ocorrer insuficiência miocárdica com bradicardia terminal e morte fetal intraparto ou morte neonatal precoce.

Embora alguns danos cerebrais já possam ter ocorrido, quando se suspeita de hipoxia crônica é necessário um parto imediato (cesariana durante o primeiro estágio do parto ou parto vaginal imediato). Se o trabalho de parto ativo tiver começado, mas não for possível o parto imediato, deve-se administrar tocólise para evitar mais estresse hipóxico até que o parto seja realizado.

Corioamnionite

A infecção intrauterina pode resultar em inflamação e infecção do líquido amniótico e da placenta, causando danos cerebrais fetais por múltiplas vias. Esses incluem danos aos neurônios em desenvolvimento por mediadores inflamatórios, hipoxia tecidual relativa e acidose secundária ao aumento da demanda metabólica e meningite ou encefalite (*Streptococcus agalactiae* ou *Escherichia coli*). Apenas 8% a 12% dos casos apresentam corioamnionite clínica (pirexia ou taquicardia materna).

O aumento da taxa metabólica secundária a inflamação e febre leva a aumento da FCF (aproximadamente 10% para cada grau de aumento da temperatura), e a inflamação cerebral fetal pode apresentar depressão do SNC em razão da perda das fases fisiológicas ativas e tranquilas do sono (ciclagem). Portanto, a corioamnionite deve ser considerada em um feto com FCF basal maior do que o esperado para a idade gestacional e ausência de ciclagem com variabilidade reduzida desenvolvida na ausência de desacelerações precedentes ou em andamento (Figura 21.7). Cabe observar que o mecônio pode estar associado à corioamnionite clínica e subclínica em curso como resposta ao estresse. O mecônio também reduz o efeito antibacteriano do líquido amniótico e pode atuar como fator predisponente à corioamnionite.

A infecção intrauterina está associada a risco significativamente aumentado de paralisia cerebral, pois pode causar lesão neurológica direta, mas o risco é ainda maior quando coexiste hipoxia (efeito sinérgico), pois mediadores inflamatórios diminuem o limiar em que a hipoxia pode causar dano neurológico. Assim, se o parto vaginal não for iminente (< 6cm na primigesta ou falha no progresso), a cesariana deve ser considerada para evitar estresse hipóxico adicional.

COMPREENSÃO DOS TIPOS DE HIPOXIA INTRAPARTO

Um feto pode ser exposto a diferentes tipos de hipoxia intraparto, os quais podem ser identificados por características típicas no CTG (Quadro 21.1). De acordo com a velocidade de início, podem ser distinguidas:

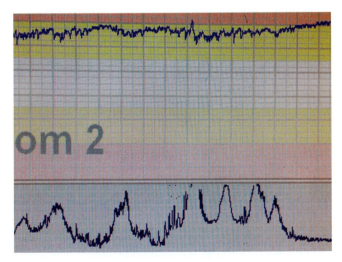

Figura 21.7 Corioamnionite.

Quadro 21.1 Algoritmo MOON para o manejo da hipoxia subaguda durante o segundo estágio do trabalho de parto

Risco	Mecanismo de lesão	Manejo sugerido
Mecônio	Aumento do risco de síndrome de aspiração de mecônio secundária a estresse hipóxico. O mecônio também pode indicar corioamnionite em andamento, o que pode aumentar o risco de lesão neurológica fetal se o estresse hipóxico continuar	Parar puxos maternos ativos para normalizar o traçado do CTG. Avaliar a situação e a posição da parte de apresentação e considerar parto vaginal cirúrgico caso o parto não seja iminente
Ocitocina	O miométrio uterino é extremamente sensível à ocitocina durante o segundo estágio do trabalho de parto. Além disso, o "reflexo de Ferguson" aumenta a produção de ocitocina endógena a partir da decídua uterina	Parar a infusão de ocitocina e os puxos maternos ativos para possibilitar recuperação da hipoxia subaguda. Uma vez normalizadas a FCF e a variabilidade, considerar recomeçar os puxos maternos ativos sem o uso de ocitocina
Oscilação	O aumento da oscilação da FCF basal (isto é, o padrão saltatório ou o padrão zigue-zague) associado à hipoxia subaguda indica estresse hipóxico em rápida evolução e instabilidade autonômica	Parar a infusão de ocitocina e os puxos maternos ativos para normalizar a variabilidade. Uma vez normalizadas a FCF de momento basal e a variabilidade, considerar recomeçar os puxos maternos ativos sem o uso de ocitocina. Descartar a existência de mecônio espesso ou oligoidrâmnio (isto é, causas de compressão intensa do cordão umbilical)
Nada visível	Se o padrão hipóxico subagudo persistir apesar das ações corretivas (ou seja, suspender a ocitocina e puxos maternos ativos) e o vértice não for visível, há risco aumentado de lesão hipóxica, pois o pH pode cair a uma taxa de 0,1 a cada 20 a 30 minutos	O parto vaginal imediato é necessário para evitar lesão cerebral hipóxico-isquêmica

Hipoxia aguda

A hipoxia aguda pode ser caracterizada pela desaceleração prolongada única em virtude da queda repentina da FCF basal < 80bpm por mais de 3 minutos, acarretando uma acidose metabólica de início rápido e resultando em uma taxa de queda de pH fetal de 0,01/min.

Em primeiro lugar, devem ser excluídos os acidentes intraparto maiores (prolapso do cordão umbilical, descolamento da placenta, rotura uterina); se houver suspeita de algum, é necessário o parto imediato da maneira mais segura e rápida possível. Então, causas iatrogênicas (hiperestimulação por ocitocina ou prostaglandinas e hipotensão decorrente da posição supina ou de analgesia peridural) devem ser identificadas e, se necessário, corrigidas (interromper a ocitocina e considerar tocólise, administração de líquidos endovenosos e alterações posturais).

Se acidentes de grande porte forem excluídos e a variabilidade normal for observada antes do início e dentro dos primeiros 3 minutos da desaceleração, pode ser aplicada a "regra dos 3-6-9-12-15 minutos", que consiste na realização de medidas de reanimação intrauterina por 6 minutos, transferência para o centro cirúrgico em 9 minutos, se não houver sinais de recuperação, início do parto cirúrgico em 12 minutos e realização do parto do feto dentro de 15 minutos. Se a variabilidade basal e a ciclagem forem observadas antes do início da desaceleração prolongada e a variabilidade dentro dos primeiros 3 minutos da desaceleração for normal, a probabilidade de recuperação é de 90% em 6 minutos e de 95% em 9 minutos.

Hipoxia subaguda

A hipoxia subaguda é caracterizada por desacelerações profundas e amplas, gastando menos tempo no momento basal (< 30 segundos) do que dentro da desaceleração (> 90 segundos). Outra característica da hipoxia subaguda é o "padrão saltatório". O tempo para reabastecer os seios venosos placentários com sangue oxigenado e "lavar" o ácido e o dióxido de carbono se torna progressivamente mais curto, levando à acidose fetal com uma taxa de queda de pH fetal de 0,01/2 a 3 minutos. O algoritmo MOON para manejo da hipoxia subaguda durante o segundo estágio do trabalho do parto é mostrado no Quadro 21.2.

A hipoxia subaguda geralmente está associada à hiperestimulação uterina e aos puxos ativos no segundo estágio do trabalho de parto. Nesses casos, a intervenção para melhorar a oxigenação fetal intrauterina deve ser realizada, interrompendo ou reduzindo a ocitocina (tocólise, se necessário) e desencorajando os puxos maternos ativos. Se nenhuma melhora for observada em 10 a 15 minutos, o parto cirúrgico é recomendado, uma vez que a hipoxia pode evoluir e levar à hipoxia e à acidose miocárdica.

Hipoxia de evolução gradual

Se um feto é exposto a um estresse hipóxico progressivamente em evolução, ele tem tempo suficiente para estabelecer uma resposta compensatória efetiva para evitar a lesão hipóxico-isquêmica. Inicialmente, o feto apresentará desacelerações (redução da carga de trabalho miocárdica) para manter o metabolismo aeróbico no miocárdio, o que é seguido pela perda de aceleração (paralisação dos movimentos fetais) para reduzir a energia e o consumo desnecessário de oxigênio. A continuação do estresse hipóxico resultaria na liberação de catecolaminas, levando ao aumento progressivo da FCF basal (aumento do débito cardíaco) e à vasoconstrição periférica (centralização) para assegurar a perfusão adequada aos órgãos essenciais com desacelerações contínuas. Nesse ponto, se a hipoxia continuar, pode ocorrer a descompensação fetal (dependendo da reserva fetal fisiológica, intensidade e duração da hipoxia).

O primeiro sinal de descompensação é a perda da variabilidade basal em razão da diminuição da perfusão cerebral e subsequente hipoxia cerebral. Finalmente, se nenhuma ação corretiva for realizada, a falta de oxigenação das artérias coronárias acarretaria hipoxia e acidose miocárdica, que serão representadas no traçado do CTG pela instabilidade da FCF basal, culminando na diminuição progressiva da FCF em degraus ("padrão em degrau para a morte"), bradicardia terminal e morte fetal.

COMO APLICAR A FISIOLOGIA FETAL AO INTERPRETAR UM TRAÇADO DE CTG

O feto tem vários mecanismos inerentes de proteção para estabelecer uma resposta fisiológica compensatória efetiva ao estresse hipóxico, incluindo o aumento na quantidade de hemoglobina (18 a 22g/dL), bem como uma hemoglobina fetal modificada, que tem maior afinidade pelo oxigênio e atua como um tampão efetivo em caso de desenvolvimento de acidose metabólica. No entanto, a capacidade de responder ao estresse hipóxico dependeria da reserva individual, da natureza e intensidade das contrações uterinas, bem como do ambiente materno (p. ex., pré-eclâmpsia, diabetes gestacional) e intrauterino (p. ex., corioamnionite, presença de mecônio).

Como o feto está imerso no líquido amniótico, sem acesso ao oxigênio atmosférico, ele não pode aumentar a taxa e a profundidade da respiração para incrementar o suprimento de oxigênio para o coração. Assim, a única maneira de proteger o equilíbrio positivo de energia aeróbica dentro do miocárdio é diminuindo rapidamente a própria frequência cardíaca para reduzir o consumo de oxigênio do miocárdio e melhorar o fluxo sanguíneo coronariano. Essa resposta corresponde a desacelerações mostradas no CTG durante o estresse hipóxico. Então, quando a oxigenação é restaurada, a frequência cardíaca retorna imediatamente a seu valor basal.

Outros mecanismos compensatórios incluem a liberação de catecolaminas (simpaticomiméticos) que causam aumento lento e progressivo do valor basal, vasoconstrição periférica e glicogenólise (para gerar substrato energético adicional). Um feto não tem a capacidade de aumentar a pulsação (força de contração do miocárdio); ele aumenta o débito cardíaco ao elevar a frequência cardíaca. Além disso, a vasoconstrição periférica promove uma redistribuição sanguínea efetiva, reduzindo o suprimento sanguíneo a órgãos não essenciais para garantir a perfusão do coração, do cérebro e das glândulas suprarrenais, o que indica um aumento progressivo do estresse hipóxico, e ações imediatas devem ser adotadas para melhorar o ambiente intrauterino. A duração da resposta compensatória efetiva de-

Capítulo 21 Monitoramento Fetal Intraparto

Quadro 21.2 Grade de manejo para tipos de hipoxia

Tipo de hipoxia	Alterações no CTG	Fisiopatologia	Manejo
Hipoxia aguda	Desaceleração prolongada (> 3 minutos) Antes e durante os primeiros 3 minutos: ↓ variabilidade/sem ciclagem	Descompensação miocárdica associada à depressão do SNC	Parto imediato
	Desaceleração prolongada (> 3 minutos) Antes e durante os primeiros 3 minutos: variabilidade normal/ciclagem	↓ carga de trabalho miocárdico para ↓ consumo de oxigênio, diástole prolongada	Excluir acidentes de grande porte Corrigir causas reversíveis Aplicar a regra 3-6-9-12-15
Hipoxia subaguda	Desacelerações profundas e amplas (tempo na linha de base < 30s com desaceleração > 90s)	Estresse hipóxico em rápida evolução secundário à atividade uterina excessiva Menos tempo para "lavar" o ácido e o CO_2, bem como para obter oxigênio fresco à acidose	Melhorar a oxigenação intrauterina Suspender a ocitocina, tocólise, se necessário Desencorajar puxos maternos ativos Se não houver melhora em 10 a 15 minutos: pré-formar parto cirúrgico imediato
	Padrão saltatório	Instabilidade do sistema nervoso autônomo devido a uma hipoxia agudamente evolutiva	
Hipoxia de evolução gradual	**Compensado**		
	Desacelerações variáveis	↓ carga de trabalho miocárdico	Continuar o trabalho de parto
	Perda de acelerações	↓ movimentos fetais somáticos (↓ movimentos desnecessários para economizar energia e reduzir o consumo de oxigênio)	
	Aumento progressivo da FCF basal	↑ débito cardíaco (catecolaminas)	Se decisão de continuar o trabalho: • Melhorar o ambiente intrauterino e a circulação uteroplacentária • Avaliar a compensação fetal (estabilidade e variabilidade em momento basal)
	Desacelerações variáveis tardias/ atípicas	Insuficiência uteroplacentária, compressão repetitiva e sustentada da medula	
	Descompensado		
	Variabilidade reduzida ou aumentada	Hipoxia do SNC (↓ perfusão)	Parto imediato
	Instabilidade de linha de base e "padrão em degrau para a morte"	Incapacidade do coração de bombear a uma determinada FCF (descompensação)	
Hipoxia crônica	FCF basal superior ao esperado	↑ débito cardíaco (liberação prolongada de catecolaminas)	Evitar exposição a mais estresse Parto imediato
	Variabilidade reduzida	Depressão do SNC	
	Desacelerações superficiais	Mediados por quimiorreceptores (acidose)	
	Instabilidade em momento basal	Descompensação cardíaca	

pende da reserva fisiológica do feto individual e da duração e intensidade do estresse hipóxico em curso.

Se nenhuma atitude for tomada, pode ocorrer depressão dos centros autonômicos do cérebro, resultando em perda de variabilidade que pode ocasionar subsequentemente a descompensação do SNC. Lesões encefálicas hipóxico-isquêmicas podem ocorrer e, finalmente, a falta de oxigenação do miocárdio pode acarretar descompensação (hipoxia e acidose) e resultar no "padrão em degraus para a morte", seguido de bradicardia terminal.

CONSIDERAÇÕES FINAIS

Os médicos precisam ter conhecimento adequado da fisiologia fetal durante o trabalho de parto para interpretar corretamente os traçados do CTG e adotar ações oportunas e apropriadas.

No entanto, é preciso ter uma visão panorâmica e considerar o quadro clínico geral mais amplo (presença de mecônio, taxa de progressão do trabalho de parto, uso de ocitocina, corioamnionite) sem depender apenas do traçado do CTG.

A aplicação do conhecimento da fisiologia fetal durante a monitorização da FCF intraparto possibilita que os médicos compreendam a natureza e a intensidade do estresse hipóxico em curso e os mecanismos de compensação usados pelo feto. Essa abordagem pode ajudar os médicos a diferenciarem um feto submetido a estresse mecânico ou hipoxêmico e, com a necessidade de lidar com seu estresse, de um feto em descompensação, que falha em proteger seus órgãos essenciais, acarretando um risco aumentado de lesão hipóxico-isquêmica no cérebro. Isso ajudará a instituir uma ação imediata para melhorar a oxigenação fetal ou para garantir o parto oportuno, evitando lesão neurológica fetal ou a morte.

Os médicos devem entender que nem todos os fetos têm as mesmas reservas fisiológicas e apresentam uma resposta compensatória eficaz quando expostos ao estresse hipóxico. Muitos fatores podem influenciar seus mecanismos compensatórios (isto é, idade gestacional, mecônio, insuficiência placentária, corioamnionite e restrição de crescimento). Portanto, a interpretação do CTG deve ser individualizada.

Assim, é essencial a interpretação correta do CTG com base na fisiologia combinada com a consideração do quadro clínico mais amplo com os fatores de risco anteparto e intraparto. Testes periféricos de bem-estar fetal, como amostras de sangue do couro cabeludo fetal (pH ou lactato), foram considerados ineficazes pelas revisões sistemáticas recentes. Isso porque a amostra é retirada de um tecido periférico "não essencial" (ou seja, pele do couro cabeludo fetal) e não da artéria umbilical. Recentemente, foi demonstrado por metanálise que o teste de órgão central, como ECG fetal (Analisador de ST ou STAN) reduz a acidose metabólica neonatal em 30%. O objetivo do monitoramento fetal é melhorar os desfechos perinatais e reduzir intervenções cirúrgicas desnecessárias.

Leitura complementar

Afors K, Chandraharan E. Use of continuous electronic fetal monitoring in a preterm fetus: clinical dilemmas and recommendations for practice. Journal of Pregnancy 2011; 1-7.

Ayres-de-Campos D, Spong CY, Chandraharan E. FIGO consensus guidelines on intrapartum fetal monitoring: Cardiotocography. International Journal of Gynecology & Obstetrics 2015; 131(1):13-24.

Chandraharan E. Fetal scalp blood sampling during labour: is it a useful diagnostic test or a historical test that no longer has a place in modern clinical obstetrics? BJOG: An International Journal of Obstetrics & Gynaecology 2014, 121(9):1056-62.

Chandraharan E. Rational approach to electronic fetal monitoring during labour in 'all' resource settings. Sri Lanka Journal of Obstetrics and Gynaecology 2010; 32:77-84.

Chandraharan E, Arulkumaran S. Prevention of birth asphyxia: responding appropriately to cardiotocograph (CTG) traces. Best Practice & Research Clinical Obstetrics & Gynaecology 2007; 21(4):609-24.

Chandraharan E, El Tahan M, Pereira S. Each fetus matters: an urgent paradigm shift is needed to move away from the rigid "CTG Guideline Stickers" so as to individualize intrapartum fetal heart rate monitoring and to improve perinatal outcomes. Obtet Gynecol Int J 2016, 5(4):00168.

McDonnell S, Chandraharan E. Fetal heart rate interpretation in the second stage of labour: pearls and pitfalls. British Journal of Medicine and Medical Research 2015; 7(12):957-70.

Nurani R, Chandraharan E, Lowe V, Ugwumadu A, Arulkumaran S. Misidentification of maternal heart rate as fetal on cardiotocography during the second stage of labor: the role of the fetal electrocardiograph. Acta Obstet Gynecol Scand 2012; 91(12):1428-32.

Pereira S, Chandraharan E. Recognition of chronic hypoxia and pre-existing foetal injury on the cardiotocograph (CTG): urgent need to think beyond the guidelines. Porto Biomedical Journal 2017; 2(4):124-9.

Pinas A, Chandraharan E. Continuous cardiotocography during labour: analysis, classification and management. Best Practice & Research Clinical Obstetrics & Gynaecology 2016; 30:33-47.

Preti M, Chandraharan E. Importance of fetal heart rate cycling during the interpretation of the cardiotocograph (CTG). Int J Gynecol and Reprod Sci 2018; 1(1):10-2.

Yanamandra N, Chandraharan E. Saltatory and sinusoidal Fetal Heart Rate (FHR) patterns and significance of FHR 'overshoots'. Current Women's Health Reviews 2013; 9:175-82.

CAPÍTULO 22

Proteção Perineal Antenatal, Intraparto e Episiotomia

Claudia Lourdes Soares Laranjeira
Ana Paula Miranda Gazzola
Elza Lúcia Baracho Lott de Souza
Maria Beatriz Alvarenga de Almeida
Fernanda Saltiel Barbosa Velloso
Rachel Silviano Brandão Correa Lima

INTRODUÇÃO

Nos últimos anos, a assistência obstétrica tem testemunhado mudanças de paradigmas com a redução de intervenções rotineiras no século XX. As novas formas de assistência ao parto ocorrem à luz da ciência, e as intervenções durante o trabalho de parto e o parto, como jejum absoluto, acesso venoso, enteroclisma e episiotomia rotineira, passam a ser proscritas ou utilizadas quando necessárias e em situações em que os benefícios superam os riscos para a saúde da mãe e do filho.

Uma equipe multiprofissional e multidisciplinar é essencial para a horizontalização da assistência à saúde da gestante, e o fisioterapeuta assume um papel importante na preparação da mulher para um bom desenvolvimento da gravidez, o parto e uma boa recuperação após o parto.

A Organização Mundial da Saúde recomenda a diminuição das taxas de cesariana com incentivo ao parto vaginal, o qual é mais fisiológico e apresenta taxas menores de complicações para a mãe e o concepto. Para que o parto seja uma experiência positiva para a mulher e segura para o bebê, é importante que os profissionais de saúde adotem condutas alinhadas com as práticas baseadas em evidência. Assim, a assistência à saúde da gestante deve ser pautada nas melhores práticas, e os pilares que a constituem são a evidência científica, a prática clínica e a preferência da paciente (Figura 22.1).

A literatura científica mostra indubitavelmente que o parto vaginal com o mínimo de intervenções é a melhor forma de nascer, mas é também responsabilidade da equipe adotar os cuidados necessários com essa mulher e seu filho para garantir um parto seguro. A equipe também deve predizer e prevenir lesões importantes dos músculos do assoalho pélvico (AP), assim como disfunções sexuais, urinárias e intestinais decorrentes da gestação e do parto a curto, médio ou longo prazo.

Deficiências nas estruturas do AP podem levar ao aparecimento de condições de saúde impactantes, principalmente após a menopausa, como incontinência urinária, prolapso de órgãos pélvicos, disfunção sexual e, a mais temida, incontinência anal, com repercussões importantes na qualidade de vida dessas mulheres.

O modelo epidemiológico de DeLancey, publicado em 2008, destaca os possíveis fatores de risco para as disfunções do AP no decorrer da vida da mulher. Ele classifica o modelo nas fases predisponente, incitante e interveniente (Figura 22.2).

Na metade da vida da mulher, entre os 20 e os 40 anos de idade, na fase II com fatores incitantes, a gravidez e o parto aparecem como grandes fatores de risco para a ocorrência de lesões do AP e que podem ter impacto físico, psíquico e social na vida da mulher. Assim, os obstetras e fisioterapeutas, munidos de recursos científicos, devem escolher as melhores ferramentas para preparar o AP e o corpo da mulher para a gestação e o parto vaginal, prevenindo possíveis lacerações.

A gravidez e o parto representam os principais fatores de risco para lesões do AP por lesões mecânicas dos músculos elevadores do ânus ou por danos neurológicos. Cerca de 85% das mulheres que passam pelo parto vaginal sofrem algum tipo de lesão perineal e até 91% relatam pelo menos um novo sintoma intestinal, urinário ou perineal 8 semanas após o parto.

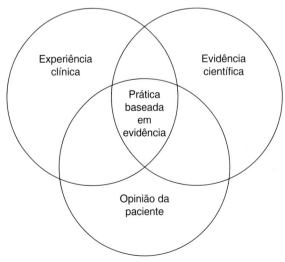

Figura 22.1 Pilares da prática baseada em evidências.

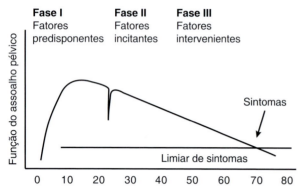

Figura 22.2 Gráfico de integração das disfunções do assoalho pélvico – DeLancey, 2008.

O trauma pode ser provocado durante a gestação, por sobrecarga nos músculos do AP sob efeito hormonal, ou durante o parto, pelo estiramento muscular, além da capacidade plástica do grupo de músculos do AP, acarretando roturas musculares, ligamentares e/ou fasciais. As lacerações das estruturas perineais são classificadas do primeiro ao quarto grau: o primeiro apresenta apenas lesão de epitélio e mucosa; no segundo, as lesões se estendem até os músculos perineais; o terceiro atinge o músculo do esfíncter anal, e a lesão de quarto grau envolve o epitélio anal (Quadro 22.1). As lesões podem ser ainda classificadas em graus leves ou graves, com as primeiras englobando lesões de primeiro e segundo graus e as segundas, lesões de terceiro e quarto graus (Figura 22.3).

Uma metanálise publicada em 2014 com 651.934 mulheres, reunindo 22 estudos que avaliaram os fatores de risco para laceração do esfíncter anal de terceiro e quarto graus (OASIS), revelou que a episiotomia, o parto operatório (fórcipe ou extrator a vácuo) com ou sem episiotomia e o peso do concepto são os fatores de risco mais importantes para essa lesão. No entanto, o uso de fórcipe, extrator a vácuo e episiotomia encontra justificativa na literatura para prevenção de outras complicações, principalmente quando há dificuldade no desprendimento da apresentação, iminência de laceração de terceiro grau, parada de progressão no segundo período, rigidez perineal, estafa materna no segundo período e diminuição de prensa abdominal.

Quadro 22.1 Classificação das lesões obstétricas perineais (Sultan)

Classificação	Estrutura envolvida na lesão
Primeiro grau	Epitélio (parede) vaginal
Segundo grau	Músculos perineais
Terceiro grau	Esfíncter anal
A	Menos de 50% da espessura do esfíncter anal externo
B	Mais de 50% da espessura do esfíncter anal externo
C	Esfíncter anal interno
Quarto grau	Epitélio (parede) anal

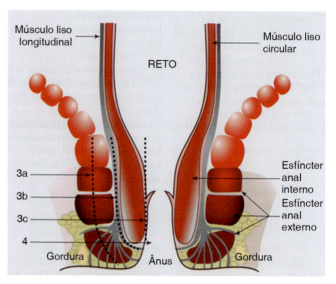

Figura 22.3 Classificação das lacerações obstétricas perineais graves segundo o envolvimento das estruturas: 3a – < 50% da espessura do esfíncter anal externo; 3b – > 50% da espessura do esfíncter anal externo; 3c – esfíncter anal interno; 4 – epitélio anal.

Considerando que o parto vaginal é uma opção fisiológica saudável e que lesões perineais podem ser decorrentes dele, é importante que a equipe interdisciplinar atue com o propósito de predizer o risco e prevenir lesões. A atuação deve ser centrada nos fatores modificáveis, como melhora do tônus (rigidez) e da capacidade de relaxamento perineal, redução da estafa materna, coordenação da prensa abdominal, realização de manobras de proteção perineal no segundo estágio e preconização da episiotomia seletiva com técnica apropriada.

PREVENÇÃO ANTENATAL – AÇÕES DO FISIOTERAPEUTA

Na literatura, diversos fatores são citados como possíveis causadores de lesão perineal. Por exemplo, sabe-se que um músculo mais treinado e flexível tem menos chance de se romper. Como a equipe poderia agir profilaticamente nos fatores de risco?

Após um diagnóstico funcional preciso, o fisioterapeuta deve realizar treinamento dos músculos do AP com exercícios específicos. A massagem perineal está indicada a partir da 35ª semana de gestação, e o treinamento expulsivo e o alongamento com Epi-No podem ser uma alternativa para o treinamento da força expulsiva. Para prevenir possíveis lacerações é necessário um músculo forte, porém flexível e capaz de suportar grandes demandas sobre o sistema neuromuscular e esquelético, tão exigido durante a gravidez e no período expulsivo.

Cabe ao fisioterapeuta avaliar os músculos do AP em todas as mulheres que engravidam, sabendo que, independentemente do tipo de parto (vaginal ou cesariana), elas poderão apresentar outros fatores de risco para as disfunções do AP nessa fase da vida.

A reabilitação dos músculos do AP durante a gestação é bem documentada na literatura e deve ser incentivada pelo médico obstetra em toda mulher que engravida ou que quer engravidar, uma vez que as mudanças e sobrecargas da própria gestação são fatores de risco para as disfunções do AP.

Nas grávidas com gestação de risco habitual ou sem risco, o treinamento deve ser iniciado ainda no primeiro trimestre gestacional. Cabe ressaltar que antes de iniciar o treinamento dos músculos do AP a mulher deve se submeter a uma avaliação para que sejam prescritos exercícios dose-específicos, e reavaliações fisioterapêuticas periódicas devem ser realizadas para acompanhar a evolução dos exercícios e da função muscular.

A massagem perineal, uma técnica de alongamento dos músculos do AP e dos tecidos perivaginais, está indicada apenas a partir de 35 semanas de gestação, podendo ser realizada pela própria mulher ou por seu parceiro após treinamento com o fisioterapeuta (Figura 22.4). A massagem promove o relaxamento e o alongamento da musculatura e consequentemente previne possíveis lacerações. Uma revisão sistemática publicada por Beckmann e Stock em 2013 de quatro estudos envolvendo 2.497 mulheres com metanálise mostrou que a massagem perineal a partir de 35 semanas de gestação diminui a chance de lacerações (RR: 0,91), principalmente as de terceiro e quarto graus (RR: 0,52), e a necessidade de episiotomia (RR: 0,84), além de reduzir a dor no pós-parto, mas não aumenta as taxas de períneo íntegro. O alongamento muscular durante a massagem possivelmente aumenta a flexibilidade dos tecidos, o que amplia o limiar plástico do tecido muscular, conjuntivo, diminuindo a possibilidade de trauma e consequentemente de dor (Figura 22.5).

Recurso desenvolvido na Alemanha, o Epi-No consiste em um balão inflável utilizado por até duas sessões de 20 minutos com ciclos de 5 minutos a partir de 37 semanas de gestação. Ele é inserido na vagina e inflado até causar a sensação de alongamento até o nível de desconforto individual. Ao fim de cada sessão o balão cheio é expelido pela mulher, simulando o nascimento. Recomenda-se o aumento do diâmetro do balão ao longo do tempo com o objetivo de melhorar a flexibilidade muscular. Não há evidências científicas suficientes acerca de sua eficácia.

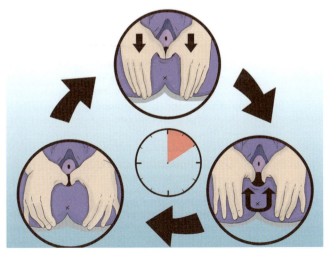

Figura 22.4 Demonstração esquemática da massagem perineal (automassagem) a partir da 35ª semana de gestação.

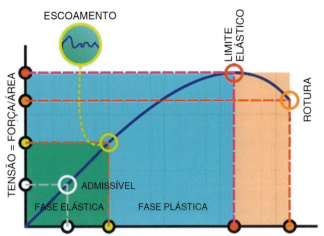

Figura 22.5 Ilustração esquemática da deformação da fibra muscular sob tensão – estiramento além do limiar plástico acarreta rotura da fibra.

Uma revisão sistemática com cinco estudos que envolveram 1.369 mulheres, dois dos quais foram usados para metanálise (n = 932 mulheres), mostrou não haver evidências de que o uso do Epi-No reduza a taxa de lesões perineais graves. Ele seria capaz de aumentar a flexibilidade dos tecidos na dose usada no estudo ou o objetivo do Epi-No seria outro, como o treino de coordenação motora no momento da expulsão? Nesse caso, um possível benefício do Epi-No seria proporcionar à mulher melhor controle dos puxos durante o período expulsivo com redução do impacto sobre os músculos perineais e consequentemente com menos chances de trauma.

Uma maior capacidade do sistema musculoesquelético perineal é importante para a redução dos riscos. Vale lembrar que a redução da demanda sobre o AP também é fundamental para prevenção de lesões e disfunções do AP (p. ex., controle do aumento da pressão intra-abdominal para evitar sobrecarga sobre o AP, como controle da obesidade, evitar constipação e atividade física de impacto, e adequação das atividades laborais).

Além das técnicas específicas para o AP, os estudos demonstram a importância da reabilitação musculoesquelética de modo global. Um estudo de Strauss e cols. registrou o deslocamento do vetor do centro de massa da bexiga durante a manobra de Valsalva em mulheres com disfunções do AP, multíparas e nulíparas. Enquanto em nulíparas recai sobre o pube (osso – estrutura mais resistente), entre aquelas com disfunções do AP e multíparas o vetor recai sobre o AP (composto de tecidos muscular e conjuntivo – muito menos resistentes). O estudo sugere que essa alteração do vetor de força se daria pela deficiência no mecanismo de estabilização lombopélvica, fazendo a pelve se mover mais. Então, tendo como foco reabilitar essas deficiências por meio de reequilíbrio postural, é possível direcionar o vetor do centro de massa de volta ao pube por meio de exercícios de educação postural e assim minimizar a demanda sobre as estruturas mais frágeis do AP.

Além da melhora da capacidade dos músculos do AP e da diminuição da demanda sobre este, o fisioterapeuta tem por objetivo avaliar a consciência corporal e o preparo físico da mulher. O preparo do corpo por meio de exercícios aeróbicos e de fortalecimento muscular, controle dos músculos do AP (contração, relaxamento e expulsão), maior estabilidade torácica e lombopélvica e autoconhecimento pélvico e perineal torna a mulher mais ativa no trabalho de parto e contribui para sua participação efetiva na fase de dilatação e no período expulsivo.

No momento do parto, o acompanhamento fisioterapêutico objetiva auxiliar a mulher e orientar o acompanhante nas técnicas não farmacológicas que contribuirão para a diminuição da dor das contrações, evitando o uso precoce de anestésicos, como o uso de recursos fisioterapêuticos que produzem opioides endógenos, como eletroestimulação transcutânea (TENS), massagens nas regiões lombar e sacroilíaca, mobilização da região pélvica com o uso de bolas terapêuticas, além do incentivo à deambulação e a adoção de posicionamentos que favoreçam a biomecânica pélvica e o mecanismo de parto. O apoio à parturiente, a escuta e a utilização de técnicas integrativas, como musicalidade e acupressão de pontos estratégicos para alívio da dor e da ansiedade, entre outras, são fundamentais para um desfecho positivo do parto.

Em dissertação de mestrado, Delgado e cols. validaram um questionário sobre a percepção de fadiga da mulher no trabalho de parto e observaram que as parturientes com maiores escores de fadiga que realizavam técnicas e movimentos como a utilização da bola, dentre outros recursos, minimizavam a sensação de fadiga, o que proporcionava melhor experiência no parto. As mulheres fisicamente ativas antes e durante a gestação têm chances maiores de participar ativamente do parto e menores de parto instrumental e cesariana.

Em síntese, o fisioterapeuta deve ter por objetivo avaliar e reabilitar as estruturas relacionadas com o movimento e a postura da gestante de modo a melhorar a capacidade e diminuir as demandas sobre o sistema musculoesquelético para prevenir lesões locais e globais. Como é necessário traçar um tratamento dose-específico, a intervenção terapêutica deve ser definida a partir do conhecimento das funções e estruturas que se encontram deficientes e das limitações e restrições que a mulher apresenta.

Para a prevenção é necessário conhecer as funções que contribuem para aumentar as chances do parto não instrumental, reduzir a rigidez perineal e melhorar a flexibilidade e o tônus muscular, proporcionar melhor condicionamento físico e fornecer conhecimento a respeito do processo de parto e melhorar a coordenação, força e resistência musculares dos estabilizadores de tronco, incluindo os músculos do AP.

Para isso é fundamental compreender as deficiências individuais de cada mulher, as demandas impostas em cada situação, os fatores de risco presentes e como contribuir de maneira efetiva em cada um desses quesitos (Figura 22.6).

Assim é possível decidir se, como, quando e principalmente por que aplicar determinado tratamento e quando abandoná-lo, ou seja, obtendo o domínio do processo terapêutico a partir dos seguintes pontos-chave:

- A ação terapêutica se dá sobre as funções musculares e está relacionada com o movimento e a postura e não com as lacerações e as disfunções do AP.
- Definir as funções que contribuem para os desfechos de parto e a ocorrência de disfunções do AP.
- Estabelecer o efeito desejado sobre a estrutura ou função a ser tratada.
- Conhecer o mecanismo de ação envolvido na técnica terapêutica selecionada.

PROTEÇÃO PERINEAL NO PARTO E TRABALHO DE PARTO – AÇÕES DO OBSTETRA

A proteção perineal durante o ciclo gravídico-puerperal é um tema importante e atual que ficou esquecido por muitos anos

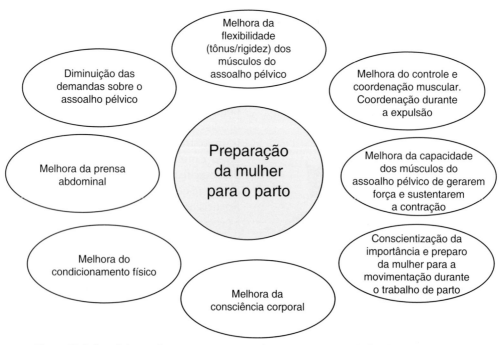

Figura 22.6 Foco fisioterapêutico para preparação da gestante para o trabalho de parto e o parto.

em virtude dos altos índices de cesariana registrados no Brasil. De acordo com a literatura mais recente, está claro que o obstetra deve estar ciente das novas diretrizes da assistência para proporcionar uma melhor experiência no parto para as mulheres, os recém-nascidos e os familiares. Dentre os pontos de atenção estão a redução de cesarianas e consequentemente a prevenção de lesões perineais.

O AP é composto por músculos, ligamentos e fáscias que se distendem além do limite durante o parto. Existem porções dos músculos elevadores do ânus que podem triplicar seu comprimento durante o período expulsivo, e o ponto de inserção da musculatura nas estruturas ósseas pode ser rompido, acarretando lesões descritas como avulsões.

Diante desse conhecimento, é evidente que os músculos do AP precisam ser preparados conforme descrito previamente neste capítulo. Além do preparo antenatal, é necessária a adoção de estratégias durante o trabalho de parto para minimizar o risco de lesões e futuras disfunções do AP, como incontinência urinária, disfunções sexuais e incontinência anal. Existe uma vasta literatura recente que avalia as medidas preventivas durante o trabalho de parto. Várias intervenções têm sido descritas e estudadas na tentativa de reduzir o trauma perineal. Serão discutidas aqui as mais utilizadas e estudadas à luz da evidência científica.

Massagem perineal

A massagem perineal tem por objetivo diminuir a resistência muscular, reduzindo a laceração no parto, e é recomendada a partir de 35 semanas até o início do trabalho de parto. A massagem perineal no segundo estágio do trabalho de parto não está indicada, uma vez que alguns estudos relataram aumento das lacerações perineais leves, de primeiro e segundo graus.

Compressa morna

O uso de compressa morna no períneo durante o segundo estágio do trabalho de parto tem sido recomendado na assistência obstétrica. Em revisão de dois estudos randomizados, incluindo 1.525 mulheres, o uso de compressa morna no segundo estágio evidenciou redução das lacerações de terceiro e quarto graus (RR: 0,48), mas não houve aumento no índice de períneo íntegro. Trata-se de medida bem aceita e que deve ser oferecida às gestantes (nível de evidência A). Convém ter cuidado com a temperatura das compressas para evitar queimaduras, principalmente nas gestantes que já receberam bloqueio peridural.

Posição materna

Três posições são as mais utilizadas no segundo estágio do trabalho de parto: verticalizada, em decúbito lateral e litotomia. Vinte e dois estudos de baixa qualidade compararam as três posições e incluíram 7.280 mulheres. As posições verticalizada e deitada em decúbito lateral reduziram a taxa de episiotomia e parto operatório, mas aumentaram a de laceração de segundo grau. Aasheim e cols. analisaram cinco estudos randomizados, incluindo 879 mulheres com anestesia epidural, que compararam a posição verticalizada com a de decúbito lateral e concluíram não haver vantagem na posição verticalizada. Mais recentemente, um estudo randomizado comparou o decúbito lateral associado a "puxo tardio" com litotomia e "puxo imediato" em pacientes com anestesia epidural de baixa dosagem. O decúbito lateral com "puxo tardio" mostrou taxa maior de períneo intacto (40% × 12% – $P < 0,001$). Como os estudos são ainda heterogêneos e de baixa qualidade, considera-se que a mulher poderá assumir a posição mais confortável, sempre levando em conta que a posição de litotomia, tradicionalmente utilizada por várias décadas, não parece ser a ideal por não favorecer o melhor ângulo da pelve em relação à apresentação fetal. Um ponto importante no posicionamento da mulher no segundo estágio é a visualização do períneo pelo obstetra; somente assim ele conseguirá executar as manobras de proteção e visualizar o estiramento da região perineal.

Puxos

Durante o período expulsivo ocorre maior liberação de ocitocina pela hipófise posterior através do reflexo de Ferguson, o que produz uma força de expulsão durante as contrações musculares abdominais e a liberação de ocitocina (alça de *feedback*). A pressão no períneo estimula a liberação de ocitocina e a ocitocina aumenta as contrações. Esse fenômeno no segundo estágio acentua as contrações miometriais, provocando maior descida da apresentação e uma distensão vaginal e cervical. A pressão exercida pela cabeça fetal nas paredes vaginais, reto e bexiga desencadeia um reflexo que causa intensa urgência de fazer força para baixo, definido como puxo. A combinação de contrações uterinas involuntárias com o esforço voluntário expulsivo realizado com a ajuda dos músculos abdominais e respiratórios pode auxiliar a descida do feto pelo canal do parto.

Arbitrariamente, orienta-se a gestante a fazer a força expulsiva assim que a dilatação uterina se completar, sendo essa uma prática comum. A técnica tradicional consiste em estimular a paciente a fechar a glote, fazendo força para baixo por 10 segundos ou mais assim que a dilatação se completa (10cm) e concomitantemente às contrações uterinas. Essa é a definição da manobra de Valsalva no período expulsivo. Alguns estudos mostraram que a manobra de Valsalva com a glote fechada por 10 segundos ou mais pode afetar negativamente o pH fetal, o índice de Apgar e a oxigenação cerebral fetal. Além disso, essa manobra pode prolongar o segundo estágio, aumentar a fadiga das pacientes e a pressão sobre os músculos do AP e alterar a função vesical. O esforço deve ser realizado com a glote aberta durante 5 a 6 segundos, e a força deve ser iniciada com um volume respiratório de repouso, por três a quatro vezes durante a contração, com a paciente respirando normalmente entre as forças – em uma manobra definida como puxo espontâneo.

Com o advento da anestesia epidural, várias incertezas e controvérsias foram desencadeadas na medida em que a anestesia epidural bloqueia ou enfraquece a força de expulsão das contrações musculares, reduzindo o reflexo de Ferguson, impedindo os puxos espontâneos e interferindo no mecanismo fisiológico do parto com consequente aumento dos índices de parto operatório.

A partir da década de 1990, estudos propuseram o puxo tardio em mulheres com anestesia epidural. A gestante é instruída a evitar a prensa abdominal até perceber a urgência involuntária para realizá-la ou quando a apresentação fetal estiver no plano +1 ou +2 de DeLee. Essa prática se mostrou vantajosa por diminuir a fadiga materna, o trauma perineal, a acidose fetal e o parto operatório. O puxo tardio possibilita a descida espontânea com rotação da cabeça fetal, maximizando a eficiência das forças e diminuindo a fadiga materna. Portanto, o objetivo primordial do puxo tardio seria reduzir os efeitos adversos da anestesia epidural e facilitar o segundo estágio do trabalho de parto.

Em recente revisão publicada pela Cochrane, Lemos e cols. (2017) analisaram estudos que compararam o momento do puxo (tardio, 1 a 3 horas após a dilatação completa, e imediato, logo que a dilatação do colo se complete) e o tipo de puxo (com Valsalva ou não). Foram incluídos 21 estudos com 884 mulheres, com ou sem anestesia epidural, que compararam o puxo espontâneo com manobra de Valsalva, não havendo diferença clara entre os dois grupos quanto à duração do segundo estágio, à ocorrência de laceração perineal de terceiro e quarto graus e às taxas de episiotomia. Também foram analisados 13 estudos com 2.879 mulheres com anestesia epidural que compararam o puxo tardio com o imediato. O puxo tardio levou a aumento da duração do segundo estágio, diminuição da duração dos puxos e aumento da taxa de parto vaginal. Nessa última análise, os puxos imediatos aumentaram a incidência de episiotomia e lacerações de terceiro e quarto graus. Na conclusão, os autores consideraram muito grande a heterogeneidade dos estudos e declararam que mais estudos de boa qualidade são necessários para a recomendação do puxo tardio.

Manobras de suporte perineal (hands on)

Dentre as várias manobras de suporte perineal praticadas, as mais usadas são a técnica de flexão e a manobra de Ritgen e suas variações com o objetivo principal de reduzir o trauma perineal mediante a redução do diâmetro da apresentação na abertura vaginal. As descrições dessas manobras são pouco claras, havendo grande variação na literatura. Neste capítulo é feita a tentativa de descrevê-las da maneira mais clara possível depois da consulta às muitas descrições de vários autores.

A técnica de flexão do polo cefálico consiste em manter a flexão do polo cefálico exercendo pressão para baixo no occipício em direção ao períneo, prevenindo a deflexão abrupta até o coroamento do polo cefálico. Ao mesmo tempo, a outra mão exerce pressão no períneo de modo a protegê-lo e suportá-lo.

A manobra de Ritgen original é realizada quando o queixo do feto está entre o ânus e o cóccix, sendo empurrado em direção ao tórax fetal, enquanto os dedos da outra mão são usados para controlar a velocidade da deflexão do polo cefálico e manter a flexão da cabeça fetal (Figura 22.7). Em um programa de treinamento da Noruega, a manobra de Ritgen foi assim descrita: a mão esquerda exerce pressão na cabeça fetal a fim de controlar a velocidade do coroamento pelo introito vaginal; a mão direita faz um suporte no períneo, tentando apertar o queixo fetal até que a cabeça fetal esteja quase totalmente desprendida; nesse momento, a paciente é instruída a parar de fazer força e a respirar rapidamente enquanto o obstetra empurra o anel perineal sob o mento fetal (Figura 22.8).

A introdução ou não dessas técnicas para prevenção do trauma perineal envolve grande discussão e controvérsia. O auxílio das mãos do obstetra, definido como *hands on*, é considerado efetivo. Outra forma consistiria em não contar com o auxílio das mãos do obstetra durante o segundo estágio, permitindo que o desprendimento ocorra espontaneamente, o que é definido como *hands off* (Quadro 22.3). Em 2015, Bulchandani e cols. publicaram uma metanálise de cinco estudos randomizados e sete não randomizados em que compararam ambas as técnicas. A análise dos estudos randomizados não mostrou diferenças, ao passo que os não randomizados registraram redução na ocorrência de lesão de terceiro e quarto graus no grupo que utilizou as manobras de proteção perineal – *hands on* (RR: 0,45). Os autores discutem a heterogeneidade e a qualidade da evidência dos estudos e concluem que a evidência atual é insuficiente para mudança global da conduta. Mais estudos bem desenhados e de boa qualidade são urgentes para a conclusão de que essas manobras são necessárias na assistência obstétrica. A Cochrane publicou em 2017 uma comparação das manobras *hands on* e

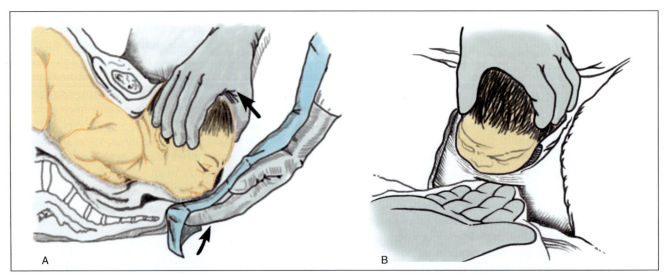

Figura 22.7 Desenho esquemático da manobra de Ritgen (original). **A** Visão lateral. **B** Visão caudal.

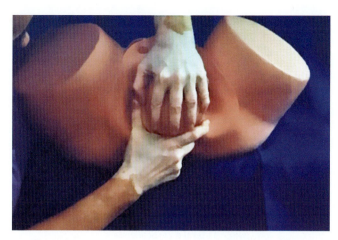

Figura 22.8 Demonstração da manobra de Ritgen modificada.

hands off e não encontrou diferenças entre as duas técnicas em relação ao trauma perineal.

Por outro lado, a análise da experiência de alguns países com programas de assistência obstétrica, notadamente a Finlândia e a Noruega, destaca a diminuição evidente do trauma perineal após a introdução de um protocolo com treinamento de todos os envolvidos. As taxas de lesão dos esfíncteres anal caíram de 3,9% para 1,14% após a introdução do programa de treinamento da equipe obstétrica. O programa consiste em treinamento e capacitação sistemáticos nas manobras de proteção perineal (*hands on*), adoção da posição materna mais confortável para a paciente, desde que o períneo possa ser visualizado e acessado na fase final, e episiotomia mediolateral, quando indicada. Com base na experiência da Finlândia e da Noruega, a Grã-Bretanha está implantando um programa global de assistência obstétrica que será publicado nos próximos anos.

Episiotomia

A episiotomia é uma incisão cirúrgica do períneo realizada para ampliar a abertura vaginal no momento do desprendimento fetal. As primeiras descrições datam do século XVIII, e a incisão tinha por objetivo facilitar "partos difíceis". Em princípio, a episiotomia visava à proteção do períneo contra lesões desordenadas por laceração, além de abreviar o tempo de desprendimento e evitar sofrimento fetal.

Em 2009, uma revisão da Cochrane comparou os resultados da prática de episiotomia rotineira com a episiotomia seletiva, mostrando benefícios com a indicação seletiva da episiotomia em vez do uso rotineiro. Em 2017, a Cochrane revisou os estudos de episiotomia seletiva e rotineira e concluiu que em mulheres com parto vaginal espontâneo a episiotomia seletiva pode resultar em redução das lesões perineais de terceiro e quarto graus (RR: 0,70; IC95%: 0,52 a 0,94). Mais uma vez confirma-se que a episiotomia de rotina não é justificada pelos estudos publicados até agora.

Em estudo de caso realizado pelo National Health Service (NHS), no Reino Unido, com partos vaginais ocorridos entre 2000 e 2011, verificou-se que as taxas de lesões perineais de terceiro e quarto graus triplicaram e que no mesmo período o uso de episiotomia em partos vaginais não operatórios diminuiu de 19% para 15%. O número de lesões perineais graves em partos não operatórios e com episiotomia foi menor. O aumento do risco de laceração perineal grave foi associado a fatores como idade materna > 25 anos, parto operatório e sem episiotomia, etnia asiática, maior peso do recém-nascido e distócia de ombro.

Como o impacto do parto sobre os músculos perineais pode causar laceração e a episiotomia seletiva promove proteção perineal, é importante estabelecer as devidas indicações da episiotomia, assim como as técnicas adequadas para sua realização.

A episiotomia "seletiva" tem sido recomendada, ou seja, a primeira opção deve ser não realizar a episiotomia. No entanto, há muita discussão sobre as reais indicações dessa incisão. As indicações são definidas por muitos autores de acordo com os fatores de risco para lacerações graves já estabelecidos, como peso fetal > 4.000g, período expulsivo prolongado (> 60 ou 120 minutos), parto instrumentalizado (fórcipe ou extrator a vácuo), distócia de ombro e apresentação fetal em occipital posterior. Ainda sobre as indicações, vale ressaltar que alguns autores liberam a realização de episiotomia diante de suspeita de sofrimento fetal para abreviar o período expulsivo; no entanto, esse benefício não está bem estabelecido (Quadro 22.2).

A evidência de que a episiotomia evita a lesão de esfíncter anal e/ou a incontinência anal é conflitante, havendo alguns estudos que mostram efeito protetor e outros não. Um possível motivo para essa diferença pode estar relacionado com o ângulo em que a episiotomia é realizada. Na literatura há a descrição de pelo menos cinco técnicas de episiotomia, sendo a mediana e a mediolateral as mais usadas. A episiotomia mediana sabidamente aumenta a incidência de trauma perineal de terceiro grau (envolvendo a musculatura esfincteriana do ânus) e de quarto grau (envolvendo a mucosa anal).

Diante disso, as pesquisas sobre a técnica mediolateral foram intensificadas e verificou-se que essa episiotomia, com ângulo resultante após o parto > 45 graus em relação à linha média, causa menos lesões perineais de terceiro ou quarto grau. No entanto, é muito difícil garantir a precisão desse ângulo, uma vez que no período expulsivo há estiramento da pele e dilatação do canal anal. Em várias séries de casos foi demonstrado que quando médicos ou enfermeiras obstétricas realizam a episiotomia mediolateral com intenção de ângulo > 45 graus a cicatriz apresenta ângulo resultante de cerca de 20 graus em relação à linha média do períneo. Uma incisão um pouco mais

Quadro 22.2 Indicações e técnicas adequadas para episiotomia seletiva

Indicações	Primiparidade (relativa)
	Peso fetal estimado > 4.000g
	Parto instrumental (fórcipe ou extrator a vácuo)
	Período expulsivo > 60 minutos
	Distócia de ombro
	Apresentação occipital posterior
Técnica	Mediolateral
	Fazer incisão antes de a apresentação atingir altura + 3 de DeLee
	Início da incisão 1cm lateralmente à fúrcula

horizontal (p. ex., de 60 graus) e iniciada com cerca de 1cm lateralmente à fúrcula é necessária para que o ângulo resultante após o nascimento tenha os 45 graus desejados (Figura 22.9).

O momento em que a episiotomia é realizada também pode influenciar a precisão do ângulo final da incisão e, considerando o estiramento da musculatura perineal no momento do desprendimento, o melhor seria realizá-la antes do estiramento máximo, quando a apresentação está entre o plano +1 e +2 de DeLee.

Já existe instrumental específico com o objetivo de fazer a incisão com angulação precisa. Uma tesoura foi projetada para eliminar a possibilidade de erro humano na estimativa de ângulos de episiotomia e alcançar uma incisão mediolateral a 60 graus da linha média perineal. Resultados iniciais após a introdução desse instrumental mostram que a maioria dos profissionais de saúde atinge os ângulos de episiotomia pós-sutura desejados (entre 40 e 60 graus). Outros estudos com o uso do equipamento para episiotomia verificaram redução de 43% nas taxas de lesões de terceiro e quarto graus. Como a aquisição do instrumental específico não é acessível a todos, orienta-se o treinamento sistemático para a realização da episiotomia com ângulo > 60 graus em modelos de simulação, segundo o esquema mostrado na Figura 22.9.

Quadro 22.3 Medidas de proteção perineal antenatal e intraparto

Massagem perineal	A partir de 35 semanas
	Reduz trauma perineal grave
	Reduz episiotomia
	Reduz dor pós-parto
Suporte perineal	*Hands on*
	Reduz trauma perineal grave
	Não aumenta períneo íntegro
Compressa morna	No primeiro estágio do trabalho de parto
	Reduz trauma perineal grave
	Não aumenta períneo íntegro
Posição materna no parto	Lateral e verticalizada
	Reduz episiotomia
Puxos	Espontâneos e sem Valsalva
Episiotomia	Seletiva
	Mediolateral com ângulo > 60 graus

Leitura complementar

Aasheim V, Nilsen AB, Lukasse M, Reinar LM. Perineal techniques during the second stage of labour for reducing per- ineal trauma. Cochrane Database of Systematic Reviews 2011, Issue 12. Art. No.: CD006672. DOI: 10.1002/14651858. CD006672.pub2.

ACOG Practice Bulletin No. 198. Clinical Management Guidelines for Obstetrician-Gynecologists. Obstetrics & Gynecology; 132(3):e87-e102.

Beckmann MM, Stock OM. Antenatal perineal massage for reducing perineal trauma. Cochrane Database of Systematic Reviews 2013, Issue 4. Art. No.: CD005123. DOI: 10. 1002/14651858.CD005123.pub3.

Brito LG, Ferreira CH, Duarte G, Nogueira AA, Marcolin AC. Antepartum use of Epi-No birth trainer for preventing perineal trauma: systematic review. Int Urogynecol J 2015 Oct; 26(10):1429-36. Doi: 10.1007/s00192-015-2687-8. Epub 2015 Apr 8.

Bulchandani S, Watts E, Sucharitha A, Yates D, Ismail KM. Manual perineal support at the time of childbirth: a systematic review and meta-analysis. BJOG 2015; 122:1157-65.

DeLancey JOL, Kane Low L, Miller JM et al. Graphic integration of causal fators of pelvic floor disorders: an integrated life span model. Am J Obstet Gynecol 2008; 199:610.e1-610.e5.

Delgado AM, Freire AB, Wanderley ELS, Lemos A. Analysis of the construct validity and internal consistency of the state-trait anxiety inventory (STAI) state-anxiety (S-Anxiety) scale for pregnant women during labor. Obstetrics Center, Residência Integrada Multiprofissional em Saúde, Hospital das Clínicas, Universidade Federal de Pernambuco, Recife. Post-Graduation Program in Physiotherapy, Universidade Federal de Pernambuco, Recife, PE, Brasil.

Delgado AM, Goes P, Lemos A. Análise das propriedades de medida do Questionário de Percepção Materna de Fadiga no Trabalho de Parto (QMFP). Recife. Dissertação [Fisioterapia] – Universidade Federal de Pernambuco – UFPE, 2018.

Domenjoz I, Kayser B, Boulvain M. Effect of physical activity during pregnancy on mode of delivery. Am J Obstet Gynecol 2014 Oct; 211(4):401.e1-11. Doi: 10.1016/j.ajog.2014.03.030. Epub 2014 Mar 14.

Gupta JK, Hofmeyr GJ, Shehmar M. Position in the second stage of labour for women without epidural anaesthesia. Cochrane Database of Systematic Reviews 2012, Issue 5. Art. No.: CD002006. DOI: 10.1002/14651858.CD002006.pub3.

Jonsson ER, Elfaghi I, Rydhstrom H, Herbst A. Modified Ritgen's maneuver for anal sphincter injury at delivery: a randomized controlled trial. Obstet Gynecol 2008; 112:212-7.

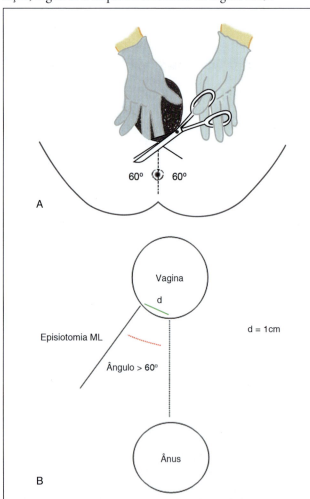

Figura 22.9 A Técnica de episiotomia mediolateral (ML). (Adaptada de Stedenfeldt e cols., 2012.) **B** Desenho esquemático da técnica de episiotomia mediolateral com ângulo > 60 graus.

Kavvadias T, Hoesli I. The Epi-No® device: efficacy, tolerability, and impact on pelvic floor – implications for future research. Obstetrics and Gynecology International 2016. Disponível em: https://doi.org/10.1155/2016/3818240.

Kemp E, Kingswood CJ, Kibuka M, Thornton JG. Position in the second stage of labour for women with epidural anaesthesia. Cochrane Database of Systematic Reviews 2013, Issue 1. Art. No.: CD008070. DOI: 10.1002/14651858.CD008070.pub2.

Lemos A, Amorim MMR, Dornelas de Andrade A, de Souza AI, Cabral Filho JE, Correia JB. Pushing/bearing down methods for the second stage of labour. Cochrane Database of Systematic Reviews 2017, Issue 3.

Mayerhofer K, Bodner-Adler B, Bodner K et al. Traditional care of the perineum during birth. A prospective, randomized, multicenter study of 1,076 women. J Reprod Med 2002 Jun; 47(6):477-82.

Mendes NA, Mazzaia MC, Zanetti MRD. Análise crítica sobre a utilização do Epi-No na gestação e parto. ABCS Health Sciences 2018; 43(2).

Myrfield K, Brook C, Creedy D. Reducing perineal trauma: implications of flexion and extension of the fetal head during birth. Midwifery 1997; 13:197-201.

Perales M, Santos-Lozano A, Ruiz JR, Lucia A, Barakat R. Benefits of aerobic resistance training during pregnancy on maternal health and perinatal outcomes: a systematic review. Early Hum Dev 2016 Mar; 94:43-8. Doi: 10.1016/j.earlhumdev.2016.01.004. Epub 2016 Feb 3.

Pergialiotis V, Vlachos D, Protopapas A, Pappa K, Vlachos G. Risk factors for severe perineal lacerations during childbirth. Int J Gynaecol Obstet 2014 Apr; 125(1):6-14. Doi: 10.1016/j.ijgo.2013.09.034. Epub 2014 Jan 9.

Poyatos-León R, García-Hermoso A, Sanabria-Martínez G, Álvarez-Bueno C, Sánchez-López M, Martínez-Vizcaíno V. Effects of exercise during pregnancy on mode of delivery: a meta-analysis. Acta Obstet Gynecol Scand 2015 Oct; 94(10):1039-47. Doi: 10.1111/aogs.12675. Epub 2015 May 30.

Roberts CL, Torvaldsen S, Cameron CA, Olive E. Delayed versus early pushing in women with epidural analgesia: a systematic review and meta-analysis. BJOG 2004; 111:1333-40. (Meta-Analysis)

Staer-Jansen et al. 2015 --- Bø K, Hilde G, Stær-Jensen J, et al. Post-partum pelvic floor muscle training and pelvic organ prolapse – a randomized trial of primiparous women. Am J Obstet Gynecol 2015; 212:38.e1-7.

Stedenfeldt M, Pirhonen J, Blix E, Wilsgaard T, Vonen B, Øian P. Episiotomy characteristics and risks for obstetric anal sphincter injuries: a case-control study. BJOG 2012; 119(6):724-30.

Strauss C, Lienemann A, Spelsberg F, Bauer M, Jonat W, Strauss A. Biomechanics of the female pelvic floor: a prospective trail of the alteration of force-displacement-vectors in parous and nulliparous women. Arch Gynecol Obstet 2012 Mar; 285(3):741-7. Doi: 10.1007/s00404-011-2024-5. Epub 2011 Aug 31.

Zanetti MR, Petricelli CD, Alexandre SM, Paschoal A, Araujo Júnior E, Nakamura MU. Determination of a cut off value for pelvic floor distensibility using the Epi-No balloon to predict perineal integrity in vaginal delivery: ROC curve analysis. Prospective observational single cohort study. Sao Paulo Med J 2016; 134(2):97-102. Disponível em: http://dx.doi.org/10.1590/1516-3180.2014.8581009.

CAPÍTULO 23

Identificação e Tratamento de Lesões Obstétricas do Assoalho Pélvico

Khaled M. K. Ismail

INTRODUÇÃO

Um número significativo de mulheres que dão à luz por via vaginal terá algum tipo de trauma em seu assoalho pélvico. Portanto, é essencial que os médicos envolvidos na assistência à maternidade estejam totalmente cientes das melhores práticas para sua avaliação e tratamento a fim de reduzir o risco de complicações em curto e longo prazo. A lesão sofrida pode ser espontânea ou cortada cirurgicamente, como no caso de uma episiotomia; pode ser externa ou interna (p.ex., avulsão do levantador) ou pode variar desde uma pequena laceração até uma rotura mais complexa que envolve os esfíncteres anais com ou sem canal anal. Há relato de que até 85% das mulheres sofrem algum grau de trauma evidente no assoalho pélvico durante o parto vaginal e que cerca de 70% dessas mulheres necessitam de um reparo cirúrgico desse trauma. Portanto, é imperativo que os obstetras e as equipes multiprofissionais esgotem os esforços para avaliar, identificar e tratar adequadamente o períneo após qualquer parto vaginal.

O uso de materiais e técnicas de sutura com base em evidências tem sido associado a desfechos clínicos significativamente melhores e relatados por mulheres. No entanto, esses métodos e materiais não são usados de maneira consistente, apesar das recomendações e diretrizes clínicas, resultando em alta variabilidade dentro e entre as maternidades em todo o mundo. Em vista da frequência dessas lesões, das consequências negativas de traumas negligenciados ou incorretamente classificados na mulher e da carga desses problemas durante toda a vida, intervenções para melhoria da qualidade de modo a aperfeiçoar a implementação da evidência na prática podem ter um impacto significativo na saúde da mulher. Este capítulo tem por objetivo apresentar intervenções com base em evidências para identificação e tratamento de lesões do assoalho pélvico relacionadas com o parto.

ETIOPATOGENIA

Neste capítulo, as lesões obstétricas do assoalho pélvico serão apresentadas em duas categorias – trauma externo e interno – dependendo se o trauma da musculatura do assoalho pélvico está ligado a um trauma externo ou apenas a uma lesão isolada dos músculos do assoalho pélvico, respectivamente. Também é importante considerar as inconsistências entre as diferentes disciplinas com relação à definição de períneo, uma questão que é destacada no relatório *Terminologia Anatômica*. O períneo tende a se equiparar ao corpo perineal no cuidado da maternidade, enquanto os anatomistas consideram que ele inclui todas as estruturas dentro dos triângulos urogenital e anal. Este capítulo se fundamenta na definição anatômica de períneo.

Gravidez, trabalho de parto e parto são processos dinâmicos com variáveis clínicas em constante mudança. Algumas atenuam, enquanto outras aumentam o risco de uma mulher sofrer um trauma no assoalho pélvico. Além disso, às vezes há o sinergismo de muitas variáveis, levando a um aumento exponencial desse risco. Muitos desses fatores são não modificáveis, como paridade, peso fetal ao nascimento e história obstétrica. Assim, independentemente da experiência do obstetra, às vezes são inevitáveis lesões no assoalho pélvico durante o parto vaginal. Entretanto, é importante ressaltar que, embora seja aceitável a ocorrência de lesão do assoalho pélvico no momento do parto, a falha em diagnosticar uma lesão externa ou em repará-la adequadamente é considerada um cuidado abaixo do padrão.

DIAGNÓSTICO

Lesões obstétricas externas (evidentes) do assoalho pélvico

Essas lesões iniciam no epitélio vaginal e/ou na pele perineal e se estendem para os músculos do assoalho pélvico e para as estruturas circundantes. O trauma é categorizado de acordo com as estruturas envolvidas. O Quadro 23.1 mostra a classificação adotada pelo Royal College of Obstetricians and Gynaecologists (RCOG) e o National Institute for Health and Care Excellence (NICE) do Reino Unido, considerada internacionalmente a classificação padrão. Cabe ressaltar que o esfíncter anal externo é um músculo perineal superficial; portanto, o grau de trauma perineal não é sinônimo de

183

Quadro 23.1 Classificação do trauma perineal

Primeiro grau	Lesão somente na pele
Segundo grau	Lesão do períneo envolvendo os músculos perineais, mas não o esfíncter anal
Terceiro grau	Lesão do períneo envolvendo o complexo do esfíncter anal 3a: < 50% de laceração da espessura do esfíncter anal externo (EAE) 3b: > 50% de laceração de espessura do EAE 3c: laceração do esfíncter anal interno (EAI)
Quarto grau	Lesão do períneo envolvendo o complexo do esfíncter anal (EAE e/ou EAI) e o epitélio anal

profundidade desse tipo de lesão. Na verdade, é possível haver uma laceração de segundo grau que envolva estruturas mais profundas do que uma de terceiro grau.

Avaliação clínica

Lesões externas que envolvem o períneo devem ser identificáveis no exame clínico. No entanto, essa avaliação deve ser completa, sistemática e realizada por profissional experiente para evitar o risco de negligenciar uma lesão ou classificar incorretamente seu grau.

O primeiro passo consiste em garantir que os seguintes pontos sejam cumpridos a partir da perspectiva da mulher:

1. **Informação:** boa comunicação com a mulher, explicando o que envolve a avaliação, incluindo a possibilidade de exame retal e os motivos para a avaliação.
2. **Consentimento:** um consentimento informado é essencial antes de qualquer exame.
3. **Analgesia:** é importante verificar se a mulher tem analgesia adequada e efetiva.
4. **Conforto:** certificar-se de que a mulher está em posição confortável antes de realizar o exame.

Boa iluminação, a disponibilidade de um assistente, se necessário, e instrumentos e/ou *swabs* adequados são pré-requisitos importantes para que o médico tenha uma visão clara do períneo e de quaisquer lesões associadas. O exame deve incluir uma avaliação visual da extensão do trauma, determinando as estruturas envolvidas nessa lesão, identificando o ápice da rotura, avaliando a quantidade de sangue perdido e identificando pontos de referência anatômicos, como remanescentes de hímen. Em caso de suspeita de trauma, mesmo que na inspeção inicial pareça razoavelmente superficial, é importante um exame retal para avaliação do canal anal e dos esfíncteres.

De particular relevância são as lacerações anulares na parte inferior da vagina que se estendem por trás da pele perineal até o corpo perineal e podem ocasionalmente alcançar os esfíncteres anais. Essas lacerações são às vezes conhecidas como lacerações em alça de balde. Elas tendem a ser enganosas, uma vez que a pele perineal pode parecer íntegra, sendo essa uma das razões que levam o diagnóstico de uma lesão obstétrica complexa do assoalho pélvico a ser negligenciado. Isso destaca a importância do exame sistemático e efetivo da vagina e do trato genital após qualquer parto vaginal, mesmo quando a pele perineal parece íntegra com mínima ou nenhuma perda de sangue.

Como salientado previamente, várias diretrizes baseadas em evidências, incluindo as do RCOG e do NICE, recomendam que um exame retal seja realizado para avaliar a existência de qualquer dano aos esfíncteres anais externos ou internos e ao canal anal. Uma avaliação retal completa envolveria a verificação da integridade do epitélio anal por meio da realização de um exame retal de rotina com o dedo indicador (Figura 23.1), seguido do dedo indicador e do polegar para palpar o esfíncter anal externo, usando um movimento de "contar dinheiro" (Figura 23.2) para excluir a presença de quaisquer defeitos que sugiram uma das lesões obstétricas do esfíncter anal (OASI, do inglês *Obstetric Anal Sphincter Injuries*). Se for diagnosticada uma laceração, é necessária uma avaliação mais detalhada para determinar a extensão da lesão até o esfíncter anal externo e qualquer envolvimento do esfíncter interno de modo a diagnosticar com precisão o grau de trauma e, portanto, planejar os materiais e métodos apropriados para o reparo.

Modalidades de imagem

Estudos sugeriram previamente uma taxa bastante alta de lesões obstétricas do esfíncter anal que foram negligenciadas no exame clínico no momento do parto. Essas foram denominadas OASI *ocultas*. Além disso, outros estudos relataram que a avaliação clínica do trauma perineal complexo tem sensibilidade relativamente baixa com confiabilidade interobservador fraca. Esses relatos resultaram em vários estudos que avaliaram a viabilidade e a acurácia diagnóstica da ultrassonografia endoanal e transperineal para avaliação do esfíncter anal no período pós-parto imediato de modo a reduzir o risco de negligenciar esse trauma (Figura 23.3).

Embora o uso dessas modalidades de varredura seja viável, vários estudos mais recentes mostraram que um exame clínico sistemático, realizado por médico treinado, tem sensibilidade e especificidade muito altas. Também é importante ressaltar que esses exames especializados exigem profissionais

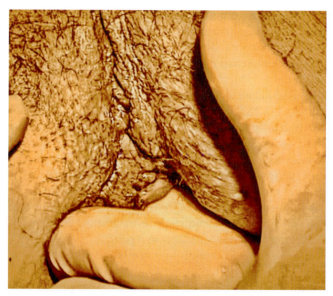

Figura 23.1 Exame retal para avaliação do canal anal.

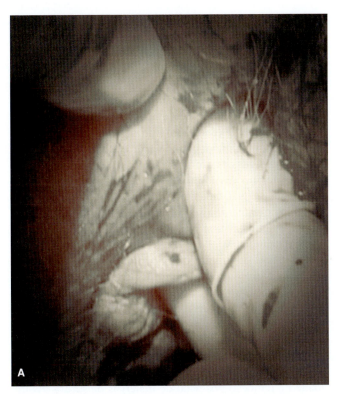 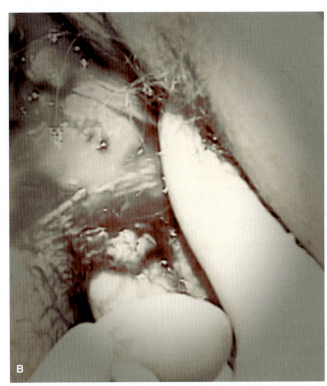

Figura 23.2A e B Avaliação do esfíncter anal externo usando o movimento de "contar dinheiro".

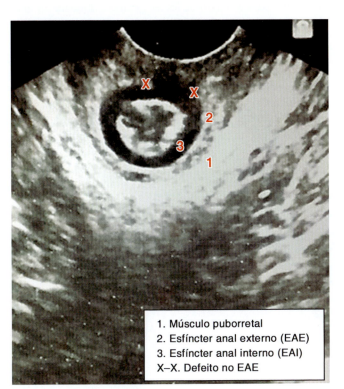

1. Músculo puborretal
2. Esfíncter anal externo (EAE)
3. Esfíncter anal interno (EAI)
X–X. Defeito no EAE

Figura 23.3 Ultrassonografia transperineal para avaliação dos esfíncteres anais após o parto vaginal.

treinados e experientes para executá-los e interpretá-los os exames, assim como equipamentos de varredura e sondas especiais em caso de varreduras endoanais. Portanto, um exame clínico sistemático é a base para avaliação do assoalho pélvico após o parto, e todo esforço deve ser feito para garantir que a equipe envolvida no cuidado intraparto seja competente para realizá-lo. No entanto, o uso de modalidades de imagem ainda é importante para o acompanhamento de mulheres com OASI diagnosticadas, como discutido adiante.

Lesões obstétricas internas (ocultas) do assoalho pélvico

Essas são lesões no assoalho pélvico que não são uma extensão de trauma externo e podem ocorrer na ausência de qualquer lesão externa. Como salientado previamente, e embora anteriormente considerado comum, o pensamento atual é que grande parte das OASI consideradas ocultas foi de fato negligenciada, ou seja, deveria ter sido diagnosticada no momento do nascimento. Portanto, nesta seção o foco será a avulsão do músculo levantador do ânus (AL), atualmente considerada o tipo mais comum de lesão obstétrica oculta do assoalho pélvico.

A AL consiste no descolamento do componente do músculo pubovisceral (MPV) do músculo levantador do ânus desde sua inserção no osso púbico. Há o relato de que 13% a 36% das mulheres sofrem alguma forma de AL durante o primeiro parto vaginal. O risco é maior com parto vaginal operatório e no segundo estágio do trabalho de parto prolongado. A AL pode ser observada como perda completa da conexão com o pube ou como descolamento parcial uni ou bilateralmente. Embora as avulsões parciais tenham maior probabilidade de melhorar com o tempo, elas ainda estão associadas a manifestações subjetivas e objetivas de disfunção do assoalho pélvico. A AL está associada ao prolapso dos órgãos pélvicos em longo prazo e a risco muito maior de recorrência do prolapso após a cirurgia.

A palpação do local de inserção do MPV é por vezes recomendada para o exame inicial das mulheres com prolapso de órgãos pélvicos; a precisão diagnóstica desse método se baseia na habilidade do examinador e na presença de um lado íntegro para atuar como referência e parece ser limitada pela variação natural nas inserções do MPV. Embora a avaliação clínica da inserção do MPV possa ser viável no contexto da avaliação uroginecológica, esse não é o caso durante o período pós-natal imediato. Assim, o diagnóstico se baseia em técnicas de imagem, principalmente na ultrassonografia 3D ou na ressonância magnética (RM), e, portanto, o diagnóstico tende a ser estabelecido muito tempo após o nascimento.

TRATAMENTO E ACOMPANHAMENTO
Lacerações perineais de primeiro e segundo graus
Uma laceração de primeiro grau que não está sangrando não exige sutura (veja a Figura 23.4*A*), a menos que as bordas da pele não estejam bem opostas, particularmente se a laceração envolver os lábios (veja a Figura 23.4*B*).

Em contrapartida, devem ser reparadas todas as lesões perineais de segundo grau que se estendem para os músculos do assoalho pélvico. Existem evidências científicas bem estabelecidas na Cochrane que apoiam o uso da técnica de sutura simples contínua para mucosa vaginal, músculos perineais, subcutâneo e pele em detrimento da sutura interrompida. Como benefícios se destacam menos dor em curto prazo e a não necessidade de remoção do fio de sutura (Figura 23.5). O efeito foi ainda maior quando a técnica contínua era usada para reparar todas as camadas e não apenas a pele. Mais recentemente, um ensaio randomizado de grande escala sobre a melhoria da qualidade demonstrou que a técnica contínua foi significativamente associada à menor probabilidade de infecção da ferida perineal ou à necessidade de remoção das suturas perineais.

O material de sutura utilizado também pode afetar a experiência de uma mulher com dor perineal de curto prazo. Dados de outra revisão da Cochrane, que incluiu 18 estudos com dados sobre mais de 10.000 mulheres, mostraram que o uso de suturas sintéticas padrão foi associado a menos dor perineal até 3 dias após o nascimento e menos analgesia até 10 dias após o parto. Além disso, as suturas sintéticas de absorção rápida foram menos propensas a se associarem à necessidade de remoção pós-natal de materiais de sutura. Assim, uma sutura de poliglactina de rápida absorção é considerada de escolha para o reparo de lesões perineais de segundo grau ou episiotomia (Quadro 23.2).

Deve haver um sistema de acompanhamento pós-natal para identificação precoce de problemas relacionados com a ferida, como hematomas, infecção e rotura da ferida. As mulheres também devem ter um meio de comunicar quaisquer preocupações que possam ter em longo prazo, como questões relacionadas com o modo como a ferida cicatrizou, disfunção sexual ou outros problemas relacionados com o assoalho pélvico.

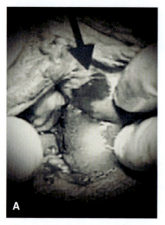
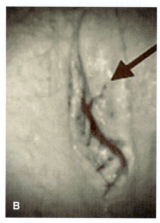

Figura 23.4A e B Exemplos de lacerações perineais de primeiro grau.

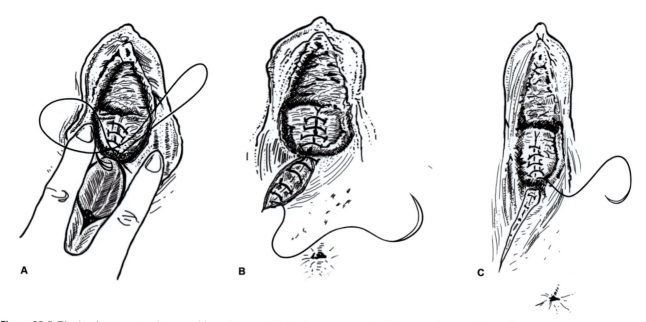

Figura 23.5 Técnica de reparo contínuo sem bloqueio para episiotomia e trauma perineal de segundo grau. **A** Ponto frouxo e contínuo sem bloqueio da parede vaginal. **B** Ponto frouxo e contínuo sem bloqueio dos músculos perineais. **C** Fechamento da pele usando ponto subcutâneo solto.

Capítulo 23 Identificação e Tratamento de Lesões Obstétricas do Assoalho Pélvico

Quadro 23.2 Princípios básicos para o reparo perineal

Técnica asséptica
Boa iluminação
Verificar o equipamento
Contagem de *swabs* e agulhas antes e depois do reparo
Assegurar bom alinhamento anatômico
Exame retal após completar o reparo para assegurar que o material de sutura não foi inserido acidentalmente através da mucosa retal
Documentar a extensão do trauma, o método de reparo e os materiais utilizados
Fornecer à mulher informações sobre extensão do trauma, alívio da dor, dieta, higiene e importância dos exercícios do assoalho pélvico

Fonte: modificado de NICE CG190.

Particularmente importantes são a identificação precoce e o tratamento da sepse por ferida suspeita ou confirmada em razão do risco de consequências graves para a ferida ou mesmo para a mulher se a sepse se propagar.

A deiscência ou rotura da ferida perineal (parcial ou completa) pode ser consequência de uma infecção da ferida perineal. Embora não exista uma abordagem padronizada para o manejo da deiscência da ferida perineal, grande proporção dessas feridas tende a ser tratada de maneira expectante. No entanto, há evidências crescentes de que a sutura secundária da ferida está associada a melhores desfechos clínicos e a maiores taxas de satisfação das mulheres com a cicatrização das feridas.

Lacerações perineais de terceiro e quarto graus

As lacerações perineais de terceiro e quarto graus são coletivamente conhecidas como OASI. Dada a gama de problemas que as mulheres podem sofrer caso o trauma não seja adequadamente reparado (p. ex., incontinência anal), além das implicações no futuro modo de nascimento se esse trauma for negligenciado, incorretamente classificado ou não adequadamente reparado, as mulheres que sofrem ou apresentam suspeita de sofrer uma OASI devem ser avaliadas e tratadas por médico devidamente treinado que faça o reparo ou pelo menos supervisione o procedimento.

O reparo deve ser realizado em sala de cirurgia, sob anestesia regional ou geral, com boa iluminação e instrumentos apropriados. Os Quadros 23.3 e 23.4 mostram o material de sutura recomendado, a técnica de reparo e o acompanhamento dos diferentes tipos de lesões nas estruturas do complexo anorretal.

Dados mais aprofundados ainda são aguardados antes que seja totalmente conhecido o modo ideal de nascimento em mulheres que sofreram OASI em parto anterior. As recomendações atuais, pelo menos no Reino Unido, é que as mulheres que sofreram um dos tipos de OASI em gravidez anterior sejam submetidas a uma avaliação detalhada da função intestinal e encaminhadas para exame endoanal (p. ex., manometria anal). Caso as mulheres sejam sintomáticas ou apresentem pressões manométricas anorretais anormalmente baixas e/ou defeitos ultrassonográficos endoanais,

Quadro 23.3 Materiais de sutura e técnicas de reparo de OASI

Estrutura	Material de sutura	Técnica
Mucosa anorretal – 4º grau	Poliglactina 3–0	Técnica contínua ou interrompida
Esfíncter anal interno (EAI) – 3C	PDS 3-0 ou poliglactina 2–0	Sempre reparo término-terminal usando sutura separada ou em colcheio (ou em U)
Esfíncter anal externo (laceração de espessura parcial) – todos os 3A e alguns 3B		Aproximação término-terminal
Esfíncter anal externo (espessura total) – todos os 3C e alguns 3B		Sobreposição ou aproximação término-terminal

Quadro 23.4 Recomendações de boas práticas clínicas para acompanhamento após o reparo de OASI

Até que mais evidências estejam disponíveis, é recomendado o uso de antibióticos de amplo espectro; entretanto, o tipo de antibiótico, a dose, o tempo e a duração dependerão da política local
Laxantes são aconselháveis no pós-operatórios para reduzir o risco de obstipação e seu impacto na ferida cicatricial
A fisioterapia após o reparo é considerada boa prática clínica em virtude de seus benefícios na musculatura do assoalho pélvico em cicatrização
Acompanhamento formal entre 6 e 12 semanas após o parto, que deve incluir uma revisão completa das funções intestinais usando um questionário validado e uma avaliação clínica da cicatrização de feridas e da função muscular do assoalho pélvico
As mulheres que apresentam incontinência ou dor no acompanhamento devem ser encaminhadas para avaliação especializada adicional

é considerada uma cesariana eletiva. No entanto, um parto vaginal subsequente é recomendado para mulheres com OASI anteriores que não apresentam sintomas de incontinência anal ou defeitos esfincterianos. Atualmente, há um nível de evidência mais forte que apoia mais essa última recomendação do que a primeira.

Avulsão do músculo levantador do ânus

Atualmente, não existem intervenções padronizadas ou eficazes para prevenção ou tratamento da AL; no entanto, parece haver benefícios potenciais com exercícios pré-natais estruturados de músculos do assoalho pélvico e a manipulação de fatores de risco evitáveis. Também é prudente garantir o encaminhamento adequado das mulheres com sintomas de disfunção do assoalho pélvico após o parto para diagnóstico precoce e treinamento dos músculos do assoalho pélvico sob a supervisão de um fisioterapeuta de assoalho pélvico.

PONTOS CRÍTICOS E CONSIDERAÇÕES FINAIS

Gravidez, trabalho de parto e parto são processos dinâmicos com variáveis clínicas em constante mudança. Algumas atenuam e outras aumentam o risco de uma mulher sofrer trauma no assoalho pélvico. Um número significativo de mulheres que dão à luz por via vaginal terá algum tipo de trauma em seu assoalho pélvico. A lesão sofrida pode ser espontânea ou obtida cirurgicamente, pode ser externa ou interna ou pode variar desde uma pequena laceração até rotura mais complexa envolvendo o complexo dos esfíncteres anorretais. É imperativo um exame sistemático e completo para excluir o envolvimento do complexo anorretal e classificar o trauma. O uso de materiais e técnicas de sutura com base em evidências para reparo dessas lesões está associado a desfechos clínicos significativamente melhores e relatados por mulheres.

Uma lesão interna (oculta) pode acontecer na ausência de qualquer lesão externa, como AL. Atualmente, não existem intervenções padronizadas para prevenção ou tratamento da AL, além do treinamento muscular estruturado do assoalho pélvico e do manejo de fatores de risco evitáveis. O diagnóstico das lesões externas do assoalho pélvico no momento do parto depende principalmente da avaliação clínica. O papel principal das modalidades de imagem é no manejo de longo prazo das mulheres sintomáticas ou para o acompanhamento de OASI para determinar o modo ideal de parto em gestações subsequentes. Em contrapartida, a imagem do assoalho pélvico usando varreduras transperineais em 3D ou RM é essencial no diagnóstico de lesões ocultas.

PONTOS-CHAVE

1. Embora possa ser aceitável a ocorrência de lesão do assoalho pélvico no momento do parto, a falha em diagnosticar uma lesão externa ou em repará-la adequadamente é considerada um cuidado abaixo do padrão.
2. Um exame minucioso e sistemático realizado por profissional experiente é essencial para classificar corretamente o grau de trauma externo e evitar o risco de negligenciá-lo.
3. O exame retal é essencial para avaliar qualquer dano aos esfíncteres anais externos ou internos e ao canal anal. Uma avaliação retal completa envolveria a verificação da integridade do epitélio anal por meio da realização de um exame retal de rotina, seguido do uso do dedo indicador e do polegar para palpar o esfíncter anal externo, usando um movimento de "contar dinheiro" para excluir a presença de qualquer defeito.
4. O uso de materiais e técnicas de sutura com base em evidências tem sido associado a desfechos clínicos significativamente melhores e relatados por mulheres.
5. A técnica simples contínua utilizando material de sutura sintético é o método de escolha para o reparo de uma rotura de segundo grau ou episiotomia.
6. O reparo de OASI deve ser realizado em sala de cirurgia, sob anestesia regional ou geral, com boa iluminação e instrumentos apropriados. PDS 3-0 ou poliglactina 2-0 devem ser usados para o reparo de qualquer laceração de esfíncter anal.
7. As modalidades de imagem podem não ser essenciais no diagnóstico da extensão das lesões externas do assoalho pélvico no momento do parto, a não ser que um médico treinado realize uma avaliação sistemática, incluindo o exame retal.
8. No entanto, o uso de modalidades de imagem ainda é importante para o acompanhamento de mulheres diagnosticadas com OASI.

Leitura complementar

Ali-Masri H, Hassan S, Ismail K et al. Enhancing recognition of obstetric anal sphincter injuries in six maternity units in Palestine: an interventional quality improvement study. BMJ Open 2018; 8:e020983.

Arias T, Bick D. Assessment and postnatal management of genital tract trauma. In: Ismail K (ed.). Perineal trauma at childbirth. Springer, Cham, 2016.

De Tayrac R et al. Anatomy and physiology of the pelvic floor. In: Ismail K (ed.). Perineal trauma at childbirth. Springer, Cham, 2016.

Dudley L, Kettle C, Thomas PW, Ismail KM. Perineal re-suturing versus expectant management following vaginal delivery complicated by a dehisced wound (PREVIEW): A pilot and feasibility randomised controlled trial. BMJ Open 2017 Feb 10; 7(2):e012766.

Federative Committee on Anatomical Terminology. Terminologia anatômica [Internet]. 1998 [cited 2018 Oct 11]. p. A09.5.00.001 Entity Page. Disponível em: https://www.unifr.ch/ifaa/Public/EntryPage/TA98 Tree/Entity TA98 EN/09.5.00.001 Entity TA98 EN.htm.

Fritel X et al. The role of imaging in assessing perineal trauma. In: Ismail K (ed.). Perineal trauma at childbirth. Springer, Cham, 2016.

Haylen BT, de Ridder D, Freeman RM et al. An International Urogynecological Association (IUGA)/International Continence Society (ICS) joint report on the terminology for female pelvic floor dysfunction. Int Urogynecol J 2010; 21(1):5-26.

Ismail KM (ed.). Perineal trauma at childbirth. Springer, 2017.

Ismail KM, Kettle C, Macdonald SE, Tohill S, Thomas PW, Bick D. Perineal assessment and repair longitudinal study (PEARLS): a matched-pair cluster randomized trial. BMC Med 2013 Sep 23; 11:209.

Kettle C, Dowswell T, Ismail KM. Absorbable suture materials for primary repair of episiotomy and second-degree tears. Cochrane Database Syst Rev 2010; (2):CD000006.

Kettle C, Dowswell T, Ismail KM. Continuous and interrupted suturing techniques for repair of episiotomy or second-degree tears. Cochrane Database Syst Rev 2012 Nov 14; 11:CD000947.

Lammers K, Prokop M, Vierhout ME, Kluivers KB, Fütterer JJ. A pictorial overview of pubovisceral muscle avulsions on pelvic floor magnetic resonance imaging. Insights Imaging 2013; 4:431-41.

Maslovitz S, Jaffa A, Levin I, Almog B, Lessing JB, Wolman I. The clinical significance of postpartum transperineal ultrasound of the anal sphincter. Eur J Obstet Gynecol Reprod Biol 2007; 134:115-9.

McCandlish R, Bowler U, van Asten H et al. A randomised controlled trial of care of the perineum during second stage of normal labour. Br J Obstet Gynaecol 1998; 105(12):1262-72.

National Institute for Health and Care Excellence. Intrapartum care: care of healthy women and their babies during childbirth. CG 190, 2014b.

National Institute for Health and Care Excellence. Routine postnatal care of women and their babies. CG 37, 2014a.

RCOG. Third- and Fourth-degree Perineal Tears, Management (Green-top 29). RCOG Greentop Guidelines, 2015.

Schwertner-Tiepelmann N, Thakar R, Sultan AH, Tunn R. Obstetric levator ani muscle injuries: current status. Ultrasound Obstet Gynecol 2012; 39:372-83.

Timor-Tritsch IE, Monteagudo A, Smilen SW, Porges RF, Référence Avizova E. Simple ultrasound evaluation of the anal sphincter in female patients using a transvaginal transducer. Ultrasound Obstet Gynecol 2005; 25:177-83.

Van Delft K, Thakar R, Sultan A, Schwertner-Tiepelmann N, Kluivers K. Levator ani muscle avulsion during childbirth: a risk prediction model. BJOG 2014; 121:1155-63.

Van Delft KWM, Thakar R, Sultan AH, IntHout J, Kluivers KB. The natural history of levator avulsion one year following childbirth: a prospective study. BJOG 2015; 122:1266-73.

Webb SS, Hemming K, Khalfaoui MY et al. An obstetric sphincter injury risk identification system (OSIRIS): is this a clinically useful tool? Int Urogynecol J 2016 Sep 2. [Epub ahead of print] PMID: 27589856.

Webb SS, Sherburn M, Ismail KMK. Managing perineal trauma after childbirth. BMJ 2014; 349:g6829.

Webb SS, Yates D, Manresa M, Parsons M, Macarthur C, Ismail KMK. Impact of subsequent birth and delivery mode for women with previous OASIS: systematic review and meta-analysis. Int Urogynecol J 2017; 28(4):507-14.

Yagel S, Valsky DV. Three-dimensional transperineal ultrasonography for evaluation of the anal sphincter complex: another dimension in understanding peripartum sphincter trauma. Ultrasound Obstet Gynecol 2006; 27:119-23.

CAPÍTULO **24**

Aly Youssef
Elisa Montaguti
Maria Gaia Dodaro
Federica Bellussi

Ultrassonografia durante o Atendimento do Trabalho de Parto

INTRODUÇÃO

Muitos estudos demonstraram que o exame clínico tradicional para avaliação da posição e da situação fetal no trabalho de parto pode às vezes ser impreciso e pouco reprodutível. Pode ser ainda mais difícil em situações clinicamente desafiadoras, como na distócia, onde o excesso de moldagem e a cabeça do feto podem até mesmo tornar problemático o exame digital preciso. Nos últimos anos, aumentou o interesse pela introdução do ultrassom durante o trabalho de parto. Há um número crescente de evidências mostrando que a ultrassonografia pode servir como ferramenta objetiva e precisa na avaliação da posição e encaixe da cabeça do feto. Além disso, a ultrassonografia intraparto possibilita uma determinação mais precisa da posição e da situação e é mais aceita pelas mulheres do que o exame digital.

Este capítulo está dividido principalmente em duas partes. Na primeira, são discutidos os aspectos técnicos sobre a avaliação ultrassonográfica na sala de parto (como fazer), enquanto na segunda parte são analisadas as situações clínicas nas quais a ultrassonografia pode ser útil para melhorar o manejo do trabalho de parto (quando fazer).

Antes de começar, é importante destacar dois pontos:

1. Este capítulo tratará apenas do uso da ultrassonografia para o diagnóstico de más posições fetais e má apresentação fetal e para o monitoramento da progressão do trabalho de parto. Cabe observar que a ultrassonografia pode ser usada com muitos outros objetivos na sala de parto (p. ex., confirmação do batimento cardíaco fetal, avaliação da etiologia da hemorragia anteparto e pós-parto, avaliação de hematomas vaginais etc.) que estão fora do escopo do presente capítulo.

2. A ultrassonografia pode, em determinados cenários clínicos, fornecer algumas informações úteis para ajudar o médico. O ultrassom não deve e não substituirá o exame clínico, mas será sempre uma ferramenta complementar no arsenal da equipe de obstetrícia.

COMO FAZER? ASPECTOS TÉCNICOS DO USO DO ULTRASSOM NO TRABALHO DE PARTO

Duas abordagens ultrassonográficas são úteis na sala de parto: a abordagem transabdominal e a transperineal.

Abordagem transabdominal

A abordagem transabdominal é extremamente útil para o diagnóstico da posição occipital do feto. Por meio de uma abordagem sistemática simples, a representação precisa da posição occipital do feto é quase sempre de simples obtenção por exame transabdominal. A varredura transabdominal deve começar imediatamente abaixo do umbigo materno na incidência transversal; em seguida, o operador deve deslizar caudalmente para obter a incidência suprapúbica transversal, e por último a sonda é girada no sentido horário para obter a incidência suprapúbica sagital. Com essa abordagem sistemática, a diferenciação precisa entre a posição occipital anterior (Figura 24.1) e posterior (Figura 24.2) pode ser estabelecida de maneira confiável, como pode ser visto no Quadro 24.1 e ilustrado nas figuras. Além disso, usando a incidência suprapúbica transversal, estruturas intracranianas podem ser observadas em muitos casos (tálamo e cerebelo), auxiliando o diagnóstico preciso da posição occipital do feto (Figura 24.3).

Na incidência sagital suprapúbica, a flexão adequada da cabeça fetal pode ser documentada tanto na posição occipital anterior, ao se ver o pescoço do feto, como na posição occipital posterior, ao se ver o queixo fetal aderido ao tórax fetal. Detalhes sobre a flexão da cabeça do feto serão discutidos mais adiante nas más apresentações fetais cefálicas e na seção sobre mau posicionamento.

Abordagem transperineal

Também chamada de abordagem translabial. Muitos parâmetros ultrassonográficos foram estudados usando essa abordagem. Para uma cobertura mais exaustiva de todos os parâmetros, o leitor interessado é convidado a consultar as diretrizes de livre acesso da International Society of Ultrasound in Obstetrics

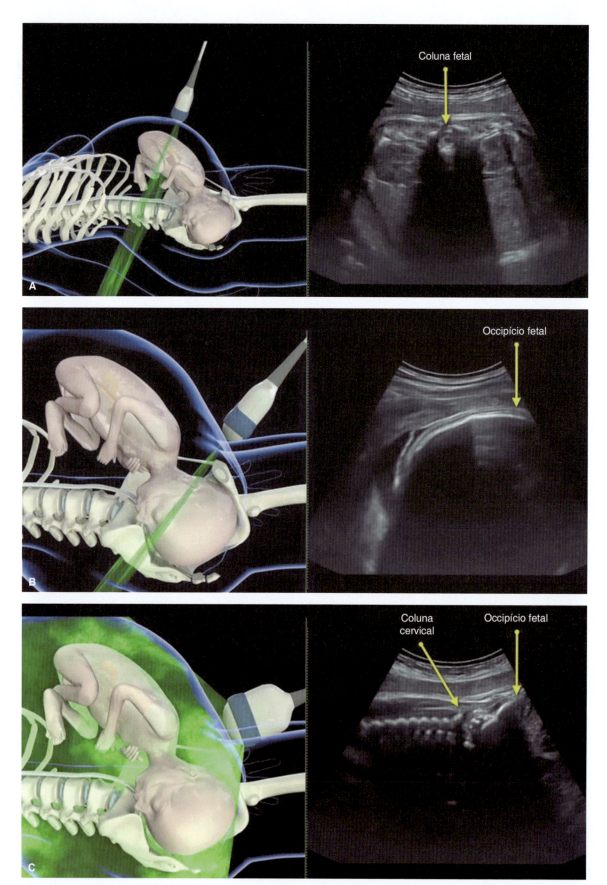

Figura 24.1 Ultrassonografia transabdominal de feto na posição occipital anterior. A espinha fetal é observada anteriormente na incidência transversal da região umbilical (**A**), o occipício fetal é observado em incidência suprapúbica transversal (**B**), e o occipício fetal e a coluna cervical fetal podem ser vistos na incidência suprapúbica sagital (**C**). Observe que, em algumas situações, a coluna fetal pode estar em posição não anterior em casos de posição occipital anterior. (Reproduzida de Youssef e cols.).

Capítulo 24   Ultrassonografia durante o Atendimento do Trabalho de Parto

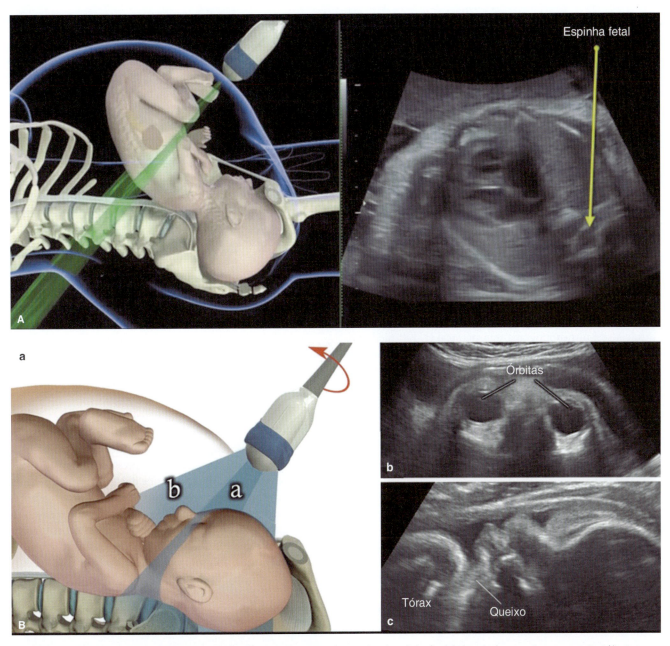

Figura 24.2 Ultrassonografia transabdominal de feto na posição occipital posterior. A espinha fetal é observada posteriormente na incidência transversal da região umbilical (**a**) as órbitas fetais são observadas em visão suprapúbica transversal (**b**). Essa é a marca registrada da posição occipital posterior. Na incidência suprapúbica sagital (**c**), o queixo fetal é observado aderente ao tórax fetal, indicando uma posição occipital posterior bem flexionada. Observe que, em algumas situações, a coluna fetal pode estar em posição não posterior em casos de posição occipital posterior. (Reproduzida de Youssef et cols.).

Quadro 24.1 Critérios para o diagnóstico da posição occipital por exame transabdominal

	Posição occipital anterior (Figura 24.1)	Posição occipital posterior (Figura 24.2)
Incidência transversal umbilical	A coluna fetal é em geral visualizada anteriormente	A coluna fetal é em geral visualizada posteriormente
Incidência transversal suprapúbica	O occipício fetal é visualizado; as órbitas fetais nunca devem ser vistas	As órbitas fetais devem ser vistas; **esta é a marca registrada da posição occipital posterior**
Incidência sagital suprapúbica	A coluna cervical fetal e o occipício fetal devem ser visualizados	O queixo fetal geralmente é observado aderido ao tórax fetal, indicando posição occipital posterior bem flexionada

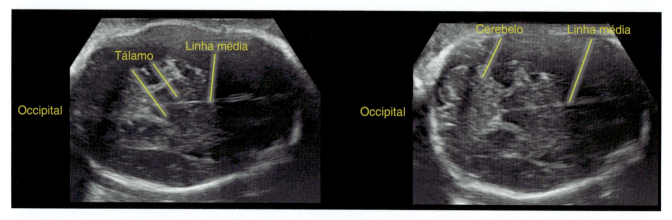

Figura 24.3 Estruturas fetais intracranianas que podem ajudar na determinação precisa da posição occipital do feto. (Reproduzida de Youssef et cols.).

and Gynecology (ISUOG). Como o objetivo deste capítulo é fornecer um guia prático para aplicação da ultrassonografia durante o trabalho de parto, a cobertura será limitada aos parâmetros clinicamente mais úteis.

Inicia-se a ultrassonografia transperineal (UTP) mediante o preparo do transdutor convexo convencional, cobrindo-o com gel, depois com uma luva estéril e, por fim, cobrindo o transdutor com gel. Duas incidências podem ser úteis na abordagem transperineal:

a. **Incidência sagital média (mediana – Figura 24.4):** obtida colocando-se o transdutor sagital entre os lábios. Nessa incidência, dois marcos são observados: a sínfise púbica materna e o crânio fetal. O parâmetro mais estudado nessa incidência é o chamado ângulo de progressão (AoP – Figura 24.5), também denominado de ângulo de descida da cabeça fetal. Esse é o ângulo entre duas linhas: a primeira passando pelo eixo longo da sínfise púbica e a segunda saindo da borda inferior da sínfise púbica e passando tangencialmente para a parte mais inferior do crânio fetal. Descobriu-se que esse parâmetro é um índice objetivo e reprodutível de encaixe da cabeça fetal. Quanto maior o ângulo de progressão, mais encaixada fica a cabeça fetal.

b. **Axial (incidência transversal – Figura 24.6):** essa incidência é obtida girando-se o transdutor 90 graus no sentido anti-horário a partir da incidência sagital anteriormente descrita. Nessa incidência, dois parâmetros principais podem fornecer informações úteis, os quais são descritos a seguir.

Distância da cabeça-períneo fetal (DCP – Figura 24.7)

Essa é a distância simples entre o transdutor e o crânio fetal na incidência axial. São necessárias pressão e angulação suaves do transdutor até obter a menor distância entre o períneo e a cabeça fetal. Quanto menor essa distância, mais encaixada é a cabeça fetal. Como muitos obstetras, em uma pesquisa publicada (Youssef e cols., 2017), expressaram preocupações com relação à complexidade dos parâmetros ultrassonográficos transperineais, a simplicidade desse parâmetro apenas como uma distância é uma de suas principais vantagens.

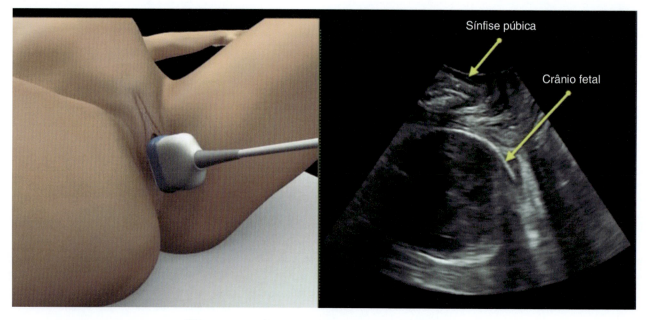

Figura 24.4 Incidência sagital média transperineal (mediana).

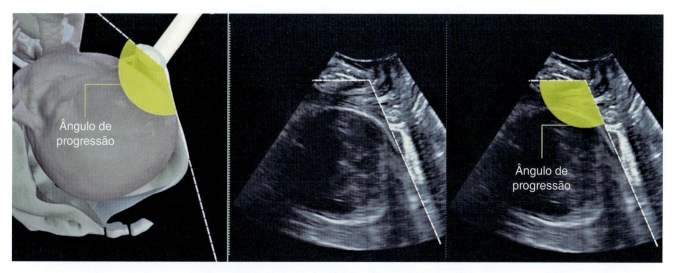

Figura 24.5 Técnica para medição do ângulo de progressão.

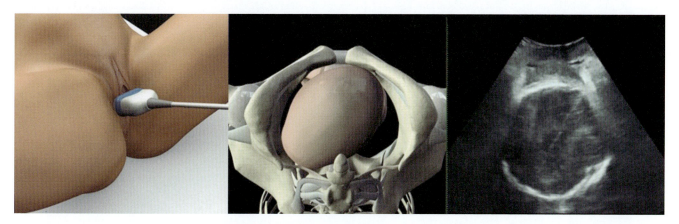

Figura 24.6 Incidência axial (transversal) transperineal.

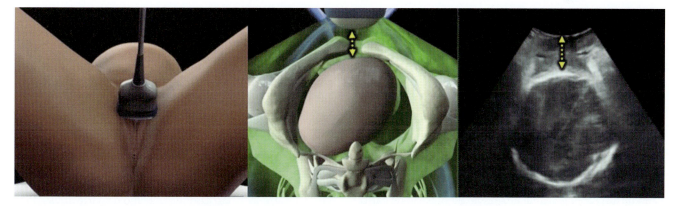

Figura 24.7 Técnica para medição da distância cabeça fetal-períneo.

Ângulo da linha média (Figura 24.8)

Esse é o segundo parâmetro que pode ser medido na incidência axial e o único parâmetro transperineal que indica o grau de rotação da cabeça do feto. Trata-se do ângulo incluído entre duas linhas: a linha média do cérebro fetal e a linha que traça o diâmetro anteroposterior da pelve materna. Com a progressão do trabalho de parto e o maior encaixe da cabeça fetal, a maioria dos fetos gira de uma posição occipital transversa inicial para entrar na borda pélvica para uma posição occipital anterior. Esse mecanismo fisiológico necessário implica uma mudança do ângulo da linha média de quase 90 graus no trabalho de parto muito precoce até quase 0 grau no parto. Quanto mais estreito o ângulo da linha média nos casos de posição occipital anterior, mais encaixada é a cabeça fetal.

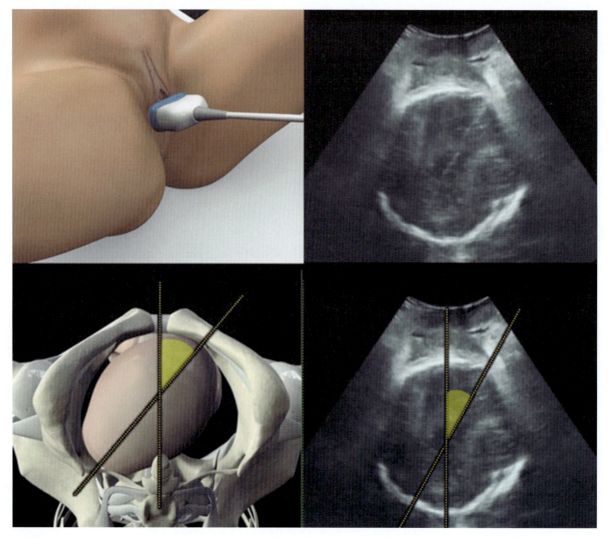

Figura 24.8 Medição do ângulo da linha média, mostrando o posicionamento do transdutor e como o ângulo é medido. (Reproduzida de Ghi et cols.).

QUANDO FAZER?

Embora a ultrassonografia tenha se revelado mais precisa e reprodutível do que o exame digital na avaliação da posição e situação occipital do feto em trabalho de parto, a avaliação ultrassonográfica de rotina no trabalho de parto não demonstrou qualquer benefício. Ao contrário, em um ensaio clínico randomizado e controlado, Popowski e cols. descobriram que a avaliação rotineira da posição occipital do feto no trabalho de parto estava associada a risco aumentado de cesariana sem benefícios maternos ou neonatais. Portanto, na ausência de uma indicação clara, normalmente não é recomendado o uso rotineiro de ultrassonografia na progressão do trabalho de parto.

O uso da ultrassonografia no trabalho de parto pode ser uma ferramenta complementar ao exame clínico nas seguintes situações:

1. Avaliação objetiva de más posições da cabeça fetal e má apresentação fetal.
2. Progressão lenta ou parada do trabalho de parto no primeiro estágio.
3. Progressão lenta ou parada do trabalho de parto no segundo estágio.
4. Determinação da posição da cabeça do feto e da situação fetal antes de considerar ou realizar o parto vaginal instrumental.

Avaliação objetiva de más posições da cabeça fetal e má apresentação fetal

As más posições fetais cefálicas incluem as posições occipitais transversais e posteriores. É importante notar que as más posições fetais são extremamente comuns no trabalho de parto e que no contexto do trabalho de parto normalmente em progressão elas não são por si sós uma indicação para intervir. Por outro lado, em casos de trabalho de parto arrastado, a ultrassonografia oferece uma maneira precisa para o diagnóstico de mau posicionamento occipital do feto. Como discutido na abordagem transabdominal, a posição fetal é avaliada com segurança pela varredura transabdominal. Além disso, a abordagem transperineal pode às vezes ser útil, especialmente em caso de posição occipital transversa e de cabeça profundamente encaixada (Figura 24.9). No contexto de um trabalho de parto arrastado, uma posição occipital transversal persistente pode ajudar no diagnóstico de uma parada transversal profunda da cabeça do feto.

As más apresentações cefálicas fetais incluem apresentações de deflexão da cabeça fetal, sobrancelhas e face. A marca registrada dessas más representações é a deflexão da cabeça do feto em vários graus. A incidência sagital transabdominal pode ser útil para documentar a deflexão da cabeça do feto, fornecendo assim uma ferramenta objetiva que pode auxiliar o diagnóstico. Além disso, a visualização de órbitas fetais na ultrassonografia transperineal estabelece o diagnóstico de más apresentações significativas (apresentação da face ou da testa). A técnica para o diagnóstico de más apresentações fetais nos casos de posição occipital anterior e posterior é ilustrada nas Figuras 24.9 e 24.10.

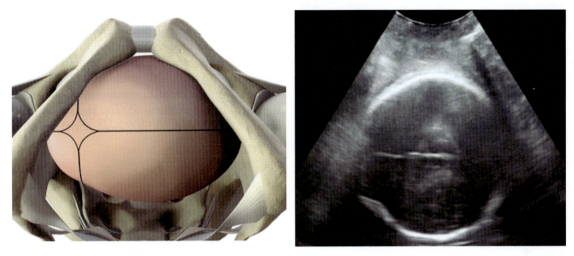

Figura 24.9 Exame transperineal mostrando uma linha média horizontal do cérebro fetal, indicando a posição occipital transversa. (Reproduzida de Bellussi e cols.).

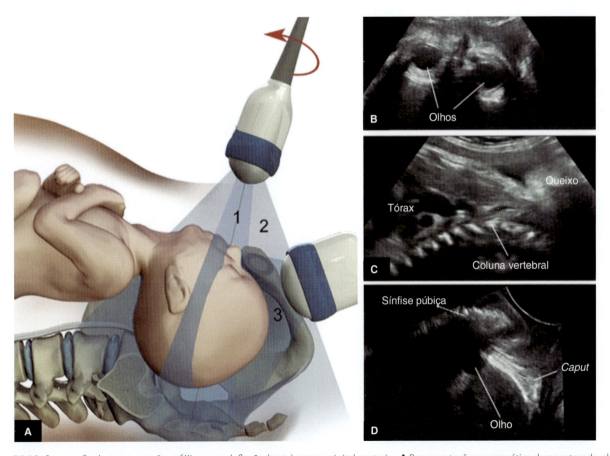

Figura 24.10 Sonografia de apresentação cefálica com deflexão (testa) com occipital posterior. **A** Representação esquemática demonstrando planos de varredura úteis para o diagnóstico (1-3). **B** Exame transabdominal orientado transversalmente logo acima da sínfise púbica (1) revela a direção ascendente dos olhos. **C** Exame transabdominal orientado em ângulo reto em relação ao anterior (2) possibilita a inferência da deflexão, demonstrando a distância entre o tórax e o queixo, bem como a curvatura anterior da coluna vertebral. **D** Exame transperineal (3) revela olho no mesmo nível da sínfise púbica, sugerindo apresentação da testa; a presença de *caput* na fronte também é demonstrada nessa incidência. (Reproduzida de Bellussi e cols.)

Progressão lenta ou parada do trabalho de parto no primeiro estágio

Muitos estudos demonstraram que a distância cabeça fetal-períneo (DCP) e o ângulo de progressão (AoP) são mais precisos do que o exame digital para predizer o parto vaginal em mulheres nulíparas com primeiro estágio prolongado de trabalho de parto. Uma DCP < 40mm está associada à probabilidade de parto por cesariana de 7%, a qual aumenta para 82% quando a DCP é > 50mm. De maneira semelhante, em caso de AoP > 110 graus, a probabilidade de cesariana é de cerca de 12%, alcançando 62% em caso de AoP < 100 graus.

Além disso, em mulheres com primeiro estágio prolongado de trabalho de parto, a posição occipital posterior está associada a risco maior de parto por cesariana em comparação com a posição não occipital posterior (38% *vs.* 17%, *P* = 0,01).

Em resumo, em casos de parada ou prolongamento do primeiro estágio do trabalho de parto, os sinais ultrassonográficos que podem ser tranquilizadores em virtude de uma associação a melhor desfecho são os seguintes:

- Posição occipital anterior com cabeça fetal bem flexionada.
- DCP < 40mm.
- AoP > 110 graus.

Progressão lenta ou parada do trabalho de parto no segundo estágio

Existem poucos dados sobre a utilidade do ultrassom em predizer a chance de parto vaginal espontâneo em comparação com o parto operatório em pacientes com segundo estágio prolongado. Em 62 mulheres com segundo estágio prolongado examinadas por ultrassonografia transperineal, Masturzo e cols. descobriram que a direção ascendente da cabeça fetal em relação ao equipamento de ultrassom (sinal de cabeça para cima) estava associada ao parto vaginal espontâneo em 80% dos casos, em contraste com a direção descendente (20%) ou horizontal da cabeça (41%). Exemplos das várias direções da cabeça fetal são mostrados na Figura 24.12.

Determinação da posição da cabeça do feto e da estação fetal antes de considerar ou realizar o parto vaginal instrumental

Provavelmente, uma das aplicações mais importantes e relevantes da ultrassonografia no trabalho de parto consiste em auxiliar a escolha dos médicos durante a avaliação da realização do parto instrumental. Quando confrontados com a indicação de agilizar o parto no segundo estágio do trabalho de parto, a escolha do modo de nascimento é geralmente direta. Na verdade, em muitos casos, o exame digital é suficiente para a tomada de decisão com confiança. O parto por cesariana geralmente é selecionado para os casos de situações de cabeça muito altas, enquanto a maioria dos médicos optaria por um parto instrumental fácil no caso de situações fetais muito baixas ou cabeça fetal quase coroando. Infelizmente, na obstetrícia, nem todos os casos se enquadram em uma dessas duas categorias. A previsão precisa de um parto instrumental falho é às vezes clinicamente desafiadora. Na verdade, a falha no parto instrumental ocorre em até 10% dos casos e

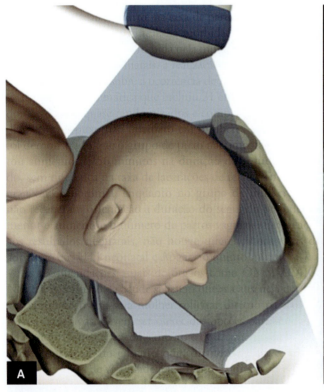 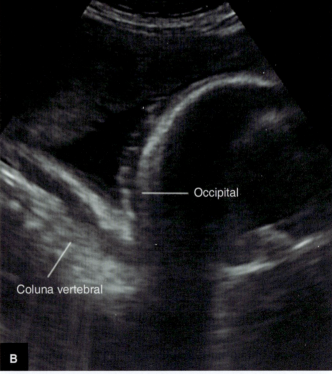

Figura 24.11 Sonografia de apresentação cefálica com deflexão (face) com occipital anterior. **A** Representação esquemática. **B** Sonograma correspondente demonstrando ângulo agudo entre a coluna cervical e o occipital. (Reproduzida de Bellussi e cols.).

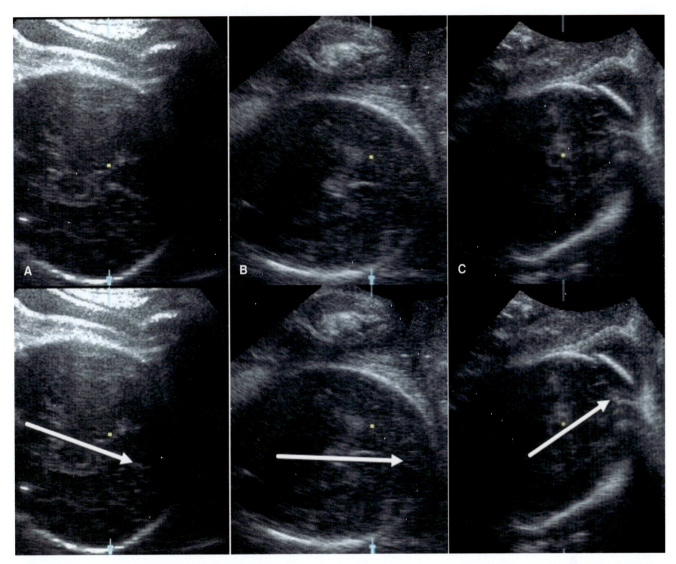

Figura 24.12 Exemplos de avaliação da direção da cabeça na incidência sagital média transperineal em relação ao eixo longo da sínfise púbica. **A** Sinal da cabeça para baixo. **B** Sinal horizontal da cabeça. **C** Sinal da cabeça para cima.

está associada a risco aumentado de complicações maternas e neonatais. O ultrassom tem o potencial de auxiliar a seleção adequada de casos antes do parto instrumental.

Determinação da posição occipital fetal antes do parto instrumental

Antes de um parto instrumental, um pré-requisito importante consiste em determinar a posição exata da cabeça (diretrizes do Royal College of Obstetricians and Gynaecologists [RCOG] sobre parto vaginal operatório). Isso é essencial para o posicionamento adequado do instrumento. Muitos estudos demonstraram que a avaliação ultrassonográfica da posição occipital do feto antes do parto instrumental é muito mais precisa do que o exame digital isolado. Em um estudo randomizado controlado recente (Ramphul e cols., 2014), foi demonstrado que o diagnóstico ultrassonográfico pode ser incorreto em 1,6% dos casos em comparação com 20,2% no grupo de exame digital. Embora o estudo não tenha apresentado diferenças significativas na morbidade materna ou fetal, o principal desfecho foi a precisão da determinação da posição fetal, e o estudo não pôde detectar diferenças na ocorrência de eventos adversos.

Em outro estudo controlado randomizado, Wong e cols. demonstraram que a ventosa foi colocada significativamente mais próxima do ponto de flexão quando a posição da cabeça fetal foi determinada por ultrassonografia em comparação com a palpação. Além disso, as diretrizes do RCOG afirmam que a rotação da cabeça do feto > 45 graus é indicação de que a cabeça fetal está em posição baixa e, portanto, está associada a uma alta probabilidade de um parto instrumental bem-sucedido. Isso pode ser prontamente documentado pela ultrassonografia transperineal na incidência axial se o ângulo da linha média for < 45 graus (veja a Figura 24.8).

Situação da cabeça fetal

Um estudo recente de grande porte (Bultez e cols., 2016) investigou a relação entre a taxa de falha na extração a vácuo e o AoP (imediatamente antes da aplicação do instrumento) em 235 mulheres. Em 30 (12%), a extração a vácuo falhou, ao passo que foi bem-sucedida nas 205 restantes. A falha do parto a vácuo foi associada a um AoP mediano significativamente menor. O melhor ponto de corte para prever a falha do vácuo foi um AoP < 145,5 graus. Curiosamente, a situação da cabeça fetal digitalmente diagnosticada não diferiu entre os dois grupos de parto a vácuo: o bem-sucedido e aquele com falha.

Em outro estudo, Sainz e cols. descobriram que o preditor mais forte de parto complicado é o AoP sob puxo materno ativo. O valor de corte ideal para predizer um parto cirúrgico difícil foi um AoP sob contração e puxo materno de 153,5 graus. Nesse estudo, o parto operatório (vácuo ou fórcipe) foi classificado como complicado quando uma ou mais das seguintes situações ocorreram: três ou mais trações, laceração perineal de terceiro ou quarto graus, sangramento significativo durante o reparo da episiotomia ou laceração importante ou lesão neonatal traumática significativa.

Em um estudo europeu multicêntrico (Kahrs e cols., 2017), incluindo 222 mulheres com segundo estágio de trabalho de parto prolongado, a taxa de cesariana foi significativamente menor entre os casos com DCP ≤ 35mm em comparação com aqueles com DCP > 35mm (3,9% *vs.* 22,0%, *P* <0,01). Nesse estudo, se DCP > 35mm combinada com a posição occipital posterior, a taxa de parto por cesariana foi de 35%. Por outro lado, a taxa de cesariana foi muito baixa (2,2%) nos casos de posição occipital anterior combinada com DCP ≤ 35mm. Além disso, a incidência de pH da artéria umbilical < 7,1 foi significativamente maior nos lactentes que foram submetidos ao parto a vácuo com DCP > 35mm.

Resumindo, os sinais ultrassonográficos associados ao parto vaginal instrumental bem-sucedido são:

- Posição occipital anterior na incidência suprapúbica transabdominal.
- Posição occipital anterior combinada com DCP ≤ 35mm.
- Ângulo da linha média < 45 graus.
- AoP > 145,5 graus em repouso.
- AoP > 153,5 graus no puxo materno.

Leitura complementar

Al-Kadri H, Sabr Y, Al-Saif S, Abulaimoun B, Ba'Aqeel H, Saleh A. Failed individual and sequential instrumental vaginal delivery: contributing risk factors and maternal-neonatal complications. Acta Obstet Gynecol Scand 2003; 82:642-8.

Bamberg C, Scheuermann S, Fotopoulou C et al. Angle of progression measurements of fetal head at term: a systematic comparison between open magnetic resonance imaging and transperineal ultrasound. Am J Obstet Gynecol 2012; 206:161 e161-165.

Barbera AF, Pombar X, Perugino G, Lezotte DC, Hobbins JC. A new method to assess fetal head descent in labor with transperineal ultrasound. Ultrasound Obstet Gynecol 2009; 33:313-9.

Bellussi F, Ghi T, Youssef A et al. The use of intrapartum ultrasound to diagnose malpositions and cephalic malpresentations. Am J Obstet Gynecol 2017; 217:633-41.

Bellussi F, Ghi T, Youssef A, Cataneo I, Salsi G, Simonazzi G, Pilu G. Intrapartum ultrasound to differentiate flexion and deflexion in occipitoposterior rotation. Fetal Diagn Ther 2017; 42:249-56.

Ben-Haroush A, Melamed N, Kaplan B, Yogev Y. Predictors of failed operative vaginal delivery: a single-center experience. Am J Obstet Gynecol 2007; 197:308 e301-305.

Buchmann E, Libhaber E. Interobserver agreement in intrapartum estimation of fetal head station. Int J Gynaecol Obstet 2008; 101:285-9.

Bultez T, Quibel T, Bouhanna P, Popowski T, Resche-Rigon M, Rozenberg P. Angle of fetal head progression measured using transperineal ultrasound as a predictive factor of vacuum extraction failure. Ultrasound Obstet Gynecol 2016; 48:86-91.

Dietz HP, Lanzarone V. Measuring engagement of the fetal head: validity and reproducibility of a new ultrasound technique. Ultrasound Obstet Gynecol 2005; 25:165-8.

Duckelmann AM, Bamberg C, Michaelis SA et al. Measurement of fetal head descent using the 'angle of progression' on transperineal ultrasound imaging is reliable regardless of fetal head station or ultrasound expertise. Ultrasound Obstet Gynecol 2010; 35:216-22.

Duckelmann AM, Michaelis SA, Bamberg C, Dudenhausen JW, Kalache KD. Impact of intrapartal ultrasound to assess fetal head position and station on the type of obstetrical interventions at full cervical dilatation. J Matern Fetal Neonatal Med 2012; 25:484-8.

Dupuis O, Ruimark S, Corinne D, Simone T, Andre D, Rene-Charles R. Fetal head position during the second stage of labor: comparison of digital vaginal examination and transabdominal ultrasonographic examination. Eur J Obstet Gynecol Reprod Biol 2005; 123:193-7.

Dupuis O, Silveira R, Zentner A et al. Birth simulator: reliability of transvaginal assessment of fetal head station as defined by the American College of Obstetricians and Gynecologists classification. Am J Obstet Gynecol 2005; 192:868-74.

Eggebo TM, Gjessing LK, Heien C et al. Prediction of labor and delivery by transperineal ultrasound in pregnancies with prelabor rupture of membranes at term. Ultrasound Obstet Gynecol 2006; 27:387-91.

Eggebo TM, Hassan WA, Salvesen KA, Lindtjorn E, Lees CC. Sonographic prediction of vaginal delivery in prolonged labor: a two-center study. Ultrasound Obstet Gynecol 2014; 43:195-201.

Eggebo TM, Heien C, Okland I, Gjessing LK, Romundstad P, Salvesen KA. Ultrasound assessment of fetal head-perineum distance before induction of labor. Ultrasound Obstet Gynecol 2008; 32:199-204.

Ghi T, Eggebo T, Lees C et al. ISUOG Practice Guidelines: intrapartum ultrasound. Ultrasound Obstet Gynecol 2018; 52:128-39.

Ghi T, Farina A, Pedrazzi A, Rizzo N, Pelusi G, Pilu G. Diagnosis of station and rotation of the fetal head in the second stage of labor with intrapartum translabial ultrasound. Ultrasound Obstet Gynecol 2009; 33:331-6.

Ghi T, Youssef A. Does ultrasound determination of fetal occiput position improve labour outcome? BJOG 2014; 121:1312.

Ghi T, Youssef A, Maroni E et al. Intrapartum transperineal ultrasound assessment of fetal head progression in active second stage of labor and mode of delivery. Ultrasound Obstet Gynecol 2013; 41:430-5.

Henrich W, Dudenhausen J, Fuchs I, Kamena A, Tutschek B. Intrapartum translabial ultrasound (ITU): sonographic landmarks and correlation with successful vacuum extraction. Ultrasound Obstet Gynecol 2006; 28:753-60.

Kahrs BH, Usman S, Ghi T et al. Sonographic prediction of outcome of vacuum deliveries: a multicenter, prospective cohort study. Am J Obstet Gynecol 2017; 217:69 e61-69 e10.

Kalache KD, Duckelmann AM, Michaelis SA, Lange J, Cichon G, Dudenhausen JW. Transperineal ultrasound imaging in prolonged second stage of labor with occipitoanterior presenting fetuses: how well does the 'angle of progression' predict the mode of delivery? Ultrasound Obstet Gynecol 2009; 33:326-30.

Masturzo B, De Ruvo D, Gaglioti P, Todros T. Ultrasound imaging in prolonged second stage of labor: does it reduce the operative delivery rate? J Matern Fetal Neonatal Med 2014; 27:1560-3.

Molina FS, Terra R, Carrillo MP, Puertas A, Nicolaides KH. What is the most reliable ultrasound parameter for assessment of fetal head descent? Ultrasound Obstet Gynecol 2010; 36:493-9.

Popowski T, Porcher R, Fort J, Javoise S, Rozenberg P. Influence of ultrasound determination of fetal head position on mode of delivery: a pragmatic randomized trial. Ultrasound Obstet Gynecol 2015;46:520-5.

Ramphul M, Ooi PV, Burke G et al. Instrumental delivery and ultrasound: a multicentre randomised controlled trial of ultrasound assessment of the fetal head position versus standard care as an approach to prevent morbidity at instrumental delivery. BJOG 2014; 121: 1029-38.

Royal College of Obstetricians and Gynaecologists (2011) Operative Vaginal Delivery (RCOG Green-top Guideline 26). Disponível em: https://www.rcog.org.uk/en/guidelines-research-services/guidelines/gtg26/. Acesso: 16/01/2019.

Sainz JA, Garcia-Mejido JA, Aquise A et al. Intrapartum transperineal ultrasound used to predict cases of complicated operative (vacuum and forceps) deliveries in nulliparous women. Acta Obstet Gynecol Scand 2017; 96:1490-7.

Torkildsen EA, Salvesen KA, Eggebo TM. Prediction of delivery mode with transperineal ultrasound in women with prolonged first stage of labor. Ultrasound Obstet Gynecol 2011;3 7:702-8.

Tutschek B, Braun T, Chantraine F, Henrich W. A study of progress of labour using intrapartum translabial ultrasound, assessing head station, direction, and angle of descent. BJOG 2011; 118:62-9.

Wong GY, Mok YM, Wong SF. Transabdominal ultrasound assessment of the fetal head and the accuracy of vacuum cup application. Int J Gynaecol Obstet 2007; 98:120-3.

Youssef A, Bellussi F, Maroni E, Pilu G, Rizzo N, Ghi T. Ultrasound in labor: is it time for a more simplified approach? Ultrasound Obstet Gynecol 2013;41:710-1.

Youssef A, Bellussi F, Montaguti E et al. Agreement between two- and three-dimensional transperineal ultrasound methods for assessment of fetal head-symphysis distance in active labor. Ultrasound Obstet Gynecol 2014; 43:183-8.

Youssef A, Ghi T, Awad EE, Maroni E, Montaguti E, Rizzo N, Pilu G. Ultrasound in labor: a caregiver's perspective. Ultrasound Obstet Gynecol 2013; 41:469-70.

Youssef A, Ghi T, Pilu G. How to perform ultrasound in labor: assessment of fetal occiput position. Ultrasound Obstet Gynecol 2013; 41:476-8.

Youssef A, Maroni E, Ragusa A et al. Fetal head-symphysis distance: a simple and reliable ultrasound index of fetal head station in labor. Ultrasound Obstet Gynecol 2013; 41:419-24.

Youssef A, Salsi G, Montaguti E et al. Automated measurement of the angle of progression in labor: a feasibility and reliability study. Fetal Diagn Ther 2017; 41:293-9.

CAPÍTULO 25

Corintio Mariani Neto
Marcia Maria Auxiliadora de Aquino
Guilherme Negrão de Souza

Cesariana

INTRODUÇÃO

A cesariana é definida como a retirada do feto do útero por meio de incisão abdominal e faz parte da cultura humana desde os tempos antigos, havendo inúmeras lendas sobre esse procedimento que resultou em mães vivas e descendentes.

Na mitologia grega, Apolo retira Asclépio, divindade da medicina, do abdome de sua moribunda mãe, Corônis, antes de cremá-la. Há referências à cesariana em antigos folclores hindus, egípcios, gregos, romanos e europeus. Gravuras chinesas retratam o procedimento em mulheres aparentemente vivas. As leis religiosas do Egito (3.000 a.C.) e da Índia (1.500 a.C.) exigiam a extração abdominal do feto de sua mãe morta. Entre os antigos hebreus, o Mischnagoth (140 a.C.) e o Talmud (400 d.C.) proibiam a primogenitura quando gêmeos nasciam por cesariana e dispensavam os rituais de purificação para mães submetidas à cirurgia.

A origem do termo cesariana não é muito clara. Inicialmente acreditava-se que fosse derivado do nascimento de Júlio César, o que é improvável, já que sua mãe, Aurélia, teria sobrevivido por muitos anos após o parto. Nessa época, o parto cirúrgico era reservado para quando a mãe estivesse morta ou moribunda com o objetivo de tentar salvar a criança. A lei romana sob Numa Pompilius I (*Lex Regia*), renomeada como *Lex Cesarea* após César, obrigava a remoção do feto antes do sepultamento da gestante falecida e exigia enterros separados para a mãe e o bebê. A palavra cesariana também pode derivar do verbo latino *caedare*, que significa cortar; as crianças nascidas por operações após a morte de suas mães eram chamadas de *caesones* ou *caesares* e até meados do século XVII eram consideradas "não nascidas".

Durante séculos a cesariana visava apenas a um eventual benefício da criança com o sacrifício da mãe, que morria por hemorragia, infecção ou ambas. Também por motivos religiosos, ao final do século XIII a cesariana *post-mortem* foi tornada obrigatória pela Igreja Católica para permitir que a criança fosse batizada.

Vários autores consideram que o primeiro registro escrito de mãe e bebê sobrevivendo a uma cesariana venha da cidade de Sigershaufen, na Suíça, em 1500, quando Jacob Nufer, um castrador de porcos, realizou a operação em sua esposa. Depois de vários dias em trabalho de parto e da ajuda de algumas parteiras, a mulher não conseguiu dar à luz. Seu marido, desesperado, acabou ganhando a permissão das autoridades locais para tentar uma cesariana. A mãe viveu e depois deu à luz normalmente cinco filhos, incluindo gêmeos.

No entanto, publicação mais recente, indexada no PubMed, dá conta de existirem evidências indiretas de que a primeira cesariana em que tanto a mãe como a criança sobreviveram tenha ocorrido no século XIV. Entre documentos da corte do rei João, o Cego (da Boêmia), há registros de uma cesariana bem-sucedida. No inverno de 1337, em Praga, a rainha Beatrice de Bourbon, então com 17 anos, teria desfalecido de dor durante o trabalho de parto, sendo dada como morta. Assim, para salvar o bebê, os médicos fizeram uma cesariana. O parto parece mesmo ter sido uma novidade: pelo menos três cartas mencionam o "milagre". Depois disso, a rainha viveu mais 40 anos e a criança se tornou o rei Venceslau I.

Durante os séculos XVI e XVII, com o florescer do Renascimento, numerosos trabalhos ilustraram a anatomia humana em detalhes. O texto anatômico geral monumental de Andreas Vesalius, *De Corporis Humani Fabrica*, por exemplo, publicado em 1543, retrata os genitais femininos normais e as estruturas abdominais, o que contribuiu para o conhecimento teórico e o aprimoramento das cirurgias abdominais, como a cesariana. O primeiro livro que trata exclusivamente da cesariana como um procedimento viável, incluindo a descrição de 15 casos operados, foi publicado em 1581 por Francis Rousset, contendo indicações e riscos maternos e fetais.

Durante o século XVIII e a primeira metade do século XIX, o conhecimento da pelve feminina e do mecanismo de parto evoluiu bastante. Alguns defendiam a cesariana quando uma mulher não podia dar à luz por nenhum outro meio. No entanto, muitos se opunham à cirurgia por causa da altíssima mortalidade materna associada ao procedimento.

203

Apenas no final do século XIX a operação se estabeleceu como parte da prática obstétrica, coincidindo com a transição gradual do parto, primariamente reservado às parteiras. Com o surgimento de vários hospitais a obstetrícia foi se tornando uma especialidade essencialmente hospitalar e urbana. À medida que se descobriram novos métodos de anestesia, a cesariana ganhou popularidade sobre os procedimentos destrutivos, como a craniotomia, que acompanhava partos vaginais obstruídos. Apesar dos perigos que ainda existiam, para alguns a operação era preferível a um parto difícil e alto, que estava associado a lesões fetais e lacerações pélvicas profundas.

Durante muito tempo, as suturas não foram usadas dentro do abdome ou da pelve, pois eram consideradas impossíveis de remover após o fechamento da cavidade. Lebas, em 1769, teria sido o primeiro a defender a sutura do útero após a cesariana. Em 1876, Porro defendeu a histerectomia supracervical e a salpingooforectomia bilateral durante a cesariana para controlar o sangramento e prevenir a infecção pós-operatória. Depois disso, os cirurgiões ganharam experiência com suturas internas graças aos fios de prata desenvolvidos por Sims, que havia aperfeiçoado o uso dessas suturas no tratamento de fístulas vesicovaginais resultantes de partos obstruídos. No início da década de 1880, Kehrer e Sanger propuseram de maneira independente uma incisão transversal do segmento inferior do útero, no nível do orifício cervical interno, e desenvolveram métodos de fechamento uterino de duas camadas com as suturas usadas por Sims. Outra contribuição fundamental foi feita em 1900 por Pfannenstiel, que descreveu uma incisão suprapúbica transversal ou incisão cutânea pélvica.

Com o aumento da prática de cesarianas, os resultados melhoraram e maior atenção foi dada à técnica, incluindo o local da incisão uterina. Ao final do século XIX e início do século XX, mais e mais cirurgiões começaram a adotar as incisões transversais no útero. Kerr popularizou a incisão na pele de Pfannenstiel e a incisão uterina no segmento inferior e é considerado o pai da cesariana moderna. Essas incisões reduziram a taxa de infecção, hérnia incisional e rotura do útero em gestações subsequentes, quando comparadas com as incisões verticais. Por outro lado, autores como Frank, Veit, Fromme e Latzko, ainda no início do século XX, defendiam a cesariana extraperitoneal em virtude do risco de peritonite.

Curiosamente, a abertura vertical do abdome ainda era a principal técnica utilizada na década de 1970, embora já se soubesse que estava associada a maiores taxas de complicações pós-operatórias em longo prazo, como deiscência de incisão e hérnia de incisão abdominal. A introdução da penicilina em 1940 reduziu drasticamente o risco de infecções periparto. Com o surgimento da antibioticoterapia a necessidade de dissecção extraperitoneal diminuiu. Além disso, à medida que a tecnologia se desenvolveu, incluindo o aprimoramento da anestesia, a descoberta de uterotônicos, a introdução de transfusões de sangue e o acompanhamento médico da gravidez e do parto, a cesariana tornou-se mais comum na obstetrícia. Dadas suas atuais segurança e eficácia, vários países adotaram uma abordagem bem mais liberal para a prática de cesarianas nas últimas décadas.

SITUAÇÃO ATUAL

A Organização Mundial da Saúde (OMS) preconiza desde 1985 que a taxa de cesarianas deveria se situar entre 10% e 15% do total de nascimentos, não se justificando taxas maiores do ponto de vista médico. No entanto, é cada vez mais frequente a realização desse procedimento tanto em países desenvolvidos como em desenvolvimento.

O uso excessivo e desnecessário de tecnologias por ocasião do parto acaba contribuindo para aumentar os riscos à saúde de mães e recém-nascidos. A cesariana eletiva é um dos principais exemplos do uso danoso de intervenções médicas, pois aumenta o risco de morte materna e de morbidade inerente ao procedimento cirúrgico, além de elevar os custos para o sistema de saúde.

As altas taxas de cesariana são consideradas um evento mundial, liderado pela América do Sul (42,9%), seguida por América do Norte (32,3%), Oceania (31,1%), Europa (25%) e Ásia (19,2%). A América Latina e o Caribe, juntos, perfazem 44,3% de nascimentos por cesariana, sendo a República Dominicana, com 59%, e o Brasil, com 56%, os países com as maiores proporções mundiais.

A elevada taxa de cesarianas no Brasil é um problema complexo e entre suas causas são citados o acesso a um bem de consumo, a comodidade para médicos e gestantes, a falta de infraestrutura apropriada para atenção ao parto nos serviços de saúde e a formação inadequada dos profissionais de saúde. Observa-se ainda que as mulheres que tendem a apresentar mais cesarianas são aquelas com maior poder aquisitivo, domiciliadas nas regiões mais ricas do país, com maior escolaridade, brancas e que geralmente utilizam os serviços de saúde privados. O momento de admissão também é crucial no processo de decisão por intervenções, uma vez que mulheres admitidas fora do período ativo do trabalho de parto sofrem mais intervenções e são mais suscetíveis a passar por uma cesariana do que as mulheres internadas em momento oportuno.

INDICAÇÕES DE CESARIANA

As indicações médicas de cesariana são classificadas em maternas, fetais e anexiais e ainda em absolutas e relativas. Segundo Neme, incluem-se nas indicações absolutas: desproporção fetopélvica (vício pélvico, macrossomia fetal, malformações fetais, tumor prévio), comprometimento anatômico do canal de parto (consequente a condiloma acuminado gigante, cirurgia prévia de fístula vesicovaginal e de prolapso genital completo), patologias anexiais (placenta prévia central, prolapso de cordão com colo não dilatado, descolamento prematuro de placenta com feto vivo e viável e cervicodilatação inicial, rotura prematura de membranas ovulares com corioamnionite), vitalidade fetal comprometida, impondo extração imediata do concepto, rotura uterina, presença de herpes genital, situação transversa com feto vivo, entre outras.

Montenegro, Braga e Rezende consideram como as principais indicações absolutas: placenta prévia, acretismo placentário, malformações genitais, tumorações prévias e desproporção cefalopélvica com feto vivo.

Indicação relativa é aquela que, embora permitindo o parto transvaginal, implicaria melhores resultados para o binômio.

Em relação às indicações relativas, Neme cita: mais de uma cesariana anterior, primigesta com mais de 35 anos com esterilidade prévia, primigesta adolescente com fundos de saco vaginais reduzidos, antecedente de morte habitual fetal, placenta prévia lateral ou marginal (particularmente com feto vivo e viável), eclâmpsia intragestação e/ou intraparto, varizes vulvares, desproporção fetopélvica relativa, prenhez gemelar com fetos prematuros viáveis, sendo o primeiro em apresentação anômala, e ainda a apresentação pélvica com feto prematuro viável.

Outros autores incluem nas indicações relativas cardiopatias e pneumopatias específicas, dissecção aórtica, elevação da pressão intracraniana materna, apresentação pélvica ou córmica, gemelidade monoamniótica, HIV com carga viral maior que mil cópias e uma cesariana prévia.

CESARIANA A PEDIDO OU POR CONVENIÊNCIA

No contexto das indicações de cesariana, é importante também discutir a realizada a pedido, do ponto de vista ético e legal. Considera-se a pedido a cesariana realizada por solicitação e vontade da gestante e sem indicação médica. Do ponto de vista ético, pelo princípio da autonomia, está sendo respeitada a vontade da mulher. No entanto, é imperativo que a decisão seja compartilhada entre médico e gestante e que os riscos e benefícios sejam bem explicados para que a decisão da gestante seja tomada com conhecimento.

Segundo a Resolução 2.144/2016 do Conselho Federal de Medicina, em seu artigo primeiro, é direito da gestante, nas situações eletivas, optar pela realização de cesariana, garantida por sua autonomia, desde que tenha recebido todas as informações de maneira pormenorizada sobre o parto vaginal e a cesariana, seus respectivos benefícios e riscos. No artigo segundo, a resolução esclarece que para garantir a segurança do feto a cesariana a pedido da gestante nas situações de risco habitual somente poderá ser realizada a partir da 39ª semana de gestação, devendo haver o registro em prontuário.

A resolução também faz esclarecimentos sobre a obrigatoriedade do Termo de Consentimento Livre e Esclarecido (assinado pelo médico e pela gestante) e sobre o direito de autonomia profissional do médico de não realizar o procedimento e, nesse caso, referenciar a gestante a outro profissional.

AVALIAÇÃO DAS TAXAS DE CESARIANA

A prevalência de cesariana em determinado serviço reflete sua prática obstétrica em um período específico. No entanto, quando se comparam as taxas de um serviço em períodos diferentes e entre serviços, outros indicadores devem ser analisados para melhor interpretação, como a prevalência de mulheres com uma ou mais cesarianas anteriores, apresentações anômalas, gemelidade, prematuridade etc. Nesse sentido, a OMS recomendou em 2015 a utilização da classificação de Robson (Quadro 25.1) para avaliação das taxas de cesarianas dos serviços e a considera o instrumento mais apropriado a ser utilizado para avaliar, monitorizar e comparar essas taxas ao longo do tempo em uma mesma instituição e entre outras.

Na atualidade, os gestores de instituições de saúde têm analisado a distribuição das cesarianas conforme os 10 grupos

Quadro 25.1 Os 10 grupos da classificação de Robson

1	Nulípara, único cefálico, ≥ 37 semanas, TP espontâneo
2	Nulípara, único cefálico, ≥ 37 semanas, parto induzido ou cesariana antes do início do TP
3	Multíparas sem cesariana anterior, único cefálico, ≥ 37 semanas, TP espontâneo
4	Multíparas sem cesariana anterior, único cefálico, ≥ 37 semanas, parto induzido ou cesariana antes do início do TP
5	Multíparas com pelo menos uma cesariana anterior, único cefálico, ≥ 37 semanas
6	Todas as nulíparas, único cefálico, com apresentação pélvica
7	Todas as multíparas com apresentação pélvica (inclusive com cesaria anterior)
8	Todas as gestações múltiplas (inclusive com cesariana anterior)
9	Todas as córmicas ou oblíquas (inclusive com cesariana anterior)
10	Todas com único cefálico, < 37 semanas (inclusive com cesariana anterior)

Fonte: adaptado de World Health Organization Reproduction Programme, 2015.

da classificação de Robson. A análise das taxas de cesarianas segundo essa classificação, não segundo suas indicações, torna possível entender melhor os grupos em que os gestores devem atuar para redução dessas taxas, sendo muito importante a análise dos grupos 1 a 4, nos quais são esperadas altas taxas de partos vaginais. Estudo realizado no Hospital Maternidade Leonor Mendes de Barros analisou o porcentual de cesarianas nos 10 grupos de Robson no ano de 2016 e propôs planos de ação para sua redução, incluindo aprimoramento do protocolo de preparo do colo uterino e indução do parto com métodos farmacológicos e implementação do método mecânico com sonda de Foley.

POLÍTICAS PÚBLICAS NACIONAIS PARA DIMINUIÇÃO DAS TAXAS DE CESARIANA

O projeto Parto Adequado, iniciado no país em 2015, é uma parceria entre a Agência Nacional de Saúde, o Institute for Healthcare Improvement dos EUA e o Hospital Israelita Albert Einstein de São Paulo, com apoio do Ministério da Saúde, da Federação Brasileira das Associações de Ginecologia e Obstetrícia (Febrasgo) e da Associação Brasileira de Obstetrizes e Enfermeiros Obstetras (Abenfo). Tem como objetivo diminuir o número de cesarianas na saúde suplementar, implementando ações de melhoria da qualidade da assistência nas instituições, sempre com base nas melhores evidências científicas e boas práticas, com segurança, respeitando a autonomia das mulheres e monitorizando os indicadores de qualidade.

Ao todo, 127 hospitais no Brasil participam do projeto, sendo 25 públicos; as equipes hospitalares participam de discussões e treinamentos técnicos com as instituições parceiras, visando sempre ao desenvolvimento de planos de ação para melhoria da qualidade de atenção ao parto, puerpério e recém-nascido com as peculiaridades de cada instituição participante do projeto. Esses planos estão relacionados a protocolos clínicos, ambiência, recursos humanos e atualização dos profissionais, sempre com metodologias ativas. Desse modo, busca-se em última análise, entre muitos outros resultados, a redução dos índices de partos por cesariana no país.

Nessa linha de planejamento também se encontra o projeto *Apice On* – Aprimoramento e Inovação no Cuidado e Ensino em Obstetrícia e Neonatologia, iniciativa do Ministério da Saúde em parceria com a Empresa Brasileira de Serviços Hospitalares (EBSERH), ligada a hospitais universitários federais, a Associação Brasileira de Hospitais Universitários e de Ensino (ABRAHUE), o Ministério da Educação (MEC) e o Instituto Fernandes Figueira/Fundação Oswaldo Cruz (IFF/Fiocruz), tendo a Universidade Federal de Minas Gerais (UFMG) como executora. A proposta de qualificação em boas práticas no parto e nascimento, nos campos da assistência, ensino e gestão, de uma rede de 96 hospitais com atividades de ensino de todos os estados brasileiros possibilitará um movimento de mudança e incorporação do modelo assistencial com base nos direitos das mulheres e seus bebês e nas melhores evidências científicas disponíveis, que poderá produzir, em curto e médio prazos, efeitos significativos na qualidade do cuidado ofertado no Sistema Único de Saúde (SUS).

Nesse sentido, o projeto propõe que os serviços utilizem a coleta de alguns indicadores que possam refletir o modelo de cuidado obstétrico e neonatal que se baseia em evidências científicas e que aponta para redução de intervenções desnecessárias. Assim, o percentual de cesarianas de um serviço é um indicador que para o projeto não deve ultrapassar 30% (ou até 35% para as maternidades de referência em gestação de alto risco). Esclarece que, embora a OMS já tenha mostrado que taxas populacionais > 10% não contribuem para a redução da mortalidade materna, perinatal ou neonatal e que a meta de cesarianas deva ser de 10% a 15%, a coordenação do projeto considera que para o Brasil, cuja população obstétrica tem alto percentual de mulheres com cesariana prévia, esse indicador poderia chegar no máximo a 29%.

Para melhor avaliação da prevalência de cesarianas, outro indicador utilizado para o monitoramento do projeto é a taxa de cesariana segundo a classificação de Robson nos grupos de 1 a 4 (que corresponde a aproximadamente 70% dos partos no país); nesse caso, o numerador da fração consiste no número de nascimentos ocorridos por cesariana em um grupo, local e período determinados e o denominador é o total de nascimentos ocorridos no grupo nos mesmos local e período. O projeto *Apice On* considera que as taxas esperadas para cada grupo são: grupo 1, < 20%; grupo 2, < 80%; grupo 3, < 7%; e grupo 4, < 60%.

EVIDÊNCIAS NA TÉCNICA CIRÚRGICA
Cuidados pré-operatórios

De acordo com a Agência Nacional de Vigilância Sanitária (Anvisa, 2017), os cuidados pré-operatórios visam reduzir a incidência de febre puerperal, endometrite, infecção do sítio operatório, infecção urinária e infecção grave (sepse) e consistem em:

- Jejum de 8 horas nas cirurgias eletivas.
- Tricotomia suprapúbica 2 horas antes do parto com o uso de tricotomizador elétrico.
- Banho de aspersão (chuveiro).

- Degermação das áreas envolvendo o sítio cirúrgico com retirada dos resíduos com compressas antes da antissepsia alcoólica com o mesmo princípio ativo da solução degermante, no sentido centrífugo circular (do centro para a periferia), envolvendo 30cm ao redor da área da incisão prevista, incluindo áreas onde se pretende inserir drenos ou possibilidade de outras incisões.
- Embrocação vaginal com solução antisséptica aquosa para diminuir o risco de infecção puerperal, principalmente no colo pérvio e em caso de rotura de membranas ovulares.
- Há controvérsias sobre o cateterismo vesical com sonda de Foley 12 ou 14 no parto operatório sob anestesia subaracnóidea com a associação da morfina em razão da incidência de aproximadamente 3,2% a 24,1% de retenção urinária e maiores efeitos colaterais, como dor à micção e à deambulação após a retirada da sonda em 6 a 8 horas pós-parto.
- Antibioticoprofilaxia: ampicilina 2g ou cefalosporinas de primeira geração (cefazolina 2g), em dose única, 15 a 60 minutos antes da incisão cirúrgica; em pacientes alérgicas às penicilinas ou com reação anafilática grave, preconiza-se o uso de clindamicina 900mg com ou sem gentamicina 5mg/kg em dose única.

INCISÃO NA PELE

Incisão cutânea transversal de cavo superior promove menor formação de hérnia incisional e melhor resultado estético.

Tipos

- **Pfannenstiel:** incisão transversal cruzada 2 a 3cm acima da sínfise púbica com 8 a 12cm de extensão.
- **Joehl Cohen:** incisão transversa reta 3cm abaixo da linha entre as cristas ilíacas, superior à incisão de Pfannenstiel.
- **Incisão mediana infraumbilical:** técnica cirúrgica de exceção em situações de risco com acesso mais rápido à cavidade abdominal, como cesarianas de emergência (cesariana *perimortem*), achados prévios de maior risco no intraoperatório (miomatose uterina, tumores anexiais de grande volume, múltiplos partos operatórios ou cirurgias abdominais prévias, percretismo placentário), incisão mediana prévia e alteração de coagulação com risco maior de hematoma de parede abdominal.
- **Incisão mediana supraumbilical:** pode ser aventada nas pacientes com obesidade severa, sinais inflamatórios ou complicações clínico-cirúrgicas na cavidade abdominal (histórico de apendicite supurativa com bridas, endometriose com colostomia prévia).

TECIDO CELULAR SUBCUTÂNEO

A técnica consiste em abertura do tecido subcutâneo com bisturi frio e no pinçamento e ligadura dos vasos acometidos ou com bisturi elétrico e hemostasia imediata, de medial para lateral, utilizando-se o auxílio do afastador Farabeuf.

APONEUROSE

Procede-se à abertura da aponeurose na camada fascial com o uso do bisturi em sentido transversal, arciforme de concavidade superior, prolongando-se lateralmente por 1 a 2cm além da incisão da pele; promove-se o descolamento dos retalhos superior e inferior da aponeurose por divulsão digital no sentido cranial, criando espaço suficiente para a extração fetal (8 a 10cm) e posterior descolamento caudal até a sínfise pubiana com hemostasia dos vasos perfurantes.

MÚSCULOS RETOS ABDOMINAIS E PIRAMIDAIS

A técnica se caracteriza pela divulsão digital ou com a tesoura na linha média, evitando-se a transecção da musculatura em razão do risco maior de hematoma local.

PERITÔNIO

O peritônio parietal é aberto com incisão longitudinal até a visualização da reflexão vesical. Já o descolamento do peritônio visceral transversal, arciforme de côncavo superior na altura da prega vesicouterina para diminuir a incidência de lesão vesical, é controverso e mais indicado na vigência de aderências locais para auxiliar a histerotomia transversal. Compressas protetoras nas goteiras parietocólicas são recomendáveis na evidência de fisometria.

HISTEROTOMIA

O tipo de histerotomia mais frequente é a incisão segmentar transversa com bisturi, arciforme de côncavo superior, superficialmente nas laterais e aprofundando-se na região central até a cavidade ovular com divulsão digital das fibras uterinas, orientada pela incisão superficial de tamanho suficiente para extração fetal atraumática; a amniotomia pode ser realizada para facilitar o desprendimento do polo cefálico na apresentação alta e móvel, mas deve-se tentar a extração do feto empelicado em caso de prematuridade extrema, gemelidade e gestantes HIV-positivas.

A incisão vertical deve ser individualizada em virtude da maior incidência de rotura uterina na gestação subsequente, mas está bem indicada em caso de prematuridade extrema ou apresentação anômala (segmento uterino malformado), leiomiomas volumosos em segmento inferior, acretismo placentário, aderência vesical importante, fetos grandes e na cesariana *perimortem*. Pode ser dividida em incisão vertical baixa (Kronig, DeLee ou Cornell) no segmento inferior com extensão cefálica até o fundo uterino ou caudal (maior acometimento de colo uterino, vagina e bexiga) e incisão vertical clássica.

No entanto, as ampliações da incisão uterina em forma de J ou T invertido são as mais deletérias para o futuro obstétrico por causa da cicatrização mais frágil e do risco maior de fibrose local por pontos hemostáticos na hemostasia local mais difícil.

EXTRAÇÃO FETAL

Na apresentação cefálica, a extração fetal deve seguir a manobra de Geppert, mantendo-se a mão espalmada entre o pube e a apresentação fetal, conduzindo-a ao encontro da histerotomia, enquanto o auxiliar faz ligeira pressão no fundo uterino com o auxílio de alavanca com o occipício voltado para a incisão após a retirada da válvula de Doyen para ultimação do parto.

Convém atentar para as manobras de extração fetal na cesariana eletiva com apresentação cefálica alta e móvel ou muito insinuada por distócia de rotação ou na desproporção cefalopélvica, nas apresentações anômalas (relacionadas com oligoâmnio e/ou malformação uterina), em razão do aumento da morbimortalidade neonatal (hipoxia fetal, lesão de plexo braquial, fraturas de úmero e clavícula) e materna (lesão de grandes vasos, do canal de parto e dos ligamentos útero-ovarianos), geralmente associados à extração difícil e à necessidade de versão interna e uso do fórcipe ou vácuo-extrator.

CLAMPEAMENTO DO CORDÃO

O clampeamento do cordão é realizado tecnicamente de 8 a 10cm de sua inserção abdominal, postergando-se o clampeamento em 1 a 3 minutos após o parto para facilitar a transfusão fetoplacentária, exceto em caso de necessidade de medidas de reanimação neonatal, pacientes isoimunizadas e na infecção por HIV. O tempo de espera está condicionado à pulsação no cordão > 100bpm, respiração espontânea e movimentação ativa.

EXTRAÇÃO DA PLACENTA

Procede-se ao uso rotineiro de ocitocina na dose de 10 a 15UI endovenosa para prevenção de hemorragia pós-parto e como auxiliar na extração placentária com leve expressão do fundo uterino e tração controlada do cordão umbilical até sinais de exteriorização placentária, e revisão de cavidade uterina com leve fricção local com compressa para afastar restos placentários e de membranas fetais. A remoção manual da placenta durante esse procedimento cirúrgico pode aumentar a perda sanguínea no intraoperatório e o risco de endometrite.

HISTERORRAFIA

A sutura na incisão segmentar transversa em camada única mantém a integridade da miofibrila independentemente da técnica cirúrgica (pontos simples não ancorados ou ancorados na dependência do fio cirúrgico) e do tipo de fio absorvível multifilamentar (Vicryl® composto de poliglactina 370 e estearato de cálcio ou categute cromado composto por tecido conjuntivo purificado de origem animal).

O fechamento em duas camadas deve ser recomendado na histerotomia segmento-corporal ou corporal e nas incisões transversais com miométrio grosso por segmento uterino malformado (prematuridade extrema e nas apresentações anômalas).

A exteriorização uterina deve ser lembrada nos casos de extensão da histerotomia para os vasos uterinos, sinais de hematoma de retroperitônio ou do ligamento largo, nas suturas compressivas por atonia uterina e na histerectomia puerperal, uma vez que a manipulação excessiva do útero aumenta o risco de traumas anexiais.

Não são recomendáveis a dilatação cervical e a lavagem da cavidade abdominal antes da histerorrafia, o que aumenta os sintomas eméticos no pós-operatório em razão da maior manipulação local; a troca de luvas da equipe cirúrgica está indicada na vigência de infecção intrauterina.

REVISÃO DA CAVIDADE PÉLVICA

A revisão da cavidade pélvica possibilita a revisão da hemostasia, a avaliação dos anexos e a determinação do tempo operatório adequado para a realização de esterilização cirúrgica, devendo ser respeitadas as indicações da legislação específica encontradas no §4º do Artigo 10 da Lei 9.263/1996 (que regula o §7º do art. 226 da Constituição Federal) e na Portaria SAS/MS 048/1999 nos casos de comprovada necessidade por operações cesarianas sucessivas anteriores, de risco de vida materno em uma futura gestação e de risco de vida para um futuro concepto, sob planejamento familiar e Termo de Consentimento Livre e Esclarecido assinado.

FECHAMENTO DO PERITÔNIO

O fechamento do peritônio é discutível, sendo relatados achados clínicos de maior tempo de uso de analgésicos na cicatrização dos folhetos provavelmente relacionado às reações tipo corpo estranho por processo inflamatório local. O tempo cirúrgico, o uso de narcóticos e as intercorrências febris podem ser reduzidos, apesar de não haver diferenças no pós-operatório quanto à incidência de infecções e deiscências da ferida operatória, endometrite, íleo paralítico e ao tempo de internação hospitalar.

FECHAMENTO DA APONEUROSE

Para o fechamento da aponeurose é utilizada a técnica de sutura contínua ancorada ou não de acordo com o fio absorvível multifilamentar (Vicryl®, composto de poliglactina 370 e estearato de cálcio, ou categute cromado, composto por tecido conjuntivo purificado de origem animal). O fio inabsorvível de polipropileno (Prolene®) é preferível na incisão mediana.

TECIDO SUBCUTÂNEO

Está recomendada a sutura com fio absorvível com pontos simples com mais de 2cm de tecido subcutâneo para reduzir o risco de infecção de sítio cirúrgico por seromas e hematomas locais.

PELE

Sutura de pele com fio não absorvível com pontos intradérmicos (Monocryl® – poliglecaprona 25 ou Mononylon® – monofilamentar) é usada para melhorar o resultado estético, e pontos separados são usados em caso de risco de complicações inerentes à paciente (obesidade, infecção intraoperatória, distúrbios de coagulação).

CONSIDERAÇÕES SOBRE A TÉCNICA DE MISGAV LADACH

No método de Misgav Ladach, ou técnica de cesariana minimamente invasiva, praticam-se incisão de Joel Cohen na pele, divulsão digital do tecido celular subcutâneo e peritônio parietal, histerotomia sem abertura do peritônio visceral, extração fetal e fechamento exclusivo de útero, aponeurose e pele. Essa técnica resulta em redução das taxas de febre, dor no pós-operatório (menor consumo de analgésicos), lesões nervosas superficiais, perda sanguínea, tempo cirúrgico,

eventos tromboembólicos e tempo de hospitalização. A recuperação rápida da paciente facilita a interação e os cuidados com o recém-nascido, a amamentação exclusiva e o retorno precoce às atividades diárias.

COMPLICAÇÕES

Intraoperatórias

- Infecção pós-parto: o advento da antibioticoprofilaxia reduziu a incidência de febre puerperal, endometrite, infecção do sítio operatório, infecção urinária e infecção grave.
- Hemorragias por lesões vasculares, alteração da contratilidade uterina ou acretismo placentário com necessidade de transfusão sanguínea (acretismo placentário).
- Lesão de órgãos vizinhos (ligamento largo, intestino, bexiga, ligadura de ureter) em caso de prolongamento do tempo cirúrgico por atonia uterina com indicação de ligaduras vasculares ou histerectomia.
- Lesão de partes fetais (mais frequente no couro cabeludo) no momento da histerotomia.
- Riscos associados ao ato anestésico.

Pós-operatórias

- Dor na incisão cirúrgica (intermitente, em repouso e ao movimento) relacionada à separação dos músculos retos do abdome (dor muscular profunda).
- Dor na involução uterina e relacionada ao momento da ejeção do leite (liberação de ocitocina endógena).
- Dor por distensão abdominal (íleo).
- Aderências intracavitárias.
- Dor pélvica crônica.

Fenômenos tromboembólicos

O risco relativo de tromboembolismo venoso (TEV) aumenta de acordo com os fatores de risco individuais, devendo ser adotadas as medidas profiláticas e terapêuticas cabíveis para cada situação de risco. Em vista da diversidade dos fatores de risco para TEV, recomenda-se a profilaxia medicamentosa de rotina nos partos operatórios com maior risco relativo de TEV, como dificuldade de deambulação precoce, antecedentes pessoais de fenômenos tromboembólicos, hemorragia pós-parto com ou sem transfusão sanguínea, infecção intraparto ou puerperal, controle clínico da anemia falciforme, cardiopatias e lúpus eritematoso sistêmico, além da associação com as síndromes hipertensivas, trombofilias, insuficiência venosa, tabagismo, obesidade e fertilização in vitro. A terapia medicamentosa é discutível em caso de cesariana eletiva e deambulação precoce em gestantes em baixo risco clínico e/ou obstétrico, devendo ser iniciada heparina de baixo peso molecular ou enoxaparina a cada 6 a 12 horas pós-parto e sendo possível estendê-la por até 10 dias.

Partos subsequentes

- Rotura uterina sintomática (cesariana anterior com intervalo interpartal de até 18 meses).
- Placenta prévia central (acretismo placentário).
- Restrição de crescimento fetal e parto prematuro.

Capítulo 25 Cesariana

- Aborto espontâneo e gestação ectópica (incluindo em cicatriz de cesariana).
- Infertilidade.

Evidências científicas inconclusivas

- Risco menor de incontinência urinária e fecal.
- Disfunção sexual até 18 meses pós-parto.

Leitura complementar

American College of Obstetricians and Gynecologists (ACOG). reVITALize Obstetric Data Definitions. Disponível em: www.acog.org/about-ACOG/ACOG-departments/patient-safety-and-quality-improvement/reVITALize-obstetric-data-definitions.

Hillan EM. Caesarean section: historical background. Scot Med J 1991; 36:150-4.

West M, Irvine L, Jauniaux E. A modern textbook of cesarean section. Oxford, UK: Oxford University Press, 2015.

Montenegro CAB, Braga A, Rezende Filho J. Operação cesariana. In: Montenegro CAB, Rezende Filho J. Rezende obstetrícia. 13. ed. Rio de Janeiro: Guanabara Koogan, 2017:908-35.

Sewell JE. Cesarean section – A brief history. The American College of Obstetricians and Gynecologists in cooperation with the National Library of Medicine. Atualizado em 27 Abril 1998. Disponível em: http://www.nlm.nih.gov/exhibition/cesarean/cesarean_1.html (1 of 2).

Berghella V, Mackeen AD, Jauniaux ERM. Cesarean delivery. In: Gabe SG (ed.). Obstetrics: normal and problem pregnancies. 7. ed. Philadelphia, PA: Elsevier, 2017:425-43.

Trapani Júnior A, Hillmann BR, Borba KB, Faust LW. Cesárea: indicações e técnicas baseadas em evidências. In: Fernandes CE, Sá MFS; coord. Mariani Neto C. Tratado de obstetrícia Febrasgo. 1. ed. Rio de Janeiro: Elsevier, 2019:917-29.

Rezende JM. A primeira operação cesariana em parturiente viva. In: À sombra do plátano: crônica de história da medicina. São Paulo: Editora UNIFESP, 2009:172.

Pařízek A, Drška V, Říhová M. Prague 1337, the first successful caesarean section in which both mother and child survived may have occurred in the court of John of Luxembourg, King of Bohemia. Ceska Gynekol. Summer 2016; 81(4):321-330. PubMed abstracts.

Low J. Caesarean section – Past and present. J Obstet Gynaecol Can 2009; 31(12):1131-6.

World Health Organization Human Reproduction Programme. 10 April 2015. WHO Statement on caesarean section rates. Reprod Health Matters. 2015; 23(45):149-50.

Ye J, Betrán AP, Guerrero Vela M, Souza JP, Zhang J. Searching for the optimal rate of medically necessary cesarean delivery. Birth 2014 Sep; 41(3):237-44.

Boerma T, Ronsmans C, Melesse DY et al. Global epidemiology of use of and disparities in caesarean sections. The Lancet 2018; 392(10155): 1341-8.

Victora CG, Aquino EM, Carmo Leal M, Monteiro CA, Barros FC, Szwarcwald CL. Maternal and child health in Brazil: progress and challenges. Lancet 2011; 377(9780):1863-76.

Rattner D, De Moura EC. Nascimentos no Brasil: associação do tipo de parto com variáveis temporais e sociodemográficas. Rev Bras Saúde Matern Infant. Recife, 2016; 16(1):39-47.

World Health Organization. WHO recommendations: intrapartum care for a positive childbirth experience. WHO. Geneva: 2018. Disponível em: https://www.who.int/reproductivehealth/publications/intrapartum-care-guidelines/en/.

Neme B. Intervenções durante o parto. In: Neme B. Obstetrícia básica. 3. ed. São Paulo: Sarvier, 2005:851-933.

Montenegro CAB, Rezende Filho J. Operação cesariana. In: Montenegro CAB, Rezende Filho J. Rezende obstetrícia. 13. ed. Rio de Janeiro: Guanabara Koogan, 2017:908-35.

Boyaciyan K (org.). Conselho Regional de Medicina do Estado de São Paulo. Ética em ginecologia e obstetrícia. 4. ed. São Paulo, 2011:87-92.

Vogel JP, Betrán AP, Vindevoghel N et al., on behalf of the WHO Multi-Country Survey on Maternal and Newborn Health Research Network. Use of the Robson classification to assess caesarean section trends in 21 countries: a secondary analysis of two WHO multicountry surveys. Lancet Glob Health 2015; 3:e260-70.

Mariani Neto C, Aquino MMA, Chaddad AM, Torloni MR, Yamada EK. Classificação de Robson e planos de ação em uma maternidade pública. Anais do Congresso Paulista de Obstetrícia e Ginecologia, 2017.

Nicolotti CA, Santos GL, Souza KV, Vilela MEA, Santos Filho SB, Lievori S (org.). Ministério da Saúde. Secretaria de Atenção à Saúde. Departamento de Ações Programáticas Estratégicas. Apice On. Brasília/DF. 1. ed. 2017. Disponível em: www.saude.gov.br.

Anvisa – Agência Nacional de Vigilância Sanitária. Medidas de prevenção e critérios diagnósticos de infecções puerperais – parto vaginal e cirurgia cesariana. Gerência Geral de Tecnologia em Serviços de Saúde e Gerência de Vigilância e Monitoramento em Serviços de Saúde, 2017.

Li L, Wen J, Wang L, Li YP, Li Y. Is routine indwelling catheterization of the bladder for caesarean section necessary? A systematic review. BJOG 2011; 118(4):400-9.

Brasil. Ministério da Saúde. Diretrizes de Atenção à Gestante: a operação cesariana. Brasília: Comissão Nacional de Incorporação de Tecnologias no SUS (CONITEC), 2015.

Dahlke JD, Mendez-Figueroa H, Rouse DJ, Berghella V, Baxter JK, Chauhan SP. Evidence-based surgery for cesarean delivery: an updated systematic review. Am J Obstet Gynecol 2013; 209(4):294-306.

Hasdemir PS, Terzi H, Guvenal T. What are the best surgical techniques for caesarean sections? A contemporary review. J Obstet Gynaecol 2016; 36(2):141-5.

Freitas F, Martins-Costa S, Magalhães JA, Ramos JG. Rotinas em Obstetrícia. 7. ed. Porto Alegre: Artmed, 2017.

Berghella V. Cesarean delivery: Surgical techniques. UpToDate 2018.

Hofmeyr GJ, Mathai M, Shah AN, Novikova N. Techniques for caesarean section. Cochrane Database of Systematic Reviews 2008, Issue 1. Art. No.: CD004662. DOI: 10.1002/14651858.CD004662.pub2.

Kawakita T, Landy HJ. Surgical site infections after cesarean delivery: epidemiology, prevention and treatment. Matern Health Neonatol Perinatol 2017; 5(3):12.

Lau CQ, Wong TC, Tan EL, Kanagalingam D. A review of caesarean section techniques and postoperative thromboprophylaxis at a tertiary hospital. Singapore Med J 2017; 58(6):327-31.

Committee on Practice Bulletins-Obstetrics. Practice Bulletin 184: Vaginal birth after cesarean delivery. Obstet Gynecol 2017; 130(5):e217-33.

CAPÍTULO 26

Prevenção e Manejo Oportuno de Hemorragia Pós-Parto

María Fernanda Escobar Vidarte
Angelica Monroy

INTRODUÇÃO

A hemorragia pós-parto (HPP) é a principal causa de mortalidade materna evitável no mundo. Relatos sobre o comportamento epidemiológico sugerem aumento acentuado na taxa de HPP mesmo em países desenvolvidos, com uma proporção de casos de morbidade materna grave (MMG) e mortalidade materna associada que excede os casos relacionados a outras patologias maternas. A taxa de mortalidade estimada é de 140.000 casos por ano, o que equivale a uma morte materna a cada 4 minutos.

O atendimento obstétrico oportuno e de alta qualidade é o pilar fundamental para prevenção e gestão de suas complicações. Programas padronizados, interdisciplinares e facilmente replicados e implementados têm sido úteis para reduzir a morbidade e a mortalidade por HPP. A Federação Internacional de Ginecologia e Obstetrícia (FIGO), por intermédio do Comitê de Maternidade Segura e Saúde do Nascimento (SMNH) da FIGO, enfatizou a necessidade de educar todo o pessoal envolvido em partos e cesarianas em todo o mundo quanto às habilidades técnicas e não técnicas para a conduta diante de casos com HPP. Esse conhecimento deve ser embasado em programas educacionais apoiados por evidências com o uso de simulação *in situ* e pacotes de intervenção que incluem listas de verificação. Por sua vez, a Organização Mundial da Saúde (OMS), nas recomendações para prevenção e manejo da HPP, considera que a meta para os serviços obstétricos é a criação de sistemas de atenção e encaminhamento com protocolos baseados em evidências que estimulem a formação formal e permanente de recursos humanos.

A principal estratégia de prevenção na HPP é o manejo ativo do terceiro estágio do parto, medida de baixo custo e efetiva em 60% a 70% das HPP decorrentes de atonia uterina. Uma vez estabelecida a hemorragia, o uso de sistemas de alerta precoce (como o Sistema de Alerta Obstétrico Precoce Modificado [MEOWS]) e a implementação de programas de segurança conseguiram aumentar a utilização e diminuir o tempo para a eficácia das intervenções de tratamento na HPP.

Essas intervenções incluem o aumento do uso de doses adequadas de uterotônicos, o uso mais amplo de balões hidrostáticos e suturas compressivas e um número maior de transfusões de crioprecipitado, associado a um número menor de internações por HPP maciça na unidade de terapia intensiva. A revisão dos casos de HPP com MMG, sob o conceito de melhoria contínua com as equipes envolvidas, substituindo esquemas rígidos de auditoria por processos de *feedback* não punitivos dentro dos programas de segurança, também tem um efeito importante na redução da prevalência de HPP.

Este capítulo descreve as estratégias de prevenção e melhoria do manejo oportuno da HPP em termos do conceito de pacotes de intervenção e do gerenciamento ativo do terceiro estágio do parto.

GERENCIAMENTO DE RISCOS NA HEMORRAGIA PÓS-PARTO

As mulheres com fatores de risco para HPP devem ser identificadas e aconselhadas de acordo com o nível de risco e a idade gestacional, recebendo recomendações rigorosas sobre o nível adequado de atenção ao trabalho de parto. Assim, o planejamento dos riscos implica garantir a disponibilidade dos recursos necessários para o atendimento à paciente, incluindo recursos humanos e infraestrutura institucional para a assistência obstétrica. O American College of Obstetricians and Gynecologists (ACOG) recomenda que as mulheres que se identifiquem no pré-natal como de alto risco para HPP (p. ex., espectro da placenta acreta, índice de massa corporal antes da gravidez > 50, distúrbio de sangramento clinicamente significativo ou outro fator de alto risco cirúrgico/médico) devem ser atendidas em centros altamente complexos. As estratégias de classificação de risco variam em todo o mundo, mas em termos gerais incluem a realização de listas de verificação para cada uma das mulheres grávidas atendidas para o parto em qualquer instituição. A Figura 26.1 descreve uma proposta usada na Fundação Valle del Lili (FVL) em Cali, Colômbia, e adaptada das recomendações do ACOG de 2015.

Etapa 0: todos os nascimentos – Prevenção e reconhecimento da hemorragia obstétrica, avaliação e planejamento		
Avaliação de fatores de risco para hemorragia nas admissões		
• Examinar e tratar de maneira agressiva a anemia grave • Identificar as mulheres que se recusem a fazer transfusões para notificar a equipe médica a fim de organizar o plano de atenção e revisar a proteção transfusional		
Baixo	**Médio**	**Alto**
Sem incisão uterina prévia Gravidez não múltipla < 4 partos vaginais prévios Sem histórico de HPP Sem distúrbio de coagulação conhecido	Cesariana ou cirurgia uterina prévia Gestação múltipla < 4 partos prévios Antecedente de HPP prévia Corioamnionite	Placenta prévia, placenta acreta ou percreta suspeitada Hematócrito < 30 Plaquetas < 100.000 Hemorragia ativa Coagulopatia conhecida
Avaliação e planejamento da admissão		Avaliação de riscos adicionais no trabalho de parto
Verificar no registro de controle pré-natal a classificação sanguínea Se não estiver disponível: – Ordenar a classificação sanguínea e a triagem para anticorpos se a paciente for Rh-negativa Se houver dados no CPN ou na triagem para anticorpo que resulte positivo, fazer cruzamento e reserva de 20 unidades de concentrado de hemácias	Avaliar os fatores de risco na admissão, no parto e no puerpério Se é de risco médio: – Revisar o protocolo de código vermelho obstétrico – Classificar o grupo sanguíneo Se é de alto risco: – Cruzar duas unidades de concentrado de hemácias – Revisar o protocolo de código vermelho obstétrico – Notificar o anestesista	Indução ao parto Segunda etapa do parto prolongada Uso prolongado de ocitocina Coriamnionite Parto instrumental Aumentar o nível de risco e tratar os múltiplos fatores de risco como de alto risco
Todos os nascimentos devem receber manejo ativo do terceiro estágio do parto, avaliação quantitativa da perda de sangue e monitoramento contínuo depois do parto		

Figura 26.1 Tabela de identificação de fatores de risco para HPP segundo a Fundação Valle del Lili – Colômbia .

Uma vez identificados os fatores de risco e a paciente classificada como de alto risco para HPP, os cuidados com o evento obstétrico devem ser garantidos em um nível apropriado, como classificação sanguínea completa da paciente no intraparto e reserva de componentes sanguíneos com seus respectivos testes de compatibilidade cruzada para assegurar a disponibilidade caso necessário.

PACOTES DE INTERVENÇÃO EM HPP

As *bundles*, protocolos de atendimento integral ou pacotes de intervenção em HPP, representam uma seleção de recomen-

dações retiradas das várias diretrizes de cuidados clínicos que mostraram ter mais impacto e melhorar os resultados maternos. A principal característica dos pacotes de intervenção é que todas as suas recomendações são baseadas em intervenções práticas, proativas e concretas, envolvendo intervenções em todos os agentes de atenção, tanto da parte médica como de enfermagem, laboratorial e auxiliares de serviço.

Os pacotes de intervenção na HPP são fundamentados em quatro pilares:

1. Preparação de cada unidade obstétrica para os casos de HPP.
2. Prevenção e reconhecimento em cada paciente hospitalizada.
3. Resposta em cada caso de HPP.
4. Autoavaliações com *feedback* direcionadas para programas de educação de modo a melhorar o treinamento em cada unidade obstétrica (Quadro 26.1).

Preparação

Esse pilar inclui cinco áreas focadas em prevenir o atraso no diagnóstico e no manejo adequado da hemorragia obstétrica.

Criação de um kit de manejo da hemorragia: "kit de hemorragia"

Convém ter à disposição um depósito de armazenamento que possibilite acesso imediato a todos os implementos para o manejo da hemorragia obstétrica; esse *kit* deve estar em conformidade com os implementos de uso de enfermaria (*angiocath*, equipamentos de venóclise, tubos de amostra), medicamentos essenciais para o tratamento da HPP, equipamento especial para o controle da hemorragia (balão de Bakri, suturas hemostáticas, separadores vaginais e traje antichoque não pneumático [TAN]). Um sistema de controle deve ser criado para garantir a manutenção e o fornecimento desses insumos.

Disponibilidade constante do kit de hemorragia

Esse tipo de armazenamento deve estar disponível para todas as áreas de atendimento de pacientes obstétricas (salas de parto, centro cirúrgico, salas de recuperação, salas de internação) com preservação e renovação adequadas dos agentes uterotônicos (cadeia de frio) e insumos.

Formar equipes de resposta rápida

Criar equipes de resposta rápida obstétrica, determinar seus membros e definir as diferentes escalas de ativação e conformação dessas equipes, dependendo da gravidade do caso (ativação e chamada de anestesista, banco de sangue, terapia intensiva, centro cirúrgico, radiologia intervencionista), e implementar métodos de ativação rápidos e reais, sistemas de alerta antecipado, listas telefônicas ou códigos de resposta rápida ("código vermelho"). Na FVL estabeleceu-se o sistema de alerta precoce MEOWS com base em evidências que apoiam seu uso em cenários de emergência obstétrica (Figura 26.2). Existem mais de 16 sistemas com diferentes medidas de impacto, a maioria em cenários diferentes para a HPP.

Quadro 26.1 Pacotes de intervenção (*bundles*) em HPP

Conteúdo do pacote de intervenções de hemorragia obstétrica de acordo com a California Maternal Quality Care Collaborative (CMQCC) e o National Partnership for Maternal Safety (componentes do pacote indicados com*)
A. Preparação (para cada unidade obstétrica)
Nível de preparação do sistema*   • *Kit* para manutenção da hemorragia obstétrica com fluxogramas de suplementos, algoritmos, *checklists* e fichas com instruções para a colocação do balão de Bakri e cirurgia de B-Lynch   • Acesso imediato a medicamentos para controle da hemorragia (*kit* ou equivalente)   • Equipe de resposta rápida com sistema de alerta precoce em hemorragia obstétrica (a quem chamar: banco de sangue, cirurgiões para cirurgias obstétricas complexas, serviços terciários adicionais)   • Protocolos de transfusão maciça, incluindo glóbulos vermelhos O negativo sem cruzamento   • Educação com protocolos unificados e tendo como base a simulação, incluindo *debriefing*   **Nível de preparação de acordo com a paciente**   • Placenta acreta e percreta   • Distúrbios de coagulação   • Planejamento para quando as mulheres testemunhas de Jeová recusarem a transfusão
B. Reconhecimento (para cada paciente que ingressar na unidade)
• Determinar o risco de hemorragia antes, durante e no período pós-parto (ou em qualquer momento adicional)*   • Determinar de maneira acumulativa a perda de sangue (quantitativamente)*   • Realizar o manejo ativo do terceiro estágio por protocolo padronizado*
C. Resposta (para cada paciente com hemorragia)
• Protocolos de manejo da hemorragia obstétrica padronizados e unificados de acordo com as etapas clínicas e com os *checklists**   • Programa de apoio a pacientes, familiares e grupo de médicos que tratam pacientes com hemorragia obstétrica*
D. Relatórios/sistema (para cada unidade obstétrica)
• Cultura estabelecida de conselhos de administração para pacientes de alto risco e *debriefing* pós-evento para identificar sucessos e oportunidades   • Revisão multidisciplinar de casos com hemorragia grave ou pacientes internadas na UTI   • Mensuração de indicadores de qualidade e processo por comitê de qualidade em medicina perinatal

Criação de pacotes de transfusão maciça no banco de sangue

Estabelecer um código de resposta rápida no banco de sangue, protocolar para que um pacote de transfusão de emergência esteja sempre preparado e imediatamente descarregado quando os sistemas de emergência são ativados (grupos sanguíneos com compatibilidade universal O, Rh negativo ou, caso essas unidades não estejam disponíveis, usar aquelas com a menor reação alogênica presente). Deve estar claro e institucionalizado o tipo de proporção de componentes sanguíneos a ser usado – 1:1 ou 1:2 – e deve ser implementado o processamento rápido de amostras de sangue das pacientes que estão apresentando a emergência. Do mesmo modo, os materiais educativos devem estar disponíveis nas salas de atendimento obstétrico para todos os equipamentos que permitam a otimização das estratégias de transfusão, como a descrita na Figura 26.3.

Educação e exercícios de simulação para aplicação do protocolo

Deve ser desenvolvido um plano de educação continuada com relação à implementação e aos componentes do protocolo. Desenvolver exercícios multidisciplinares de simulação para identificar o funcionamento da ativação do código nas diferentes dependências (sala de parto, centro cirúrgico, banco de sangue, cuidados intensivos) e realizar reuniões de avaliação crítica e pós-simulação com o objetivo de melhorar

o protocolo. Esse cenário deve incluir as simulações práticas *in situ* com o fortalecimento das competências não técnicas (trabalho em equipe, comunicação e liderança) e competências técnicas principalmente com o uso de instrumentos pouco utilizados (balão de Bakri, suturas compressivas e TAN). Esses treinamentos devem ser implementados como guias visuais e esquemáticas para utilização na cabeceira do leito da paciente nos casos de HPP (veja os exemplos na Figura 26.4).

Reconhecimento e prevenção

Nesse pilar estão localizadas as atividades que devem ser realizadas em cada paciente.

Reconhecimento do risco de hemorragia

Identificação dos fatores de risco para o desenvolvimento de hemorragia obstétrica em cada paciente. Esse tipo de atividade deve ser desenvolvido em diferentes momentos do contato com a paciente, incluindo a consulta pré-natal, em que pacientes com alto risco de sangramento devem ser redirecionadas para instituições que tenham a logística indicada para o atendimento de uma possível emergência (casos de acretismo placentário, pacientes testemunhas de Jeová). Essa classificação de risco deve ser desenvolvida continuamente, uma vez que as características dessas pacientes podem mudar no momento do parto ou pós-parto: 40% das pacientes que desenvolveram HPP não apresentam fatores de risco no momento da consulta pré-natal (Figura 26.1).

Sistema de Alerta Precoce Modificado para uso em Obstetrícia – MEOWS
Fundação Valle del Lili

Sistema de alerta precoce para desenvolver na cabeceira da paciente.
Um código de cores é utilizado de acordo com os sinais identificados como de alerta e suas variações.
Os sinais devem ser documentados pela equipe de enfermagem.

Parâmetros	3	2	1	0	1	2	3
Pressão arterial sistólica (PAS) em mmHg	< 80	80-90		90-139	140-149	150-150	≥ 160
Pressão arterial diastólica (PAD) em mmHg				< 90	90-99	100-109	≥ 110
Frequência respiratória (FR) por minuto	< 10			10-17	18-24	25-29	≥ 30
Frequência cardíaca (FC) por minuto	< 60			60-110		111-149	≥ 150
% de oxigênio necessário para saturação > 95% – ar ambiente				Ar ambiente	24-39		≥ 40
Temperatura em graus centígrados	< 34		34-35	35,1-37,9	38-38,9		≥ 39
Estado de consciência				Alerta			Sem alerta

Para a interpretação é realizado o somatório dos valores registrados para
cada parâmetro com determinação de risco e da resposta diante do alerta

Pontuação	Grau de resposta
0	Observação de rotina
1 a 3 (somatório)	**Risco baixo** Observação a cada 4 horas Chamar enfermeira
Um parâmetro com pontuação 3 ou ≥ 4 (somatório)	**Risco intermediário** Observação a cada hora Chamar urgente equipe médica e auxiliar com habilidade no manejo da emergência obstétrica (equipe de resposta rápida)
≥ 6 (somatório)	**Risco alto** Monitoramento contínuo dos sinais vitais e chamar urgente equipe com habilidade em cuidado intensivo obstétrico (equipe de resposta rápida)

Figura 26.2 Sistema de alerta precoce modificado para uso em obstetrícia.

USO DE PRODUTOS SANGUÍNEOS EM HPP	
Concentrado de hemácias (CHM) Aproximadamente 35 a 40 minutos para cruzar uma unidade, uma vez que a amostra está no laboratório e supondo que não haja anticorpos presentes	• É o produto de primeira linha para a perda de sangue • 1 unidade tem um volume de 280 a 350mL • Em situação de emergência, deve-se iniciar transfusão com 2 unidades tipo O negativo (unidades mais compatíveis)
Plasma fresco congelado Aproximadamente 35 a 45 minutos para descongelar e usar	• Iniciar o uso se tiverem sido transfundidas mais de 3 unidades de CHM ou o PT ou PTT estiverem prolongados • 1 unidade tem um volume de 180 a 220mL • Não requer Rh compatível • Necessita de menos de 30 minutos para descongelar
Concentração de plaquetas A entrega depende da disponibilidade do banco de sangue	• Prioridades para as mulheres com plaquetas < 50.000 e sangramento ativo • 1 aférese de plaquetas corresponde a 6 unidades de plaquetas de um único doador e repõe 40 a 50 mil plaquetas • Compatibilidade ABO preferível, mas não indispensável
Crioprecipitado Aproximadamente 35 a 45 minutos para descongelar e usar	• Priorizar seu uso em mulheres com fibrinogênio < 200mg/dL • 10 unidades repõem aproximadamente 80 a 100mg/dL • 1 unidade tem entre 15 e 30mL • Não requer Rh compatível • Necessita de 30 minutos para descongelar • Precaução: 10 unidades vêm de 10 doadores diferentes, o que indica risco proporcionalmente mais alto de efeitos colaterais

Figura 26.3 Tabela de recomendações para o uso de produtos sanguíneos em HPP.

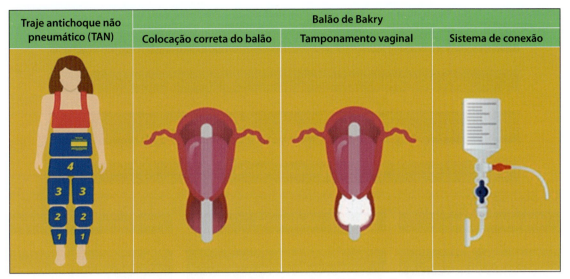

Figura 26.4 Esquema visual para aplicação do TAN e do balão de Bakry.

Medição da perda de sangue

A estimativa incorreta do sangramento durante a HPP tem sido definida como a principal causa de atrasos no atendimento dessas pacientes. Considera-se que os métodos de estimativa do sangramento (bolsas de coleta líquida após a saída do recém-nascido, contagem e pesagem eletrônica de compressas) e a implementação de medidas como o índice de choque possibilitam uma intervenção muito mais precoce, pois quantificam objetivamente a quantidade de sangramento. No entanto, esses métodos ainda não são aplicados universalmente em todas as instituições, especialmente naquelas com poucos recursos econômicos. Em virtude disso, recomenda-se a implementação de *workshops* com simulação para melhorar a capacidade de estimativa do sangramento, já que se sabe que as habilidades tendem a diminuir 9 meses após o treinamento visual.

Manejo ativo do terceiro estágio

A padronização obrigatória do manejo ativo do terceiro estágio do parto tem-se mostrado a estratégia mais simples para prevenir a HPP. Protocolos devem ser implementados e realizados *workshops* explicando claramente os componentes básicos desse manejo, consistindo no uso padronizado de ocitocina EV ou IM, massagem uterina e tração controlada do cordão para reduzir o tempo do parto, que está diretamente relacionado com a ocorrência de HPP. As evidências disponíveis sugerem que o uso protocolar de ocitocina melhora o atendimento prestado à paciente, contribuindo para sua segurança. Os conceitos atualizados de gerenciamento ativo serão discutidos mais adiante.

Resposta à HPP

Criação de equipes de resposta rápida para manejo da hemorragia

Equipes coordenadas de resposta devem ser criadas para o gerenciamento das pacientes com HPP; essas equipes devem estar adequadamente familiarizadas com o trabalho de cada um de seus componentes, à semelhança do que é realizado nos processos de ressuscitação cardiopulmonar. As equipes devem adotar protocolos de atendimento claros com a determinação do papel de cada membro da equipe e devem ser compostas por especialistas de acordo com o nível de atendimento de cada centro (o nível IV, por exemplo, inclui a participação de especialistas em cirurgia, banco de sangue, hemodinâmica e terapia intensiva). Exemplos do manejo da HPP de acordo com o estágio clínico utilizado em nossa instituição estão delineados nas Figuras 26.5 a 26.8.

A equipe médica deve ser treinada no uso de *checklists*, que serão utilizadas rotineiramente nos eventos, já que há grande controvérsia quanto a seu uso quando são implementadas sem o devido processo educativo. A adesão a essas listas deve ser medida temporariamente e, uma vez implementada a rotina da equipe, deve ser feita uma avaliação objetiva da qualidade de seu uso, bem como da adesão a cada um de seus componentes. As *checklists* implementadas na FVL desde 2017 foram adaptadas às condições locais sugeridas pelo ACOG (Figura 26.9).

Apoio à família e às equipes durante a emergência

As equipes de gestão devem ser treinadas no apoio e na liberação de informações sobre a situação de emergência apresentada por cada paciente; é evidente que, em virtude do componente psicossocial presente nos episódios de atenção do binômio mãe-filho, a equipe deve informar de maneira clara e contínua a respeito da saúde de cada uma de suas pacientes com o objetivo de diminuir os potenciais eventos de estresse pós-traumático que ocorrem após um evento grave de HPP. Além disso, é muito importante oferecer esse apoio ao pessoal de saúde envolvido nos cuidados com o intuito de mitigar outros eventos e não afetar o ambiente de trabalho nos próximos eventos de assistência ao parto.

Relatório e sistemas de aprendizagem

O último componente se concentra na geração de uma cultura de relato de eventos e aprendizagem após cada um dos casos.

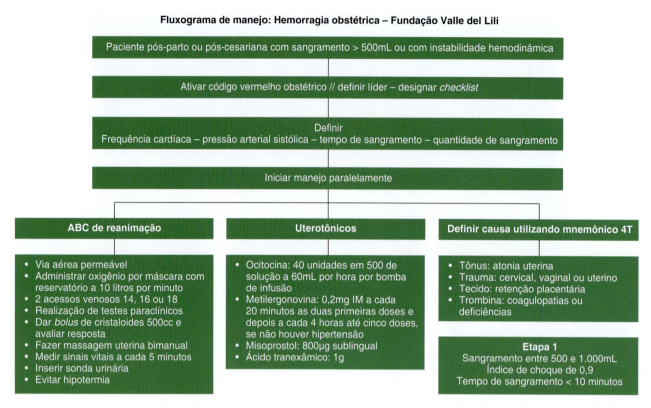

Figura 26.5 Protocolo de manejo de HPP estágio I.

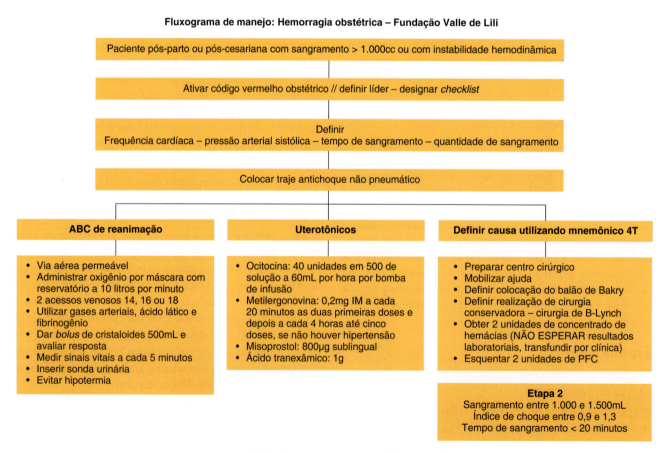

Figura 26.6 Protocolo de manejo de HPP estágio II.

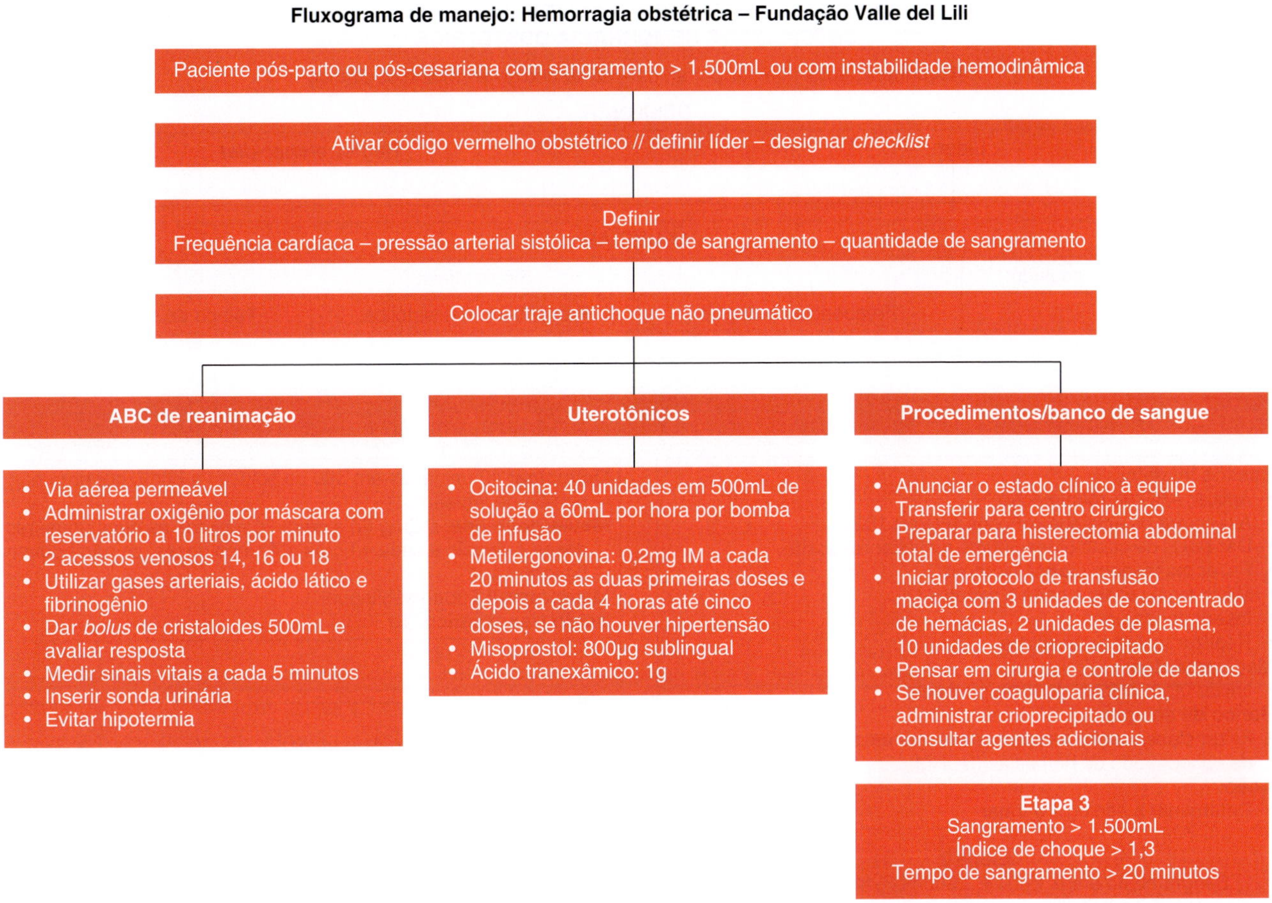

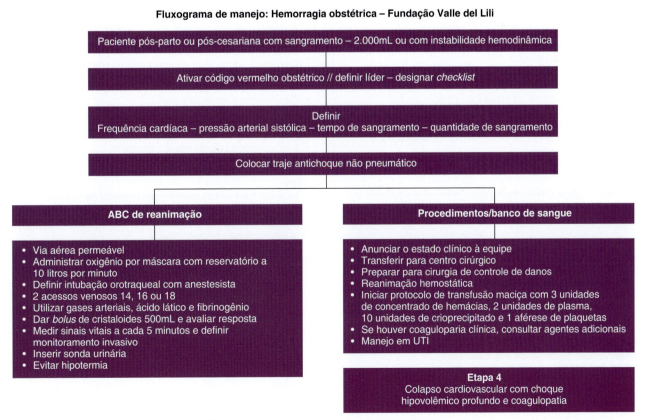

Figura 26.7 Protocolo de manejo de HPP estágio III.

Figura 26.8 Protocolo de manejo de HPP estágio IV.

UNIDADE DE ALTA COMPLEXIDADE OBSTÉTRICA
CHECKLIST DE HEMORRAGIA OBSTÉTRICA

Reconhecimento: chamar por ajuda – ativar código vermelho obstétrico

DESIGNAR	
Líder	**Registro/*checklist***

ANUNCIAR			
Sangramento acumulado:	Sinais vitais:		
	Frequência cardíaca:	Pressão arterial sistólica:	Tempo do sangramento em minutos

Etapa 1:
Sangramento entre 500 e 1.000mL – índice de choque de 0,9 – tempo de sangramento < 10 minutos

Passos iniciais:
- Aplicar ABC de reanimação
- Assegurar os acessos venosos 16G ou 18G
- Dar *bolus* de cristaloides 500mL e avaliar resposta
- Fazer massagem uterina bimanual
- Medir sinais vitais a cada 5 minutos
- Inserir sonda urinária
- Realizar testes paraclínicos

Medicamentos:
- Iniciar uterotônicos, dose de protocolo

Banco de sangue:
- Fazer classificação sanguínea e testes cruzados de 2 unidades de concentrado de hemácias (UCHM)

Ação:
- Determinar a etiologia e tratar

Ocitocina: 40 unidades em 500 de solução a 60mL por hora por bomba de infusão
Metilergonovina: 0,2mg IM a cada 20 minutos as duas primeiras doses e depois a cada 4 horas até cinco doses, se não houver hipertensão
Misoprostol: 800µg sublingual
Ácido tranexâmico: 1g

Tônus: atonia uterina
Trauma: cervical, vaginal ou uterino
Tecido: retenção placentária
Trombina: coagulopatias ou deficiências

Etapa 2:
Sangramento entre 1.000 e 1.500mL – índice de choque entre 0,9 e 1,3 – tempo de sangramento < 20 minutos

Passos iniciais:
- Aplicar traje antichoque não pneumático
- Colocar o balão intrauterino (Bakry)
- Definir cirurgia conservadora hemostática – B-Lynch
- Solicitar gases arteriais, ácido lático e fibrinogênio
- Preparar o centro cirúrgico
- Mobilizar ajuda adicional

Medicamentos:
- Continuar uterotônicos da etapa 1
- Definir a segunda dose de ácido tranexâmico

Banco de sangue:
- Obter 2 UCHM (NÃO ESPERAR resultados laboratoriais, transfundir por clínica)
- Esquentar 2 unidades de PFC

Ação:
- Escalonar rapidamente terapia com metas de hemostasia

Etapa 3:
Sangramento > 1.500mL – índice de choque > 1,3 – tempo de sangramento > 20 minutos

Passos iniciais:
- Aplicar traje antichoque não pneumático
- Dar *bolus* de cristaloides 500mL e avaliar resposta
- Anunciar à equipe o estado clínico: sinais vitais, sangue acumulado, etiologia
- Levar para centro cirúrgico
- Preparar a equipe para histerectomia de emergência
- Realizar cirurgia de controle de danos
- Mobilizar ajuda adicional
- Desenvolver e anunciar o plano

Medicamentos:
- Continuar uterotônicos das etapas 1 e 2

Banco de sangue:
- Iniciar protocolo de transfusão maciça
- Em caso de coagulopatia clínica, administrar crioprecipitado ou pesquisar agentes adicionais

Ação:
- Alcançar hemostasia, intervenção baseada na etiologia

Etapa 4:
Colapso cardiovascular com choque hipovolêmico profundo e coagulopatia

Passos iniciais:
- Aplicar traje antichoque não pneumático
- Dar *bolus* de cristaloides 500mL e avaliar resposta
- Realizar cirurgia de controle de danos
- Mobilizar ajuda adicional – cirurgia geral se houver disponibilidade
- Manipulação em UTI

Medicamentos:
- Reanimação hemostática avançada

Banco de sangue:
- Transfusão maciça agressiva simultânea

Ação:
- Alcançar hemostasia, intervenção baseada na etiologia

Manejo pós-hemorragia
- Determinar disposição da paciente
- Fazer *debriefing* com a equipe
- Fazer *debriefing* com a família
- Documentar intervenções

Figura 26.9 *Checklist* para manejo da HPP.

Capítulo 26   Prevenção e Manejo Oportuno de Hemorragia Pós-Parto

Estabelecer cultura de reunião de aprendizagem (debriefing)

As reuniões devem ser realizadas para avaliar a operação após o evento com objetivo de autocrítica e de melhoria; esse tipo de reunião também torna possível analisar o funcionamento operacional e avaliar o componente psicoafetivo de cada membro da equipe. A aplicação rotineira desse tipo de reunião melhora a absorção das funções operacionais de todo o pessoal da equipe, e as equipes aprendem com seus erros, o que pode gerar programas de melhoria da qualidade da atenção de cada uma das etapas do protocolo. Essas reuniões devem ser curtas e informais. Nosso esquema para relatar as reuniões de aprendizagem é descrito na Figura 26.10.

Revisões multidisciplinares de casos graves

Esse tipo de revisão, mais formal, deve ser realizado em conjunto com alguns membros envolvidos no evento, os chefes do serviço e o pessoal associado à avaliação de risco. O objetivo é implementar as medidas identificadas e que podem ser usadas para reduzir a ocorrência de eventos ou comportamentos que poderiam produzir melhores resultados do que os obtidos. Essas reuniões devem ser protegidas de possíveis procedimentos legais e devem seguir protocolos para a análise de eventos adversos. No caso de pacientes com hemorragia obstétrica, a Joint Commission recomenda que todos os casos em que a paciente recebeu mais de 4 unidades de concentrado de hemácias ou ingressou na UTI devem ser avaliados nesse tipo de reunião.

UNIDADE DE ALTA COMPLEXIDADE OBSTÉTRICA
***FEEDBACK* DA EQUIPE OBSTÉTRICA**

Importante: o *debriefing* consiste em uma experiência de aprendizagem e uma maneira de abordar tanto fatores humanos como problemas dos sistemas para melhorar as respostas nas próximas ocasiões. Não há necessidade de culpar ninguém.

Tipo de evento:	Data do evento:	Localização do evento:

Membros da equipe presentes: (marcar quem for executar)

Enfermeira(o) ❏	Auxiliar de enfermagem ❏	Médico clínico geral ❏	Residentes ❏
Ginecologista ❏	Equipe neonatal ❏	Equipe de anestesia ❏	Segurança da paciente ❏

Pensando em como foi conduzida a emergência obstétrica:

Identificar o que deu certo: (marcar somente sim)	
Comunicação	
Clareza das funções (líder/funções de apoio identificadas e atribuídas)	
Trabalho em equipe	
Consciência da situação	
Tomada de decisões	
Outros:	

Identificar oportunidades de melhoria: "fatores humanos" (marcar somente sim)	
Comunicação	
Clareza das funções (líder/funções de apoio identificadas e atribuídas)	
Trabalho em equipe	
Consciência da situação	
Tomada de decisões	
Outros:	

Identificar oportunidades de melhoria: "Problemas de sistemas" (marcar somente sim)	
Equipe	
Medicamentos	
Disponibilidade de componentes sanguíneos	
Apoio inadequado (na unidade ou em outras áreas do hospital)	
Atraso no transporte da paciente (dentro do hospital ou em outras instituições)	
Outros:	

Para problemas identificados, aplicar a seguinte tabela:

Problemas	Ações a realizar	Responsáveis

Figura 26.10 Documento para *feedback* da equipe obstétrica em casos de emergências obstétricas.

Monitoramento de processos e resultados

Deve ser realizado um registro detalhado de todos os casos e níveis de adesão aos protocolos. Manter os funcionários informados sobre os processos atuais e os resultados da implementação aumenta a moral e o funcionamento da equipe. Essas medições devem ser relatadas com frequência para a implantação de estratégias de melhoria ou para gerar incentivos antecipadamente.

MANEJO ATIVO DO TERCEIRO ESTÁGIO DO PARTO

O manejo ativo do terceiro estágio do parto é definido como a administração profilática de um agente uterotônico antes ou após a retirada da placenta, acompanhada de tração controlada do cordão umbilical e de massagem uterina. Das três intervenções, a mais associada à redução do risco de HPP é o uso do agente uterotônico.

Várias revisões sistemáticas de ensaios clínicos randomizados compararam o manejo ativo do terceiro estágio do parto *versus* o manejo expectante, constatando que com a aplicação dessas três intervenções no terceiro estágio do parto é alcançada uma redução estatisticamente significativa de:

- Hemorragia materna > 1.000mL (risco relativo [RR]: 0,34; IC95%: 0,14 a 0,87; 8/1.000 *versus* 24/1.000).
- Hemoglobina materna após o parto < 9g/dL (RR: 0,50; IC95%: 0,30 a 0,83; 36/1.000 *versus* 71/1.000).
- Transfusão de sangue materna (RR: 0,35; IC95%: 0,22 a 0,55).
- Uso terapêutico de uterotônicos durante o terceiro estágio ou nas primeiras 24 horas, ou ambos (RR: 0,19; IC95%: 0,15 a 0,23).
- Perda média de sangue materno ao nascer (–79mL; IC95%: –96 a –62mL).

Esses benefícios são maiores em mulheres com alto risco de sangramento pós-parto.

Administração de uterotônicos

O primeiro componente do manejo ativo do terceiro estágio do parto consiste na administração de uma dose de uterotônico após a saída do ombro anterior. Como padrão internacional, a ocitocina 10UI é indicada como dose única, justificada por múltiplos ensaios clínicos controlados que demonstraram diminuição do sangramento e da necessidade de transfusão e de uterotônicos adicionais com seu uso. Nos últimos anos foi proposto um tratamento adicional que promove a combinação de diferentes uterotônicos disponíveis, como ocitocina e misoprostol, ocitocina e ergometrina ou carbetocina, todos usados como estratégias eficazes na redução do sangramento pós-parto. A metanálise e a revisão sistemática publicada em 2018 na Cochrane, avaliando a eficácia dos agentes uterotônicos e gerando um *ranking* de medicamentos para uso com 140 ensaios clínicos controlados e 88.947 pacientes, mostraram que o uso de uterotônicos combinados *versus* o uso isolado de ocitocina é mais eficaz na prevenção de sangramento pós-parto > 500mL:

- **Ocitocina-ergometrina:** 8,5% *versus* 12,2% para partos vaginais; RR de todos os nascimentos: 0,70; IC95%: 0,59 a 0,84 (evidência de qualidade moderada).
- **Carbetocina:** 8,7% *versus* 12,2% para partos vaginais; RR de todos os nascimentos: 0,72; IC95%: 0,56 a 0,93 (evidência de qualidade moderada).
- **Ocitocina mais misoprostol:** 10,1% *versus* 14,5% para partos vaginais; RR de todos os nascimentos: 0,70; IC95%: 0,58 a 0,86 (evidência de baixa qualidade).

Para uma HPP ≥ 1.000mL foram observadas reduções de risco de 12% a 17% (RR: 0,83 a 0,88) em comparação com a ocitocina isoladamente, mas não foram estatisticamente significativas. Além disso, o uso de ocitocina e misoprostol, ocitocina e ergometrina ou carbetocina reduziu o uso adicional de agentes uterotônicos e transfusão de sangue em comparação com a ocitocina sozinha.

Entretanto, embora a ocitocina isolada tenha sido associada a uma frequência de 3 a 4 pontos percentuais maior de HPP após o parto vaginal em comparação com os outros fármacos nessa análise, também é uma alternativa razoável, especialmente para pacientes com risco baixo de sangramento, uma vez que é altamente eficaz e está associada a menos efeitos colaterais do que as terapias combinadas.

De acordo com as evidências disponíveis no momento, esses medicamentos uterotônicos devem ser administrados após a saída do ombro anterior, mas eles podem ser administrados após a expulsão do recém-nascido ou da placenta; obviamente, não devem ser administrados antes da saída do ombro anterior. Em uma revisão sistemática, a administração de ocitocina antes e após a expulsão da placenta não teve impacto significativo em desfechos clínicos importantes, como a incidência de HPP (RR: 0,81; IC95%: 0,62 a 1,04), taxa de retenção placentária (RR: 1,54; IC95%: 0,76 a 3,11), duração do terceiro estágio do parto (diferença média: –0,30 minutos, IC95%: –0,95 a 0,36) ou perda de sangue após o parto (diferença média de 22,32mL; IC95%: –58,21 a 102,86).

Ocitocina

Estruturalmente semelhante à vasopressina, a ocitocina é secretada pela glândula pituitária posterior. A estimulação dos receptores de ocitocina no miométrio causa contrações miometriais, e a concentração desses receptores, principalmente no fundo uterino, aumenta com a idade gestacional e com o trabalho de parto.

A eficácia da ocitocina está bem estabelecida. Em uma revisão sistemática de estudos randomizados que compararam a administração profilática de ocitocina com nenhum agente uterotônico no terceiro estágio do trabalho de parto, verificou-se que a ocitocina reduz a taxa de HPP, bem como a necessidade de agentes terapêuticos uterotônicos em mais de 40% (perda de sangue > 500mL: RR: 0,53; IC95%: 0,38 a 0,74; necessidade de agentes terapêuticos uterotônicos: RR: 0,56; IC95%: 0,36 a 0,87).

Com base nas evidências da revisão publicada em 2018 na Cochrane sobre a segurança e a efetividade da administração de ocitocina IM ou EV para manejo ativo do terceiro estágio do parto, com três estudos e 1.306 pacientes, considerou-se que não existem diferenças entre os esquemas de gerenciamento. Os estudos são geralmente de baixa qualidade, e ensaios clínicos controlados devem ser realizados para definir possíveis diferenças. O ensaio clínico controlado realizado na Irlanda com 1.075 mulheres grávidas que deram à luz por via vaginal, distribuídas aleatoriamente para receber 10 unidades de ocitocina por *bolus* EV durante 1 minuto ou IM, relatou que o grupo EV apresentou perda de sangue média mais baixa no pós-parto (385 *versus* 445mL), menos hemorragia ≥ 1.000mL (4,6% *versus* 8,1%; OR: 0,54; IC95%: 0,32 a 0,91) e uma taxa mais baixa de transfusão de sangue (1,5% *versus* 4,4%; OR: 0,31; IC95%: 0,13 a 0,70). As incidências de HPP e de uma transfusão de sangue foram de 29 e 35, respectivamente. Os efeitos colaterais foram semelhantes nos grupos EV e IM; taquicardia e hipotensão foram os efeitos colaterais mais frequentes.

Para infusão EV, recomenda-se a realização lenta, em não menos de 3 minutos, a fim de evitar efeitos cardiovasculares adversos, como diminuição da pressão arterial e da taxa de resistência vascular sistêmica e aumento nos índices de trabalho cardíaco e ventricular esquerdo, que são associados ao *bolus* rápido.

Os efeitos colaterais da ocitocina estão relacionados com a dose e a velocidade de administração. O relaxamento das células da musculatura lisa vascular e a vasodilatação periférica estão associados à vermelhidão; a administração rápida de alta dose de ocitocina pode causar sérios efeitos colaterais, como hipotensão e taquicardia, que por sua vez podem causar isquemia miocárdica. Raramente, grandes doses de ocitocina por período prolongado podem acarretar retenção de água, ocasionando a hiponatremia e suas sequelas.

Misoprostol

O misoprostol é um análogo sintético da prostaglandina E1 que causa contrações uterinas. De acordo com estudos disponíveis, foi demonstrado que o uso do misoprostol como único uterotônico para controle da HPP não é tão eficaz em comparação com o uso de outros uterotônicos injetáveis. Nas últimas metanálises, descobriu-se que a associação de ocitocina e misoprostol foi mais eficaz do que o uso isolado de ocitocina, provavelmente em razão do fato de a ocitocina administrada EV promover um efeito inicial rápido e o misoprostol um efeito sustentado.

Para prevenção da HPP, a FIGO e a OMS recomendam a administração de 600µg de misoprostol por via oral quando os uterotônicos injetáveis não estão disponíveis. Por se tratar de um uterotônico de baixo custo, que não exige refrigeração ou agulhas para administração, pode ser uma opção de tratamento em locais onde não estejam disponíveis outros tipos de uterotônicos.

Os efeitos colaterais do misoprostol de mais difícil manejo são calafrios e febre, que podem atingir variações de hipertermia maligna. A febre relacionada com o misoprostol é geralmente precedida por calafrios, começa 20 minutos após a administração, atinge o máximo em 1 a 2 horas e diminui espontaneamente depois de 3 horas.

Alcaloides do ergot

Os alcaloides do *ergot* são agonistas dos receptores serotoninérgicos no músculo liso, antagonistas fracos dos receptores dopaminérgicos e agonistas parciais dos receptores alfa-adrenérgicos. Induzem rápidas contrações uterinas rítmicas que levam à contração uterina sustentada (espasmos, tetania). Os alcaloides do *ergot* mais comumente utilizados para prevenção de HPP são ergometrina/ergonovina, metilergometrina/metilergonovina e a combinação ergometrina-ocitocina, na qual se aproveitam o rápido início de ação da ocitocina e os efeitos uterotônicos prolongados de um alcaloide do *ergot*.

A eficácia desses agentes está bem estabelecida: nas últimas revisões sistemáticas de 2018 foi verificado que o uso de alcaloides do *ergot* no terceiro estágio do trabalho reduz significativamente o risco de HPP ≥ 500mL (RR: 0,52; IC95%: 0,28 a 0,94) e o uso terapêutico de uterotônicos (RR: 0,37; IC95%: 0,15 a 0,90) e aumenta a concentração de hemoglobina materna em 24 a 48 horas após o parto (diferença média de 0,50g/dL; IC95%: 0,38 a 0,62).

Os alcaloides do *ergot* podem ser administrados IM, uma vez que seus potentes efeitos vasoconstritores por via EV direta podem aumentar o risco de espasmos coronarianos. São contraindicados em mulheres com hipertensão, história de enxaqueca ou fenômeno de Raynaud. As doses recomendadas são:

- Ergometrina/ergonovina e metilergometrina/metilergonovina são geralmente administradas na dose de 0,2mg IM. O início da ação se dá em 2 a 5 minutos. A segunda dose pode ser repetida após 30 minutos e a cada 4 horas até o máximo de cinco doses em 24 horas.
- A combinação ocitocina-ergometrina consiste em cinco unidades de ocitocina mais 0,5mg de ergometrina e é administrada IM.

Uma das principais desvantagens dos alcaloides do *ergot* em comparação com a ocitocina é que estão associados a mais efeitos colaterais, especialmente ao incremento no risco de aumento da pressão arterial e suas sequelas, além de terem sido relacionados a outros efeitos colaterais, como cefaleia e aumento de dor abdominal após o parto, necessitando analgesia e tratamento para os vômitos.

Carbetocina

A carbetocina, um análogo sintético de ação prolongada da ocitocina, tem propriedades farmacológicas semelhantes às da ocitocina natural, mas a meia-vida (40 minutos) é quatro a 10 vezes mais longa. Ela se liga aos receptores do músculo liso do útero e produz uma contração uterina tetânica em 2 minutos com duração de aproximadamente 6 minutos, seguida por contrações rítmicas por 1 hora. Evidências mostram que a carbetocina é um fármaco estável em mudanças de temperatura e no calor e pode ser o agente uterotônico de escolha quando a refrigeração não está disponível para transporte e armazenamento.

Um estudo multicêntrico randomizado de não inferioridade comparando injeções IM de carbetocina termoestável (100µg) com ocitocina (na dose de 10UI) imediatamente após o parto vaginal demonstrou que a frequência de perda de sangue ≥ 500mL ou o uso de agentes uterotônicos adicionais foi semelhante para ambos os grupos (14,5% e 14,4%, respectivamente, com risco relativo [RR] de 1,01; IC95%: 0,95 a 1,06), concluindo que a carbetocina não se mostrou inferior à ocitocina na prevenção da HPP. Essas informações foram corroboradas na metanálise de 2018, que relatou que a carbetocina foi tão eficaz quanto a ocitocina para essa prevenção, provavelmente em virtude das vantagens potenciais oferecidas por esse medicamento relacionadas com sua longa duração de ação.

A carbetocina é administrada EV na dose de 100μg, mas a administração IM também tem sido descrita.

Tração controlada do cordão

As diferentes diretrizes recomendam a massagem uterina de rotina como componente do manejo ativo do parto para prevenção de HPP. Uma metanálise realizada em 2014, baseada em cinco estudos randomizados (30.532 participantes), comparou a tração controlada do cordão *versus* a não intervenção. A tração controlada do cordão resultou em menor necessidade de remoção manual da placenta (RR: 0,70; IC95%: 0,58 a 0,84). Por outro lado, houve diminuição na duração do terceiro estágio (3,2 minutos − IC95%: 3,21 a 3,19) e na incidência de HPP em geral (RR: 0,93; IC95%: 0,87 a 0,99). Não foram encontradas diferenças significativas entre a tração controlada e a não intervenção em relação à HPP grave (RR: 0,91; IC95%: 0,77 a 1,08), à necessidade de transfusão sanguínea (RR: 0,96; IC95%: 0,69 a 1,33) ou à necessidade de administração de uterotônicos adicionais (RR: 0,94; IC95%: 0,88 a 1,01).

Outras metanálises relataram achados semelhantes, como a publicada em 2015, na qual não houve diferença significativa no risco de perda sanguínea ≥ 1.000mL (RR: 0,91; IC95%: 0,77 a 1,08); no entanto, houve redução na remoção manual da placenta (RR: 0,69; IC95%: 0,57 a 0,83), além de reduções na perda de sangue ≥ 500mL (RR: 0,93; IC95%: 0,88 a 0,99), perda de sangue média (10,85mL; IC95%: −16,73 a −4,98) e na duração do terceiro estágio do parto (MD: −0,57; IC95%: −0,59 a −0,54). Não houve diferenças significativas no uso de uterotônicos adicionais (RR: 0,95; IC95%: 0,88 a 1,02), transfusão de sangue (RR: 0,94; IC95%: 0,68 a 1,32), morte materna/morbidade grave (RR: 1,22; IC95%: 0,55 a 2,74), procedimentos operativos (IC95%: 1,61, 0,22, 11,81) ou satisfação materna (RR: 0,50; IC95%: 0,05 a 5,52).

Massagem uterina

A massagem uterina profilática após o parto é incluída no tratamento ativo do terceiro estágio do parto. Sua eficácia foi avaliada em metanálise publicada em 2018, que incluiu os três únicos ensaios clínicos randomizados (n = 3.842 gestações únicas) em que a massagem uterina foi realizada após o parto vaginal. Nessa publicação, a massagem uterina não foi associada à redução de HPP em mulheres que já recebiam profilaxia com ocitocina e controle da tração do cordão para prevenção de HPP (perda de sangue ≥ 500mL: 5,9% *versus* 4,0%, RR: 1,09; IC95%: 0,33 a 3,64). Os demais resultados (perda de sangue, uso de uterotônicos adicionais e retenção

de placenta) foram semelhantes, com ou sem massagem uterina. No entanto, a qualidade dos estudos incluídos foi baixa. Considerando os dados limitados e a ausência de danos associados à sua utilização, a massagem uterina continua sendo recomendada após a expulsão da placenta para prevenção de HPP, apoiada pela declaração conjunta da International Confederation of Midwives e da International Federation of Gynaecologists and Obstetricians publicada em 2004.

Duração do terceiro estágio do parto

Um terceiro estágio de trabalho prolongado (parto) foi definido como um período de mais de 30 minutos. Essa definição é fundamentada em um relatório de 1991 que mostra que os riscos de morbidade materna, incluindo hemorragia e necessidade de transfusão de sangue, aumentam após um período de mais de 30 minutos nessa fase. No entanto, há cada vez mais relatos de estudos de caso e controle que consideram que esses riscos aumentam em períodos muito mais curtos.

Uma análise secundária de uma coorte de 7.121 mulheres que tiveram parto vaginal com 37 semanas ou mais de gestação em um único centro de atendimento terciário foi realizada entre abril de 2010 e agosto de 2014. O manejo ativo do terceiro estágio do trabalho foi adotado rotineiramente durante o período do estudo. Foram calculadas a média, a mediana, o intervalo interquartílico, assim como os percentis 90, 95 e 99 da duração do terceiro estágio do parto. Os *odds ratios* foram calculados para estimar a associação entre o aumento da duração do terceiro estágio do parto e a presença de HPP. A duração média do terceiro estágio do parto entre as mulheres que tiveram parto vaginal foi de 5,46 minutos (DE 5,4). Os percentis 90, 95 e 99 foram 9, 13 e 28 minutos, respectivamente. As mulheres com terceiro estágio acima do percentil 90 apresentaram risco maior de HPP (13,2% *versus* 8,3%; *odds ratio* ajustado [OR]: 1,82; IC95%; 1,43 a 2,31). Quando o percentil 90 foi subdividido em incrementos progressivos de 5 minutos, o risco de HPP aumentou significativamente a partir de 20 a 24 minutos em comparação com períodos mais curtos (15,9% *versus* 8,5%; OR ajustado: 2,38; IC95%: 1,18 a 4,79).

ÁCIDO TRANEXÂMICO

O ácido tranexâmico é um medicamento antifibrinolítico que tem sido útil tanto para prevenção como para tratamento de hemorragias em vários contextos clínicos. Atualmente, é uma proposta adicional para o manejo ativo do terceiro período do parto com base em:

- Em uma metanálise de 2015 de ensaios clínicos randomizados em mulheres saudáveis com baixo risco de sangramento pós-parto que foram submetidas a cesariana eletiva (2.453 participantes) ou parto vaginal espontâneo (832 participantes) e que receberam uterotônicos profiláticos de rotina, 1g de ácido tranexâmico foi administrado de maneira profilática, demonstrando redução na taxa de HPP > 400 ou 500mL em 45% dos partos por cesariana (RR: 0,55; IC95%: 0,44 a 0,69) e em aproximadamente 60% dos partos vaginais (CR: 0,42; IC95%: 0,28 a 0,63) em comparação com placebo/nenhum tratamento.

Capítulo 26 Prevenção e Manejo Oportuno de Hemorragia Pós-Parto

Em mulheres submetidas à cesariana, também foram observadas reduções significativas nas taxas de perda de sangue > 1.000mL (RR: 0,43; IC95%: 0,23 a 0,78) e transfusão sanguínea (RR: 0,23; IC95%: 0,10 a 0,54).

- Posteriormente, um grande estudo multicêntrico randomizou mais de 4.000 mulheres em trabalho de parto com parto vaginal planejado de feto vivo com feto único com ≥ 35 semanas de gestação para receberem 1g de ácido tranexâmico ou placebo EV, além da ocitocina profilática após o parto. O estudo mostrou que, entre as quase 3.900 mulheres que deram à luz por via vaginal, a administração profilática de ácido tranexâmico apresentou forte tendência de reduzir a perda de sangue <500mL (RR: 0,83; IC95%: 0,68 a 1,01). As mulheres no grupo do ácido tranexâmico apresentaram taxa mais baixa de HPP clinicamente significativa (7,8% *versus* 10,4%; RR: 0,74; IC95%: 0,61 a 0,91) e foram menos propensas a receber uterotônicos adicionais (7,2% *versus* 9,7%; RR: 0,75; IC95%: 0,61 a 0,92).

Algumas instituições em todo o mundo adotaram o uso do ácido tranexâmico para prevenção da HPP em situações de alto risco (p. ex., partos de pacientes que rejeitam produtos derivados do sangue, pacientes com risco significativo de HPP, como placenta acreta ou placenta prévia), até o momento com boa resposta, o que poderia ser sugerido como estratégia promissora para o manejo preventivo da HPP em uma paciente de alto risco.

PONTOS-CHAVE

- É essencial identificar os fatores de risco no pré-natal para a HPP, de modo que as mulheres com fatores de risco devem ser identificadas e aconselhadas de acordo com o nível de risco e a idade gestacional, recebendo recomendações rigorosas sobre o nível apropriado de atenção ao trabalho de parto.
- O pacote de intervenção em HPP baseia suas recomendações em intervenções práticas, proativas e concretas e envolve intervenções em todos os agentes assistenciais, tanto na parte médica como de enfermagem, laboratório e auxiliares.
- O pacote de intervenção em caso de HPP é fundamentado em quatro pilares: (1) preparação de cada unidade obstétrica; (2) prevenção e reconhecimento em cada paciente; (3) resposta em cada caso de HPP; e (4) autoavaliações com *feedback* direcionado a programas de educação para melhorar o treinamento em cada unidade obstétrica.
- O manejo ativo do terceiro estágio do parto promove a redução da perda sanguínea e a diminuição das taxas de HPP.
- Dadas as evidências mais recentes sobre o uso de agentes uterotônicos, combinações como ocitocina mais misoprostol, ergometrina mais ocitocina e carbetocina mostram menor incidência de HPP do que o uso isolado de ocitocina.
- A carbetocina é considerada tão ou mais eficaz que a ocitocina na prevenção da HPP e pode ser o agente de escolha em situações clínicas em que não pode ser assegurada a cadeia de frio.

- O uso do misoprostol como uterotônico profilático no manejo ativo do terceiro estágio do parto pode ser sugerido em países com recursos limitados sem a disponibilidade de refrigeração de medicamentos ou de agulhas para injeção ou administração EV ou IM.
- O ácido tranexâmico, além dos uterotônicos profiláticos de rotina, revela-se uma abordagem promissora na redução de 50% a 60% do risco de HPP em estudos randomizados.

Leitura complementar

Adnan N, Conlan-Trant R, McCormick C et al. Intramuscular versus intravenous oxytocin to prevent postpartum haemorrhage at vaginal delivery: randomised controlled trial. BMJ 2018; 362:k3546.

American College of Obstetricians and Gynecologists, Association of Women's Health, Obstetric and Neonatal Nurses, The Joint Commission, Society for Maternal and Fetal Medicine. Severe maternal morbidity: clarification of the new joint commission sentinel event policy. 2015. Disponível em: http://www.acog.org/About-ACOG/News-Room/Statements/2015/Severe-Maternal-Morbidity-Clarification-of-the-New-Joint-Commission-Sentinel-Event-Policy. Acesso: 10/02/2015.

Begley CM, Gyte GM, Devane D et al. Active versus expectant management for women in the third stage of labour. Cochrane Database Syst Rev 2015; :CD007412.

Bingham D, Melsop K, Main E. Obstetric hemorrhage toolkit: hospital level implementation guide. Stanford (CA): California Maternal Quality Care Collaborative, 2010.

Callaghan WM, Creanga AA, Kuklina EV. Severe maternal morbidity among delivery and postpartum hospitalizations in the United States. Obstet Gynecol 2012; 120:1029-36.

Callaghan WM, Grobman WA, Kilpatrick SJ, Main EK, D'Alton M. Facility-based identification of women with severe maternal morbidity: it is time to start. Obstet Gynecol 2014; 123:978-81.

Committee on Practice Bulletins-Obstetrics. Practice Bulletin No. 183: Postpartum Hemorrhage. Obstet Gynecol 2017; 130:e168.

Corbett N, Hurko P, Vallee J. Debriefing as a strategic tool for performance improvement. J Obstet Gynecol Neonatal Nurs 2012; 41:572-9.

Council on Patient Safety in Women's Health Care. Maternal safety. Disponível em: http://www.safehealthcareforeverywoman.org/maternal-safety.html. Acesso: 07/03/2014.

De Groot AN, van Dongen PW, Vree TB et al. Ergot alkaloids. Current status and review of clinical pharmacology and therapeutic use compared with other oxytocics in obstetrics and gynaecology. Drugs 1998; 56:523.

Einerson BD, Miller ES, Grobman WA. Does a postpartum hemorrhage patient safety program result in sustained changes in management and outcomes? Am J Obstet Gynecol 2015; 212:140-4.

Elati A, Elmahaishi MS, Elmahaishi MO et al. The effect of misoprostol on postpartum contractions: a randomised comparison of three sublingual doses. BJOG 2011; 118:466.

Elati A, Weeks A. Risk of fever after misoprostol for the prevention of postpartum hemorrhage: a meta-analysis. Obstet Gynecol 2012; 120:1140.

Gallos ID, Papadopoulou A, Man R et al. Uterotonic agents for preventing postpartum haemorrhage: a network meta-analysis. Cochrane Database Syst Rev 2018; 12:CD011689.

Grunebaum A, Chervenak F, Skupski D. Effect of a comprehensive obstetric patient safety program on compensation payments and sentinel events. Am J Obstet Gynecol 2011; 204(2):97-105.

Hofmeyr GJ, Gülmezoglu AM, Novikova N, Lawrie TA. Postpartum misoprostol for preventing maternal mortality and morbidity. Cochrane Database Syst Rev 2013; :CD008982.

Hofmeyr GJ, Mshweshwe NT, Gülmezoglu AM. Controlled cord traction for the third stage of labour. Cochrane Database Syst Rev 2015; 1: CD008020.

Institute for Healthcare Improvement. Evidence-based care bundles. Disponível em: http://www.ihi.org/Topics/Bundles/Pages/default.aspx. Acesso: 31/03/2015.

Khan KS, Wojdyla D, Say L, Gulmezoglu AM, Van Look PF. WHO analysis of causes of maternal death: a systematic review. Lancet 2006; 367:1066-74.

Kilpatrick SJ, Berg CJ, Bernstein P et al. Standardized severe maternal morbidity review: rationale and process. Obstet Gynecol 2014; 124:361-6.

Liabsuetrakul T, Choobun T, Peeyananjarassri K, Islam QM. Prophylactic use of ergot alkaloids in the third stage of labour. Cochrane Database Syst Rev 2018; 6:CD005456.

Lyndon A, Johnson MC, Bingham D et al. Transforming communication and safety culture in intrapartum care: a multi-organization blueprint. Obstet Gynecol 2015; 125:1049-55.

Lyndon A, Lagrew D, Shields L, Melsop K, Bingham B, Main E (eds.). Improving health care response to obstetric hemorrhage. Stanford (CA): California Maternal Quality Care Collaborative, 2010.

New FIGO Guidelines for Misoprostol Use. Disponível em: https://www.mhtf.org/2017/06/29/new-figo-guidelines-for-misoprostol-use/. Acesso: 23/07/2018.

Novikova N, Hofmeyr GJ, Cluver C. Tranexamic acid for preventing postpartum haemorrhage. Cochrane Database Syst Rev 2015; CD007872.

Oladapo OT, Okusanya BO, Abalos E. Intramuscular versus intravenous prophylactic oxytocin for the third stage of labour. Cochrane Database of Systematic Reviews 2018, Issue 9. Art. No.: CD009332. DOI: 10.1002/14651858.CD009332.pub3.

Preparing for clinical emergencies in obstetrics and gynecology. Committee Opinion No. 590. American College of Obstetricians and Gynecologists. Obstet Gynecol 2014; 123:722-5.

Riley W, Davis S, Miller K, Hansen H, Sainfort F, Sweet R. Didactic and simulation nontechnical skills team training to improve perinatal patient outcomes in a community hospital. Jt Comm J Qual Patient Saf 2011; 37:357-64.

Saccone G, Caissutti C, Ciardulli A et al. Uterine massage as part of active management of the third stage of labour for preventing postpartum haemorrhage during vaginal delivery: a systematic review and meta-analysis of randomised trials. BJOG 2018; 125:778.

Saccone G, Caissutti C, Ciardulli A, Berghella V. Uterine massage for preventing postpartum hemorrhage at cesarean delivery: Which evidence? Eur J Obstet Gynecol Reprod Biol 2018; 223:64.

Sentilhes L, Winer N, Azria E et al. Tranexamic acid for the prevention of blood loss after vaginal delivery. N Engl J Med 2018; 379:731.

Sheldon WR, Durocher J, Winikoff B, Blum J, Trussel J. How effective are the components of active management of the third stage of labor? BMC Pregnancy Childbirth 2013; 13:46.

Shields LE, Wiesner S, Fulton J, Pelletreau B. Comprehensive maternal hemorrhage protocols reduce the use of blood products and improve patient safety. Am J Obstet Gynecol 2015; 212:272-80.

Soltani H, Hutchon DR, Poulose TA. Timing of prophylactic uterotonics for the third stage of labour after vaginal birth. Cochrane Database Syst Rev 2010; :CD006173.

The Joint Commission. Comprehensive accreditation manual for hospitals, update 2, January 2015: sentinel events: SE-1. Disponível em: http://www.jointcommission.org/assets/1/6/CAMH.

Thompson JF, Roberts CL, Ellwood DA. Emotional and physical health outcomes after significant primary post-partum haemorrhage (PPH): a multicentre cohort study. Aust N Z J Obstet Gynaecol 2011; 51:365-71.

Tunçalp Ö, Hofmeyr GJ, Gülmezoglu AM. Prostaglandins for preventing postpartum haemorrhage. Cochrane Database Syst Rev 2012; :CD000494.

Westhoff G, Cotter AM, Tolosa JE. Prophylactic oxytocin for the third stage of labour to prevent postpartum haemorrhage. The Cochrane Database of Systematic Reviews 2013, Issue 10. Art. No.: CD001808. DOI: 10.1002/14651858.CD001808.pub2.

WHO recommendations: intrapartum care for a positive childbirth experience. 2018. Disponível em: http://www.who.int/reproductivehealth/publications/intrapartum-care-guidelines/en/. Acesso: 23/07/2018.

Widmer M, Piaggio G, Nguyen TMH et al. Heat-stable carbetocin versus oxytocin to prevent hemorrhage after vaginal birth. N Engl J Med 2018; 379:743.

CAPÍTULO 27

Tratamento e Controle da Hemorragia no Parto

José M. Palacios-Jaraquemada

INTRODUÇÃO

A hemorragia pós-parto (HPP) é uma das principais causas de mortalidade materna no mundo e provavelmente a primeira nos países em desenvolvimento. Estima-se que 1.600 mulheres morrem diariamente em todo o mundo por HPP. Para aquelas mulheres que sobrevivem, a morbidade secundária é alta. Embora a hemorragia grave seja provavelmente uma das causas mais evitáveis de morte materna, muitas circunstâncias associadas determinam seu potencial letal; dentre elas se destacam o fluxo sanguíneo uterino na gestação (800mL/min), a subestimação da hemorragia e o tratamento tardio e insuficiente.

Embora tenham sido sugeridas diferentes definições de HPP, é difícil uma definição precisa e universal, pois pode ser afetada por um viés múltiplo, como subestimação, superestimação, interpretação de parâmetros hemodinâmicos, presença de urina, líquido amniótico de sangue distribuído em compressas, gazes, roupas de cama, no chão etc. Por esse motivo, uma das definições mais aceitas considera a HPP como a que pode causar sérios danos à mãe em razão da modificação dos parâmetros hemodinâmicos ou hemostáticos.

As mulheres saudáveis em países desenvolvidos podem resistir a hemorragias de 500mL sem comprometimento hemodinâmico, enquanto até mesmo uma pequena quantidade de perda de sangue pode ser letal para as mulheres com anemia grave. Isso é especialmente importante para as mães que vivem em países em desenvolvimento, nos quais costuma haver um número significativo de mulheres com anemia grave.

De acordo com o tempo de aparecimento, a HPP pode ser dividida em dois tipos (Quadro 27.1): primária (nas primeiras 24 horas) ou secundária (entre 24 horas e 6 semanas), o que pode servir de guia para determinar sua etiologia.

A perda de sangue não afeta todas as pessoas uniformemente, uma vez que o volume sanguíneo está diretamente relacionado com o peso corporal (equivalente a 7%), de modo que as mulheres de peso reduzido ou pequenas poderiam apresentar para um volume igual de perda complicações mais sérias em comparação com outras de maior peso. Tanto a taquicardia como a hipotensão são sinais de aparecimento tardio em

Quadro 27.1 Etiologia da HPP primária e secundária

HPP primária	HPP secundária
Atonia uterina	Retenção trofoblástica
Invasão placentária	Pseudoaneurisma uterino
Rotura uterina	Infecção
Retenção placentária	Distúrbios da coagulação
Lacerações	
Inversão uterina	
Tromboembolismo	
Embolia de líquido amniótico	

Fonte: modificado de Practice Bulletin No. 183: Postpartum Hemorrhage. Committee on Practice Bulletins-Obstetrics. Obstet Gynecol 2017 Oct; 130(4):e168-e186.

mulheres grávidas; por esse motivo, para melhorar os tratamentos e os resultados da HPP, o objetivo primordial deve ser o reconhecimento precoce dos sinais de choque hipovolêmico.

Experiências em diferentes países mostram que o atraso no reconhecimento da hemorragia, na transferência da paciente ou no tratamento adequado contribui para a HPP com uma das maiores taxas de mortalidade e morbidade em medicina. Como a hemorragia pode ser de difícil avaliação em seu estágio inicial e não há nenhum parâmetro ou definição universal aceitos, as estimativas de perda de sangue podem ser imprecisas; isso, somado ao fato de não haver um registro adequado de HPP e morte materna em áreas remotas, determina que a verdadeira incidência da HPP permaneça incerta.

ETIOPATOGENIA

Embora a maioria dos casos de HPP esteja ligada à atonia uterina, o aumento da incidência de invasão placentária anormal (AIP) parece estar modificando essa tendência. Nas últimas décadas, a AIP cresceu exponencialmente em todo o mundo, principalmente devido ao aumento da frequência de cesariana, fato que poderia igualar ou superar a atonia uterina como primeira causa de mortalidade por hemorragia. Até os anos 1970, a AIP era um evento raro, afetando 1 em cada 4.000 gestações, mas a partir de 2012 a incidência de AIP aumentou para 1 em 533 gravidezes. Um modelo analítico fundamentado em dados sobre partos nos EUA estimou que, se o número de cesarianas primárias e secundárias continuar a aumentar, em 2020 a porcentagem de cesarianas será de 56,2%, o que pode significar 6.236 casos adicionais de placenta prévia, 4.504 casos de AIP e 130 mortes maternas anuais.

Hemostasia uterina normal

O principal mecanismo da hemostasia uterina é a contração miometrial, que é extremamente potente e oclui os vasos entre a placenta e o miométrio após a separação da placenta. O descolamento da placenta deixa um leito uterino de cerca de 300cm^2 e aproximadamente 100 artérias abertas que fornecem cerca de 500 a 800mL de sangue por minuto à placenta. Esse leito é inibido pela compressão física (contração miometrial) dos vasos sanguíneos, bem como pela obliteração vascular por fatores hemostáticos. Embora a contração uterina seja inicialmente responsável pelo controle da hemorragia do leito placentário, a formação de coágulos e a rápida deposição de fibrina são essenciais para manter a hemostasia definitiva e promover a involução uterina após o nascimento.

Existem duas maneiras de produzir o parto placentário: uma delas é o tratamento expectante, em que o obstetra aguarda as mudanças naturais que culminam com a separação placentária (geralmente cerca de 10 a 20 minutos). A outra é o tratamento ativo do terceiro estágio do parto; para isso a ocitocina é usada após o nascimento ou quando o ombro anterior é descolado. Tem sido demonstrado que o tratamento ativo reduz a possibilidade de HPP ou a necessidade de transfusão de sangue em 50% a 70%. Muitos ensaios controlados mostraram sua eficácia, e esse método se tornou o padrão de assistência ao parto.

ESTRATÉGIAS DE PREVENÇÃO

A estratégia mais eficaz para reduzir a mortalidade materna por HPP consiste na adoção de ações preventivas em todas as mulheres grávidas. Cada mulher deve ser avaliada individualmente e ter determinada a probabilidade de desenvolver uma HPP para, assim, reduzir os riscos. Isso inclui a detecção e o tratamento da anemia e um plano de parto para garantir os recursos necessários no caso de uma HPP. A avaliação de risco para HPP possibilita que as pacientes sejam selecionadas com base em sua história clínica (Quadro 27.2). Os óbitos maternos por HPP são mais frequentes nos primeiros 7 dias após o nascimento. A maioria dessas mortes ocorre dentro de 1 a 4 horas após o parto; levando em conta esse fato, o controle específico deve ser planejado durante esse período, prevenindo, assim, casos que não apresentem um risco específico.

Anemia

A anemia é uma condição caracterizada pela falta de glóbulos vermelhos saudáveis suficientes para transportar um nível adequado de oxigênio para os tecidos do corpo. A anemia reduz a tolerância materna à perda de sangue e, por sua vez, tem um efeito direto sobre o miométrio, diminuindo sua contração e a possibilidade de HPP. Assim, é essencial diagnosticar e tratar a anemia, uma vez que o volume sanguíneo e a hemoglobina podem ser melhorados antes do parto, e reduzir o risco de HPP. Isso é especialmente importante nos países em desenvolvimento, onde a incidência de anemia na gravidez é muito alta.

Quadro 27.2 Avaliação do risco de hemorragia pós-parto

Risco baixo	Risco médio	Alto risco
Gravidez única	Cesariana prévia	Placenta prévia
Menos de quatro partos	Cirurgia uterina	Invasão placentária
Útero sem cirurgias	Gestação múltipla	Hematócrito < 30%
Sem antecedente de HPP	Miomas grandes	Distúrbios da coagulação
	Corioamnionite	HPP prévia
	Uso de sulfato de magnésio	Hipotensão, taquicardia, pouca diurese
	Uso excessivo de ocitocina	

Fonte: modificado de Practice Bulletin No. 183: Postpartum Hemorrhage. Committee on Practice Bulletins-Obstetrics. Obstet Gynecol 2017 Oct; 130(4):e168-e186.

Episiotomia

A episiotomia de rotina aumenta o risco de HPP em 27% e por isso seu uso deve ser restrito aos casos com indicação precisa. Consequentemente, só vale a pena realizar uma episiotomia por razões médicas e obstétricas, ajudando o descolamento controlado da cabeça e dos ombros e evitando grandes roturas.

Atonia uterina

A atonia uterina ocorre quando o útero não tem capacidade de se contrair e retrair, um processo que causa hemorragia através dos vasos uteroplacentários. Embora a atonia uterina possa aparecer sem fatores de risco reconhecidos, qualquer condição que produza uma hiperdistensão do miométrio, como multiparidade, macrossomia, polidrâmnio, gestações múltiplas ou um bebê grande, pode resultar em um miométrio exaurido, sem força e contratilidade (trabalho prolongado). A atonia uterina pode ser uma entidade catastrófica, uma vez que em um curto período de relaxamento miometrial pode produzir uma hemorragia fatal; isso pode acontecer após um parto vaginal, instrumental ou cesariana normal. A atonia uterina é uma das causas mais frequentes de hemorragia pós-parto e, por esse motivo, a detecção precoce e o tratamento adequado devem ser claramente indicados em todos os protocolos de tratamento da HPP e praticados em unidades de simulação.

Em casos de atonia, é uma prioridade fornecer uma boa retração e contração para interromper o sangramento. Após a massagem inicial, o uso de agentes ocitócicos é obrigatório para restaurar o tônus uterino. Como esses fármacos contêm diferentes receptores de ação miometrial, quando um ocitócico específico não produz o efeito desejado é necessário utilizar outro fármaco não relacionado ao mesmo receptor para obter uma contração eficiente. O agente de primeira escolha é a oxitocina, que é amplamente disponível, barata e altamente eficaz. Inicialmente, administra-se um *bolus* de 5UI e, em seguida, uma infusão contínua pode ser usada para obter uma contração firme.

Medicamentos uterotônicos

Um agente uterotônico ideal deve produzir contrações uterinas rápidas, fortes e sustentadas sem produzir efeitos adversos significativos. Os uterotônicos são divididos em três categorias: ocitocina, prostaglandinas e alcaloides do *ergot*.

Ocitocina

A ocitocina produz estimulação e contração do corpo uterino ritmicamente, constringindo as artérias espirais e diminuindo o fluxo sanguíneo para o útero. Seu efeito começa aos 2 a 3 minutos e dura até 60 minutos (administrado por via intramuscular). Atua em menos de 1 minuto após a administração endovenosa e sua resposta pode durar até 1 hora após a interrupção da infusão endovenosa. Em virtude da semelhança molecular entre a ocitocina e a vasopressina, a ocitocina tem um efeito antidiurético; portanto, a infusão prolongada pode causar intoxicação por água, hiponatremia, confusão, convulsões, coma e também insuficiência cardíaca. Quando usada profilaticamente, a ocitocina está associada a menos efeitos colaterais (náuseas e vômitos); assim, ela é a melhor opção para prevenir a HPP rotineiramente. A ocitocina diminui o risco de HPP em aproximadamente 60%, bem como a necessidade de ocitócicos terapêuticos.

Em razão de seu efeito e biodisponibilidade e em comparação com outros uterotônicos, a ocitocina é o agente escolhido para uso habitual durante o terceiro período do parto. O uso de ocitocina em ambientes com poucos recursos é limitado porque para sua eficácia é necessária uma armazenagem com refrigeração. No entanto, uma ocitocina termoestável foi recentemente produzida e seu uso é promissor em locais afastados.

O tempo de administração difere muito entre os obstetras, uma vez que muitos utilizam a ocitocina imediatamente após o parto, embora seu uso seja recomendado após o descolamento do ombro anterior. Para evitar hipotensão profunda, é aconselhável usar 5UI de ocitocina em injeção endovenosa lenta e substituí-la por uma infusão contínua de 20UI em 500mL de solução cristaloide para manter uma contração sustentada do útero.

Carbetocina

A carbetocina é um análogo sintético e modificado da ocitocina que tem ação prolongada. Pode ser administrado por via endovenosa (duração de 60 minutos) ou intramuscular (duração de 120 minutos). Não há variação significativa no efeito contrátil comparado à ocitocina, mas as evidências sugerem que 100μg de carbetocina endovenosa poderiam reduzir significativamente o uso de agentes uterotônicos adicionais. Efeitos colaterais foram relatados em menos de 10% das mulheres que receberam carbetocina endovenosa profilática após cesariana, incluindo dor de cabeça, tremores, hipotensão, rubor, náuseas, dor abdominal, coceira e sensação de calor. Outros efeitos colaterais raros ou esporádicos são taquicardia, sudorese, tontura, dor torácica, vômito e gosto metálico na boca.

Alcaloides do esporão de centeio

A administração do esporão de centeio está associada a contrações súbitas e energéticas da musculatura uterina. A ergotamina aumenta o tônus do músculo uterino através dos receptores miometrais alfa-adrenérgicos; sua ação previne a hemorragia, comprimindo quase imediatamente os vasos sanguíneos do miométrio (menos de 1 minuto). Produz contrações uterinas rítmicas, tetânicas e duradouras. O início de sua ação acontece 2 a 5 minutos após a injeção intramuscular (dose padrão: 0,25mg de ergometrina). Tem meia-vida plasmática de 30 minutos, e seu efeito clínico continua por 3 horas. O fármaco é sensível à luz e ao calor e por isso deve ser armazenado em temperaturas < 8°C. A Sintometrina®, contendo 5 unidades de ocitocina e 0,5mg de ergometrina, foi desenvolvida para aproveitar o rápido início de ação da ocitocina com a ação mais longa da ergometrina, mas foi associada a aumento do risco de efeitos colaterais, como hipertensão e vômitos.

Prostaglandinas

As prostaglandinas F2a e E2 são utilizadas principalmente para o tratamento da HPP, mas não para profilaxia. A segurança, os custos e a acessibilidade restringem seu uso em comparação com os uterotônicos convencionais no manejo profilático do terceiro estágio do parto. A prostaglandina F2a tem ação vasoconstritora e broncoconstritora; por outro lado, as prostaglandinas intramusculares geralmente causam vômito, náusea, dor abdominal, diarreia e broncoespasmo e, por essa razão, são contraindicadas em caso de doenças cardíacas e pulmonares. As prostaglandinas também são sensíveis à luz e ao calor e devem ser mantidas refrigeradas a 4°C, o que limita seu uso universal.

O misoprostol é uma forma análoga e sintética da prostaglandina E1, podendo ser administrado por via oral, bucal, vaginal, intrabucal e retal. Após a administração oral, o misoprostol é rapidamente absorvido e convertido em seu metabólito, o ácido misoprostol, que é a substância farmacologicamente ativa. Pode ser detectado no soro em 2 minutos e atinge níveis máximos após 20 minutos. O misoprostol é barato, fácil de administrar e estável à temperatura ambiente. É um uterotônico básico a ser usado em ambientes de poucos recursos para o gerenciamento da terceira etapa do parto. Embora existam muitos protocolos para o uso de agentes ocitócicos, a sequência de progressão mais comum para o tratamento da HPP decorrente de atonia uterina é: (1) ocitocina ou carbetocina, (2) ergometrina e (3) prostaglandinas (Tabela 27.1).

Placenta ou coágulos retidos

Os coágulos produzidos pelos fragmentos de placenta retidos podem interferir na contração uterina, produzir relaxamento uterino e, assim, estabelecer um círculo vicioso. Se os restos ou coágulos não puderem ser expelidos, inicia-se um processo que se repete ciclicamente em múltiplas ocasiões, produzindo HPP e retardando seu tratamento. A história de curetagem prévia,

Tabela 27.1 Tabela de terapia com medicamentos

Sequência sugerida	1 Ocitocina	2 Ergometrina	3 Prostaglandina F2	4 Misoprostol
Via de administração	EV	EV	IM	Retal
Dose	5UI	0,2mg	0,25mg	1.000µg
Dose 2	40UI/500mL cristaloides		até quatro vezes	
Alternativa		0,25 em 500mL cristaloides		

aborto, cesariana ou infecção ou lesão endometrial implica risco maior de retenção de restos placentários.

Trauma genital

O trauma do trato genital é a causa da hemorragia grave, e tanto as lacerações como as contusões resultantes de trauma desde o nascimento podem causar hemorragia significativa. Muitas vezes, o trauma genital restringe a possibilidade de hemostasia e reparo em virtude da dificuldade de acesso. O trauma genital pode resultar da laceração do colo uterino, da parede lateral da vagina, do períneo, da episiotomia, dos músculos do assoalho pélvico ou da rotura uterina. O trauma do trato genital também pode ser iatrogênico e originado durante o parto vaginal, por cesariana ou instrumental.

Quando o trauma genital não pode ser adequadamente reparado pela via vaginal, pode ser a origem de um hematoma retroperitoneal ou pelve-subperitoneal. Nesses casos, é obrigatório o reparo abdominal por via pré-peritoneal. A identificação da fonte de sangramento é imprescindível quando os parâmetros hemodinâmicos não são estáveis. Esse tipo de HPP é uma causa de hemorragia oculta e pode não ser evidenciado por sangramento vaginal ou ao ultrassom. Isso acontece porque o sangue é derivado para os espaços pelve-subperitoneal e retroperitoneal. Em caso de dúvida, a tomografia computadorizada é a maneira mais rápida de estabelecer o diagnóstico, desde que a paciente seja compensada.

Uma hemorragia oculta também pode ser diagnosticada pela deterioração do estado ácido-base em uma paciente sem perda de sangue aparente. Nesse tipo de sangramento, a histerectomia está contraindicada, pois não atua na fonte de sangramento e também agrava a hipovolemia e o choque devido ao sangue retido nos lagos venosos uterinos. Quando há deterioração hemodinâmica alternada, a identificação e a hemostasia do foco de sangramento são obrigatórias para salvar a vida da mãe. A embolização é eficaz desde que o vaso sangrante possa ser embolizado, o que é extremamente difícil, uma vez que, em geral, esses vasos se originam da artéria pudenda interna e não da artéria uterina (Figuras 27.1 e 27.2).

Distúrbios de coagulação

Os distúrbios de coagulação são uma causa rara de HPP. Os defeitos de coagulação, tanto hereditários como adquiridos, estão ligados à perda excessiva de sangue no período pós-parto. Felizmente, a maioria das coagulopatias é identificada antes do parto e, assim, as ações podem ser prevenidas e planejadas para evitar uma HPP. Os distúrbios hereditários mais comuns incluem púrpura trombocitopênica idiopática,

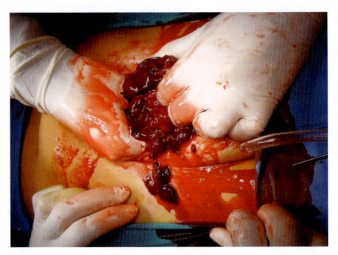

Figura 27.1 Abertura do hematoma pós-parto localizado no ligamento largo direito. Paciente primípara de 26 anos na qual foi utilizada uma pinça por falta de rotação e descida. Após o parto, a paciente apresentou um episódio de hipotensão arterial com pequeno sangramento vaginal.

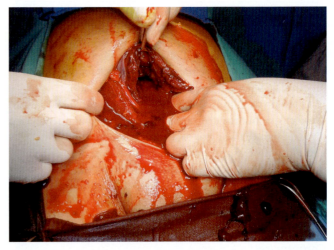

Figura 27.2 Uma vez que o hematoma da Figura 27.1 foi evacuado, ficou evidente uma lesão lateral direita do segmento inferior do útero e do fundo de saco vaginal.

doença de von Willebrand e hemofilia. Fatores de risco para coagulação intravascular disseminada incluem pré-eclâmpsia grave, embolia do líquido amniótico, sepse, descolamento prematuro da placenta, síndrome HELLP e retenção prolongada de uma morte fetal.

A gravidez na doença de von Willebrand pode ocasionar risco significativo de hemorragia e é uma causa de complicações hemorrágicas imediatas e tardias em razão da falta de capacidade de criar um coágulo estável. A doença de von Willebrand é o distúrbio de coagulação mais comum na América, e a anamnese poderia fornecer algumas pistas para estabelecer um diagnóstico específico e prevenir a HPP. Quando são estabelecidos o diagnóstico e o tipo, os níveis de fator de von Willebrand VIII são quantificados no terceiro trimestre. Para hemorragia aguda, recomenda-se o uso de desmopressina, de fator de von Willebrand ou fator VIII.

Inversão uterina

A inversão uterina é uma condição rara e quase sempre associada à implantação placentária no fundo uterino. Essa condição geralmente é secundária ao manejo inadequado da terceira fase do parto, especialmente quando se aplica tração excessiva ao cordão sem esperar por contrações uterinas adequadas ou sem aplicar pressão efetiva no fundo na terceira fase do parto. O útero invertido costuma aparecer como uma massa cinza-azulada saindo da vagina. O efeito vasovagal produz uma modificação desproporcional dos sinais vitais em relação à quantidade de sangramento, mas também podem ocorrer hemorragia e choque hipovolêmico. A mulher pode parecer pálida e suada com hipotensão profunda, bradicardia e chegar a ter uma parada cardíaca.

TERAPIA TRANSFUSIONAL

Protocolos de transfusão

Mantendo a similaridade com a abordagem transfusional no trauma, a transfusão com plasma fresco congelado e glóbulos vermelhos desplasmatizados na relação a 1:2 e 1:1 deve ser aplicada apenas em mulheres com HPP que necessitam de transfusão maciça. O banco de sangue e as equipes locais devem definir seu próprio conceito de quando e como usar o protocolo de transfusão em massa. Isso é aconselhável, uma vez que o pacote de transfusão, a sequência, o monitoramento constante da competência hemostática e o algoritmo de intervenção podem variar. No caso de HPP maciça, o pacote usual consiste em 6 unidades de hemácias, 4 a 6 unidades de plasma fresco congelado e 6 unidades de plaquetas ou apenas uma, se esta for de aférese. A embalagem é administrada imediatamente e sem esperar pelos resultados laboratoriais; esse esquema de tratamento é repetido sequencialmente até que o sangramento pare. No caso da HPP maciça, recomenda-se repetidamente que a transfusão de hemácias seja realizada o mais breve possível. Como o sangue específico nem sempre está disponível, as maternidades devem ter acesso imediato a 2 unidades de sangue O negativo em 5 minutos.

Fibrinogênio

O fibrinogênio desempenha um papel crítico na obtenção e manutenção da hemostasia e é essencial para a formação de um coágulo eficaz. No contexto de hemorragia obstétrica maciça, o fibrinogênio é o primeiro fator de coagulação que diminui, e seu valor plasmático tem se mostrado um bom preditor de gravidade na HPP. O plasma fresco congelado não é o agente ideal para o tratamento da deficiência de fibrinogênio, pois é necessário um volume de 30mL/kg para aumentar a concentração de fibrinogênio em 1g/L, induzindo alto risco de sobrecarga de fluidos. Portanto, sempre que estiver disponível, a substituição deve ser feita com crioprecipitados (2 unidades × 10kg de peso) ou fibrinogênio liofilizado.

Ácido tranexâmico

O ácido tranexâmico, preparação sintética derivada do aminoácido lisina, atua como agente antifibrinolítico que exerce sua ação através da obstrução reversível dos espaços de ligação da lisina nas moléculas de plasminogênio, proporcionando assim a ligação do plasminogênio e da plasmina à fibrina. A administração de 1g dentro de 3 horas após a HPP diminui a possibilidade de sangramento e histerectomia.

Tipagem sanguínea

O requisito de rotina para detecção de múltiplas tipagens sanguíneas não se justifica ou é necessário em casos obstétricos normais ou naqueles que não tiveram complicações antes do parto ou cesariana. Alguns estudos mostraram que apenas 3% das pacientes com cesariana necessitaram de transfusão. Além disso, foi demonstrado que 60% dos casos com hemorragia não apresentavam fatores de risco para HPP. Das pacientes com teste de grupo sanguíneo, 98% não necessitaram de transfusão. Portanto, inicialmente é aconselhável estratificar o risco e, de acordo com os resultados, solicitar o estudo ou método padronizado para cada hospital.

A. Em pacientes com baixo risco de transfusão: apenas teste de ABO e Rh.
B. Em pacientes com risco moderado de transfusão: tipagem de grupo e rastreamento (anticorpos para doenças).
C. Em pacientes com alto risco de transfusão: A + B e testes cruzados.

REANIMAÇÃO COM FLUIDOS ENDOVENOSOS

A reanimação com fluidos endovenosos deve começar rapidamente sem depender de um resultado laboratorial simples, que serve apenas para informar de que ponto começar. A melhor estratégia para substituição de volume é objetivo da discussão. No entanto, como regra geral, o volume máximo de infusão deve ser limitado e não exceder os 3,5L iniciais (até 2L de cristaloides aquecidos o mais rápido possível) extensíveis a outros 1.500mL, enquanto se aguarda a chegada de sangue compatível.

HPP ESTABELECIDA

Embora a consequência mais dramática da HPP seja a hemorragia, nunca se deve esquecer que a HPP tem dois problemas implícitos: sangramento descontrolado e suas consequências metabólicas. Por essa razão, é necessário diferenciar a forma e o momento para realizar o controle vascular primário e secundário. O resultado terapêutico de uma HPP depende de muitos fatores, como, por exemplo, o estado de saúde no momento do parto (em particular, o nível de hemoglobina), em quanto tempo um diagnóstico foi feito e com que rapidez um tratamento eficaz foi instituído. É importante notar que o prognóstico imediato depende da velocidade e da quantidade da perda de sangue. A HPP é uma condição de emergência, imprevisível e que, se não controlada de maneira eficaz, pode levar rapidamente à morte materna. Em uma série de pacientes, quase 30% das mortes ocorreram dentro de 24 horas após o parto e um quinto de todas elas ocorreu dentro de 1 a 4 horas após o parto. Portanto, na ausência de ação oportuna e apropriada, uma mulher pode morrer em poucas horas.

Controle vascular primário

Esse procedimento permite que a hemostasia seja realizada acima dos pedículos envolvidos e de seu sistema anastomótico. O conceito de controle primário prioriza a hemostasia transitória e melhora o estado clínico como um passo antes do tratamento definitivo. O controle vascular primário não é uma solução categórica; apenas fornece tempo para compensar a paciente, tomar decisões, pedir ajuda e evitar um distúrbio de coagulação. Classicamente, já foi descrito que o útero é irrigado pelas artérias uterina e ovariana (90% e 10%, respectivamente) e que, em caso de oclusão da artéria uterina, o pedículo anastomótico superior (artérias ovarianas e do ligamento redondo) pode manter a integridade vascular uterina, mas isso não é verdade.

Um estudo anatômico (Palacios-Jaraquemada e cols., 2007) estabeleceu o conceito do sistema anastomótico uterino inferior de que uma diferença do superior pode restaurar o fluxo sanguíneo uterino após a oclusão bilateral das artérias uterinas (embolização-ligadura). Essa publicação descreve que o suprimento de sangue para o útero é fornecido por um sistema superior chamado S1 (artérias uterinas e ovarianas), que irriga principalmente o corpo uterino, e um inferior, chamado S2 (artérias vaginais, cervicais e anastomóticas), os quais se originam principalmente da artéria pudenda interna. Ambas as artérias ilíacas, a aorta e os componentes femorais se comunicam amplamente (anastomoses superior e inferior) e fornecem fluxo suplementar para o útero. Quando o sangramento é encontrado no corpo do útero, é geralmente suficiente a oclusão ou ligadura bilateral das artérias uterinas.

Por outro lado, os processos patológicos localizados no setor S2, como gravidez por cesariana, gravidez cervical, invasão placentária anormal ou rompimento vaginal alto, são irrigados por ramos da divisão posterior da artéria ilíaca interna. Quando o sangramento ocorre em áreas de alta complexidade anatômica, a dissecção pode demorar mais do que o habitual e ocasionar uma hemorragia catastrófica ou com risco de morte. Para esses casos, o uso do controle vascular primário proíbe o sangramento imediatamente por um procedimento simples, rápido e eficiente, como a compressão da aorta (interna ou externa) no nível do promontório sacral.

Para a compressão interna é necessário apenas retirar o útero da pelve, identificar o promontório sacral e fazer uma compressão manual sobre uma compressa de laparotomia. Para a compressão externa, a pressão é aplicada com as mãos na altura do umbigo; é necessário aplicar o equivalente a 45kg para ocluir todo o fluxo aórtico. Uma balança de banheiro é um excelente método para ensinar essa manobra e, especialmente, sentir a pressão necessária para fazer uma oclusão total. Embora o controle primário não seja uma medida defini-

tiva, ele fornece um tempo valioso para pedir ajuda e iniciar a ressuscitação hemodinâmica e hemostática, evitando falência de múltiplos órgãos, acidose metabólica e coagulopatia.

Controle vascular secundário

O controle secundário consiste na cessação definitiva do sangramento que, de acordo com sua origem etiológica, pode ser simples ou extremamente difícil. Em casos muito complicados, a colocação de um balão endovascular na divisão da aorta é útil para reduzir o sangramento e recuperar a paciente. Cabe sempre lembrar que o objetivo principal é salvar a vida da mãe, minimizando os efeitos imediatos e mediados da hipovolemia. É bom lembrar também que a histerectomia obstétrica envolve uma perda de sangue de 2 a 3 litros; quando esse procedimento é realizado em uma paciente em estado de choque, pode agravar diretamente a acidose metabólica; quando ela não é reversível em pouco tempo, aumenta significativamente a morbidade e a mortalidade materna.

Reanimação hemodinâmica imediata

Entre os principais problemas no tratamento da HPP estão o atraso e o tratamento abaixo do padrão. Além disso, os acompanhamentos por meio da pressão arterial ou taquicardia são inadequados, uma vez que são maus preditores de gravidade. Sinais como diurese horária, presença de hipoperfusão periférica cutânea ou acidose metabólica são preditores precoces do choque hipovolêmico e possibilitam o estabelecimento de diretrizes precoces de tratamento. O tempo médio para o encaminhamento de uma paciente do hospital para a sala de cirurgia é de 1 hora. Se durante esse tempo a hemorragia for equivalente a 10% do suprimento sanguíneo uterino, isso significa que nesse momento a perda será de aproximadamente 3.500mL, o que indica a importância de iniciar a ressuscitação volêmica na sala antes da transferência para a sala de cirurgia.

Traje antichoque não pneumático (TAN)

Os TAN foram desenvolvidos como uma maneira de manter a pressão sanguínea de um combatente após uma lesão traumática durante a transferência do campo de batalha para o hospital. A roupa de neoprene envolve firmemente as pernas e o abdome, comprimindo o sangue dos vasos superficiais para os vasos centrais e também o útero. Em estudos com animais, o movimento do sangue representa até 30% do volume total. O TAN oferece considerável potencial para uso em locais de poucos recursos, pois é fácil de aplicar, reutilizável e relativamente barato (US$ 160 a unidade).

Hemostasia uterina

A hemostasia uterina específica não é recomendada em casos de choque, coagulopatia ou acidose metabólica; nessas situações são adotados procedimentos para parar o sangramento uterino sem perda adicional. Um dos métodos mais utilizados e eficazes é um balão de Bakri (BB). Esse dispositivo funciona por simples pressão mecânica da parede do endométrio contra o miométrio. Feito de silicone, pode ser colocado após cesariana ou parto. Um dos pontos-chave para o sucesso consiste em colocar o balão em um momento apropriado. A coagulopatia reduz drasticamente sua eficácia devido à falta de formação de um coágulo estável.

O BB é inserido por via vaginal ou uterina e progressivamente insuflado para 300mL. Em sua extremidade, o BB contém um cateter adicional para medir o sangramento acumulado acima do balão e assim verificar sua eficácia. O custo limita seu uso universal; portanto, alguns países em desenvolvimento adaptaram a ideia e usaram preservativos ou outras alternativas dispendiosas com bons resultados. O balão endouterino é recomendado quando a terapia com ocitócicos falha e constitui uma segunda linha de tratamento.

Quando o balão falha após 30 minutos de aplicação, recomenda-se o uso imediato de suturas de compressão. As técnicas mais comuns e eficazes para a realização de hemostasia do corpo uterino são os procedimentos de B-Lynch, Hayman ou Pereira, todos muito simples e eficazes quando aplicados corretamente e antes da deterioração do coágulo. Em comparação com a embolização das artérias uterinas, as suturas de compressão têm eficácia semelhante, mas com tempo e custo de implementação significativamente menores. As suturas hemostáticas podem ser realizadas com recursos mínimos e após um breve treinamento, o que é essencial para reduzir a morbidade e a mortalidade da HPP.

Outros métodos para parar o sangramento uterino e que não implicam perda adicional de sangue consistem no uso de um dreno pericervical ajustado ao redor do segmento inferior ou na colocação do curativo de Eschmarch. No primeiro caso, o útero é externalizado para fora da cavidade peritoneal; em seguida, um orifício é aberto pela base do paramétrio em cada lado, tensionado com a mão e fixado com um grampo. A drenagem comprime o útero acima do colo, comprimindo ambas as artérias uterinas em menos de 1 minuto. O uso de curativo de Eschmarch não é novo na medicina, mas sim na obstetrícia. O curativo com faixa de borracha foi utilizado pelo Dr. von Eschmarch na Primeira Guerra Mundial a fim de parar o sangramento e ter tempo para operar pacientes com lesões graves nas extremidades.

Com um conceito semelhante, o uso de atadura de borracha ao redor do útero é um excelente método para parar a hemorragia corporal mesmo na presença de coagulopatia grave e de choque. A aplicação de dois envoltórios com a banda de látex – do fundo do útero até o colo uterino – expele o sangue de dentro do útero para a circulação geral, reduzindo pela metade o tamanho do útero.

Ligadura das artérias uterinas

A ligadura das artérias uterinas foi originalmente relatada no ano de 1952 na Alemanha, embora seu uso tenha sido amplamente difundido pelo trabalho do Dr. O'Leary, que a utiliza há mais de 30 anos nos EUA. Esse procedimento é muito eficiente para parar a HPP localizada no corpo do útero. O método de aplicação é muito fácil e barato, desde que o profissional receba um treinamento mínimo. Ambos os autores, Waters e O'Leary, relataram que o procedimento não é eficaz em casos de placenta prévia ou acreta, o que coincide com os segmentos de irrigação uterina (S1-S2). Uma diferença entre a ligação arterial e a embolização uterina é que a embolização pode causar obstrução arterial ou ovariana arterial indesejada mesmo com material absorvível.

PLACENTA COM INVASÃO ANORMAL (AIP)

A invasão placentária anormal (AIP) é um dos cenários mais complexos para a resolução de HPP, exigindo um entendimento preciso dos métodos de controle vascular, circulação uterina e sistema anastomótico pélvico. Dentro do espectro da AIP são incluídos diferentes graus de invasão placentária, que podem invadir o miométrio ou os tecidos circundantes. A AIP é uma entidade multifacetada e inclui várias opções de tratamento que dependem da experiência pessoal, do tipo de invasão e dos recursos. De acordo com sua apresentação, pode ser necessário o gerenciamento de alternativas, variações, técnicas e cenários, o que reduzirá a possibilidade de hemorragia grave ou potencialmente fatal.

Cenário 1 – Paciente sem diagnóstico pré-natal, quadro cirúrgico de evidência de vascularização anormal e placenta prévia

Não há controle vascular proximal preciso disponível, nenhum cirurgião ou equipe experiente e nenhum banco de sangue disponível. Paciente com hemorragia pré-parto súbita.

Esse é provavelmente um dos piores cenários possíveis, especialmente quando a invasão placentária é evidente ao ser realizada uma laparotomia por cesariana. Nesses casos, é essencial evitar qualquer dano adicional, o que poderia causar uma hemorragia maciça e repentina.

Nesses casos, é preferível realizar uma histerectomia do fundo do útero e sem tocar a placenta. Muitas vezes, é possível atravessar a placenta, realizar extrações fetais e uma histerectomia rápida. Isso não é recomendado, já que o sangramento torrencial pode causar em minutos uma hemorragia profusa na paciente. Se houver a suspeita de invasão, o acesso ao fundo é melhor por uma incisão média, mas, se for evidente após uma incisão transversal, recomenda-se uma incisão em T.

Após o nascimento do bebê, é aconselhável evitar qualquer tentativa de remover ou separar a placenta. Fechar o útero e fazer laparotomia é a solução mais segura para evitar hemorragias maciças ou incontroláveis diante de um cenário incerto e perigoso.

Em mulheres primíparas sem diagnóstico ou suspeita em estudos pré-natais, mas com sinais de invasão durante cesariana, uma dissecção retrovesical ampla e cuidadosa pode confirmar ou descartar o diagnóstico entre deiscência uterina anterior com avanço placentário e AIP. Embora em ambos os casos a aparência possa ser de uma área saliente e azul, a ausência de vasos recém-formados entre a placenta e a bexiga depõe a favor de uma deiscência uterina. Se as dúvidas persistirem, recomenda-se prudência, realizando o parto através do fundo uterino, deixando a placenta *in situ* e fechando a histerectomia e a laparotomia. Se a placenta não se separar espontaneamente nas próximas 48 horas, é aconselhável uma ultrassonografia com um especialista e, se necessário, planejar a cirurgia com todos os recursos e uma equipe treinada.

Em alguns casos, a massa placentária principal é expelida, mas parte dela fica retida. Se isso acontecer, não se deve tentar completar a remoção da placenta sem tomar todas as medidas preventivas na sala de cirurgia, pois a rotura dos vasos recém-formados pode causar hemorragia incontrolável. Quando houver suspeita ou AIP, nunca se deve subestimar uma possível hemorragia maciça, realizando procedimentos que geralmente são considerados seguros. A parte principal da placenta é expelida, mas parte dela pode ficar retida. Se isso acontecer, não se deve tentar completar a remoção da placenta sem a adoção de todas as medidas preventivas no centro cirúrgico. A tração de uma placenta retida pode ser a causa de hemorragia torrencial devido à rotura dos vasos recém-formados.

Cenário 2 – Placenta aderida com diagnóstico pré-natal

O diagnóstico pré-natal de AIP torna possível o planejamento da cirurgia com todos os recursos necessários (equipamentos médicos pessoais, banco de sangue etc.) com o objetivo de reduzir a possibilidade de sangramento e a morbimortalidade materno-fetal. As alternativas terapêuticas para AIP incluem: procedimentos de ressecção (ablativos ou conservadores) ou conservadores puros, sem tocar a placenta ou os tecidos invadidos (placenta *in situ*). Não há estudo randomizado que tenha mostrado a melhor alternativa para todos os casos, mas há a concordância de que a decisão é baseada em habilidades técnicas, recursos disponíveis, extensão da invasão, controle preciso do sangramento e desejo de gravidez no futuro, entre outros. Embora a precisão atual do diagnóstico pré-natal de AIP seja altamente confiável, alguns aspectos de sua análise podem diferir durante a exploração cirúrgica. Isso é extremamente importante para que se possa modificar a proposta inicial para uma abordagem definitiva na sala de cirurgia. Cuidados devem ser tomados quando a primeira visualização (após a incisão) não estiver alinhada com o diagnóstico pré-natal, o que pode acontecer porque a invasão placentária é subperitoneal e não é evidente até a dissecção dos espaços pélvicos. Depois do parto através do fundo do útero, na ausência de hemorragia e falta de evidências macroscópicas, o obstetra decidiu tentar remover a placenta. No entanto, essa manobra poderia desencadear uma hemorragia catastrófica e maciça.

Histerectomia durante placenta prévia ou placenta com invasão anormal

Tradicionalmente, a histerectomia nos casos de AIP é feita fora da área de invasão placentária, como fundo uterino, corpo uterino ou segmento superior. Em todo caso, recomenda-se não incisar a placenta para reduzir a possibilidade de sangramento maciço. A Dra. Caroline Ward publicou nos EUA uma nova maneira de realizar a histerectomia em casos de placenta prévia e assim evitar sangramento adicional. Ela propôs apenas incisar o miométrio (segmento superior) para ver a placenta, depois inserir a mão entre a placenta e o miométrio (promovendo um descolamento parcial) até alcançar o saco amniótico, que é rompido manualmente e o recém-nascido é removido. Desse modo, a massa principal da placenta é anexada ao segmento inferior, evitando sangramento adicional.

Histerectomia

A histerectomia nos casos de AIP exige alto nível de treinamento e recursos, pois está associada a hemorragia maciça e altas morbidade e mortalidade. Para minimizar o sangramento, a histerectomia deve ser realizada sob controle vascular preciso, independentemente de ser total ou subtotal. Como a AIP está localizada preferencialmente no segmento inferior e geralmente há um grau variável de adesão à parede posterior da bexiga, aconselha-se sua dissecação meticulosa como uma conduta-chave do procedimento.

Placenta *in situ*

No início do século XX, deixar a placenta aderida sem tocá-la era a melhor alternativa para a AIP, pois, na época, quase todas as histerectomias terminavam em morte materna. O primeiro tratamento bem-sucedido com essa técnica foi publicado há 80 anos na Itália. Naquela época não havia transfusões de sangue, unidades de terapia intensiva nem antibióticos; assim, embora arriscada em virtude do risco de infecção ou hemorragia, era a melhor alternativa para evitar uma morte decorrente de hemorragia maciça. Nesse procedimento, o bebê nasce no fundo do útero, a placenta não fica visível, e o cordão umbilical está amarrado perto da placenta. Em seguida, o útero e a laparotomia são fechados, aguardando-se até a reabsorção da placenta ou sua expulsão. Apesar dos avanços na assistência médica, esse tipo de tratamento ainda é programado para alguns centros, que preferem esse método à histerectomia. Embora inicialmente essa técnica minimize os riscos cirúrgicos e potencialmente preserve a fertilidade, seu uso está sujeito a múltiplas complicações infecciosas e hemorrágicas.

Cenário 3 – Procedimentos conservadores com ressecção

Cirurgia conservadora em um único passo (one-step conservative surgery)

Esse procedimento foi introduzido em 2004, após a análise profunda da circulação pélvica e a compreensão das modificações anatômicas produzidas pela AIP. A hemostasia é realizada mediante dissecção retrovesical e ligadura de vasos recém-formados entre a placenta e a bexiga; a dissecção fornece um acesso bem definido à parte superior da vagina e ao colo uterino. Então, uma alta histerectomia segmentar é realizada e o recém-nascido é removido de acordo com a abordagem técnica de Ward. O miométrio é seccionado e em seguida a mão desliza entre o miométrio superior e a placenta (descolamento parcial e artificial) para extrair o bebê. O útero é então externalizado para fora da pelve e a dissecção retrovesical é concluída até que o colo uterino fique claramente visível. Sob visão direta, os vasos colpouterinos são ligados com Vycril®. Completada a hemostasia, todo o miométrio invadido é ressecado junto com a placenta. Finalmente, o útero é suturado em dois planos e todos os elementos são verificados em busca de pequenos pontos de sangramento.

Procedimento triplo P

Essa técnica foi introduzida no Reino Unido em 2012 com o objetivo de reduzir a morbimortalidade da histerectomia.

O procedimento envolve localização perioperatória da placenta, parto fetal através de incisão transversa do útero (acima da borda superior da placenta), desvascularização pélvica por métodos endovasculares e ressecção do miométrio com parte da placenta. Finalmente, é realizada a reconstrução da parede uterina. Embora esse procedimento possa ser inicialmente semelhante à cirurgia conservadora de passo único, a ressecção da área invadida é limitada apenas ao miométrio acima da bexiga. A hemostasia é realizada por embolização arterial ou balão endovascular (artéria uterina do ilíaco interno) e aplicação de pó ou dois ou três frascos de espuma de trombina retrovesical (US$ 160 por frasco). Durante o procedimento triplo P, o balão da artéria uterina desinfla 4 horas após a cirurgia na ausência de sangramento e os cateteres endovasculares são deixados por 24 horas para serem usados em caso de ressangramento.

Cenário 4 – Invasão do paramétrio

A invasão parametrial está intimamente relacionada com casos fatais de AIP, devendo ser levado em conta que diversos graus de placentação anormal poderiam coexistir na mesma paciente (p. ex., acreta anterior e percreta lateral). Estudos multiplanares, como a ressonância magnética, são altamente recomendados em casos de adesão placentária com curetagem prévia, abortos, locais de AIP laterais, placenta baixa após intervalo curto de gravidez anterior com cesariana ou após gravidez ectópica anterior. A invasão parametrial também pode ser diagnosticada na sala de cirurgia, por meio de dissecção digital medialmente e do ligamento redondo, ou também ser evidente após a laparotomia. A histerectomia nesses casos implica alto risco de hemorragia incontrolável; por isso, quando é realizado o diagnóstico intraoperatório, é aconselhável interromper qualquer procedimento até que todos os recursos estejam disponíveis.

A invasão lateral maciça envolve uma dissecção lenta e obrigatória para identificar estruturas e evitar hemorragias maciças. Embora não seja usual, deve-se suspeitar quando uma paciente com diagnóstico de AIP e invasão parametrial apresenta dor intensa, aguda e acompanhada de hipotensão. Essa imagem é quase inequívoca de rotura uterina e urgência obstétrica. Nesses casos, o parto deve ser realizado pelo fundo uterino, comprimindo a aorta e iniciando a ressuscitação com sangue e fluidos. Então, com a paciente compensada, avaliam-se as opções finais (Figura 27.3).

Cenário 5 – Hematúria macroscópica

A hematúria macroscópica na AIP é um evento raro, mas costuma causar morbidade e mortalidade severas. Esse sinal geralmente corresponde à invasão de vasos na área do trígono. Esses vasos estão localizados em uma pequena área (entre o trígono e o colo uterino) e geralmente causam danos à mucosa da bexiga e sangramento secundário. Em virtude da fragilidade dos vasos neoformados, o uso de eletrocautério não é recomendado por agravar o sangramento. Quando a hematúria macroscópica não é contida na cesariana, recomenda-se uma histerectomia subtotal ou retrógrada. Se o sangramento ativo continuar, deve ser realizada uma cistotomia, cateterizando ambos os ureteres e, em seguida, realizada uma sutura (sutura absorvível 0) paralela e lateralmente ao ponto de sangramento e envolvendo toda a parede da bexiga.

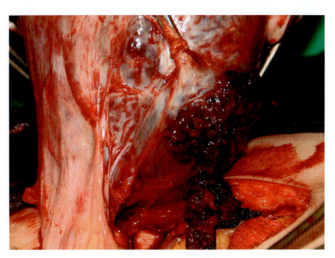

Figura 27.3 Paciente com suspeita de placenta percreta que repentinamente apresenta dor súbita acompanhada de hipotensão arterial. Realizada laparotomia de emergência, evidenciando rotura uterina com hemoperitônio. Quando o recém-nascido foi removido, foi realizada uma compressão manual da aorta infrarrenal para continuar a dissecção sem sangramento.

SANGRAMENTO OBSTÉTRICO DE CAUSA EXTRAUTERINA

Os hematomas pós-parto são uma complicação obstétrica rara que ocorre em 1 a cada 300 a 1.500 nascimentos, geralmente autolimitada, mas que pode causar morte materna quando o sangramento é contínuo. Os hematomas pelvicoperitoneais são geralmente de origem venosa e costumam estar circunscritos pela pressão das estruturas pélvicas nos vasos venosos, mas também podem ser de origem arterial e se estender pelos espaços pelvicoperitoneal e retroperitoneal sem serem notados, mesmo com grandes volumes. As contusões podem ser consecutivas a lacerações, episiotomia por cesariana. Fatores de risco incluem nuliparidade, macrossomia e distúrbios de coagulação e a manobra de Kristeller. O diagnóstico é eminentemente clínico.

Os hematomas venosos podem ser assintomáticos ou apresentar hipotensão, mas geralmente se recuperam e se mantêm após reposição volumétrica e hemostática adequada. Os de origem arterial costumam apresentar instabilidade hemodinâmica, que também melhora com a reposição volumétrica, mas com frequência causam descompensação a cada 2 ou 3 horas de origem aparentemente inexplicada; uma vez que geralmente não há perda visível (hemorragia oculta), deve-se suspeitar do diagnóstico, que deve ser confirmado por tomografia computadorizada. Deve-se ter em mente que os hematomas puerperais, embora raros, causam alta morbidade e até morte materna.

Quando ocorre a distensão do canal do parto, duas estruturas podem ser danificadas e causar hematomas puerperais. Uma é a túnica muscular da vagina e a outra é o fascículo puborretal do músculo elevador do ânus. A primeira é geralmente danificada por excesso de pressão na coluna ciática. O sangramento costuma não ser visto pela vagina, uma vez que não envolve a túnica mucosa, o que pode resultar em falsa sensação de tranquilidade. O sangue flui pelos espaços subperitoneais de acordo com a resistência específica de cada um deles ou em direção ao retroperitônio. Da parede lateral da vagina segue a base do paramétrio e daí para o retroperitônio atrás do ceco e do cólon ascendente.

Dada a posição do hematoma, o ultrassom geralmente é negativo (falso-negativo), o que pode confundir ainda mais. No entanto, deve ser lembrado que no pós-parto a hipotensão repetida, na ausência de metrorragia ou outros sinais de sangramento, deve levar à hemorragia oculta. Diante desse quadro clínico, deve ser solicitada uma tomografia computadorizada, que se mostra muito superior à ultrassonografia para esse tipo de detecção. Se isso não for possível, a presença de acidose metabólica, com aumento do excesso de base ou lactato sérico, serve para confirmar a suspeita de sangramento oculto.

O tratamento dos hematomas puerperais com sangramento ativo é inevitável, pois leva irreversivelmente à morte materna. Embolização seletiva é indicada como a primeira linha de tratamento, embora nem sempre esteja disponível. Cabe lembrar que a origem da hemorragia é subperitoneal; assim, esse espaço deve ser aberto para identificar e inibir a fonte do sangramento. Tomando a bexiga como um eixo, sua dissecção subsequente permite inibir o sangramento causado por descolamentos no segmento inferior, no colo e na parte superior da vagina, enquanto a dissecção prévia (espaço pré-vesical ou de Retzius) possibilitará o acesso à vagina média e baixa (descolamento da túnica muscular) e ao elevador do ânus.

A visão do hematoma não está relacionada com seu volume, pois só é visto o vértice do triângulo, sua base é superior e penetra no retroperitônio, onde se encontra a maior parte de seu volume. Ao ser identificado, o hematoma deve ser aberto e os coágulos movidos com o dedo e lavados até que seja vista a origem do sangramento. Nesse estágio, só resta ligar o vaso com um ou dois pontos em X. Caso não seja possível realizar essa dissecção por falta de habilidade cirúrgica na região, deve ser realizada a ligadura bilateral do tronco da artéria ilíaca interna (Figura 27.4).

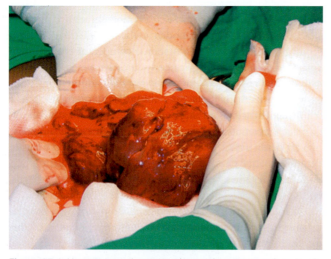

Figura 27.4 Hematoma pré-peritoneal causado por rotura do músculo puborretal (elevador do ânus). O sangramento percorreu os espaços pelvicoperitoneais até chegar a esse local, longe do foco principal.

Dicas importantes

- A identificação precoce da HPP é essencial para evitar acidose metabólica, hipotermia, coagulopatia e anemia profunda.
- Recomenda-se o monitoramento rigoroso da duração da HPP com registro cuidadoso das ações e de seus resultados. Deve-se contar com um protocolo de consenso e estabelecer uma ampla comunicação entre os participantes.
- A reanimação com fluidos endovenosos deve começar imediatamente, sem depender de resultados laboratoriais, o que servirá apenas para saber de onde começar. A hipotensão é sempre um sinal de atraso e indica a necessidade de intervenção multidisciplinar imediata.
- Se o esforço inicial for bem-sucedido, o aconselhamento especializado guiará a tomada de decisões certas no momento exato.
- Os uterotônicos podem corrigir uma HPP, mas podem ser perigosos se não forem usados com cautela. O misoprostol deve ser usado somente de acordo com as recomendações e os protocolos publicados.
- A metilergonovina é perigosa no caso de pacientes hipertensas, com doença cardiovascular e em certos grupos étnicos, pois pode causar espasmo vascular.
- O entendimento adequado e a identificação da causa subjacente da HPP são necessários para estabelecer um diagnóstico correto e a topografia do sangramento.
- Todas as unidades de parto devem ter duas a quatro unidades de sangue tipo O Rh negativo disponível imediatamente (RC).
- Quando uma hipofibrinogenemia (sangue do aspecto diluído) é identificada, pode ser muito útil a administração precoce de fibrinogênio. Ocasionalmente, outros fatores de coagulação, além do fibrinogênio, podem ser necessários para garantir níveis mínimos de formação de trombina.
- Recomenda-se a individualização de cada caso segundo o diagnóstico e o tratamento instituído. A paciente deve ser reavaliada continuamente, pois a evolução pode ser muito dinâmica; isso evita a insistência em tratamentos ineficazes ou inadequados.

O que é recomendado fazer

1. Ter um protocolo hospitalar para HPP, que pode ser um dos recomendados por sociedades reconhecidas ou modificados pelo consenso de seus participantes. A maioria dos casos de HPP não apresenta fatores de risco reconhecíveis, e o uso de ações organizadas e comprovadas resultou em melhores tratamentos.
2. Analisar os casos e ensaios que incluam situações problemáticas, e a participação ativa dos membros da unidade deve ocorrer três vezes ao ano. Reforçar as ações melhora a aquisição de habilidades e comportamentos. Por outro lado, a análise de casos permite reconhecer e corrigir possíveis erros e promover melhorias no tratamento.
3. Identificação precoce das pacientes de alto risco para que sejam tomadas medidas preventivas e alertar a equipe. Muitas experiências que sustentam essa afirmação indicam

que é simples e recomendável fazê-lo. Ter um modo de alerta de equipe para minimizar o atraso e otimizar o processo de coordenação.

4. A fonte de sangramento pode ser estimada após uma avaliação rápida, de mais frequente à mais improvável. Os problemas de contração e retenção de restos placentários são os mais comuns, seguidos pela placenta com invasão anormal. Ter estruturadas as ações do ABC para o diagnóstico torna possível reduzir o tempo de início do tratamento e resulta em menos sangramento e possibilidade de complicações.

5. A perda de sangue é geralmente subestimada e por isso é necessário realizar sempre ações com antecedência e evitar as consequências do sangramento. Tomar as medidas iniciais apropriadas é essencial no início do evento (pedir ajuda, ressuscitação hemodinâmica etc.). O tempo que passa sem uma percepção real da perda de sangue e suas consequências hemodinâmicas e hemostáticas faz com que os mecanismos de compensação falhem e aumenta o risco de complicações.

6. A determinação de um tempo específico para gastar em cada parte do tratamento é um método simples para evitar complicações graves, como coagulopatia e acidose metabólica. A perda de sangue equivalente a 10% do fluxo sanguíneo da placenta significa 3.000mL em 1 hora, que é o tempo usual para transferir a paciente de uma enfermaria obstétrica para a sala de cirurgia.

7. O uso de agentes oxitócicos deve ser sequencial, e as doses devem seguir um protocolo estabelecido para HPP. O uso excessivo de medicamentos nem sempre melhora os resultados, mas pode aumentar seu efeito tóxico. Embora os protocolos conhecidos possam apresentar uma dose ou sequência diferente, o uso de medicação ineficaz e repetida resulta em perda de tempo.

8. Confusão, fala letárgica, pele fria e mosqueada (especialmente nas extremidades) ou baixa diurese são preditores precoces de choque hemorrágico. Uma simples avaliação clínica fornece rapidamente as informações necessárias para a adoção de medidas preventivas em vez de perder tempo à espera de exames laboratoriais.

9. Na hemorragia maciça ou com a perda de grandes volumes de perda de sangue, a prioridade é parar o sangramento com manobras simples, como a compressão da aorta, depois pedir ajuda e continuar com o protocolo. Cabe sempre lembrar que a HPP é uma condição que tem dois problemas: a origem da hemorragia e as consequências da perda de sangue. Ambos são necessários para fornecer os melhores resultados e reduzir as complicações.

10. A resolução final e específica da HPP pode exigir tempo. Mesmo que seja identificada, sua resolução deve ser adiada até que os parâmetros hemodinâmicos e hemostáticos estejam minimamente estáveis. O controle vascular primário é muito valioso nesses casos. Convém lembrar que a histerectomia obstétrica significa 2 a 3L de perda de sangue (sangue do procedimento cirúrgico + lagos intrauterinos). Quando esse procedimento é realizado sob choque ou acidose metabólica, o sequestro adicional de sangue pode resultar em insuficiência de múltiplos órgãos com aumento significativo na morbidade e na mortalidade.

11. Nunca se deve minimizar qualquer HPP, já que é uma das principais causas de morte materna obstétrica. O atraso no tratamento, a subestimação e a falta do tratamento adequado podem modificar um estado materno em muito pouco tempo.

O que não é recomendado fazer

1. Detectar uma HPP e buscar outro profissional para iniciar o tratamento. A deterioração hemodinâmica deve ser evitada o mais rápido possível em razão das altas morbidade e mortalidade associadas. O início do tratamento e as medidas de suporte devem ser instituídos imediatamente.

2. Realizar o seguimento de uma HPP de acordo com a pressão arterial ou pulso. Eles são indicadores tardios e pobres da HPP.

3. Não estabelecer um cronograma ou tratamento para HPP. A concentração do tratamento reduz o tempo de resolução e minimiza a perda de sangue e suas complicações. Deve ser lembrado que fazer muito pouco e muito tarde é um dos principais erros na HPP.

4. Tratar a HPP de acordo com a experiência e não pedir ajuda até que seja estritamente necessário. Nunca depender exclusivamente do próprio conhecimento ou experiência; o trabalho em grupo minimiza os erros. Ser autossuficiente pode ocasionar uma morte materna que poderia ter sido evitada.

5. Iniciar uma reposição de fluidos e compostos sanguíneos somente se o paciente precisar de tratamento cirúrgico. A deterioração hemostática e hemodinâmica pode ser evitada com medidas de prevenção simples. Nunca esperar que um especialista inicie o protocolo HPP: a transferência da paciente ou a perda de tempo pode causar deterioração em curto tempo e inadvertidamente.

6. O uso de dispositivos hemostáticos ou técnicas de compressão em pacientes com coagulopatia ou acidose. A eficácia dos métodos hemostáticos está intimamente relacionada com a coagulação e distúrbios ácido-base.

7. O uso da ligadura interna ilíaca como método de controle vascular para sangramento pélvico. Este mostrou ser um procedimento ineficaz e potencialmente perigoso. Burchell mostrou que a ligação ou bloqueio ilíaco interno reduz apenas 50% do fluxo sanguíneo, já que a restituição do fluxo distal ao bloqueio é imediata devido ao grande número de colaterais anastomóticas. Existem estudos controlados e prospectivos que demonstraram essa afirmação. Além disso, seu uso impede o uso posterior da terapia endovascular, fechando o acesso principal aos ramos pélvicos.

8. Cabe certificar-se de que a histerectomia pode resolver todos os problemas de sangramento. Às vezes, a causa da HPP não é encontrada no útero, e a histerectomia só aumenta o choque hipovolêmico e a possibilidade de falência múltipla dos órgãos.

9. Pensar que parar a hemorragia é uma responsabilidade apenas obstétrica; a partir daí, os problemas são clínicos e estão além do alcance. A abordagem multidisciplinar

diminui a possibilidade de vida da mãe. Para isso, todos os membros devem trabalhar juntos e não em sequência.

10. Pensar que a ausência de evidência de sangramento vaginal, drenagem ou ultrassom é suficiente para descartar a hemorragia oculta. A presença de acidose metabólica persistente é geralmente o primeiro sinal de hemorragia oculta. Os espaços subperitoneal e retroperitoneal podem não ser detectados por um ultrassom; em caso de discordância clínica e laboratorial, não se deve hesitar em solicitar uma tomografia com reconstrução sagital e coronal (atraso de apenas 5 minutos).

Leitura complementar

Alamia V, Meyer B. Peripartum hemorrhage. Obstet Gynecol Clin North Am 1999; 26:385-98.

Ansar A, Rauf N, Bano K et al. Spontaneous rupture of primigravid uterus due to morbidly adherent placenta. J Coll Physicians Surg Pak 2009 Nov; 19(11):732-3.

Attilakos G, Psaroudakis D, Ash J et al. Carbetocin versus oxytocin for the prevention of postpartum haemorrhage following caesarean section: the results of a double-blind randomised trial. BJOG 2010; 117:929-36.

Bonnet MP, Benhamou D. Management of postpartum haemorrhage. F1000Res. 2016 Jun 27;5. pii: F1000 Faculty Rev-1514. Doi: 10.12688/f1000research.7836.1. eCollection 2016.

Borovac-Pinheiro A, Pacagnella RC, Cecatti JG et al. Postpartum hemorrhage: new insights for definition and diagnosis. Am J Obstet Gynecol 2018 Apr 14. pii: S0002-9378(18)30294-1. Doi: 10.1016/j.ajog.2018.04.013.

Butwick AJ, Goodnough LT. Transfusion and coagulation management in major obstetric hemorrhage. Curr Opin Anesthesiol 2015; 28:275-84.

Capechi E. Placenta accreta abandonata in utero cesarizzato. Ritorno progressivo di questo allo stato normales enza alcuna complicanza (reasorbimento autodigestione uterina della placenta?). Policlin 1933; 40:347.

Carroli G, Mignini L. Episiotomy for vaginal birth. Cochrane Database Syst Rev. 2009 Jan 21; (1):CD000081. Doi: 10.1002/14651858.CD000081.pub2.

Castaman G, Tosetto A, Rodeghiero F. Pregnancy and delivery in women with von Willebrand's disease and different von Willebrand factor mutations. Haematologica 2010 Jun; 95(6):963-9.

Cekmez Y, Ozkaya E, Öcal FD et al. Experience with different techniques for the management of postpartum hemorrhage due to uterine atony: compression sutures, artery ligation and Bakri balloon. Ir J Med Sci 2015 Jun; 184(2):399-402.

Chandraharan E, Rao S, Belli AM et al. The triple-P procedure as a conservative surgical alternative to peripartum hysterectomy for placenta percreta. Int J Gynaecol Obstet 2012 May; 117(2):191-4.

Charbit B, Mandelbrot L, Samain E et al. The decrease of fibrinogen is an early predictor of the severity of postpartum hemorrhage. J Thromb Haemost 2007; 5(2): 266-73.

Committee on Obstetric Practice. Committee Opinion no. 529: placenta accreta. Obstet Gynecol 2012 Jul; 120(1):207-11. Doi: 10.1097/AOG.0b013e318262e340.

Cunningham FG, Leveno KJ, Bloom SL et al. Williams obstetrics. 24. ed. New York: McGraw-Hill Education, 2014.

Deshpande NA, Carusi DA. Uterine rupture after prior conservative management of placenta accreta. Obstet Gynecol 2013 Aug; 122(2 Pt 2):475-8.

Distefano M, Casarella L, Amoroso S, Di Stasi C, Scambia G, Tropeano G. Selective arterial embolization as a first-line treatment for postpartum hematomas. Obstet Gynecol 2003; 121: 443-447. Doi: http://10.1097/AOG.0b013e31827d90e1.

Gabbe SG, Niebyl JR, Simpson JL. Obstetrics: normal and problem pregnancies. New York: Churchill Livingstone, 2002.

Hayes E, Ayida G, Crocker A. The morbidly adherent placenta: diagnosis and management options. Curr Opin Obstet Gynecol 2011 Dec; 23(6):448-53.

Henrich W, Surbek D, Kainer F et al. Diagnosis and treatment of peripartum bleeding. J Perinat Med 2008; 36:467-78.

Hytten F. Recovery of pelvic organs and tissues. In: Hytten F (ed.). The clinical physiology of puerperium. London: Farrand Press, 1995:11-29.

Kadir RA, Lee CA, Sabin CA, Pollard D, Economides DL. Pregnancy in women with von Willebrand's disease or factor XI deficiency. Br J Obstet Gynaecol 1998; 105:314-21.

Kane TT, El-Kady AA, Saleh S et al. Maternal mortality in Giza, Egypt: magnitude, causes, and prevention. Stud Fam Plann 1992; 23:45-57.

Kenjiro T, Keiko Akashi, Isao Horiuchi. Management vulvovaginal hematoma by arterial embolization as first-line hemostatic therapy. Taiwanese Journal of Obstetrics and Gynecology 2016; 56:224-226.

Khan M, Sachdeva P, Arora R, Bhasin S. Conservative management of morbidly adherent placenta-a case report and review of literature. Placenta 2013 Oct; 34(10):963-6.

Koh E, Devendra K, Tan LK. B-Lynch suture for the treatment of uterine atony. Singapore Med J 2009; 50:693-7.

Kume K, M Tsutsumi Y, Soga T et al. Case of placenta percreta with massive hemorrhage during cesarean section. J Med Invest 2014; 61(1-2): 208-12.

Lalonde A. Prevention and treatment of postpartum hemorrhage in low-resource settings. Int J Gynaecol Obstet 2012; 117:108-18.

Lewis G, Drife J. Why mothers die 1997-1999. The confidential enquiries into maternal deaths in the United Kingdom. London, UK: RCOG Press, 2001.

Lusher JM. Screening and diagnosis of coagulation disorders. Am J Obstet Gynecol 1996 Sep; 175(3 Pt 2):778-8.

Maeda Y, Yamamoto K, Tanimoto T et al. Tranexamic acid for post-partum haemorrhage in the WOMAN trial. Lancet 2017 Sep 30; 390 (10102):1583-4.

Malvasi A, Zaami S, Tinelli A et al. Kristeller maneuvers or fundal pressure and maternal/neonatal morbidity: obstetric and judicial literature review. J Matern Fetal Neonatal Med 2018 Feb 21:1-10. Doi: 10.1080/14767058.2018.1441278.

Matsuzaki S, Yoshino K, Kumasawa K et al. Placenta percreta managed by transverse uterine fundal incision with retrograde cesarean hysterectomy: a novel surgical approach. Clin Case Rep 2014 Dec; 2(6): 260-4.

McCormick ML, Sanghvi HC, Kinzie B et al. Preventing postpartum hemorrhage in low-resource settings. Int J Gynaecol Obstet 2002; 77:267-75.

McDonald SJ, Abbott JM, Higgins SP. Prophylactic ergometrine-oxytocin versus oxytocin for the third stage of labour. 2004; (1):CD000201.

Meißnera A, Schlenkeb P. Massive bleeding and massive transfusion. Transfus Med Hemother 2012; 39:73-84.

Mott JC. The relation of blood volume to body weight and arterial haemoglobin levels in rabbits. J Physiol 1967 Jul; 191(1):131-40.

Natarajan A, Chavez J, Ahn R et al. Provider experiences with uterine balloon tamponade for uncontrolled postpartum hemorrhage in health facilities in Kenya. Int J Gynaecol Obstet 2015 Nov; 131(2):201-4.

NICE Clinical Guidelines, No. 174. Intravenous fluid therapy: Intravenous fluid therapy in adults in hospital. National Clinical Guideline Centre. London, UK: Royal College of Physicians, 2013 Dec.

O'Brien KL, Uhl L. How do we manage blood product support in the massively hemorrhaging obstetric patient? Transfusion 2016 Sep; 56(9):2165-71.

O'Leary JA. Uterine artery ligation in the control of postcesarean hemorrhage. J Reprod Med 1995 Mar; 40(3):189-93.

Palacios-Jaraquemada JM. Abnormal invasive placenta. 1. ed. Berlin: DeGruyter, 2012.

Palacios-Jaraquemada JM. Caesarean section in cases of placenta praevia and accreta. Best Pract Res Clin Obstet Gynaecol 2013 Apr; 27(2):221-32.

Palacios-Jaraquemada JM. Efficacy of surgical techniques to control obstetric hemorrhage: analysis of 539 cases. Acta Obstet Gynecol Scand 2011 Sep; 90(9):1036-42.

Palacios-Jaraquemada JM. Exceptional situations after cesarean delivery and postpartum hemorrhage. In: Renzo GC, Malvasi A (eds.). Cesarean delivery: a comprehensive illustrated practical guide. Taylor and Francis Group. CRC Press Editors, 2016.

Palacios-Jaraquemada JM. One-step reconstructive surgery for placenta accreta-percreta. In: Sabaratnam Arulkumaran. A textbook of postpartum hemorrhage. 2. ed. Lankashire, UK: Sapiens Publishing, 2012.

Palacios-Jaraquemada JM, Karoshi M, Keith LG. Uterovaginal blood supply: the S1 and S2 segmental concepts and their clinical relevance. In: A comprehensive textbook of postpartum hemorrhage: an essential clinical reference for effective management. 2. ed. Sapiens Publishing Ltd, 32 Meadowbank, London, p. 19-23.

Palacios-Jaraquemada JM, Fiorillo A. Conservative approach in heavy postpartum hemorrhage associated with coagulopathy. Acta Obstet Gynecol Scand 2010 Sep; 89(9):1222-5.

Palacios-Jaraquemada JM, García Mónaco R, Barbosa NE et al. Lower uterine blood supply: extrauterine anastomotic system and its application in surgical devascularization techniques. Acta Obstet Gynecol Scand 2007; 86(2):228-34.

Palacios-Jaraquemada JM, Pesaresi M, Nassif JC et al. Anterior placenta percreta: surgical approach, hemostasis and uterine repair. Acta Obstet Gynecol Scand 2004 Aug; 83(8):738-44.

Park M, Han SS. A case of secondary postpartum hemorrhage with shock followed by rupture of progressive retroperitoneal hematoma through left upper vaginal wall. Korean J Obstet Gynecol 2011 Jun; 54(6):314-316. Disponível em: https://doi.org/10.5468/KJOG.2011.54.6.314.

Parsons SM, Walley RL, Crane JM et al. Rectal misoprostol versus oxytocin in the management of the third stage of labour. J Obstet Gynaecol Can 2007; 29:711-8.

Perez-Delboy A, Wright JD. Surgical management of placenta accreta: to leave or remove the placenta? BJOG 2014 Jan; 121(2):163-9.

Practice Bulletin No. 183: Postpartum Hemorrhage. Committee on Practice Bulletins-Obstetrics. Obstet Gynecol 2017 Oct; 130(4):e168-e186.

Rath W. Prevention of postpartum haemorrhage with the oxytocin analogue carbetocin. Eur J Obstet Gynecol Reprod Biol 2009; 147:15-20.

RCOG. Postpartum haemorrhage, prevention and management (Green-top 52). London, 2009. Disponível em: https://www.rcog.org.uk/en/guidelines-research-services/guidelines/gtg52/. Acesso em: 10 mai 2018.

Selo-Ojeme DO. Primary postpartum hemorrhage. J Obstet Gynaecol Can 2002; 22:463-9.

Sierra A, Burrel M, Sebastia C et al. Utility of multidetector CT in severe postpartum hemorrhage. Radiographics 2012 Sep-Oct; 32(5):1463-81. Doi: 10.1148/rg.325115113.

Singhi S, Chookang E, Hall JS, Kalghatgi S. Iatrogenic neonatal and maternal hyponatraemia following oxytocin and aqueous glucose infusion during labour. Br J Obstet Gynaecol 1985 Apr; 92(4):356-63.

Sleep A. Physiology and management of the third stage of labour. In: Myles' textbook for midwives. 12. ed. London, UK: Churchill Livingstone, 1993.

Solheim KN, Esakoff TF, Little SE et al. The effect of cesarean delivery rates on the future incidence of placenta previa, placenta accreta, and maternal mortality. J Matern Fetal Neonatal Med 2011; 24:1341-6.

Soltan MH, Faragallah MF, Mosabah MH et al. External aortic compression device: the first aid for postpartum hemorrhage control. J Obstet Gynaecol Res 2009 Jun; 35(3):453-8.

Stjepanović M, Buha I, Raljević S et al. Massive retroperitoneal hematoma as a complication of anticoagulation therapy in a patient treated in a pulmonary intensive care unit. Vojnosanit Pregl 2015 Jun; 72(6):552-6.

Tam Tam KB, Dozier J, Martin JN Jr. Approaches to reduce urinary tract injury during management of placenta accreta, increta, and percreta: a systematic review. J Matern Fetal Neonatal Med 2012 Apr; 25(4):329-34.

Teo SB, Kanagalingam D, Tan HK et al. Massive postpartum haemorrhage after uterus-conserving surgery in placenta percreta: the danger of the partial placenta percreta. BJOG 2008 May; 115(6):789-92.

Thachil J, Toh CH. Disseminated intravascular coagulation in obstetric disorders and its acute haematological management. Blood Rev 2009 Jul; 23(4):167-76.

Thaneemalai Jegananthan, Sivanesaratnam V. Complications of third stage of labor. In: Arulkumaran A, Sivanesaratnam V, A., C. & P., K. (eds.) Essentials of obstetrics. New Delhi, India: Jaypee Brothers Medical Publishers Ltd., 2010.

Ward CR. Avoiding an incision through the anterior previa at cesarean delivery. Obstet Gynecol 2003 Sep; 102(3):552-4.

Waters EG. Surgical management of postpartum hemorrhage with particular reference to ligation of uterine arteries. Am J Obstet Gynecol 1952 Nov; 64(5):1143-8.

Weeks A. The prevention and treatment of postpartum haemorrhage: what do we know, and where do we go to next? BJOG 2015 Jan; 122(2):202-10.

Wendel PJ, Cox SM. Emergent obstetric management of uterine inversion. Obstet Gynecol Clin North Am 1995; 22:261-74.

Wright CE, Chauhan SP, Abuhamad AZ. Bakri balloon in the management of postpartum hemorrhage: a review. Am J Perinatol 2014 Nov; 31(11):957-64.

Zhu C, Estrada M, White J et al. Heat-stable sublingual oxytocin tablets as a potential needle-free approach for preventing postpartum hemorrhage in low-resource settings. Drug Deliv Transl Res 2018 Jun; 8(3):853-6.

Terceiro Período do Trabalho de Parto

Tadeu Coutinho
Larissa Milani Coutinho
Conrado Milani Coutinho

INTRODUÇÃO

O terceiro período clínico do parto consiste na fase da parturição que ocorre entre o desprendimento completo do feto e a expulsão da placenta e das membranas ovulares, sendo também chamado secundamento, dequitação, delivramento ou decedura.

O terceiro período abrange três tempos fundamentais: descolamento, descida e desprendimento ou expulsão da placenta. Apresenta uma duração média de 5 a 10 minutos, e a retenção placentária é caracterizada pela demora superior a 30 minutos. A perda sanguínea fisiológica durante um parto vaginal varia entre 300 e 500mL.

Sob o estrito enfoque de risco materno, o terceiro período pode ser considerado a fase mais importante da parturição.

Muitos autores enfatizam também a importância da primeira hora pós-secundamento, nomeando-a quarto período do parto ou período de Greenberg. Esse curto período é frequentemente negligenciado, recebendo assistência inadequada a despeito da possibilidade de ocorrência de complicações graves, principalmente hemorragia. Em 80% a 90% dos casos, a hemorragia pós-parto é decorrente da atonia uterina.

A hemorragia pós-parto é uma das principais causas de mortalidade materna no mundo, além de contribuir significativamente para a morbidade materna grave e a incapacidade prolongada, especialmente nos países de baixa renda. No Brasil, a hemorragia corresponde à segunda causa de óbito materno, atrás apenas das síndromes hipertensivas.

Como a maioria das mortes maternas resultantes de hemorragia acontece durante as primeiras 24 horas após o parto, sua ocorrência poderia ser evitada com uma gestão adequada e realizada em tempo hábil.

FISIOLOGIA

O descolamento, a descida e a expulsão da placenta ocorrem principalmente em razão da contratilidade uterina, que também permite a transfusão fisiológica de sangue (média: 80mL) para o neonato e atua na prevenção de hemorragia no local da implantação placentária.

Com a redução acentuada da superfície interna do útero em razão da atividade contrátil e o consequente pregueamento da zona de inserção placentária, o descolamento ocorre no nível da porção menos resistente da decídua (camada esponjosa). No local em que inicia o descolamento, forma-se o hematoma retroplacentário, que contribui para a separação da placenta a cada contração ao se expandir entre a parede uterina e os cotilédones.

O descolamento placentário ocorre segundo dois mecanismos clássicos: central (mecanismo de Baudelocque-Schultze) e marginal ou periférico (mecanismo de Baudelocque-Duncan) (Figura 28.1).

No mecanismo de Baudelocque-Schultze, que é o mais frequente (75% de ocorrência), a placenta está inserida no fundo uterino e o hematoma retroplacentário se forma em sua parte central. Com a evolução do descolamento o hematoma progride até a periferia placentária e a placenta se inverte e desprende pela face fetal. O sangue proveniente do hematoma é eliminado para o exterior após a expulsão da placenta.

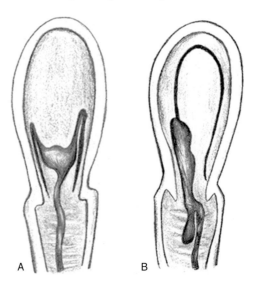

Figura 28.1 Mecanismos de secundamento: Baudelocque-Schultze (**A**) e Baudelocque-Duncan (**B**).

O mecanismo de Baudelocque-Duncan (25% dos casos) ocorre quando a placenta está implantada na parede lateral do útero e o hematoma se forma em sua periferia, porque a retração da parede uterina é desigual. O sangue se exterioriza antes da placenta que, por não se inverter, apresenta-se ao colo pela borda ou pela face materna. Nesse mecanismo, é mais frequente a retenção de fragmentos das membranas ovulares.

Após o descolamento, a placenta é impelida para o segmento inferior do útero e para a porção superior da vagina como consequência da pressão do hematoma e da força da contratilidade uterina. Em geral, as membranas permanecem *in situ* até a conclusão da separação placentária e seu descolamento só se completa após a descida da placenta.

A presença da placenta provoca uma sensação de peso na vagina e no reto e resulta em sua exteriorização através da face fetal ou materna, conforme o mecanismo de descolamento. A expulsão placentária pode necessitar de alguma intervenção do obstetra, principalmente quando os esforços maternos não são suficientes, como ocorre com pacientes sob analgesia e em decúbito dorsal.

QUARTO PERÍODO

Considerada ou não como o quarto período do trabalho de parto, a primeira hora que sucede o desprendimento placentário é um estágio de fundamental importância, porque nesse intervalo ocorre a ativação dos processos fisiológicos de hemostasia que são responsáveis pela prevenção da hemorragia pós-parto precoce.

A intensidade de sangramento no sítio da implantação placentária nesse período é regulada por diversos mecanismos que caracterizam quatro fases típicas, quais sejam:

- **Miotamponagem:** imediatamente após o desprendimento da placenta, as contrações uterinas comprimem os vasos sangrantes no local de implantação placentária (ligaduras vivas de Pinard), o que representa o principal mecanismo de defesa contra a hemorragia. Nessa fase, o útero se encontra palpável abaixo da cicatriz umbilical.
- **Trombotamponagem:** a formação de trombos nos grandes vasos uteroplacentários constitui o hematoma intrauterino, que recobre a área de implantação placentária e preenche a cavidade uterina. É o segundo mecanismo de defesa contra a hemorragia: a pressão dos trombos determina o equilíbrio miotrombótico em conjunto com a contração miometrial. Como o estágio de contração fixa ainda não foi alcançado, o útero se relaxa gradualmente e se torna palpável no nível da cicatriz umbilical.
- **Indiferença miouterina:** estabelecidos os primeiros mecanismos de defesa contra o sangramento, o útero apresenta momentos intercalados de contração e relaxamento com o perigo de se encher progressivamente de sangue. O tempo de indiferença miouterina pode estar aumentado em algumas situações, como multiparidade, trabalho de parto prolongado ou muito rápido e sobredistensão uterina (polidrâmnio, gravidez múltipla, macrossomia).
- **Contração uterina fixa:** normalmente, após 1 hora o útero atinge e mantém um tônus elevado, completando assim os mecanismos de prevenção da hemorragia pós-parto precoce.

CLÍNICA

Os sinais da evolução das fases fisiológicas do terceiro estágio podem ser interpretados e controlados principalmente mediante inspeção e palpação abdominais, progressão do cordão umbilical em relação à vulva e avaliação da quantidade de sangramento vaginal.

Após a expulsão fetal, as contrações uterinas adquirem alta intensidade, porém são indolores, e a paciente experimenta um período de repouso e relaxamento clínico.

Constituem sinais clínicos de descolamento placentário: mudança na forma e na posição do útero, que se torna globoso, endurecido, lateralizado e se eleva acima da cicatriz umbilical; sangramento vaginal súbito e em pequena quantidade, que se exterioriza conforme o mecanismo de descolamento e cessa após a expulsão placentária e a retração uterina; alongamento progressivo do cordão umbilical em relação ao introito vaginal.

A descida placentária determina uma sensação de peso retal, provoca sensação de puxo novamente e pode estimular esforços abdominais semelhantes aos do período expulsivo. A placenta pode ser identificada no fundo de saco posterior ao toque vaginal. Com a expulsão placentária, o útero adquire uma consistência lenhosa permanente (globo de segurança de Pinard) e o fundo uterino desce definitivamente abaixo da cicatriz umbilical (Figura 28.2).

CONDUTA

A assistência ao terceiro período do parto exige amplo conhecimento das três fases de seu curso clínico: descolamento, descida e expulsão da placenta.

Há dois tipos distintos de abordagem na assistência clínica ao terceiro período do parto: conduta expectante e conduta ativa.

A conduta expectante, também descrita como manejo fisiológico ou conservador, envolve um conjunto de cuidados que inclui os seguintes componentes: não utilização rotineira de uterotônicos, clampeamento do cordão após cessar a pulsação e expulsão placentária espontânea ou com o auxílio da gravidade ou por estimulação mamilar, que libera a ocitocina endógena.

A conduta ativa abrange a utilização de um ou mais componentes de um pacote de intervenções ou etapas, que inclui

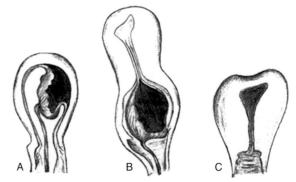

Figura 28.2 Alterações uterinas durante o terceiro período: descolamento (**A**); descida (**B**) e expulsão completa da placenta (**C**).

inicialmente a administração rotineira de um uterotônico, o clampeamento precoce do cordão e a tração controlada do cordão após sinais de separação placentária. A massagem uterina também é frequentemente incluída como parte do manejo ativo do terceiro período do parto.

Na comparação com a conduta expectante, o manejo ativo está associado a uma redução substancial da ocorrência de hemorragia pós-parto. Outras ações de cunho primário também são importantes para redução da morbimortalidade materna por hemorragia pós-parto, como prevenção, diagnóstico e tratamento da anemia durante a gestação, uso do partograma, redução dos trabalhos de parto prolongados, utilização racional da ocitocina, contraindicação da manobra de Kristeller e indicação seletiva da episiotomia. Entretanto, constitui fato relevante a ausência de fatores de risco clínicos ou históricos identificáveis na maioria das mulheres que apresentam complicações da hemorragia pós-parto, embora a sobredistensão uterina e a grande multiparidade possam estar associadas ao aumento de sua ocorrência.

A partir da segunda metade do século XX, a conduta ativa se tornou o alicerce mais sólido para reduzir a duração do terceiro período e prevenir a atonia uterina e a hemorragia pós-parto.

Desde 2007, a Organização Mundial da Saúde (OMS) tem apoiado a condução ativa do terceiro período como intervenção crítica para prevenção da hemorragia pós-parto. Como consequência, o manejo ativo se tornou um componente central das estratégias globais de redução da hemorragia, principalmente nos países em desenvolvimento.

Como resultado de novas evidências, em 2012 a OMS atualizou suas recomendações sobre o manejo ativo e reforçou a necessidade da implementação dessa conduta essencial à saúde e à vida das mulheres. Essas diretrizes ofereceram orientações adicionais sobre os elementos fundamentais da gestão ativa, incluindo o uso rotineiro de uterotônicos, a tração controlada do cordão somente se realizada por profissional experiente na assistência ao parto, o clampeamento tardio do cordão umbilical em todos os nascimentos e a avaliação rotineira do tônus uterino. No Quadro 28.1, podem ser observadas algumas das recomendações preventivas mais relevantes emitidas pela OMS. Mais recentemente (2018), como reforço para a redução da morbimortalidade materna por hemorragia pós-parto, essas orientações foram corroboradas e ampliadas por publicações da própria OMS, da Organização Pan-Americana da Saúde (OPAS) e do Ministério da Saúde do Brasil.

Principalmente em virtude das preocupações com a ligadura precoce do cordão e os potenciais efeitos adversos de alguns uterotônicos, torna-se oportuno analisar e reforçar a importância de alguns detalhes mais específicos de cada componente da conduta ativa no terceiro período do parto:

- **Agentes uterotônicos:** todas as mulheres devem receber uterotônicos durante a terceira fase do parto para prevenção da hemorragia. A ocitocina (10UI via intramuscular ou endovenosa) diminui a perda sanguínea, a utilização adicional de terceiro período por mais de 60 dias. e a indicação de hemotransfusão durante o puerpério e está associada a menos efeitos colaterais, como náuseas, vômitos e cefaleia.

Quadro 28.1 Síntese das recomendações da Organização Mundial da Saúde (OMS) para a condução ativa do terceiro período do parto (em inglês, AMTSL), 2012

Uterotônicos	O uso para prevenção da HPP durante o terceiro período é recomendado para todos os partos
Ocitocina	É o fármaco uterotônico recomendado para prevenção da HPP (10UI IM/EV) Assegurar um suprimento contínuo de ocitocina de alta qualidade Manter a cadeia de resfriamento para a ocitocina e lembrar-se de que seu poder será reduzido caso seja exposta ao calor durante períodos prolongados
Clampeamento tardio do cordão	Atrasar o clampeamento do cordão umbilical por pelo menos 1 a 3 minutos para reduzir as taxas de anemia infantil
Tração controlada do cordão (TCC)	Em situações em que estejam disponíveis profissionais de assistência ao parto qualificados disponíveis, a TCC é recomendada para partos vaginais caso o provedor de cuidados e a parturiente considerem importante uma pequena redução na perda de sangue e uma pequena redução na duração da terceira fase do parto Em situações em que não haja profissionais de assistência ao parto qualificados disponíveis, a TCC não é recomendada É o método recomendado para remoção da placenta nos casos de cesariana
Massagem uterina sustentada	Não é recomendada como intervenção para prevenir a HPP em mulheres que receberam ocitocina profilática
Tônus uterino	A avaliação do tônus uterino abdominal pós-parto para a identificação precoce da atonia uterina é recomendada para todas as mulheres

HPP: hemorragia pós-parto; IM: intramuscular; EV: endovenosa.

- Com base nas evidências da revisão publicada em 2018 na Cochrane sobre a segurança e a efetividade da administração de ocitocina intramuscular ou endovenosa, não existem diferenças entre os esquemas. A administração deve ser realizada após o desprendimento fetal e antes do clampeamento do cordão umbilical. No entanto, a efetividade da ocitocina se deteriora quando ela é exposta à luz e a temperaturas > 30ºC por períodos prolongados.

Quando a ocitocina não está disponível, outros uterotônicos injetáveis, como os derivados do *ergot* (ergometrina e metilergometrina), e o misoprostol oral são recomendados como alternativas para prevenção da hemorragia pós-parto. A metilergometrina (0,2mg via intramuscular) determina contração uterina tetânica e está contraindicada em mulheres com hipertensão arterial, cardiopatia, doença vascular oclusiva, doença renal ou hepática grave e sepse. A solução injetável deve ser mantida em geladeira (temperatura entre 2ºC e 8ºC) e protegida da luz, mas pode ser guardada na sala de parto, lembrando que não é recomendado manter o produto em temperatura ambiente por mais de 60 dias.

O misoprostol (600µg via oral) é um agente eficiente, de baixo custo, estável em temperatura ambiente, de fácil administração e uma opção realista de profilaxia para países em desenvolvimento, porém os efeitos colaterais, como calafrios e febre, limitam sua utilização.

O agonista da ocitocina com ação prolongada (carbetocina 100µg via endovenosa ou intramuscular) é tão eficaz quanto a ocitocina para prevenção e pode ser o agente de escolha quando não é possível assegurar a cadeia de frio.

Quanto ao ácido tranexâmico, que é recomendado para tratamento da hemorragia pós-parto independentemente de o sangramento ser decorrente de trauma genital ou outras causas, sua efetividade como agente profilático quando associado à ocitocina após parto vaginal ainda necessitará de estudos adicionais.

Atualmente existem muitos estudos sobre o uso de agentes uterotônicos. Diante dessas evidências mais recentes, combinações como ocitocina mais misoprostol e ergometrina mais ocitocina e carbetocina mostram menor incidência de HPP do que o uso isolado de ocitocina.

Nas cesarianas, a ocitocina é também o agente uterotônico recomendado para prevenção de hemorragia pós-parto, que é definida como uma perda sanguínea > 1.000mL nessa via de nascimento.

- **Tração controlada do cordão:** como parte da conduta ativa, só pode ser realizada após a constatação dos sinais clínicos de separação da placenta. Consiste em manter gentilmente a tensão sobre o cordão umbilical e esperar uma contração uterina forte, enquanto é realizada simultaneamente pressão suprapúbica para estabilizar o útero (manobra de Brandt-Andrews). Entretanto, a importância da tração controlada do cordão para prevenção da hemorragia pós-parto foi revista mais recentemente pela OMS. As novas evidências demonstraram que essa prática resulta em poucos benefícios adicionais, como pequenas reduções na perda sanguínea e na duração da terceira fase do parto, e atualmente é considerada opcional. Deve ser realizada apenas em situações em que estejam disponíveis profissionais qualificados em virtude das possíveis complicações, como rompimento do cordão umbilical e inversão uterina. Nas cesarianas, a tração cuidadosa do cordão umbilical é recomendada em detrimento da remoção manual na assistência à expulsão placentária.

- **Clampeamento tardio do cordão umbilical:** a ligadura precoce (antes de 1 minuto pós-nascimento) não é mais recomendada, exceto em situações especiais em que devem ser considerados os potenciais riscos e benefícios: recém-nascidos hipóxicos ou com condições de alto risco para policitemia (p. ex., macrossomia, restrição de crescimento intrauterino grave e regiões de altitude elevada) e infecção viral materna de transmissão hematogênica (HIV, hepatite B). O clampeamento tardio (entre 1 e 3 minutos após o nascimento) é recomendado e deve ser realizado simultaneamente aos cuidados essenciais com o recém-nascido. Essas orientações são igualmente aplicáveis aos nascimentos pré-termo e a termo e incluem tanto os partos por via vaginal como as cesarianas. Além de não estar associada a prognóstico adverso para o neonato, essa estratégia aumenta as reservas de ferro da criança nos primeiros meses de vida. A anemia, que tem como uma das principais causas a deficiência de ferro, aumenta a mortalidade infantil e acarreta problemas de desenvolvimento cognitivo, motor e comportamental.

- **Massagem uterina sustentada:** deve ser realizada apenas na presença de atonia e iniciada imediatamente após a constatação do sangramento excessivo. Não é recomendada como intervenção para prevenir a hemorragia pós-parto em mulheres que receberam ocitocina profilática. Evidências recentes demonstraram que esse procedimento resulta em poucos benefícios adicionais, pode causar desconforto materno, exige um profissional de saúde específico e não deve ser incluído em políticas nacionais ou currículos de treinamento. Contudo, a avaliação rotineira do tônus uterino abdominal pós-parto para identificação precoce da atonia uterina é recomendada para todas as mulheres.

Concluída a expulsão placentária, a apreensão bimanual acompanhada de leve tração e rotação axial da placenta favorece o desprendimento integral das membranas ovulares (manobra de Jacob-Dublin – Figura 28.3). Se as membranas começarem a se romper, devem ser pinçadas e removidas com movimentos suaves e repetidos.

Completado o terceiro período, a placenta e os anexos ovulares devem ser inspecionados para comprovação de sua integridade, afastando a possibilidade de retenção de fragmentos placentários ou de membranas. Essa verificação também possibilita diagnosticar outras anormalidades, como infartos, hematomas, nós e inserções anômalas do funículo. Sempre que a integridade da placenta e das membranas for duvidosa, deve ser realizada uma revisão da cavidade uterina. Não existem evidências de efeitos benéficos da revisão manual rotineira da cavidade uterina no pós-parto, sendo questionável sua prática mesmo na presença de cicatriz uterina prévia. Em seguida, está indicada a inspeção cuidadosa de colo, vagina e períneo à procura de possíveis lacerações, que deverão ser suturadas em conjunto com eventual episiotomia. As lesões do assoalho pélvico no momento do parto precisam ser diagnosticadas e reparadas.

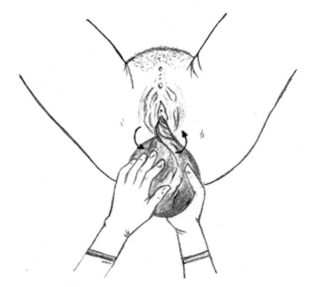

Figura 28.3 Manobra de Jacob-Dublin.

A continuidade da assistência durante a primeira hora pós-parto é imprescindível em razão da possibilidade de graves complicações maternas nesse período, porém o ambiente adequado para observação pode variar em função das condições clínicas da paciente e da estrutura física da instituição. A transferência para um alojamento conjunto só poderá ser efetuada após constatada a estabilidade clínica da paciente no final desse período de avaliação.

A vigilância atenta por parte da equipe obstétrica deve ser realizada a cada 15 minutos e incluir a avaliação de: sinais vitais, especialmente pressão arterial e frequências cardíaca e respiratória; nível de consciência; coloração de pele e mucosas; retração uterina; e quantidade de sangramento vaginal. A observância dessas medidas torna possível o diagnóstico precoce e aumenta as chances de sucesso da terapêutica de complicações que, além dos predominantes quadros hemorrágicos (usualmente decorrente de atonia uterina, lacerações, retenção de fragmentos ovulares ou defeitos da coagulação), incluem hematomas, choque (motivado por sangramento, sepse, anestesia ou aspiração), hipertensão arterial (pré-eclâmpsia ou vasoespasmo precipitado por uterotônicos) e convulsão (eclâmpsia, epilepsia ou hemorragia cerebral).

CONSIDERAÇÕES FINAIS

A assistência eficiente ao terceiro período do trabalho de parto é considerada a principal intervenção para redução da hemorragia pós-parto, porém, se algum fator de risco for detectado durante a gestação, deverá ser registrado no prontuário e no cartão de pré-natal para que um plano de assistência seja elaborado previamente.

As evidências científicas mais recentes, baseadas na comparação com a conduta expectante, demonstraram que deve ser estimulada a adoção da condução ativa do terceiro período. Entre os componentes individuais do manejo ativo, a administração rotineira de ocitocina é a recomendação mais segura e eficiente para prevenção da hemorragia pós-parto.

No entanto, é recomendável que as mulheres sejam esclarecidas, durante a gestação, sobre os riscos e os benefícios de ambos os tipos de conduta para que possam tomar decisões informadas. Se uma mulher com baixo risco de hemorragia pós-parto solicitar conduta expectante, após ser alertada principalmente sobre os riscos relacionados com a hemorragia e sobre a necessidade de hemotransfusão, deve ser apoiada em sua escolha. Nessas orientações prévias, não pode ser omitida a possibilidade de mudança para o manejo ativo caso ocorram complicações, como hemorragia ou retenção placentária.

Além disso, considerando um contexto assistencial mais amplo e humanizado, não pode ser esquecido que, simultaneamente ao monitoramento e rastreamento diligentes de complicações maternas, o conjunto do terceiro período e a primeira hora pós-secundamento constituem a oportunidade adequada para promover ações que estimulem a relação mãe-filho, evitando a separação desnecessária e estimulando a amamentação precoce.

Leitura complementar

Begley CM, Gyte GM, Devane D, McGuire W, Weeks A. Active versus expectant management for women in the third stage of labor. Cochrane Database Syst Rev 2015; 3:CD007412.

Brasil. Ministério da Saúde. Secretaria de Ciência, Tecnologia e Insumos Estratégicos. Departamento de Gestão e Incorporação de Tecnologias em Saúde. Diretrizes nacionais de assistência ao parto normal: versão resumida. Brasília: Ministério da Saúde, 2017. 53 p.

Cunningham FG, Leveno KJ, Bloom SL et al. Williams obstetrics. 24. ed. New York: McGraw-Hill, 2014.

Gülmezoglu AM, Lumbiganon P, Landoulsi S et al. Active management of the third stage of labour with and without controlled cord traction: a randomised, controlled, non-inferiority trial. Lancet 2012; 379(9826): 1721-6.

National Collaborating Centre for Women's and Children's Health. Intrapartum care: care of healthy women and their babies during childbirth. London: RCOG Press, 2014. 813 p.

Oladapo OT, Tunçalp O, Bonet M et al. WHO model of intrapartum care for a positive childbirth experience: transforming care of women and babies for improved health and wellbeing. BJOG 2018;125(8):918-22.

Organização Pan-Americana da Saúde (OPAS). Recomendações assistenciais para prevenção, diagnóstico e tratamento da hemorragia obstétrica. Brasília: OPAS, 2018. 80 p.

Sentilhes L, Winer N, Azia E et al. Tranexamic acid for the prevention of blood loss after vaginal delivery. N Engl J Med 2018; 379(8):731-42.

Westhoff G, Cotter AM, Tolosa JE. Prophylactic oxytocin for the third stage of labor to prevent pospartum haemorrhage. Cochrane Database Syst Rev 2013; 10:CD001808.

World Health Organization (WHO). Updated WHO recommendation on tranexamic acid for the treatment of postpartum haemorrhage; Geneva: World Health Organization, 2017. 5 p.

World Health Organization (WHO). WHO recommendations for the prevention and treatment of postpartum haemorrhage. Geneva: World Health Organization, 2012. 41 p.

World Health Organization (WHO). WHO recommendations: intrapartum care for a positive childbirth experience. Geneva: World Health Organization, 2018. 210 p.

CAPÍTULO 29

Cuidados no Puerpério Imediato

Frederico José Amedée Péret
Luiz Guilherme Neves Caldeira
Aline Bonanato Lopes

INTRODUÇÃO

O puerpério imediato abrange o período que se inicia 1 a 2 horas após a saída da placenta e tem seu término cerca de 6 semanas pós-parto. Pode-se didaticamente dividir o puerpério em: imediato (do primeiro ao décimo dia), tardio (do 11º ao 42º dia) e remoto (a partir do 43º dia). Neste capítulo serão discutidas as modificações fisiológicas, os aspectos assistenciais, as complicações clínicas/obstétricas e a contracepção imediata.

MODIFICAÇÕES FISIOLÓGICAS

Aspectos gerais

A puérpera pode apresentar ligeiro aumento da temperatura axilar (36,8°C a 37,9°C) nas primeiras 24 horas sem ter necessariamente um quadro infeccioso instalado. Podem ocorrer ainda calafrios, mais frequentemente nas primeiras horas após o parto. Essas alterações podem não traduzir um risco à saúde da mulher, mas exigem cautela do examinador, pois também podem corresponder a processos mórbidos, como a infecção puerperal. Após o parto, com a saída do recém-nascido, da placenta e do líquido amniótico, a perda de peso média é de 6kg. A contração do útero e a perda de lóquios e de excesso de líquido intra e extracelular levam a uma perda adicional de 2kg nesse período; entretanto, conforme citado mais adiante, pode haver aumento de edema na primeira semana.

O assoalho pélvico (AP) pode permanecer hipotônico e distendido por ação hormonal, sobrecarga do peso fetal e possíveis traumas durante o trabalho de parto, podendo ocasionar incontinência urinária (IU) durante a gravidez ou no puerpério.

A biomecânica diafragmática também pode ser alterada em razão do crescimento uterino e da ação da progesterona, refletindo um padrão respiratório torácico que pode se manter no puerpério imediato. Além das alterações musculoesqueléticas, o sintoma mais frequentemente relatado pelas puérperas é a dor, que nesse período é caracterizada como aguda, causando limitações nas trocas posturais e na deambulação.

Involução uterina

A involução uterina se inicia imediatamente após a dequitação placentária. Inicialmente a contração dos feixes musculares entrelaçados do miométrio promove a contração dos vasos intramiométricos. Esse é um dos mecanismos importantes para prevenção de hemorragia no pós-parto. Além disso, grandes vasos no local da placenta sofrem trombose, configurando um segundo mecanismo hemostático fundamental para prevenção de hemorragia pós-parto. A contração miometrial inadequada resultará em atonia uterina, que é a causa mais comum de hemorragia pós-parto precoce.

Imediatamente após o parto, o fundo uterino é normalmente firme, globular, indolor e localizado a meio caminho entre a sínfise púbica e o umbigo. Nas 12 horas seguintes se eleva um pouco acima ou abaixo da cicatriz umbilical, depois retrocede aproximadamente 1cm/dia para voltar a se situar a meio caminho entre a sínfise púbica e a cicatriz umbilical no final da primeira semana pós-parto.

Aspectos da morfologia uterina pós-parto na ultrassonografia (USG)

Não é recomendada a realização rotineira de USG no pós-parto, a qual pode estar indicada em mulheres com febre e/ou sangramento. A presença de massa ecogênica pode representar produtos retidos da concepção, devendo ser interpretada em associação ao contexto clínico.

A presença de material ecogênico em pacientes sem sangramento intenso ou sinais de infecção uterina pode ser um achado normal e não há necessidade de mudança na conduta.

Lóquios

A porção basal da decídua permanece após a dequitação placentária. Essa decídua se divide em duas camadas: a camada superficial é descamada, dando origem ao lóquios, e a camada profunda regenera o novo endométrio. Nos primeiros dias pós-parto o lóquio é referido como rubro (vermelho/vermelho-marrom).

245

Colo uterino

Após o parto, o colo uterino é macio e flexível e permanece 2 a 3cm dilatado durante os primeiros dias pós-parto. Em 1 semana após o parto tem menos de 1cm de dilatação. Normalmente, o orifício externo não retoma sua forma pré-gravídica; a abertura circular pequena, lisa e regular da nulípara se torna uma grande fenda transversal e estrelada após o parto.

Mamas

O ingurgitamento mamário primário é decorrente do edema intersticial e do início da produção copiosa de leite, resultando em plenitude e firmeza da mama. É acompanhado por dor e hipersensibilidade local. Normalmente surge entre 24 e 72 horas após o parto com intervalo normal de 1 a 7 dias.

O ingurgitamento mamário é desconfortável e pode dar origem a uma leve elevação da temperatura; no entanto, qualquer sinal de febre deve levar a uma investigação para descartar infecção. A condição é autolimitada, e medidas de suporte podem ser usadas para aliviar o desconforto e evitar condições como a mastite. Recomenda-se o uso de compressas mornas ou banho quente antes da amamentação para facilitar a descida e a remoção do leite, de compressas frias após ou entre as mamadas e de analgésicos leves, como paracetamol ou ibuprofeno.

Sistema cardiovascular

Alterações fisiológicas no sistema cardiovascular são especialmente importantes em mulheres com doença cardíaca subjacente. Nos primeiros 10 minutos após um parto vaginal a termo, o débito cardíaco e o volume sistólico aumentam aproximadamente 60% e 70%, respectivamente. Em 1 hora após o parto, tanto o débito cardíaco como o volume sistólico permanecem aumentados (cerca de 50% e 70%, respectivamente), enquanto a frequência cardíaca diminui 15% e a pressão arterial permanece inalterada.

Os aumentos no volume sistólico e no débito cardíaco provavelmente resultam da melhora da pré-carga cardíaca a partir da transfusão automática de sangue placentário do útero para o espaço intravascular. À medida que o útero se contrai após o parto, uma redução na compressão mecânica da veia cava possibilita novos aumentos na pré-carga cardíaca.

Há acentuação de edema preexistente nos membros inferiores devido à queda de 25% nos valores normais de pressão coloidosmótica do plasma.

Sistema hematológico

As alterações hematológicas relacionadas com a gestação retornam aos valores pré-gravídicos em 6 a 12 semanas após o parto. Dentro dessa faixa variam a taxa e o padrão de resolução das alterações de parâmetros hematológicos específicos. É importante ressaltar que o estado pró-trombótico demora semanas para ser resolvido, de modo que as mulheres no pós-parto permanecem com risco aumentado para eventos tromboembólicos, podendo ser verificadas nesse período trombocitose retiva e elevação dos níveis de dímeros D. A leucocitose no puerpério é esperada, podendo atingir até 20.000 leucócitos/mm³, mas sem apresentar formas jovens (desvio à esquerda) ou granulações tóxicas em porcentagem expressiva dos leucócitos.

ASPECTOS ASSISTENCIAIS

Na monitorização materna, além dos sinais vitais que devem ser aferidos rotineiramente, convém observar a involução do útero para detecção de hemorragia puerperal, que tem como causa principal a hipotomia uterina.

Atenção especial deve ser dada à monitorização da pressão arterial e à presença de sintomas associados.

Queixas de cefaleia devem ser valorizadas e observadas em virtude do risco maior de complicações pós-operatórias associadas à anestesia e da maior prevalência de complicações neurológicas no puerpério em comparação à gestação.

A solicitação de exames laboratoriais deve ser individualizada no pós-parto com base nas características da gestante no período pré-parto e nas possíveis intercorrências durante o parto ou a internação. Atenção deve ser dada às puérperas Rh-negativas. Deve ser coletada amostra de sangue do recém-nascido (cordão umbilical) durante o parto para realização de tipagem sanguínea. As puérperas Rh-negativas com recém-nascidos Rh-positivos devem receber imunoglobulina anti-D preferencialmente dentro de 72 horas.

Em relação ao alívio das dores no pós-parto, recomendam-se medidas não farmacológicas, como deambulação, acompanhamento fisioterapêutico e compressas frias. Quanto ao tratamento farmacológico, está indicado o uso de anti-inflamatórios e analgésicos, devendo ser evitado o de opioides em virtude do risco de dependência com o uso frequente e por poder afetar a vitalidade do recém-nascido. O uso de anti-inflamatórios não esteroides para analgesia pós-parto em mulheres com hipertensão deve ser individualizado, pois há divergências entre os estudos sobre o impacto desses fármacos em puérperas hipertensas e não hipertensas.

Em 2018, a American College of Obstetricians and Gynecologists (ACOG) propôs a criação, durante o pré-natal, de um planejamento pós-parto, programando um retorno inicial nas primeiras semanas para identificar e abordar questões agudas, seguido de uma consulta mais abrangente no prazo máximo de 12 semanas após o parto, que inclui aconselhamento de mulheres que tiveram complicações gestacionais e também uma atenção mais ampla e cuidadosa aos aspectos emocionais, sociais e psíquicos da mulher nessa importante fase de transição. É muito importante lembrar que nessa fase são frequentes as alterações de humor, as quais devem ser diferenciadas de fenômenos com maior potencial de gravidade, como a depressão pós-parto.

Cabe enfatizar que a assistência ao puerpério envolve cuidado multiprofissional (médicos, fisioterapeutas, enfermagem, psicólogo e outros) que deve ser alinhado às queixas e necessidades das mulheres dentro de uma visão mais integral do cuidado materno-infantil.

COMPLICAÇÕES
Tromboembolismo venoso

Os eventos tromboembólicos são a causa de mortalidade materna direta no puerpério. O tromboembolismo venoso (TEV) é mais comum em mulheres no pós-parto do que no pré-parto e em não gestantes, sendo mais frequente após a cesariana do que após o parto vaginal. O risco é mais alto nas primeiras semanas após o parto, declinando gradualmente até a linha de base com 12 semanas após o parto. Alguns fatores aumentam o risco desses fenômenos tromboembólicos, incluindo mas não se limitando a TEV anterior, trombofilias, certas comorbidades prévias (p. ex., doença falciforme), obesidade, tabagismo, cesariana e hemorragia pós-parto. A profilaxia medicamentosa deve ser avaliada individualmente, e as mulheres que já realizavam profilaxia durante a gestação deverão retornar à profilaxia no pós-parto. Podem ser considerados o uso de métodos não farmacológicos, como meias de compressão intermitente. No tratamento devem ser evitados os novos anticoagulantes orais (p. ex., rivaroxabana) em razão da ausência de evidências de segurança na lactação.

Hemorragias

As hemorragias no puerpério imediato são, na maioria dos casos, causadas por fenômenos secundários, embora ainda possa ocorrer a hipotonia uterina. Dentre as causas secundárias podem ser destacadas: endometrite, subinvolução do leito placentário, retenção de coágulos e/ou restos placentários e doenças hematológicas menos comuns (doença de von Willebrand e púrpura). A abordagem e o tratamento devem seguir a mesma linha de raciocínio empregada em caso de hemorragias precoces, levando em consideração a regra dos 4 T – tônus, trauma, tecido e trombina.

Infecção puerperal precoce

O surgimento de morbidade febril no puerpério imediato, notadamente dentro das primeiras 72 horas, deve ser abordado como caso de potencial gravidade. Deve ser considerada a possibilidade de infecção por bactérias gram-positivas invasivas – *Streptococcus* do grupo A e *Staphylococcus*. Esses casos se apresentam muitas vezes com evidências de sepse grave e disfunção orgânica e em algumas situações com necessidade de abordagem cirúrgica mais agressiva, indicada pela presença de processo inflamatório necrosante. O início dos antimicrobianos na primeira hora e a aplicação precoce do protocolo de sepse são estratégias fundamentais. Recomenda-se o uso da clindamicina (em razão de sua ação direcionada às exotoxinas dos cocos gram-positivos) associada aos carbapenens ou a piperacilina-tazobactan.

Embolia por líquido amniótico

A embolia por líquido amniótico (ELA) é entidade clínica rara, muitas vezes fatal (cerca de 26% a 61% dos casos evoluem para óbito), caracterizada pela entrada de componentes do líquido amniótico (LA) na circulação materna e a liberação de vários mediadores endógenos primários e secundários, que promovem suas principais alterações fisiopatológicas. A apresentação clínica consiste em colapso cardiovascular agudo e repentino, repercussões pulmonares e no sistema nervoso central, coagulação intravascular disseminada e hemorragia. Os sinais e sintomas ocorrem com mais frequência logo após a rotura da bolsa amniótica e/ou nas primeiras horas

de pós-parto. Constitui diagnóstico de exclusão quando a clínica é sugestiva sem outra justificativa médica. Embora não seja uma condição com predição e prevenção estabelecidas, existem alguns fatores associados, como indução de cesariana, acretismo placentário, pré-eclâmpsia, rotura uterina e idade materna > 35 anos.

Não existem exames laboratoriais específicos para os casos de ELA, podendo haver alterações precoces no coagulograma, alterações severas e inespecíficas na radiografia de tórax e hipertensão pulmonar severa com insuficiência cardíaca direita no ecocardiograma.

O tratamento é fundamentado no suporte respiratório e hemodinâmico, bem como na correção das coagulopatias. Recentemente, recursos avançados de terapia intensiva (ressuscitação extracorpórea e uso de óxido nítrico inalatório e do tromboelastograma) e o uso combinado de atropina, ondansentrona e ketoralac administrados precocemente têm reduzido a mortalidade em alguns relatos e séries de casos.

Cefaleia após bloqueio anestésico

A prevalência de cefaleia após bloqueio anestésico é maior em puérperas, sendo estimada em 0,15% a 6% dos partos.

Critérios diagnósticos

- Cefaleia que piora dentro de 15 minutos após a paciente ficar sentada ou de pé e que melhora 15 minutos após a paciente se deitar, depois da punção dural (raquianestesia ou punção acidental da dura-máter durante a realização de anestesia peridural).
- Ocorrência de cefaleia dentro de até 5 dias após punção dural (na maioria das vezes ocorre nas primeiras 24 horas).
- Desaparece espontaneamente em 1 semana ou 48 horas após o início do tratamento farmacológico ou medidas invasivas (bloqueios/tamponamento sanguíneo).
- Ausência de outros sinais clínicos de comprometimento do sistema nervoso central (distúrbios visuais, sonolência, febre, déficit motor ou sensorial, vômitos persistentes) e/ou de hipertensão puerperal aguda sintomática.

O tratamento consiste no alívio da dor associado à hidratação venosa. Nos casos em que não ocorre melhora dos sintomas em até 24 horas devem ser consideradas a necessidade de tratamento invasivo conduzido por anestesiologista e/ou a reavaliação do diagnóstico.

Cardiomiopatia periparto

A cardiomiopatia periparto é uma doença rara, de etiologia desconhecida, que acomete mulheres em idade reprodutiva e cuja incidência está relacionada ao ciclo gravídico-puerperal. Parece se associar à interação fisiológica da gestação e do puerpério com fatores inflamatórios, infecciosos, genéticos, hormonais e metabólicos. As causas mais frequentemente consideradas são: miocardite viral, causa genética, imunológica, resposta inadequada ao estresse hemodinâmico da gestação, ativação de citocinas inflamatórias, tocólise prolongada ou o efeito deletério da prolactina 16kDa, levando à apoptose celular no miocárdio.

Apresenta-se usualmente nos primeiros dias após o parto, sendo os sintomas mais comuns a dispneia, predominantemente noturna, e a taquicardia. Os fatores de risco mais associados são idade materna > 35 anos, multiparidade (> 3 partos), gestação multifetal, pré-eclâmpsia/eclâmpsia ou hipertensão gestacional, cor negra e uso de tocolíticos. Pode ocorrer na ausência de fatores de risco.

O diagnóstico é assim definido: desenvolvimento de insuficiência cardíaca (IC) em mulheres no período que compreende desde o último mês da gestação até o quinto mês pós-parto; ausência de cardiopatia preexistente ou outra causa de IC; disfunção ventricular esquerda comprovada por alterações ecocardiográficas (fração de ejeção < 45%, FEnc. < 30% ou ambos) e dimensão diastólica final > 2,7 cm/m² de superfície corporal.

O tratamento é direcionado à compensação hemodinâmica da insuficiência cardíaca e à prevenção de fenômenos tromboembólicos. Estudos recentes enfatizam o uso de agonistas dopaminérgicos (bromocriptina) no intuito de bloquear o efeito da prolactina 16kDa. Ainda não há consenso quanto à eficácia desse tratamento, mas a inibição da lactação pode ser considerada nesses casos.

CONTRACEPÇÃO NO PUERPÉRIO IMEDIATO

A prescrição de contracepção reversível de longo prazo (endoceptivos e dispositivos intrauterinos) no puerpério imediato tem sido orientada com o objetivo de otimizar o planejamento familiar em mulheres com alto risco reprodutivo. Recentemente, a Sociedade de Medicina Materno-Fetal (SMMF) publicou recomendações embasadas em evidências que visam à orientação dos profissionais:

- A contracepção deve ser incentivada nas mulheres com risco maior de eventos adversos à saúde como resultado de uma futura gravidez (Grau 1B).
- Os provedores de cuidados obstétricos devem discutir a disponibilidade de inserção imediata no período pós-parto para todas as mulheres grávidas durante o pré-natal e consultar as diretrizes da OMS para determinar os métodos mais apropriados para condições médicas específicas (Grau 1C).
- Recomenda-se que as mulheres que consideram a inserção imediata do método no pós-parto sejam informadas de que, embora as taxas de expulsão sejam maiores do que com a inserção tardia, os benefícios parecem compensar o risco de expulsão, pois as taxas de continuação de longo prazo são maiores (Grau 1C).
- Recomenda-se que os prestadores de cuidados obstétricos que pretendam inserir endoceptivos no pós-parto imediato obtenham formação específica para o período imediato pós-parto (melhor prática).
- Em mulheres após gravidez de alto risco que desejam e são elegíveis, recomenda-se a colocação imediata no pós-parto, uma vez que há demora na colocação posterior e a eficácia e o custo-efetividade geral são superiores (Grau 1B).

- Recomenda-se que as mulheres que consideram o uso imediato no pós-parto sejam encorajadas a amamentar, uma vez que as evidências atuais sugerem que esses métodos não influenciam negativamente a lactação (Grau 1B).
- Para mulheres que desejam e são elegíveis, sugere-se que seja considerada a inserção precoce no pós-parto quando a colocação imediata do dispositivo de contracepção de longa duração reversível no pós-parto não for viável (Grau 2C).
- Recomenda-se que os programas de aconselhamento sobre contraceptivos sejam centrados na paciente e fornecidos em uma estrutura de tomada de decisão compartilhada para evitar a coerção (boa prática).

Leitura complementar

Akladios CY, Sananes N, Gaudineau A, Boudier E, Langer B. Secondary postpartum hemorrhage. J Gynecol Obstet Biol Reprod (Paris) 2014 Dec; 43(10):1161-9.

Arany Z, Elkayam U. Peripartum cardiomyopathy. Circulation 2016 Apr 5; 133(14):1397-409.

Arulkumaran N, Singer M. Puerperal sepsis. Best Pract Res Clin Obstet Gynaecol 2013 Dec; 27(6):893-902.

Bateman B, Cole B. Post punctural headache. Up to Date. Disponível em: www.uptodate.com. Acesso em: 10/11/2019.

Bennett A, Chunilal S. Diagnosis and management of deep vein thrombosis and pulmonary embolism in pregnancy. Semin Thromb Hemost 2016 Oct; 42(7):760-73.

Berens P. Overview of postpartum period: Physiology, complications and maternal care. Up to Date. Disponível em: www.uptpdate.com. Acesso em: 04/11/2019.

Blondon M, Casini A, Hoppe KK, Boehlen F, Righini M, Smith NL. Risks of venous thromboembolism after cesarean sections: a meta-analysis. Chest 2016 Sep; 150(3):572-96.

Brasil. Ministério da Saúde. Secretaria de Atenção à Saúde. Departamento de Ações Programáticas Estratégicas. Área Técnica de Saúde da Mulher. Pré-natal e puerpério: atenção qualificada e humanizada – manual técnico 2005.

Busowski MT, Lee M, Busowski JD, Akhter K, Wallace MR. Puerperal group a streptococcal infections: a case series and discussion

Committee on Practice Bulletins-Obstetrics Practice Bulletin No. 183: Postpartum hemorrhage. Obstet Gynecol 2017 Oct; 130(4):e168-e186.

Elkayam U. Peripartum cardiomyopathy for the clinician: the known and the unknown. Eur J Heart Fail 2017 Sep; 19(9):1142-4.

Shamshirsaz AA, Clark SL Amniotic fluid embolism. Obstet Gynecol Clin North Am 2016 Dec; 43(4):779-90.

Society for Maternal-Fetal Medicine (SMFM) Consult Series #48: Immediate postpartum long-acting reversible contraception for women at high-risk for medical complications. Am J Obstet Gynecol 2019 Feb 7. pii: S0002-9378(19)30352-7.

Society for Maternal-Fetal Medicine (SMFM), Pacheco LD, Saade G, Hankins GD, Clark SL. SMFM clinical guidelines No. 9: Amniotic fluid embolism: Diagnosis and management. Am J Obstet and Gynecol 2016, S1.

Stamhope M. Diagnosing causes of headache within the postpartum period. J Obstet Gynecol 2018; 38(5):728-38.

Tully KP, Stuebe AM, Verbiest SB. The fourth trimester: a critical transition period with unmet maternal health needs. Am J Obstet Gynecol 2017 Jul; 217(1):37-41.

Tunçalp O, Souza JP, Gülmezoglu M. World Health Organization – New WHO recommendations on prevention and treatment of postpartum hemorrhage. Int J Gynaecol Obstet 2013 Dec; 123(3):254-6.

CAPÍTULO 30

Aspectos Psicológicos na Gestação e no Puerpério

Meire Rose de Oliveira Loureiro Cassini
Eduardo Siqueira Fernandes
Tárcia Regina Coura Dutra

INTRODUÇÃO

A atenção materno-infantil tem recebido cuidado especial e destaque na assistência pré-natal. No Brasil, as políticas públicas focadas em um olhar multidisciplinar para assistência às mulheres no período gravídico-puerperal vêm se ampliando, motivadas principalmente pelas taxas elevadas de cesarianas e pelo índice crescente de mortalidade materna e perinatal.

O período gravídico-puerperal carreia expectativas e anseios tanto para a vida da mulher como de toda a estrutura familiar. Apesar das avançadas conquistas científicas na medicina, produzindo conhecimentos importantes na obstetrícia e proporcionando ao médico habilidades fundamentais em sua prática, elas necessitam ser potencializadas, abarcando, além de habilidades técnicas, uma compreensão dos processos psicológicos inseridos nesse período.

Reconhecido como período de transição, o ciclo gravídico-puerperal apresenta mudanças nos aspectos fisiológico, psicológico e social, compreendendo transformações psíquicas importantes. Embora a gestação, o parto e o puerpério sejam considerados períodos de bem-estar emocional para a mulher, representam também períodos de exposição a diferentes distúrbios emocionais e de maior vulnerabilidade aos transtornos mentais, quando comparados a qualquer outra época da vida.

Diante desse contexto de vulnerabilidade, observa-se o impacto potencial sobre o bem-estar da mãe, do recém-nascido e dos que os cercam. Nesse cenário, é possível destacar a necessidade de abordar os aspectos emocionais – ansiedades, medos, mudanças nos vínculos afetivos – durante a gestação e o puerpério com a finalidade de prevenir, minimizar o sofrimento e elaborar psiquicamente os problemas mais emergentes, promovendo a ampliação do potencial de cuidados na prática clínica cotidiana.

Desse modo, mantendo a atenção e a aptidão para lidar com as particularidades específicas desse período, tanto o médico como a equipe de saúde que assiste a mulher tendem a tornar singular, empática, intensa e mais humanizada a relação com suas pacientes e familiares. Portanto, a ampliação dessa prática traz à tona maior compreensão sobre os aspectos emocionais e um olhar sobre a saúde mental das gestantes.

A GESTAÇÃO

A gravidez é considerada um momento complexo, de construção psicológica para a mulher, a qual, diante da necessidade de mudança de sua posição perante si própria e a sociedade, necessita passar por uma reestruturação.

Ao saber-se grávida, a mulher experimenta uma ampla variedade de emoções, como introversão e passividade, uma vez que conteúdos internos se destacam sobre o mundo externo, como ambivalência afetiva, representada pelas díades querer/não querer, poder/não poder, estar/não estar grávida, e mudanças bruscas de humor, inquietação, irritabilidade, preocupação e depressão, todos reflexos da ansiedade.

Os primeiros estudos sobre os aspectos psicológicos da gravidez surgem com Freud o reconhecimento do inconsciente e do aparelho psíquico, suas funções e desvios. Nesse período, é comum a presença de sentimentos de angústia e conflitos ligados à sexualidade, à identidade sexual e ao narcisismo em função do investimento de energia no próprio ego. A sexualidade em si mostra-se como aspecto importante na qualidade de vida em todos os períodos da vida da mulher, não excluindo o gestacional, pois alterações hormonais, com repercussões físicas ou não, podem influenciar a pulsão sexual das mulheres. Além disso, a sexualidade, historicamente, tem sido construída em torno de mitos, crenças e tabus que cada sociedade vive em determinada época, revelando a necessidade de atenção que o assunto merece por parte dos profissionais da saúde.

A crise gerada pela gravidez exige uma resposta adaptativa dos participantes desse processo, tanto da gestante como do parceiro. Esse período da vida da mulher se caracteriza por mudanças anatômicas, funcionais, bioquímicas e emocionais, e todas essas modificações interferem no comportamento sexual, em graus variados, da maioria das gestantes. Para gerir todos esses sentimentos a mulher lança mão de recursos de pensamento, imaginação e fantasia.

Ao mesmo tempo ocorre o ajuste da mudança de imagem de si própria, como também a inserção da ideia da chegada de um novo membro, o que modifica toda a estrutura familiar.

A gestante enfrenta uma crise marcada pela reativação de seus conflitos com suas figuras parentais. Ela já esteve no papel de filha, e é do conjunto de sentimentos hostis e amorosos em relação aos pais, e em particular à mãe, que se pode entender o curso psicológico da gestação atual.

Esses conflitos são em grande parte transitórios e situacionais. No entanto, a ansiedade fora de controle pode conduzir ao desajuste emocional quanto à gravidez e à relação mãe-filho. Admitir que grande parte das mulheres encontra na vivência da maternidade algum nível de sofrimento físico, psíquico e social torna imperativa a priorização de uma abordagem correta.

O pré-natal

Da primeira consulta ao parto

Ao receber o diagnóstico de gravidez, a mulher normalmente procura ou é encaminhada para iniciar o acompanhamento pré-natal. Nesse momento ela se depara não apenas com o impacto de estar grávida, mas com uma série de elaborações, como levar a gestação adiante, descobrir como será estar grávida e vivenciar as mudanças diante dos familiares quanto à chegada de um novo ente.

A primeira consulta representa o momento ideal para que a mulher possa expor suas inseguranças ao médico. As principais questões discorrem sobre se certificar da gravidez, a adequação de seu corpo, a ciência de levar adiante ou não uma gestação, se o bebê está bem e de se sentir amparada e acolhida para seguir em frente nessa jornada.

O primeiro contato está permeado de dúvidas, ansiedades e medos específicos. Assim, nessa fase é essencial acompanhar os principais aspectos psicoemocionais:

- **Ambivalência:** inicialmente, a gestante pode querer e/ou não estar grávida. Esse sentimento não deverá ser julgado, e sim entendido como normal, compreendido como possível medo e ansiedade quanto a aspectos primitivos.
- **Ser mãe:** a mulher se sente insegura, com dúvidas e medos ante seu novo papel. Surge nesse momento dúvidas como a capacidade de gerar um bebê saudável. Essa insegurança será renovada a cada gestação, e em cada uma deverá ser acolhida para que ela possa compreender seu papel de maneira adequada.
- **Contexto e repercussões da gravidez:** reconhecer esses aspectos auxilia o reconhecimento dos medos e anseios nessa fase. A gestante traz consigo a história anterior e a atual, e pensa em como irá lidar a partir desse momento – estar sozinha ou não, ter planejado ou não estar grávida, ter ou não apoio familiar, ter tido ou não gestações ou perdas gestacionais.
- **Vulnerabilidade:** o médico, ao reconhecer como de maior vulnerabilidade o momento em que a gestante se encontra, deve se colocar como figura de apoio, procurando acolher e esclarecer quaisquer dúvidas, mesmo que para ele possam não ter significado naquele momento, mas que são ameaçadoras para a gestante.
- **Confiança:** estabelecer desde o início uma relação de confiança e respeito mútuos favorece a empatia necessária, fortalece os vínculos na relação médico-paciente e vai

além, possibilitando a elaboração de muitas fantasias referentes ao período que a gestante irá vivenciar.
- **Inserir o parceiro ou familiar:** favorecer a participação do companheiro ou de um membro da família na primeira consulta para que tenha um espaço promove maior equilíbrio nas relações e estimula o envolvimento no processo gravídico-puerperal.

Ao finalizar a primeira consulta, é possível ter maior compreensão a respeito de como a gestação se apresenta para a mulher e seu contexto familiar, compreendendo os medos, anseios e fantasias iniciais.

Desse modo, é essencial avaliar se esses aspectos emocionais estão adequados ou se existe um desequilíbrio, tornando-se necessário intervir por meio, por exemplo, de uma rede de atenção e apoio psicossocial para a mulher e/ou familiar.

Consultas posteriores

As consultas de pré-natal subsequentes abarcam uma série de ansiedades típicas. Embora estudos estabeleçam o aparecimento de sintomas de acordo com cada trimestre, esses não estão necessariamente restritos ao tempo de gestação. Os sintomas podem estar presentes por todo o período ou surgir alternadamente.

No primeiro trimestre, as principais alterações emocionais estão relacionadas com alguns sentimentos descritos previamente, como de ambivalência, medo da perda – não ter condições de levar a gestação ao fim – e das mudanças e incômodos corporais, como as mudanças no corpo, náuseas e vômitos, cansaço, sonolência, desejo e aversão por determinados alimentos, além de oscilações frequentes de humor.

No segundo trimestre, o movimento fetal se torna cada vez mais ativo, concretizando a presença de um filho na relação da mulher com sua gestação. Ansiedade, introversão e passividade, além de alteração do desejo e do desempenho sexual, e alteração do esquema corporal são aspectos ressaltados nesse período. Além das modificações corporais, outros fatores também podem interferir na sexualidade durante a gestação, como preconceitos da gestante, do parceiro e dos familiares, medo de machucar o feto durante o ato sexual, problemas com a autoestima e a insegurança da mulher, além do despreparo de muitos profissionais de saúde em abordar esse tema e até mesmo orientar o casal sobre o assunto. Alterações na função sexual são um problema sério em virtude de seu frequência e das implicações no bem-estar da mulher e de seu parceiro, podendo ter impacto enorme na qualidade de vida das mulheres, uma vez que a diminuição da função sexual pode causar importantes efeitos negativos na autoestima e nas relações interpessoais.

No terceiro trimestre, intensifica-se a ansiedade em razão da proximidade do parto. Há nessa fase frequentes queixas de dores físicas. Paralelamente, essa fase evidencia os temores quanto ao desenrolar do parto. Além dessas questões, também se intensificam as dúvidas a respeito de como será o pós-parto tanto no que concerne aos aspectos fisiológicos – da recuperação física – e aos psíquicos como à busca de um bem-estar prolongado.

Durante todo o período gestacional é possível identificar as alterações, compreendendo se estão adequadas e não comprometem a vivência da mulher. Caso detecte alterações psicoemocionais que coloquem em risco a qualidade de vida, comprometendo os cuidados com a saúde da gestante e do bebê, o médico deve não apenas prover apoio e cuidado clínico, mas fornecer uma rede de apoio de saúde mental.

A atenção direcionada a essas alterações psicoemocionais cria condições para uma escuta acolhedora e a expressão de sentimentos, sejam eles bons ou maus. Além disso, facilita efetivamente o fornecimento de esclarecimentos específicos, inclusive preparando a mulher para os procedimentos do pré-parto e considerando questões técnicas e o maior preparo psíquico para esse momento.

Possíveis perdas gestacionais

Durante o período gestacional podem ocorrer perdas fetais, ocasionando desequilíbrios emocionais relevantes que podem afetar possíveis gestações futuras.

Os sentimentos de perda, culpa, incapacidade e esvaziamento podem se sobrepor a um evento de *abortamento espontâneo*. Tanto a mulher como o parceiro ficam imersos em ansiedades, medos e tristezas intensas, causados tanto pela perda em si como pela necessidade de lidar com ela. Todos os componentes de descompensação psíquica, de aspectos depressivos, podem durar pouco ou tornar-se crônicos ou, ainda, serem reativados em uma nova gestação.

No caso de um *aborto provocado*, a ambivalência, mesmo que presente em todas as gestações, se torna perturbadora e impossibilita a conclusão da gestação. Nesse caso, o sentimento de culpa passa a persistir, podendo ser ocultado ao ser acionado o mecanismo de negação. Como mecanismos de defesa diante da intensa dor emocional, a indiferença e a ironia se apresentam como mecanismos de proteção.

Quanto ao *abortamento terapêutico*, realizado em casos de risco materno, fetos anencéfalos e em mulheres que sofreram abuso sexual, há sempre um ou mais conflitos para a tomada da decisão. Mesmo após a decisão, na maioria das vezes os sentimentos presentes não reduzem o sofrimento, a angústia, os medos e o sentimento de culpa. Cabe ressaltar a importância de esclarecer todas as possíveis dúvidas, inclusive sobre os procedimentos e cada passo diante da tomada de decisão, respeitando e acolhendo a mulher. Apresentar um diagnóstico preciso, com objetividade, refletir sobre e esclarecer todas as dúvidas, possibilidades e impossibilidades, falar abertamente e orientar sobre todos os aspectos são fundamentais para a melhor compreensão e a redução das possíveis alterações emocionais nesse momento, apesar de não evitarem a dor e o sofrimento.

A notícia de óbito fetal intraútero ou mesmo após o parto é vivida de maneira devastadora. É algo inominável, vivenciado como uma ferida narcísica que exigirá tempo para elaboração do luto. Algumas famílias têm a capacidade de aceitar a realidade e passar pelo sentimento de resignação de maneira mais adaptativa. Para outras, a indicação do suporte psicoterapêutico breve ou a participação em grupos de discussão é fundamental para estimular o luto saudável.

Compreender a dor, as angústias e os medos existentes diante das perdas é passo importante para a saúde mental da mulher e/ou do casal e familiares.

O pré-natal psicológico

O pré-natal psicológico (PNP) é um programa que busca a integração da gestante e da família a todo o processo gravídico-puerperal. Trata-se de um conceito direcionado ao atendimento perinatal com vistas à maior humanização do processo gestacional, do parto e da parentalidade.

Complementar ao pré-natal tradicional, o PNP visa oferecer apoio emocional e discutir soluções para as demandas que possam surgir no período gravídico-puerperal. O acompanhamento, de caráter psicoterapêutico, se faz por meio de encontros temáticos em grupo com ênfase na preparação psicológica para a maternidade e a paternidade e a prevenção dos possíveis transtornos emocionais relacionados com esses períodos.

Essa intervenção tem sido reconhecida como psicoprofilaxia e se justifica como prevenção em vários aspectos, como, por exemplo:

- Modificações na identidade da gestante.
- Acompanhamento da gestação e do vínculo pais-bebê.
- Trabalha o desenvolvimento da confiança na própria percepção e sensibilidade.
- Possibilita que o casal se aproxime de familiares e amigos que possam ajudá-los na solução de problemas emocionais e sociais.
- Conscientização dos pais em relação ao atendimento que recebem e à reivindicação de suas necessidades.

Vale ressaltar que não é primordial que a gestante esteja experienciando conflitos ou dificuldades emocionais para participar do PNP, mas que se interesse pela construção do novo papel materno ou pelo aprimoramento da função e a construção do vínculo mãe-bebê-pai, os quais demandam tempo e elaboração diante das responsabilidades e da complexidade da situação.

Essencialmente, o principal objetivo é oferecer uma escuta qualificada e diferenciada, um espaço para que a gestante expresse seus medos e ansiedades durante todo o processo da gravidez. Assim, além de proporcionar espaço para a troca de experiências, descobertas e informações, estendida aos familiares, o PNP visa ao compartilhamento da parentalidade não somente durante a gestação, mas também no puerpério.

O parto

O tempo relacionado com o parto pode ser encarado como breve; no entanto, as expectativas e vivências são extensas.

O receio de não reconhecer o trabalho de parto, de não conseguir chegar ao hospital ou de não encontrar o médico faz parte de algumas das fantasias e inseguranças da gestante em relação ao parto. Além da insegurança, o medo permeia esse período, com o temor da dor e da perda de controle. Outro medo é o da morte (dela ou do bebê) ou da destruição da genitália com alteração da feminilidade. A autoestima, construída ao longo da vida por meio das experiências pessoais, está relacionada com a capacidade de possibilitar o nascimento do bebê, o que gera angústia, pois a mulher se encontra em um período de vulnerabilidade. As fantasias e os desejos associados aos vários tipos de parto estão relacionados com a história pessoal e fatores culturais.

Alguns aspectos importantes devem ser avaliados nessa fase:

- O pré-natal e a história de vida estão diretamente relacionados com o preparo e o desempenho da mulher no parto.
- O medo do parto sempre irá existir em função da tensão vinculada à imprevisibilidade de todo o processo.
- O excesso de tecnicismo deve ser evitado como medida para obter o controle absoluto da situação. Convém fornecer esclarecimentos e orientações de acordo com cada gestante.
- Ao longo do pré-natal, fortalecer a gestante quanto à sua capacidade, preparando-a para o parto sem exageros para não causar frustração ante o idealizado.
- Esclarecer sobre os recursos médicos disponíveis para prevenção e alívio da dor, desconfortos e riscos para a mãe e o bebê.
- Orientar sobre os processos vinculados aos diversos tipos de parto, principalmente se houver distorções a respeito da realidade, por meio da escuta das fantasias.
- Esclarecer os limites quanto às decisões a respeito da indicação do tipo de parto.
- Encorajar a gestante a conhecer o local onde será realizado o parto. Isso torna conhecido e manejável o que pode ser desconhecido e assustador.
- Acolher o desejo e orientar quanto à participação do acompanhante no parto.

Nesse momento, a parturiente vivencia, do ponto de vista psicoemocional, um estado de confusão e ansiedade ligado à castração, perda de parte de si, esvaziamento e confronto com o desconhecido. A partir daí, vários mecanismos de defesa podem emergir de modo a ampará-la na solução das vivências.

Cabe destacar que tudo que abarca o acolhimento do bebê, da parturiente e da família serve de alicerce para favorecer as habilidades e a competência nessa fase do puerpério imediato.

O nascimento antecipado

O nascimento antecipado do bebê pode ter muitos significados, os quais se manifestam por meio de diversos sentimentos para a mãe, o pai e os familiares.

A prematuridade representa a internação precoce do bebê acompanhada da antecipação dos projetos e sonhos dos pais e familiares. Mesmo com a presença da mãe, os cuidados ofertados ao bebê não são exclusivamente fornecidos por ela, gerando um sentimento de incapacidade. Nos casos em que a mãe também permanece internada, os sentimentos de medo, angústia e tristeza se intensificam. Ao necessitar de internação, ela deixa de ter o sentimento de permanecer junto ao bebê, levá-lo para casa e estar junto da família. Surgem o medo e a culpa por não ter chegado ao final da gestação e do

que poderá acontecer com o desenvolvimento integral do bebê. Além disso, são frequentes o sofrimento e o medo de que algum mal aconteça. Quando a possibilidade é real e iminente, nos casos de malformações e/ou doenças que ameaçam a vida, a dor se torna ainda mais intensa com uma tristeza profunda e descrença.

Nos casos em que houve uma separação seguida de uma internação precoce, observam-se nos pais oscilações emocionais que o casal pode manifestar de modos diferentes, o que não significa que não estejam sentindo dor e sofrimento intensos. Ambos, mesmo que um esteja mais presente na internação, poderão ter acentuados os sentimentos depressivos, o que irá evocar uma vivência de ajuste e mobilização psíquica intensa.

Diante de quadro de prematuridade ou mesmo de risco iminente de morte do recém-nascido, a mãe e o pai devem ser orientados de maneira clara a participar dos cuidados com a maior proximidade possível, a criar condições para que ocorra o vínculo afetivo e a manter-se próximos do bebê o maior tempo possível. Eles devem ser estimulados e acompanhados, reconhecendo, respeitando e acolhendo suas dificuldades e sofrimentos.

O PUERPÉRIO

Apesar de provisório e essencial, do ponto de vista de alteração emocional o puerpério é considerado um período de maior fragilidade psíquica para a mulher. Corresponde a um estado de alteração emocional em que a mãe se liga intensamente ao recém-nascido, adaptando-se e atendendo às suas necessidades básicas. Há um predomínio da comunicação não verbal, o que confere ao binômio inicial mãe-bebê pouca estruturação, mas grande intensidade emocional.

Nesse período, a mulher costuma vivenciar muitas ansiedades e o surgimento de sintomas depressivos. A necessidade de amparo e proteção durante o período gestacional se mantém, os quais são por vezes confundidos com depressão patológica.

Associados às perdas vivenciadas e à necessidade de adaptações da mulher após a chegada de um filho, observam-se estados de humor rebaixado – *baby blues* ou *blues puerperal* – transitórios, brandos e de curta duração, que, em razão das bruscas alterações hormonais e que resultam nas alterações de humor, acometem 70% a 90% das mulheres no puerpério Nessa fase, é importante notar os sentimentos vivenciados:

- **Vivência de lutos:** como a mulher realizou a transição gravidez-parto-puerpério e as perdas percebidas em casa fase.
- **Imagem corporal:** construção/desconstrução; corpo grávido e não grávido; retorno ou não do corpo.
- **Relação mãe-bebê:** a transposição do bebê idealizado para o bebê real.
- **Necessidades mãe-bebê:** as necessidades adiadas ou mesmo não realizadas da mãe em função das do bebê.
- **Adaptações:** adaptações e relações mãe-bebê-pai existentes com a chegada do bebê.

Um quadro de alteração da saúde mental nesse período que causa grande preocupação é a depressão pós-parto (DPP), que tem início após 4 semanas do nascimento e está especificada como transtorno depressivo maior. Os sintomas incluem irritabilidade, choro frequente, sentimentos de desamparo, desinteresse e desesperança, falta de energia e de motivação, desinteresse sexual, alterações alimentares e do sono, não se considerar capaz de lidar com as novas situações e a presença de queixas psicossomáticas. A sintomatologia não difere de episódios sem relação com o parto; contudo, observa-se quadro de instabilidade de humor, como intensa preocupação com o bem-estar do bebê, variando de exagerada a delirante. Na vigência da DPP, também podem ser observados pensamentos de morte, ideação suicida e o sentimento de rejeição direcionado ao bebê.

Esse período é marcado por diferentes acontecimentos divididos didaticamente desde a entrada no hospital, os primeiros contatos com o recém-nascido, a chegada em casa, o "resguardo", a retomada das relações sexuais e as relações com o bebê nos primeiros meses. Pode ainda ocorrer o mau puerpério ou o puerpério influenciado pela morte do feto ou por malformações congênitas que podem fazer o recém-nascido permanecer internado.

O mais importante nesse período são os sintomas que não se ajustam à adaptação característica do puerpério e o desestruturam, tornando necessária a reorganização psíquica da mulher.

É preciso dar atenção aos estados de depressão, ansiedade confusional e psicose puerperal que surjam de modo abrupto. Devem ser observados sintomas como insônia, inapetência, apatia, desinteresse pelo recém-nascido ou surgimento de ideias paranoides (ideias de que alguém quer prejudicar ou roubar o bebê). Cabe avaliar, de acordo com cada caso, a necessidade de acionar o psiquiatra para providenciar suporte medicamentoso associado à psicoterapia.

Acompanhamento psicológico no puerpério

A mulher que não realizou o acompanhamento psicológico durante o pré-natal pode iniciá-lo no puerpério, e aquelas que tiveram a oportunidade podem dar seguimento, mantendo o mesmo objetivo da intervenção psicológica: proporcionar espaços de expressão dos sentimentos, medos e ansiedades, trocas de experiências, descobertas e informações, mediante uma escuta qualificada e diferenciada.

Entender que o puerpério pode acentuar aspectos psicológicos corrobora a importância de manter o acompanhamento e/ou observar e avaliar possíveis alterações dos aspectos psicológicos sinalizados durante o ciclo gravídico-puerperal.

Nesse sentido, podem ser mantidos espaços de trocas e escutas e oferecido o acompanhamento de uma equipe profissional que mantenha um bom contato com a paciente e considere suas queixas como possibilidades e realidades. Ademais, podem ser propiciados momentos de avaliação para o diagnóstico de fatores de risco (rede de apoio social e familiar empobrecida, relacionamento conjugal insatisfatório, relacionamento conflituoso com a mãe, falta de apoio do pai do bebê e/ou gravidez não planejada, falta de suporte socioeconômico e transtornos de humor prévios, entre outros) e de proteção (gravidez planejada e/ou desejada, suporte familiar,

relacionamentos saudáveis com mãe e com o pai do bebê e suporte socioeconômico). A realização de inventários (Inventário de Beck de Depressão [BDI] e de Ansiedade [BAI]) e Inventário de Sintomas de Estresse de Lipp [ISSL]) para alterações psiquiátricas, como para DPP, pode auxiliar o processo diagnóstico/prognóstico para a tomada de decisões.

O intercâmbio entre o clínico ou obstetra e o psicólogo, revendo a capacidade de a paciente suportar a espera e a incógnita, promove a discussão quanto ao caminho de profilaxia em caso de desestruturação psíquica. É importante não desmentir a mulher e ajudá-la a lidar de modo adequado, ressignificando as vivências e acolhendo e validando seus sentimentos conforme as notícias são dadas em cada etapa vivenciada.

Ao se conhecerem os estressores, busca-se realizar o planejamento e a execução de ações preventivas de modo a favorecer o acompanhamento adequado – multidisciplinar se necessário – com uma rede de apoio da saúde emocional, familiar e social. Para isso são necessários acolhimento e trabalho multidisciplinar, humanizado, voltado para a melhoria da qualidade de vida e da saúde mental da mulher e dos familiares durante todo o ciclo gravídico-puerperal.

CONSIDERAÇÕES FINAIS

O período gravídico-puerperal é um momento importante, mas de grande instabilidade emocional. Reconhecido como período de transição, promove mudanças nos aspectos fisiológico, psicológico e social na vida da mulher e de seus familiares.

Tanto para a grávida como para o entorno, as transformações psíquicas poderão ser fonte de crescimento e progresso psíquico. Por outro lado, elas podem acarretar desorganizações psicoemocionais profundas, ocasionando adoecimento e transtornos mentais com comprometimento da qualidade de vida da mulher e dos que a cercam.

Para um cuidado ampliado é preciso destacar que a abordagem das ansiedades, medos e mudanças nos vínculos afetivos servirá para levar esse aprendizado para toda a vida. Cada questão vivenciada pela mulher da gravidez até o puerpério é primordial para amenizar os efeitos negativos e criar um sistema especial e próprio conforme as culturas nas quais se insere.

A cada fase vivenciada em que não consiga lidar com as situações e/ou as considere ameaçadoras por qualquer motivo, a gestante tem percepções conscientes por vivenciar repetições, ou inconscientes, o que possibilita o surgimento dos mecanismos de defesa ou ajustamento (repressão, regressão, projeção, sublimação ou formação reativa), passando a ter momentos de ansiedade e outros sintomas. Uma equipe profissional que mantenha um bom contato com essa mulher precisará considerar pontos de suas queixas como possibilidade e realidade.

Diante das manifestações conscientes e/ou inconscientes da mulher, a equipe tem a possibilidade de prepará-la para enfrentar a realidade, direcionando-a para apoio, acompanhamento ou psicoterapia conforme a demanda. Pode, também, colaborar para que as pessoas no entorno enfrentem a situação.

Ao facilitar a aceitação dos aspectos envolvidos, a equipe de cuidado promove a empatia e o vínculo médico-paciente e psicólogo-paciente, assim como ajuda a estabelecer uma relação de confiança saudável com toda a equipe de cuidado.

Ao reconhecer e se manter atenta às características comuns das diferentes etapas, a equipe de saúde cria condições para acolhimento, escuta e apoio, observando e respeitando os sentimentos, ansiedades, medos e fantasias que possam surgir e propondo alternativas de cuidado integral e humanizado durante todo o período gravídico-puerperal.

Leitura complementar

Aliane PP, Mamede MV, Furtado EF. Revisão sistemática sobre fatores de risco associados à depressão pós-parto. Psicol Pesq 2011; 5(2):146-55.

Almeida NMC, Arrais A. O pré-natal psicológico como programa de prevenção à depressão pós-parto. Psicologia: Ciência e Profissão out/dez 2016; 36(4):847-63.

APA – American Psychiatry Association. Diagnostic and statistical of mental manual disorders. 4th ed. Text revision. Washington-DC: American Psychiatric Association, 2000.

Arrais AR, Mourão MA, Fragalle B. O pré-natal psicológico como programa de prevenção à depressão pós-parto. Saúde Soc São Paulo 2014; 23(1):251-64.

Arrais AR. As configurações subjetivas da depressão pós-parto: para além da padronização patologizante. Tese (Doutorado em Psicologia Clínica) – Universidade de Brasília, Brasília, DF, 2005.

Baptista MN, Baptista ASD, Torres ECR. Associação entre suporte social, depressão e ansiedade em gestantes. Revista de Psicologia. Vetor Editora 2006; 7(1):39-48.

Bortoletti FF. Psicoprofilaxia no ciclo gravídico puerperal. In: Bortoletti FF et al. Psicologia na prática obstétrica: abordagem interdisciplinar. Barueri: Manole, 2007:37-46.

Cabral DSR, Martins MHF, Arrais AR. Grupo de pré-natal psicológico: avaliação de programa de intervenção junto a gestantes. Encontro: Revista de Psicologia, Valinhos 2012; 15(22):53-76.

Carteiro DMH, Sousa LMR, Caldeira SMA. Indicadores clínicas de disfunção sexual em mulheres grávidas: revisão integrativa de literatura. Revista Brasileira de Enfermagem 2016; 69(1):153-61.

Cunha I. Treinamento perinatal: conhecimentos básicos para a promoção de uma melhor qualidade de vida. Porto Alegre: Sagra: DC Luzzatto, 1991.

Cury AF. Psicodinâmica da gravidez. In: Quayle J, Tedesco JJA, Zugaib M (org.). Obstetrícia psicossomática. São Paulo: Editora Atheneu 1997:77-84.

Filho EN. Os processos de identificação e introjeção na gravidez. In: Quayle J, Tedesco JJA, Zugaib M (org.). Obstetrícia psicossomática. São Paulo: Editora Atheneu, 1997:10-4.

França GV. Aborto: breves reflexões sobre o direito de viver. Bioética 1994; 2:29-35.

Giaretta DG, Fagundez F. Aspectos psicológicos do puerpério: uma revisão. Rev Psicologia PT Online, 2015. Disponível em: http://www.psicologia.pt/artigos/textos/A0922.pdf. Acesso: 24/02/2019.

Konradt CE, Silva RA, Jansen K et al. Depressão pós-parto e percepção de suporte social durante a gestação. Rev Psiquiatria Rio Grande do Sul 2011; 33(2):76-9.

Leite APL, Campos, AAS, Dias, ARC, Amed AM, De Souza E, Camano L. Prevalence of sexual dysfunction during pregnancy. Revista da Associação Médica Brasileira 2009; 55(5):563-8.

Lobo S. As condições de surgimento da "Mãe Suficientemente Boa". Revista Brasileira de Psicanálise 2008;42(4):67-74.

Maldonado MT, Canella P. A relação médico-cliente em ginecologia obstetrícia. Rio de Janeiro: Atheneu, 1981.

Medeiros C, Aiello-Vaisberg TMJ. Reflexões sobre holding e sustentação como gestos psicoterapêuticos. Psic Clin, Rio de Janeiro, 2014; 26(2):49-62.

Mota CP, Moutta RJO, Caixeiro-Brandão SMO. A sexualidade do casal no processo gravídico-puerperal: um olhar da saúde obstétrica no mundo contemporâneo. In: Seminário Internacional Enlaçando Sexualidades, julho/2009, Salvador, Bahia.

Sampaio Neto LF, Alvares LB. O papel do obstetra e do psicólogo na depressão pós-parto. Rev Fac Ciênc Méd Sorocaba 2013; 15(1):180-3.

Sarmento R, Setubal MSV. Abordagem psicológica em obstetrícia: aspectos emocionais da gravidez, parto e puerpério. Rev Ciência Médica, Campinas, jul/set 2003; 12(3):261-8.

Schmidt EB, Argimon IIL. Vinculação da gestante e apego materno fetal. Revista Paidéia 2009; 19(43):211-20.

Setubal MS, Bairini R, Zaccaria R, Pinto e Silva JL. Reações psicológicas diante da gravidez complicada por malformação fetal. Rev Soc Bras Fetal 2001; 7:9-11.

Szejer M, Stewart R. Nove meses na vida da mulher: uma abordagem psicanalítica da gravidez ao nascimento. São Paulo: Casa do Psicólogo, 1997.

Tedesco JJA. Aspectos emocionais da gravidez de alto risco. In: Quayle J, Tedesco JJA, Zugaib M (org.). Obstetrícia psicossomática. São Paulo: Editora Atheneu, 1997:99-108.

Vieira TCB, Souza E, Nakamura MU, Mattar R. Sexualidade na gestação: os médicos brasileiros estão preparados para lidar com estas questões? Revista Brasileira de Ginecologia e Obstetrícia 2012; 34(11): 485-7.

Winnicott DW. Os bebês e suas mães. São Paulo: Martins Fontes, 1988.

CAPÍTULO 31

Profilaxia das Infecções Maternas no Parto

Silvana Maria de Barros Ricardo

PROFILAXIA NOS PROCEDIMENTOS CIRÚRGICOS OBSTÉTRICOS

As complicações infecciosas após procedimentos cirúrgicos obstétricos apresentam um potencial significativo de morbidade e mortalidade, resultando em prolongamento da internação hospitalar e aumento dos custos assistenciais. As complicações mais comuns incluem infecção do trato urinário, endometrite, infecção de sítio cirúrgico, infecção perineal e sepse. O uso de antibióticos profiláticos é, portanto, uma prática recomendada em vários procedimentos obstétricos e é respaldada por evidências da literatura.

Além da profilaxia antibiótica, é importante ressaltar outras práticas que contribuem para a redução do risco infeccioso na assistência obstétrica. Os procedimentos para preparo da pele, incluindo a tonsura de pelos em vez da raspagem com lâminas, e a antissepsia adequada da área da incisão e das mãos da equipe cirúrgica não podem ser negligenciados. A manutenção de técnica asséptica, a esterilização do instrumental por meio de métodos validados, a prevenção da hipotermia, um sistema de ar seguro no ambiente cirúrgico e os cuidados com a ferida pós-operatória também são procedimentos que precisam ser observados. Finalmente, a vigilância sistemática das infecções pelo serviço de controle de infecção e a análise criteriosa dos eventos tornam possível identificar falhas e estabelecer mudanças nas rotinas operacionais para prevenir as complicações.

Cesariana

O fator de risco mais importante para a infecção materna pós-parto é a cesariana. As mulheres submetidas à cesariana têm risco cinco a 20 vezes maior de infecção do que as mulheres que têm parto vaginal. Infecções de ferida e complicações infecciosas graves são relatadas em até 25% das pacientes. Um estudo prospectivo recente, utilizando os critérios do Centers for Disease Control and Prevention (CDC) para infecção do sítio cirúrgico com seguimento até 30 dias pós-cesariana, identificou uma taxa de infecção da ferida de 8,9%. Considerando que até 84% das infecções ocorrem após a alta, é provável que as taxas de infecção pós-cesariana sejam imprecisas na ausência de um método de vigilância extra-hospitalar implementado.

As complicações infecciosas secundárias à cesariana mais comuns incluem endomiometrite, infecção do trato urinário, infecção da ferida e sepse. Essas complicações são ainda mais frequentes nas cesarianas de emergência, com ou sem a presença de febre materna e/ou corioamnionite. A contaminação dos tecidos ocorre durante o parto, quando a cavidade endometrial e o campo operatório podem ser semeados por patógenos transportados do canal do parto ou da pele, expondo a paciente ao risco de infecção. A incidência da endometrite puerperal varia de 1% a 3% após todos os tipos de parto e é até 10 vezes mais comum após cesariana.

A cesariana realizada antes da rotura das membranas amnióticas e sem corioamnionite é considerada um procedimento cirúrgico limpo (classe I). No entanto, no contexto de rotura de membranas, particularmente na fase ativa do trabalho de parto ou no segundo estágio do trabalho de parto, ou com corioamnionite, o procedimento passa a ser classificado como potencialmente contaminado (classe II) e, em alguns casos, pode ser considerado contaminado (classe III). Independentemente da classificação, entretanto, todo parto por cesariana apresenta risco de infecção pós-operatória, e os antibióticos profiláticos, bem como outras intervenções, demonstram benefício significativo.

Uma revisão da Cochrane publicada em 2014 avaliou 81 ensaios clínicos randomizados que compararam a profilaxia antibiótica *versus* placebo ou nenhum tratamento para cesariana eletiva e de emergência. Foram incluídas cerca de 2.000 mulheres em cada um dos dois braços. O grupo de mulheres submetidas à cesariana que receberam antibióticos profiláticos teve redução de 60% a 70% na incidência de infecção da ferida, endometrite e complicações infecciosas graves. O benefício da antibioticoprofilaxia para as mulheres submetidas à cesariana eletiva com membranas intactas e sem trabalho de parto também foi avaliado em uma metanálise que incluiu quatro estudos. Os autores identificaram que a profilaxia antibiótica resultou na diminuição da ocorrência de febre pós-operatória

(RR: 0,25; IC95%: 0,14 a 0,44) e endometrite (RR: 0,05; IC95%: 0,01 a 0,38). Em conjunto, esses estudos apoiam a recomendação de uso rotineiro de antibióticos profiláticos em todas as mulheres submetidas à cesariana.

Até recentemente também havia grande controvérsia sobre o momento ideal para administração do antibiótico profilático na cesariana. Tradicionalmente, a profilaxia era adiada até o clampeamento do cordão umbilical em um esforço para evitar o mascaramento de uma eventual infecção neonatal. No entanto, evidências recentes respaldam a mudança dessa prática. Um estudo randomizado desenhado para avaliar desfechos infecciosos maternos e neonatais comparou dois grupos de mulheres que receberam cefazolina de 15 a 60 minutos antes da incisão *versus* no momento do clampeamento do cordão umbilical. Trezentos e cinquenta e sete mulheres foram incluídas nesse estudo. A morbidade infecciosa materna geral foi reduzida no grupo que recebeu a profilaxia antes da incisão (RR: 0,4; IC95%: 0,18 a 0,87), assim como a endometrite (RR: 0,2; IC95%: 0,15 a 0,94). Não foi observado aumento da sepse neonatal ou do tempo de permanência hospitalar.

Uma metanálise recente também apoia a administração do antibiótico profilático antes da incisão nas cesarianas para prevenir a morbidade infecciosa total (RR: 50; IC95%: 0,33 a 0,78; $P = 0,002$) sem afetar os desfechos neonatais. A revisão Cochrane sobre o assunto identificou redução significativa na morbidade infecciosa materna composta para mulheres que receberam antibióticos profiláticos no pré-operatório em comparação com mulheres que receberam antibióticos profiláticos no momento do clampeamento do cordão (RR: 0,57; IC95%: 0,45 a 0,72).

Princípios gerais da antibioticoprofilaxia e sua aplicação na cesariana

A escolha do agente antibiótico para uso profilático deve ser embasada em evidências de sua eficácia na redução de infecção pós-operatória. Além disso, o antibiótico selecionado deve ser seguro, barato e ativo contra os prováveis microrganismos encontrados no sítio cirúrgico. A antibioticoprofilaxia considerada efetiva não necessita erradicar todos os potenciais patógenos presentes no sítio cirúrgico. Em outras palavras, o objetivo não é esterilizar os tecidos, mas reduzir a pressão de colonização dos microrganismos introduzidos no momento da cirurgia a um nível que o sistema imunológico da paciente seja capaz de superar. Vale ressaltar que a profilaxia não previne a infecção causada por contaminação pós-operatória.

Outro aspecto relevante para garantir a eficácia da profilaxia consiste na administração do antibiótico de modo a assegurar que os níveis séricos e teciduais sejam adequados antes da incisão cirúrgica e que os níveis terapêuticos do agente possam ser mantidos no soro e nos tecidos durante a cirurgia e por algumas horas (no máximo) após o fechamento da incisão. Portanto, o momento ideal para iniciar a infusão do antibiótico é dentro do intervalo de 60 minutos que antecede a incisão cirúrgica, antecipando a inoculação bacteriana na ferida.

Os estudos sugerem que uma dose única do antibiótico é eficaz para a maioria dos procedimentos. Por outro lado, não existem evidências que sustentem a manutenção da profilaxia após o fechamento da ferida, mesmo na presença de drenos. Essas são as bases para que as principais diretrizes de prevenção de infecção cirúrgica não adotem o prolongamento da antibioticoprofilaxia por mais de 24 horas após a cirurgia. No entanto, convém se manter nos procedimentos com duração prolongada (> 3 horas), pois a dose do agente escolhido deve ser repetida em intervalos de uma ou duas vezes sua meia-vida. Nas situações em que há grande perda de sangue (> 1.500mL) também está recomendada uma segunda dose do antibiótico.

A escolha do agente antimicrobiano profilático nas cesarianas deve levar em conta o potencial de contaminação da ferida. As feridas de classe I apresentam predominantemente o risco de contaminação com a microbiota cutânea abdominal, ao passo que as feridas de classe II ou III apresentam, além do risco da microbiota cutânea, o de exposição da flora vaginal. Para a cesariana realizada antes da rotura das membranas, portanto, a recomendação para profilaxia cirúrgica tem sido utilizar uma cefalosporina de primeira geração de espectro relativamente estreito, dirigida contra a microbiota cutânea, ainda que benefícios semelhantes tenham sido observados com outros regimes antibióticos.

Os antibióticos mais estudados para profilaxia cirúrgica são as cefalosporinas. A cefazolina, uma cefalosporina de primeira geração, é um agente da categoria B da gravidez. Quando administrada por via endovenosa (EV), sua meia-vida é de 1,8 hora. Ela promove boa cobertura para microrganismos gram-positivos e modesta cobertura contra os gram-negativos. Recomenda-se a administração de 1 a 2g EV no intervalo de 60 minutos que antecede a incisão da pele. Uma dose adicional pode ser considerada se a perda de sangue exceder 1.500mL ou se o procedimento durar mais de 4 horas (ou seja, até duas meias-vidas do medicamento).

Existem evidências crescentes de que a ampliação do espectro dos antibióticos pode reduzir ainda mais o risco de infecções de feridas. Em um estudo multicêntrico recente, incluindo 2.013 mulheres com gestação única e ≥ 24 semanas de evolução submetidas à cesariana durante o trabalho de parto ou após a rotura das membranas, as participantes foram randomizadas para receber azitromicina ou placebo em adição à profilaxia antibiótica padrão com cefalosporinas. A dose de azitromicina foi de 500mg em infusão venosa antes da incisão cirúrgica. A taxa do desfecho composto primário (endometrite, infecção da ferida ou outras infecções dentro de 6 semanas após o parto) foi significativamente menor no grupo da azitromicina do que no grupo placebo (6,1% *vs.* 12,0%, $P < 0,001$), com diferenças significativas nas taxas de endometrite (3,8% *vs.* 6,1%, $P = 0,02$) e infecção da ferida (2,4% *vs.* 6,6%, $P < 0,001$). Os resultados neonatais, com vigilância até 3 meses de vida, foram semelhantes nos dois grupos experimentais. A hipótese dos autores para explicar o benefício da adição de azitromicina foi a de que esse antimicrobiano proporcionaria atividade microbiológica contra componentes comuns do microbioma da mucosa vaginal, que geralmente não são detectados por culturas de rotina. O fato de a azitromicina se concentrar e permanecer retida por vários dias no miométrio e no tecido adiposo fornece uma justificativa racional para a eficácia do tratamento com dose única pré-operatória para esse sítio cirúrgico.

Dosagem de profilaxia antibiótica na obesidade

O aumento do índice de massa corporal (IMC) está associado a taxas mais elevadas de complicações obstétricas e infecciosas. Ensaios controlados que avaliaram a dose necessária para profilaxia antibiótica com base no IMC das pacientes não foram avaliados em obstetrícia. Segundo a opinião de especialistas, recomenda-se dobrar a dose usual do antibiótico profilático para pacientes com obesidade mórbida com IMC > 35.

A preocupação especial com as mulheres obesas se deve ao aumento do risco potencial de complicações da ferida e ao maior volume de sangue para a distribuição dos antibióticos. Em vários estudos recentes, sugeriu-se que as concentrações teciduais de cefalosporinas de primeira geração podem não ser adequadas a partir da dosagem padrão de 1 ou 2g. No entanto, em dois ensaios prospectivos randomizados recentes, não houve diferenças na morbidade infecciosa com a dosagem de 2 ou 3g da cefazolina. Assim, evidências adicionais devem ser obtidas antes que a dosagem aumentada de antibióticos profiláticos em mulheres obesas seja rotineiramente recomendada.

Outra controvérsia em relação à profilaxia antibiótica em mulheres obesas diz respeito à administração pós-cirúrgica da profilaxia. Em um recente estudo prospectivo e randomizado, o risco de infecção do sítio cirúrgico após cesariana foi reduzido de 15,4% para 6,4% ($P = 0,01$) com o uso de cefalosporina e metronidazol *versus* placebo. Entretanto, esse regime de profilaxia não foi comparado com um protocolo de pré-incisão que incorpora azitromicina e exige investigação adicional.

Recomendações em caso de alergia à penicilina/cefalosporina

A alergia à penicilina é autorreferida em até 10% dos pacientes, mas apenas 10% deles são realmente alérgicos quando o teste cutâneo é realizado. A resposta anafilática verdadeira à penicilina é rara, ocorrendo em 1 a 4 a cada 10.000 administrações. A reação alérgica às cefalosporinas em pessoas com alergia à penicilina (reação cruzada) ocorre em 0,17% a 8,4% dos casos. Uma alternativa às cefalosporinas deve ser utilizada apenas nos indivíduos com história de anafilaxia à penicilina (isto é, falta de ar ou evidência de edema das vias aéreas, e não somente erupção cutânea ou outra reação alérgica) ou alergia à cefalosporina. Antibióticos profiláticos alternativos incluem clindamicina 600mg EV ou eritromicina 500mg EV.

Outras medidas de prevenção de infecção

Preparação da pele no campo cirúrgico

As grávidas devem, sempre que possível, ser orientadas a tomarem banho antes da internação hospitalar em caso de uma cesariana programada. O painel de especialistas que elaborou o protocolo de prevenção de infecção cirúrgica da Organização Mundial da Saúde (OMS) sugere que um sabão simples ou antimicrobiano pode ser usado com essa finalidade.

A clorexidina tem sido preferida para antissepsia da área da incisão cirúrgica em detrimento à solução de iodo-povidina, embora as evidências do impacto dessa recomendação fossem mais evidentes em outras cirurgias do que nas cesarianas e até mesmo ausentes, como na revisão sistemática da Cochrane de 2014. Dois grandes estudos randomizados recentes exploraram esse tema, e os resultados continuam conflitantes. Alguns autores relataram taxas maiores de infecções de feridas operatórias com o uso de clorexidina alcoólica, enquanto outros não encontraram diferença. Portanto, embora a clorexidina alcoólica seja geralmente recomendada, essa medida é fundamentada no conjunto mais amplo de evidências em outras cirurgias e não apenas nos estudos em partos por cesariana.

Antissepsia vaginal

Há um corpo crescente de evidências que sugere que a antissepsia vaginal com solução de iodo-povidina antes da cesariana, em mulheres em trabalho de parto ou com rotura de membranas, reduz o risco de complicações infecciosas. Na revisão da Cochrane sobre esse tema, o risco de endometrite foi reduzido de 8,3% para 4,3% (RR: 0,45; IC95%: 0,25 a 0,81). Em análises estratificadas, isso foi verdadeiro tanto para mulheres em trabalho de parto como com membranas rotas. Essa também foi a conclusão de uma revisão sistemática e metanálise mais recente que selecionou 16 estudos e incluiu 8.317 mulheres. As mulheres que receberam antissepsia vaginal antes da cesariana apresentaram incidência significativamente menor de endometrite (4,5% em comparação com 8,8%; RR: 0,52; IC95%: 0,37 a 0,72; 15 estudos, 4.726 participantes) e de febre pós-operatória (9,4% em comparação com 14,9%; RR: 0,65; IC95%: 0,50 a 0,86; 11 estudos, 4.098 participantes) em comparação com o grupo de controle.

Por ser geralmente de baixo custo e de intervenção simples, o preparo vaginal pré-operatório tem sido recomendado antes da cesariana com aplicação de esponja de iodo-povidina 10% durante pelo menos 30 segundos. Mais dados são necessários para avaliar se essa intervenção também pode ser útil para partos por cesariana realizados em mulheres sem trabalho de parto e naquelas sem rotura de membranas.

Prevenção da hipotermia intraoperatória

A hipotermia perioperatória pode ocorrer em até 50% a 80% das pacientes submetidas à raquianestesia para cesariana. Vários estudos randomizados controlados em pacientes não grávidas mostraram que a hipotermia perioperatória está associada a complicações. Essas complicações incluíram a infecção do sítio cirúrgico, isquemia miocárdica, alteração do metabolismo de fármacos, coagulopatia, prolongamento da hospitalização, tremores, redução da integridade da pele e baixa satisfação da paciente. A hipotermia também pode ter efeitos adversos nos neonatos, tanto na temperatura corporal como no pH umbilical e no índice de Apgar.

Uma recente revisão sistemática com 13 estudos randomizados controlados e 789 pacientes examinou a eficácia do aquecimento ativo durante o parto por cesariana. Os métodos de aquecimento ativo incluíram o aquecimento forçado do ar e a fluidoterapia EV. Os grupos de aquecimento ativo (aquecimento de ar forçado ou aquecimento de fluido EV) apresentaram uma mudança de temperatura significativamente menor ($P < 0,0002$), menos episódios de tremor ($P < 0,0004$), temperatura mais alta no final da cirurgia ou à chegada à unidade de recuperação pós-anestésica ($P < 0,00001$) e maior pH da artéria umbilical do recém-nascido ($P = 0,04$).

Outro estudo randomizado e controlado mostrou que o aquecimento dos fluidos EV combinado com o aquecimento forçado do ar é eficaz para diminuir a incidência de hipotermia no perioperatório e melhorar o conforto térmico materno. A temperatura ambiente da sala de operação também pode afetar a temperatura materna e neonatal. Duryea e cols., em estudo controlado randomizado com 799 pacientes, identificaram que a temperatura da sala cirúrgica a 23°C resultou em hipotermia materna significativamente menor quando comparada com a temperatura da sala de cirurgia a 20°C.

Resumo das recomendações

1. Antibióticos EV devem ser administrados rotineiramente dentro do intervalo de 60 minutos que antecede a incisão da pele. Em todas as mulheres, recomenda-se uma cefalosporina de primeira geração; em mulheres em trabalho de parto ou com rotura de membranas, a adição de azitromicina confere redução adicional nas infecções pós-operatórias. Uma dose adicional do antibiótico pode ser considerada se a perda de sangue exceder 1.500mL ou se o procedimento durar mais de 4 horas (ou seja, até 2 meias-vidas do medicamento). Pacientes alérgicas à penicilina e à cefazolina devem receber clindamicina (Tabela 31.1).
2. A clorexidina alcoólica é preferível à solução de iodo-povidina para antissepsia da área da incisão abdominal antes da cesariana.
3. A preparação vaginal com solução de iodo-povidina deve ser considerada para a redução de infecções após a cesariana.
4. O aquecimento forçado do ar, a administração de fluido EV aquecido e o aumento da temperatura da sala de cirurgia são recomendados para evitar a hipotermia durante a cesariana.

Parto vaginal cirúrgico

O uso de antibióticos profiláticos no parto vaginal cirúrgico, com fórcipe ou assistido a vácuo, foi avaliado em uma revisão da Cochrane de 2004 para determinar seu impacto na redução da incidência de infecções pós-parto. Os revisores identificaram apenas um estudo com 393 mulheres. Somente dois dos nove desfechos explorados nesse estudo foram considerados apropriados para avaliação: endometrite e tempo de internação hospitalar, cujos resultados não diferiram entre as pacientes que receberam e as que não receberam profilaxia. A revisão concluiu que os dados disponíveis eram insuficientes para estabelecer uma recomendação para o uso de antibióticos profiláticos no parto vaginal cirúrgico e que mais pesquisas seriam necessárias. Nenhum outro estudo abordando essa questão foi publicado até o momento.

Resumo das recomendações

As evidências disponíveis não apoiam o uso de antibióticos profiláticos para reduzir a morbidade infecciosa após o parto vaginal operatório (veja a Tabela 31.1).

Episiotomia

A profilaxia antibiótica pode reduzir a incidência de infecção após uma episiotomia, particularmente em situações associadas a risco maior de infecção perineal no pós-parto, como episiotomia mediana, extensão da incisão ou em locais com risco inicial de infecção após parto vaginal. No entanto, a evidência disponível não é clara sobre o papel dos antibióticos profiláticos na prevenção de infecções após episiotomia. Em uma revisão recente da Cochrane não foram encontradas evidências suficientes para avaliar os benefícios clínicos ou os danos da profilaxia antibiótica de rotina para correção de episiotomia após o parto vaginal. O único estudo incluído nessa revisão apresentou várias limitações metodológicas, com restrições muito sérias no desenho e imprecisão nas estimativas de efeito. Além disso, o estudo testou um antibiótico com aplicação limitada na prática clínica atual. Há a necessidade de avaliação cuidadosa e rigorosa dos benefícios e malefícios comparativos dos antibióticos profiláticos na morbidade da infecção após a episiotomia em ensaios clínicos randomizados bem delineados, usando antibióticos e esquemas comuns na prática obstétrica atual.

Resumo das recomendações

Não há evidências suficientes para recomendar o uso de antibióticos profiláticos para reduzir a incidência de infecção após uma episiotomia (veja a Tabela 31.1).

Remoção manual da placenta

Há informações limitadas sobre o uso de antibióticos profiláticos para reduzir a ocorrência de endometrite pós-parto após a remoção manual da placenta. Uma revisão da Cochrane sobre o problema, atualizada em abril de 2009, não identificou ensaio clínico randomizado que pudesse ser avaliado. A OMS sugere que a profilaxia seja administrada às pacientes, mas reconhece que não há evidência direta do valor da profilaxia antibiótica após remoção manual da placenta e baseia a recomendação em estudos envolvendo cesariana e aborto e em estudos observacionais de outras manipulações intrauterinas.

Uma medida de prevenção não farmacológica investigada foi o efeito da mudança das luvas do obstetra antes da remoção manual da placenta na cesariana. Em um estudo que incluiu 228 mulheres, com obstetras trocando de luvas em metade dos casos, nenhuma diferença foi observada entre os dois grupos em relação à ocorrência de endometrite pós-cesariana. No entanto, a incidência de endometrite diminuiu quando a placenta foi expulsa espontaneamente em comparação com a remoção manual durante a cesariana de 333 mulheres, em que todas receberam antibiótico profilático (15% *vs.* 26%; RR: 0,6; $P = 0,01$).

Resumo das recomendações

Não há evidências suficientes para argumentar a favor ou contra o uso de antibióticos profiláticos para reduzir a morbidade infecciosa com a remoção manual da placenta (veja a Tabela 31.1).

Laceração perineal de terceiro ou quarto grau

Em 2005, uma revisão da Cochrane sobre esse tema não identificou ensaios clínicos randomizados que tenham comparado antibióticos profiláticos com placebo ou nenhum tratamento nas lesões perineais de quarto grau durante o parto vaginal. Somente em 2008 foi publicado o primeiro estudo randomizado bem delineado. Esse estudo prospectivo seguiu 107 mulheres após o reparo de laceração de terceiro ou quarto grau por 2 semanas; as mulheres foram aleatoriamente designadas para receber uma dose EV única de cefotetano, cefoxitina ou placebo. Quatro das 49 pacientes (8%) que receberam antibióticos e 14 das 58 (24%) que receberam placebo desenvolveram complicação da ferida perineal ($P = 0,037$). Isso sugere um benefício com o uso de antibióticos profiláticos para reduzir a morbidade após laceração perineal significativa.

Resumo das recomendações

Antibióticos profiláticos podem ser considerados para redução da morbidade infecciosa associada ao reparo de lesão perineal de terceiro e quarto graus (veja a Tabela 31.1).

Cerclagem eletiva e de emergência com ou sem membranas expostas

Não há evidências suficientes para apoiar o uso de antibióticos profiláticos em mulheres submetidas à cerclagem cervical em qualquer cenário clínico. Shiffman e cols. investigaram o uso de antibióticos em doses baixas contínuas em mulheres com histórico de perda de gravidez no segundo trimestre submetidas à cerclagem entre a 14ª e a 24ª semana de gestação com base nos achados ultrassonográficos transvaginais de afunilamento cervical. Cada uma das 10 pacientes acompanhadas deu à luz um concepto vivo, e a gravidez foi prolongada por uma média de 13,4 ± 4,2 semanas em relação à anterior. Não houve grupo de controle. Em um segundo estudo retrospectivo de 116 cerclagens instaladas no segundo trimestre, o uso de antibióticos não foi associado a risco diminuído de parto antes de 28 semanas de gestação. Ensaios clínicos randomizados são necessários para confirmar o papel dos antibióticos nessas gestações de alto risco.

Resumo das recomendações

A evidência disponível não embasa o uso de antibióticos profiláticos para reduzir a morbidade infecciosa após cerclagem eletiva ou de emergência (veja a Tabela 31.1).

Dilatação pós-parto e curetagem

Não foram identificados estudos que tenham investigado o uso de antibióticos profiláticos para dilatação e curetagem pós-parto.

Resumo das recomendações

Não há evidências suficientes para argumentar a favor ou contra o uso de antibióticos profiláticos no momento da dilatação e curetagem pós-parto para os produtos retidos da concepção (veja a Tabela 31.1).

Aborto induzido (terapêutico)

A profilaxia antibiótica no momento do aborto reduz significativamente a probabilidade de infecção após a aspiração uterina a vácuo. A redução global de infecção em mulheres que recebem antibiótico periaborto é de 42%, confirmando a eficácia da profilaxia independentemente do risco individual da paciente. Um estudo randomizado e controlado mostrou que a profilaxia foi mais eficaz e menos dispendiosa do que a abordagem de triagem e tratamento para clamídia, gonorreia e vaginose bacteriana.

O esquema e a dosagem ideais do antibiótico profilático permanecem indefinidos. Tanto a doxiciclina como o metronidazol proporcionam proteção significativa e comparável contra a doença inflamatória pélvica após aborto. Um dos regimes mais efetivos e baratos relatados em uma metanálise foi o de doxiciclina, 100mg oral antes do procedimento, seguidos de 200mg após o procedimento. A doxiciclina continua sendo amplamente utilizada, e as evidências apontam que uma única dose confere cobertura adequada por 24 horas, embora alguns profissionais prefiram tratamento presuntivo de clamídia com doxiciclina (geralmente na dose de 200mg/dia durante 7 dias). Uma alternativa eficaz é a azitromicina 1g, também em dose única, porém esse é um antibiótico mais caro. No Reino Unido, o metronidazol é administrado em adição à doxiciclina ou à azitromicina no momento do aborto clínico ou cirúrgico, mas não há dados que deem suporte a essa prática rotineira.

O risco de infecção após curetagem por sucção para aborto espontâneo parece ser similar ao da curetagem por sucção para aborto eletivo. Portanto, apesar da falta de dados, a profilaxia antibiótica deve ser considerada para essas pacientes.

Resumo das recomendações

Todas as mulheres submetidas a um aborto cirúrgico induzido (terapêutico) devem receber antibióticos profiláticos para reduzir o risco de infecção pós-procedimento (veja a Tabela 31.1).

PREVENÇÃO DA ENDOCARDITE INFECCIOSA

A diretriz da American Heart Association (AHA) publicada em 2007 não encontrou evidências de que os procedimentos geniturinários causam endocardite infecciosa ou que a administração de antibióticos previna a endocardite infecciosa após esses procedimentos. A AHA, portanto, não recomenda o uso rotineiro de antibióticos profiláticos em pacientes submetidas a procedimentos geniturinários. Por outro lado, foram identificadas quatro condições clínicas que apresentam risco maior de resultado adverso. Para as pacientes com as condições listadas no Quadro 31.1, com infecção do trato gastrointestinal ou geniturinário estabelecida, ou para aquelas que recebem um esquema antibiótico por outro motivo (p. ex., para prevenir infecção do sítio cirúrgico), a AHA sugere que pode ser razoável escolher um agente que seja ativo contra enterococos (isto é, ampicilina, piperacilina ou vancomicina). O mesmo cuidado se aplica às pacientes com risco alto de endocardite infecciosa que têm uma infecção ou colonização conhecida do trato urinário por enterococo, para as quais a diretriz recomenda que recebam tratamento antibiótico antes de qualquer manipulação do trato urinário.

Tabela 31.1 Recomendação de antibióticos profiláticos para procedimentos obstétricos

Procedimento	Antibiótico	Dosagem pré-operatória	Dosagem pós-operatória
Cesariana eletiva ou de emergência (sem trabalho de parto, sem rotura de membranas)	Cefazolina	1 a 2g EV nos 60 minutos que antecedem a incisão da pele	Não recomendado
Em caso de alergia à penicilina	Clindamicina	600mg EV (semelhante à cefazolina)	Não recomendado
Parto vaginal cirúrgico	Não recomendado	NA	NA
Remoção manual da placenta	Não recomendado	NA	NA
Reparo de laceração de terceiro ou quarto grau	Cefazolina mais metronidazol	1 a 2g EV 500mg EV	Não recomendado
Dilatação e curetagem pós-parto	Não recomendado	NA	NA
Cerclagem	Não recomendado	NA	NA
Aborto induzido (terapêutico)	Doxiciclina	100mg VO 60 minutos antes do procedimento	200mg VO após o procedimento

NA: não se aplica.

Quadro 31.1 Condições cardíacas associadas a risco maior de desfecho adverso por endocardite

> Válvula cardíaca protética ou material protético utilizado para reparo de válvula cardíaca
> Endocardite infecciosa prévia
> Doença cardíaca congênita
>   Doença cardíaca congênita cianótica não reparada (incluindo derivações e condutas paliativas)
>   Doença cardíaca congênita completamente reparada com material protético < 6 meses após o procedimento
>   Doença cardíaca congênita reparada com defeitos residuais no local/próximo do material protético
> Receptor de transplante cardíaco com valvulopatia cardíaca

Fonte: Wilson e cols., 2007.

DOENÇA ESTREPTOCÓCICA DO GRUPO B

Colonização materna e transmissão ao neonato

Aproximadamente 10% a 30% das gestantes são colonizadas com estreptococos do grupo B (GBS) na vagina ou no reto. A colonização com GBS pode levar a infecções clínicas, mas na maioria das mulheres os sintomas associados à colonização do trato genital estão ausentes. Quando se manifestam, essas infecções incluem infecção do trato urinário, infecção intrauterina, rotura prematura de membranas, parto prematuro, corioamnionite e endometrite pós-parto. Infecções do trato urinário causadas por GBS complicam 2% a 4% das gestações. Mulheres com endometrite pós-parto devido à infecção por GBS, especialmente após cesariana, apresentam febre, taquicardia e dor abdominal, geralmente dentro das primeiras 24 após o parto. Cerca de 35% dessas mulheres apresentam bacteriemia, mas casos fatais decorrentes da infecção por GBS associada à gravidez são extremamente raros. GBS pode causar infecção na presença de membranas amnióticas íntegras e pode resultar em aborto espontâneo, parto de natimorto ou parto prematuro.

A colonização materna retovaginal por GBS durante o parto é um importante fator de risco para a doença precoce em lactentes, mas a colonização no início da gravidez não é preditiva de sepse neonatal. Outros fatores de risco incluem idade gestacional < 37 semanas, rotura prolongada de membranas, infecção intra-amniótica, idade materna jovem e raça negra. Mulheres que previamente deram à luz recém-nascidos com infecção por GBS ou que têm colonização intensa com GBS, como uma bacteriúria por GBS, apresentam risco elevado de transmissão vertical. A triagem de GBS por meio de cultura da vagina e do reto ao final da gestação pode detectar mulheres com probabilidade de serem colonizadas com GBS no momento do parto e, portanto, com risco maior de transmissão perinatal do microrganismo.

Doença neonatal por GBS

A doença neonatal por GBS de início precoce é adquirida por transmissão vertical de uma mãe colonizada, às vezes no período pré-natal, porém mais frequentemente pela ascensão do microrganismo da vagina para o líquido amniótico ou pela colonização do recém-nascido durante o nascimento. A doença invasiva por GBS é geralmente adquirida durante o parto mediante a ingestão ou inalação de líquido amniótico e subsequente bacteriemia. Na ausência de intervenções clínicas, aproximadamente 1% a 2% dos recém-nascidos de mães colonizadas por GBS no parto desenvolverão infecção de início precoce.

A doença invasiva pelo GBS nos recém-nascidos é caracterizada principalmente por sepse e pneumonia e menos frequentemente por meningite. A maioria das infecções ocorre na primeira semana, em geral nas primeiras 24 horas de vida, e é denominada infecção precoce por GBS. A deterioração clínica costuma ser rápida e inclui desconforto respiratório, instabilidade de temperatura, comprometimento circulatório e apneia. Cerca de 10% dos casos têm meningite complicando seu curso clínico. Infecções tardias ocorrem em lactentes com idade > 1 semana, sendo a maioria das infecções evidente nos primeiros 3 meses de vida. A meningite causada por GBS é mais frequente nos recém-nascidos com infecções de início tardio.

Os prematuros têm risco significativamente maior (três a 30 vezes) de desenvolver GBS e apresentam desfechos piores do que os nascidos a termo. Entretanto, apesar de a prematuridade ser um fator de risco para doença por GBS, mais de 70% dos casos ocorrem em recém-nascidos a termo.

As taxas de casos fatais para doença de GBS de início precoce diminuíram desde a década de 1970, de 50% para 4% a 6%, com a instituição de terapia antimicrobiana apropriada e a melhora no manejo de recém-nascidos criticamente doentes. Como era de esperar, o protocolo não teve efeito na sepse tardia. Infelizmente, a taxa de mortalidade associada à sepse precoce pode ser tão elevada quanto 20% a 30% em recém-nascidos prematuros e de 2% a 3% nos a termo. No entanto, as taxas de mortalidade permanecem altas em bebês prematuros e podem passar de 10% naquelas nascidas antes de 33 semanas de gestação. Além disso, essas infecções podem contribuir fortemente para morbidade crônica, incluindo atraso no desenvolvimento mental e disfunções neurológicas.

A infecção tardia por GBS também pode resultar da aquisição do patógeno mediante o contato com os profissionais de saúde durante a assistência, particularmente por meio das mãos sem a higienização adequada. Até 45% desses profissionais podem carrear a bactéria na pele e transmitir a infecção para os recém-nascidos.

Identificação de candidatas para antibioticoprofilaxia intraparto

O protocolo de 2010 do CDC recomendou a estratégia baseada em cultura universal das gestantes para identificação das candidatas à antibioticoprofilaxia de GBS intraparto. A triagem de todas as mulheres entre a 35ª e a 37ª semana de gestação deve ser realizada com a obtenção de amostra única da vagina inferior (introito) e do reto (através do esfíncter anal) por *swab*. Todas as mulheres com cultura positiva para GBS devem receber antibiótico profilático intraparto, a menos que seja realizada uma cesariana antes do início do trabalho de parto em uma mulher com membranas amnióticas íntegras. A cultura para GBS não é necessária em mulheres que têm bacteriúria positiva para o microrganismo durante a gravidez em curso ou naquelas que anteriormente deram à luz um recém-nascido com doença precoce por GBS, uma vez que essas mulheres devem receber antibiótico profilático intraparto.

Durante a gestação, as pacientes devem também receber terapia antimicrobiana a qualquer momento em que seja detectada bacteriúria por GBS. As mulheres que apresentaram colonização com GBS durante uma gravidez não estarão necessariamente colonizadas em gravidezes subsequentes e, portanto, necessitam de triagem com cultura para GBS em cada gestação, mas não do uso compulsório de antibiótico profilático, a não ser que haja uma indicação reconhecida para a profilaxia para GBS durante a gravidez atual.

A profilaxia antibiótica intraparto deve ser administrada às mulheres com resultado desconhecido de cultura e que estão em trabalho de parto prematuro com risco significativo de nascimento imediato ou que apresentem rotura prematura de membranas, rotura de membranas por ≥ 18 horas ou febre intraparto (temperatura ≥ 38ºC).

Agentes antibióticos selecionados para profilaxia contra GBS

A penicilina ainda é o agente de escolha para profilaxia intraparto, sendo a ampicilina uma alternativa aceitável. Em virtude

do aumento das taxas de resistência do GBS à eritromicina (até 32% ou mais para isolados de doenças invasivas), esse antibiótico não é mais recomendado. A clindamicina pode ser uma alternativa se a resistência induzível do isolado for descartada no laboratório de microbiologia. Isso significa que o isolado se mostra suscetível simultaneamente à clindamicina e à eritromicina no antibiograma ou que o D-teste, específico para identificar esses mecanismos de resistência à clindamicina, se mostra negativo. A EV é a recomendada para profilaxia intraparto. Nenhum esquema oral ou intramuscular se mostrou efetivo.

Regime antibiótico intraparto

Existe forte recomendação contra a administração de profilaxia intraparto às mulheres com rotura de membranas por ≥ 18 horas com cultura negativa para GBS obtida entre a 35ª e a 37ª semana de gestação. O antibiótico deverá ser administrado 18 horas após a rotura de membranas somente se for desconhecido o resultado de cultura para GBS. Nesse cenário clínico, os antibióticos devem ser administrados apenas se houver corioamnionite ou outras indicações, como pielonefrite. Os benefícios da prevenção da infecção precoce por GBS em recém-nascidos superam muito o risco de reações alérgicas na mulher e no feto durante o parto.

Parto prematuro ou rotura prematura de membranas

A profilaxia intraparto para GBS não é recomendada para mulheres submetidas à cesariana planejada na ausência de trabalho de parto ou rotura de membranas, independentemente da idade gestacional, mesmo para aquelas com cultura positiva para GBS. Não obstante, as pacientes com expectativa de cesariana planejada devem realizar a cultura de triagem entre a 35ª e a 37ª semana de gestação porque o parto ou a rotura das membranas pode ocorrer antes da data planejada para a cesariana.

Coleta de amostra clínica para cultura de GBS

Para maximizar a probabilidade de recuperar o microrganismo, a amostra deve ser obtida por *swab* da vagina inferior (introito vaginal), seguida pelo esfregaço do reto (isto é, inserindo o *swab* através do esfíncter anal), usando o mesmo ou dois *swabs* diferentes. Amostras cervicais, perianais, perirretais ou perineais não são aceitáveis, e o espéculo não deve ser utilizado para coleta da cultura.

Após a coleta da amostra, o *swab* deve ser acondicionado com técnica asséptica em tubo com meio de transporte não nutritivo comercialmente disponível, como o meio de Stuart. Isolados de GBS podem permanecer viáveis em meio de transporte por vários dias em temperatura ambiente; entretanto, a recuperação do microrganismo declina ao longo de 1 a 4 dias, especialmente em temperaturas elevadas, o que pode ocasionar resultados falso-negativos das culturas.

As pacientes que se declaram alérgicas à penicilina devem ser avaliadas quanto ao risco de anafilaxia. Se a mulher é identificada com alto risco de anafilaxia, deve ser solicitado o teste de suscetibilidade para clindamicina e eritromicina. São considerados com alto risco de anafilaxia todas as pacientes com história de qualquer uma das seguintes manifestações: anafilaxia, angioedema, desconforto respiratório ou urticária.

Leitura complementar

Achilles SL et al. Prevention of infection after induced abortion: release date October 2010: SFP guideline 20102. Contraception 2011; 83:295.

Ahmadzia HK, Patel EM, Joshi D et al. Obstetric surgical site infections: 2 grams compared with 3 grams of cefazolin in morbidly obese women. Obstet Gynecol 2015; 126:708-15.

American College of Obstetricians and Gynecologists. ACOG Committee Opinion: Prevention of early-onset group B streptococcal disease in newborns. Number 485, April 2011. Reaffirmed 2016. Correction in February 2018.

American College of Obstetricians and Gynecologists. ACOG Practice Bulleting No. 47. Prophylatic antibiotics in labor and delivery. Obstet Gynecol 2003; 102:875e82.

American College of Obstetricians and Gynecologists. ACOG Practice Bulleting No. 465: Antimicrobial prophylaxis for cesarean delivery: timing of administration. Obstet Gynecol 2010; 116:791.

American College of Obstetricians and Gynecologists. ACOG Practice Bulleting No. 104. Antibiotic prophylaxis for gynecologic procedures. Obstet Gynecol 2009; 113:1180-9. Reaffirmed 2016.

Berríos-Torres SI, Umscheid CA, Bratzler DW et al. Centers for Disease Control and Prevention Guideline for the Prevention of Surgical Site Infection, 2017. JAMA Surg 2017; 152(8):784-91.

Bonet M, Ota E, Chibueze CE, Oladapo OT. Antibiotic prophylaxis for episiotomy repair following vaginal birth. Cochrane Database Syst Rev 2017 Nov 2; 11:CD01213.

Buppasiri P, Lumbiganon P, Thinkhamrop J et al. Antibiotic prophylaxis for fourth degree perineal tear during vaginal birth. Cochrane Database Syst Rev 2005:CD005125.

Butwick AJ, Lipman SS, Carvalho B. Intraoperative forced air-warming during cesarean delivery under spinal anesthesia does not prevent maternal hypothermia. Anesth Analg 2007; 105:1413-9.

Caissutti C, Saccone G, Zullo F et al. Vaginal cleansing before cesarean delivery – A systematic review and meta-analysis. Obstet Gynecol 2017; 0:1-12

Caughey AB, Wood SL, Macones GA et al. Guidelines for intraoperative care in cesarean delivery: Enhanced Recovery After Surgery Society Recommendations (Part 2). Am J Obstet Gynecol 2018; 219(6): 533-44.

Centers for Disease Control and Prevention. Prevention of perinatal group B streptococcal disease. MMWR 2010; 59:RR-10.

Chelmow D, Ruehli MS, Huang E. Prophylactic use of antibiotics for nonlaboring patients undergoing cesarean delivery with intact membranes: a meta-analysis. Am J Obstet Gynecol 2001; 184:656e61.

Chongsomchai C, Lumbiaganon P, Laopaiboon M. Prophylactic antibiotics for manual removal of retained placenta in vaginal delivery. Cochrane Database Syst Rev 2006:CD004904.

Clifford V et al. Prevention of neonatal group B streptococcus disease in the 21st century. J Paediatr Child Health 2012 Sep; 48(9):808-15.

Cobb B, Cho Y, Hilton G, Ting V, Carvalho B. Active warming utilizing combined IV fluid and forced-air warming decreases hypothermia and improves maternal comfort during cesarean delivery: a randomized control trial. Anesth Analg 2016; 122:1490-7.

Costantine MM, Rahman M, Ghulmiyah L et al. Timing of perioperative antibiotics for cesarean delivery: a metaanalysis. Am J Obstet Gynecol 2008; 199:301.e1e6.

Darouiche RO, Wall MJ Jr, Itani KM et al. Chlorhexidine-alcohol versus povidone-iodine for surgical-site antisepsis. N Engl J Med 2010; 362:18-26.

Daulat S, Solensky R, Earl HS et al. Safety of cephalosporin administration to patients with histories of penicillin allergy. J Allergy Clin Immunol 2004; 113:1220.

Del Real GA, Rose ME, Ramirez-Atamoros MT et al. Penicillin skin testing in patients with a history of beta-lactam allergy. Ann Allergy Asthma Immunol 2007; 98:355e9.

Duggal N, Mercado C, Daniels K et al. Antibiotic prophylaxis for prevention of postpartum perineal wound complications: a randomized controlled trial. Obstet Gynecol 2008; 111:1268e73.

Duryea EL, Nelson DB, Wyckoff MH et al. The impact of ambient operating room temperature on neonatal and maternal hypothermia and associated morbidities: a randomized controlled trial. Am J Obstet Gynecol 2016; 214:505.e1-7.

Gibbs RS. Clinical risk factors for puerperal infection. Obstet Gynecol 1980; 55(Suppl 5):18Se184S.

Gordon SM. Antibiotic prophylaxis against postoperative wound infections. Cleve Clin J Med 2006; 73(Suppl 1):S42e5.

Haas DM, Morgan S, Contreras K. Vaginal preparation with antiseptic solution before cesarean section for preventing postoperative infections. Cochrane Database Syst Rev 2014; 12: CD007892.

Henderson E, Love EJ. Incidence of hospital-acquired infections associated with caesarean section. J Hosp Infect 1995; 29:245e55.

Heslehurst N, Simpson H, Ells LJ et al. The impact of maternal BMI status on pregnancy outcomes with immediate short-term obstetric resource implications: a meta-analysis. Obes Rev 2008; 9635e83.

Koenig JM, Keenan WJ. Group B streptococcus and early-onset sepsis in the era of maternal prophylaxis. Pediatr Clin North Am 2009; 56: 689-708.

Lasley DS, Eblen A, Yancey MK et al. The effect of placental removal method on the incidence of postcesarean infections. Am J Obstet Gynecol 1997; 176:1250e4.

Liabsuetrakul T, Choobun T, Peeyananjarassri K et al. Antibiotic prophylaxis for operative vaginal delivery. Cochrane Database Syst Rev 2004:CD004455.

Mackeen AD, Packard RE, Ota E, Berghella V, Baxter JK. Timing of intravenous prophylactic antibiotics for preventing postpartum infectious morbidity in women undergoing cesarean delivery. Cochrane Database Syst Rev 2014; 5: CD009516.

Menderes G, Athar Ali N, Aagaard K, Sangi-Haghpeykar H. Chlorhexidine-alcohol compared with povidone-iodine for surgical-site antisepsis in cesarean deliveries. Obstet Gynecol 2012; 120:1037-44.

Ohlsson A et al. Intrapartum antibiotics for known maternal group B streptococcal colonization. Cochrane Database Syst Rev 2014 Jun l0; 6:CD007467.

Opoein HK, Valbo A, Grinde-Andersen Q et al. Post-cesarean surgical site infections according to CDC standards: rates and risk factors. A prospective cohort study. Act Obstet Gynecol Scand 2007; 86:1097e102.

Pass MA, Gray BM, Dillon HC Jr. Puerperal and perinatal infections with group B streptococci. Am J Obstet Gynecol 1982; 143:147-52.

Penney GC, Thomson M, Norman J et al. A randomized comparison of strategies for reducing infective complications of induced abortion. Br J Obstet Gynaecol 1998; 105:599-604.

Rajagopalan S, Mascha E, Na J, Sessler DI. The effects of mild perioperative hypothermia on blood loss and transfusion requirement. Anesthesiology 2008; 108:71-7.

Ramsey PS, Vaules MB, Vasdev GM, Andrews WW, Ramin KD. Maternal and transplacental pharmacokinetics of azithromycin. Am J Obstet Gynecol 2003; 188:714-8.

Sawaya GF, Grady D, Kerlikowske K et al. Antibiotics at the time of induced abortion: the case for universal prophylaxis based on a meta-analysis. Obstet Gynecol 1996; 87:884-90.

Schalkwyk JV, Eyk NV. Antibiotic prophylaxis in obstetric procedures. J Obstet Gynaecol Can 2017; 39(9):e293ee299.

Shiffman RL. Continuous low-dose antibiotics and cerclage for recurrent second-trimester pregnancy loss. J Reprod Med 2000; 45:323e6.

Smaill FM, Grivell RM. Antibiotic prophylaxis versus no prophylaxis for preventing infection after cesarean section. Cochrane Database Syst Rev 2014; 28(10):CD007482.

Springel EH, Wang XY, Sarfoh VM, Stetzer BP, Weight SA, Mercer BM. A randomized open-label controlled trial of chlorhexidine-alcohol vs. povidone-iodine for cesarean antisepsis: the CAPICA trial. Am J Obstet Gynecol 2017; 217:463.e1-8.

Sullivan SA, Smith T, Chang E et al. Administration of cefazolin prior to skin incision is superior to cefazolin at cord clamping in preventing postcesarean infectious morbidity: a randomized, controlled trial. Am J Obstet Gynecol 2007; 196:455.e1e5.

Sultan P, Habib AS, Cho Y, Carvalho B. The effect of patient warming during caesarean delivery on maternal and neonatal outcomes: a meta-analysis. Br J Anaesth 2015; 115:500-10.

Templeton A, Grimes DA. A request for abortion. N Engl J Med 2011; 365:2198-204.

Terkildsen MF, Parilla BV, Kumar P et al. Factors associated with success of emergent second-trimester cerclage. Obstet Gynecol 2003; 101:565e9.

The Medical Letter on Drugs and Therapeutics. Antimicrobial Prophylaxis for Surgery. Volume 58 (Issue 1495) May 23, 2016.

Tita AT, Szychowski JM, Boggess K et al. C/SOAP Trial Consortium. Adjunctive azithromycin prophylaxis for cesarean delivery. N Engl J Med 2016; 375:1231-41.

Turrentine MA, Banks TA. Effect of changing gloves before placental extraction on incidence of postcesarean endometritis. Infect Dis Obstet Gynecol 1996; 4:16e9.

Tuuli MG, Liu J, Stout MJ et al. A randomized trial comparing skin antiseptic agents at cesarean delivery. N Engl J Med 2016; 374:647-55.

Valent AM, DeArmond C, Houston JM et al. Effect of post-cesarean delivery oral cephalexin and metronidazole on surgical site infection among obese women: a randomized clinical trial. JAMA 2017; 318:1026-34.

Verani JR, McGee L, Schrag SJ. Prevention of perinatal group B streptococcal disease – revised guidelines from CDC, 2010. MMWR Recomm Rep 2010; 59:1-36.

Weinstein RA, Boyer KM. Antibiotic prophylaxis for cesarean delivery – When broader is better. N Engl J Med 375; 13:1284-6.

Wilson W, Taubert KA, Gewitz M et al. Prevention of infective endocarditis: guidelines from the American Heart Association. Circulation 2007; 116:1736e54.

World Health Organization (WHO). WHO guidelines for the management of postpartum hemorrhage and retained placenta. Geneva: WHO; 2009. Disponível em:: http://whqlibdoc.who.int/publications/2009/9789241598514_eng.pdf.

World Health Organization. Global Guidelines for the Prevention of Surgical Site Infection. Geneva: World Health Organization, 2016.

Yokoyama K, Suzuki M, Shimada Y, Matsushima T, Bito H, Sakamoto A. Effect of administration of pre-warmed intravenous fluids on the frequency of hypothermia following spinal anesthesia for cesarean delivery. J Clin Anesth 2009; 21:242-8.

Young OM, Shaik IH, Twedt R et al. Pharmacokinetics of cefazolin prophylaxis in obese gravidae at time of cesarean delivery. Am J Obstet Gynecol 2015; 213:541.e1-7.

SEÇÃO **III**

ASSISTÊNCIA AO PARTO EM SITUAÇÕES ESPECIAIS

CAPÍTULO 32

Versão Cefálica Externa

Breno José Acauan Filho

INTRODUÇÃO

A versão cefálica externa (VCE) é um procedimento em que o feto é girado de uma apresentação não cefálica para uma cefálica mediante a manipulação do abdome da mãe. Trata-se de um procedimento eletivo realizado em gestantes para aumentar as chances de um parto vaginal. As mulheres mais propensas a optar pelo VCE são aquelas bem informadas e encorajadas a se submeter ao procedimento, acreditando em sua segurança e com o desejo de um parto vaginal. Desde que bem informadas sobre os riscos do procedimento e de uma cesariana planejada, as gestantes podem optar por não se submeterem à VCE. Nos dias atuais, poucos obstetras oferecem às pacientes a VCE na tentativa do parto vaginal, mesmo sendo uma manobra por muitos utilizada na obstetrícia clássica.

A chance de sucesso da VCE se baseia em sua capacidade de aumentar a proporção de fetos em apresentação cefálica ao nascimento e diminuir a frequência de cesariana. Em revisão sistemática de 84 estudos, incluindo quase 13.000 tentativas de versão no prazo, a taxa de sucesso se manteve em torno de 60%.

Para a escolha das candidatas à VCE é considerada uma série de variáveis, como consentimento livre e esclarecido (vinculado ao desejo de ter o parto por via vaginal), idade gestacional, paridade, tipo de apresentação pélvica, presença de cicatriz uterina anterior, estimativa do peso fetal, presença de miomas ou outros tumores pélvicos, inserção placentária, estimativa do volume de líquido amniótico, análise prévia das condições de vitalidade fetal e análise da morfologia fetal. A maioria dos obstetras prefere realizar a VCE no termo da gestação, embora alguns recomendem uma idade gestacional mais precoce (34 semanas) e encontrem vantagens nessa proposta.

Para a manipulação externa do feto pode ser preconizado o uso de uterolíticos em caso de falha na primeira tentativa. Para aumentar o conforto da paciente também podem ser administrados analgésicos e até anestésicos por meio de bloqueio locorregional (raquidiano ou epidural). O número aconselhado de tentativas é variável, oscilando de três a cinco. O procedimento deve ser efetuado sob controle contínuo das condições do feto e dos anexos por meio da ultrassonografia e no final, seja bem-sucedido ou não, deve ser realizada a cardiotocografia para se certificar da preservação da vitalidade fetal. A profilaxia da aloimunização também é mandatória.

As complicações da VCE são: sangramento vaginal, bradicardia persistente, descolamento prematuro da placenta e desacelerações variáveis, as quais são consideradas aceitáveis em virtude de sua raridade e em face dos benefícios alcançados com a aplicação da VCE. Maiores taxas de sucesso são obtidas nas seguintes situações: multiparidade, apresentações pélvicas incompletas em modo de nádegas, placenta posterior, polidrâmnio e índice de massa corporal normal.

Constituem contraindicações absolutas para a VCE: qualquer motivo que contraindique o parto vaginal, hemorragia uterina ativa, traçado cardiotocográfico suspeito ou patológico, restrição de crescimento intrauterino com dopplerfluxometria alterada, malformação uterina maior, hiperextensão da cabeça fetal, gravidez múltipla e circular cervical apertada ou múltiplas circulares. Não há evidência de que a grávida com cesariana anterior apresente risco maior de rotura uterina durante a manobra, mas o número de casos publicados não permite concluir em definitivo sobre sua segurança. A realização da VCE durante o trabalho de parto é possível desde que as membranas estejam intactas.

TÉCNICA

Previamente à realização da manobra deve ser obtido e registrado o consentimento informado da grávida. A VCE pode ser realizada a partir da 34ª semana, embora alguns autores recomendem sua realização próximo ao termo. O regime de internação pode ser ambulatorial, sempre perto de um local onde possa ser efetuada uma cesariana de emergência (situação muito rara). Não existe evidência científica quanto à necessidade de jejum prévio. A avaliação ecográfica antes da tentativa de VCE torna possível confirmar a apresentação fetal, determinar a posição do dorso, a ausência/presença de circulares cervicais e o volume de líquido amniótico. A avaliação da vitalidade fetal por meio de um traçado cardiotocográfico normal também é mandatória. Previamente à VCE, a grávida deve esvaziar a bexiga e ser posicionada em decúbito dorsal, ligeiramente inclinada para a esquerda, de modo a evitar a compressão aortocava pelo útero; os joelhos devem ficar ligeiramente fletidos.

A VCE é realizada por um único operador (para evitar o uso de força excessiva sobre o feto). Durante toda a intervenção deve ser avaliada com regularidade a frequência cardíaca fetal com o objetivo de detectar a ocorrência de desacelerações, as quais, se excederem 2 minutos de duração, deverão levar à interrupção imediata da manobra. A manobra também deverá ser interrompida caso a gestante refira grande desconforto ou se, após cinco tentativas com intervalo de 3 a 5 minutos para repouso, não for possível rodar o feto. Após a manobra, independentemente do sucesso, deve ser realizado um registo cardiotocográfico de 1 hora e administrada imunoglobulina anti-D às grávidas Rh-negativas. Alguns autores preconizam a tocólise e a analgesia, a qual é dispensada em situações em que há previsão de facilidade.

TÉCNICA RESUMIDA

- Mulher deitada confortavelmente sobre superfície firme em decúbito dorsal, levemente lateralizada para a esquerda.
- Realização de cardiotocografia.
- Confirmação da posição e apresentação fetal por meio de palpação e ultrassonografia.
- Lubrificar abdome materno com gel de ultrassom ou vaselina para diminuir o atrito.
- A pelve fetal é lentamente desencaixada da pelve materna, inserindo-se as pontas dos dedos das mãos profundamente por trás da sínfise púbica materna para segurar a pelve fetal e elevá-la acima do promontório sacral. Uma vez a pelve desencaixada, mais pressão é aplicada ao polo cefálico para manter a flexão (Figura 32.1A).
- A cambalhota pode ser feita para a frente ou para trás.
- Com uma das mãos guia-se o polo pélvico em um sentido e o polo cefálico com a outra mão no sentido contrário. Leve movimento de vaivém entre as mãos pode ajudar a promover a circulação fetal, mas em geral a pressão sobre o feto deve ser lenta e constante (Figura 32.1B e C).
- A frequência cardíaca fetal é auscultada a cada 2 minutos com interrupção do processo em caso de queda na frequência.
- Se a VCE for malsucedida, esperam-se cerca de 2 a 3 minutos antes de outra tentativa. Convém evitar mais de cinco tentativas em uma sessão.
- Após o procedimento, monitoriza-se o bebê com cardiotocografia (pois são comuns padrões não reativos de traçado, refletindo uma resposta fetal transitória ao estresse) por 20 a 40 minutos após o procedimento e administra-se imunoglobulina anti-Rh nas gestantes Rh-negativas. Deve-se evitar indução imediata, a não ser em casos de VCE de bebês transversos ou oblíquos, que têm maiores chances de reversão e que, por esse motivo, são realizadas após 39 semanas.
- O procedimento deve ser realizado por um ou dois profissionais experientes, e deve haver acesso rápido à cesariana de emergência caso seja necessária. Não serão necessários jejum nem acesso venoso em virtude da taxa baixa de complicações (salvo em casos com anestesia).
- Técnicas auxiliares que aumentam a taxa de sucesso da VCE incluem o relaxamento uterino – terbutalina 0,25mg via subcutânea 15 a 30 minutos antes do procedimento – e/ou relaxamento da musculatura abdominal com anestesia epidural ou raquidiana.

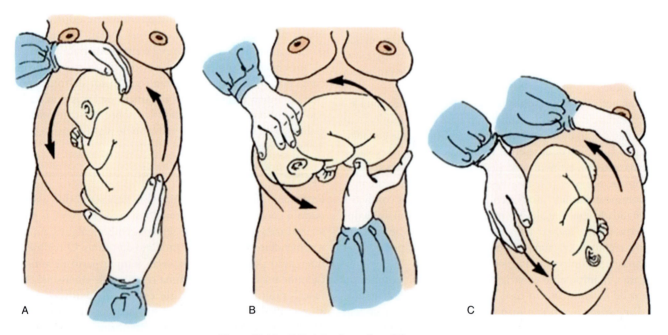

Figura 32.1A a C Estágios da versão cefálica externa.

Leitura complementar

American College of Obstetricians and Gynecologists. External cephalic version. Practice Bulletin No. 161. Obstet Gynecol 2016; 127:e54. Reaffirmed 2018.

Chaudhary S, Contag S, Yao R. The impact of maternal body mass index on external cephalic version success. J Matern Fetal Neonatal Med 2018.

De Hundt M, Velzel J, de Groot CJ et al. Mode of delivery after successful external cephalic version: a systematic review and meta-analysis. Obstet Gynecol 2014; 123:1327.

Hofmeyr GJ, Kulier R, West HM. External cephalic version for breech presentation at term. Cochrane Database Syst Rev 2015:CD000083.

Hutton EK, Hannah ME, Ross SJ et al. The early External Cephalic Version (ECV) 2 trial: an international multicentre randomised controlled trial of timing of ECV for breech pregnancies. BJOG 2011; 118:564.

Hutton EK, Hofmeyr GJ, Dowswell T. External cephalic version for breech presentation before term. Cochrane Database Syst Rev 2015; :CD000084.

Hutton EK, Kaufman K, Hodnett E et al. External cephalic version beginning at 34 weeks' gestation versus 37 weeks' gestation: a randomized multicenter trial. Am J Obstet Gynecol 2003; 189:245.

Krueger S, Simioni J, Griffith LE et al. Labour outcomes after successful external cephalic version compared with spontaneous cephalic version. J Obstet Gynaecol Can 2018; 40:61.

Rosman AN, Vlemmix F, Fleuren MA et al. Patients' and professionals' barriers and facilitators to external cephalic version for breech presentation at term, a qualitative analysis in the Netherlands. Midwifery 2014; 30:324.

Vallikkannu N, Nadzratulaiman WN, Omar SZ et al. Talcum powder or aqueous gel to aid external cephalic version: a randomised controlled trial. BMC Pregnancy Childbirth 2014; 14:49.

CAPÍTULO 33

Apresentação Pélvica, Parto Pélvico e Via de Parto

Ernesto Antonio Figueiró-Filho

INTRODUÇÃO

A classificação dos níveis de evidência para categorização dos trabalhos citados neste capítulo foi fundamentada na classificação proposta pela Associação Médica Brasileira, como citado a seguir:

A. Estudos experimentais ou observacionais de maior consistência (metanálises ou ensaios clínicos randomizados).
B. Estudos experimentais ou observacionais de menor consistência (outros ensaios clínicos não randomizados ou estudos observacionais ou estudos de caso-controle).
C. Relatos ou séries de casos (estudos não controlados).
D. Opinião desprovida de avaliação crítica com base em consensos, estudos fisiológicos ou modelos animais.

Optou-se, todavia, pela utilização de estudos com evidência científica A e B como base referencial para este capítulo.

A apresentação pélvica é a segunda mais comum nos fetos a termo, correspondendo a 3,3% das gestações com 37 semanas ou mais (B). Entre os fatores associados à apresentação pélvica estão incluídos: nuliparidade, parto prévio em apresentação pélvica, anormalidades uterinas, pelve estreita, uso de anticonvulsivantes, placenta prévia, placenta de implantação baixa, oligoidrâmnio ou polidrâmnio, pernas fetais estendidas, gestação múltipla, parto pré-termo, cordão umbilical curto, diminuição da atividade fetal, restrição de crescimento intrauterino, anomalias fetais e morte fetal.

Existem muitas discrepâncias em relação à conduta diante da apresentação pélvica tanto no que diz respeito à versão cefálica externa como à via de parto (A). A interpretação dos estudos observacionais que compararam os resultados de partos pélvicos vaginais e partos na apresentação cefálica é confusa pelo fato de a apresentação pélvica por si só parecer ser marcador de mau prognóstico perinatal (A).

O parto pélvico por via vaginal apresenta dificuldades crescentes e exige em sua assistência a presença de um obstetra experiente, anestesista e neonatologista, e que as parturientes sejam bem selecionadas quando há a opção por essa via. Por isso,

durante muito tempo sua classificação como a melhor via de parto foi controversa (B). A cesariana na apresentação pélvica é realizada rotineiramente em alguns locais. No entanto, maus desfechos perinatais de parto pélvico por cesariana podem resultar mais frequentemente de condições subjacentes que levam à apresentação pélvica do que de lesões que acontecem durante o parto. Assim, embora não haja consenso na literatura, a cesariana na apresentação pélvica vem sendo realizada com mais frequência já há alguns anos (A), em especial no Canadá (A).

EVIDÊNCIAS CIENTÍFICAS PARA PARTO PÉLVICO E VIA DE PARTO

Ensaios clínicos randomizados que compararam a cesariana eletiva com o parto vaginal em gestações únicas a termo em apresentação pélvica observaram que a morte perinatal ou neonatal (excluindo anomalias fetais) ou a morbidade neonatal grave reduziram com a cesariana eletiva (RR: 0,33; IC95%: 0,19 a 0,56). Essa redução foi menor em países com taxas nacionais altas de mortalidade perinatal. Além disso, a cesariana eletiva associou-se a pequena elevação na morbidade materna a curto prazo (RR: 1,29; IC95%: 1,03 a 1,61) e, 3 meses após o parto, as mulheres alocadas para se submeter à cesariana eletiva relataram menos incontinência urinária (RR: 0,62; IC95%: 0,41 a 0,93), mais dor abdominal (RR: 1,89; IC95%: 1,29 a 2,79) e menos dor perineal (RR: 0,32; IC95%: 0,18 a 0,58) (A).

Outros estudos verificaram alta incidência de deficiência infantil pós-natal em casos de apresentação pélvica de feto único a termo (19,4%) tanto para as crianças nascidas depois de trabalho de parto como para as nascidas por cesariana eletiva (A). Portanto, os resultados pouco satisfatórios após parto vaginal em apresentação pélvica podem ser decorrentes de quadros clínicos subjacentes que causam esse tipo de apresentação e não de danos durante o parto (A). A atenção durante o trabalho de parto, os métodos de parto empregados e a competência dos auxiliares de parto também podem influenciar o resultado.

Em revisão de dois estudos clínicos randomizados e sete estudos de coorte, a diferença no risco de lesão perinatal ou morte entre o parto vaginal e a cesariana programada foi de 1,1% (A). Nos casos com apresentação pélvica bem selecionados para o parto vaginal, a morbidade fetal não foi significativamente alta, e a morbidade materna diminuiu de modo importante (B). Em estudo de coorte do tipo retrospectivo, foram estudados 843 partos assistidos em unidades obstétricas e avaliado que as apresentações anômalas (qualquer outra que não a cefálica fletida) foram reconhecidas como fator de risco para cesariana. Nesse estudo, a apresentação pélvica se revelou um fator de risco para cesariana. A maior incidência de cesariana na apresentação pélvica tem sido justificada pelo maior risco perinatal, visto que outros estudos caracterizaram maiores morbidade e mortalidade perinatais quando a apresentação pélvica foi conduzida pela via vaginal (B). Com base em estudo descritivo e exploratório, constatou-se que as indicações médicas mais frequentes para a realização de cesariana foram cesariana anterior, seguida por sofrimento fetal e apresentação pélvica (B).

Em estudo para avaliar a associação entre idade gestacional, peso e valor de Apgar em recém-nascidos extraídos em apresentação pélvica, foi analisada a morbimortalidade materna e neonatal de 343 gestações. A morbidade materna neonatal nos casos atendidos por cesariana foi baixa, independentemente da apresentação pélvica, e não houve mortalidade. O resultado perinatal dos atendidos por via vaginal com apresentação pélvica completa e incompleta não mostrou diferenças em relação aos atendidos por cesariana (B). No entanto, estudos recentes mostram pior evolução neonatal nos partos vaginais quanto ao índice de Apgar ao nascimento, relatando aumento de até três vezes na incidência de nota < 7 nessa via de parto (B).

Em 1994, realizou-se no Canadá um *workshop* com o objetivo de desenvolver um protocolo para critérios de seleção de mulheres com apresentação pélvica no termo para o planejamento de um parto vaginal e seguimento intraparto das mulheres para as quais essa via de parto pode ser considerada. Secundariamente, essa reunião planejou a realização de um ensaio clínico randomizado que incluiu mulheres com apresentação pélvica no termo, comparando cesariana eletiva com parto vaginal em mulheres selecionadas. Os resultados desse consenso mostraram que a paridade e a idade das mulheres não devem ser critérios de exclusão para parto vaginal. Por outro lado, a hiperextensão da cabeça e o peso fetal estimado ≥ 4.000g devem ser critérios para a realização de cesariana (A).

Tradicionalmente, a prematuridade associada à apresentação pélvica é indicação para parto por cesariana, proporcionalmente em razão do maior volume do polo cefálico em relação ao pélvico em idades gestacionais precoces. O limite de idade gestacional ou de peso fetal estimado em que a cesariana teoricamente traria benefícios em termos de saúde perinatal é bastante discutível e controverso. É conhecida, entretanto, a tendência de se permitir parto vaginal em fetos pélvicos muito pequenos e/ou muito prematuros (A). Todavia, recente revisão sistemática e metanálise concluiu que a cesariana programada seria a melhor via de parto para fetos em apresentação pélvica com idade gestacional entre 23 semanas e 27 semanas mais 6 dias (A).

Acredita-se na possibilidade de redução da apresentação pélvica no movimento do parto e no risco de cesariana através da versão cefálica externa (rotação manual do feto pelo abdome da mãe). Artigo de revisão em que foram avaliados cinco estudos, incluindo 392 mulheres para análise dos efeitos do manejo postural na apresentação pélvica ao final da gestação, não encontrou diferença de efeito da versão cefálica externa sobre a taxa de nascimentos em apresentação pélvica tanto no subgrupo em que foi tentada a versão como no grupo geral (RR: 0,95; IC95%: 0,81 a 1,11). Também não houve diferenças em relação à cesariana e aos escores de Apgar < 7 no primeiro minuto (A).

CONSIDERAÇÕES FINAIS

Desde o início do século passado, a incidência de cesariana vem crescendo: de 0,6% na Maternidade de Chicago em 1910 para 3% em 1928. Em anos subsequentes, aumentou de maneira dramática nos EUA, de 4,5% em 1965 para 16,5% em 1980, atingindo o máximo de 24,7% em 1988, o que não foi acompanhado por todos os países (B).

Após estudo de revisão, concluiu-se que a política de cesariana programada em comparação com o parto vaginal programado conforme protocolo clínico para apresentação pélvica de feto único a termo se associa à redução da mortalidade perinatal ou neonatal e/ou da morbidade neonatal à custa de um leve aumento da morbidade materna em curto prazo (A). Com base em ensaios clínicos previamente realizados (A), atualmente a conduta aceita no Canadá consiste em cesariana eletiva a termo como via de parto preferencial para fetos em apresentação pélvica. A cesariana também se mostra eficaz na redução de morbimortalidade em gestações com pré-termos extremos (entre 23 semanas e 27 semanas mais 6 dias) que necessitem de resolução (A).

Para reduzir os problemas associados ao parto em apresentação pélvica, pode ser considerada inicialmente uma política ativa de versão cefálica externa a termo. Em segundo lugar, recomenda-se aguardar a idade gestacional mais próxima ao termo nas apresentações pélvicas, dando chance para a versão fetal espontânea. A tentativa da versão cefálica externa reduz a possibilidade de apresentação pélvica no parto, porém nem sempre há êxito (A). A versão cefálica externa é sempre considerada antes de ser marcada a cesariana eletiva na maioria dos centros canadenses.

O ensino e treinamento permanentes dos especializandos na seleção dos casos para a via vaginal e a condução criteriosa e monitorada do parto transpélvico com o uso das manobras de auxílio, quando necessárias, representam a mais importante contribuição do obstetra para minimizar o trauma fetal (B). Em pacientes selecionados e com médicos treinados para esse fim, o parto vaginal é uma boa opção, porém as mulheres devem ser informadas dos riscos do parto vaginal em apresentação pélvica (B). Em recente estudo alemão, verificou-se que a posição materna não deitada (de pé, agachada, de joelhos ou em genuflexão) facilita e reduz a morbimortalidade perinatal em partos vaginais em apresentação pélvica (A).

Capítulo 33 Apresentação Pélvica, Parto Pélvico e Via de Parto

Quadro 33.1 Análise de estudos a respeito da melhor via de parto para o feto em apresentação pélvica

Autores	Ano	Tipo de estudo	Evidência	Conclusão
Faúndes e cols.	1991	Observacional	B	Inconclusivo
Hannah	1994	Revisão sistemática	A	Inconclusivo
Gifford e cols.	1995	Metanálise	A	Indiferente
Danielian e cols.	1996	Metanálise	A	Indiferente
Silva Filho	1996	Observacional	B	Cesariana
Neri e cols.	1997	Observacional	B	Parto vaginal
Hofmeyer	1997	Revisão sistemática	A	Inconclusivo
Aquino e cols.	2000	Observacional	B	Inconclusivo
Hannah e cols.	2000	Ensaio clínico randomizado	A	Cesariana
Vázquez e cols.	2001	Observacional	B	Indiferente
Hofmeyer e cols.	2001	Revisão sistemática	A	Cesariana
Cunha	2002	Observacional	B	Cesariana
Oliveira e cols.	2002	Observacional	B	Cesariana
Madi e cols.	2004	Observacional	B	Inconclusivo
Bernardes e cols.	2005	Observacional	B	Cesariana
Hofmeyer	2008	Revisão sistemática	A	Inconclusivo
Hofmeyer e cols.	2008	Revisão sistemática	A	Cesariana
Mishra e cols.	2011	Observacional	B	Indiferente
Lyons e cols.	2015	Coorte	A	Cesariana
Grabovac e cols.	2017	Revisão sistemática e metanálise	A	Cesariana (pré-termo extremo > 23 e < 28 semanas)
Louwen e cols.	2017	Coorte	A	Parto vaginal (posição materna não deitada: em pé, de joelhos ou genupeitoral)

Indiferente: indica que não houve diferenças na conclusão do autor em relação à melhor via de parto ser cesariana ou parto vaginal, demonstrando a necessidade de estudos mais consistentes em relação ao assunto.

Inconclusivo: indica que os artigos avaliados não são específicos no estudo comparativo entre as melhores vias de parto, porém citam as vantagens e desvantagens de cada via de parto, indicando a cesariana como a melhor maneira de resolução de uma gestação de feto em apresentação pélvica.

Após análise dos 22 artigos selecionados para este capítulo, nove que compararam as melhores vias de parto para o feto a termo em apresentação pélvica concluíram ser a cesariana a melhor maneira de resolução da gestação. Um artigo conclui que a cesariana é a melhor via de parto para fetos pélvicos com prematuridade extrema. Apenas dois foram conclusivos a respeito do parto vaginal como a melhor via de parto para o feto pélvico. Quatro artigos concluíram ser indiferentes e seis foram inconclusivos em relação ao parto vaginal ou à cesariana para resolução da gestação de fetos em apresentação pélvica (Quadro 33.1).

Leitura complementar

Aquino MMA, Garcia GM, Rodrigues TMC, Mesquita MRS, Cecatti JG, Neto CM. Conduta obstétrica na apresentação pélvica. RBGO 2000; 22(8):519-23.

Bernardes LS, Bunduki V, Zugaib M. Via de parto na apresentação pélvica a termo. Femina 2005; 33(5):359-63.

Cunha AA, Portela MC, Amed AM, Camano L. Modelo preditivo para cesariana com uso de fatores de risco. RBGO 2002; 24(1):21-8.

Danielian PJ, Wang J, Hall MH. Long term outcome by method of delivery of fetuses in breech presentation at term: population based follow up. BMJ 1996; 312(7044):1451-53.

Faúndes A, Cecatti JG. A operação cesárea no Brasil. Incidência, tendências, causas, conseqüências e propostas de ação. Cad Saúde Pública 1991; 7(2):150-73.

Gifford DS, Morton SC, Fiske K, Kahn K. A meta-analysis of infant outcomes after breech delivery. Obst Gynecol 1995; 85:1047-54.

Grabovac M, Karim J, Isayama T, Liyanage SK, McDonald S. What is the safest mode of birth for extremely preterm breech singleton infants who are actively resuscitated? A systematic review and meta-analyses. BJOG: An International Journal of Obstetrics & Gynaecology 2017; 125(6):652-63. Doi:10.1111/1471-0528.14938.

Hannah ME, Hannah WJ, Hewson SA, Hodnett ED, Saigal S, Willan AR. Planned caesarean section versus planned vaginal birth for breech presentation at term: a randomised multicentre trial. The Lancet 2000; 356(9239):1375-83. Doi:10.1016/s0140-6736(00)02840-3.

Hannah WJ. The Canadian Consensus on breech management at term. J Soc Obstet Gynecol Can 1994; 16:1839-48.

Hofmeyer GJ. External cephalic version at term. Fetal and Maternal Medicine Review 1993; 5:213-22.

Hofmeyr GJ, Hannah M. Planned caesarean section for term breech delivery. Cochrane Database of Systematic Reviews. In: The Cochrane Library, Issue 1, Art. No. CD000166, 2001.

Hofmeyr GJ, Hannah ME. Cesárea programada para parto en presentación podálica a término. En: La Biblioteca Cochrane Plus, 2008;2. Oxford: Update Software Ltd.

Hofmeyr GJ, Kulier R. Versión cefálica mediante manejo postural para presentación podálica. En: La Biblioteca Cochrane Plus, 2008;2. Oxford: Update Software Ltd.

Hofmeyr GJ. Intervenciones para facilitar la versión cefálica externa para la presentación podálica a término. En: La Biblioteca Cochrane Plus, 2008;2. Oxford: Update Software Ltd.

Louwen F, Daviss B-A, Johnson KC, Reitter A. Does breech delivery in an upright position instead of on the back improve outcomes and avoid cesareans? International Journal of Gynecology & Obstetrics 2017; 136(2):151-61. Doi:10.1002/ijgo.12033.

Lyons J, Pressey T, Bartholomew S, Liu S, Liston RM, Joseph KS. Delivery of breech presentation at term gestation in Canada, 2003-2011. Obstetrics & Gynecology 2015; 125(5):1153-61. Doi:10.1097/aog.0000000000000794.

Madi JM, Rombaldi RL, Morais EN et al. Apresentação pélvica na gestação de termo em pacientes com partos vaginais prévios. Rev Bras Ginecol Obstet 2004; 26(10):781-6.

Mishra M, Sinha P. Does caesarean section provide the best outcome for mother and baby in breech presentation? A perspective from the developing world. Journal of Obstetrics and Gynaecology 2011; 31(6):495-8. Doi:10.3109/01443615.2011.578226.

Neri Ruiz ES, Valerio Castro E, Cárdenas Arias R, Navarro Milla C. Pelvic presentation, always cesarean? Ginecol Obstet Mex 1997; 65: 474-7.

Oliveira SMJV, Riesco MLG, Miya CFR, Vidotto P. Tipo de parto: expectativas das mulheres. Rev Latino-Am Enfermagem 2002; 10(5): 667-74.

Silva Filho AR. Parto da apresentação pélvica: vinte e cinco anos de assistência. Rev Bras Ginecol Obstet 1996; 18(4):313-20.

Vázquez JA, Villanueva LA, Lara FG, Martínez AH, García LE. Asociación entre edad gestacional, peso y valor de apgar en recién nacidos extraídos en presentación pélvica. Ginecol Obstet Mex 2001; 69(3): 122-5.

CAPÍTULO 34

Deanna Sverdlov
Jennifer R. Ludgin
Errol R. Norwitz

Parto Vaginal Instrumental

INTRODUÇÃO

O parto vaginal instrumental, também conhecido como parto vaginal operatório, com o uso de fórcipe ou dispositivo a vácuo integra a assistência obstétrica em todo o mundo. Usada para realizar ou acelerar o parto vaginal por indicações fetais ou maternas, essa opção beneficia as mães por evitar a cesariana com seus riscos cirúrgicos concomitantes e sequelas em longo prazo para futuras gestações. Pode também reduzir o risco de lesão neurológica no feto, em caso de testes fetais não tranquilizadores, uma vez que muitas vezes pode ser realizado mais rapidamente do que uma cesariana. Este capítulo analisa as melhores práticas em relação às indicações e contraindicações para o parto vaginal operatório, a escolha do instrumento e a técnica para o parto vaginal assistido a vácuo e a fórcipe.

INCIDÊNCIA

As taxas de parto operatório variam amplamente por país e região, assim como a proporção de partos operatórios realizados usando vácuo *versus* fórcipe. A taxa global de parto vaginal operatório diminuiu nas últimas décadas com o aumento concomitante de partos por cesariana. Nos EUA, a taxa global de parto operatório diminuiu de 9% de todos os nascimentos em 1992 para 3,2% em 2014. O parto a fórcipe foi responsável por 0,6% dos nascimentos em 2013 e a extração a vácuo por 2,6%. Uma tendência semelhante em direção a menos partos vaginais operatórios nas últimas décadas tem sido observada em muitas partes do mundo.

INDICAÇÕES

O parto vaginal operatório só deve ser realizado com indicação apropriada. Como a opção de parto por cesariana geralmente está disponível, não há indicação absoluta para o parto vaginal operatório, e a paciente deve ser cuidadosamente orientada sobre todas as opções. Indicações aceitáveis para o parto operatório incluem:

- **Segundo estágio prolongado do trabalho de parto:** dados prévios sugeriram que a morbidade fetal é aumentada quando o segundo estágio do trabalho de parto (definido como o tempo da dilatação cervical completa até o parto do feto) excede 2 horas em nulíparas sem peridural e 1 hora em multíparas sem peridural. No entanto, dados mais recentes mostraram que o manejo expectante contínuo de mulheres com segundo estágio do trabalho de parto prolongado é uma opção segura e razoável, desde que o teste fetal permaneça tranquilizador e que haja descida contínua da parte da apresentação fetal. Assim, o segundo estágio prolongado do trabalho de parto deve ser visto como um motivo para considerar, mas não necessariamente recomendar, um parto vaginal operatório.

- **Rastreamento não tranquilizador da frequência cardíaca fetal:** essa é a indicação mais comum e amplamente aceita para o parto vaginal operatório. A interpretação dos traçados cardíacos fetais é subjetiva e varia muito.

- **Contraindicação materna à manobra de Valsalva:** mulheres com contraindicações à manobra de Valsalva podem se beneficiar de um parto vaginal operatório eletivo ou planejado. Isso inclui mulheres com doenças cardíacas selecionadas (como doença cardíaca de classe III ou IV da New York Heart Association [NYHA]) ou condições neurológicas, como malformações vasculares intracerebrais não corrigidas. Mulheres com lesões na medula espinhal ou doenças neuromusculares incapazes de promover esforço expulsivo adequado durante o ato de empurrar também podem se beneficiar do parto vaginal operatório.

- **Esgotamento ou estafa materna:** essa é uma indicação comumente usada para parto vaginal operatório, mas não é bem definida e é altamente subjetiva. Assim, os obstetras devem ser alertados a evitar essa justificativa como a única indicação para o parto vaginal operatório.

CONTRAINDICAÇÕES

Existem várias situações clínicas em que, se possível, é melhor evitar o parto vaginal operatório. Essas condições incluem:

- **Condições fetais subjacentes:** a confirmação de diátese hemorrágica ou doença desmineralizadora óssea deve ser considerada uma contraindicação absoluta ao parto vaginal operatório, pois esse procedimento pode causar lesão fetal importante, como hemorragia intracraniana ou fratura craniana. De maneira semelhante, se esse diagnóstico for suspeitado, mas não confirmado, é melhor evitar o parto vaginal operatório.

- O parto vaginal operatório não deve ser tentado caso a apresentação fetal não esteja encaixada na pelve materna, se o colo não estiver completamente dilatado, se as membranas fetais não estiverem rompidas ou se não for conhecida a variedade da apresentação fetal (a relação de um ponto designado na parte de apresentação do feto em relação a um ponto designado na pelve materna).

- **Má apresentação fetal:** o parto vaginal operatório deve ser realizado com cautela em caso de apresentação fetal de fronte ou face. Da mesma maneira, com exceção do fórcipe de Piper para a cabeça derradeira, o parto vaginal operatório não é recomendado de rotina para a apresentação pélvica.

- **Suspeita de desproporção cefalopélvica:** o risco de lesão no contexto de macrossomia fetal (definida como peso fetal estimado > 4.500g) não parece ser diferente entre o parto vaginal assistido por fórcipe e o parto vaginal espontâneo. Dada a imprecisão inerente à estimativa do peso fetal, a macrossomia fetal suspeita não é uma contraindicação absoluta ao parto vaginal operatório. No entanto, uma consideração cuidadosa em relação à adequação da pelve materna, ao índice de massa corporal (IMC) materno, ao diabetes, ao tamanho do recém-nascido em partos vaginais anteriores bem-sucedidos e ao progresso do trabalho de parto é fundamental ao se avaliar se o parto vaginal instrumental deve ou não ser tentado. A suspeita de desproporção cefalopélvica é uma contraindicação ao parto vaginal operatório, dado o risco de distócia de ombro e lesão fetal.

- **Prematuridade:** o parto vaginal assistido a vácuo não deve ser realizado antes de 34 semanas de gestação (ou com peso fetal estimado < 2.500g) devido ao risco de hemorragia intraventricular.

- **Amostras prévias por escalpe fetal ou múltiplas tentativas de colocação do eletrodo no couro cabeludo fetal:** são contraindicações relativas à extração a vácuo, pois esses procedimentos podem aumentar o risco de cefalematoma ou sangramento externo decorrente de ferida no couro cabeludo.

PRÉ-REQUISITOS PARA O PARTO VAGINAL OPERATÓRIO

Uma série de pré-requisitos devem ser preenchidos antes que possa ser tentado o parto vaginal operatório, os quais se encontram resumidos no Quadro 34.1. Resumidamente, o colo uterino deve estar completamente dilatado e as membranas rompidas. A situação, apresentação e posição fetais devem ser conhecidas e documentadas. Se a posição não for clara no exame clínico – o que pode ser verdadeiro em até 25% dos casos em que o parto vaginal operatório está sendo considerado – pode ser feito um exame de ultrassonografia para confirmação da posição fetal. A pelvimetria clínica deve ser realizada para documentar as dimensões pélvicas adequadas. Um peso fetal estimado também deve ser documentado. Deve ser assegurada analgesia materna adequada. A bexiga materna deve ser esvaziada. A cabeça deve estar encaixada na pelve materna, o que significa que o diâmetro biparietal tem de ter passado pelo estreito médio da bacia óssea materna. Isso é mais bem avaliado no exame abdominal com as manobras de Leopold. A confirmação da altura da apresentação fetal baixa (definida como a borda da apresentação fetal em relação às espinhas isquiáticas maternas) plano ≥ + 2 de DeLee ao exame transvaginal também pode ser usada para documentar o encaixe.

Após o obstetra confirmar a indicação e que a paciente é candidata ao parto vaginal operatório, deve ser obtido o consentimento informado, o qual pode ser verbal ou por escrito. Os potenciais riscos, benefícios e alternativas para o parto vaginal operatório devem ser discutidos, incluindo a opção de se proceder diretamente ao parto por cesariana. A discussão deve ser documentada no prontuário. É importante ressaltar que uma sala de cirurgia deve estar prontamente disponível para a realização de cesariana caso a tentativa de parto vaginal não seja bem-sucedida.

SELEÇÃO DE INSTRUMENTO

Tanto o parto com auxílio de fórcipe como a vácuo apresentam baixo risco de complicações, e ambos os instrumentos são aceitáveis para uso no parto vaginal operatório. A única exceção é em gestações < 34 semanas, em que está contraindicado o uso do vácuo. Assim, a escolha do método depende principalmente da experiência e preferência do obstetra. Uma grande coorte observacional de 2.531 partos em 25 hospitais americanos afiliados a universidades não apresentou aumento na morbidade neonatal composta quando o parto vaginal operatório foi comparado com a cesariana entre mulheres que precisavam de assistência no segundo estágio, sustentando a segurança do parto vaginal por meio de qualquer instrumento. Nem o parto a fórcipe nem o parto com uso de vácuo parecem estar associados a diferenças de desenvolvimento em longo prazo em crianças. Devem ser considerados a disponibilidade do instrumento em

Quadro 34.1 Pré-requisitos para realização de parto vaginal operatório

Critérios maternos	Critérios relacionados com o trabalho de parto	Outros critérios
Consentimento obtido (escrito ou verbal)	Colo uterino totalmente dilatado	Peso fetal estimado
Analgesia adequada	Membranas rompidas	Local capaz de realizar cesariana de emergência se indicado
Bexiga esvaziada	Apresentação de vértices	
Pelvimetria clínica realizada (opcional)	Cabeça fetal encaixada na pelve e na estação ≥ +2	Operador treinado e totalmente familiarizado com o uso do instrumento escolhido
	Posição fetal conhecida com certeza	
	Atitude da cabeça fetal e presença de *caput* e/ou moldagem notada	

Capítulo 34 Parto Vaginal Instrumental

questão, o grau de analgesia materna e uma análise dos riscos e benefícios de cada um dos instrumentos isolados.

Embora alguns estudos clínicos randomizados bem desenhados não tenham apresentado diferença significativa na taxa de sucesso de fórcipe *versus* vácuo, outros estudos sugeriram que o fórcipe pode ter maior probabilidade de sucesso em alcançar um parto vaginal em comparação com o vácuo.

Em termos de morbidade, o peso das evidências na literatura sugere que os partos com fórcipe estão associados a mais morbidade materna, enquanto os partos a vácuo podem causar mais lesões neonatais. Uma metanálise de dez ensaios clínicos concluiu que partos vaginais assistidos por vácuo foram associados a significativamente menos trauma materno do que o fórcipe, incluindo menor taxa de lesão perineal grave (*odds ratio* [OR]: 0,41; intervalo de confiança de 95% [IC95%]: 0,33 a 0,50). Partos assistidos a vácuo também foram associados a uma necessidade reduzida de anestesia geral e regional e a menos dor pós-parto em comparação com os realizados com fórcipe. A mesma metanálise mostrou que os partos com fórcipe apresentam risco menor de lesão do couro cabeludo e cefalematoma do que os a vácuo.

Quando o parto ocorre a partir de uma apresentação baixa, o fórcipe também pode estar associado a taxa menor de morbidade neonatal em comparação com a cesariana. Os fórcipes têm maior probabilidade de se associarem a lacerações perineais de terceiro e quarto graus. No entanto, um estudo que analisou os desfechos de longo prazo não encontrou diferença na incontinência urinária ou disfunção do esfíncter anal 5 anos após o parto vaginal operatório usando fórcipe *versus* vácuo. Uma vantagem adicional do fórcipe é que ele pode ser usado com segurança em bebês prematuros. O fórcipe também pode ser usado para efetuar a rotação da cabeça fetal, o que não é considerado uma propriedade de partos assistidos a vácuo.

Em última análise, a decisão sobre qual instrumento usar depende principalmente da preferência do profissional isoladamente. No entanto, em determinadas situações clínicas um instrumento pode ser preferido em detrimento de outro. Por exemplo, o parto de vértice com apresentação occipital posterior (OS – occipitossacra) é mais bem realizado com o uso de fórcipe, enquanto uma extração a vácuo seria preferida para o desprendimento de uma apresentação occipital anterior (OP – occipitopúbica) em uma mulher com analgesia subótima.

USO DE INSTRUMENTOS EM SEQUÊNCIA

O uso sequencial de vácuo e fórcipe tem sido associado ao aumento das taxas de morbidade neonatal e deve ser evitado. Comparado apenas com a extração a vácuo isolada, a combinação de fórcipe e vácuo foi associada a taxas maiores de hemorragia intracraniana, lesão do nervo facial e lesão do plexo braquial em recém-nascidos. O uso sequencial de vácuo e fórcipe também tem sido associado ao aumento das lacerações do esfíncter anal e a níveis baixos de pH da artéria umbilical em comparação com os pacientes que foram submetidas ao parto utilizando um único instrumento. Assim, a falha do parto a vácuo ou a fórcipe deve ser seguida por parto por cesariana.

PARTO COM O USO DE FÓRCIPE

Tendências recentes a respeito do parto vaginal operatório mostram um decréscimo no número de partos por fórcipe em todo o mundo, levando alguns a questionarem se a habilidade desse tipo de parto é uma "arte que está morrendo". O uso seguro de fórcipe exige competência na aplicação e seleção criteriosa das pacientes. No entanto, o parto por fórcipe hábil oferece vantagens distintas em comparação com o parto operatório usando vácuo. A aplicação mais segura para a cabeça fetal significa que o parto vaginal é mais provável com o uso de fórcipe em comparação com o vácuo. O fórcipe também possibilita a rotação da cabeça, se indicada, para a posição do osso occipital para anterior ou posterior.

Os partos com fórcipe podem ser categorizados com base na estação da cabeça fetal no momento da aplicação. O *fórcipe de alívio* é aplicado quando o couro cabeludo fetal se encontra visível no introito sem manipulação dos lábios. A rotação da cabeça fetal não deve exceder 45 graus. *Fórcipe baixo* é aplicado quando o ponto mais baixo da apresentação do crânio fetal está em uma posição de +2 ou mais, porém ainda não no assoalho pélvico. Fórcipes baixos podem ser usados com rotação (definida como > 45 graus) ou sem rotação (< 45 graus). O *fórcipe médio* é aplicado quando a cabeça do feto está acima da apresentação +2, mas está encaixada na pelve. Partos com *fórcipe alto*, em que o fórcipe foi colocado com a cabeça do feto flutuando acima da borda da verdadeira pelve, não são mais aceitáveis em virtude dos riscos para o feto.

Foram desenvolvidos pelo menos 60 tipos diferentes de fórcipes. Todos consistem em duas colheres separadas que são inseridas sequencialmente na vagina em ambos os lados da cabeça fetal e depois articuladas. Cada colher contém três componentes: a colher propriamente dita (que tem uma curvatura cefálica projetada para aplicação na cabeça do feto com ou sem curvatura pélvica), a haste e o cabo. Uma trava na junção da haste com o cabo possibilita a articulação das duas colheres.

Os fórcipes podem ser classificados em três grandes categorias com base no uso pretendido (Quadro 34.2):

Quadro 34.2 Tipos de fórcipes para parto vaginal operatório

Classificação	Exemplo
Fórcipe clássico	Fórcipe de Tucker-McLane
Fórcipe para rotação	Fórcipe de Kielland
Fórcipe para auxiliar o parto vaginal de apresentação pélvica	Fórcipe de Piper

Fonte: Laufe LE. Obstetric forceps. New York, Harper & Row, 1968.

1. **Fórcipes clássicos:** destinam-se ao uso quando a cabeça fetal não necessita de rotação antes do parto, embora possam ocasionalmente ser usados para rotação. Esses fórcipes têm uma curva cefálica para abranger a cabeça do feto, uma curva pélvica ao longo do eixo longitudinal para acomodar a curva pélvica materna e uma trava "inglesa" na qual a articulação é fixada. Exemplos de fórcipes clássicos incluem o de Simpson (com lâminas fenestradas e hastes não sobrepostas), o de Tucker-McLane (com colheres sólidas não fenestradas e hastes sobrepostas) e o de Elliot (com colheres fenestradas, hastes sobrepostas e uma curvatura cefálica maior).

2. **Fórcipes de rotação:** podem ser usados com indicações limitadas. São especialmente úteis em casos de parada de descida na posição occipital transversa. São exemplos de fórcipes rotacionais os de Kielland, que têm colheres que ficam abaixo do plano das hastes, não possuem curvatura pélvica e contêm uma trava deslizante. Essas modificações facilitam a rotação do fórcipe em torno de um ponto em vez de em torno de um círculo, como é exigido com o fórcipe clássico.

3. **Fórcipes projetados para auxiliar os partos vaginais de apresentação pélvica (como o fórcipe de Piper):** não têm uma curva pélvica e contêm colheres abaixo do plano das hastes. Isso facilita a aplicação do fórcipe para a cabeça derradeira, que vem após o corpo fetal. As hastes são alongadas, possibilitando que o obstetra segure o corpo, enquanto faz o parto da cabeça que vem em seguida.

Preparação do parto com fórcipe

Vários critérios devem ser atendidos antes que seja tomada a decisão de prosseguir com o parto por fórcipe. Todos os critérios para o parto vaginal operatório delineados no Quadro 34.1 devem ser preenchidos. O peso fetal estimado deve ser documentado e deve prever uma chance razoavelmente alta de parto vaginal bem-sucedido. Devem ser realizados um exame da pelve materna e a identificação e documentação da parte de apresentação fetal. O conhecimento preciso da altura da apresentação, posição fetal, bem como do grau de assinclitismo (grau de flexão lateral), é crucial para a aplicação efetiva do fórcipe.

Aplicação do fórcipe

A paciente deve ser colocada na posição de litotomia modificada, e o períneo deve ser higienizado e receber campo cirúrgico de maneira estéril. A bexiga deve ser esvaziada com um cateter. Analgesia adequada deve ser confirmada. O cirurgião deve então realizar uma "aplicação virtual" por imaginação, posicionando o fórcipe na frente do períneo na posição correta. Isso auxilia a avaliação do posicionamento adequado. Desse momento em diante, a técnica depende do tipo de fórcipe selecionado.

Parto com uso de fórcipe clássico (sem rotação)

Envolve a não rotação da cabeça fetal ou rotação < 45 graus. Depois de realizada a "aplicação virtual", a haste que ficará do lado esquerdo da gestante (colher do lado direito) deve ser colocada primeiro. Dois dedos da mão direita do cirurgião

são colocados transvaginalmente ao longo da cabeça do feto para proteger os tecidos vaginais. A colher do fórcipe do lado direito é então passada sobre a face palmar dos dedos da seguinte maneira: (i) a posição inicial da colher é vertical à frente do pube materno com correção para a curvatura pélvica, e o cabo é mantido frouxamente pela mão esquerda do cirurgião; (ii) a colher é então empurrada contra a cabeça do feto e deixada cair sem força na curvatura sacral; (iii) por fim, a colher é guiada em um arco amplo pela mão direita (intravaginal) até que ela se encontre ao longo da eminência parietal da cabeça fetal. A colher do lado esquerdo do fórcipe (cabo do lado direito) é então aplicada de maneira semelhante. Os cabos são travados juntos. O fórcipe clássico somente travará se a colher do lado direito (cabo do lado esquerdo) for colocada antes e abaixo da colher do lado esquerdo (cabo do lado direito). A aplicação deve então ser verificada quanto ao posicionamento correto em relação a três pontos de referência no crânio fetal (fontanela posterior, sutura sagital e ossos parietais) antes de aplicar tração. Isso garante que a aplicação de força ao crânio fetal ocorra na posição biparietal ou bimalar, o que minimiza a probabilidade de lesão craniana.

Se for necessária a rotação, ela poderá ser realizada nesse momento. Para isso, a cabeça fetal deve ser flexionada elevando os cabos do fórcipe. Os cabos são então girados em um arco amplo até que a sutura sagital esteja na posição anteroposterior direta. A posição do fórcipe deve ser verificada novamente antes de aplicar tração.

Para o parto, a tração deve ser aplicada como uma série de vetores de força ao longo da forma em C da pelve materna, denominada curva anatômica da pelve ou curva de Carus. Quando a cabeça do feto está na parte média da pelve, a tração é inicialmente aplicada para baixo (posteriormente) em direção ao reto. Quando a cabeça atinge o assoalho pélvico, a tração é direcionada horizontalmente. Finalmente, a tração é aplicada para cima (anteriormente) quando a cabeça é expelida.

Parto com rotação por uso de fórcipe

Envolve a rotação da cabeça do feto > 45 graus dentro da pelve materna. As indicações para esse procedimento são limitadas e devem ser reservadas para obstetras experientes. Muitos casos em que o parto com rotação por uso de fórcipe é considerado também seriam passíveis de tentativas de rotação manual. A indicação clássica para o uso desse tipo de fórcipe é a parada da descida na posição occipital transversa (a chamada "parada transversal profunda"). Isso é frequentemente acompanhado por assinclitismo da cabeça fetal. Nessa circunstância, fórcipes rotacionais, como o de Kielland, podem ser usados para corrigir o assinclitismo e girar a cabeça para a posição anteroposterior.

A técnica exige mais experiência e treinamento do que o parto por fórcipe clássico. Como não há curvatura pélvica para ajudar a orientar o profissional, há botões metálicos presentes em um dos lados dos cabos, e eles devem ser orientados para a posição occipital do feto. A lâmina anterior é aplicada primeiro de três maneiras:

- **Técnica errante:** nessa técnica, a colher é mantida verticalmente com o cabo apontado para cima. A colher é

então inserida posteriormente abaixo da cabeça e depois percorrida em 180 graus pela face até a posição anterior.
- **Técnica direta:** nessa técnica, a colher é mantida verticalmente com o cabo apontado para baixo em direção ao chão. A colher é então inserida diretamente sobre a eminência parietal anterior da cabeça do feto com o cabo repousando na posição horizontal.
- **Técnica clássica:** apresenta alta incidência de lesão materna e por isso é raramente usada. Nessa técnica, a colher é mantida verticalmente com o cabo apontando para o teto. A haste é então deslizada sob a sínfise púbica até ficar em repouso com o cabo na posição horizontal e a curva cefálica da colher voltada para cima. A colher é então girada no lugar em 180 graus até que a curva cefálica do fórcipe se articule com a cabeça do feto. Essa foi a técnica usada por Kielland em sua descrição original em 1916, mas é fácil entender como ela pode lesionar a parede vaginal anterior e a bexiga materna no momento da rotação.

Depois que a colher anterior é colocada, a colher posterior é mantida verticalmente com o cabo apontando para o teto e inserida do modo padrão. Os cabos são pressionados contra o períneo. As pontas do cabo são então alinhadas usando a trava deslizante, o que corrige qualquer assinclitismo. A cabeça deve então ser desencaixada na parte média da pelve e rodada no mesmo plano até que as suturas sagitais estejam na orientação anteroposterior (posição occipital anterior ou posterior). A posição deve então ser checada novamente e a tração aplicada em conjunto com as contrações uterinas e os esforços expulsivos da mãe para liberar a cabeça do feto. Existe a opção de não usar o fórcipe de rotação para a tração e substituí-lo pelos clássicos após a rotação ser concluída. Desse modo, a tração seria feita como descrito na aplicação do fórcipe clássico.

Parto vaginal pélvico

O parto vaginal pélvico pode ser facilitado pela aplicação de fórcipe para fazer o parto da cabeça que vem por último na posição pélvica. Isso não é necessário em todos os casos. Vários instrumentos (incluindo o fórcipe de Piper) foram projetados especificamente para essa tarefa. Eles são colocados diretamente em um dos lados da cabeça fetal após o corpo sair, o que é conseguido mais facilmente com o posicionamento do obstetra de joelhos diante da paciente. As hastes alongadas possibilitam que o corpo seja apoiado acima do fórcipe. O parto da cabeça é então conseguido por meio do levantamento do fórcipe para flexionar a cabeça do feto (em comparação com um feto com apresentação cefálica, em que o parto da cabeça é conseguido por meio de extensão). Esse instrumento é particularmente útil quando não há assistentes para auxiliar o obstetra. Se um assistente estiver disponível, ele pode elevar o corpo e as pernas na posição pélvica, e o fórcipe clássico pode ser aplicado e usado para flexionar a cabeça que vem em seguida.

Manejo após o parto por fórcipe

O feto e o períneo materno devem ser examinados cuidadosamente após o parto vaginal assistido por fórcipe. Os achados fetais comumente incluem hematomas faciais e endentações na face, imediatamente lateral aos olhos, o que demonstra a colocação correta do fórcipe. Na ocasião, pode haver evidências de laceração facial. Paralisia do nervo facial, fraturas cranianas, lesões da coluna cervical e hemorragia intracraniana são extremamente raras e quase nunca são observadas com fórcipe baixo ou de saída. O risco de lesão perineal materna grave, como lacerações do sulco e lacerações perineais de terceiro e quarto graus, aumenta com o uso de fórcipe, especialmente se for realizada a rotação.

PARTO VAGINAL ASSISTIDO A VÁCUO

As indicações para o parto vaginal assistido por vácuo são semelhantes às do parto por fórcipe. Como discutido anteriormente, as contraindicações incluem cabeça fetal não encaixada, posição desconhecida da cabeça do feto ou forte suspeita de uma condição de desmineralização óssea subjacente ou distúrbio de sangramento no feto. As infecções virais, como por HIV ou hepatite C, não são contraindicações, mas são situações em que os profissionais podem querer evitar o parto vaginal operatório devido ao aumento do risco de traumatismo da pele fetal. A idade gestacional < 34 semanas é uma contraindicação absoluta para o parto vaginal instrumental por vácuo (mas não por fórcipe). Uma vantagem potencial da extração a vácuo é que o parto pode ser realizado com o mínimo de analgesia materna.

Uma vez tomada a decisão de prosseguir com um parto vaginal assistido por vácuo, o médico deve primeiro selecionar seu instrumento de escolha. Dispositivos de ventosa modernos são feitos de plástico, polietileno ou silicone e contêm dois tipos principais de copos descartáveis (Figura 34.1): *copo maleável*, um copo flexível em formato de funil ou de sino, que é o tipo mais comumente usado nos EUA, e o *copo rígido*, um copo firme em formato de cogumelo (copo M), semelhante ao

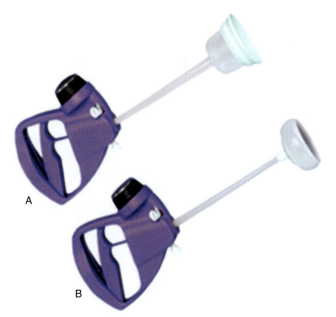

Figura 34.1 Tipos de ventosas obstétricas. Os dois principais tipos de ventosas descartáveis portáteis são mostrados ligados aos dispositivos Mityvac®; copo maleável, flexível e em formato de funil ou sino (**A**) e copo rígido, firme e em formato de cogumelo (*M-crep*) (**B**).

Quadro 34.3 Tipos de dispositivos com ventosa a vácuo para parto vaginal operatório

Dispositivo	Tamanho	Material
Copos moles		
Gentle Vac®	60mm	Borracha macia
Kiwi ProCup®	65mm	Plástico macio
Mityvac Bell®	60mm	Silicone macio
Secure Cup®	63mm	Borracha
Silc Cup®	50 a 60mm	Borracha de silicone
Soft Touch®	60mm	Polietileno macio
Tender Touch®	60mm	Silicone macio
Vac-U-Nate®	65mm	Silicone macio
Copos "anteriores" rígidos		
Flex Cup®	60mm	Poliuretano
Kiwi OmniCup®	50mm	Plástico rígido
Malmström®	40 a 60mm	Metal
Mityvac "M" Style®	50mm	Polietileno rígido
Copos "posteriores" rígidos		
Copo Posterior Bird®	40 a 60mm	Metal
Kiwi OmniCup®	50mm	Plástico rígido
Mityvac "M" Select®	50mm	Polietileno rígido

Fonte: adaptado de Greenberg JA. Procedure for vacuum assisted operative vaginal delivery. In: Rose BD (ed.). UpToDate, Wellesley, MA, 2008.

copo em forma de disco de metal original descrito por Malmström na década de 1960, disponível em três tamanhos (40, 50 e 60mm). As ventosas comercialmente disponíveis estão resumidas no Quadro 34.3.

O copo rígido em formato de cogumelo é capaz de gerar mais força de tração do que o copo maleável. Uma metanálise de 1.375 mulheres em nove ensaios, comparando copos de extração a vácuo maleáveis aos rígidos, demonstrou que os copos maleáveis eram mais propensos a não alcançar o parto vaginal devido a descolamentos (desprendimentos) mais frequentes (OR: 1,65; IC95%: 1,19 a 2,29), mas foram associados a menos lesões do couro cabeludo (OR: 0,45; IC95%: 0,15 a 0,60) e a nenhum aumento do risco de lesão perineal materna. Esses e outros estudos concluíram que os copos maleáveis devem ser considerados para partos em posição occipital anterior mais simples e que os copos M rígidos devem ser reservados para partos mais complicados, como os que envolvem lactentes maiores, *caput succedaneum* significativo (edema/bossa do couro cabeludo), posição occipital posterior ou assinclitismo. Três ensaios randomizados compararam o copo de vácuo padrão ao dispositivo Kiwi Omnicup®. As taxas de falha para o Omnicup® foram geralmente maiores, de 30% a 34%, em comparação com 19% a 21% para o dispositivo a vácuo padrão, embora nem todos os estudos confirmem essa associação. Os descolamentos em virtude da falta de adesão do extrator a vácuo à pele do couro cabeludo fetal parecem ser o motivo mais frequente das maiores taxas de falha.

Aplicação e técnica

Um parto vaginal assistido a vácuo bem-sucedido depende de vários fatores, incluindo a seleção cuidadosa da paciente e uma série de considerações técnicas. A bexiga deve ser esvaziada imediatamente antes do procedimento e fornecida analgesia adequada. A colocação correta da ventosa no couro cabeludo fetal é fundamental para o sucesso do procedimento. A ventosa deve ser posicionada simetricamente ao longo da sutura sagital no "ponto de flexão mediano", que se encontra 2cm anterior à fontanela posterior ou 6cm posterior à fontanela anterior (Figura 34.2). Convém tomar extremo cuidado para evitar a colocação diretamente sobre a fontanela de modo a evitar possíveis danos aos tecidos do cérebro fetal. O posicionamento correto facilitará a flexão, a descida e a rotação do vértice quando a tração for aplicada. Também irá minimizar lesões no feto e nos tecidos moles do canal do parto. Depois que o copinho é colocado na cabeça do feto e antes do início da sucção, a circunferência do copo deve ser corrida com o dedo do obstetra para assegurar que nenhum tecido vaginal ou cervical tenha sido inadvertidamente aprisionado dentro da ventosa.

Confirmado o posicionamento correto, pode ser aplicada a sucção. O objetivo é sugar parte do couro cabeludo para dentro da ventosa de modo a criar um *caput succedaneum* artificial (conhecido como coque), no qual a tração pode ser aplicada em conjunto com contrações uterinas e esforços expulsivos maternos para se conseguir a saída da cabeça do feto. A pressão de vácuo deve ser elevada inicialmente para 100 a 150mmHg para manter a posição do copo antes de ser aumentada para facilitar a tração. Como em qualquer parto, o estado materno e fetal deve ser avaliado continuamente durante todo o tempo. É importante ressaltar que o profissional de obstetrícia deve estar disposto a abandonar o procedimento se não houver descida da cabeça fetal ou se ocorrerem complicações. O acesso ao parto por cesariana de emergência deve estar imediatamente disponível em todos os momentos.

A força de tração absoluta "segura" para extração a vácuo é desconhecida e provavelmente varia de acordo com o cenário clínico e as diferenças no tipo de copo usado. Após ter sido alcançada a pressão desejada, a tração sustentada para baixo deve ser aplicada ao longo da curva pélvica com as duas mãos: a mão dominante do operador exerce tração, enquanto a não dominante monitora o progresso da descida e evita o descolamento do copo, aplicando-se contrapressão diretamente na ventosa. A tração deve ser aplicada durante

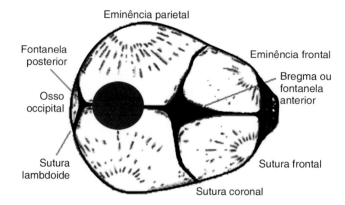

Figura 34.2 Colocação correta do vácuo obstétrico. Colocação correta da ventosa no couro cabeludo fetal. A ventosa deve ser posicionada simetricamente ao longo da sutura sagital no "ponto de flexão mediano", que fica 2cm anterior à fontanela posterior ou 6cm posterior à fontanela anterior.

as contrações uterinas e os esforços expulsivos da mãe e ser interrompida quando a contração termina e a mãe para de empurrar. Entre as contrações, a pressão de sucção pode ser mantida ou reduzida para < 200mmHg. Parece não haver diferença na morbidade fetal com qualquer dos esquemas.

À medida que se flexiona e desce, a cabeça fetal pode girar, resultando na rotação passiva do cabo do vácuo. Embora isso seja esperado, em nenhum momento o profissional deve tentar girar manualmente a cabeça do feto usando o vácuo. Isso levará à lesão clássica do "*cookie-cutter*" no couro cabeludo fetal. A descida do vértice deve ocorrer a cada aplicação da tração. Após a cabeça do feto ser vista coroando, a sucção deve ser liberada, o copo removido e o restante do parto desprendido da maneira normal. A episiotomia deve ser seletiva durante o parto vaginal assistido a vácuo. A musculatura perineal pode exercer pressão no copo do vácuo e mantê-lo aderido à cabeça do feto, o que ajudará na flexão e rotação. No entanto, diante de um estiramento excessivo da musculatura, a episiotomia deve ser realizada, apesar de estudos controlados randomizados não terem revelado diferenças significativas nas taxas de laceração do esfíncter anal materno ou de hemorragia pós-parto primária ao compararem o parto vaginal assistido por vácuo com e sem episiotomia.

É importante notar que um aumento lento e crescente da pressão a vácuo foi historicamente recomendado antes da aplicação da tração. Acreditava-se que essa abordagem possibilitaria o desenvolvimento adequado de um coque, uma fixação mais firme do copo à cabeça do feto e, assim, uma taxa de falha menor. No entanto, não há dados que sustentem essa recomendação. Na verdade, um estudo controlado com 94 mulheres, comparando a aplicação gradual *versus* rápida da pressão, demonstrou que a técnica rápida foi associada a redução significativa da duração da extração a vácuo em uma média de 6 minutos sem afetar adversamente o desfecho fetal e materno. Uma pressão de vácuo de 0,6 a 0,8kg/cm^2 (500 a 600mmHg) e um *caput succedaneum* artificial podem ser conseguidos de modo linear e rápido em menos de 2 minutos.

A decisão de continuar deve ser reavaliada permanentemente durante cada etapa do parto. O tempo máximo para completar com segurança um parto vaginal assistido a vácuo e o número aceitável de tentativas por descolamentos do vácuo são desconhecidos. Em geral, recomenda-se que o parto assistido a vácuo seja abandonado se não for bem-sucedido com três ou menos séries de puxadas (máximo de dois ou três descolamentos com o copo), se nenhuma descida da cabeça for alcançada ou se o parto não for efetuado dentro de 30 minutos. Em estudo observacional com 393 gestações únicas a termo, 82% dos partos bem-sucedidos foram alcançados com um a três puxões, e mais de três puxões foram associados a risco de 45% de trauma neonatal. No entanto, essas recomendações se baseiam mais no senso comum e na experiência do que em dados científicos, uma vez que as séries observacionais não mostraram diferenças significativas no desfecho neonatal relacionado com essas variáveis.

Razões para falha na extração a vácuo

Os partos vaginais assistidos a vácuo podem falhar em virtude da má seleção das pacientes (como a tentativa de extração por vácuo em gestações complicadas por desproporção cefalopélvica) ou erros na aplicação ou técnica. A seleção do tamanho incorreto do copo, a inclusão acidental dos tecidos moles maternos no copo e/ou a colocação incorreta da ventosa que resulta em piora do assinclitismo ou extensão e não em flexão da cabeça fetal podem contribuir para a falha na extração a vácuo. A falha na aplicação de tração durante os esforços maternos para empurrar ou a tração ao longo do plano incorreto também pode resultar em falha.

Complicações neonatais

Embora a taxa global de complicações seja semelhante entre os partos vaginais assistidos a fórcipe e a vácuo, o perfil das complicações é diferente. Partos vaginais assistidos a vácuo estão associados à morbidade fetal mais significativa, como lacerações no couro cabeludo, cefalematomas, hematomas subgaleais, hemorragia intracraniana, paralisias do nervo facial, hiperbilirrubinemia e hemorragia da retina. O risco é estimado em cerca de 5%. Cefalematomas (sangramento no couro cabeludo fetal em razão da separação das estruturas subjacentes – Figura 34.3) são mais comuns com partos a vácuo do que por fórcipe (14% a 16% *vs.* 2%, respectivamente). De longe, a complicação mais grave é a hemorragia intracraniana. Uma revisão com base na Califórnia de mais de 580.000 partos únicos a termo realizada por Towner e cols. relatou uma incidência de hemorragia intracraniana de 1 em 860 para extração a vácuo em comparação com 1 em 1.900 para mulheres que tiveram partos vaginais espontâneos. A incidência foi maior (1 em 280) nas mulheres com parto vaginal assistido combinado a fórcipe e a vácuo.

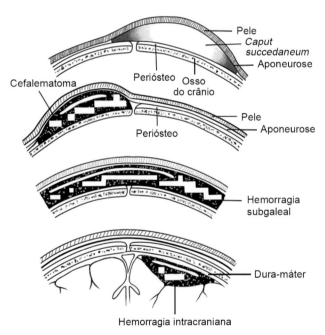

Figura 34.3 Lesões do couro cabeludo fetal associadas à extração a vácuo. *Caput succedaneum* (edema do couro cabeludo) é um achado normal, mas pode ser exagerado pelo parto vaginal assistido a vácuo. O uso de um dispositivo a vácuo pode causar cefalematoma (sangramento no couro cabeludo fetal, no espaço subperiosteal, contido anatomicamente em um único osso do crânio) ou hematoma subgaleal (sangramento no couro cabeludo fetal subaponeurótico e, portanto, não confinado a um único osso craniano). A complicação mais grave é a hemorragia intracraniana, incluindo hemorragia subaracnóidea, subdural, intraparenquimatosa e intraventricular.

Os pediatras devem ser notificados sempre que um parto vaginal operatório tiver sido tentado, com sucesso ou não, uma vez que a morbidade grave pode se apresentar várias horas após o nascimento. Um estudo de coorte observacional prospectivo de grande porte realizado na Holanda revelou que todas as lesões relacionadas com vácuo em recém-nascidos a termo eram evidentes dentro de 10 horas após o nascimento. Os autores concluíram que os recém-nascidos podem ter alta 10 ou mais horas após o parto a vácuo se não houver complicações evidentes.

Sequelas de longo prazo de lesões associadas ao vácuo, como hemorragia intracraniana e lesão neuromuscular, são incomuns. Por exemplo, um estudo de acompanhamento de 9 meses de crianças randomizadas a termo para parto a vácuo *versus* parto por fórcipe não encontrou diferenças significativas entre os dois grupos em termos de perímetro cefálico, peso, razão entre circunferência da cabeça e peso, teste de visão e audição e taxas de readmissão hospitalar. O parto vaginal assistido a vácuo também não parece afetar negativamente o desenvolvimento cognitivo de longo prazo. Um estudo de acompanhamento de 10 anos de 295 crianças nascidas a termo por extração a vácuo e 302 pacientes controles nascidos por parto vaginal espontâneo não apresentou diferenças no controle motor fino e grosso, integração perceptual e maturidade comportamental entre os dois grupos.

Complicações maternas

Há evidências substanciais de que os partos instrumentais aumentam a morbidade materna, incluindo dor perineal no parto, dor no período pós-parto imediato, lacerações perineais, hematomas, perda de sangue e anemia, retenção urinária e problemas de longo prazo com incontinência urinária e fecal. Uma revisão de mais de 50.000 partos vaginais na Universidade de Miami relatou que as taxas de lacerações perineais de terceiro e quarto graus foram maiores em partos assistidos por vácuo (10%) e fórcipe (20%) em comparação com partos vaginais espontâneos (2%). As taxas mais altas de trauma perineal materno estão associadas a partos que envolvem rotações > 45 graus e a procedimentos com fórcipes médios. O risco de trauma materno é maior quando o feto está na posição occipital posterior. Por exemplo, um estudo de coorte retrospectivo de mais de 390 partos vaginais assistidos a vácuo constatou que uma posição occipital posterior estava associada a risco quatro vezes maior de lesão do esfíncter anal em comparação com uma posição occipital anterior, apesar de controlar outras variáveis com risco de lesão perineal que são fatores de confusão.

As disfunções urinária e anal (incluindo incontinência, formação de fístula e prolapso de órgãos pélvicos) são riscos adicionais do parto instrumental que podem ocorrer meses ou anos após o parto. No entanto, em comparação com a cesariana, o parto vaginal operatório está associado a menor morbidade materna de curto prazo. Em revisão retrospectiva de 358 partos vaginais operatórios médios e 486 cesarianas, a morbidade febril foi significativamente menor em mulheres com parto normal (25% *versus* 4%), e todos os eventos tromboembólicos venosos ocorreram em mulheres submetidas à cesariana. No entanto, dados de longo prazo sugerem que mulheres em trabalho de parto que deram à luz com uso de instrumentos obstétricos apresentam taxa maior de incontinência urinária em 1 e 3 anos após o parto em comparação com mulheres em trabalho de parto que deram à luz por cesariana.

CONSIDERAÇÕES FINAIS

O parto vaginal instrumental usando fórcipe ou extrator a vácuo é parte essencial da prática obstétrica. Em mãos experientes e com a seleção cuidadosa da gestante e do concepto, o parto vaginal instrumental pode ser usado para evitar a cesariana e resultar em um desfecho materno e fetal seguro. As técnicas de parto a vácuo e por fórcipe devem continuar a integrar rotineiramente o treinamento obstétrico.

Leitura complementar

ACOG. Committee on Practice, BO. Practice Bulletin No. 154: Operative vaginal delivery. Obstet Gynecol 2015; 126(5):e56-65.

Aiken CE et al. Factors influencing the likelihood of instrumental delivery success. Obstet Gynecol 2014; 123(4):796-803.

Akmal S et al. Comparison of transvaginal digital examination with intrapartum sonography to determine fetal head position before instrumental delivery. Ultrasound Obstet Gynecol 2003; 21(5):437-40.

Angioli R et al. Severe perineal lacerations during vaginal delivery: the University of Miami experience. Am J Obstet Gynecol 2000; 182(5):1083-5.

Attilakos G et al. A randomised controlled trial of a new handheld vacuum extraction device. BJOG 2005; 112(11):1510-5.

Bahl R, B Strachan, Murphy DJ. Pelvic floor morbidity at 3 years after instrumental delivery and cesarean delivery in the second stage of labor and the impact of a subsequent delivery. Am J Obstet Gynecol 2005; 192(3):789-94.

Bashore RA, Phillips Jr WH, Brinkman CR 3rd. A comparison of the morbidity of midforceps and cesarean delivery. Am J Obstet Gynecol 1990; 162(6):1428-34; discussion 1434-5.

Bofill JA et al. A randomized prospective trial of the obstetric forceps versus the M-cup vacuum extractor. Am J Obstet Gynecol 1996; 175(5):1325-30.

Bofill JA et al. A randomized trial of two vacuum extraction techniques. Obstet Gynecol 1997; 89(5 Pt 1):758-62.

Carmody F et al. Follow up of babies delivered in a randomized controlled comparison of vacuum extraction and forceps delivery. Acta Obstet Gynecol Scand 1986; 65(7):763-6.

Cohen WR. Influence of the duration of second stage labor on perinatal outcome and puerperal morbidity. Obstet Gynecol 1977; 49(3):266-9.

Damron DP, Capeless EL. Operative vaginal delivery: a comparison of forceps and vacuum for success rate and risk of rectal sphincter injury. Am J Obstet Gynecol 2004; 191(3):907-10.

Dave BA et al. Anal sphincter injuries after operative vaginal versus spontaneous delivery – is there a difference in postpartum symptoms? Female Pelvic Med Reconstr Surg 2016; 22(4):194-8.

Ecker JL et al. Is there a benefit to episiotomy at operative vaginal delivery? Observations over ten years in a stable population. Am J Obstet Gynecol 1997; 176(2):411-4.

Gardella C et al. The effect of sequential use of vacuum and forceps for assisted vaginal delivery on neonatal and maternal outcomes. Am J Obstet Gynecol 2001; 185(4):896-902.

Ghidini A et al. Neonatal complications in vacuum-assisted vaginal delivery: are they associated with number of pulls, cup detachments, and duration of vacuum application? Arch Gynecol Obstet 2017; 295(1):67-73.

Groom KM et al. A prospective randomised controlled trial of the Kiwi Omnicup versus conventional ventouse cups for vacuum-assisted vaginal delivery. BJOG 2006; 113(2):183-9.

Halscott TL et al. Maternal and neonatal outcomes by attempted mode of operative delivery from a low station in the second stage of labor. Obstet Gynecol 2015; 126(6):1265-72.

Hamilton BE et al. Births: Final Data for 2014. Natl Vital Stat Rep 2015; 64(12):1-64.

Hankins GD, Rowe TF. Operative vaginal delivery – year 2000. Am J Obstet Gynecol 1996; 175(2):275-82.

Hayman R, Gilby J, Arulkumaran S. Clinical evaluation of a "hand pump" vacuum delivery device. Obstet Gynecol 2002; 100(6):1190-5.

Hellman LM, Prystowsky H. The duration of the second stage of labor. Am J Obstet Gynecol 1952; 63(6):1223-33.

Hirayama F et al. Prevalence and risk factors for third- and fourth-degree perineal lacerations during vaginal delivery: a multi-country study. BJOG 2012; 119(3):340-7.

Ismail NA et al. Kiwi Omnicup versus Malmstrom metal cup in vacuum assisted delivery: a randomized comparative trial. J Obstet Gynaecol Res 2008; 34(3):350-3.

Jeon J, Na S. Vacuum extraction vaginal delivery: current trend and safety. Obstet Gynecol Sci 2017; 60(6):499-505.

Johanson R, Menon V. Soft versus rigid vacuum extractor cups for assisted vaginal delivery. Cochrane Database Syst Rev 2000; (2):CD000446.

Johanson RB et al. A randomised prospective study comparing the new vacuum extractor policy with forceps delivery. Br J Obstet Gynaecol 1993; 100(6):524-30.

Johanson RB et al. Maternal and child health after assisted vaginal delivery: five-year follow up of a randomised controlled study comparing forceps and ventouse. BJOG 2014; 121(Suppl 7):23-8.

Johanson RB et al. Maternal and child health after assisted vaginal delivery: five-year follow up of a randomised controlled study comparing forceps and ventouse. Br J Obstet Gynaecol 1999; 106(6):544-9.

Johanson RB, Menon BK. Vacuum extraction versus forceps for assisted vaginal delivery. Cochrane Database Syst Rev 2000; (2):CD000224.

Johnson JH et al. Immediate maternal and neonatal effects of forceps and vacuum-assisted deliveries. Obstet Gynecol 2004; 103(3):513-8.

Kolderup LB, Laros Jr RK, Musci TJ. Incidence of persistent birth injury in macrosomic infants: association with mode of delivery. Am J Obstet Gynecol 1997; 177(1):37-41.

Liebling RE et al. Pelvic floor morbidity up to one year after difficult instrumental delivery and cesarean section in the second stage of labor: a cohort study. Am J Obstet Gynecol 2004; 191(1):4-10.

Lim FT et al. Stepwise compared with rapid application of vacuum in ventouse extraction procedures. Br J Obstet Gynaecol 1997; 104(1):33-6.

Liu X et al. A comparison of maternal and neonatal outcomes with forceps delivery versus cesarean delivery. J Matern Fetal Neonatal Med 2018:1-161.

Merriam AA et al. Trends in operative vaginal delivery, 2005-2013: a population-based study. BJOG 2017; 124(9):1365-72.

Muise KL, Duchon MA, Brown RH. Effect of angular traction on the performance of modern vacuum extractors. Am J Obstet Gynecol 1992; 167(4 Pt 1):1125-9.

Muise KL, Duchon MA, Brown RH. The effect of artificial caput on performance of vacuum extractors. Obstet Gynecol 1993; 81(2):170-3.

Murphy DJ et al. Cohort study of operative delivery in the second stage of labour and standard of obstetric care. BJOG 2003; 110(6):610-5.

Myles TD, Santolaya J. Maternal and neonatal outcomes in patients with a prolonged second stage of labor. Obstet Gynecol 2003; 102(1):52-8.

Ngan HY et al. Long-term neurological sequelae following vacuum extractor delivery. Aust N Z J Obstet Gynaecol 1990; 30(2):111-4.

O'Mahony F, Hofmeyr GJ, Menon V. Choice of instruments for assisted vaginal delivery. Cochrane Database Syst Rev 2010; (11):CD005455.

Robertson PA, Laros Jr RK, Zhao RL. Neonatal and maternal outcome in low-pelvic and midpelvic operative deliveries. Am J Obstet Gynecol 1990; 162(6):1436-42; discussion 1442-4.

Schwartz DB, Miodovnik M, Lavin JP Jr. Neonatal outcome among low birth weight infants delivered spontaneously or by low forceps. Obstet Gynecol 1983; 62(3):283-6.

Smit-Wu MN et al. Onset of vacuum-related complaints in neonates. Eur J Pediatr 2006; 165(6):374-9.

Suwannachat B, Lumbiganon P, Laopaiboon M. Rapid versus stepwise negative pressure application for vacuum extraction assisted vaginal delivery. Cochrane Database Syst Rev 2008; (3):CD006636.

Svenningsen L. Birth progression and traction forces developed under vacuum extraction after slow or rapid application of suction. Eur J Obstet Gynecol Reprod Biol 1987; 26(2):105-12.

Towner D et al. Effect of mode of delivery in nulliparous women on neonatal intracranial injury. N Engl J Med 1999; 341(23):1709-14.

Wesley BD, van den Berg BJ, Reece EA. The effect of forceps delivery on cognitive development. Am J Obstet Gynecol 1993; 169(5):1091-5.

Williams MC et al. A randomized comparison of assisted vaginal delivery by obstetric forceps and polyethylene vacuum cup. Obstet Gynecol 1991; 78(5 Pt 1):789-94.

Wu JM et al. Occiput posterior fetal head position increases the risk of anal sphincter injury in vacuum-assisted deliveries. Am J Obstet Gynecol 2005; 193(2):525-8; discussion 528-9.

Manobras Obstétricas na Assistência ao Parto

Álvaro Luiz Lage Alves
Gabriel Costa Osanan

INTRODUÇÃO

Define-se tocurgia como o estudo das manobras e cirurgias obstétricas realizadas por via vaginal ou abdominal durante o ciclo gravídico, no momento ou não do nascimento.

Cabe destacar que antes de qualquer manobra ou procedimento obstétrico é necessário verificar se existem a indicação e a possibilidade de realização e se os benefícios justificam os riscos. A urgência não isenta o médico de realizar os procedimentos com rigor técnico, utilizando-se de todos os meios possíveis para garantir a segurança da mãe e do concepto. Assim, princípios como assepsia e antissepsia devem ser respeitados rotineiramente.

Como muitas manobras obstétricas envolvem manobras invasivas pode ser necessário o uso de anestesia e, portanto, esse procedimento deve estar disponível sempre que possível. A indicação, a técnica, o conhecimento anatômico e o momento exato de sua realização são também imprescindíveis para o sucesso das manobras obstétricas.

Devem ser consideradas as doenças preexistentes e/ou adquiridas durante a gestação, como diabetes, hipertensão, cardiopatias, nefropatias e infecções, assim como o estado nutricional da paciente. Os resultados dos exames realizados durante a assistência pré-natal, como grupo sanguíneo e fator Rh, e as sorologias para doenças infecciosas maternas também devem ser de conhecimento prévio dos profissionais envolvidos nos procedimentos.

Em virtude das taxas elevadas de cesariana, as manobras de tocurgia aplicadas no momento do nascimento apresentam importante declínio contemporâneo. O ensino das habilidades tocúrgicas se encontra comprometido pela escassez de profissionais capacitados à execução das manobras. Diante da necessidade de redução das taxas de cesariana em todo o mundo, o ensino dessas habilidades, assim como da anatomia local, constitui um desafio docente-assistencial para os cuidados necessários ao momento do nascimento. As seguintes intervenções relacionadas com a assistência ao parto serão descritas neste capítulo:

- Rotação manual do polo cefálico.
- Fórcipe e extrator a vácuo.
- Manobras para distócia de ombros.
- Versão interna e extração podálica.
- Extração manual da placenta.

ANATOMIA ÓSSEA E MANOBRAS OBSTÉTRICAS

Os vazios sacrais são as áreas da bacia óssea materna situadas de cada lado do osso sacral. Cada vazio sacral (direito e esquerdo) é delimitado ao centro pelo sacro e o cóccix, adiante pelo pube e lateralmente pelo ílio e o ísquio (Figura 35.1). Na posição de litotomia, esses espaços se situam posterolateralmente no canal de parto. Como não contêm estruturas ósseas, são os espaços de escolha para penetração das mãos e/ou de instrumentos e a subsequente execução das manobras específicas que auxiliam a assistência ao parto. Por isso, o conhecimento anatômico dessa região se torna importante durante as manobras obstétricas.

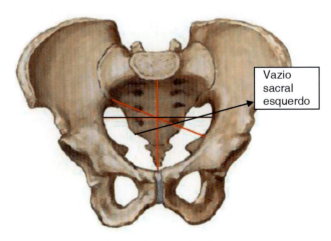

Figura 35.1 Vazios sacrais. (Netter atlas de anatomia humana. 2. ed., lâmina 332, 1999.)

Rotação manual do polo cefálico

A rotação manual do polo cefálico é a manobra indicada para correção da distócia de rotação no feto cefálico de vértice. Quando realizada no período pélvico, pode ser aplicada isoladamente ou em associação ao parto vaginal operatório. O objetivo é a conversão de uma variedade de posição occipital posterior, occipital transversa ou occipital anterior em variedade occipitopúbica.

Técnica

A mão deve ser introduzida no canal de parto pelo vazio sacral e o polo fetal apreendido com os bulbos das falanges digitais. São utilizados os cinco dedos: os dedos indicador, médio, anular e mínimo apreendem juntos o parietal posterior, enquanto simultaneamente o polegar apreende o parietal anterior. Com o objetivo de otimizar o sucesso da manobra, o polo cefálico deve ser elevado poucos centímetros imediatamente antes da execução da rotação.

A força de rotação deve ser exercida somente com as pontas dos dedos (bulbos das falanges digitais) sem a aplicação direta da palma da mão na cabeça fetal. Nas variedades de posição em que o occipital está à esquerda da pelve materna (OEA, OET e OEP), o obstetra deve utilizar a mão direita, e a rotação do polo cefálico será no sentido anti-horário. Nas variedades de posição em que o occipital está à direita da pelve materna (ODA, ODT e ODP), a mão esquerda será utilizada, e a rotação fetal será no sentido horário (Figuras 35.2 e 35.3).

Caso se decida pela aplicação subsequente do fórcipe, a mão deve permanecer no canal de parto, mantendo o feto em occipitopúbica, enquanto simultaneamente se aplica o ramo do fórcipe correspondente ao lado da pelve materna em que foi executada a rotação. Se o extrator a vácuo é a opção subsequente para o parto operatório, a campânula também deve ser introduzida com a mão que efetuou a rotação mantida no canal de parto, tendo a sutura sagital e as fontanelas como pontos de referência para sua aplicação.

Fórcipe e extrator a vácuo

O fórcipe e o extrator a vácuo são instrumentos destinados a apreender a cabeça fetal e extraí-la através do canal de parto. Em virtude da elevação das taxas mundiais de cesariana, o parto vaginal instrumentado tem declinado globalmente nas últimas décadas. Esse fenômeno tem reduzido o treinamento na execução desses procedimentos, o que infelizmente limita seu uso e aumenta potencialmente os riscos de efeitos adversos. Cabe ressaltar, contudo, que a instrumentação do parto vaginal permanece como parte importante do cuidado obstétrico contemporâneo e em circunstâncias apropriadas pode ser seguramente utilizada e salvar muitos fetos. Assim, o fórcipe e o extrator a vácuo ainda são instrumentos importantes na assistência ao parto e não estão contraindicados.

As principais indicações para o parto vaginal instrumentado são o prolongamento do segundo estágio do trabalho de parto, o comprometimento fetal imediato ou potencial e o encurtamento do período pélvico para benefício materno. Em caso de necessidade de extração fetal imediata, prefere-se o fórcipe, já que o extrator a vácuo exige mais tempo para a extração fetal.

A instrumentalização do parto é classificada de acordo com a altura da cabeça fetal na aplicação e com o grau de rotação necessário para o nascimento (Quadro 35.1).

O parto vaginal operatório de alívio (ou de saída) é o procedimento mais utilizado e tem por objetivos diminuir o esforço e o desconforto do período pélvico, prevenir a sobredistensão perineal, reduzir a perda sanguínea e evitar a compressão prolongada da cabeça fetal. Está indicado em caso de complicações maternas (patologias cardíacas, pulmonares, neuromusculares etc.) e na prevenção do estado fetal não tranquilizador.

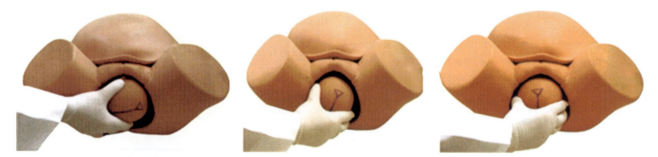

Figura 35.2 Rotação manual de OET para OP. (Benzecry R. Fórcipe passo a passo. 2006:119-20.)

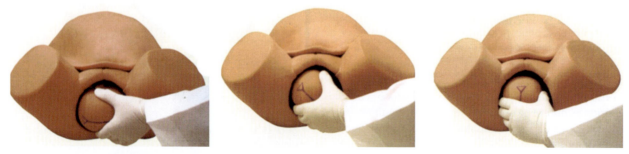

Figura 35.3 Rotação manual de ODT para OP. (Benzecry R. Fórcipe passo a passo. 2006:120-1.)

Quadro 35.1 Classificação do parto vaginal instrumental de acordo com o American College of Obstetricians and Gynecologists (ACOG)

Tipo	Achados
Alívio (saída)	Cabeça fetal visível no introito vaginal sem separação dos pequenos lábios Cabeça fetal alcançou o assoalho pélvico ou o períneo Sutura sagital no diâmetro anteroposterior ou oblíquo anterior ou posterior com rotação que não excede 45 graus
Baixo	Vértice cefálico no plano +2 de DeLee ou abaixo sem atingir o assoalho pélvico; podem ocorrer duas situações: a) rotação ≤ 45 graus b) rotação > 45 graus
Médio	Cabeça fetal acima do plano + 2 de DeLee, porém insinuada: a) rotação ≤ 45 graus b) rotação > 45 graus
Alto	Não incluído na classificação; cabeça não insinuada

As contraindicações absolutas ao parto vaginal operatório são desproporção cefalopélvica absoluta, placenta prévia total ou parcial e apresentações pélvica, córmica e cefálicas defletidas.

Manobras para distócia de ombro

A distócia de ombro é definida como a impactação do ombro fetal anterior atrás da sínfise púbica materna após exteriorização da cabeça. Em uma situação de maior gravidade, o ombro posterior simultaneamente impacta atrás do promontório sacral, o que caracteriza a distócia de ombros bilateral.

O quadro pode ser evidenciado pela falha do desprendimento do ombro anterior após leve tração para baixo exercida na cabeça fetal (manobra cabeça-ombro) por um intervalo > 60 segundos entre a saída da cabeça fetal e a do corpo ou pelo recuo parcial da cabeça fetal em direção à vagina (sinal da tartaruga), este último mais específico e preditor da gravidade do quadro. Alguns autores sugerem o início das manobras de correção da distócia de ombro assim que se suspeitar desse diagnóstico. Do ponto de vista prático, se à terceira tentativa de tração cuidadosa do polo cefálico não ocorre o desprendimento dos ombros fetais, isso sugere quadro de distócia de ombros.

A distócia de ombro acontece em 0,2% a 3% dos partos de fetos cefálicos de vértice, constituindo o principal grupo de risco os fetos macrossômicos associados ao diabetes materno. Contudo, a maioria dos casos ocorre em gestações sem fatores de risco evidentes no momento do parto. Aproximadamente metade dos casos ocorre em fetos com peso < 4.000g, e o evento não ocorre na maioria dos partos vaginais de fetos > 4.500g.

São considerados fatores de risco: macrossomia, diabetes, parto vaginal operatório, analgesia, indução, prolongamento ou precipitação do período pélvico, nuliparidade, multiparidade, termo tardio, obesidade, pequena estatura materna, anomalias da pelve materna e história pregressa de macrossomia e/ou de distócia de ombro.

Infelizmente, os fatores de risco, o uso do partograma, a estimativa ultrassonográfica do peso fetal ou a medida do fundo uterino apresentam valores preditivos ainda insuficientes para que sejam considerados isoladamente. A única estratégia de prevenção eficiente da distócia de ombros parece ser a manutenção de bom controle glicêmico das gestantes diabéticas.

Assim, a maioria dos casos é imprevisível e não passível de prevenção, reforçando a necessidade de que todos os obstetras e as equipes assistenciais sejam capazes de identificar e realizar manobras de correção da impactação do ombro fetal.

Nesse sentido, o treinamento das equipes e o preparo da ambiência para o manejo da distócia de ombro são passos essenciais para garantir a segurança na assistência ao parto em todas as maternidades, independentemente do nível de complexidade.

Diante da distócia de ombro, as primeiras medidas devem incluir a comunicação do evento, a convocação de outros assistentes (médicos e enfermeiros obstetras, anestesistas), o desestímulo aos puxos, o posicionamento materno adequado para execução das manobras e a anotação dos tempos de diagnóstico, execução das manobras e resolução do quadro.

A pressão no fundo uterino e o incentivo aos puxos estão proscritos, pois agravam a impactação e predispõem a rotura uterina. Além disso, a tração vigorosa da cabeça fetal para baixo também deve ser evitada para prevenir as lesões de plexo braquial. Convém destacar que qualquer manobra executada com força excessiva predispõe o estiramento e a lesão do plexo braquial do recém-nascido.

As manobras corretas para resolução da distócia de ombro têm os seguintes objetivos:

1. Aumentar o tamanho funcional da pelve e/ou
2. Reduzir o diâmetro biacromial do feto e/ou
3. Alterar a posição do ombro impactado em relação à sínfise púbica.

A manobra de McRoberts associada à de Rubin I (pressão suprapúbica) é a medida inicial mais sensata, por ser rápida, simples e de fácil execução (podendo ser realizada com sucesso por qualquer membro treinado da equipe assistencial) e, juntas, solucionam a maioria dos casos de distócia de ombros (Figura 35.4).

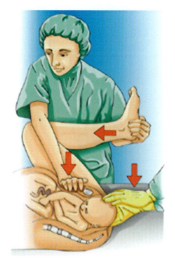

Figura 35.4 Manobras de McRoberts e Rubin I. (Ilustração de Felipe Lage Starling.)

Diante de falha dessa combinação de manobras, a remoção do ombro posterior (manobra de Jacquemier) pode ser considerada imediatamente. Sua associação às manobras de McRoberts e Rubin I resolve 95% das distócias de ombro dentro de 4 minutos após o início do quadro (Figuras 35.5 a 35.7). A manobra de Gaskin também tem sido considerada muito relevante, pois, além de facilitar a realização das manobras, auxilia a extração fetal (por poder aumentar a *conjugata* obstétrica e o diâmetro sagital da pelve).

Várias sequências de manobras são propostas para correção da distócia de ombros. Contudo, é ponto de convergência e consensual que as manobras de McRobert e Rubin I devem ser as primeiras para desimpactação do ombro fetal nas pacientes em litotomia.

Tão importante quanto o reconhecimento da sequência de manobras a serem realizadas é o treinamento das equipes na execução e nos fluxos perinatais que devem estar associados para garantir um bom resultado materno e fetal.

Técnica

- **Manobra de McRoberts:** a flexão acentuada do quadril contra o abdome materno mediante remoção das pernas dos estribos (em posição verticalizada no parto assistido) promove simultaneamente o alinhamento vertical da pelve, a redução da lordose lombar, a retificação do promontório, a rotação cefálica do pube com giro da sínfise sobre o ombro impactado e a flexão da coluna fetal com queda do ombro posterior na concavidade do sacro. Esses eventos contribuem para o aumento da força expulsiva e seu direcionamento perpendicular em relação ao plano de saída (Figura 35.5).
- **Manobra de Rubin I:** consiste na compressão suprapúbica da parturiente com o objetivo de promover a rotação do ombro impactado. Deve ser executada por um assistente posicionado no lado correspondente ao dorso fetal. A pressão deve ser exercida com a mão espalmada (e não com o punho cerrado) no dorso e em direção centrípeta (do lado em que está a face fetal), uma vez que o objetivo dessa manobra é aduzir o ombro fetal impactado (Figura 35.6). O comando deve ser do médico obstetra, que está com as mãos posicionadas na cabeça fetal e irá executar a manobra cabeça-ombro assim que o assistente iniciar a pressão suprapúbica.
- **Manobras internas:** essas manobras envolvem a introdução das mãos na cavidade vaginal e podem exigir a realização de episiotomia. As mais conhecidas são as de Jacquemier, Rubin II, Woods e Woods reversa:
  - **Remoção do ombro posterior (manobra de Jacquemier):** essa manobra exige calma, destreza e avaliação da necessidade de episiotomia. A manobra de Jacquemier deve ser executada em três tempos. O primeiro passo consiste na introdução da mão pelo vazio sacral para identificação e apreensão do braço fetal posterior. Em seguida, a mão deve ser deslocada até o antebraço fetal para apreensão da mão fetal e seu deslocamento em direção ao tórax. A manobra é finalizada com a tração da mão fetal na direção contrária, o que promoverá a rotação do corpo fetal no canal de parto e os desprendimentos subsequentes do ombro posterior não impactado e do ombro anterior desimpactado (Figura 35.7). A retirada de um dos ombros usualmente resolve o quadro; contudo, sua realização não é fácil em razão do pouco espaço disponível para a manipulação do feto impactado com risco de fratura dos membros superiores.
  - **Manobras de Rubin II, Woods e Woods reversa:** diante da falha das manobras iniciais, será necessária a execução das manobras rotatórias internas. Alguns autores propõem a execução dessas manobras logo após as manobras de McRoberts e Rubin I. A melhor estratégia consiste na implementação sequencial das manobras de Rubin II, Woods e Woods reversa, sem a retirada da mão diante das falhas (Figura 35.8).

Na *manobra de Rubin II*, o acesso da mão deve ser posterior através do vazio sacral. Em seguida, a mão é deslocada superiormente para detrás do ombro fetal impactado, executando a adução desse. Caso não ocorra o desprendimento, essa mão permanecerá atrás do ombro anterior impactado e a segunda mão será introduzida através do

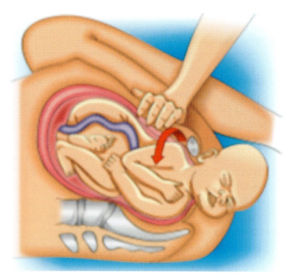

Figura 35.6 Manobra de Rubin I. (Ilustração de Felipe Lage Starling.)

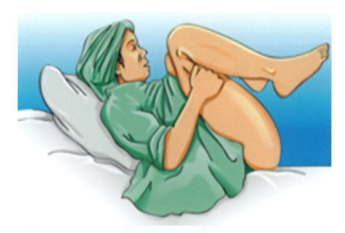

Figura 35.5 Manobra de McRoberts. (Ilustração de Felipe Lage Starling.)

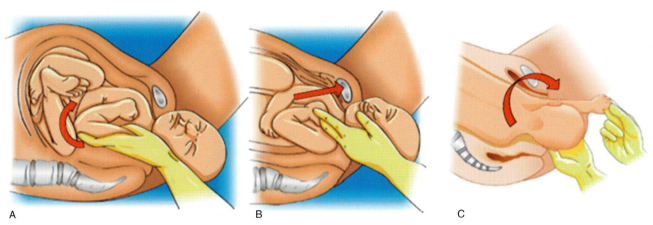

Figura 35.7 Remoção do ombro posterior (manobra de Jacquemier). **A** Apreensão do braço fetal posterior. **B** Deslocamento central do antebraço fetal. **C** Tração da mão fetal com desprendimento do ombro impactado. (Ilustração de Felipe Lage Starling.)

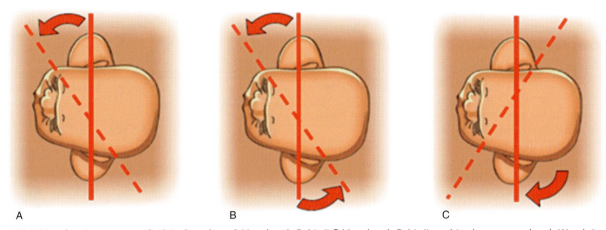

Figura 35.8 Manobras internas para distócia de ombros. **A** Manobra de Rubin II. **B** Manobra de Rubin II combinada com manobra de Woods (parafuso invertido). **C** Manobra de Woods reversa. (Ilustração de Felipe Lage Starling.)

vazio sacral contralateral e posicionada anteriormente ao ombro posterior não impactado para execução da *manobra de Woods*. Esse conjunto de manobras (Rubin II e Woods) pode também ser denominado de "parafuso invertido".

Caso ocorra nova falha, a mão posterior será removida da vagina e a anterior deslocada inferiormente para detrás do ombro posterior não impactado para execução da *manobra de Woods reversa*. O objetivo dessa manobra é a "inversão dos ombros". A pressão exercida atrás do ombro posterior irá deslocá-lo para cima, em rotação de 180 graus, facilitando o desprendimento do ombro anterior impactado (Figura 35.8).

- **Manobra de Gaskin:** diante da falha sequencial das manobras internas, o próximo passo consiste na execução da manobra de Gaskin nas pacientes em litotomia (Figura 35.9). Para alguns autores, essa manobra poderia ser a primeira ou uma das primeiras a serem realizadas nas pacientes com parto no leito ou em posição verticalizada. Para sua execução, a posição da parturiente será alterada e ela será orientada a permanecer sobre os quatro membros. Por isso, também é conhecida como manobra dos quatro apoios. Essa posição promove a ampliação dos diâmetros pélvicos de 10mm na *conjugata vera* obstétrica e de 20mm no diâmetro sagital da pelve, o que pode facilitar a extração fetal. Além disso, ela pode facilitar a realização das manobras internas. Com a posição materna invertida, a manobra cabeça-ombro será executada no sentido inverso e o ombro posterior será delivrado antes do ombro anterior impactado. O treinamento adequado da equipe pode propiciar uma execução segura, rápida e eficiente com taxa

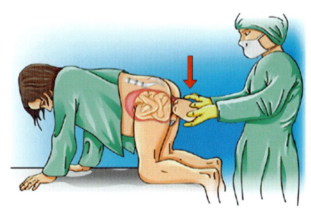

Figura 35.9 Manobra de Gaskin. (Ilustração de Felipe Lage Starling.)

de sucesso > 80%. Nas pacientes leves e sem analgesia, essa manobra pode anteceder as manobras internas para facilitar sua realização.

Distócia de ombro no parto verticalizado

No parto assistido em posição verticalizada deve ser alterada a sequência das manobras. A principal diferença é a antecipação da alteração da posição da paciente em relação às manobras internas e à remoção do ombro posterior. Na situação verticalizada em que a mulher se encontra apoiada em cadeira de parto, caso ocorra falha da ampliação do agachamento associada à manobra de Rubin I (pressão suprapúbica), a paciente deve ser imediatamente removida da cadeira e orientada a assumir a posição de Gaskin. Caso não ocorra o desprendimento com a manobra cabeça-ombro na posição de Gaskin, tanto a sequência de manobras internas como a tentativa de remoção do ombro posterior serão subsequentemente executadas nessa mesma posição.

Manobras de última instância

Até 5 minutos antes do início do evento, as taxas de sequelas hipóxico-isquêmicas no recém-nascido são muito baixas. Ultrapassado esse tempo sem sucesso no deliveramento do ombro impactado, a probabilidade de sequelas e/ou óbito neonatal aumenta significativamente.

Diante de falha de todas as manobras descritas, recomenda-se nova tentativa ou a adoção das manobras de última instância. O prognóstico fetal nesse momento costuma ser reservado, e a equipe de neonatologia deverá estar preparada para ressuscitação neonatal. Essas manobras também podem ser realizadas em fetos que já faleceram.

Para sua execução está recomendada anestesia geral para relaxamento musculoesquelético e uterino.

As manobras incluem fratura proposital da clavícula, manobra de Zavanelli (Figura 35.10), tração bidigital do ombro posterior (Figura 35.11), tração do ombro posterior com tipoia (Figura 35.12), cirurgia abdominal e histerotomia e sinfisiotomia.

A tentativa de *fratura proposital da clavícula fetal* é executada por meio de pressão ascendente na porção média do osso. Não é manobra fácil, mas sua realização se justifica na tentativa de reduzir o diâmetro biacromial e evitar possível lesão neurológica hipóxica. O casal deve ser orientado sobre o motivo da realização dessa manobra, informando a intenção e o motivo de sua realização.

Na *tração bidigital do ombro posterior (manobra de Menticoglou)*, o obstetra deve introduzir uma mão adiante do tórax fetal e a outra atrás. Os dedos médios de ambas as mãos são entrelaçados na axila fetal. A seguir, o obstetra deve ajoelhar e executar tração vigorosa em direção inferior (Figura 35.11).

A *tração do ombro posterior com tipoia* é uma manobra semelhante à de Menticoglou, porém executada com auxílio de um cateter de sucção flexível (látex) ou de uma sonda nasogástrica aplicada na axila (Figura 35.12).

A *manobra de Zavanelli* consiste na "reintrodução do concepto dentro do canal do parto", o que promove a reversão da rotação interna seguida de extração por laparotomia. Para sua

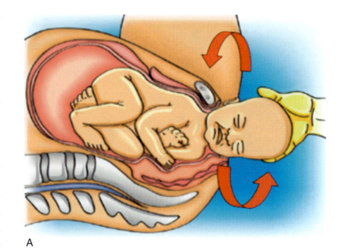

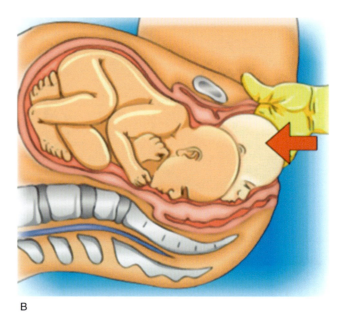

Figura 35.10 Manobra de Zavanelli. **A** Reversão da rotação externa do polo cefálico. **B** Flexão e reintrodução do polo cefálico na vagina. (Ilustração de Felipe Lage Starling.)

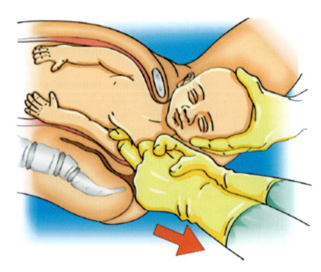

Figura 35.11 Tração bidigital do ombro posterior (manobra de Menticoglou). (Ilustração de Felipe Lage Starling.)

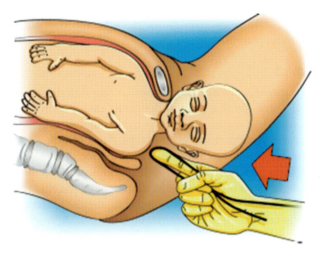

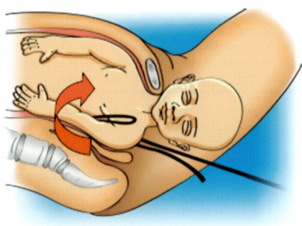

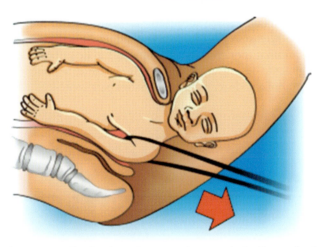

Figura 35.12 Tração do ombro posterior com tipoia. (Ilustração de Felipe Lage Starling.)

realização deve ser feita a tocólise em dois tempos e antes da secção do cordão umbilical. O primeiro passo consiste na reversão da rotação externa do polo cefálico e o segundo inclui a flexão da cabeça seguida da sua reintrodução na vagina (Figura 35.10). Em seguida, o feto é extraído por via abdominal (cesariana).

Na *cirurgia abdominal e histerotomia*, após a laparotomia é realizada uma abertura uterina ampla. A resolução do quadro será obtida mediante a rotação transabdominal ou a adução dos ombros, e um auxiliar realiza a extração fetal por via vaginal. A sinfisiotomia é realizada por meio da divisão da cartilagem fibrosa da sínfise púbica e extração vaginal do feto.

Mnemônicos da distócia de ombros

As sequências dessas ações têm sido sistematizadas por meio de mnemônicos com o objetivo de implementar um comando efetivo da equipe para uma abordagem precisa com aplicação sequencial das manobras a intervalos de 30 a 60 segundos. Dentre os vários protocolos de sequência de manobras na distócia de ombros, os mais conhecidos são o ALEERTA e o A SAÍDA. É importante treinar as equipes nessas sequências e de preferência deixar material visível na sala de parto, como *banners*, para auxiliar a equipe na realização das manobras.

O mnemônico *ALEERTA* é específico para o parto assistido na posição de litotomia. Apresenta a seguinte sequência: *A* – ajuda; *L* – levantar as pernas (manobra de McRoberts); *E* – episiotomia; *E* – externas (manobra de Rubin I); *R* – remover o braço posterior (manobra de Jacquemier); *T* – toque/manobras internas; *A* – alterar a posição da paciente (manobra de Gaskin).

O mnemônico *A SAÍDA* é específico para o parto assistido na posição verticalizada. Apresenta a seguinte sequência: *A* – ajuda/anestesiar a paciente/aumentar o agachamento; *S* – pressão suprapúbica (Rubin I); *A* – alterar a posição da paciente (manobra de Gaskin); *I* – manobras internas (manobras de Rubin II, Woods e Woods reversa); *D* – desprender o ombro posterior (manobra de Jacquemier); *A* – avaliar manobras de resgate.

Versão interna e extração podálica

Essas manobras estão recomendadas para assistência ao parto do segundo gemelar em apresentação córmica ou pélvica. Cabe ressaltar que, apesar de muito pouco utilizadas em virtude do pouco treinamento das equipes assistenciais, permanecem como condutas importantes na obstetrícia contemporânea.

Técnica

Após o nascimento e o clampeamento do cordão umbilical do primeiro gêmeo (cefálico), a apresentação do segundo feto deve ser imediatamente confirmada. Caso seja córmica, deve ser imediatamente aplicada a versão interna seguida de extração podálica.

Caso a apresentação do segundo gêmeo seja pélvica e não ocorra a progressão do parto, está indicada a extração podálica com o objetivo de prevenir o mau prognóstico determinado pelo prolongamento do intervalo interpartal.

A ultrassonografia pode ser muito útil para guiar a execução dessas manobras, mas não é considerada essencial para sua realização.

Todos ou parte dos procedimentos podem ser realizados mantendo íntegra a bolsa do segundo gêmeo. A mão é introduzida através do vazio sacral para alcançar o interior da cavidade uterina. O feto deve ser minuciosamente palpado com o objetivo de identificar o "bom pé".

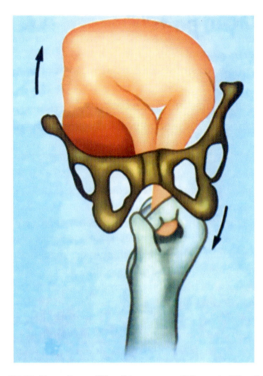

Figura 35.13 Extração podálica. (Montenegro & Rezende Filho. Rezende Obstetrícia Fundamental. 2014:643.)

O "bom pé" é aquele correspondente ao lado da pelve fetal que se encontra voltado para a sínfise materna. Esse procedimento é necessário para evitar a impactação do membro inferior fetal contralateral atrás da sínfise púbica, o que ocorre quando a tração podálica é exercida no pé correspondente ao lado da pelve fetal que se encontra voltado para o promontório sacral materno (Figura 35.13).

Convém atentar para a possibilidade de cruzamento dos membros fetais, dificultando a identificação correta do "bom pé". Na apresentação córmica, a versão interna é executada por meio da tração lateral do membro inferior logo acima do tornozelo fetal, auxiliada pela apreensão externa de seu polo cefálico, executada com a outra mão no abdome materno.

A escolha das mãos é opcional, devendo ser determinada de acordo com a destreza do operador. No gêmeo pélvico ou após completada a versão interna do gêmeo córmico, a extração podálica é realizada por meio da apreensão também efetuada logo acima do tornozelo com o devido cuidado para evitar torções potencialmente lesivas. A tração deve ser implementada no eixo axial, seguindo as curvas de Carus. Assim, o início da tração deve ser em direção inferior (ao chão) e à medida que progride no canal de parto o membro inferior vai sendo elevado. Logo que a pelve fetal emerge na vulva, o parto é completado por meio das manobras específicas para apresentação pélvica.

Extração manual da placenta

A extração manual da placenta está indicada em caso de retenção 30 a 45 minutos após o nascimento, desde que a paciente não apresente sangramento anormal. Caso contrário, a manobra pode ser antecipada. Deve-se sempre pensar na possibilidade de acretismo associado aos casos de placenta retida e, portanto, são importantes cuidados especiais durante a extração placentária.

Técnica

Após antissepsia, a mão dominante deve ser introduzida através do vazio sacral e a seguir dentro da cavidade uterina. A placenta deve ser localizada, e o cordão umbilical pode ser uma referência para sua identificação. Após identificação da placenta (corpo, fundo ou segmento uterino; face anterior, lateral ou posterior), o plano de clivagem deve ser identificado. A manobra objetiva o desprendimento da placenta intacta da cavidade uterina sem fragmentação de seus cotilédones.

Nos casos em que se identifica o plano de clivagem, a mão deve progressivamente descolar a placenta, à medida que vai sendo introduzida entre os cotilédones e a parede interna do útero (Figura 35.14). Assim que se desprender integralmente, a placenta é removida completamente. O procedimento costuma ser sucedido por curetagem uterina pós-parto.

Na inexistência do plano de clivagem, deve ser descartada a possibilidade de placenta gravemente invasiva (increta ou percreta) com o objetivo de evitar hemorragia incoercível e se decidir por outra abordagem cirúrgica. Assim, não se deve tentar remover a placenta, mesmo que parcialmente, pois essa medida pode precipitar um quadro de sangramento volumoso e potencialmente letal.

Nessas situações e na ausência de sangramento importante, a placenta não deve ser manipulada, devendo ser avaliada a abordagem cirúrgica (histerectomia ou mioplastia com placenta *in situ*) ou conduta conservadora (clampeamento e ligadura do cordão, deixando placenta *in situ*) com intuito de transferência para um serviço adequado e capaz de manejar um quadro de acretismo placentário. Na conduta conservadora, deve-se realizar monitoramento rigoroso a fim de surpreender o surgimento de sangramento genital importante. Se presente, a laparotomia pode ser a única alternativa para contê-lo.

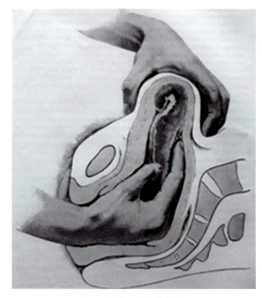

Figura 35.14 Extração manual da placenta. (Asselin et Houzeau. La Pratique de L'Art Des Accouchements. 1914:639.)

Manobra de Taxe em caso de inversão uterina

A manobra de Taxe é a primeira manobra a ser realizada nos casos de inversão uterina no pós-parto. Apesar de ser uma intercorrência rara, a inversão uterina é potencialmente fatal se não tratada de maneira oportuna. Os principais fatores de risco para inversão uterina são: implantação fúndica da placenta, atonia uterina, tração do cordão umbilical antes da separação placentária, compressão do fundo uterino durante a dequitação e casos de acretismo placentário. Esses fatores podem estar isolados ou podem coexistir.

A inversão uterina aguda é diagnosticada quando se visualiza a presença de massa se exteriorizando pela cavidade vaginal após o parto. Usualmente se associa a quadro de instabilidade hemodinâmica materna em função de reflexo vagal que costuma ser seguido por choque hemorrágico. Como estratégia de tratamento inicial, deve-se realizar a redução manual da inversão uterina, denominada manobra de Taxe.

Técnica

Inicialmente, realiza-se a apreensão da porção do útero invertido enquanto os dedos distendem o anel de constrição, reposicionando o segmento inferior. A palma da mão deve fazer pressão para cima no corpo uterino invertido até seu reposicionamento (Figura 35.15). Em seguida, deve-se manter o fundo do útero em sua posição original (mediante a manutenção do punho fechado dentro da cavidade uterina ou a compressão uterina bimanual) até a ocorrência de contrações uterinas estimuladas pelos uterotônicos. Se a placenta estiver aderida na inversão uterina, inicialmente não se deve tentar removê-la, cabendo realizar as manobras de reposicionamento uterino.

A manobra de Taxe é facilitada pela administração de uterolíticos (p. ex., terbutalina, anestésicos halogenados), mas a primeira tentativa de reposicionar o útero pode ser tentada imediatamente antes do relaxamento uterino.

Logo que o útero estiver em sua posição original, deve-se iniciar a administração de uterotônicos (ocitocina, derivados de *ergot*, misoprostol) para manter o tônus uterino, podendo ser utilizado um balão de tamponamento intrauterino para evitar a recorrência do quadro. A administração profilática de antibiótico está indicada. Em caso de falha da manobra de Taxe em corrigir a inversão uterina, está indicada a correção cirúrgica da inversão uterina por meio de laparotomia.

Elevação manual da apresentação fetal no prolapso de cordão umbilical

Outra situação crítica ao nascimento e que exige manobras obstétricas para reduzir a morbimortalidade fetal é o prolapso de cordão umbilical, classicamente definido como a projeção do cordão umbilical através do colo uterino na frente da apresentação. Pode ser visível ou oculto. A principal ocorrência é a rotura das membranas amnióticas espontânea (amniorrexe) ou artificial (amniotomia) em fetos com apresentação anômala ou cefálica alta. Por esse motivo, deve-se monitorizar a frequência cardíaca fetal sempre que ocorrer rotura das membranas. Em caso de detecção de bradicardia fetal persistente, deve ser considerada a ocorrência de prolapso de cordão e realizado toque vaginal seguido das manobras de descompressão do cordão umbilical pelo polo cefálico.

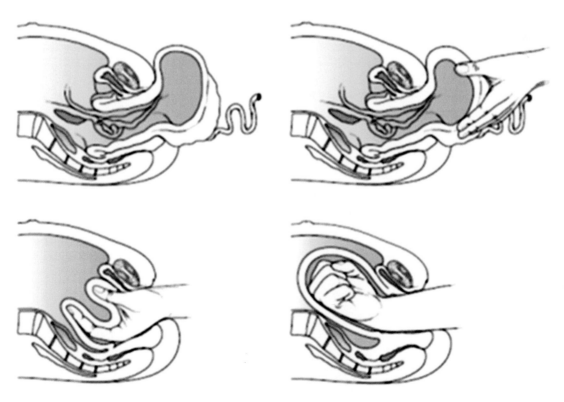

Figura 35.15 Reposição manual da inversão uterina (manobra de Taxe). (Bowes Jr. WA, Watson PT, 2006.)

A elevação manual do polo cefálico deve ser seguida de suspensão dos puxos (quando estão sendo realizados) e uterotônicos (ocitócitos) e da administração de uterolíticos para facilitar a elevação do polo cefálico e reduzir as contrações uterinas que exacerbam a compressão do cordão umbilical. Em algumas circunstâncias, especialmente se necessário transporte fora do ambiente hospitalar, deve-se mudar o posicionamento materno para as posições genupeitoral, de Sims exagerada (lateralizada e associada a posicionamento de travesseiro sob a pelve) ou Trendelemburg (Figura 35.16) e promover o enchimento da bexiga com 500mL de soro fisiológico (o que pode auxiliar a elevação do polo cefálico). As manobras de descompressão do cordão umbilical se encerram com a realização do parto emergencial e a extração fetal, o tratamento definitivo do prolapso de cordão em feto viável e vivo. Não se recomenda a realização da manobra de reinserção do cordão para dentro da cavidade uterina.

Técnica

A elevação da apresentação fetal deve ser feita imediatamente após o diagnóstico do prolapso do cordão. Realiza-se o toque vaginal, identificam-se o feto e o cordão prolapsado e eleva-se a apresentação fetal com os dedos (Figura 35.17), sempre com o cuidado de não comprimir o cordão umbilical e piorar o vasoespasmo. O cordão prolapsado fora da vagina pode ser gentilmente reposicionado para dentro da vagina (pois a mudança de temperatura externa pode causar vasoespasmo funicular), mas não para dentro da cavidade uterina.

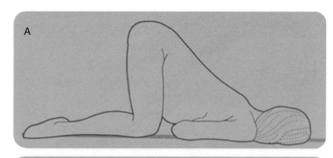

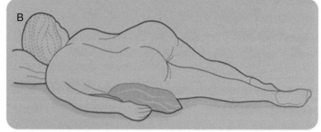

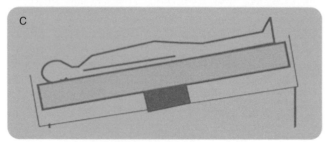

Figura 35.16 Posição genupeitoral (**A**), de Sims exagerada (**B**) e Trendelemburg (**C**). (Adaptada de Baskett e cols., 2014.)

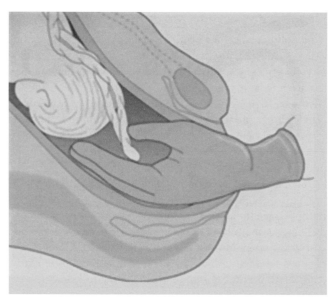

Figura 35.17 Elevação manual do polo cefálico em caso de prolapso de cordão umbilical. (Adaptada de Baskett e cols., 2014.)

O objetivo da elevação manual da apresentação fetal é diminuir a compressão do cordão umbilical e permitir o fluxo de sangue para o feto. A elevação deve ser mantida até a resolução do quadro, que ocorrerá com a cesariana emergencial. Assim, a elevação digital da apresentação fetal deverá ser mantida durante o transporte para a sala de parto e desde o ato anestésico até a retirada do concepto. Está indicado antibiótico profilático, e a equipe pediátrica deve estar preparada para a necessidade de ressuscitação neonatal.

Leitura complementar

ACOG – American College of Obstetricians and Gynecologists. Operative vaginal delivery. ACOG Practice Bulletin Number 154. Obstet Gynecol 2015; 126(5):e56-65.

ACOG – American College of Obstetricians and Gynecologists. Operative vaginal delivery. ACOG Shoulder Dystocia. ACOG Practice Bulletin number 178. Obstet Gynecol 2017; 129(5):e123-33.

Amorim MMR, Duarte AC, Andreucci CB, Knobel R, Takemoto ML. Distócia de ombro: proposta de um novo algoritmo para conduta em partos em posições não supinas. FEMINA 2013; 41(3):115-23.

Ayres de Campos D. Obstetric emergencies: a practical guide. Springer International Publishing Switzerland, 2017:91.

Baskett TF, Calder AA, Arulkumaran S. Munros Kerrs Operative Obstetrics. 12th ed. Edinburgh: Saunders Elsevier, 2014:293.

Benzecry R. Fórcipe passo a passo. 1. ed. Rio de Janeiro: Revinter Ltda, 2006:129.

Cunningham FG et al. William Obstetrics. 25th ed. Nova York, 2018:1328.

Fernandes EF, Sá MFS. Tratado de obstetrícia Febrasgo. Rio de Janeiro: Elsevier, 2019:1132.

Montenegro CAB, Pritsivelis C, Braga A, Osthoff, Rezende Filho. Emergências em obstetrícia e ginecologia. 1. ed. Rio de Janeiro: Guanabara Koogan, 2016:346.

Sayed Ahmed WA, Hamdy MA. Optimal management of umbilical cord prolapse. Int J Womens Health 2018; 10:459-65.

Urbanetz AA. Urgências e emergências em ginecologia e obstetrícia: 1. ed. Barueri: Manole, 2019:946.

Yeomans ER, F. Gary Cunningham G, Larry C Gilstrap LC, Barbara RH. Cunningham and Gilstrap's operative obstetrics. 3rd ed. Nova York: McGraw-Hill Education, 2017:1348.

CAPÍTULO 36

Cesariana durante o Trabalho de Parto

Susan Fawcus
Robert C. Pattinson

INTRODUÇÃO

A cesariana durante o trabalho de parto é um procedimento cirúrgico de emergência, sendo uma das cirurgias mais realizadas em todo o mundo. Originalmente introduzida como uma operação para salvar as vidas da mãe ou do concepto, suas indicações atualmente incluem também a redução da morbidade materna e neonatal. Nos últimos anos, verifica-se uma tendência de realização de cesariana de maneira eletiva por solicitação materna ou outras indicações não médicas. Este capítulo se concentra na realização de cesariana durante o trabalho de parto em oposição à eletivamente planejada. A história do procedimento e os detalhes da técnica cirúrgica são descritos no Capítulos 25 e serão abordados neste capítulo apenas quando se referirem à cesariana realizada durante o trabalho de parto (de emergência).

A mortalidade materna associada à cesariana é três vezes maior que a registrada com o parto vaginal, e esse risco aumenta ainda mais com a cesariana de emergência. Portanto, é importante que as cesarianas tenham indicações apropriadas e que sejam evitadas operações desnecessárias. A realização oportuna de cesariana em trabalho de parto, antes do desenvolvimento de obstrução ou sepse intrauterina, também pode prevenir morbidades, como rotura do útero, fístulas vesicovaginais, hemorragia pós-parto e choque séptico. Da mesma maneira, a administração qualificada de anestesia e a realização da cirurgia com técnica apurada reduzem as taxas de complicações.

As maiores preocupações quanto à segurança da cesariana em trabalho de parto, em comparação com a eletiva, são mostradas no Quadro 36.1 e serão abordadas neste capítulo.

EPIDEMIOLOGIA

Taxas globais

Os dados compilados pela Organização Mundial da Saúde (OMS) de 1990 a 2014 para 150 países fornecem uma taxa global de cesariana de 18,6% (18,6 cesarianas por 100 nascimentos). Existem diferenças acentuadas nas taxas entre as regiões do mundo, com a América Latina e a região do Caribe apresentando as maiores taxas (40,5%), seguidas pela América do Norte

Quadro 36.1 Riscos de segurança para cesariana durante o trabalho de parto

> Aumento do risco de complicações anestésicas: as mulheres não estão em jejum
> Risco aumentado de hemorragia e sepse em razão do trabalho de parto prolongado e/ou da rotura de membranas
> Risco aumentado de tromboembolismo
> Riscos médicos da condição pela qual a cesariana de emergência foi realizada: eclâmpsia, placenta prévia etc.
> A gestante pode estar em um local inadequado para assistência ao parto cirúrgico e com menos experiência para o procedimento
> Dificuldades com o consentimento informado: as mulheres estão sentindo dor

(32,3%), Oceania (31,1%), Europa (25%), Ásia (19,2%) e com a menor taxa na África (7,3%). Há também uma variação acentuada nas taxas de cesariana entre e dentro dos países relacionada com diferenças urbanas/rurais e entre os setores público e privado. Esses dados não distinguem cesariana de emergência ou cesariana em trabalho de parto da cesariana eletiva.

No entanto, a Pesquisa Global sobre Saúde Materna e Perinatal 2004-2008 da OMS em 24 países, incluindo ambientes com níveis de renda altos e baixos, encontrou uma taxa de 25,4% de cesariana e descobriu que 10% de todas as cesarianas foram realizadas por indicações não médicas (a pedido ou sem motivo aparente). A taxa de cesariana intraparto foi de 15,7% (15,4% com e 0,3% sem indicação médica), e a de cesariana anteparto foi de 10% (9,4% com e 0,6% sem indicações).

Mortalidade e morbidade associadas à cesariana

Convém salientar que a pesquisa anteriormente citada mostra que a taxa de mortalidade materna, a morbidade materna grave e a morbidade perinatal foram maiores com cesariana do que com o parto vaginal espontâneo. Obviamente, esse efeito é confundido pela indicação para a qual a cesariana é realizada (prolapso do cordão umbilical, placenta prévia etc.). Se forem consideradas apenas cesarianas sem indicações médicas, a taxa de mortalidade materna é três vezes maior do que para o parto vaginal,

295

e a morbidade materna correspondente e a morbidade perinatal também são maiores. Os partos por cesariana realizados no segundo estágio do trabalho de parto são associados a maiores morbidade e mortalidade em decorrência de sepse e hemorragia.

Acesso seguro à cesariana

A disponibilidade de cesariana é uma medida de acesso ao Cuidado Obstétrico de Emergência Abrangente (COEA). Em 1995, e mais recentemente em 2015, a OMS indicou que taxas de 10% a 15% são suficientes para reduzir a mortalidade. Muitos países de baixa renda têm taxas de cesariana abaixo do minimamente recomendado e outros apresentam taxas acentuadamente altas. Nos cenários de alta renda, a proporção de cesarianas eletivas é maior do que em contextos de baixa renda. Existem problemas de desigualdade de acesso à cesariana entre e dentro dos países em que pode haver disparidades entre os ambientes privado e público ou rurais e urbanos. Com frequência há também desigualdade no acesso a uma cesariana *segura* relacionada com sistemas de saúde frágeis e escassez de habilidades em ambientes de baixa renda.

INDICAÇÕES PARA CESARIANA INTRAPARTO

O problema da classificação mostrada no Quadro 36.2 é que ela inclui indicações sobrepostas, o que significa que diferentes profissionais podem adotar as mais diversas indicações primárias para cesariana. Também não faz distinção entre cesariana planejada eletiva e cesariana de emergência. Cabe ressaltar que as cesarianas intraparto são sempre emergências e incluem algumas indicações que surgem originalmente no trabalho de parto e em mulheres para as quais foi planejado uma cesariana eletiva (p. ex., para posição pélvica ou múltiplas cesarianas anteriores), mas cujo trabalho de parto começou antes do planejado.

A classificação de Robson divide as indicações para cesariana em dez grupos mutuamente exclusivos (Quadro 36.3). Essa classificação pode ser usada para subdividir as cesarianas nos dez grupos, mas também para categorizar todos os partos nos dez grupos e em seguida medir a porcentagem de cesariana em cada um dos grupos, o que pode ajudar a identificar aqueles grupos nos quais a taxa de cesariana é inadequadamente alta e/ou muda com o tempo.

Numericamente, os grupos 1, 3 e 5 são os maiores em locais onde a classificação de Robson foi aplicada. Os grupos 1 e 3 se referem apenas a mulheres em trabalho de parto, enquanto o grupo 5 abrange procedimentos eletivos e de emergência. Alguns centros adicionam um (a) e (b) aos grupos 2,

Quadro 36.2 Classificação proposta para indicações de cesariana

1. Problemas com a *progressão do trabalho de parto* (progressão fraca no primeiro estágio do trabalho de parto, desproporção cefalopélvica, trabalho de parto obstruído, falha na indução do trabalho de parto, falha na tentativa de trabalho de parto após cesariana, prolongamento do segundo estágio)
2. Problemas *maternos* (eclâmpsia, cesariana anterior)
3. Problemas *fetais* (suspeita de hipoxia fetal, prolapso do cordão, má apresentação, múltiplas gestações)
4. Problemas *placentários* (placenta prévia, descolamento de placenta)

Quadro 36.3 Classificação de cesariana segundo Robson

1. Mulheres nulíparas com gestação única e cefálica, ≥ 37 semanas completas de gestação em trabalho de parto espontâneo
2. Mulheres nulíparas com gestação única, cefálica, ≥ 37 semanas completas de gestação que tiveram indução do trabalho de parto ou cesariana realizada antes do início do trabalho de parto
3. Mulheres multíparas com gestação única, cefálica, ≥ 37 semanas completas de gestação em trabalho de parto espontâneo
4. Mulheres multíparas com gestação única, cefálica, ≥ 37 semanas completas de gestação que tiveram indução do trabalho de parto ou cesariana realizada antes do início do trabalho de parto
5. Todas as mulheres com gestação única, cefálica, ≥ 37 semanas completas de gestação com cesariana prévia ou miomectomia
6. Mulheres nulíparas com gestação única, pélvica, de gestação viável com ou sem cirurgia uterina prévia
7. Mulheres multíparas com gestação única, pélvica, de gestação viável com ou sem parto cesariana ou cirurgia uterina prévia
8. Todas as mulheres com gestação múltipla, de gestação viável com ou sem cirurgia uterina prévia
9. Todas as mulheres com gravidez com posição deitada oblíqua ou transversal, de gestação viável com ou sem cirurgia uterina prévia
10. Todas as mulheres com gestação única, cefálica, antes de 37 semanas completas de gestação com ou sem cesariana ou cirurgia uterina prévia

4 e 5 para indicar quem teve indução do trabalho de parto e quem apresentou trabalho de parto espontâneo.

CATEGORIZAÇÃO DA URGÊNCIA DE CESARIANA

É importante que todos os envolvidos no manejo do trabalho de parto – responsáveis pelo preparo da paciente, enfermagem do centro cirúrgico, anestesista, neonatologista e obstetras – conheçam o grau de urgência da cesariana. As categorias de urgência introduzidas por Lucas em 2000 e ratificadas pelo Royal College of Obstetricians and Gynaecologists (RCOG) e o National Institute for Health and Care Excellence (NICE) em 2010 são vistas no Quadro 36.4.

Inicialmente foram aplicadas especificações de tempo muito rigorosas a cada categoria, as quais eram muitas vezes irrealistas e por vezes prejudiciais.

A abordagem atualmente aceita consiste em:

- Realizar cesariana das categorias 1 e 2 o mais rapidamente possível, após tomada a decisão, especialmente para a categoria 1.
- Realizar cesariana da categoria 2 na maioria das situações dentro de 75 minutos após a decisão.
- Considerar a condição da mulher e do feto ao tomar decisões sobre o parto rápido. Cabe lembrar que o parto rápido pode ser prejudicial em determinadas circunstâncias.

Quadro 36.4 Categorização da cesariana por urgência

1. Ameaça imediata à vida da mulher ou do feto
2. Comprometimento materno ou fetal sem nenhuma ameaça imediata à vida da mulher ou do feto
3. Requer parto precoce
4. Falta de condição do serviço para atender necessidades maternas e fetais em uma emergência

CESARIANA DURANTE O TRABALHO DE PARTO: ASPECTOS PRÁTICOS

Os aspectos práticos da cesariana durante o trabalho de parto estão listados no Quadro 36.5 e são explicados a seguir.

Tomada de decisão

Em virtude do risco de aumento da mortalidade e morbidade relacionadas com a cesariana, especialmente quando realizada no trabalho de parto, é importante que a decisão seja bem pensada e evitados procedimentos desnecessários. Em alguns contextos, quando os obstetras em treinamento estão conduzindo os casos em trabalho de parto, é importante que todas as decisões sobre a cesariana sejam discutidas com um colega mais experiente para uma segunda opinião.

Alguns profissionais tendem a evitar o parto vaginal assistido e preferem optar pela cesariana quando o segundo estágio é prolongado. Embora isso seja necessário em casos de desproporção cefalopélvica, é maior a morbidade para a mãe. Portanto, é importante que as habilidades para o parto vaginal operatório sejam mantidas pelos especialistas e ensinadas aos estagiários e médicos iniciantes.

Problemas de consentimento

A mulher deve ser informada e fornecer o consentimento por escrito, o que exige uma explicação dos motivos de se oferecer a cesariana e dos riscos associados. O consentimento não é apenas para a cirurgia da cesariana, mas também para a anestesia, o uso de transfusão de sangue, se necessário, e a possível necessidade de procedimentos adicionais, como suturas de compressão uterina. Quando há barreiras linguísticas, um intérprete deve estar envolvido no processo. Algumas situações exigem o consentimento do chefe do hospital, como nos casos de menores de idade cujo responsável legal não está disponível ou de uma mulher inconsciente ou incapaz. Os regulamentos em torno do consentimento podem variar entre os países. No trabalho de parto há desafios adicionais para a obtenção do consentimento informado; as mulheres podem sentir dores fortes em decorrência das contrações do trabalho de parto e em algumas circunstâncias, como em caso de prolapso do cordão umbilical, a indicação de cesariana é tão urgente que não há tempo suficiente para uma explicação mais detalhada. No entanto, todas as tentativas devem ser feitas para ajudar as mulheres a darem seu consentimento.

De qualquer modo, é imperativo que no termo de consentimento e no plano de parto da gestante esteja contemplada a hipótese da realização de uma cesariana de emergência durante o trabalho de parto, considerando as possíveis categorias de cesariana por urgência.

Quadro 36.5 Considerações práticas para cesariana em trabalho de parto

1. Tomada de decisão para cesariana
2. Problemas de consentimento
3. Preparação e profilaxia pré-operatórias
4. Minimização de complicações da cesariana
5. Cesariana com base em evidências: cirurgia, anestesia e cuidados com recém-nascidos
6. Cuidados pós-operatórios

Se a mulher tiver um parceiro ou parente por perto, ele pode atuar como suporte e ser convidado a estar presente durante a cesariana.

Preparação e profilaxia pré-operatórias

Em geral, a preparação e a profilaxia são realizadas na sala do trabalho de parto e envolvem cateterismo urinário e preparação de enfermagem para o centro cirúrgico.

Para a maioria das cesarianas durante o trabalho de parto não é possível deixar a mulher em jejum por 12 horas antes da cirurgia como nos casos de cirurgia eletiva. Na gravidez, e especialmente no trabalho de parto, há atraso no esvaziamento do estômago, o que constitui um risco anestésico. Antiácidos devem ser administrados para neutralizar o conteúdo gástrico, caso ocorra aspiração, e servem para minimizar a extensão da pneumonite por aspiração. Devem ser administrados antibióticos pré-operatórios de amplo espectro por via endovenosa (EV), como cefalosporina, o que reduz o risco de infecção de ferida e uterina. Há certa preocupação com a administração de antibióticos periparto em virtude da possibilidade de causar atopia no recém-nascido, e alguns médicos sugerem a administração após o clampeamento do cordão. No entanto, os benefícios da redução da infecção do sítio cirúrgico para a mãe superam essa preocupação e exigem a administração de antibióticos antes da cirurgia.

A hemoglobina precisa ser verificada por exame no momento da indicação, devendo ser solicitado sangue caso esteja < 8g/dL. Quando entre 8 e 10g/dL, uma amostra de sangue deve ser enviada para tipagem sanguínea e reservada, caso seja necessário. Se a mulher tiver pré-eclâmpsia, o cirurgião e o anestesista precisarão idealmente conhecer a contagem de plaquetas, a função renal e as enzimas hepáticas da paciente, mas a ausência desses resultados não deve atrasar a cirurgia se esta for de categoria 1.

Quando a cesariana está sendo realizada por comprometimento fetal grave (sofrimento fetal), a ressuscitação intrauterina (posição lateral esquerda, líquidos EV e tocólise) pode melhorar as condições fetais enquanto se aguarda a cirurgia. Isso se tornará particularmente importante se houver atraso no centro cirúrgico ou se a mulher tiver de ser transferida para outro local para realização da cesariana.

Minimizando as complicações da cesariana

Essas medidas começam durante o atendimento pré-natal por meio da prevenção de anemia, pelo tratamento de infecção pelo HIV para reduzir as cargas virais e pela avaliação de risco, para que a mulher dê à luz com o nível de cuidado determinado pela experiência adequada. Além disso, o manejo do trabalho de parto por profissional qualificado em obstetrícia para minimizar sepse, o uso do partograma e a intervenção oportuna para um progresso fisiológico contribuem para a redução da sepse e da hemorragia. Da mesma maneira, evitar cesariana no segundo estágio em situações em que sejam atendidos os pré-requisitos para que o parto vaginal assistido seja realizado com segurança reduziria as complicações potenciais da cesariana de segundo estágio.

A qualificação adequada da equipe para anestesia, preparação dos instrumentos, cirurgia e os cuidados com o recém-nascido será descrita mais adiante. Na cesariana, após o nascimento do bebê, uterotônicos profiláticos devem ser administrados para prevenir hemorragia pós-parto (HPP) decorrente de atonia uterina, que é mais comum em cesarianas realizadas durante o trabalho de parto. Em virtude da preocupação com a hipotensão dos *bolus* rápidos de ocitocina EV, especialmente em combinação com raquianestesia, devem ser administrados *bolus* mais lentos e menores (não mais que 5UI) suplementados com uma infusão. Alternativamente, a ocitocina ou a ergometrina podem ser administradas por via intramuscular quando não contraindicadas. A forma estável ao calor da carbetocina, uma ocitocina de ação prolongada, não demonstrou inferioridade em relação à ocitocina na prevenção de HPP após o parto vaginal e pode ser considerada na cesariana. Atualmente, não há evidências de que o misoprostol seja um agente de primeira linha na profilaxia da HPP na cesariana, mas pode ser considerado em caso de uma cadeia de má resposta ou de indisponibilidade de outros fármacos, já que é mais eficaz do que placebo.

O ácido tranexâmico mostrou ser eficaz na redução da mortalidade por HPP quando adicionado ao tratamento padrão. Ainda é necessário avaliar a profilaxia da HPP na cesariana.

Cesariana com base em evidências

É aconselhável, a menos que se trate de uma emergência ou a mulher tenha recebido anestesia geral, que seu acompanhante esteja presente no centro cirúrgico.

Antes da cirurgia, a lista de verificação de segurança cirúrgica da OMS deve ser checada coletivamente pelo enfermeiro da sala de cirurgia, o cirurgião e o anestesista. Isso confirma a natureza da cirurgia a ser realizada, quaisquer procedimentos adicionais, como inserção de dispositivo intrauterino (DIU), qualquer comorbidade da mãe ou se quaisquer dificuldades cirúrgicas estão previstas. Um profissional da saúde (médico ou enfermeiro) deve ser designado para receber o bebê.

Técnica cirúrgica

A técnica para realização de cesariana está descrita no Capítulo 25. Problemas específicos relacionados com a PC no trabalho de parto incluem:

- **Acesso cirúrgico difícil em razão da obesidade ou de aderências de cirurgias anteriores:** é um desafio particularmente quando a cesariana está sendo realizada por motivos muito urgentes. No entanto, deve-se ter sempre o cuidado de identificar os planos cirúrgicos, evitar lesões viscerais e assegurar a hemostasia dos tecidos subcutâneos e da bainha. A identificação cuidadosa da bexiga é essencial e pode ser problemática quando o segmento uterino inferior é distendido com a bexiga esticada sobre ele. O imperativo de "tirar o bebê rapidamente" não deve anular a necessidade de realizar a cirurgia com cuidado. Após o parto do bebê e o fechamento do útero, deve ser realizada uma verificação meticulosa da hemostasia e da contração uterina, incluindo, se necessário, a inspeção de sangramento vaginal excessivo sob os campos cirúrgicos.
- **Parto difícil do bebê:** pode ser causado por cabeça fetal profundamente impactada em um primeiro estágio tardio ou por um segundo estágio de cesariana prolongado. A desimpactação rápida pode causar lacerações uterinas com sangramento intenso. A cabeça deve ser cuidadosamente desimpactada

com a mão não dominante ou levemente empurrada para cima no sentido da vagina por outro profissional de saúde, ou pode ser realizada uma extração pélvica reversa. Outras situações em que podem ocorrer dificuldades no parto do bebê incluem feto prematuro grave, em que não há segmento inferior, apresentação pélvica prematura ou posição transversal com membranas rompidas. Em todas essas situações, é aconselhável realizar uma incisão na pele na linha média e considerar o parto do bebê por meio de uma incisão uterina clássica.

- **Hemorragia:** pode ser causada por atonia uterina após o parto prolongado, que também pode estar associado à infecção intrauterina. O cirurgião deve estar pronto para solicitar medicamentos uterotônicos adicionais, como infusão de ocitocina, ergometrina e ácido tranexâmico, e, se necessário, realizar procedimentos cirúrgicos adicionais, como sutura de compressão uterina, notadamente a sutura de B-Lynch. A hemorragia também pode ser decorrente de lacerações uterinas lateral ou verticalmente à medida que o feto é liberado. Para lacerações verticais, o ápice precisa ser identificado e a laceração suturada antes de a incisão da cesariana ser suturada. Lacerações uterinas laterais no ligamento largo frequentemente envolvem a artéria uterina, que pode ser ligada com sutura de ligadura em bloco. Convém tomar o cuidado de identificar o ureter antes que suturas adicionais sejam colocadas. Hemorragia excessiva também pode ocorrer a partir da placenta, especialmente se for prévia e/ou morbidamente aderente. Idealmente, esse diagnóstico deve ser feito no período pré-natal e a cirurgia cuidadosamente planejada, mas, quando o trabalho de parto começa antes desses arranjos, o cirurgião precisa ser capaz de responder. Na maioria dos casos, suturas hemostáticas adicionais no leito placentário, com ou sem tamponamento uterino, por um dispositivo intrauterino com balão irão interromper o sangramento. Em alguns casos, isso não é suficiente e é necessária a histerectomia.
- **Sepse:** embora um parto vaginal seja preferível para a mulher na presença de sepse de origem uterina estabelecida, a cesariana será necessária quando o trabalho de parto estiver obstruído, houver desproporção cefalopélvica ou em caso de sofrimento fetal. A abertura do útero pode resultar na disseminação do líquido amniótico infectado para a cavidade peritoneal, o que pode resultar em choque séptico. Para minimizar as consequências, podem ser consideradas várias abordagens: reduzir o derramamento do líquido amniótico na cavidade peritoneal por meio de aspiração do líquido amniótico antes do nascimento do bebê, empacotamento do abdome antes da incisão uterina e/ou lavagem com solução salina após o fechamento uterino. Nenhuma dessas técnicas foi avaliada rigorosamente quanto à evidência de efeito, mas elas podem ser consideradas. Mais importante ainda é tratar dessas mulheres em uma área de cuidados intensivos após a cirurgia e continuar com antibióticos de amplo espectro EV.
- **Histerectomia:** cada cesariana traz um risco de histerectomia, e isso é mais importante em uma cesariana durante o trabalho de parto associado a hemorragia ou sepse. Essa possibilidade deve ser incluída no formulário de consentimento que a mulher assina antes da cirurgia, e alguém experiente deverá estar disponível quando a histerectomia for necessária. Em hospi-

tais rurais com médicos não especializados, pode não haver médico disponível com essa especialidade. Nessa situação, deve ser considerada a temporização da condição da paciente por meio da aplicação de um torniquete uterino, fechamento e transferência urgente para o nível de cuidado que conte com o especialista. O traje não pneumático antichoque (TAN) pode reduzir o choque durante a transferência, e o transporte aéreo pode possibilitar uma transferência mais rápida.

Questões anestésicas

A anestesia regional é a opção preferida para cesariana, uma vez que está associada a menos complicações maternas e neonatais. Contudo, a anestesia geral está indicada em determinadas situações, como em casos de eclâmpsia e síndrome HELLP, em que a coagulopatia associada é contraindicação à raquianestesia, prolapso do cordão umbilical e bradicardia fetal de extrema urgência e choque hipovolêmico por hemorragia anteparto. Quando a cesariana se torna complicada e o procedimento passa de 1 hora, pode ser necessária a conversão para anestesia geral.

Problemas neonatais

Um neonatologista deve estar no centro cirúrgico para receber e avaliar o bebê. Caso não haja nenhum problema neonatal previsto, deve ocorrer o clampeamento tardio do cordão umbilical. Após a avaliação do bebê, ele pode ser colocado em contato pele a pele no peito da mãe, desde que ela tenha recebido anestesia regional e que as telas e os campos cirúrgicos estéreis sejam colocados apropriadamente. Isso pode continuar (ou começar) na área de recuperação do centro cirúrgico. A amamentação deve ser estabelecida o mais cedo possível.

Cuidados pós-operatórios

Os detalhes dos cuidados pós-operatórios após cesariana estão descritos no Capítulo 25. É obrigatório que as mulheres sejam monitorizadas em uma área de recuperação designada após cesariana com observações regulares dos sinais vitais e checagens dos lóquios. A lista de verificação de segurança cirúrgica da OMS precisa ser concluída antes que a paciente saia do centro cirúrgico. Quanto às mulheres com cesariana complicada, como hemorragia grave ou sepse intrauterina, recomenda-se que sejam atendidas em área de cuidados intermediários ou intensivos com monitorização contínua nas próximas 12 a 24 horas antes de transferidas para uma enfermaria de pós-natal.

Nota: o retorno precoce à sala de cirurgia e a realização de laparotomia para reavaliação são obrigatórias quando ocorre hemorragia vaginal ou há a suspeita de sangramento abdominal persistente no pós-parto ou mesmo de lesão intestinal.

As instruções pós-operatórias devem ser claramente escritas e incluir a frequência recomendada de monitoramento dos sinais vitais, infusão profilática de ocitocina e analgesia. Além disso, todas as mulheres que foram submetidas a cesariana de emergência necessitam de tromboprofilaxia. Algumas necessitarão de antibióticos de amplo espectro, que devem ser administrados EV em caso de corioamnionite estabelecida, mas podem ser tomados por via oral se a paciente apresentar risco aumentado de infecção.

Em caso de cesariana sem complicações, a ingestão de bebidas e alimentos pode começar nas primeiras 6 horas e é incentivada a mobilização precoce. Recomenda-se internação por pelo menos 48 horas após cesariana, a qual pode ser maior após cesariana em trabalho de parto devido ao aumento dos riscos de sangramento, sepse e problemas com o recém-nascido associados à indicação de cesariana.

PROBLEMAS DO SISTEMA DE SAÚDE PARA GARANTIR A SEGURANÇA DA CESARIANA DURANTE O TRABALHO DE PARTO

Vários problemas no sistema de saúde devem ser considerados para garantir que a cesariana seja realizada com segurança e a tempo, os quais estão listados no Quadro 36.6 e descritos no texto.

Equipamentos e suprimentos

Todas as máquinas anestésicas, equipamentos anestésicos, focos de luz para a cirurgia, equipamentos de ressuscitação de recém-nascidos e sistemas de esterilização para instrumentos devem estar em condições adequadas de funcionamento. Uma agência transfusional de hemoderivados deve estar disponível no local. Em caso de hospital regional ou terciário, ele poderia estar disponível em um banco de sangue, mas em um hospital distrital o suprimento de sangue O negativo e O positivo deverá estar armazenado em geladeira com plasma fresco e seco mantido no centro cirúrgico ou na sala de trabalho de parto. Todos os medicamentos essenciais devem estar disponíveis no local. A Lista de Verificação de Segurança Cirúrgica da OMS deve ser preenchida em todos os casos.

Ambulâncias precisam estar disponíveis em hospitais menores para transferência urgente para locais de assistência com nível mais complexo de atendimento de mulheres que tiveram cesariana complicada e precisam de cuidados em UTI.

Equipe qualificada

Deve haver um número suficiente de funcionários disponíveis para o centro cirúrgico, os quais devem ser qualificados, incluindo um médico que realize a cirurgia e outro que aplique o anestésico. É perigoso ter um médico que cumpra as duas funções. A competência precisa ser confirmada por sistemas confiáveis de treinamento, e nenhum médico deve realizar a cirurgia ou anestesia sem ter sido considerado competente. É essencial uma equipe de enfermagem especializada em assistência no centro

Quadro 36.6 Problemas do sistema de saúde para garantir a segurança da cesariana no trabalho de parto

1. Cirurgião qualificado e credenciado com assistente cirúrgico
2. Anestesista credenciado qualificado
3. Assistência de enfermagem especializada
4. Equipamento em funcionamento: máquinas de anestesia e autoclaves
5. Suprimentos médicos, cirúrgicos e farmacêuticos suficientes
6. Área de recuperação com equipe para o pós-operatório imediato
7. Hemoderivados de emergência disponíveis no local
8. Transporte de emergência disponível se for necessário transferir para um nível superior de atendimento
9. Liderança da instituição e do centro cirúrgico eficaz
10. Auditoria de questões de segurança e desfechos

cirúrgico, preparação de instrumentos e cuidados com o bebê. Em hospitais regionais ou terciários, médicos pediatras estarão disponíveis para atender o bebê.

O contexto em países de baixa renda e em ambientes rurais

Em países de baixa renda, especialmente em ambientes rurais, há desafios adicionais para garantir o acesso a um serviço de cesariana seguro para as mulheres em trabalho de parto. Os hospitais distritais são geralmente o local mais acessível para as mulheres que precisam de cesariana. Para aquelas que moram longe de uma instalação desse tipo, as áreas de espera da maternidade ligadas ao hospital garantem que elas tenham acesso à cesariana.

Habilidades e competências apropriadas para uma cesariana segura devem estar disponíveis nos hospitais distritais, bem como em níveis mais complexos de atendimento. Além disso, como esses hospitais são atendidos por médicos gerais e não especialistas em obstetrícia, os programas de treinamento devem garantir que eles tenham habilidade suficiente para uma cesariana segura, incluindo o manejo de cesarianas complicadas. Nessas situações, não é possível chamar um especialista para fazer uma histerectomia.

Os médicos, portanto, precisam ser treinados para realizar técnicas cirúrgicas conservadoras que controlem o sangramento, como suturas de compressão uterina, tamponamento uterino e ligadura da artéria uterina. Se essas medidas não forem bem-sucedidas, eles podem aplicar um torniquete uterino, fechar o abdome e providenciar uma transferência urgente para um nível mais elevado de atendimento com especialistas a fim de realizar a histerectomia. O TAN, usado em várias partes do mundo, pode auxiliar o tratamento do choque hipovolêmico durante a transferência. Os obstetras em hospitais regionais e terciários precisam fornecer apoio clínico prático em termos de aconselhamento e treinamento para os médicos em hospitais distritais em suas áreas de captação.

Em alguns países de baixa renda há grande escassez de habilidades ou desigualdade na distribuição de equipe qualificada. Outras equipes de profissionais não médicos, como os técnicos em saúde (*clinical officers*), ou seus equivalentes em países como Tanzânia, Malawi, Zimbábue e Moçambique, são treinados para realizar a cesariana e aplicar anestesia. Essa mudança de tarefas se revelou muito útil para atender às necessidades das populações desfavorecidas quando não há médicos suficientes.

Gerência da instituição e do centro cirúrgico

Os gestores da instituição e do centro cirúrgico precisam garantir a adesão às medidas do sistema de saúde citadas anteriormente, assegurando que a instalação atenda aos padrões mínimos recomendados para a cesariana. Os gerentes clínicos devem garantir a competência de habilidades e conduzir auditorias regulares de cesariana em suas instalações para definição de números, taxas, indicações, desfechos e taxas de complicações.

Agradecimentos

Ao Professor Robert Pattinson, MBBCh, MD, FCOG. Diretor do MRC Unidade de Estratégias de Cuidados de Saúde Materno-Infantil da Universidade de Pretória, África do Sul.

Leitura complementar

Allen V, O'Connell C, Baskett T. Maternal and perinatal morbidity of caesarean delivery at full cervical dilatation compared with caesarean delivery in the first stage of labour. BJOG 2005; 112:986-90. DOI: 10.1111/ j.1471-0528.2005.00615.

Bailey PE, van Roosmalen J, Mola G, Evans C, de Bernis L, Dao B. Assisted vaginal delivery in low- and middle-income countries: an overview. BJOG 2017; 124:1335-44.

Betrán AP, Ye J, Moller A, Zhang J, Gülmezoglu AM , Torloni MR. The increasing trend in caesarean section rates: global, regional and national estimates: 1990-2014. PLOS ONE DOI:10.1371/journal.pone.0148343 February 5, 2016.

Biccard BM, Madiba TE, Kluyts HL et al. Perioperative patient outcomes in the African Surgical Outcomes Study: a 7-day prospective observational cohort study. Lancet 2018; 391(10130):1589-98. Doi: 10.1016/S0140-6736(18)30001-1. Epub 2018 Jan 3.

Dyer R, Van Dyk D, Dresner A. The use of uterotonics during caesarean section. Int J Obstet Anaesth 2010; 19:313-9. Doi: 10.1016/j. ijoa.2010.04.011.

Farina Z, Fawcus S. Oxytocin: ensuring appropriate use and balancing efficacy with safety. SAMJ 2015; 105(4):271-4. DOI: 10.7196/samj.9179.

Fawcus S, Moodley J. Postpartum haemorrhage associated with caesarean section and caesarean hysterectomy. Best Practice and Research Clinical Obstetrics & Gynaecology 2013; 27:233-49.

Gallos ID, Williams HM, Price MJ et al. Uterotonic agents for preventing postpartum haemorrhage: a network meta-analysis. Cochrane Database of Systematic Reviews 2018, Issue 4. Art. No.: CD011689. DOI: 10.1002/14651858.CD011689.pub2.

Gibbons L, Belizan J, Lauer J, Betran AP, Merialdi M, Althabe F. Inequities in use of caesarean deliveries in the world. AmJ Obstet Gynecol 2012; 206(4):331.

Louw J. Caesarean section – Past and present. Journal of Obstetrics and Gynaecology Canada 2009; 31(12):1131-6. DOI: 10.1016/S1701-2163(16)34373-0.

Lucas DN, Yentis SM, Kinsella SM et al. Urgency of caesarean section: a new classification. J R Soc Med 2000; 93:346-50.

Mohammed A, Wu J, Biggs T et al. Does use of a World Health Organization obstetric safe surgery checklist improve communication between obstetricians and anaesthetists? A retrospective study of 389 caesarean sections. BJOG 2013; 120(5):644-8. Doi: 10.1111/1471-0528.12041. Epub 2012 Nov 27.

NICE. Caesarean section. Clinical guideline. Published: 23 November 2011. Disponível em: nice.org.uk/guidance/cg132.

Pileggi-Castro C, Nogueira-Pileggi V, Tuncalp O, Oladapo O, Vogel JP, Souza JP. Non-pneumatic anti-shock garment for improving maternal survival following severe postpartum haemorrhage: a systematic review. Reproductive Health 2015; 12:28. DOI: 10.11861s2978-015-0012-0.

Rath W, Hackethal A, Bohlmann MK. Second-line treatment of postpartum haemorrhage (PPH). Arch Gynecol Obstet 2012; 286:549-61. DOI: 10.1007/s00404-012-2329-z6.

RCOG. Classification of urgency of caesarean section – a continuum of risk. Good practice guideline number 11, April 2010, RCOG London.

Robson MS. Classification of caesarean sections. Fetal and Maternal Medicine Review 2001; 12(1):23-39.

Souza JP, Gulmezoglu AM, Lumbiganon P et al. The WHO global survey on maternal and perinatal health research group. Caesarean section without medical indication is associated with an increased risk of adverse short-term maternal outcomes: the 2004-2008 WHO Global Survey on Maternal and Perinatal Health. BMC Medicine 2010; 8:71.

WHO recommendation on tranexamic acid for the treatment of postpartum haemorrhage. Geneva: World Health Organization; 2017. Licence: CC BY-NC-SA 3.0 IGO.

Widmer M, Piaggio G, Nguyen TMH et al. Heat-stable carbetocin versus oxytocin to prevent hemorrhage after vaginal birth for the WHO Champion Trial Group. N Engl J Med 2018; 379:743-52. DOI: 10.1056/ NEJMoa1805489.

World Health Organisation. WHO statement on Caesarean section WHO/RHR/15.02. WHO, Geneva 2015.

CAPÍTULO 37

Carlos Henrique Mascarenhas Silva
Luíza Meelhuysen Sousa Aguiar
Pedro Corradi Sander
Renata Rocha Lopes da Costa

Parto Vaginal após Cesariana

INTRODUÇÃO

As indicações clínicas de parto por cesariana variam de maneira considerável tanto do ponto de vista eminentemente clínico e científico como por fatores relacionados com a cultura, os costumes e também com a bioética.

Muitas mulheres submetidas a cesarianas em gestação prévia por absoluta indicação clínica (p. ex., apresentação pélvica, malformação fetal, patologia materna, entre outras) ou mesmo aquelas que efetivamente mudaram de desejo sobre a via de parto em uma gravidez futura querem experimentar o parto vaginal na gestação atual. Em ambos os casos, a opção pelo parto vaginal subsequentemente a uma cesariana – parto vaginal após cesariana (PVAC) – precisa ser considerada na atualidade, levando em consideração as preferências da gestante e sua história obstétrica, associadas aos dados e conhecimentos da literatura médica quanto aos riscos e benefícios dessa opção.

Entretanto, com o aumento das conduções de trabalho de parto e parto após cesariana prévia observa-se o crescimento da incidência de rotura uterina, levando ao decréscimo dessas conduções. No entanto, as taxas de sucesso de parto vaginal após uma ou até duas cesarianas demonstram que, se todas as pacientes tentassem, as taxas de parto por cesariana iterativa poderiam ser reduzidas em até 45%.

EPIDEMIOLOGIA

A análise das taxas de PVAC entre 1990 e 2009 nos EUA revela um claro aumento até 1995, quando as taxas de complicações levaram às recomendações do American College of Obstetricians and Gynecologists (ACOG) que contraindicam essa conduta. Posteriormente, houve um declínio nas taxas até 2005 com nadir em 1998.

Com relação ao sucesso dessas conduções, as maiores taxas foram registradas em 2000 e as menores em 2008. Alguns possíveis fatores contribuintes podem incluir o fato de que os obstetras convertem a condução do trabalho de parto em cesariana mais precocemente, além de haver uma seleção inadequada de pacientes para PVAC.

BENEFÍCIOS MATERNOS E NEONATAIS DO PARTO VAGINAL

Os benefícios de um PVAC são consequentes principalmente à prevenção das complicações intraoperatórias e pós-operatórias da cesariana, especialmente após múltiplos procedimentos. Por sua vez, a morbidade materna por condução de trabalho de parto após cesariana aumenta quando é necessária uma cesariana intraparto de urgência, particularmente quando ocorre durante o segundo estágio do trabalho de parto, aumentando o risco de infecção e outras morbidades.

As mulheres com tentativa de parto vaginal após cesariana (TOLAC – do inglês *Trial of Labor After Cesarean*) bem-sucedido apresentam taxas mais baixas de transfusão de hemoderivados, histerectomia, internações em UTI, hemorragia e infecção, além de menos tempo de recuperação no pós-parto em comparação com as pacientes submetidas a uma cesariana iterativa eletiva. Além disso, outras vantagens podem ser consideradas:

- **Futuro reprodutivo:** pacientes submetidas a parto vaginal tendem a ter mais sucesso em trabalhos de parto futuros, ao passo que as submetidas à cesariana, por todos os riscos envolvidos, apresentam mais limitações na condução de trabalhos de parto subsequentes. Além disso, um parto vaginal prévio, antes ou depois de uma cesariana prévia, diminui significativamente, mas não elimina o risco de rotura uterina posterior.
- **Menos tempo de internação hospitalar:** a redução do tempo de internação hospitalar representa uma clara diminuição do custo assistencial e menor exposição ao risco de infecção hospitalar, além de reduzir o tempo de retorno às atividades.
- **Dor:** a cesariana, por se tratar de uma cirurgia de porte maior, cursa com mais dor no pós-parto, aumentando a necessidade de analgésicos e o desconforto da paciente.

RISCOS E MORBIDADE MATERNA E NEONATAIS DO TRABALHO DE PARTO E DO PARTO VAGINAL APÓS CESARIANA

A maior parte da morbidade materna associada à TOLAC ocorre quando se torna necessária a cesariana intraparto, o que está associado a morbidades infecciosas e pós-operatórias. Considerando o maior risco de uma cesariana de urgência, o ACOG recomenda que trabalhos de parto após cesariana não devem ser conduzidos em centros sem recursos e sob hipótese alguma no domicílio. A decisão quanto à via de parto nesses casos deve ser tomada pela paciente em conjunto com o médico assistente, considerando as condições do serviço onde o parto será realizado e a probabilidade de sucesso do parto vaginal e de complicações de cada via de parto, calculada individualmente, além da vontade da paciente, sempre que possível.

As evidências disponíveis são limitadas em razão da ausência de ensaios randomizados que tenham comparado as duas vias de parto após cesariana. Segundo as revisões sistemáticas disponíveis, os resultados maternos mais importantes são:

- **Rotura uterina:** é o principal resultado adverso associado ao parto vaginal realizado após cesariana. A incidência é baixa, aproximadamente 0,5%, independentemente da via de parto, mas suas consequências são graves tanto para a mãe como para o feto, evoluindo com 14% a 33% de histerectomia puerperal e até 26% de morte perinatal.

  Em países desenvolvidos, a causa principal de rotura uterina são as cicatrizes prévias, que, por sua vez, têm como causa principal uma cesariana prévia.

  A rotura uterina em pacientes com cicatriz uterina prévia tornou-se menos frequente após a adoção da histerotomia segmentar baixa. Em uma coorte retrospectiva de 2001 com 20.095 pacientes, as incidências de rotura foram de 1,6 a cada 1.000 pacientes sem trabalho de parto, 5,2 a cada 1.000 pacientes em trabalho de parto espontâneo e de 7,7 a 24,5 em 1.000 mulheres submetidas à indução do trabalho de parto subsequente à cesariana (com e sem uso de prostaglandinas, respectivamente).

  Entre os fatores de risco estão também gestação gemelar, história pregressa de rotura, histerotomia prévia fúndica ou vertical alta, indução do parto, especialmente com prostaglandinas, e trabalho de parto espontâneo, o que demonstra ser mais comum nos trabalhos de parto após cesariana do que nas cesarianas sucessivas.

  No caso dos trabalhos de parto espontâneos, índice de Bishop mais baixo na admissão, dilatação mais lenta no primeiro estágio, distócias após dilatação de 7cm e período expulsivo prolongado são também importantes fatores de risco.

  As cesarianas prévias por distócia e feto macrossômico no segundo estágio são também fatores de risco importantes, e o tempo médio para rotura uterina no segundo estágio é de 2,5 horas. É possível que isso se deva à incisão de histerotomia prévia mais baixa e a uma cicatriz que se estenda e rompa com a posterior dilatação cervical.

  A espessura do segmento uterino no local da cicatriz de cesariana prévia está inversamente relacionada com o risco de rotura uterina. No entanto, em virtude da mudança dessa medida com o crescimento uterino e do não estabelecimento de valores de referência, seu uso na prática clínica não é recomendado.

  Idade materna elevada, idade gestacional > 40 semanas, peso do recém-nascido > 4kg, fechamento uterino em uma camada, intervalo de 18 a 24 meses entre a cesariana e o trabalho de parto e mais de uma cesariana prévia são possíveis fatores de risco, porém ainda não comprovados por causa da inconsistência dos relatos.

- **Infecção:** o parto vaginal tem a menor incidência de infecção pós-parto, a qual é mais frequente nas cesarianas intraparto e de urgência. Já a incidência de corioamnionite só apresenta risco aumentado nas pacientes em trabalho de parto.

- **Histerectomia periparto:** em uma revisão multicêntrica de 63.345 nascimentos, avaliando os trabalhos de parto após cesariana, o risco de histerectomia foi maior (1%), no primeiro trabalho de parto com cesariana prévia do que nas TOLAC (do inglês *Trial of Label After Cesarean* – tentativa de parto vaginal após cesariana) subsequentes, cuja incidência foi de 0,1%.

- **Trauma pélvico:** mulheres com cesariana prévia no segundo estágio do trabalho de parto têm incidência maior de distócia e partos operatórios, em especial com fetos macrossômicos, enquanto as submetidas à cesariana prévia no primeiro estágio apresentam incidência maior de falha de trabalho de parto subsequente, bem como lesões de terceiro e quarto graus.

- **Eventos trombóticos:** o risco de trombose venosa profunda e tromboembolismo pulmonar é maior em cesarianas de urgência do que em eletivas.

- **Sepse neonatal e admissão em UTI neonatal:** mais frequentes nos partos normais após cesariana.

- **Encefalopatia hipóxico-isquêmica, trauma neonatal e resultados neurológicos:** sem informações suficientes para determinar o risco.

- **Decesso fetal:** as cesarianas eletivas podem ter contribuído para a redução de decessos, já que raramente são realizadas após 40 semanas, enquanto mulheres que aguardam o trabalho de parto podem ter gestações mais prolongadas.

- **Mortalidade perinatal e neonatal:** as taxas são maiores para PVAC do que para cesarianas sucessivas, apesar de o risco absoluto ser muito baixo.

BENEFÍCIOS MATERNOS E NEONATAIS DA CESARIANA ITERATIVA

As cesarianas de urgência devem ser evitadas por aumentarem os riscos para a parturiente e o feto. Na ausência de centro adequado para a condução de trabalho de parto após cesariana prévia e em caso de baixa probabilidade de sucesso do parto vaginal e alto risco de complicações para determinada paciente por parto via vaginal ou seu desejo pelo parto via alta, a cesariana iterativa é a melhor opção. Outras vantagens podem ser citadas:

- **Conveniência:** o parto programado, seja por cesariana, seja por indução do parto, possibilita um melhor planejamento da gestante. No entanto, a taxa de sucesso para o parto vaginal é maior nos trabalhos de parto espontâneos do que nas induções.

- **Contracepção cirúrgica intraparto:** essa é uma vantagem pequena nas cesarianas em sequência, já que pode ser realizada em curto período após parto vaginal por via laparoscópica. Essa vantagem, contudo, não justifica a contraindicação de se tentar PVAC.

RISCOS MATERNOS E NEONATAIS ASSOCIADOS À CESARIANA ITERATIVA

A evolução das técnicas e das habilidades médicas tornou o parto por cesariana um procedimento cirúrgico seguro com taxas extraordinariamente baixas de mortalidade materna e fetal, caracterizando-se como um dos mais importantes avanços da medicina perinatal moderna.

No século XIX, a mortalidade materna relacionada com cesarianas ultrapassava 85%. Diversas inovações na área cirúrgica nas primeiras décadas do século XX, como a técnica asséptica, os métodos anestésicos confiáveis, o controle adequado da hemorragia e a histerotomia segmentar, reduziram drasticamente a ocorrência de complicações graves em cesarianas. Entretanto, quando se trata de cesariana iterativa, há algumas particularidades referentes à morbimortalidade materna e neonatal. Alguns fatores associados aos riscos de cesariana iterativa são:

- **Rotura uterina:** os fatores mais comuns de morbidade associada à rotura uterina são as transfusões sanguíneas e as histerectomias puerperais, com as possíveis complicações derivadas de lesão dos tratos urinário e gastrointestinal, além dos quadros infecciosos.

  A taxa de morte perinatal após rotura uterina varia amplamente, de 5% a 26%, sendo mais comum nos casos em que há descolamento placentário ou extrusão fetal. Mesmo nos casos de intervenção imediata, nem sempre é possível prevenir acidose grave e morbimortalidade neonatal.

  Não há consenso quanto ao período ideal para a interrupção de uma gravidez após rotura uterina prévia. Especialistas recomendam que o parto por cesariana seja realizado entre 36 e 37 semanas mais 6 dias, para casos de rotura uterina a termo no segmento inferior uterino, e até mesmo antes de 36 semanas, nos casos de rotura pré--termo, trabalho de parto prematuro na gravidez atual ou história pregressa de parto prematuro.

  As deiscências de cicatriz de cesariana são clinicamente ocultas. Sua incidência aumenta com o número de cesarianas, possivelmente porque uma cicatriz prévia prejudica a cicatrização de uma nova incisão. Têm como potencial complicação a gestação na cicatriz de cesariana. Na maioria dos casos, são diagnosticadas por ultrassom na gravidez, devendo ser conduzidas de acordo com a idade gestacional e consequente viabilidade fetal, interrompendo-se a gravidez o mais rápido possível antes do início do trabalho de parto.
- **Infecção:** uma metanálise de estudos não randomizados demonstrou que a realização de pelo menos três dos seguintes procedimentos diminui o risco de infecção na cicatriz de cesariana: antibioticoprofilaxia prévia à incisão cirúrgica, uso de tricótomos em vez de lâminas para a tricotomia, preparo da pele com clorexidina, dequitação placentária espontânea com leve tração, iniciativas educativas das pacientes e do corpo assistencial e fechamento correto da pele.

  Os fatores de risco para infecção na cicatriz cirúrgica incluem obesidade, corioamnionite, transfusão sanguínea, terapia anticoagulante, uso de álcool ou drogas, cesariana no segundo estágio do trabalho de parto e hematoma subcutâneo. A fascite necrosante é uma complicação rara, porém com risco de morte.
- **Histerectomia periparto:** embora alguns procedimentos sejam realizados em razão da rotura uterina durante o trabalho de parto, muitas histerectomias se devem à placenta prévia e ao acretismo placentário, cuja incidência é maior nas cesarianas sucessivas.
- **Trauma pélvico:** cesarianas diminuem o risco e as sequelas de trauma pélvico, mas o trabalho de parto e a gravidez em si são o principal fator de risco para futuros distúrbios em consequência do relaxamento pélvico, independentemente da via de parto.

  Lesões cirúrgicas, como hematoma no ligamento largo, cistostomia e lesão intestinal ou ureteral ocorrem em 0,2% a 0,5% das primeiras cesarianas. O risco de cistostomia é maior em procedimentos realizados no segundo estágio do trabalho de parto ou em cesarianas sucessivas.
- **Hemorragia:** a média de perda de sangue no parto por cesariana varia de 1.000 a 1.500mL em até 18% das primeiras cesarianas. Há a necessidade de transfusão sanguínea em 2% a 4% das mulheres na primeira cesariana.

  As causas de hemorragia são atonia uterina, placenta acreta, lesão uterina extensa ou lesão de vasos uterinos.

  A administração rotineira de ocitocina após a retirada do recém-nascido reduz o sangramento pós-parto e consequentemente o risco de hemorragia.
- **Eventos trombóticos:** um estudo com 1,7 milhão de gravidezes mostrou que a frequência de acidente vascular cerebral isquêmico, infarto agudo do miocárdio e tromboembolismo venoso é de 246 por 100.000 cesarianas, até 6 semanas após o parto, a qual é 20 vezes maior do que a taxa de evento trombótico 1 ano após o parto e significativamente maior do que a ocorrência desses eventos após parto vaginal, que é de 165 por 100.000.
- **Íleo e pseudo-obstrução colônica:** íleo paralítico moderado e grave ocorre em 10% a 20% das pacientes após cesariana. Os casos mais graves podem estar relacionados com pseudo-obstrução colônica aguda, com dilatação do ceco e hemicólon direito, na ausência de obstrução anatômica.
- **Tromboflebite pélvica séptica:** a tromboflebite da veia ovariana e a tromboflebite pélvica profunda sépticas são complicações raras. As duas entidades comungam o mesmo mecanismo patogênico inflamatório e frequentemente ocorrem juntas.
- **Placentação anormal:** partos por cesariana aumentam o risco de placenta prévia, o qual é proporcional ao número de procedimentos, proporção também observada para o risco de placenta acreta, mesmo quando não é prévia.
- **Dormência e dor:** causadas por lesão ou aprisionamento de nervos.

- **Endometriose incisional:** massa palpável na incisão que cresce no período menstrual e se associa à dor cíclica.
- **Aderências:** podem ser assintomáticas ou associadas a dor, obstrução intestinal, infertilidade e lesão de órgão em cirurgia futura. São proporcionais em extensão e densidade ao número de cesarianas. Não há evidência de que o fechamento do peritônio previna complicações decorrentes de aderências.
- **Resultado psicológico:** as mulheres submetidas a parto por cesariana costumam relatar menos satisfação com sua experiência de parto, levar mais tempo para interagir com o recém-nascido e menor frequência de amamentação. Algumas expressam fortes sentimentos de perda, fracasso e raiva, muitas vezes relacionados com dúvidas sobre as indicações médicas e obstétricas de um parto cirúrgico, além do próprio estresse, da dor e da fadiga decorrentes de uma cirurgia.
- **Morbidade materna:** a cesariana iterativa eletiva tem maior morbidade materna quando comparada ao PVAC bem-sucedido. No parto por cesariana é maior o tempo de internação hospitalar e de recuperação pós-operatória até o retorno completo às atividades habituais.
- **Mortalidade materna:** é um evento raro tanto em cesarianas iterativas eletivas como em partos vaginais subsequentes a cesarianas. Pode ser um evento um pouco menos raro entre aquelas pacientes submetidas à cesariana iterativa após tentativa malsucedida de PVAC em razão da maior ocorrência de eventos adversos nesse último grupo.

  Uma proporção significativa das mortes maternas está relacionada com comorbidades e fatores obstétricos que indicaram o parto cirúrgico como via preferencial para a interrupção da gestação e que por si só aumentam esse risco.
- **Morbidade fetal e neonatal:** em termos globais, as complicações neonatais são pouco frequentes, independentemente da via de parto subsequente a cesarianas prévias.

  Os eventos adversos mensuráveis incluem encefalopatia hipóxico-isquêmica, intubação orotraqueal (relacionada ou não com a presença de líquido amniótico meconial), admissão em UTI neonatal, sepse neonatal, escore de Apgar baixo (< 7 no quinto minuto). Quanto a esse último, os estudos acerca do Apgar baixo ao nascer não são suficientemente conclusivos para comparar as vias de parto após cesariana prévia.
- **Taquipneia transitória do recém-nascido:** as taxas são maiores nas cesarianas sucessivas, embora o uso de suporte respiratório seja mais comum nos partos normais. Isso provavelmente se deve ao fato de a exposição ao trabalho de parto iniciar processos que aumentam a reabsorção de líquido pulmonar. Em revisão de 29.669 partos, a incidência de taquipneia foi três vezes maior nas cesarianas eletivas em comparação com os partos normais.
- **Doenças alérgicas e obesidade:** durante os primeiros meses de vida, a colonização da microbiota intestinal aparentemente sofre influência da via de parto. Há a hipótese de que a exposição fetal à flora vaginal materna reduz o risco de doenças alérgicas e obesidade, que seria maior nas cesarianas eletivas ou antes da rotura de membrana.
- **Mortalidade fetal e neonatal:** esse é o desfecho relacionado com o concepto mais temido. A associação entre decesso fetal e cesariana prévia observada em alguns estudos pode se dever à função placentária anormal.

CANDIDATAS AO PARTO VAGINAL APÓS CESARIANA

As mulheres submetidas a uma cesariana no passado têm a opção de se submeter a uma cesariana iterativa eletiva ou passar pela TOLAC, que, quando bem-sucedida, resultará em um PVAC que acarreta redução de morbimortalidade se comparado a múltiplas cesarianas. No entanto, a cesariana intraparto após TOLAC malsucedida aumenta o risco de complicações e eventos adversos. A decisão quanto à via de parto subsequente à cesariana prévia deve levar em consideração as preferências pessoais da paciente, sua história obstétrica, evidências científicas acerca de riscos e benefícios da TOLAC e os recursos de infraestrutura e humanos do serviço de saúde que prestará a assistência ao parto.

A evidência científica atualmente disponível sugere que a maioria das mulheres com cesariana anterior e histerotomia transversal baixa pode ser candidata à TOLAC, a qual deve ser oferecida e aconselhada como opção. Por outro lado, aquelas pacientes que apresentarem risco elevado de rotura uterina (incisão uterina clássica ou em T, rotura uterina prévia, cicatriz extensa em fundo uterino) ou contraindicações ao parto vaginal (p. ex., placenta prévia total) não serão candidatas a uma TOLAC planejada. Entretanto, condições individualizadas possibilitam mudanças de estratégia na assistência obstétrica. Gestantes inicialmente candidatas à cesariana planejada podem apresentar-se ao serviço de saúde em trabalho de parto espontâneo, devendo a equipe assistencial ponderar caso a caso os riscos e benefícios de ambas as vias de parto.

Uma regra geral é a de que a boa candidata à TOLAC planejada é aquela com riscos mínimos e chances máximas de sucesso. No entanto, os riscos toleráveis para uma paciente podem ser inaceitáveis para outra, e as decisões sempre deverão levar em consideração a possibilidade ou não de gestação futura.

O cenário mais adequado para realização de TOLAC é uma unidade de saúde terciária com estreito acompanhamento da equipe assistencial qualificada e capacidade técnica e de infraestrutura para realização em caráter emergencial de cesariana intraparto em caso de suspeita de rotura uterina ou outro evento adverso grave que ameace a vida da mãe ou do feto durante o trabalho de parto. O PVAC em ambiente domiciliar não é recomendado, especialmente para pacientes com baixa probabilidade de sucesso, por aumentar as taxas de resultados maternos e neonatais adversos.

PREDIÇÃO
Fatores preditores de sucesso do parto vaginal após cesariana

Ao aconselhar uma gestante com cesariana anterior sobre a TOLAC, pode ser importante orientá-la quanto aos fatores associados às maiores taxas de sucesso. Muitas pacientes que seriam boas candidatas acabam optando pela cesariana iterativa eletiva em virtude da falta de conhecimento acerca das chances (frequentemente elevadas) de ter um PVAC ou dos riscos relativos associados a ambas as vias de parto. A morbidade materna da tentativa de PVAC com probabilidade de êxito ≥ 70% equivale àquela da cesariana iterativa eletiva.

O principal fator preditor de sucesso é a história de parto vaginal anterior, seja esse anterior ou posterior (PVAC) à cesariana. As taxas de sucesso nesse cenário alcançam 83% e 94%, respectivamente. Fatores relacionados com as condições de saúde da paciente, a história da cesariana anterior e o crescimento do feto atual também influenciam a probabilidade de sucesso e deverão ser considerados de maneira individualizada.

O trabalho de parto espontâneo aumenta as chances de PVAC quando comparado à indução do trabalho de parto ou à administração exógena de ocitocina. Além de aumentarem as chances de uma cesariana intraparto, a indução e o uso de ocitocina elevam consideravelmente o risco de rotura uterina.

Idade gestacional < 40 semanas, peso fetal < 4.000g e índice de massa corporal (IMC) na faixa de peso adequada também afetam positivamente as taxas de sucesso. Nos casos em que a indicação de cesariana prévia se deu por fatores não recorrentes, como apresentação fetal anômala ou prematuridade extrema, são maiores as taxas de sucesso da TOLAC quando comparada com cesariana anterior motivada por parada de progressão.

Fatores preditores de insucesso do parto vaginal após cesariana

Existem condições relacionadas com a história obstétrica, a evolução da gestação atual, as comorbidades da paciente e o crescimento fetal que, apesar de não contraindicarem o PVAC, são pontos a serem analisados atentamente no momento da tomada de decisão conjunta pela via de parto após cesariana prévia. O desejo da paciente e seu futuro obstétrico também terão grande importância na escolha da via de parto.

As taxas de falha da TOLAC aumentam com a idade materna, mas a literatura não estabelece uma idade a ser adotada como ponto de corte para indicação de cesariana iterativa eletiva. *Diabetes mellitus* prévio ou gestacional, independentemente da presença de macrossomia fetal, reduz a probabilidade de PVAC, mas não é fator de risco independente para rotura uterina. A obesidade (IMC > 30kg/m²) também interfere negativamente nas chances de sucesso. As mulheres não brancas parecem ter menores taxas de êxito na TOLAC.

A macrossomia fetal (peso fetal > 4.000g) está associada a risco aumentado de falha na TOLAC e pode duplicar as taxas de rotura uterina, mas essas se mantêm suficientemente baixas para que não acarrete contraindicação ao PVAC, se presente de maneira isolada. O peso fetal estimado > 4.500g, particularmente em pacientes sem parto vaginal anterior, aumenta consideravelmente o risco de rotura uterina e reduz para menos de 40% as chances de sucesso. Diante de tal estimativa ultrassonográfica do crescimento fetal, está recomendada a cesariana iterativa eletiva, deixando claro para as pa-

cientes as margens de erro da estimativa de peso fetal pelo ultrassom.

A idade gestacional < 40 semanas não influencia as taxas de PVAC, sendo o risco de rotura uterina menor para gestações pré-termo. Após 40 semanas, as taxas de sucesso da TOLAC declinam, mas sem aumento com significância estatística do risco de rotura uterina. Assim, essa opção poderá ser oferecida mesmo para pacientes após 41 semanas.

Como calcular a chance de sucesso de uma tentativa de parto vaginal após cesariana

Para as mulheres com gestação única a termo, apresentação cefálica e uma cesariana segmentar anterior, foram desenvolvidas calculadoras que levam em conta características individuais para predizer a probabilidade de obter sucesso em uma tentativa de parto vaginal. Uma dessas calculadoras deve ser utilizada para orientações quanto à via de parto durante o pré-natal, visto ser embasada em fatores que podem ser avaliados já na primeira consulta.

Esses fatores incluem: idade materna, índice de massa corporal, raça e etnia, parto vaginal anterior, história de parto vaginal realizado após uma cesariana anterior e qual foi a indicação da cesariana prévia.

Como as circunstâncias no momento da admissão para o parto podem afetar a chance de sucesso da via vaginal, uma segunda calculadora foi criada para levar em conta essas características adicionais, que incluem: IMC materno no momento do parto, dilatação e apagamento cervicais, necessidade de indução e presença ou ausência de pré-eclâmpsia.

Ambas as calculadoras estão disponíveis em mfmu.bsc.gwu.edu.

As mulheres que após os cálculos forem classificadas com pelo menos mais de 60% a 70% de probabilidade de sucesso para um parto vaginal terão morbidade menor ou igual àquelas que serão submetidas a uma cesariana iterativa e, portanto, são candidatas à tentativa de parto vaginal. Por outro lado, quando as taxas de sucesso são < 60%, a morbidade é maior do que com a realização de uma cesariana iterativa, e o parto por cesariana deverá ser preferido nesses casos.

Para mulheres em um contexto de parto prematuro, as calculadoras devem ser ajustadas para melhor predizer as chances de sucesso de um parto vaginal.

Um dos modelos criados usa oito variáveis avaliadas na admissão para o parto: hipertensão crônica ou doença hipertensiva da gravidez (hipertensão gestacional ou pré-eclâmpsia), diabetes (pré-gestacional ou gestacional), parto vaginal anterior, dilatação cervical, parto vaginal realizado após cesariana anterior, indicação da cesariana prévia e necessidade de indução do parto.

Esse modelo não leva em consideração idade materna, IMC, etnia, idade gestacional e apagamento cervical.

Esses fatores não são levados em consideração pelos seguintes motivos:

1. A idade materna está frequentemente relacionada com insuficiência placentária e é possível que no período pré-termo isso não influencie tanto um parto vaginal bem-sucedido quanto no período a termo.

2. A idade gestacional à admissão não tem importância, visto que os fetos prematuros são significativamente menores que um feto a termo independentemente da idade gestacional, sendo a distócia menos provável.

3. IMC maior pode estar relacionado com o peso fetal e, à semelhança da idade gestacional, as diferenças nos pesos gestacionais no período pré-termo não são tão pronunciadas entre os pacientes com IMC baixo e alto.

CONTRAINDICAÇÕES AO PARTO VAGINAL APÓS CESARIANA

Conforme citado anteriormente, as mulheres com cesariana(s) prévia(s) têm a opção de passar pela TOLAC, que, se bem-sucedida, resultará em um PVAC. A tentativa ou não do parto via vaginal deverá ser uma decisão conjunta da paciente com sua equipe assistente. Assim, a primeira contraindicação ao PVAC será a vontade ou a preferência expressa pela paciente de se submeter a uma cesariana iterativa, seja ela eletiva, seja após o início do trabalho de parto.

Para as pacientes que desejam tentar o parto vaginal, algumas condições podem representar contraindicações relativas ou absolutas.

Contraindicações clássicas ao parto vaginal, como placenta prévia total, também se aplicam à TOLAC. Além dessas, as condições que tornem muito elevado o risco de rotura uterina (e aumentem consequentemente o risco de óbito materno e fetal) favorecerão a indicação de uma cesariana iterativa eletiva.

Assim, as evidências atuais contraindicam o parto vaginal para as pacientes com cicatriz uterina transfúndica prévia (histerotomia clássica, em T ou em J, cirurgia ginecológica transmiometrial, acesso de cirurgia fetal a céu aberto) e para aquelas com história pregressa de rotura uterina. O risco de rotura uterina se torna inaceitável em ambos os cenários, chegando a 4% a 9% nas cicatrizes em fundo uterino e a 6% nas roturas prévias.

Outras situações clínico-obstétricas que não contraindicam formalmente a TOLAC e o PVAC, mas que deverão ser analisadas em conjunto com a probabilidade de sucesso, caso a caso, incluem: histerotomia vertical baixa prévia, mais de duas cesarianas anteriores, idade gestacional > 40 semanas, gestação gemelar, macrossomia fetal e gestantes obesas e/ou diabéticas.

Nesses cenários, a decisão deverá ser tomada após esclarecimento adequado às pacientes sobre as menores chances de sucesso e, caso a balança de riscos e probabilidade de PVAC seja aceitável para a parturiente e a equipe obstétrica, será possível proceder à TOLAC em uma instituição de saúde com condições estruturais e humanas adequadas à realização de cesariana emergencial intraparto, caso necessário.

INDUÇÃO DO TRABALHO DE PARTO E USO DE OCITOCINA

De modo geral, as mulheres que entram em trabalho de parto espontâneo têm mais chance de conseguir um parto vaginal do que aquelas submetidas à indução do trabalho de parto. Isso também é aplicável ao parto vaginal após cesariana anterior, pois estudos demonstram que as taxas de parto vaginal variam de 54% para aquelas submetidas à indução do

trabalho de parto com métodos mecânicos a 69% para as com indução por meio de métodos farmacológicos.

A indução do parto após cesariana é controversa não só em razão de suas taxas de sucesso, mas, principalmente, por estar associada a um evento adverso grave (rotura uterina), visto que a indução aumenta moderadamente o risco de parto por cesariana durante o trabalho de parto e quase dobra o risco de rotura uterina em comparação com o trabalho de parto espontâneo em mulheres com cicatrizes uterinas.

Uma coorte de base populacional relatou uma taxa de rotura uterina de 24/2.236 (1,0%) para mulheres submetidas à indução em comparação com 56/10.789 (0,5%) em mulheres com início de trabalho espontâneo.

Outro estudo recente demonstrou que o risco de rotura uterina em mulheres que têm seu trabalho de parto induzido é maior (1.500 por 100.000) do que nas pacientes cujas contrações se iniciam espontaneamente (800 por 100.000). O risco de rotura do útero é ainda maior nos casos em que a indução ocorre com mais de 40 semanas de idade gestacional (3.200 por 100.000 em mais de 40 semanas *versus* 1.500 por 100.000 entre 37 e 40 semanas).

Um estudo publicado em 2001 avaliou 20.000 mulheres nos EUA que tinham cesariana anterior e evidenciou que a rotura uterina ocorreu a uma taxa de 5,2 por 1.000 entre as mulheres com trabalho de parto espontâneo, 7,7 por 1.000 entre as mulheres cujo parto foi induzido sem prostaglandinas e 24,5 por 1.000 entre as mulheres com trabalho de parto induzido por prostaglandinas. Esses dados sugerem que a indução do trabalho de parto aumenta o risco de rotura uterina entre as mulheres com cesariana prévia e que o trabalho de parto induzido com o uso de prostaglandina ainda confere risco relativo maior.

Assim, a primeira recomendação importante é que o trabalho de parto deverá ser induzido no caso de mulheres com cicatriz uterina apenas quando a interrupção se faz necessária por claras indicações clínicas, sejam elas maternas ou fetais.

Por outro lado, a indução não pode ser realizada em mulheres com mais de uma cesariana prévia.

Caso se opte pela indução, o fato de ter um parto vaginal anterior e um exame cervical favorável são fatores que aumentam a probabilidade de parto vaginal. Além disso, o método de indução deve ser selecionado adequadamente com o objetivo de reduzir a probabilidade de eventos adversos.

MÉTODOS MECÂNICOS

Como não há dados que sugiram aumento do risco de rotura uterina com o uso de métodos mecânicos para a indução do trabalho de parto, a dilatação mecânica com cateteres transcervicais pode ser utilizada para colos uterinos desfavoráveis.

MÉTODOS FARMACOLÓGICOS

A preparação com mifepristona ou o uso de dilatadores higroscópicos não é contraindicado para mulheres com cesarianas prévias.

Por outro lado, o misoprostol (prostaglandina E1) não deve ser usado para amadurecimento cervical nas pacientes a termo que tiveram cesariana ou cicatriz uterina prévia, uma vez que é consenso na literatura, com base nas melhores evidências, que ele aumenta consideravelmente o risco de rotura uterina nessas pacientes. No entanto, em casos de interrupção da gravidez no segundo trimestre ou mortes fetais intraútero em mulheres com cicatrizes uterinas prévias, a indução do trabalho de parto parece preferível a uma cesariana planejada na maioria dos casos, e o uso das prostaglandinas pode ser considerado nesse contexto.

O uso de ocitocina para indução do trabalho de parto em pacientes com incisão prévia no segmento uterino inferior está associado a aumento mínimo a moderado do risco de rotura uterina, o qual é dose-dependente. Assim, em termos da relação risco/benefício, é possível o uso prudente de ocitocina para indução do parto. Já o uso e o aumento da dose de ocitocina durante o trabalho de parto em pacientes submetidas a uma tentativa de parto vaginal após uma cesariana segmentar não conferem risco maior nem estão associados ao aumento das taxas de mortalidade perinatal. Ainda não há consenso sobre a dose máxima recomendada. Alguns estudos observacionais sugeriram uma associação entre doses de ocitocina > 20 miliunidades/minuto, taquissistolia e rotura uterina, porém a evidência disponível é limitada.

O ACOG não fez nenhuma recomendação quanto à dosagem de ocitocina nesses casos. O que se sabe é que durante o trabalho de parto, se houver parada de progressão, recomenda-se inicialmente a amniotomia como tratamento de primeira linha seguida, se necessário, da menor dose possível de ocitocina para obter uma dinâmica uterina satisfatória. A ocitocina está contraindicada quando a paciente apresenta uma cicatriz uterina clássica prévia.

Assim, o ACOG recomenda considerar a indução do trabalho de parto para indicações maternas ou fetais como uma opção para as mulheres a serem submetidas à tentativa de parto vaginal após cesariana, mas que está contraindicado o uso do misoprostol. A ocitocina pode ser utilizada.

MANEJO DO TRABALHO DE PARTO E PARTO

Muitas condutas adotadas durante o trabalho de parto e o parto são iguais para as mulheres com e sem cicatriz uterina. Entretanto, a primeira peculiaridade é que um parto vaginal realizado após cesariana não pode ocorrer em qualquer estabelecimento de saúde. A assistência a esse tipo de parto deve ser oferecida em locais onde seja possível realizar uma cesariana de urgência em um contexto de rotura uterina, caso ela ocorra. Nesses casos, devem estar à disposição médicos obstetras para o monitoramento materno e fetal, pediatras aptos a realizar reanimação neonatal e anestesiologista, além de todos os equipamentos necessários. O ACOG e a Sociedade Americana de Anestesiologia sugerem que as instituições que prestam serviços obstétricos devem ser capazes de iniciar uma cesariana intraparto 30 minutos após tomada a decisão de realizar a operação.

Outras recomendações para o parto vaginal após cesariana são:

- **Termo de Consentimento Livre e Esclarecido:** idealmente, durante o pré-natal, os aspectos relativos à via de parto devem ser discutidos entre o médico assistente e a paciente para que a melhor decisão seja tomada em conjunto. Na admissão para o parto, a paciente deve ser orientada e deve assinar termo de consentimento livre e esclarecido que contenha as possíveis complicações de um parto vaginal após cesariana, incluindo o risco de rotura uterina e a morbidade e mortalidade materna e neonatal dela decorrentes. Nesse termo deve existir ainda o consentimento para a cesariana, caso seja necessário realizá-la de urgência.

- **Exames laboratoriais:** na admissão, além da conferência dos exames de pré-natal, deve-se obter um hemograma basal e confirmar tipagem sanguínea, esta última para facilitar a administração de hemoderivados em caso de emergência, visto que essas pacientes são consideradas de risco moderado para receber transfusão sanguínea durante ou após o parto.

- **Acesso venoso:** deve ser obtido na admissão, deixando a paciente preparada caso seja necessário realizar uma cesariana e/ou administrar hemoderivados.

- **Anestesia:** a equipe de anestesiologia deve avaliar a paciente já na admissão para verificar as opções de analgesia de parto ou anestesia no caso de uma cesariana, além de diagnosticar qualquer característica da paciente que possa dificultar a realização desses procedimentos. A analgesia peridural durante o trabalho de parto pode ser realizada normalmente nessas pacientes e ajuda a evitar a anestesia geral caso seja necessária uma cesariana às pressas. A analgesia não retarda a progressão do trabalho de parto nem mascara os sinais de rotura uterina. Além disso, em caso de urgência, a equipe deve estar preparada para a realização de anestesia geral nessas pacientes.

- **Monitorização fetal:** o monitoramento contínuo da atividade uterina e da frequência cardíaca fetal é recomendado, uma vez que contrações uterinas anormais e os padrões de frequência cardíaca fetal podem ser preditivos de rotura uterina. A monitorização externa com cardiotocografia contínua é adequada, e os dispositivos internos só devem ser utilizados caso seja difícil a obtenção ou interpretação dos parâmetros externamente devido à baixa qualidade técnica.

- **Avaliação da evolução do trabalho de parto:** o progresso do trabalho de parto deve ser avaliado pelos mesmos parâmetros adotados em mulheres sem cicatriz uterina.

- **Atenção aos sinais e sintomas de rotura uterina:** podem incluir anormalidades da frequência cardíaca fetal, diminuição das contrações uterinas, subida da apresentação fetal, dor abdominal, dor suprapúbica na região da histerotomia, sinal do anel de Bandl, necessidade de doses frequentes de analgesia epidural, sangramento vaginal, instabilidade hemodinâmica materna e hematúria.

- **Versão cefálica externa:** não é contraindicada em mulheres com cesariana segmentar prévia, candidatas à tentativa de parto vaginal, e suas taxas de sucesso são similares às das demais pacientes quando mantidos os cuidados habituais.

- **Parto:** o parto vaginal e a dequitação ocorrem do mesmo modo que em pacientes sem cicatriz uterina, e as indicações de parto operatório também são as mesmas. Se a dequitação não ocorrer em até 30 minutos, deve ser considerada a possibilidade de uma placentação anormal (acretismo placentário). A ultrassonografia à beira do leito pode determinar se a placenta ainda está aderida ou se está apenas retida no interior da cavidade uterina. Se ela ainda estivar aderida, o ultrassom pode detectar sinais de acretismo placentário. É prudente avaliar a placenta ultrassonograficamente antes da remoção manual e tentar removê-la no centro cirúrgico para que, se houver placentação anormal, a histerectomia possa ser realizada rapidamente. Cabe frisar que não é recomendada a exploração rotineira do segmento uterino após o parto vaginal com o objetivo de diagnosticar deiscência uterina assintomática. Se houver a suspeita clínica de rotura uterina durante o segundo estágio do trabalho de parto, deve ser realizada a exploração uterina manual.

CONSIDERAÇÕES FINAIS

Com base nas evidências disponíveis, a tentativa de parto vaginal permanece como uma opção para as mulheres com cesariana prévia na ausência de contraindicações e principalmente naqueles casos em que estão presentes fatores de bom prognóstico (sucesso).

A escolha da via de parto deve ser discutida entre a mulher, seu companheiro e o médico obstetra assistente desde o início do pré-natal.

O casal deve ser um agente ativo nesse processo, conhecendo os riscos e benefícios, as indicações e contraindicações do parto vaginal após cesariana, e também na cesariana iterativa, para que possam ter condições de optar pela melhor escolha dentro de seu contexto familiar.

Nesse cenário, visando ainda à segurança da equipe assistencial e do casal, o parto somente deve ser realizado em centro obstétrico terciário com estrutura adequada para oferecer a devida assistência a essas mulheres e a seus filhos.

Um grande desafio da equipe de obstetras envolvida na assistência é mostrar os dados estatísticos e orientar os casais adequadamente, mas sem deixá-los assustados e temerosos em tentar o PVAC. No mesmo sentido, a realização de partos vaginais nessas pacientes só se justifica se essa for a escolha desse casal, não devendo jamais ser um evento imposto ou obrigatório por causa de políticas de saúde ou metas assistenciais de maternidades.

O melhor resultado será alcançado apenas quando ao final do nascimento houver a certeza de que foi realizado um parto seguro.

Leitura complementar

ACOG. Vaginal delivery after a previous cesarean birth. ACOG Committee opinion Nr 143 – Oct 1994 (replaces Nr 64, Oct 1988). Committee on Obstetric Practice. American College of Obstetricians and Gynecologists. Int J Gynaecol Obstet 1995; 48:127.

Berghella V. Cesarean delivery: Postoperative issues. 2019 UpToDate, Inc. and/or its affiliates.

Clark SL et al. Is vaginal birth after cesarean less expensive than repeat cesarean delivery? Am J Obstet Gynecol Mar 2000; 182(3).

Committee on Practice Bulletins-Obstetrics. Practice Bulletin No. 184: Vaginal Birth After Cesarean Delivery. Obstet Gynecol 2017; 130:e217.

Hochler H, Yaffe H, Schwed P, Mankuta D. Safety of trial of labor after cesarean delivery in grandmultiparous women. Obstet Gynecol Feb 2014; 123(2, part 1).

Hoppe KK, Benedetti TJ. Complicated deliveries. In: Avery's diseases of the newborn, 10 ed. Copyright © 2018 by Elsevier Inc.

Jastrow et al. Adverse obstetric outcomes in women with previous cesarean for dystocia in second stage of labor. Am J Perinatol 2013; 30(3).

Kabiri D et al. Trial of labor after cesarean delivery in twin gestations: systematic review and meta-analysis. Am J Obstet Gynecol Month 2018.

Landon MB et al. What we have learned about trial of labor after cesarean delivery from the MFMU cesarean registry. Semin Perinatol. Author manuscript; available in PMC 2017 August 01.

Landon MB, Frey H. Uterine rupture: after previous cesarean delivery. 2019 UpToDate, Inc. and/or its affiliates.

Landon MB, Grobman WA. Vaginal birth after cesarean delivery. Obstetrics: Normal and problem pregnancies 7. ed. Copyright © 2017 by Elsevier, Inc.

Lydon-Rochelle M, Holt VL, Easterling TR, Martin DP. Risk of uterine rupture during labor among women with a prior cesarean delivery. N Engl J Med 2001; 345:3.

Mardy AH, Ananth CV, Grobman WA, Gyamfi-Bannerman C. A prediction model of vaginal birth after cesarean in the preterm period. Am J Obstet Gynecol 2016; 215:513.e1.

Maternal-Fetal Medicine Units Network. Vaginal birth after cesarean [calculator]. Disponível em: https://mfmunetwork.bsc.gwu.edu/PublicBSC/MFMU/VGBirthCalc/vagbrth2.html.

Metz TD. Choosing the route of delivery after cesarean birth. 2018 UpToDate, Inc. and/or its affiliates.

Metz TD. Trial of labor after cesarean delivery: Intrapartum management. 2019 UpToDate, Inc. and/or its affiliates.

National Institutes of Health Consensus Development Conference Panel. National Institutes of Health Consensus Development conference statement: Vaginal birth after cesarean: new insights March 8-10, 2010. Obstet Gynecol 2010; 115:1279.

National Institutes of Health Consensus Development Conference Panel. National Institutes of Health Consensus Development conference statement: Vaginal birth after cesarean: new insights. Mar 8-10, 2010. Obstet Gynecol 2010; 115:1279.

Sentilhes L et al. Delivery for women with a previous cesarean: guidelines for clinical practice from the French College of Gynecologists and Obstetricians (CNGOF). Eur J Obstet Gynecol and Reprod Biol 2013.

Sims EJ, Newman RB, Hulsey TC. Vaginal birth after cesarean: to induce or not to induce. Am J Obstet Gynecol; 184(6).

Son M, Roy A, Grobman WA. Attempted operative vaginal delivery vs repeat cesarean in the second stage among women undergoing a trial of labor after cesarean delivery. Am J Obstet Gynecol Apr 2017.

Tilden EL, Cheyney M, Guise JM et al. Vaginal birth after cesarean: neonatal outcomes and United States birth setting. Am J Obstet Gynecol 2017; 216:403.e1.

Uddin SF, Simon AE. Rates and success rates of trial of labor after cesarean delivery in the United States, 1990-2009. Matern Child Health J 2013; 17:1309.

Wen SW et al. Comparison of maternal mortality and morbidity between trial of labor and elective cesarean section among women with previous cesarean delivery. Am J Obstet Gynecol 2004; 191:1263e9.

Xu X et al. Hospital variation in utilization and success of trial of labor after a prior cesarean. Am J Obstet Gynecol Jan 2019.

CAPÍTULO 38

Bárbara Luiza Alves Pinto
Daiane Oliveira Pesso
Mário Dias Corrêa Júnior

Assistência ao Parto no Prematuro Extremo

INTRODUÇÃO

O parto pré-termo é definido como aquele que ocorre antes de 37 semanas completas de gestação, podendo ou não ser precedido por trabalho de parto. Em 2005 foi feita uma nova subdivisão nos tipos de prematuridade, levando em consideração a morbimortalidade. Aqueles nascidos antes de 33 semanas mais 6 dias passaram a ser designados como pré-termo precoces e aqueles nascidos entre 34 e 36 semanas como pré-termo tardios. O nascimento que ocorre antes de 28 semanas de gestação é caracterizado como pré-termo extremo (Figura 38.1).

Cerca de 70% a 80% dos nascimentos pré-termo são espontâneos, apresentando como causas o trabalho de parto prematuro e a rotura prematura de membranas. Causas iatrogênicas, que comprometem a saúde materna ou fetal, são responsáveis pelo restante dos nascimentos pré-termo. Entre elas podem ser citadas pré-eclâmpsia/eclâmpsia, placenta prévia, descolamento prematuro de placenta, restrição de crescimento fetal e gestações múltiplas.

O parto pré-termo é a principal causa de morbidade e mortalidade infantil no mundo industrializado. Conhecer e identificar as principais causas e os fatores de risco que contribuem para o parto pré-termo é de fundamental importância não só para os obstetras, mas para todos os profissionais de saúde.

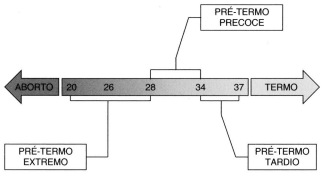

Figura 38.1 Definição e classificação de prematuridade.

EPIDEMIOLOGIA

No Brasil, em 2016, o número de nascimentos pré-termo (22 a 37 semanas incompletas) correspondeu a cerca de 11,07% do total de nascimentos. Minas Gerais e Belo Horizonte apresentaram taxas de incidência de prematuridade semelhante (cerca de 11,2% e 11,02%, respectivamente – Figura 38.2).

Entre os muitos fatores de risco que contribuem para o trabalho de parto pré-termo os quatro principais são: infecção intrauterina, hemorragia decidual, estiramento uterino excessivo e estresse materno ou fetal. Insuficiência vascular uteroplacentária, resposta inflamatória exagerada, fatores hormonais, insuficiência cervical e predisposição genética também desempenham papel importante.

Uma história de parto pré-termo é importante fator de risco para recorrência, e as recorrências geralmente acontecem na mesma idade gestacional. As mulheres com risco maior são aquelas sem gravidez a termo entre o parto pré-termo anterior e a gravidez atual e que apresentem histórico de vários partos pré-termo.

Neste capítulo serão abordadas as intervenções e estratégias para minimizar as complicações dos prematuros extremos.

PREPARAÇÃO PARA O PARTO

Uma vez determinada a necessidade ou a inevitabilidade do nascimento de um feto extremamente prematuro, algumas medidas devem ser adotadas para diminuir o risco das principais complicações.

Corticoterapia

O uso de corticoides antes do parto pré-termo é uma das intervenções mais estudadas e incentivadas na perinatologia e se associa fortemente à redução na morbidade e mortalidade perinatais. Quando se comparam recém-nascidos prematuros que receberam corticoterapia intraútero com recém-nascidos prematuros que não receberam a medicação antes do nascimento é possível observar que aqueles cujas mães receberam

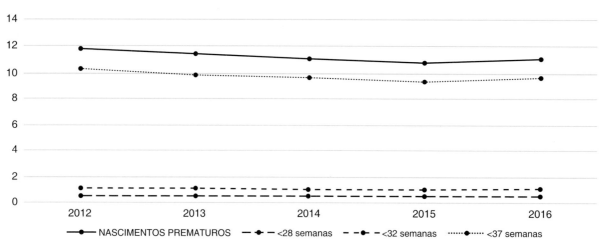

Figura 38.2 Taxa de prematuridade no Brasil – 2012 a 2016.

corticoides apresentam menos complicações respiratórias no pós-natal, como a síndrome do desconforto respiratório.

Candidatas ao tratamento

O American College of Obstetricians and Gynecologists (ACOG) recomenda um curso único de corticoide antenatal para gestações entre 24 e 33 semanas mais 6 dias que apresentem risco de parto pré-termo nos próximos 7 dias, incluindo gestantes com rotura prematura de membranas e gestação múltipla.

A corticoterapia antenatal também pode ser considerada em gestantes a partir de 23 semanas de gestação que estejam sob risco de parto pré-termo nos próximos dias. Em casos assim, em que o parto pré-termo contemple fetos no limite da viabilidade, o uso de corticoides antenatal e outras medidas de investimento devem ser individualizados e discutidos separadamente entre a equipe médica e os familiares, tendo em vista a infraestrutura e as medidas de suporte disponíveis após o nascimento e o desejo dos pais de investimento no feto.

O ACOG também recomenda a corticoterapia antenatal para gestantes entre 34 e 36 semanas mais 6 dias de gestação que apresentem risco de parto pré-termo nos próximos 7 dias e que não tenham recebido um curso prévio de corticoide antenatal.

Corticoide antenatal – doses e administração

A corticoterapia antenatal deve ser administrada em curso único em gestantes entre 24 e 36 semanas mais 6 dias (podendo ser considerada para gestantes a partir de 23 semanas de gestação) com risco de parto pré-termo dentro da próxima semana.

Uma metanálise da Cochrane reforça o efeito benéfico da corticoterapia, independentemente de membranas íntegras ou não, e conclui que o tratamento antenatal com corticoides deve ser considerado de rotina para todos os partos pré-termo.

Os corticoides mais estudados e utilizados na prática clínica são a betametasona e a dexametasona. Em sua forma ativa, ambas atravessam a placenta e apresentam atividade biológica muito semelhante. Não exercem atividade mineralocorticoide e têm atividade imunossupressora relativamente fraca com o uso em curto prazo. Faltam dados e estudos para recomendação de um regime de corticoides sobre o outro.

As doses recomendadas e o intervalo entre elas variam de acordo com o corticoide utilizado. A betametasona deve ser administrada em duas doses de 12mg com intervalo de 24 horas. Já o tratamento com dexametasona consiste em quatro doses de 6mg com intervalo de 12 horas. Ambas as medicações devem ser administradas via intramuscular.

O tratamento com corticoides por menos de 24 horas ainda está associado à redução significativa da morbidade e mortalidade neonatais. Assim, recomenda-se que a corticoterapia antenatal seja realizada em todas as gestantes com risco de parto pré-termo, incluindo aquelas com risco iminente de parto pré-termo nas próximas horas, nas quais seja improvável a administração das doses subsequentes de corticoide. Não existem benefícios comprovados com a redução do intervalo entre as doses na tentativa de completar o esquema proposto quando o parto se mostra iminente. O maior benefício dos corticoides é obtido entre 2 e 7 dias após a dose inicial. Assim, recomenda-se que o uso de corticoides seja restrito às gestantes com quadro clínico sugestivo de parto pré-termo nos próximos dias.

Rotura prematura de membranas pré-termo

O ACOG recomenda um ciclo único de corticoide antenal para gestantes com rotura prematura de membranas entre 24 semanas e 33 semanas mais 6 dias de gestação (também pode ser considerado para gestantes a partir de 23 semanas). A administração de uma dose de resgate nesse grupo ainda é controversa e não há provas suficientes para uma recomendação a favor ou contra.

Gestações múltiplas

Uma revisão da Cochrane concluiu que embora o corticoide antenatal mostre benefícios em gestações únicas, mais pesquisas são necessárias para demonstrar uma melhora nos resultados de gestações múltiplas. Recentemente, um estudo de coorte retrospectivo bem delineado concluiu que a administração de um curso completo de corticoide 1 a 7 dias antes do nascimento em gestações gemelares está associada a redução clinicamente significativa da mortalidade neonatal, morbidade respiratória de curto prazo e lesão neurológica grave, que é semelhante em magnitude àquela observada em gestações únicas.

Cursos seriados de corticoide e curso de resgate

Em virtude das preocupações com os danos maternos e fetais e o equilíbrio entre os riscos e benefícios, múltiplos cursos planejados/intencionais não são recomendados.

O ACOG recomenda um ciclo único de resgate de corticoide antenatal em mulheres com menos de 34 semanas de gestação que estejam em risco de parto pré-termo em até 7 dias e que tenham recebido a corticoterapia antenatal há mais de 14 dias. Uma metanálise da Cochrane sugere que o ciclo de resgate poderia ser administrado a partir de 7 dias após a dose anterior, se indicado pelo cenário clínico.

Prevenção de sepse neonatal por estreptococos do grupo B

O *Streptococcus* beta-hemolítico do grupo B (GBS ou *Streptococcus agalactiae*) é um diplococo gram-positivo encapsulado isolado inicialmente em 1887 e considerado o principal agente responsável por infecção bacteriana perinatal.

O GBS pode colonizar o trato gastrointestinal e a região genital de cerca de 30% das gestantes. Em adultos, mulheres não grávidas e pessoas sem comprometimento do sistema imunológico, o GBS na maioria dos casos é responsável por um estado de colonização assintomática sem desenvolvimento de doença associada. Entretanto, em alguns grupos, principalmente em recém-nascidos, pode causar infecções graves, como pneumonia e sepse.

A infecção do recém-nascido pode ocorrer ainda na vida intrauterina por contaminação do líquido amniótico. Essa infecção costuma ocorrer após a rotura de membranas ou no início do trabalho de parto, mas também pode acontecer com membranas íntegras durante a passagem pelo canal vaginal no momento do parto.

Identificação de gestantes com risco aumentado por infecção neonatal por GBS

A infecção por GBS em recém-nascidos ocorre por transmissão vertical. Logo, a identificação antes do parto de gestantes colonizadas pelo GBS se revela de grande importância na prática médica e, no nível de saúde pública, para profilaxia antibiótica adequada como forma de prevenção desse tipo de infecção precoce em recém-nascidos. A identificação e a classificação dessas gestantes podem ser feitas com base na cultura de *swab* vaginal/perianal ou em fatores de risco.

O Centers for Disease Control and Prevention (CDC), o ACOG e a American Pediatric Academy recomendam o emprego da cultura de *swab* vaginal/perianal como forma de triagem para identificação das gestantes de risco.

Entretanto, o estado de colonização de mulheres admitidas em trabalho de parto pré-termo geralmente não é conhecido, já que rotineiramente a triagem (cultura de *swab* vaginal/perianal) é realizada entre 35 e 37 semanas de gestação.

O trabalho de parto pré-termo, isoladamente, é considerado um fator de risco importante para infecção neonatal por GBS. Assim, caso uma gestante seja admitida em trabalho de parto pré-termo e não tenha realizado cultura de *swab* vaginal para detecção de colonização por GBS, a antibioticoprofilaxia deve ser iniciada de imediato, e essa paciente deve ser conduzida como se fosse colonizada por GBS. Culturas de *swab* vaginal/perianal devem ser obtidas à admissão. A profilaxia antibiótica deve ser continuada caso a paciente permaneça em franco trabalho de parto ou o resultado das culturas revele colonização por GBS. Caso o trabalho de parto seja inibido ou a cultura não mostre crescimento de GBS, a profilaxia antibiótica deve ser descontinuada.

Profilaxia antibiótica intraparto

Os antibióticos devem ser administrados na fase ativa do trabalho de parto ou assim que aconteça a rotura de membranas. A administração de antibióticos distante do parto, momento em que é maior o risco de contaminação do feto, não erradica a colonização por GBS, mantendo assim o risco da transmissão vertical. Os antibióticos devem ser administrados por via endovenosa (EV) para que seja alcançada uma concentração sérica materna satisfatória para passagem placentária e transferência à circulação fetal e ao líquido amniótico. O tratamento oral não é recomendado.

O GBS é sensível a agentes como penicilina G, ampicilina, penicilinas de amplo espectro, cefalosporinas e vancomicina, mas a penicilina G é o agente mais ativo *in vitro*. Aproximadamente 30% dos isolados de GBS são resistentes à eritromicina e 20% à clindamicina, e essas taxas parecem estar aumentando. A eritromicina não é mais recomendada para profilaxia, enquanto o uso de clindamicina depende dos resultados de múltiplos testes de suscetibilidade.

Idealmente, a antibioticoprofilaxia deve ser administrada pelo menos 4 horas antes do parto. Entretanto, 30 minutos após o início da infusão o nível sérico de antibiótico na circulação fetal se mostra elevado e as contagens maternas de GBS começam a declinar. Assim, a antibioticoprofilaxia deve ser realizada em todas as pacientes em trabalho de parto pré-termo, mesmo quando o parto se mostra provável, antes da administração da próxima dose de antibiótico.

Penicilina

O CDC recomenda a penicilina G como o antibiótico de escolha na dose de ataque de 5.000.000UI (EV), seguida pela administração de 2.500.000 a 3.000.000UI a cada 4 horas até o parto.

Ampicilina

Embora a penicilina seja preferida, a ampicilina EV também pode ser utilizada como profilaxia na dose de ataque de 2g, seguida por 1g EV a cada 4 horas até o parto.

Pacientes alérgicas à penicilina

As pacientes alérgicas à penicilina terão sua abordagem baseada na história prévia de reação à medicação. Em pacientes com risco baixo de anafilaxia (erupção maculopapular isolada sem urticária ou prurido), o CDC recomenda o uso de cefazolina, 2g EV como dose de ataque, seguida por 1g a cada 8 horas até o parto.

Em pacientes com risco alto de anafilaxia (história prévia de anafilaxia, angioedema, desconforto respiratório, urticária, particularmente se esses sintomas ocorreram 30 minutos após a administração), o teste de sensibilidade aos antibióticos dos isolados de GBS deve ser realizado para verificar a suscetibilidade à clindamicina. Se as instalações do laboratório forem adequadas, recomenda-se o teste de sensibilidade à clindamicina e à eritromicina. Se um isolado é resistente à eritromicina, pode ter resistência indutível à clindamicina mesmo que pareça ser suscetível à clindamicina pelos métodos padrões de teste *in vitro*. Se um isolado de GBS for resistente à eritromicina e suscetível à clindamicina e o teste de zona D para resistência indutível for negativo (sem resistência indutível), o CDC recomenda o uso de clindamicina, 900mg EV a cada 8 horas até o parto. Se o isolado de GBS for resistente à clindamicina ou os resultados de suscetibilidade não estiverem disponíveis, recomenda-se o uso de vancomicina na dose de ataque de 2g, seguida por 1g a cada 12 horas até o parto (Figura 38.3).

Neuroproteção

A prematuridade tem consequências na vida pós-natal, algumas percebidas de imediato, outras a longo prazo. Retinopatia, alterações auditivas, baixo peso, atraso do desenvolvimento psicomotor e paralisia cerebral são algumas consequências possíveis de um parto pré-termo. A paralisia cerebral é uma das principais causas de comprometimento neurológico em crianças, e a prematuridade é um importante fator de risco para o desenvolvimento da doença.

Durante décadas, o sulfato de magnésio tem sido usado com diferentes funções na prática obstétrica. Uma de suas aplicabilidades é em partos pré-termo, para neuroproteção fetal. Quando um nascimento ocorre antes de 32 semanas de gestação, o uso de sulfato de magnésio antes do parto reduz o risco de paralisia cerebral nas crianças sobreviventes.

Candidatas ao tratamento

O sulfato de magnésio deve ser administrado em gestantes com idade gestacional < 32 semanas que estejam em risco de parto iminente nas próximas horas independentemente do estado das membranas (isto é, íntegras ou não). As mulheres que terão a interrupção programada da gestação antes de 32 semanas também devem receber sulfato de magnésio para neuroproteção fetal.

Contraindicações

O uso de sulfato de magnésio está contraindicado em gestantes portadoras de miastenia grave, uma vez que pode precipitar uma grave crise miastênica. Também deve ser evitado em gestantes com comprometimento cardíaco conhecido ou defeitos de condução cardíaca em razão de seus efeitos anti-inotrópicos.

O sulfato de magnésio é excretado pelos rins. Assim, em gestantes com insuficiência renal devem ser feitos ajustes ou até mesmo suspensa a medicação nas doses de manutenção para que não haja aumento significativo na concentração sérica de magnésio. A dose de ataque padrão não sofre alteração e deve ser mantida.

Idade gestacional

O uso do sulfato de magnésio para neuroproteção é limitado a gestantes com idade gestacional < 32 semanas. O tratamento de pacientes com idade gestacional no limite da viabilidade fetal deve ser individualizado e discutido separadamente entre a equipe médica e os familiares, tendo em vista a infraestrutura e as medidas de suporte disponíveis após o nascimento e o desejo dos pais de investimento no feto.

Dose e tempo de administração

Como neuroprotetor, o sulfato de magnésio deve ser administrado em uma dose de ataque (4g EV lenta), seguida por uma dose de manutenção de 1g/h. O sulfato de magnésio deve ser sempre administrado em bomba de infusão contínua, nunca em esquemas de gotejamento. Deve ser mantido até o nascimento ou pelo período máximo de 24 horas, mesmo que o parto ainda não tenha ocorrido.

O uso do sulfato de magnésio para neuroproteção deve ser restrito às gestantes em franco trabalho de parto pré-termo, não incluindo aquelas com diagnóstico de ameaça de trabalho de parto pré-termo ou rotura prematura de membranas sem trabalho de parto pré-termo associado.

As pacientes que serão submetidas à cesariana programada com idade gestacional < 32 semanas devem receber a dose de ataque, seguida por dose de manutenção de 6 a 12 horas antes do parto. A cesariana de urgência em pacientes com idade gestacional < 32 semanas não deve ser postergada para a administração de sulfato de magnésio.

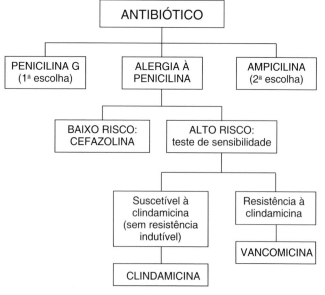

Figura 38.3 Antibioticoprofilaxia para GBS.

Monitorização e antídoto

As pacientes em uso de sulfato de magnésio devem ser monitorizadas e acompanhadas de perto para que não apresentem intoxicação por magnésio. A diurese, os reflexos patelares e a frequência respiratória devem ser monitorizados nesse grupo de pacientes. A dose de manutenção do tratamento deve ser interrompida em caso de ausência de reflexo patelar (a perda de reflexos é a primeira manifestação de hipermagnesemia sintomática), frequência respiratória < 12irpm e débito urinário < 25mL/h.

Em casos de intoxicação por magnésio, o antídoto consiste na administração de gluconato de cálcio, 10mL a 10%, em infusão EV lenta.

VIA DE PARTO NO PREMATURO

Em geral, em um contexto de parto com mãe e feto apresentando o risco habitual, ambos são mais beneficiados pela tentativa de parto vaginal, sendo a cesariana reservada aos casos com indicação materna ou fetal para parto.

A melhor via de parto no prematuro é um tema cada vez mais discutido na literatura científica em virtude da elevada e crescente taxa de cesarianas no Brasil e em vários outros países independentemente da idade gestacional. Um dos principais objetivos da escolha da via de parto é oferecer as melhores condições ao feto, já que no caso de prematuros o momento do parto aumenta os riscos inerentes à prematuridade, como a maior suscetibilidade à acidose e ao trauma. A opção pela via abdominal parece reduzir algumas complicações em determinados grupos de prematuros, porém o verdadeiro papel da via de parto nos resultados perinatais é ainda um assunto controverso.

O aumento da sobrevida dos prematuros em idades gestacionais cada vez mais precoces nos últimos anos se deve tanto aos avanços nos cuidados intensivos neonatais como à atuação dos obstetras com emprego mais frequente do corticoide antenatal, a vigilância dos padrões de vitalidade fetal anteparto e intraparto e a escolha mais criteriosa da via de parto. Além desses fatores, a experiência e a integração da equipe são fundamentais para uma boa assistência, uma vez que os procedimentos obstétricos no prematuro são mais difíceis. Indica-se a presença de pelo menos dois obstetras, uma equipe de anestesistas experiente no assunto e uma UTI neonatal adequada.

Alguns parâmetros podem auxiliar a decisão sobre a melhor via de parto, como idade gestacional (viabilidade), peso estimado do feto, apresentação fetal, condições do colo uterino, integridade das membranas amnióticas, possibilidade de monitorização fetal, experiência da equipe e condições da unidade neonatal.

Analgesia e anestesia no parto

Quando o parto ocorre pela via vaginal, deve ser evitado o uso tranquilizante ou sedativo, que podem causar depressão respiratória, e a analgesia do parto com anestesia combinada (raqui + peridural) deve ser usada sempre que possível, sendo o momento ideal aquele desejado pela paciente a fim de minimizar sua reação de estresse à dor e diminuir a ansiedade. A raquianestesia deve ser preferida na anestesia para cesariana, utilizando-se a menor dose necessária de anestésico de modo a reduzir o comprometimento fetal.

Clampeamento do cordão umbilical

O clampeamento do cordão deve ocorrer tardiamente, sendo ideal aguardar 60 segundos, mantendo-se o recém-nascido em nível abaixo da placenta sem praticar a ordenha. Isso é importante porque 50% do sangue do prematuro estão contidos na placenta.

Quando está indicada a interrupção da gestação na prematuridade por problemas fetais ou intercorrências clínicas maternas, a via abdominal é a preferida, devendo cada caso ser avaliado individualmente.

Apresentação cefálica

Há poucos estudos sobre a via de parto de fetos prematuros em apresentação cefálica, a maioria de baixa qualidade e que avalia apenas a influência da via de parto em prematuros extremos com peso estimado < 1.500g. Quando o feto é considerado inviável, mesmo que próximo ao limite inferior da viabilidade, não se deve indicar a cesariana, mas cada caso deve ser sempre discutido entre a equipe e a família.

A cardiotocografia é fundamental e considerada o método de escolha para monitorização e avaliação da vitalidade fetal nesses casos, mantendo-a sempre que possível contínua ou repetindo-a várias vezes ao longo do trabalho de parto, atentando para o fato de que a interpretação do traçado é mais difícil no prematuro, principalmente quando a gestante fez uso recente de tocolíticos que podem influenciar os batimentos cardíacos fetais. Quando a cardiotocografia não estiver disponível, a ausculta intermitente deverá ser realizada a cada 15 minutos na fase ativa do trabalho de parto e a cada 5 minutos no período expulsivo.

A amniotomia não deve ser realizada de rotina, já que a membrana exerce função protetora sobre o polo cefálico fetal. Caso esteja indicada, deve ser realizada o mais tardiamente possível com no mínimo 8cm de dilatação. A rotura das membranas, natural ou artificial, no início ou antes do trabalho de parto pode favorecer a formação de bossas serossanguíneas, hemorragia intraventricular e traumatismo craniano no feto, o que pode indicar a interrupção por via abdominal em fetos com muito baixo peso ou com menos de 34 semanas.

Durante o trabalho de parto, deve-se atentar para o fato de que a progressão da dilatação pode ser muito rápida e o parto pode ocorrer antes da dilatação completa do colo. A extração do feto deve ser lenta e cuidadosa, evitando lesões do sistema nervoso central e do plexo braquial, além de favorecer a expressão torácica durante a passagem pelo canal de parto, permitindo uma expansão pulmonar adequada.

De modo geral, os estudos não conseguiram associar a via de parto à diminuição da mortalidade em fetos prematuros cefálicos como um todo, porém o parto vaginal apresentou uma taxa de sobrevivência maior em fetos com peso entre 1.250 e 1.500g sem aumento de mortalidade em fetos pesando entre 500 e 750g. Por outro lado, fetos prematuros com restrição do crescimento intrauterino apresentam melhores resultados com a cesariana em relação ao parto vaginal e, portanto, ela deve ser a via escolhida para esses pacientes.

Em relação aos riscos de hemorragia intraventricular, alguns estudos de alta qualidade observaram associação significativa entre parto vaginal e risco aumentado de hemorragia intraventricular em fetos com muito baixo peso (< 1.500g), o que pode ser uma indicação de cesariana em fetos com peso estimado entre 750 e 1.500g ou entre 26 e 34 semanas, aproximadamente, com membranas amnióticas íntegras ou não.

É essencial lembrar que, quanto mais prematuro for o feto, mais vulnerável ao trauma de parto ele será, aumentando as chances de lesões de partes moles, fraturas, lesões neurológicas e hemorragias intracranianas. Portanto, cuidados especiais devem ser tomados para evitar esses traumas, como incisões mais amplas, avaliação da necessidade de episiotomia, que não deve ser realizada de rotina, e avaliação da indicação de histerotomia corporal longitudinal, entre outros. Esses cuidados devem ser adotados independentemente da via de parto, já que algumas lesões podem estar mais relacionadas com a cesariana. Os cuidados específicos da cesariana são discutidos mais adiante.

A episiotomia, quando indicada, deve ser ampla o suficiente para permitir o nascimento sem resistência perineal. Apesar de o fórcipe baixo poder encurtar o período expulsivo e diminuir a incidência de hemorragia intracraniana, não deve ser aplicado em caso de peso fetal estimado < 1.500g, pois pode causar lesões, ou quando o obstetra não se sente capacitado para tal. O extrator a vácuo não deve ser utilizado em fetos prematuros em razão do risco aumentado de hemorragia intraventricular.

Em relação aos partos pré-termo que ocorrem em idades gestacionais mais avançadas, entre 32 e 36 semanas, observa-se que a via de parto apresenta influência nas taxas de morbidade e mortalidade. Em estudo com casuística grande realizado por Malloy (2009), avaliando 309.150 casos de parto vaginal e 112.851 casos de cesariana entre 2000 e 2003 nos EUA, o grupo submetido à cesariana apresentou risco aumentado de morbidade e mortalidade neonatal. O autor sugere que isso pode ser consequência da maior dificuldade de adaptação respiratória do recém-nascido de cesariana, já que a passagem pelo canal de parto contribui para a compressão e posteriormente para a expansão da caixa torácica.

Apresentação pélvica ou anômala

A probabilidade de um feto estar em apresentação pélvica ou anômala é maior no trabalho de parto pré-termo, quando comparado com o termo; portanto, é essencial discutir e estudar a via de parto mais adequada.

Quando se avalia a dinâmica fetal durante a passagem pelo canal de parto, é importante observar que, como a cabeça do feto é relativamente maior do que seu tronco, sua extração pode ser dificultada e manobras podem ser necessárias, o que caracteriza a complicação da cabeça derradeira. Essa complicação e as manobras utilizadas para resolvê-la podem traumatizar o feto, asfixiá-lo e causar sequelas.

Nesse contexto, a cesariana está indicada para prematuros em apresentação pélvica. Um estudo demonstrou redução de até três vezes na mortalidade neonatal em fetos pélvicos prematuros nascidos de cesariana quando comparados com os que nasceram por via vaginal.

No parto por via abdominal, independentemente da apresentação fetal, cuidados devem ser tomados para facilitar a extração fetal e evitar traumatismos, já que a extração também pode ser difícil. A incisão abdominal e a abertura dos planos devem ser amplas para facilitar a extração fetal. As histerotomias segmentar transversal ou corporal mostram resultados semelhantes quanto à morbidade neonatal. No entanto, a histerotomia corporal está indicada apenas se o segmento estiver imaturo, já que a incisão longitudinal apresenta riscos maiores de complicações, como maior perda de sangue, placenta prévia, descolamento prematuro de placenta e rotura uterina em gestações subsequentes. A incisão corporal implica ainda partos cesarianos nas próximas gestações. A literatura também demonstra que a tentativa de parto vaginal em fetos transversos ou em outras apresentações anômalas tem resultados semelhantes ou piores do que os obtidos em fetos pélvicos.

Em teoria, além de possibilitar que a equipe da unidade neonatal tenha tempo para se preparar, a cesariana pode diminuir os riscos de asfixia e traumas consequentes ao parto. Apesar disso, está associada a risco maior de complicações durante o parto e em gestações futuras, como prolongamento da histerotomia, hemorragia, lesões inadvertidas de órgãos adjacentes, rotura uterina, infecção e acretismo placentário.

Em situações em que a incisão segmentar transversa tenha sido praticada inadvertidamente e ocorram dificuldades para a extração fetal, deve-se recorrer à incisão complementar longitudinal em T invertido.

CONSIDERAÇÕES FINAIS

Após estabelecido o diagnóstico de trabalho de parto pré-termo, medidas farmacológicas, como corticoterapia, antibioticoprofilaxia e uso de sulfato de magnésio para neuroproteção fetal devem ser iniciadas imediatamente, se indicadas, além de realizada a propedêutica adequada para identificar possíveis fatores que estejam causando esse processo e avaliada a possibilidade de inibição do trabalho de parto. Além disso, deve-se permanecer constantemente atento aos parâmetros de vitalidade fetal.

Simultaneamente, a equipe deve programar a assistência ao parto, avaliando os recursos estruturais (UTI neonatal e, se indicada, materna) e os recursos humanos (equipe integrada e preparada para a assistência), de modo a garantir que o feto, ao nascer, receba a melhor e a mais adequada assistência. Uma parte fundamental na assistência consiste na escolha da via de parto, um tema ainda controverso na literatura. O fluxograma apresentado na Figura 38.4 visa facilitar esse raciocínio e a decisão, porém é importante não engessar as condutas e avaliar cada caso individualmente de acordo com as evidências científicas, a experiência e a opinião da equipe e o desejo da família.

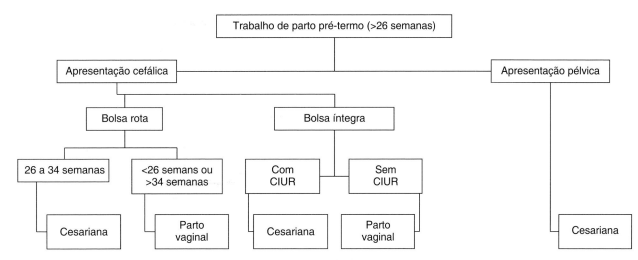

Figura 38.4 Via de parto nos casos de prematuridade. (*CIUR*: crescimento intrauterino restrito.)

Leitura complementar

ACOG – American College of Obstetricians and Gynecologists. Antenatal corticosteroid therapy for fetal maturation. Committee Opinion Nº 713. Obstet Gynecol Aug 2017; 130:e102-9.

ACOG – American College of Obstetricians and Gynecologists. Magnesium sulfate use in obstetrics. Committee Opinion Nº 652. Obstet Gynecol Jan 2016; 127:e52-53.

ACOG – American College of Obstetricians and Gynecologists. Management of preterm labor. Practice Bulletin – Clinical Management Guidelines for Obstetrician-Gynecologists Nº 159. Obstet Gynecol Jan 2016; 127:e29-38.

ACOG – American College of Obstetricians and Gynecologists. Premature rupture of membranes. Practice Bulletin – Clinical Management Guidelines for Obstetrician-Gynecologists Nº 160. Obstet Gynecol Jan 2016; 127:e39-51.

ACOG – American College of Obstetricians and Gynecologists. Prevention of early-onset group B streptococcal disease in newborns. Committee Opinion Nº 485. Obstet Gynecol 2011; 117(4):1019.

American Academy of Pediatrics, American College of Obstetricians and Gynecologists. Guidelines for perinatal care. 4. ed. Elk Grove Village: AAP/ACOG, 1997.

Andrews JI, Diekema DJ, Hunter SK, Rhomberg PR, Pfaller MA, Jones RN. Group B streptococci causing neonatal bloodstream infection: antimicrobial susceptibility and serotyping results from SENTRY centers in the Western Hemisphere. Am J Obstet Gynecol 2000; 183(4):859.

Azevedo JC, McGavin M, Duncan C, Low DE, McGeer A. Prevalence and mechanisms of macrolide resistance in invasive and noninvasive group B streptococcus isolates from Ontario, Canada. Antimicrob Agents Chemother 2001; 45(12):3504.

Baker CJ. Neonatal group B streptococcal disease: Prevention. UpToDate, Aug 31, 2018. Disponível em: https://www.uptodate.com/contents/neonatal-group-b-streptococcal-disease-prevention?search=parto%20pre%20termo&source=search_result&selectedTitle=7~150&usage_type=default&display_rank=7. Acesso em 14 set 2018.

Benshushan A, Rojansky N, Weinstein D. Myasthenia gravis and preeclampsia. Isr J Med Sci 1994; 30(3):229.

Biedenbach DJ, Stephen JM, Jones RN. Antimicrobial susceptibility profile among beta-haemolytic Streptococcus spp. collected in the SENTRY Antimicrobial Surveillance Program – North America, 2001. Diagn Microbiol Infect Dis 2003; 46(4):291.

Bittar RE, Carvalho MHB, Zugaib M. Condutas para o trabalho de parto prematuro. Rev Bras Ginecol Obstet 2005; 27(9):561-6.

Bittar RE, Zugaib M. Qual a melhor via de parto para o feto prematuro? FEMINA Outubro 2010; 38(10):543-6.

Brasil. Ministério da Saúde, Secretaria de Ciência, Tecnologia e Insumos Estratégicos, Departamento de Gestão e Incorporação de Tecnologias em Saúde. Diretrizes nacionais de assistência ao parto normal: versão resumida [recurso eletrônico]. Brasília: Ministério da Saúde, 2017.

Brasil. Ministério da Saúde. Informações de saúde (TABNET). Disponível em: http://www2.datasus.gov.br/DATASUS/index.php?area=0205. Acesso em 14 set 2018.

Corrêa MD, de Melo VH, de Aguiar RALP, Corrêa Júnior MD. Noções práticas de obstetrícia. 14. ed., 2011.

Cunningham FG et al. Obstetrícia de Williams. 24. ed. Porto Alegre: Artmed, 2016.

Eran Barzilay, Yifat Gadot, Gideon Koren. Safety of vaginal delivery in very low birthweight vertex singletons: a meta-analysis. The Journal of Maternal-Fetal and Neonatal Medicine 2016.

Humberg A, H¨artel C, Paul P et al. Delivery mode and intraventricular hemorrhage risk in very-low-birth-weight infants: observational data of the German Neonatal Network. European Journal of Obstetrics and Gynecology and Reproductive Biology. Disponível em: http://dx.doi.org/10.1016/j.ejogrb.2017.03.032.

Iams JD. Preterm birth. In: Gabbe SG, Niebyl JR, Simpson JL (eds.). Obstetrics: normal and problem pregnancies. 4. ed. Philadelphia: Churchill Livingstone, 2002:755-826.

Iams JD, Creasy RK. Preterm labor and delivery. In: Creasy RK, Resnik R, Iams JD (eds.). Maternal-fetal medicine: principles and practice. 5. ed. Philadelphia: Saunders, 2004:623-61.

Jonas HA, Khalid N, Schwartz SM. The relationship between caesarean section and neonatal mortality in very low birthweight infants born in Washington State, USA. Paediatric Perinat Epidemiol 1999; 13(2):170-89.

Lee HC, Gould J. Survival advantage associated with cesarean delivery in very low birth weight vertex neonates. Obstet Gynecol 2006; 107(6):97-105.

Lee HC, Gould J. Survival rates and mode of delivery for vertex preterm neonates according to small or appropriate-for-gestational-age status. Pediatrics 2006; 118(6):e1836.

Lockwood CJ. Pathogenesis of spontaneous preterm birth. UpToDate, Aug 03, 2018. Disponível em: https://www.uptodate.com/contents/pathogenesis-of-spontaneous-preterm-birth?search=parto%20prematuro&source=search_result&selectedTitle=3~150&usage_type=default&display_rank=3. Acesso em 14 set 2018.

Malloy MH. Impact of cesarean section on intermediate and late preterm births: United States, 2000-2003. Birth 2009; 36(1):27-33.

Manning SD, Foxman B, Pierson CL, Tallman P, Baker CJ, Pearlman MD. Correlates of antibiotic-resistant group B streptococcus isolated from pregnant women. Obstet Gynecol 2003; 101(1):74.

Manning SD, Pearlman MD, Tallman P, Pierson CL, Foxman B. Frequency of antibiotic resistance among group B Streptococcus isolated from healthy college students. Clin Infect Dis 2001; 33(12):E137. Epub 2001 Nov 5.

Mercer MB. Mode of delivery for periviable birth. Seminars in Perinatology 2013; 37:417-21.

Moczygemba CK, Paramsothy P, Meikle S et al. Route of delivery and neonatal birth trauma. Am J Obstet Gynecol 2010; 202(4):361.e1-6.

NICE Guideline. Preterm labor and Birth (NG25). Published 20 Nov 2015. Disponível em: nice.org.uk/guidance/ng25.

Pearlman MD, Pierson CL, Faix RG. Frequent resistance of clinical group B streptococci isolates to clindamycin and erythromycin. Obstet Gynecol 1998; 92(2):258.

Piura B. The association of preeclampsia and myasthenia gravis: Double trouble. Isr J Med Sci 1994; 30(3):243.

Riskin A, Riskin-Mashiah S, Bader D et al. Delivery mode and severe intraventricular hemorrhage in single, very low birth weight, vertex infants. Obstetrics & Gynecology 2008; 112:21-8.

Robinson, JN, Norwitz ER. Preterm birth: Risk factors, interventions for risk reduction, and maternal prognosis. UpToDate, Aug 15, 2018. Disponível em: https://www.uptodate.com/contents/preterm-birth-risk-factors--interventions-for-risk-reduction-and-maternal-prognosis?search=parto%20prematuro&source=search_result&selectedTitle=1~150&usage_type=default&display_rank=1. Acesso em 14 set 2018.

Shah YG, Ronner W, Eckl CJ, Stinson SK. Acute maternal morbidity following classical cesarean delivery of the preterm infant. Obstetrics & Gynecology 1990; 76:16-9.

Simhan HN, Himes KP. Neuroprotective effects of in utero exposure to magnesium sulfate. UpToDate, Nov 08, 2017. Disponível em: https://www.uptodate.com/contents/neuroprotective-effects-of-in-utero-exposure-to-magnesium-sulfate?search=sulfato%20de%20magn esio%20 parto%20prematuro&source=search_result&selectedTitle=1~150&usage_type=default&display_rank. Acesso em 14 set 2018.

Verani JR, McGee L, Schrag SJ. Prevention of perinatal group B streptococcal disease – revised guidelines from CDC. Rep. 2010; 59(RR-10):1.

Wylie BJ, Davidson LL, Batra M, Reed SD. Method of delivery and neonatal outcome in very low birth weight vertex-presenting fetuses. American Journal of Obstetrics & Gynecology 2008; 198:640.e1-7; discussion e1-4.

Yancey MK, Schuchat A, Brown LK, Ventura VL, Markenson GR. The accuracy of late antenatal screening cultures in predicting genital group B streptococcal colonization at delivery. Obstet Gynecol 1996; 88(5):811.

CAPÍTULO 39

Via de Parto em Gemelares

Renato Augusto Moreira de Sá
Fernanda Campos da Silva

INTRODUÇÃO

As gestações gemelares representam risco maior de complicações intraparto e maiores morbidade e mortalidade perinatais. Como mais mulheres postergam a gravidez e com o aumento do número de gestações concebidas com tecnologia de reprodução assistida, os gêmeos estão se tornando mais comuns. No entanto, existem incertezas em relação à idade gestacional ideal e à via de parto para gêmeos. As decisões obstétricas relacionadas com o parto de gêmeos consideram principalmente a minimização da morte intraútero e dos riscos de morbimortalidade neonatal.

As anormalidades no padrão da frequência cardíaca fetal e apresentações anômalas são as principais responsáveis pelas complicações intraparto. A corionicidade e a amniocidade também têm influência na escolha do momento e da via de parto nessas gestações.

Sem dúvida, a assistência ao trabalho de parto gemelar deve ser cuidadosa e permanecer atenta ao potencial desfecho adverso. A escolha da melhor via de parto é hoje um desafio para o obstetra, e seus critérios têm sido amplamente estudados. O manejo do parto exige conhecimento e experiência para a prática eventual de manobras obstétricas e para o reconhecimento dos sinais de complicações.

MOMENTO DO PARTO

A duração média da gestação gemelar é de 35,3 semanas. No Brasil, segundo o Departamento de Informática do SUS (Datasus), nos últimos 5 anos 2% dos partos realizados no país foram de gestações múltiplas, com 54% de nascimentos antes de 37 semanas. Nos EUA, o percentual é de 3%, mas em ambos os países a gemelidade é causa desproporcional de prematuridade e de internações na UTI neonatal. Naquele país, quase 60% dos gêmeos também nascem antes de 37 semanas. Além do parto prematuro, grande parte das gestações gemelares desenvolverá pré-eclâmpsia, restrição do crescimento fetal ou outras complicações, levando a partos prematuros iatrogênicos.

Gestações múltiplas também são propensas a outras complicações (como descolamento prematuro da placenta, acidentes de cordão, anomalias), colocando os fetos em risco de morbidade e mortalidade perinatais. Como a maioria das gestações gemelares será complicada pelo nascimento pré-termo espontâneo ou por indicação obstétrica, o momento do parto é frequentemente ditado por eventos clínicos, diminuindo a necessidade de uma decisão sobre esse momento. No entanto, permanece a questão a respeito de quando devem nascer os gêmeos sem complicações.

Há aumento do risco de morte intrauterina com o avançar da gestação. Esse risco é 13 vezes maior nas gestações monocoriônicas e cinco vezes maior em gêmeos dicoriônicos, quando comparados a gestações únicas. Gestações gemelares não complicadas muitas vezes têm o parto antecipado em uma tentativa de evitar a morte intrauterina tardia. No entanto, a antecipação do parto está associada a complicações neonatais da prematuridade.

Parece lógico o raciocínio de que deve ser determinada a idade gestacional com menor risco de morte intrauterina e de complicações da prematuridade. Dados populacionais americanos sugerem que o nadir de mortalidade perinatal nos gêmeos antecede o de gestações únicas. Para a decisão quanto ao momento ideal do parto devem ser considerados os riscos de prematuridade e a corionicidade.

Corionicidade

Gestação dicoriônica e diamniótica

Para gestações gemelares não complicadas dicoriônicas/diamnióticas, sugere-se o parto programado entre 38 semanas e 0 dia e 38 semanas mais 6 dias de gestação, de acordo com as recomendações do American College of Obstetricians and Gynecologists (ACOG). Gravidezes de gêmeos complicadas por restrição de crescimento fetal têm recomendação de parto antes de 38 semanas, dependendo do cenário clínico. A menor taxa de mortalidade perinatal parece ocorrer entre 37 e 39 semanas em gestações gemelares dicoriônicas *versus* 39 e

41 semanas em gestações únicas. Dentro dessa faixa de 37 a 39 semanas a morbidade neonatal pode ser minimizada pela intervenção em 38 a 39 semanas *versus* 37 a 38 semanas.

Gestação monocoriônica e diamniótica

A monocorionicidade é a segunda causa de morbimortalidade atribuída aos gêmeos, atrás apenas da prematuridade. Apesar de as gestações monocoriônicas serem mais raras, o percentual de morbimortalidade é maior nos gêmeos monocoriônicos. Além disso, a morte intrauterina de um gêmeo monocoriônico coloca o sobrevivente em grande risco de lesão cerebral e sequela neurológica em mais de 15% dos casos. Não há estudos randomizados sobre o momento ideal para o parto de monocoriônicos e diamnióticos. Em virtude do risco maior de óbito intrauterino, recomenda-se a antecipação do parto para antes de 37 semanas nas gestações monocoriônicas e diamnióticas (entre 36 semanas e 0 dia e 36 semanas e 6 dias). Acredita-se que nessa idade gestacional seja atingido um equilíbrio entre o risco de óbito em contraposição aos riscos inerentes à prematuridade.

Amniocidade

Praticamente todos os gêmeos monoamnióticos apresentarão complicações em decorrência do entrelaçamento dos cordões umbilicais, submetendo-os a um risco significativo de acidente de cordão apesar da vigilância fetal intensiva. Além disso, outras complicações são mais frequentes nessas gestações, como compressão intermitente dos cordões, síndrome de transfusão feto-fetal, transfusão aguda entre os gêneros e anomalias congênitas. A mortalidade estimada para fetos gêmeos monoamnióticos sem anormalidades está entre 12,6% e 17% quando se atinge uma idade gestacional viável.

Assim como para a corionicidade, há dados insuficientes para determinar a melhor idade gestacional para intervenção em gêmeos monoamnióticos. O consenso geral aconselha antecipar o parto de maneira eletiva com aproximadamente 32 a 34 semanas de gestação em razão do aumento do risco de mortalidade fetal no terceiro trimestre e para diminuir os riscos de morbidade e mortalidade neonatais. Limitações de testes fetais nessas gravidezes são especialmente notáveis porque os riscos de natimortos persistem até o terceiro trimestre e acidentes com cordão não podem ser previstos com segurança pelos métodos atuais de vigilância fetal.

VIA DE PARTO

Ainda é controverso se a via de parto afeta a morbidade e a mortalidade dos gêmeos. O sucesso do manejo intraparto de gestações gemelares depende da preparação e da coordenação dos cuidados. Um requisito-chave para tentar o parto vaginal é a capacidade de avaliação precisa do bem-estar fetal intraparto, tipicamente por monitoramento fetal contínuo. Múltiplos fatores devem ser considerados ao decidir sobre a via de parto ideal, incluindo idade gestacional, apresentação fetal, pesos fetais estimados, habilidades e experiência do provedor e a preferência da mulher. Além disso, devem ser consideradas questões relacionadas com a corionicidade e a amniocidade.

Cesariana planejada para todos os gêmeos

Questiona-se se a cesariana deveria ser oferecida a todas as mulheres com gestação gemelar. Fato é que essa conduta é comum em gemelares: mais de 60% dos nascimentos de gêmeos ocorrem por cesariana. Alguns investigadores propõem que o resultado neonatal poderia ser melhorado por uma política de cesariana planejada para todos os gemelares. A base para essa proposta é a preocupação de que o risco relativo de morte anóxica do segundo gêmeo seja aumentado como resultado de problemas mecânicos (p. ex., apresentação anômala, prolapso do cordão, descolamento da placenta) após o parto vaginal do primeiro gêmeo. No entanto, outros apontam que, embora o risco relativo de mortalidade neonatal seja aumentado, o risco absoluto permanece baixo e, portanto, um número muito grande de cesarianas seria necessário para evitar a morte de um segundo gêmeo. A cesariana também representa riscos a curto e longo prazo para a mãe, embora em 3 meses após o parto os resultados maternos sejam semelhantes tanto para a cesariana planejada como para o parto vaginal planejado.

Não está indicado oferecer a cesariana planejada a todas as mulheres com gestações gemelares. Com monitoramento intraparto e manejo apropriados (descrito adiante), não parece haver aumento do risco de mortalidade ou morbidade neonatais com o parto do segundo gêmeo, mesmo quando distante do termo.

A via preferida em gêmeos é fundamentada na apresentação e na amniocidade, bem como na presença/ausência de indicações obstétricas padrões para cesariana (p. ex., placenta prévia). Recomenda-se uma prova de trabalho de parto para gêmeos diamnióticos concordantes com o primeiro gêmeo em apresentação cefálica.

As seguintes evidências embasam essa abordagem:

- O estudo *Twin Birth Study* (TBS) distribuiu aleatoriamente 1.398 mulheres entre 32 semanas e 0 dia e 38 semanas mais 6 dias de gestação com gestação gemelar com o primeiro gêmeo em apresentação cefálica para cesariana planejada ou parto vaginal planejado (cesariana somente se indicada). O parto foi planejado entre 37 semanas mais 5 dias e 38 semanas mais 6 dias de gestação. A taxa de cesariana foi de 90,7% no grupo de cesariana planejada e 43,8% no grupo de parto vaginal planejado, ilustrando a alta frequência de cesariana mesmo quando estava planejado o parto vaginal. O desfecho composto (morte fetal ou neonatal ou morbidade neonatal grave) foi semelhante para a cesariana planejada e os grupos de parto vaginal planejado (2,2% *versus* 1,9%, respectivamente; razão de chances 1,16; IC95%: 0,77 a 1,74). Aos 2 anos de idade, ambos os grupos também apresentaram taxas semelhantes de morte ou atraso do neurodesenvolvimento. Esse estudo representa a melhor evidência disponível de que a cesariana planejada não melhora o resultado neonatal ou na primeira infância em comparação com o parto vaginal planejado quando o primeiro gêmeo esteja em apresentação cefálica, incluindo aqueles com segundo gêmeo em apresentação não cefálica.

- Em revisão sistemática de 2011 (18 estudos – mais de 39.000 pares de gêmeos), para gêmeos com apresentação cefálica/cefálica o parto vaginal foi mais seguro do que a cesariana para o primeiro gêmeo e foi tão seguro quanto a cesariana para o segundo. Em gravidezes com apresentação cefálica/não cefálica, uma prova de trabalho de parto foi uma opção na ausência de fatores que aumentassem o risco de uma cesariana do segundo gêmeo após o parto vaginal do primeiro, embora a previsão do parto combinado fosse essencialmente impossível antes do parto. As taxas de morbidade neonatal para parto vaginal planejado e cesariana planejada foram de 15,1% e 7,4%, respectivamente (OR: 1,11; IC95%: 0,65 a 1,88) e as taxas de mortalidade neonatal foram de 0,7% e 0,1%, respectivamente (OR: 3,04; IC95%: 0,37 a 25,2). Dados os amplos intervalos de confiança, essa análise é inadequada para determinar conclusivamente a via de parto a ser oferecida.

Alguns investigadores sugeriram que a cesariana poderia diminuir o risco de hemorragia intracraniana em situações de peso muito baixo ao nascer (MBP – < 1.500g), independentemente da apresentação. As evidências são inadequadas para determinar uma recomendação forte a favor ou contra uma política de cesariana planejada de todos os gêmeos com MBP. Acredita-se que o que influencia a morbidade e a mortalidade nessa faixa de peso são a prematuridade extrema e o próprio baixo peso ao nascer e não propriamente a via de parto.

Apresentação fetal e via de parto

A apresentação fetal no início do trabalho de parto impacta a escolha da via de parto. A apresentação pode mudar com o tempo, mas a apresentação do primeiro gemelar após 34 semanas tende a permanecer estável, enquanto o segundo gêmeo pode sofrer versão espontânea. A frequência da apresentação dos gêmeos está descrita no Quadro 39.1.

Gêmeos cefálico-cefálicos

Essa apresentação é responsável por aproximadamente 42% dos casos de gêmeos. O consenso geral é de que uma prova de trabalho de parto com o objetivo de um parto vaginal de gêmeos cefálico-cefálicos é apropriada em qualquer idade gestacional.

Quadro 39.1 Frequência de apresentação dos gêmeos no momento do parto

Cefálico-cefálico	42%
Cefálico-pélvico	26%
Cefálico-transverso	11%
Pélvico-cefálico	7%
Pélvico-pélvico	6%
Pélvico-transverso	5%
Cefálico-oblíquo	1%
Outros	2%

Primeiro gêmeo não cefálico

Um primeiro gêmeo não cefálico compreende aproximadamente 20% das apresentações dos gêmeos no momento do parto. O primeiro feto pélvico e o segundo cefálico correspondem a 7% das apresentações, o segundo pélvico a 6% e transverso a 5%. As combinações pélvico-oblíquas, transverso-cefálicas e transverso-transversas compreendem menos de 1% dos gêmeos. Uma complicação única e potencial da apresentação pélvico-cefálica é a possibilidade de obstrução pelas cabeças, o que é raro.

Opta-se pelo parto por cesariana planejada quando o primeiro gêmeo não está em apresentação cefálica. A segurança do parto vaginal quando o primeiro gêmeo é não cefálico não foi confirmada por ensaios clínicos randomizados, e o consenso geral na comunidade obstétrica é contrário ao parto vaginal quando o feto está pélvico, mesmo em gestações únicas.

Gêmeos cefálico-não cefálicos

Essa apresentação compreende 38% dos casos. O segundo gêmeo se apresenta como pélvico (26%), transverso (11%) ou oblíquo (1%). Opções para a via de parto incluem cesariana de ambos os gêmeos, parto vaginal com extração pélvica do segundo gêmeo ou parto vaginal com versão externa e extração pélvica do segundo gêmeo. Pode-se escolher uma prova de trabalho de parto, oferecendo à mulher uma tentativa de extração pélvica do segundo gêmeo, e proceder ao parto por cesariana se não for bem-sucedido.

No *Twin Birth Study*, a cesariana planejada não reduziu o risco de morte neonatal ou a morbidade neonatal grave em comparação com o parto vaginal planejado (com cesariana medicamente indicada) em toda a coorte ou no subgrupo de gestações gemelares cefálico-não cefálicas, que foi responsável por mais de um terço das 2.784 gestações.

Outros estudos apontam que o parto vaginal bem-sucedido parece ser menos provável quando a versão externa do segundo gêmeo foi tentada do que quando a extração pélvica foi realizada imediatamente após o parto do primeiro gêmeo; a versão externa foi concluída em 40% a 50% dos casos (os restantes nasceram por cesariana), enquanto a extração pélvica seguida de parto vaginal teve sucesso em 96% a 100% dos casos. Nota-se que a idade gestacional média foi de 34 a 37 semanas e a média de peso ao nascer foi de 2.100 a 2.500g nesses estudos.

Na ausência de dados de qualidade favorecendo uma abordagem sobre a outra, pode-se oferecer à mulher a tentativa de extração pélvica do segundo gêmeo e proceder à cesariana se não for bem-sucedida. Se a mulher não deseja tentar a extração pélvica do gêmeo, é oferecida a opção pela cesariana de ambos os gêmeos.

Ao discutir as opções de extração pélvica ou versão cefálica externa com as mulheres, o obstetra deve incluir informações sobre sua experiência e conforto com esses procedimentos. Muitos obstetras, com base no treinamento e na experiência, podem se sentir mais confortáveis em realizar a cesariana. Nessas circunstâncias é recomendada a cesariana de ambos os gêmeos.

Na gestação gemelar diamniótica com mais de 32 semanas de gestação com o primeiro feto cefálico, o ACOG considera o parto vaginal uma opção razoável independentemente da apresentação do segundo feto, desde que esteja disponível um obstetra com experiência em versão podálica e parto pélvico vaginal.

A extração pélvica geralmente está contraindicada quando:

- O peso fetal estimado do segundo gêmeo é 20% maior do que o do primeiro gêmeo, embora esse limite não seja baseado em dados específicos.
- O parto do primeiro gêmeo sugere que a pelve pode não ser adequada para um parto pélvico, como em caso de um segundo período prolongado ou uma moldagem marcada da cabeça.
- A idade gestacional é < 28 semanas ou o peso fetal estimado do segundo gêmeo é < 1.500g. Nessas circunstâncias, recomenda-se a realização de cesariana de ambos os gêmeos em vez de tentar a versão cefálica do segundo gêmeo não cefálico.

A Figura 39.1 mostra a árvore de decisão clínica da via de parto de acordo com a apresentação fetal.

Populações especiais
Prova de trabalho de parto após cesariana anterior

Pode-se oferecer uma prova de trabalho de parto às mulheres com gestações gemelares e uma cesariana anterior, desde que entrem em trabalho de parto espontâneo. Como o sinal inicial mais comum de rotura uterina é a alteração da frequência cardíaca fetal, monitorizam-se continuamente ambos os fetos. Se isso não for tecnicamente possível, a cesariana está indicada. Não existem dados suficientes para estabelecer a segurança da prova de parto vaginal de gêmeos após uma cesariana transversal.

Os dados disponíveis comprovam que os resultados são semelhantes aos das mulheres com gestações únicas submetidas a uma prova de trabalho. Uma das maiores séries relatou rotura uterina em 16 de 1.850 mulheres com gêmeos (0,9%) submetidas a uma tentativa de parto após cesariana anterior; essa taxa foi comparável à de gestações únicas submetidas a teste de parto (0,8%). O parto vaginal foi alcançado em 45% das gestações gemelares e em 62% das gestações únicas.

Outras situações especiais

Gestações trigemelares ou multifetais, gêmeos monoamnióticos, gêmeos unidos e casos de transfusão feto-fetal são considerados indicações de cesariana eletiva. Essas situações são associadas a risco especialmente elevado de complicações durante o trabalho de parto e o parto vaginal, o que justifica a exposição materna à maior morbidade atribuída à cesariana.

As gestações trigemelares ou múltiplas são geralmente associadas à prematuridade e às apresentações fetais anômalas. A monitorização fetal contínua é difícil de ser estabelecida quando há mais de dois fetos. Prolapso de cordão e hemorragia em razão da separação das placentas são mais frequentes. Há poucos relatos de experiência com a via vaginal nesses casos, geralmente com amostragem limitada, o que justifica a indicação preferencial da via abdominal.

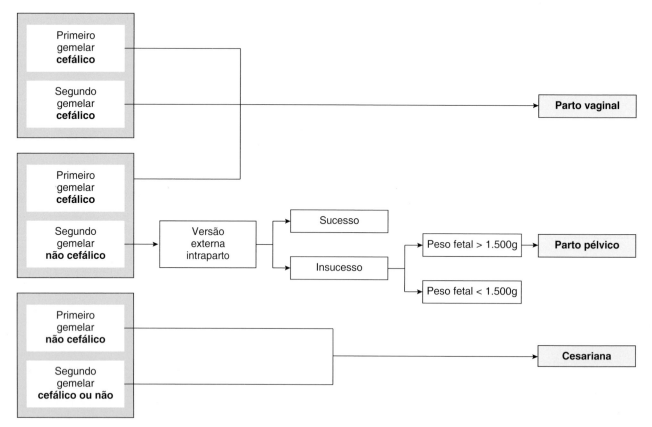

Figura 39.1 Árvore de decisão clínica acerca da via de parto de acordo com a apresentação fetal.

A indicação de cesariana nas gestações monoamnióticas também é bem estabelecida. Prolapso ou enovelamento de cordões e colisão de partes fetais são complicações relacionadas com essas gestações. A interrupção da gestação se dá, na maior parte das instituições, por cesariana eletiva ao ser atingida a maturidade pulmonar.

ASSISTÊNCIA AO PARTO

Na assistência ao trabalho de parto gemelar, a equipe deve estar completa e atenta às potenciais complicações. A presença de um obstetra capaz de determinar a apresentação dos fetos e realizar versões ou parto pélvico com segurança é fundamental. Recomenda-se que esteja disponível um aparelho de ultrassonografia para auxiliar a definição da estática fetal, se necessário, e de cardiotocografia, para monitorização simultânea de ambos os fetos.

A sala de cirurgia deve estar disponível e pronta para possíveis situações de emergência. O anestesiologista também deve estar presente ao longo do trabalho de parto. Recomenda-se a presença de pelo menos um pediatra para cada feto com conhecimento amplo das técnicas de ressuscitação cardiopulmonar. A maior incidência de sangramentos vultosos exige monitorização frequente dos sinais vitais maternos, acesso venoso e estoque para eventual transfusão sanguínea.

A fase latente do trabalho de parto gemelar tem duração mais curta, o que pode estar associado ao peso fetal. As disfunções da atividade uterina ocorrem com maior frequência e, nesses casos, a ocitocina deve ser administrada. Cabe atentar para as indicações da profilaxia da infecção neonatal pelo *Streptococcus* β-hemolítico.

A indução do trabalho de parto com prostaglandinas e ocitocina, na ausência de contraindicações, como cesariana prévia, também não se mostra prejudicial desde que haja:

- Monitorização fetal contínua.
- Acesso venoso calibroso.
- Reserva de sangue e derivados.
- Sinais vitais maternos.
- Monitorização fetal.
- Obstetra experiente capaz de definir apresentação fetal e, eventualmente, realizar versão fetal externa, interna, parto pélvico e parto operatório.
- Aparelho de ultrassonografia disponível.
- Equipe cirúrgica completa e disponível para emergência.
- Um pediatra para cada feto.

Monitorização fetal

Como os fetos gemelares estão sob risco maior de apresentar complicações, devem ser monitorizados continuamente e ao mesmo tempo. A ausculta intermitente falha na identificação individual dos batimentos cardiofetais. O ideal é que se disponha de um aparelho único de cardiotocografia para a monitorização. Caso sejam usados dois aparelhos, eles devem estar com a hora ajustada, a velocidade dos papéis idêntica, e ambos devem ter registro das contrações uterinas. Por vezes, a ultrassonografia é necessária para garantir o posicionamento adequado do sonar-Doppler da cardiotocografia.

A monitorização contínua é especialmente importante na avaliação de bem-estar do segundo gemelar.

Analgesia e anestesia

A analgesia peridural é recomendada por grande parte dos médicos. Além de promover analgesia satisfatória, pode ser complementada nos casos de versão interna, uso de instrumentos para abreviar o parto (fórcipe, extrator a vácuo) ou cesariana. Cuidado especial deve ser dispensado às gestantes hipertensas ou que apresentam hemorragia em virtude do risco de hipotensão, o que agravaria a já comprometida perfusão placentária. Atenção também deve ser direcionada à prevenção de hipotensão supina, considerando o grande volume uterino da gestação múltipla, e à correta hidratação materna.

O uso do bloqueio pudendo associado ao óxido nitroso pode promover analgesia satisfatória para o parto espontâneo. Caso sejam necessárias manobras que exijam manipulação intrauterina, o relaxamento do útero pode ser incrementado pelo uso do isofluorano, ressaltando que essa medicação pode contribuir para o aumento do sangramento no terceiro período. Também pode ser utilizada a nitroglicerina endovenosa ou sublingual, que, além de promover o relaxamento do útero, evitaria a broncoaspiração e a hipoxia relacionada com os anestésicos gerais.

Parto vaginal

Parto do primeiro gêmeo

O parto do primeiro gêmeo de um par diamniótico é semelhante ao de um feto único, exceto pelo fato de que os cordões umbilicais devem ser marcados com um número progressivo de grampos (p. ex., um para o primeiro gêmeo e dois para o segundo). Cabe lembrar que o "gêmeo A" ao ultrassom pode não ser o primeiro extraído no parto (especialmente se o parto for por cesariana), o qual é tipicamente chamado de "bebê A" na sala de parto.

Gêmeos monocoriônicos não são bons candidatos ao clampeamento tardio do cordão. Em todos os gêmeos monocoriônicos, é importante prender prontamente o cordão umbilical após o parto do primeiro gêmeo, já que o cogêmeo poderia desenvolver choque hipovolêmico de exsanguinar para a placenta e para fora do cordão solto do primeiro gêmeo. Sinais da síndrome de transfusão aguda feto-fetal incluem bradicardia ou feto com padrão sinusoidal de frequência cardíaca e podem tornar necessário um parto urgente.

Para gêmeos dicoriônicos, recomenda-se um atraso no clampeamento do cordão umbilical de pelo menos 30 a 60 segundos após o nascimento de fetos a termo e prematuros.

Intervalo entre o parto do primeiro e segundo gêmeos

Historicamente, um intervalo prolongado entre o parto do primeiro e do segundo gêmeo foi associado a piores resultados. Intervalos de menos de 25 a 30 minutos foram defendidos, e manobras como versão podálica interna ou extração pélvica do segundo gêmeo foram recomendadas para acelerar o parto. Estudos subsequentes realizados após o uso rotineiro universal do monitoramento fetal durante o trabalho de parto sugerem que não precisa haver um intervalo finito entre o parto do primeiro e do segundo gêmeo, desde que o traçado da frequência cardíaca fetal se mantenha bom. O aumento do uso ou da dose de ocitocina após o parto do primeiro gêmeo é razoável e às vezes necessário em razão da redução temporária na frequência de contração após o primeiro nascimento.

Parto do segundo gêmeo

Após o parto do primeiro gêmeo, a frequência cardíaca e a posição do segundo gêmeo devem ser avaliadas por ultrassonografia e o feto monitorizado. Entre os gêmeos cefálicos submetidos a uma prova de parto, 12% dos segundos gêmeos foram encontrados em apresentação não cefálica após o parto do primeiro gêmeo. Se o segundo gêmeo estiver em apresentação não cefálica, a ultrassonografia pode ser usada para auxiliar a versão cefálica externa, a extração pélvica ou a versão podálica interna do segundo gêmeo, se necessário.

Como discutido previamente, prefere-se a extração pélvica se o segundo gêmeo não estiver em apresentação cefálica. A manipulação é auxiliada pela visualização ultrassonográfica da orientação entre as mãos do médico e as partes fetais e pode ser facilitada pela administração endovenosa de nitroglicerina ou inalação de anestesia, que relaxa o músculo uterino. A analgesia materna eficaz também é crucial. Quando o feto está na apresentação desejada para o parto, a ocitocina é administrada se o trabalho não tiver sido retomado. A amniotomia é evitada até que esteja insinuada a parte de apresentação.

Outros adotam uma abordagem um pouco diferente. Um estudo de coorte histórica de 130 gêmeos com partos vaginais relatou que nenhuma paciente que teve parto vaginal do primeiro gêmeo necessitou de cesariana do segundo gêmeo. Na prática desse grupo (Fox e cols., 2010), todas as mulheres que tinham parido até 38 semanas de gestação eram submetidas à indução se atendessem a critérios rigorosos (peso estimado do segundo gêmeo ≥ 1.500g e não mais de 20% maior do que o peso do primeiro gêmeo, ausência de contraindicações usuais para o parto). Após o nascimento vaginal do primeiro gêmeo, o segundo nasceu em apresentação cefálica se a cabeça se insinuou imediatamente após o parto do primeiro, por extração pélvica se em apresentação pélvica após o parto do primeiro, e por extração pélvica após a versão podálica interna.

Os segundos gêmeos têm incidência maior de resultados adversos (morbidade e mortalidade) em razão do peso menor ao nascer, da frequência maior de má apresentação, prolapso do cordão e descolamento prematuro de placenta, e de mais partos envolvendo a versão podálica interna.

Operação cesariana

No Brasil, há uma forte tendência à prática de cesariana para interrupção da gestação gemelar, ignorando-se qualquer critério mencionado. As indicações de cesariana são as mesmas da gestação única, acrescidas de algumas situações especiais inerentes à gestação gemelar.

São indicações bem estabelecidas de cesariana na gestação gemelar:

- Número de fetos ≥ 3.
- Gestação monoamniótica.

- Gêmeos unidos.
- Síndrome de transfusão feto-fetal.
- Algumas anomalias congênitas.

Alguns cuidados peroperatórios são importantes na gestação gemelar. A hipotensão severa relacionada à posição supina pode ser evitada mediante descompressão da aorta ao manter o útero desviado para a esquerda. A técnica cirúrgica utilizada é a mesma, porém especial atenção deve ser prestada ao tamanho da incisão uterina e ao sangramento.

Cesariana para o segundo gemelar após parto normal do primeiro

A conversão de um parto gemelar para cesariana como uma emergência após o nascimento do primeiro feto pela via vaginal é difícil de ser prevista. Sua incidência é variável e dependente do perfil de cada serviço, ocorrendo em 2,2% a 17% (0,33% a 26,8%) dos partos. O segundo gemelar muda de posição após o nascimento do primeiro em pelo menos 20% dos casos, tornando muitas vezes imprevisível o manejo do segundo parto. Desse modo, o segundo feto está exposto a uma taxa maior de complicações que resulta em risco maior de asfixia intraparto e menor índice de Apgar no quinto minuto. As complicações mais importantes e citadas como causas da cesariana para o segundo gemelar são: prolapso de cordão, apresentação atípica do segundo gemelar, sofrimento fetal agudo, desproporção cefalopélvica, espasmo do colo uterino e complicações maternas. Nesta situação, a cirurgia denota morbidade e mortalidade fetais e maternas elevadas. Trata-se de um acontecimento incomum, porém extremamente indesejável.

Assistência ao terceiro período

Em virtude da maior incidência das hemorragias no puerpério em casos de gestação gemelar estão indicados o uso rotineiro de ocitócicos e a massagem uterina após o parto vaginal ou cesariana de gêmeos.

COMPLICAÇÕES MATERNAS

As complicações maternas no parto são geralmente mais frequentes do que em gestações únicas. Em uma série (1.694 gêmeos e 71.851 gestações únicas), em comparação com as mulheres com fetos únicos, as portadoras de gêmeos apresentavam risco aumentado de hemorragia pós-parto primária (RR: 3,4), eliminação de produtos retidos (RR: 3,1), hemorragia pós-parto secundária (RR: 2,9), extração manual da placenta (RR: 2,7) e tromboembolismo venoso no pós-parto (RR: 2,6). Um estudo prospectivo que incluiu mais de 8.000 gestações gemelares mostrou que as taxas de morbidade materna aguda grave eram similares nas mulheres que planejaram parto vaginal e naquelas que planejaram cesariana (5,4% e 6,1%, respectivamente).

CONSIDERAÇÕES FINAIS

Na maioria das vezes, o parto se dá antes do termo, seja pelo início espontâneo, seja por indicação médica. Nos casos restantes, depara-se com a situação de gestação próxima ao termo e é preciso lidar com a decisão quanto ao momento ideal do parto, considerando o risco de morte intrauterina *versus* as sequelas da prematuridade. O momento do parto é influenciado pela idade gestacional, por complicações clínicas ou obstétricas na gestação e pela corionicidade e amniocidade. Depois de decidido o momento do parto, segue-se a escolha da via de parto mais segura. Observa-se alta taxa de cesariana nos gemelares. O parto vaginal é permitido nessas gestações quando se está diante não só de uma apresentação cefálica do primeiro gêmeo, como também de um ambiente seguro para o manejo desse trabalho de parto. Essa segurança envolve, além de estrutura física para a realização de cesariana de emergência, equipamento adequado para monitorização fetal e, principalmente, equipe médica treinada para essa assistência. Na ausência de um ambiente seguro, impõe-se a transferência da mulher para unidade terciária e/ou a realização de cesariana.

Leitura complementar

Barrett JF, Hannah ME, Hutton et. al. A randomized trial of planned cesarean or vaginal delivery for twin pregnancy. N Engl J Med 2013; 369(14):1295-305.

Campbell DM, Templeton A. Maternal complicantions in twin pregnancies. Int J Gynaecol Obstet 2004; 84(1):71-3.

Carr SR, Aronson MP, Coustan DR. Survival rates of monoamniotic twins do not decrease after 30 weeks' gestation. Am J Obstet Gynecol 1990; 163:719-22.

Chasen ST, Spiro SJ, Kalish RB, Chervenak FA. Changes in fetal presentation in twin pregnancies. J Matern Fetal Neonatal Med 2005; 171(1):45-8.

Chauhan SP, Roberts WE, McLaren RA, Roach H, Morrison JC, Martin JN Jr. Delivery of the nonvertex second twin: breech extraction versus external cephalic version. Am J Obstet Gynecol 1995; 173(4):1015-20.

Committee on Practice Bulletins – Obstetrics, Society for Maternal-Fetal Medicine. Practice Bulletin No. 169: Multifetal gestations: twin, triplet, and higher-order multifetal pregnancies. Obstet Gynecol 2016; 128:e131-46.

Cruikshank DP. Intrapartum management of twin gestations. Obstet Gynecol 2007; 109(5):1167-76.

D'Antonio F, Dias T, B. Thilaganathan on behalf of the Southwest Thames Obstetric Research Collaborative (STORK). Does antenatal ultrasound labeling predict birth order in twin pregnancies? Ultrasound Obstet Gynecol 2013; 41(3):274-7.

DATASUS. Ministério da Saúde. Disponível em: http://tabnet.datasus.gov.br/cgi/tabcgi.exe?sinasc/cnv/nvuf.def. Acesso em 11/11/2018.

Emery SP, Bahtiyar MO, Dashe JS et al. The North American Fetal Therapy Network Consensus Statement: prenatal management of uncomplicated monochorionic gestations. Obstet Gynecol 2015; 125(5): 1236-43.

Engelbrechtsen L, Nielsen EH, Perin T, Oldenburg A, Tabor A, Skibsted L, Danish Fetal Medicine Study Group. Cesarean section for the second twin: a population-based study of occurrence and outcome. Birth 2013; 40(1):10-6.

Ford AA, Bateman BT, Simpson LL. Vaginal birth after cesarean delivery in twin gestations: a large, nationwide sample of deliveries. Am J Obstet Gynecol 2006; 195(4):1138-42.

Fox NS, Silverstein M, Bender S, Klauser CK, Saltzman DH, Rebarber A. Active second-stage management in twin pregnancies undergoing planned vaginal delivery in a U.S. population. Obstet Gynecol 2010; 115(2 Pt 1):229-33.

Korb D, Deneux-Tharaux C, Seco A, Goffinet F, Schmitz T, JUmeaux MODe d'Accouchement (JUMODA) study group and the Groupe de Recherche en Obstétrique et Gynécologie (GROG). Risk of severe acute maternal morbidity according to planned mode of delivery in twin pregnancies. Obstet Gynecol 2018; 132(3):647-55.

Lee Young M. Delivery of twins. Seminars in Perinatology 2012; 36:195-200.

Martin JA, Hamilton BE, Sutton PD et al. Births: Final data for 2008. Natl Vital Stat Rep 2010; 59:1-72.

Meyer MC. Translating data to dialogue: how to discuss mode of delivery with your patient with twins. Am J Obstet Gynecol 2006; 195(4):889-906.

Panelli DM, Easter SR, Bibbo C, Robinson JN, Carusi DA. Clinical factors associated with presentation change of the second twin after vaginal delivery of the first twin. Obstet Gynecol 2017; 130(5):1104-11.

Rossi AC, Mullin PM, Chmait RH. Neonatal outcomes of twins according to birth order, presentation and mode of delivery: a systematic review and meta-analysis. BJOG 2011; 118(5):523-32.

Russo FM, Pozzi E, Pelizzoni F et al. Stillbirths in singletons, dichorionic and monochorionic twins: a comparison of risks and causes. Eur J Obstet Gynecol Reprod Biol 2013; 170:131-6.

Rydhström H, Ingemarsson I. Interval between birth of the first and the second twin and its impact on second twin perinatal mortality. J Perinat Med 1990; 18(6):449-53.

Sá RAM, Monteiro VNP, Mocarzel CC, Silva FC. O parto na gestação gemelar. In: Oliveira CA, Sá RAM. Hermógenes obstetrícia básica. Atheneu, 2015:1231-6.

Smith GC, Shah I, White IR, Pell JP, Dobbie R. Mode of delivery and the risk of delivery-related perinatal death among twins at term: a retrospective cohort study of 8073 births. BJOG 2005; 112(8):1139-44.

Steer P. Perinatal death in twins. BMJ 2007; 334(7593):545.

Sullivan AE, Hopkins PN, Weng HY et al. Delivery of monochorionic twins in the absence of complications: analysis of neonatal outcomes and costs. Am J Obstet Gynecol 2012; 206(3):257e1.

Wells SR, Thorp JM Jr, Bowes WA Jr. Management of the nonvertex second twin. Surg Gynecol Obstet 1991; 172(5):383-5.

Wen SW, Fung KF, Oppenheimer L, Demissie K, Yang Q, Walker M. Occurrence and predictors of cesarean delivery for the second twin after vaginal delivery of the first twin. Obstet Gynecol 2004; 103(3):413-9.

Zhang J, Bowes WA Jr, Grey TW, McMahon MJ. Twin delivery and neonatal and infant mortality: a population-based study. 1996; 88(4pt1): 593-8.

CAPÍTULO 40

Complicações Cirúrgicas da Cesariana

Marianna Facchinetti Brock
Jorge Roberto Di Tommaso Leão

INTRODUÇÃO

A cesariana é o parto que ocorre através de uma incisão cirúrgica na parede abdominal e na parede uterina para a retirada do feto. Com o aprimoramento das técnicas cirúrgicas, esse tipo de parto tem sido cada vez mais realizado de maneira segura com melhores resultados pós-natais. No entanto, mesmo quando eletiva, a cesariana representa um risco maior para a gestante do que o parto vaginal. Assim, as complicações devem ser consideradas quando não há benefícios com a realização da cirurgia para a mãe ou o concepto.

As taxas globais de cesariana vêm aumentando substancialmente tanto nos países desenvolvidos como naqueles em desenvolvimento. Essa elevação vem ultrapassando os limites estabelecidos pela Organização Mundial da Saúde (OMS) como aceitáveis para justificar todos os procedimentos realizados como indicação médica. O aumento exacerbado do número de cesarianas eletivas amplia o risco de morbidades maternas e fetais.

No Brasil, a taxa de cesariana foi estimada em 55,6% em 2015, sendo considerada uma das mais elevadas do mundo, seguida da China (41,3%). Dentre os fatores responsáveis estão a melhora do acesso das mulheres a esse procedimento em caso de necessidade, a maior oferta dos recursos propedêuticos que indicam riscos para o feto, o aumento da incidência de gestações em pacientes com cesariana prévia e fatores socioculturais relacionados com a maior praticidade do parto programado.

Ainda que a cesariana seja um procedimento cirúrgico valioso para salvaguardar a saúde materna e fetal, há aumento do risco de morbidade e mortalidade materna e perinatal, principalmente em situações sem indicação médica.

FATORES DE RISCO

Cesariana de emergência, trabalho de parto prolongado, placenta prévia, acretismo placentário, atonia uterina, hemorragia anteparto, história de hemorragia pós-parto em gestação anterior, gestação múltipla, macrossomia fetal, pré-eclâmpsia, índice de massa corporal aumentado, idade materna avançada, parto pré-termo, cirurgia abdominal (não cesariana) prévia, trabalho de parto prolongado, toques vaginais excessivos, rotura prematura de membranas, corioamnionite, incisão cirúrgica clássica, anestesia geral e cirurgia realizada por cirurgião inexperiente são fatores que aumentam o risco de complicações.

COMPLICAÇÕES

As complicações cirúrgicas da cesariana podem ser divididas em intraoperatórias e pós-operatórias. As principais complicações intraoperatórias da cesariana são hemorragia, lesão de órgãos pélvicos e complicações anestésicas. Hemorragia, infecção de parede, hematoma, infecção urinária, endometrite e febre puerperal têm sido descritos como complicações após cesariana. As complicações são mais frequentes nas cesarianas de repetição, de emergência ou realizadas em vigência de trabalho de parto do que nas eletivas.

A gravidade das complicações está relacionada com a complexidade de cada caso.

Complicações intraoperatórias

Hemorragias

Os sangramentos são, na maioria das vezes, subestimados, principalmente quando se trata de perdas volumosas. A média de perda sanguínea esperada em uma cesariana é de aproximadamente 1.000mL. Quando a perda sanguínea ultrapassa esse volume, passa a ser chamada de hemorragia pós-parto e é uma emergência obstétrica que deve ser tratada imediatamente.

A hemorragia pós-parto é uma das principais causas de morbimortalidade materna no mundo e, assim, o diagnóstico preciso e o manejo adequado são fundamentais para prevenir o óbito materno. As causas mais comuns de hemorragia após cesariana estão relacionadas com tônus uterino (atonia), placenta acreta, placenta prévia, lesão uterina, lesão dos vasos uterinos e distúrbios de coagulação.

A administração de ocitocina de rotina reduz o risco de hemorragia pós-parto e é recomendada na prática diária. Em caso de cesariana, a profilaxia com ocitocina, 5UI endovenosa (EV) lenta, pode ser utilizada para estimular a contração uterina e diminuir a perda sanguínea. O uso do ácido tranexâmico, 0,5 a 1g EV, associado à ocitocina nos partos por cesariana parece reduzir as perdas sanguíneas em mulheres com alto risco de hemorragia pós-parto.

Em casos de hemorragia pós-parto, deve-se inicialmente avaliar o tônus uterino e, se a atonia for excluída ou não responder ao tratamento, procurar identificar outras causas, avaliando a extensão da histerotomia e pesquisando lesão dos vasos uterinos, assim como distúrbios de coagulação.

O tratamento deve seguir um protocolo local, respeitando as particularidades de cada região. Inicia-se sempre com a avaliação clínica da paciente, identificando a gravidade da hemorragia, seguida de medidas conservadoras, como massagem do fundo uterino, uterotônicos, massagem bimanual, revisão das bordas cirúrgicas e procura de lesões vasculares.

Os agentes mais utilizados na prática diária são ocitocina, metilergonometrina, misoprostol e ácido tranexâmico. O fármaco de primeira escolha é a ocitocina, na dose de 10UI intramuscular (IM) ou 20UI diluídas em 500 a 1.000mL de solução salina e infundidas à velocidade de 250mL/h. O uso EV promove ação mais rápida, porém menos duradoura (cerca de 30 minutos). A via IM age de 3 a 7 minutos e seu efeito se prolonga por mais de 60 minutos. Caso não haja melhora, convém administrar metilergonovina, 0,2mg IM. Esse fármaco tem início de ação em 2 a 5 minutos e o efeito persiste por aproximadamente 3 horas; assim, pode ser repetida na mesma dose a cada 2 a 4 horas, podendo ser utilizadas até cinco doses em 24 horas. Esse agente pode elevar os níveis pressóricos e por isso é contraindicado em casos de hipertensão arterial.

O misoprostol, 800 a 1.000mg via retal, sublingual ou vaginal, pode ser utilizado nos casos de falha ou quando há contraindicação ao uso de metilergonovina. Trata-se de uma alternativa eficaz e pouco dispendiosa. O carboprost é uma prostaglandina utilizada na dose de 0,25mg IM e pode ser repetida a cada 15 minutos até o máximo de oito doses. O ácido tranexâmico é utilizado para diminuir a perda de sangue abundante (> 1.000mL) em caso de cirurgias e condições de saúde associadas ao aumento do sangramento, ajudando a prevenir a degradação do fibrinogênio e a manutenção de coágulos sanguíneos. A dose preconizada é de 1.000mg/250mL de soro fisiológico. Caso o sangramento persista, devem ser considerados procedimentos cirúrgicos, como sutura de B-Lynch, ligadura das artérias uterinas, artérias ilíacas e até mesmo histerectomia.

Hemorragias > 1.500mL ocorrem em 5% das cesarianas e podem necessitar de transfusão sanguínea. Distúrbios de coagulação exigem tratamento específico com hemoderivados.

Lacerações

Lesões cirúrgicas decorrentes da cesariana ocorrem em aproximadamente 4,4% das cirurgias. Laceração da parede uterina ou vasos uterinos ocorre em cerca de 1,2% e lesão vesical, uretral ou intestinal em 0,6% dos casos. Essas lesões também são mais frequentemente encontradas em cesarianas de emergência do que nas eletivas.

Lacerações uterinas

Os fatores de risco mais importantes para laceração uterina intraoperatória são apresentação fetal baixa (abaixo da espinha isquiática), macrossomia fetal, por dificultar a extração fetal pela incisão uterina, sofrimento fetal e tempo reduzido na realização da cesariana.

Para evitar lacerações uterinas deve ser realizada a técnica cirúrgica adequada para minimizar os traumas.

As lacerações devem ser suturadas (histerorrafia) no intuito de evitar hemorragia pós-parto.

Lesões do trato urinário

A bexiga e a porção terminal dos ureteres são os locais do trato urinário mais lesionados durante a cesariana. As lesões mais comuns são cistostomia inadvertida, lesão ureteral direta e oclusão ureteral. Em quaisquer dessas situações, o diagnóstico e o reparo imediato do dano acarretam menor morbidade materna.

Lesão vesical

A bexiga é o órgão do trato urinário que corre mais risco de lesão iatrogênica durante a cesariana. Pacientes com cirurgias prévias e múltiplas aderências constituem fator de risco para esse tipo de lesão. Se a bexiga for seccionada, é de suma importância identificar, avaliar e corrigir os danos causados. A lesão vesical pode ser identificada quando há extravasamento de urina para a cavidade abdominal, se há laceração visível, quando se visualiza o cateter de Foley pela via abdominal e quando há sangramento da parede vesical. Em caso de suspeita, devem ser realizadas cistoscopia intraoperatória, cistostomia intencional para visualização de lesões suspeitas, instilação intravesical de azul de metileno e avaliação do extravasamento do líquido.

Nos locais em que estiver disponível, a cistografia por tomografia computadorizada pode ser realizada como padrão-ouro. Em caso de lesão, a relação da lesão vesical com o ureter deve ser avaliada à procura de danos. A bexiga deve ser suturada em duas ou três camadas com fio absorvível. Após o reparo da lesão, a integridade vesical pode ser avaliada enchendo retrogradamente a bexiga com azul de metileno. No pós-operatório, a sonda vesical deve ser mantida por 5 a 7 dias. Em caso de lesões extensas e complexas, deve ser solicitado o auxílio de um urologista.

Quando o dano é identificado no ato cirúrgico e reparado, as complicações são minimizadas. Se a lesão não for identificada, a paciente pode apresentar oligúria, hematúria, dor suprapúbica, dor abdominal, que piora ao longo do tempo, e distensão abdominal, que pode progredir para sepse se não identificada e tratada. Diagnósticos tardios necessitam de tratamento individualizado com base na extensão da lesão, nas condições da paciente e do tempo transcorrido da cirurgia.

Lesão ureteral

As lesões ureterais são lesões raras na cesariana, mas, quando ocorrem, podem ser uma complicação séria e devem ser reparadas imediatamente pelo obstetra ou, se ele não tiver experiência, por um urologista. Quanto mais precocemente o dano for reparado, menor será a morbidade. São fatores de risco para dano ureteral: aderências, hemorragias maciças, cirurgias de emergência realizadas rapidamente e inexperiência do cirurgião. As lesões mais frequentes são secção completa ou parcial, perfuração, sutura do ureter, esmagamento ou desvascularização por dano causado pelo bisturi elétrico, que pode causar isquemia e/ou estenose ureteral.

Em caso de suspeita de lesão ureteral durante a cirurgia, pode-se administrar azul de metileno EV com furosemida e observar o extravasamento de urina de coloração azulada na cavidade abdominal. A dissecção do ureter na área suspeita e a identificação de peristalse ureteral também são úteis no diagnóstico. Se houver suspeita de obstrução, um cateter ureteral pode ser utilizado retrogradamente até chegar à pelve renal. A dificuldade ou impossibilidade da passagem do cateter sugere obstrução, que deve ser imediatamente corrigida.

O quadro clínico tardio ocorre quando há falha no diagnóstico intraoperatório e pode incluir febre, hematúria, disúria, anúria, lombalgia, abscesso, urinoma, peritonite, estenose, fístula ureteral e até perda da função renal no lado lesionado. Pode haver aumento da ureia e da creatinina. Nos casos de lesões ureterais unilaterais, o débito urinário permanecerá essencialmente inalterado, o que pode dificultar o diagnóstico.

Os exames de imagem são de grande valia. A ultrassonografia abdominal pode identificar a presença de hidronefrose, ausência de jato ureteral intravesical e ascite. A urografia excretora identifica pequenas lesões em estágios iniciais. A tomografia computadorizada com contraste avalia extravasamento, hidronefrose, obstrução e ascite urinária e identifica e localiza coleções líquidas, como urinoma. O tratamento das lesões identificadas tardiamente dependerá do quadro clínico da paciente e do tipo, localização e extensão da lesão, devendo ser realizado por especialista.

Lesões gastrointestinais

Lesões intestinais causadas iatrogenicamente por cesarianas são raras e estão mais relacionadas com cirurgias prévias, aderências e cirurgias de urgência.

Em geral, as lesões ocorrem no ato de abertura da cavidade peritoneal. Quando o dano é identificado antes da retirada do feto, a área lesionada deve ser isolada e coberta com compressa úmida e a cesariana continuada.

A sutura da alça deve ser realizada em conjunto com o cirurgião especialista, após a histerorrafia, de acordo com as condições da paciente. A rafia do intestino delgado poderá ser realizada em um ou dois planos no ato da cirurgia, quando menos da metade da circunferência intestinal estiver envolvida. Lesões mais extensas devem ser tratadas com ressecção da parte lesionada e reanastomose término-terminal. Se houver condições, o intestino grosso, mesmo sem preparo intestinal, pode ser suturado em dois planos em um único tempo cirúrgico, mas, em algumas situações, a colostomia será necessária para posterior anastomose intestinal. Após a rafia intestinal, é mandatório o uso de antibiótico de largo espectro no pós-operatório.

Caso a lesão não seja identificada no ato cirúrgico, a paciente poderá apresentar pneumoperitônio, dor abdominal, náuseas e vômitos e evoluir para íleo paralítico, sepse e óbito materno. O diagnóstico é estabelecido a partir do exame físico, que pode demonstrar distensão abdominal, perda de macicez hepática à percussão (sinal de Jobert) e abdome em tábua com alta sensibilidade à palpação. No hemograma, haverá leucocitose. Deve ser realizada radiografia de abdome em posição ortostática e em decúbito, assim como de tórax em posição ortostática, que evidenciará ar sob o diafragma. A tomografia de abdome é considerada o método mais sensível por ser capaz de detectar menor quantidade de ar na cavidade abdominal. O tratamento é cirúrgico e deve ser realizado por cirurgião experiente.

Complicações anestésicas

Uma série de mudanças na prática anestésica obstétrica nas últimas décadas aumentou a segurança da paciente e diminuiu consideravelmente os riscos de complicações. Dentre as mudanças, as duas mais significativas são as soluções anestésicas locais diluídas durante o parto e o aumento do uso de raquianestesia durante o trabalho de parto e para cesariana.

No Brasil, principalmente no Sistema Único de Saúde, o risco de complicações anestésicas é mais frequente no parto por cesariana, pois não é rotina em todos os serviços brasileiros o uso de analgesia e anestesia durante o trabalho de parto e no parto vaginal. A complicação anestésica mais encontrada é a cefaleia, mais frequente quando é realizada raquianestesia.

Complicações pós-operatórias precoces

Infecção

A infecção puerperal ocorre até 30 a 42 dias após o parto e deve apresentar pelo menos um dos seguintes sinais e sintomas: drenagem purulenta pela ferida, dor ou sensibilidade local, edema localizado, vermelhidão, mau cheiro e febre.

Infecção puerperal ocorre em cerca de 10,5% das puérperas, e as pacientes submetidas à cesariana têm risco aumentado em cinco a 20 vezes quando comparadas às submetidas ao parto vaginal.

A incidência de complicações infecciosas é maior em locais de recursos escassos, e muitas mortes relacionadas poderiam ser evitadas caso fossem oferecidas melhores condições.

São fatores de risco para infecção após cesariana: rotura prematura de membranas e seu tempo até o parto, corioamnionite prévia, trabalho de parto prolongado, excesso de toques vaginais, cesarianas de emergência, longo tempo de cirurgia, perda sanguínea durante a cirurgia, parto prematuro, infecção pelo vírus HIV, anemia e *diabetes mellitus*.

As complicações puerperais infecciosas mais comuns são febre, endometrite, infecção de parede e infecção do trato urinário.

A profilaxia deve ser iniciada com os princípios básicos de antissepsia da pele, técnica cirúrgica adequada e antibioticoprofilaxia para todas as pacientes.

A antibioticoprofilaxia de escolha ainda consiste no uso de cefalosporina de primeira geração (cefazolina 2g) que reduz os casos de infecção puerperal. A ampicilina também pode ser utilizada e tem eficácia similar. Apesar de vários estudos sobre antibioticoprofilaxia com múltiplas doses e de amplo espectro, ainda não foi estabelecida a eficácia dessa medida, devendo ser mantida a dose única.

Endometrite

A endometrite é uma infecção uterina decorrente da ascensão de bactérias vaginais e cervicais para o endométrio durante o parto, levando à falha da antibioticoprofilaxia e causando infecção.

A endometrite é cerca de 10 vezes mais frequente nos partos por cesariana do que nos partos vaginais e pode acarretar complicações como bacteriemia, peritonite, abscesso e sepse.

A assepsia vaginal com povidina ou clorexidina imediatamente antes da cesariana tem se mostrado eficaz na redução da infecção endometrial.

O tratamento deve ser realizado com clindamicina associada a um aminoglicosídeo, como a gentamicina EV. Caso não esteja disponível, pode-se usar outra penicilina resistente aos anaeróbios.

Infecção do sítio cirúrgico

Conforme classificação estabelecida pelo Centers for Disease Control and Prevention (CDC), as infecções do sítio cirúrgico se dividem em: incisional superficial, que envolve apenas a pele e o tecido subcutâneo; incisional profunda, que engloba partes moles, como musculatura e fáscias; de órgão e/ou espaço, quando acometem qualquer parte da anatomia, exceto o sítio cirúrgico.

Na cesariana, a infecção do sítio cirúrgico costuma ser polimicrobiana (patógenos de pele e vagina), ou seja, consiste tanto em bactérias aeróbias como em organismos anaeróbios.

A profilaxia deve ser realizada com assepsia da pele com povidina ou clorexidina com álcool. O uso de antibioticoterapia profilática reduz as taxas de infecção. A assepsia vigorosa da equipe cirúrgica também reduz o risco de infecção.

O fechamento do tecido celular subcutâneo com espessura > 2cm reduz a possibilidade de infecção e também de hematoma, seroma e deiscência.

O acompanhamento pós-operatório em busca de sinais flogísticos, assim como a orientação da paciente quanto aos sinais e sintomas de infecção, é imperativo para o diagnóstico precoce.

Se for observada no sítio cirúrgico secreção purulenta, deve ser drenada e a cavidade explorada e lavada exaustivamente.

Em caso de infecção, deve ser utilizada antibioticoterapia empírica de amplo espectro, incluindo cobertura para anaeróbios – clindamicina associada a aminoglicosídeos e ampicilina – para a cobertura contra enterococos. Os sintomas devem cessar em 48 a 72 horas após o início da antibioticoterapia. Se a infecção for por *S. aureus*, a vancomicina pode ser incluída.

Fascite necrosante

A fascite necrosante é uma infecção progressiva da fáscia com necrose secundária do tecido subcutâneo. Pode ser causada por flora aeróbica, anaeróbica ou mista. Trata-se de uma infecção gangrenosa de rápida expansão, envolvendo a pele, o tecido subcutâneo e a fáscia. Sua incidência é de 1,8 por 1.000 cesarianas, e o tempo médio para o diagnóstico é de 10 dias a partir do procedimento. Acomete mais as pacientes imunocomprometidas. O patógeno é geralmente polimicrobiano com *Streptococcus clostridium* e grupo A. O diagnóstico pode ser clínico com a presença de crepitação ou gás no tecido subcutâneo.

A fascite necrosante é uma condição de alta mortalidade, devendo ser realizado tratamento médico e cirúrgico precoce agressivo, com a combinação de antibióticos de amplo espectro e extenso desbridamento de tecido necrótico.

Infecção do trato urinário

Infecção do trato urinário ocorre em 2% a 4% de todos os partos e costuma ser leve, associada a desconforto, internação ou reinternação hospitalar prolongada e risco de interrupção da amamentação. As mulheres com parto por cesariana apresentam risco aumentado de infecção pós-parto em comparação com as submetidas ao parto normal, principalmente quando há sondagem vesical para a realização do procedimento. A rotura prematura de membrana, pré-eclâmpsia e cesariana de emergência são fatores de risco para infecção do trato urinário. O uso frequente de cateterismo vesical antes dos procedimentos cirúrgicos poderia explicar o aumento das taxas de infecção urinária após cesariana. Os objetivos do cateterismo vesical são prevenir danos cirúrgicos a uma bexiga distendida durante a cirurgia e também a hemorragia pós-parto e a retenção urinária devido à falta de função da bexiga causada pela raquianestesia.

Para diminuir o risco de infecção do trato urinário, a sonda vesical deve ser removida o mais rápido possível.

O diagnóstico pode ser clínico ou pelo EAS e urinocultura. O tratamento depende do agente etiológico e deverá ser feito com antibioticoterapia.

Histerectomia pós-parto

Esse procedimento é utilizado para preservar a vitalidade materna. As indicações mais comuns são hemorragia pós-parto, rotura uterina e placentação anômala. A histerectomia pós-parto é mais frequente em pacientes com cesariana prévia em virtude do risco maior de complicações, como atonia e placentação anômala nesse grupo.

A histerectomia pode ser total ou subtotal, e a escolha dependerá da experiência do cirurgião, assim como das condições clínicas da paciente e anatômicas do útero.

Complicações pós-operatórias tardias

Acretismo placentário

A acretismo placentário pode ser definido como a aderência anômala da placenta à parede uterina. Com base no grau de invasão placentária, pode ser classificado em acreta, increta ou percreta.

Nos últimos anos aumentou a incidência de casos de placenta acreta, o que provavelmente se deve ao aumento paralelo dos partos por cesariana, que é o principal fator de risco para a patologia.

Fatores de risco adicionais incluem idade materna avançada, multiparidade, cirurgias uterinas prévias, incluindo curetagem, e placenta prévia.

A manifestação clínica da placenta acreta pode ser uma hemorragia maciça com risco de morte materna principalmente durante a tentativa de separar a placenta após o parto.

O diagnóstico antenatal é estabelecido a partir dos fatores de risco, da ultrassonografia e da ressonância magnética. A avaliação ultrassonográfica minuciosa é importante, uma vez que a ultrassonografia é capaz de identificar o desaparecimento da interface uteroplacentária normal, o afinamento miométrio subjacente e as alterações vasculares dentro da placenta e do leito placentário (hipervascularização).

A ausência de achados ultrassonográficos não afasta o diagnóstico de placenta acreta. A ressonância magnética pode ser útil para o diagnóstico de casos difíceis, como placenta prévia posterior, e para avaliar a profundidade de invasão em caso de suspeita de placenta percreta. O diagnóstico pré-natal é fundamental por possibilitar o encaminhamento para hospital com suporte adequado para as complicações e planejamento cirúrgico prévio com equipe multidisciplinar treinada e experiente.

A abordagem mais indicada para a placenta acreta é a cesariana seguida de histerectomia, com a placenta mantida dentro do útero após a retirada do feto. A extração da placenta em casos de histerectomia é contraindicada, pois pode levar à hemorragia vultuosa.

O momento do parto deve ser fundamentado na avaliação dos riscos e benefícios maternos e fetais. Cirurgias realizadas fora do trabalho de parto parecem apresentar melhores resultados maternos.

Abordagens conservadoras ou expectantes devem ser uma exceção e consideradas individualmente e com cautela. O tratamento conservador consiste na remoção da placenta ou do tecido uteroplacentário sem a remoção do útero. Para as pacientes com aderência placentária focal, a remoção da placenta por extração manual ou excisão cirúrgica seguida de reparo do defeito resultante tem sido associada à preservação uterina em alguns casos.

Fístula vesicouterina – Síndrome de Youssef

A fístula vesicouterina é uma complicação rara decorrente da abertura acidental da bexiga durante a cesariana. Nos últimos anos, os casos de fístula têm aumentado em razão do número crescente de cesarianas.

São considerados fatores de risco: cesariana prévia, trabalho de parto prolongado, parto normal após cesariana e placenta percreta. O diagnóstico clínico pode ser difícil, uma vez que a fístula pode ser assintomática ou confundida com sintomas de incontinência urinária.

A confirmação diagnóstica pode ser realizada por meio de cistoscopia, cistografia, pielografia, histerossonografia e ultrassonografia. A ressonância magnética e a tomografia computadorizada também têm sido utilizadas para auxiliar o diagnóstico, mas ainda não são mandatórias.

O tratamento cirúrgico é considerado definitivo e deve ser realizado por equipe composta por urologista e ginecologista.

Endometriose

A endometriose consiste no implante de células endometriais fora da cavidade uterina na fase da menacme. Esses focos ainda contêm tecido endometrial normal e, por isso, respondem às variações hormonais, como o tecido da cavidade endometrial. Durante a menstruação, no foco ectópico, há espessamento, destruição e sangramento.

A endometriose de cicatriz cirúrgica consiste no autotransplante de células endometriais durante a cesariana. Como não se trata de uma complicação frequente, ocorrendo em 0,03% e 1,7% das pacientes submetidas à cirurgia, o diagnóstico deve ser pensado na avaliação de massas abdominais dolorosas em pacientes submetidas a procedimentos cirúrgicos prévios, especialmente cesarianas.

O diagnóstico é clínico, mas a ultrassonografia é útil para detectar a doença em estágios precoces, assim como para avaliar a extensão da lesão. A ressonância magnética se mostra eficiente na determinação da extensão da doença no pré-operatório.

O tratamento cirúrgico é definitivo, sendo necessária a ressecção no nódulo com margem de segurança de 1cm para prevenir recorrência.

Para prevenir o aparecimento de endometriose em cicatriz operatória, deve-se realizar uma técnica operatória e adotados os cuidados adequados.

CONSIDERAÇÕES FINAIS

O aprimoramento das técnicas cirúrgicas e de anestesia, bem como a relativa raridade de complicações graves e morte, deram às gestantes e aos profissionais da saúde a falsa percepção de que a cesariana é um procedimento livre de riscos. Como relatado neste capítulo, as complicações existem e não são poucas. O obstetra deve estar atento à paciente como um todo, analisando todos os fatores de risco e os benefícios para a indicação correta da via de parto. Há também a necessidade de identificação das complicações cirúrgicas nos períodos pré, intra e pós-operatórios, de modo a minimizar danos e desfechos adversos. Diante de complicações obstétricas complexas ou de outros sítios, o médico assistente não deve hesitar em solicitar o auxílio de um especialista mais experiente. *Primum non nocere* (Primeiro, não fazer mal).

Leitura complementar

Abboudi H, Ahmed K, Royle J, Khan MS, Dasgupta P, N'Dow J. Ureteric injury: a challenging condition to diagnose and manage. Nature Reviews Urology 2013; 10:108-15.

Abdelazim I, Alanwar A, Svetlana S et al. Complications associated with higher order compared to lower order cesarean sections. The Journal of Maternal-Fetal & Neonatal Medicine: the official journal of the European Association of Perinatal Medicine, the Federation of Asia and Oceania Perinatal Societies, the International Society of Perinatal Obstet 2018:1-161.

Ahmed DMM, Tesfaye Setegn, ENDALAMAW, Aemiro Getu. Incidence and factors associated with outcomes of uterine rupture among women delivered at Felegehiwot referral hospital, Bahir Dar, Ethiopia: cross sectional study. BMC Pregnancy and Childbirth 2018; 18:447.

Ahnfeldt-Mollerup P, Petersen LK, Kragstrup J, Christensen RD, Sorensen B. Postpartum infections: occurrence, healthcare contacts and association with breastfeeding. Acta Obstetricia et Gynecologica Scandinavica 2012; 91:1440-4.

Anderson ER, Gates S. Techniques and materials for closure of the abdominal wall in caesarean section. The Cochrane Database of Systematic Reviews 2004:CD004663.

Anderson JM, Etches D. Prevention and management of postpartum hemorrhage. American Family Physician 2007; 75:875-82.

Bonney EA MJE. Caesarean section: techniques and complications. Obstetrics, Gynaecology and Reproductive Medicine 2010; 21:97-102.

Breathnach F, Geary M. Uterine atony: definition, prevention, nonsurgical management, and uterine tamponade. Seminars in Perinatology 2009; 33:82-7.

Cahill AG, Beigi R, Heine RP, Silver RM, Wax JR. Placenta accreta spectrum. American Journal of Obstetrics and Gynecology 2018; 219:B2-B16.

D'Angelo R, Smiley RM, Riley ET, Segal S. Serious complications related to obstetric anesthesia: the serious complication repository project of the Society for Obstetric Anesthesia and Perinatology. Anesthesiology 2014; 120:1505-12.

Eller AG, Porter TF, Soisson P, Silver RM. Optimal management strategies for placenta accreta. BJOG 2009; 116:648-54.

Esparaz AM, Pearl JA, Herts BR, LeBlanc J, Kapoor B. Iatrogenic urinary tract injuries: etiology, diagnosis, and management. Seminars in Interventional Radiology 2015; 32:195-208.

Farquhar CM, Li Z, Lensen S et al. Incidence, risk factors and perinatal outcomes for placenta accreta in Australia and New Zealand: a case-control study. BMJ Open 2017; 7:e017713.

Farret TC, Dalle J, Monteiro V da S, Riche CV, Antonello VS. Risk factors for surgical site infection following cesarean section in a Brazilian women's hospital: a case-control study. The Brazilian Journal of Infectious Diseases: an official publication of the Brazilian Society of Infectious Diseases 2015; 19:113-7.

Fox KA, Shamshirsaz AA, Carusi D et al. Conservative management of morbidly adherent placenta: expert review. American Journal of Obstetrics and Gynecology 2015; 213:755-60.

Freitas PF SEP. Desigualdades sociais nas complicações da cesariana: uma análise hierarquizada. Cad Saúde Pública 2011; 27:2009-20.

Goulart Pea. Endometriosis implants after cesarean section: more than a scar – a case report. Acta Obstet Ginecol Port 2016; 10:70-3.

Gundersen TDea. Infecção do trato urinário pós-parto por via de parto: um estudo de coorte nacional em todo o país. BMJ Aberto 2018; 8:e018479.

Gundersen TDea. Postpartum urinary tract infection by mode of delivery: a Danish nationwide cohort study. BMJ Open 2018; 8:e018479.

Haas DMea. Vaginal preparation with antiseptic solution before cesarean section for preventing postoperative infections. Cochrane Database of Systematic Reviews 2018; 7.

Horan TC GR, Martone WJ, Jarvis WR. CDC definitions of nosocomial surgical site infections, 1992: a modification of CDC definitions of surgical wound infections. Infect Control Hosp Epidemiol 1992; 13:606-8.

Jauniaux EC, Sally Burton, Graham J. Placenta accreta spectrum: pathophysiology and evidence-based anatomy for prenatal ultrasound imaging. American Journal of Obstetrics and Gynecology 2018; 218:75-87.

Jundt K, Gauruder-Burmester A, Wildt B, Tunn R. Vaginal repair of a vesico-uterine fistula type I (Jozwik) after caesarean section. Zentralblatt fur Gynakologie 2004; 126:286-8.

Junior RAMJ, Luís Carlos Machado, E Lourenço, Lúcio Lourenço. Vesicouterine fistula (Youssef syndrome): case report and literature review. Revista Brasileira de Ginecologia e Obstetrícia/RBGO Gynecology and Obstetrics 2018; 40:563-9.

Keskin MZ, Budak S, Can E, Ilbey YO. Incidentally diagnosed post-cesarean vesicouterine fistula (Youssef's syndrome). Canadian Urological Association Journal – Journal de l'Association des Urologues du Canada 2015; 9:E913-5.

Li L WJ, Wang L et al. Is routine indwelling catheterisation of the bladder for caesarean section necessary? A systematic review. BJOG 2011; 29:118-400.

Lopes ES, Feitosa FEL, Brazil AV et al. Assessment of sensitivity and specificity of ultrasound and magnetic resonance imaging in the diagnosis of placenta accreta. Revista Brasileira de Ginecologia e Obstetricia: revista da Federação Brasileira das Sociedades de Ginecologia e Obstetrícia 2018.

Mackeen AD, Packard RE, Ota E, Speer L. Antibiotic regimens for postpartum endometritis. The Cochrane Database of Systematic Reviews 2015:CD001067.

Mascarello KC HB, Silveira MF. Complicações maternas e cesárea sem indicação: revisão sistemática e meta-análise. Rev Saúde Pública 2017; 51:1-12.

Mascarello KCea. Complicações puerperais precoces e tardias associadas à via de parto em uma coorte no Brasil. Revista Brasileira de Epidemiologia 2018; 21:e180010.

Mavrides E AS, Chandraharan E, Collins P, Green L, Hunt BJ, Riris S, Thomson AJ on behalf of the Royal College of Obstetricians and Gynaecologists. Prevention and management of postpartum haemorrhage. BJOG 2016; 124:e106-e49.

Mendez LE. Iatrogenic injuries in gynecologic cancer surgery. The Surgical Clinics of North America 2001; 81:897-923.

Mousa HA, Alfirevic Z. Treatment for primary postpartum haemorrhage. The Cochrane Database of Systematic Reviews 2007:CD003249.

Ngonzi Jea. Incidence of postpartum infection, outcomes and associated risk factors at Mbarara regional referral hospital in Uganda. BMC Pregnancy and Childbirth 2018; 18:270.

Obstetric Care Consensus No. 7: Placenta Accreta Spectrum. Obstetrics and Gynecology 2018; 132:e259-e75.

Pallasmaa N, Ekblad U, Aitokallio-Tallberg A et al. Cesarean delivery in Finland: maternal complications and obstetric risk factors. Acta Obstetricia et Gynecologica Scandinavica 2010; 89:896-902.

Pinto A, Miele V, Schilliro ML et al. Spectrum of signs of pneumoperitoneum. Seminars in Ultrasound, CT and MR 2016; 37:3-9.

Pinto-Lopes R, Sousa-Pinto B, Azevedo LF. Single dose versus multiple dose of antibiotic prophylaxis in caesarean section: a systematic review and meta-analysis. BJOG 2017; 124:595-605.

Rafael Angelo Avance Baggieri GSV, Juliana Amato dos Santos, Michelle Hanne Costalonga Cabalero, Huigor Mileri Barbosa, Rafaelle Silva Santos, Rennan Augusto Avance Baggieri, Rainara Fratus Avance Baggieri, Célia Regina Trindade, Antonio Chambo Filho. Hemorragia pós-parto: prevenção e tratamento – Postpartum hemorrhage: prevention and management. Arq Med Hosp Fac Cienc Med Santa Casa São Paulo 2011; 56:96-101.

Rafiei M NMSG, Akbari M, Kiani F, Sayehmiri K, Vafaee R. Prevalence, causes, and complications of cesarean delivery in Iran: A systematic review and meta- analysis. Int J Reprod BioMed 2018; 16: 221-34.

Ramilo Iea. Postpartum hysterectomy: 15-year review histerectomia pós-parto: revisão de 15 anos. Acta Obstet Ginecol Port 2015; 9:16-22.

Rao D, Yu H, Zhu H, Duan P. The diagnosis and treatment of iatrogenic ureteral and bladder injury caused by traditional gynaecology and obstetrics operation. Arch Gynecol Obstet 2012; 285:763-5.

Riveros-Perez E, McClendon J, Xiong J, Cheriyan T, Rocuts A. Anesthetic and obstetric outcomes in pregnant women undergoing cesarean delivery according to body mass index: retrospective analysis of a single-center experience. Annals of Medicine and Surgery 2018; 36:129-34.

Rosely Mieko Yamamoto Nomura EAA, Marcelo Zugaib. Complicações maternas associadas ao tipo de parto em hospital universitário. Rev Saúde Pública 2004; 38:9-15.

Smaill FMG, Rosalie M. Antibiotic prophylaxis versus no prophylaxis for preventing infection after cesarean section. Cochrane Database of Systematic Reviews 2014; 10.

Staikou C, Muakris A, Theodoraki K et al. Current practice in obstetric anesthesia and analgesia in public hospitals of Greece: a 2016 national survey. Balkan Medical Journal 2018; 35:394-7.

Thomas Bergholt JKS, Agnete Vedsted-Jakobsen, Peter Helm, Carsten Lenstrup. Intraoperative surgical complication during cesarean section: an observational study of the incidence and risk factors. Acta Obstetricia et Gynecologica Scandinavica 2003; 82:251-6.

Ties Boerma CR, Dessalegn Y Melesse, Aluisio J D Barros, Fernando C Barros, Liang Juan, Ann-Beth Moller, Lale Say, Ahmad Reza Hosseinpoor, Mu Yi, Dácio de Lyra Rabello Neto, Marleen Temmerman. Global epidemiology of use of and disparities in caesarean sections. The Lancet 2018; 392:1341-8.

Van Der Molen AJ, Cowan NC, Mueller-Lisse UG et al. CT urography: definition, indications and techniques. A guideline for clinical practice. European Radiology 2008; 18:4-17.

Warshak CR, Ramos GA, Eskander R et al. Effect of predelivery diagnosis in 99 consecutive cases of placenta accreta. Obstetrics and Gynecology 2010; 115:65-9.

Yang XJ SS. Comparison of maternal and fetal complications in elective and emergency cesarean section: a systematic review and meta-analysis. Arch Gynecol Obstet 2017; 296:503-12.

Yildirim D, Tatar C, Dogan O et al. Post-cesarean scar endometriosis. Turkish Journal of Obstetrics and Gynecology 2018; 15:33-8.

Zelop C, Heffner LJ. The downside of cesarean delivery: short-and long-term complications. Clinical Obstetrics and Gynecology 2004; 47:386-93.

Zuarez-Easton S, Zafran N, Garmi G, Salim R. Postcesarean wound infection: prevalence, impact, prevention, and management challenges. International Journal of Women's Health 2017; 9:81-8.

APÊNDICE

CHAPTER 2

Organization of the Care Team for Labour and Delivery

Sarie J Oosthuizen
G Justus Hofmeyr
Anne-Marie Bergh
Robert C Pattinson

INTRODUCTION

What is adequate professional assistance during labour and delivery?

The World Health Organization (WHO) called for action during labour and delivery to implement their vision for high-quality obstetric care.[1] Quality of care provides women with safe, effective, efficient, timely and equitable women-centred birthing care that follows the preferences of individuals and the cultures of their communities.[1] Dignity and respectful care are not the norm in many birthing units in low- and middle-income countries, with women being subjected to various forms of disrespect and abuse during labour.[2,3]

Care teams will need to review and adapt multi-faceted interventions that can be tailored around the barriers in their health system to reach and sustain respectful maternity care. While most interventions concentrate on saving lives of mothers and babies, support to the care teams and non-clinical staff and the review and strengthening of health-systems are often forgotten.[4] This can result in limited improvements and lead to resistance in obstetric units when change is perceived as an additional burden without resources. The interventions are therefore not sustainable. In order to improve respectful quality maternity care for all women a systems approach should be utilized when focussing on the barriers and conditions facing professional birth attendants and on the management of risk in labour wards.[5] The care teams need support in the form of program development and policy, clinical governance and budgetary allocations to sustain any improvements in quality of care.[7,8] Berwick's four levels of maternity care support this approach:

- the experience of birthing women, their families and support networks;
- the clinical micro-teams that provide the direct maternity care;
- the hospitals and health care organizations that accommodate and support these teams; and

- the environment of policy, payments, accreditation, litigation and other macro-level factors that influence the redesign of maternity care teams.[9]

All care teams should be able to provide the five basic obstetric services required to treat the major obstetric complications as most of the adverse events occur at birth or within 24 hours of birth.[10] The five basic signal functions are administration of intravenous or intramuscular antibiotics, oxytocics and anticonvulsants, manual removal of the placenta, basic neonatal resuscitation, and assisted vaginal deliveries. In addition, hospital teams should be able to perform the advanced functions of blood transfusions and caesarean deliveries.[11]

SHOULD CARE DURING NORMAL LABOUR BE PROVIDED BY MIDWIVES OR BY DOCTORS?

It is not surprising that many women and health workers assume that doctors, and more particularly specialist obstetricians, are best able to provide care for women during labour because of their level of clinical training. It is argued that even in apparently normal labour, specialist care is needed to detect and manage unexpected complications. On the other hand, normal labour is a sensitive physiological process, and clinical interventions may be counter-productive. A Cochrane systematic review found that midwife-led models of care with continuity of care had several measurable benefits for women in labour.[12]

Women receiving midwife-led care were less likely to

- make use of regional analgesia;
- undergo instrumental vaginal birth;
- give birth preterm at less than 37 weeks;
- experience fetal loss before and after 24 weeks plus neonatal death;
- experience amniotomy or episiotomy; and
- experience fetal loss less than 24 weeks and neonatal death.

335

They were more likely to:

- experience spontaneous vaginal birth;
- experience no intrapartum analgesia/anaesthesia;
- have a longer mean length of labour; and
- be attended at birth by a known midwife.

There were no differences for caesarean births, intact perineum, fetal loss equal to/after 24 weeks and neonatal death, induction of labour, antenatal hospitalisation, antepartum haemorrhage, augmentation/artificial oxytocin during labour, opiate analgesia, perineal laceration requiring suturing, postpartum haemorrhage, breastfeeding initiation, low birthweight infant, five-minute Apgar score less than 8, neonatal convulsions, admission of infant to special care or neonatal intensive care unit(s) or in mean length of neonatal hospital stay (days).

While the relevant data could not be combined numerically, most included studies reported a higher rate of maternal satisfaction in midwife-led continuity models of care and a trend towards a cost-saving effect.

The On-site Midwife-led Birth Unit model

The rest of this chapter discusses two models of midwife-led birth units developed in South Africa, the On-site Midwife-led Birth Unit (OMBU) attached to a higher-level referral hospital and the CLEVER Maternity Care model for community health centres.

In many middle and low-income countries, the public health system is based on the primary care model. The objective of this model is that the majority of people with less serious conditions receive care in an out-of-hospital primary care setting. For women with 'low-risk' pregnancies, primary care clinics provide antenatal and postnatal care, and community health centres provide both antenatal and postnatal care and a 24-hour labour care service. Women with 'high-risk' pregnancies receive doctor-led antenatal and birth care at secondary or tertiary level hospitals.[13] This model works well for antenatal and postnatal care; however, the theory that women can be triaged antenatally to receive low-risk labour care at a primary care community health centre has two fundamental flaws in practice:

- Intrapartum complications commonly arise unexpectedly in apparently low-risk women. Experience in South Africa is similar to that reported in India, where about 30% of apparently low-risk women require referral to hospital during labour.[14]
- Intrapartum complications are frequently very urgent problems requiring immediate intervention, e.g. cord prolapse, placental abruption, fetal distress, undiagnosed breech or twin pregnancy, shoulder dystocia, and postpartum haemorrhage. Even if the community health centre is only a few kilometres from the referral hospital, referral involves, at best, a very uncomfortable ambulance transfer for a woman

in labour and, at worst, loss of life due to the seriousness of the condition or transport delays.

One of the consequences of this dilemma is that women who prefer to deliver in what may be perceived to be a 'higher quality' facility may use various strategies to try to by-pass the system, such as arriving at the hospital in advanced labour in the hope that it will be too late to be sent away to deliver at the community health centre. Such strategies may result in birth before arrival at the hospital and put both mothers and babies unnecessarily at risk of adverse pregnancy outcomes. 'By-passing' also places increased pressure on often over-crowded secondary and tertiary services, compromising the care for high-risk women and exposing low-risk women to unnecessarily invasive and expensive care, with poorer outcomes.[15,16] A study in rural Tanzania found that despite increased financial burden, over 40% of pregnant women by-passed the local primary care clinics to give birth in a hospital, and expressed greater satisfaction with their care than those who gave birth in the primary care clinics.[17] It was concluded that gradually shifting birth care from primary care clinics to health centres and hospitals in this setting might improve health and experiential outcomes, as well as improving health system efficacy.

To improve the quality of care during childbirth requires a clear decision to change policy from one geared towards promoting childbirth at community health centres, to one optimising the number of women able to give birth with ready access to comprehensive emergency obstetric care.

For rural areas, this may require establishment of mothers' waiting homes in the vicinity of hospitals, as well as ambulance services to transport women in labour to the nearest hospital. For metropolitan areas, this entails re-organisation of primary care services by moving the childbirth services into venues on the premises of the referral hospitals. The case study below discusses the primary care On-site Midwife-led Birth Unit.

CASE STUDY: THE FRERE HOSPITAL PRIMARY CARE ON-SITE MIDWIFE-LED BIRTH UNIT

To address the problems of excessive over-crowing of referral hospital labour wards including many low-risk births, and avoidable perinatal losses and morbidity due to transport delays from nearby community health centre birth units, a novel model has been developed in the Eastern Cape Province in South Africa, called the "primary care On-site Midwife-led Birth Unit" (OMBU).

The OMBU combines the benefits of giving birth on the premises of a hospital with immediate emergency obstetric backup, with those of a midwife-led, low-cost, and low-intervention primary care birth. A unique aspect of the OMBU is that it is staffed, administered and funded by the primary care services, not the hospital, and follows the primary care model of discharge six hours after birth if well. Typically, the unit has a high turnover with about 1 000 to

2 000 births per annum and is thus cost effective in terms of staff time.

Frere Hospital is a referral hospital for a large drainage area of the Eastern Cape. With the OMBU model, low-risk women still receive antenatal care at the primary care clinics and community health centres but have the choice to give birth at the hospital OMBU.

Prior to the establishment of the OMBU, a patient survey was carried out to assess women's attitudes to an OMBU at the East London Hospital Complex.[18] Most women surveyed were willing and able to access such a unit, with transport costs not considered a significant barrier to access. The new OMBU at Frere Hospital is currently staffed by birth care teams consisting of an operational manager, four midwives, a nurse and a nursing assistant. The unit includes five delivery beds, six postnatal beds and one newborn resuscitation station. An audit was conducted to evaluate the impact of the establishment of the OMBU at Frere Maternity Hospital on maternity services.[19]

After the OMBU opened at Frere Maternity Hospital, the total number of births on the hospital premises increased by 16%. The total number of births in the hospital obstetric unit dropped by 9.3%, with 1611 births out of 7375 (22%) occurring in the new OMBU. The number of maternal and perinatal deaths was lower in the post-OMBU period compared with the pre-OMBU period. These improvements cannot be assumed to be the result of the intervention as observational studies are prone to bias.

Introduction of these units has demonstrated the following benefits:

- Increased number of women giving birth on the hospital premises with access to comprehensive emergency obstetric care;
- Increased number of women giving birth at the primary care level;
- Reduced crowding in the secondary and tertiary level labour wards;
- Elimination of the problem of sending away 'low-risk' women arriving at the hospital in labour;
- Easy triage of women in labour to the appropriate level of care; and
- Cost-effective, safer services due to efficiencies of scale

The CLEVER Maternity Care model

Organizing the care team for labour and delivery is a complex intervention that has to address the following categories:

- Respectful maternity care, including the different dimensions of disrespect and abuse during childbirth;
- Improvement of quality of maternal care standards with better maternal and neonatal outcomes; and
- Health systems barriers to care provision.[20]

CLEVER Maternity Care is a care package developed to address care areas for better clinical governance and reducing perinatal mortality and morbidity at primary care health facilities in South Africa, i.e. district hospitals and midwife-led community health centres. The CLEVER package was piloted in five midwife-led obstetric units in the Tshwane District in South Africa. The implementation led to a significant reduction in stillbirths, birth asphyxia and meconium aspiration[20] and a significant improvement in women's satisfaction with their care during delivery (unpublished data).

CLEVER is the acronym for **C**linical care, **L**abour ward management, **E**liminate barriers, **V**erify care, **E**mergency obstetric simulation drills and **R**espectful care. Table 2.1 gives a short summary of the main principles underpinning the CLEVER package and the required implementation actions.

The care package includes the following implementation pillars:

- A feedback and awareness raising process based on the results of a baseline measurement of perinatal indicators, observations in units and women's experiences of care in obstetric units.[21,22] The results prompt care teams to participate in the roll out of respectful quality care.
- Health-systems strengthening and collaboration with managers are needed to support all the building blocks in the system as described in the WHO health-systems framework.[23] An opinion leader or lead champion is nominated in each care unit to persuade teams to improve on shortcomings and to be role-models for quality clinical care.
- This is followed by intensive three-month engagement and follow-up support to improve and sustain respectful and safe clinical care practices for obstetric care teams.

Various tools are available to assist implementers with the re-organization of labour and delivery care teams. Two examples of checklists are depicted in Tables 2.2 and 2.3. Table 2.2 is a checklist based on the WHO's six building blocks[23] for evaluating the health-systems aspects at health facility level with a view to strengthening the areas found to be deficient. Table 2.3 is a checklist for labour-ward logistics in district hospitals.

CONCLUSION

Different countries have different health systems and labour and delivery may also be organized differently. However, the principles of midwife-led care units and respectful quality obstetric care as described in the chapter include many universal elements that would be beneficial to women giving birth.

Table 2.1 Overview of CLEVER Maternity Care

Principle	Actions
Respectful and safe clinical care practices form part of the routine actions in labour wards	
Clinical care: Obstetric triage and urgent procedures on arrival[11]	Handover rounds at change of shift at the mother's bed to eliminate care delays and blind spots, reaching night staff[24] Risk evaluation with documented management plan, next observation time visibly documented Intrapartum monitoring on partograph and continuation of care, also discussed with mother Guidelines and flow charts available at triage/admission bed, discussions to reach night staff, handouts[25] Team work: support through taking over from each other and mandatory support during emergencies[26]
Labour ward management: Resolve withholding of care[27]	All mothers to be acknowledged on arrival, and welcomed by name within 5-10 minutes, by identifiable midwife (legible name tag) Admission/obstetric triage bed with equipment and supplies, set of risk allocation tables and important flow charts on the admission desk Allocation of all mothers arriving in the unit to a nominated midwife who has the midwifery skills and experience needed for each risk-allocated delivery Timeous referral of high-risk patients to correct level of care Documented time of next observation for all mothers during labour Weekly rounds by facility manager to ensure support to midwife teams, reaching night shift midwives as well
Eliminate barriers: Meeting basic human needs[28]	Pain management during labour Cultural birthing practices allowed Birthing partners allowed during labour Food and drinks offered Comfortable, clean environment with attention to support services
Verify care: Monitoring, evaluation and feedback to balance actions with reflective practice[29]	Nominated midwife team leader[30] reviews care and documentation on partograph Team leader visible as role model with empathetic care Measure and audit care by following maternity key output indicators monthly Follow up on mothers' complaints and experiences during birth Constant feedback to teams and facility managers on birthing mothers' needs and their experiences to balance midwife actions with reflection and debriefing
Emergency obstetric simulation training (EOST): Creating autopilot sequences during emergencies and reaching all shifts in labour ward	Do drills for all obstetric emergencies so many times that reactions become automatic[31] Use different education methods to accommodate different learning styles like mannequin training, videos or discussions with flow charts Ensure all shifts of midwives are covered by EOST, including the 'forgotten' teams of midwives during night and weekend shifts[32]
Respectful care:[33] Kind and attentive care will improve the birthing experiences of mothers and reduce complaints and litigation	Professional-boundary golden rule of NO shouting at any mother Eye contact and proper communication with each mother, trust and information sharing with mutual decision-making, permission obtained for examination and procedures Dignified, confidential and prompt care when called, without denigration Professional midwives identifiable by legible name tag Teamwork, taking over from a frustrated, tired midwife, rendering calm professional support

Table 2.2 Health-systems framework review list

Building block	Area of review	Yes/No	Recommended action(s)
Health services: service delivery	Infrastructure needs attention	Y/N	
	Environment clean and reorganised	Y/N	
	Linen, cleaning materials and sundries available	Y/N	
	Patient flow logical and conducive to care	Y/N	
	Preferred admission-triage bed identified	Y/N	
	Intensive rescue space with emergency trolley and resuscitation equipment and oxygen next to triage bed	Y/N	
	Privacy with either screens, curtains or cubicle	Y/N	
	Referral system functional with efficient communication	Y/N	
	Emergency ambulance transport available	Y/N	
Health workforce: midwives and team members	Nominated team leader to act as role model and review care	Y/N	
	Patient safety and quality of care with treatment protocols on display	Y/N	
	Notice board updated and flow charts current	Y/N	
	Clinical management schedules negotiated	Y/N	
	Supportive supervision in place, negotiate mentoring or outreach on-site from higher level of care	Y/N	
	Multidisciplinary team embraced, including cleaners and clerks	Y/N	
	Laminated flow charts of referral criteria on the writing desk of the admitting midwife	Y/N	
Information	Methods of monitoring progress in place	Y/N	
	Birth register data correctly entered	Y/N	
	Feedback from referrals in place	Y/N	
Medical products and technologies	Emergency drugs available according to maternity guidelines	Y/N	
	Intensive rescue area stocked with drugs and working resuscitation equipment	Y/N	
	System in place to borrow/exchange from other facilities when need arises	Y/N	
	Set minimum stock requirements implemented according to patient load	Y/N	
Financing	Dedicated financing for midwife units secured	Y/N	
	Baseline emergency drugs and equipment included in supply chain budget	Y/N	
Leadership and governance	Facility and district manager on board and supportive	Y/N	
	Responsive to needs of maternity unit	Y/N	
	Collaboration in place linking with referral units and district health managers to source and build capacity	Y/N	

Table 2.3 Labour-ward logistics checklist for district hospitals

Actions	Responsibility	Delegated to: Date
Admission with problem list and plan: RISK ASSESSMENT		
Assigned to correct level of care: TRANSFER while monitoring continues (SBAR* Chart)		
Appropriate allocation of high-risk patients: DOCTOR		
Case load allocation of low-risk deliveries		
Twice daily handover rounds with problem identification and plan		
Responsible doctor allocation daily to labour ward		
Observations done according to protocol: partograph audits		
Proper note keeping with signatures, delegations, time, place and date		
Mortality & morbidity meetings: district and in-house		
Tools: caesarean delivery checklist, pre-anaesthesia checklists		
Emergency obstetric simulation training (EOST drills)		
Monitoring and feedback provided		
Teaching rounds		
Data/Health indicators review		
Chief officer, clinical and nurse manager's rounds weekly to review care with feedback and communication to staff		

*SBAR: Situation; Background; Assessment; and Recommendation Chart.

References

1. Tunçalp Ö, Were WM, MacLennan C, et al. Quality of care for pregnant women an newborns-the WHO vision. BJOG. 2015;122(8):1045-1049.
2. Bowser D, Hill K. Exploring evidence and abuse in facility-based childbirth: report of a landscape analysis. Washington DC: USAID-TRAction Project; 2010. http://wwwtractionprojectorg/sites/default/files/Respectful_Care_at_Birth_9-20-101_Finalpdf (accessed 30 September 2016).
3. Bohren MA, Vogel JP, Hunter EC, et al. The mistreatment of women during childbirth in health facilities globally: a mixed-methods systematic review. PloS Med. 2015;12:e1001847. DOI: 10.1371/journal.pmed.1001847.
4. Mcconville F, Lavender T. Quality of care and midwifery services to meet the needs of women and newborns. BJOG. 2014; 121(Suppl 4):8-10.
5. Strachan BK. Reducing risk on the labour ward. TOG. 2005; 7:103-7.
6. Oosthuizen SJ, Bergh AM, Pattinson R. Systems thinking: a turning point for improving respectful obstetric care in South African health districts. S Afr Med J. 2018; 108(11): 910-14.
7. World Health Organization. Standards for improving quality of maternal and newborn care in health facilities. Geneva: World Health Oganization; 2016. http://apps.who.int/iris/bitstream/10665/249155/1/9789241511216-eng.pdf?ua=1 (accessed 23 March 2018).
8. World Health Organization. Quality of care: A process for making strategic choices in health systems. Geneva: World Health Oganization; 2006. http://apps.who.int/iris/bitstream/handle/10665/43470/ 9241563249_eng.pdf?sequence=1&isAllowed=y (accessed 23 March 2018).
9. Carter MC, Corry M, Delbanco S, et al. 2020 Vision for a high-quality, high value maternity care system. Women's Health Issues. 2010;20:S7-S17.
10. Das JK, Kumar R, Salam RA, et al. Evidence from facility level inputs to improve quality of care for maternal and newborn health: interventions and findings. Reprod Health. 2014;11(Suppl 2):S4. DOI: 10.1186/1742-4755-11-s2-s4.
11. Paxton A, Maine D, Freedman L, et al. The evidence for emergency obstetric care. Int J Gynaecol Obstet. 2005;88:181-193. DOI: doi: 10.1016/j.ijgo.2004.11.026.
12. Sandall J, Soltani H, Gates S, et al. Midwife-led continuity models versus other models of care for childbearing women. Cochrane Database Syst Rev. 2016;4:CD004667. DOI:10.1002/14651858.CD004667.pub5.
13. Hoque M. Incidence of obstetric and foetal complications during labor and delivery at a Community Health Care Centre, Midwives Obstetric Unit of Durban, South Africa. ISRN Obstet Gynecol. 2011: 259308.
14. David KV, Pricilla RA, Venkatesan S, et al. Outcomes of deliveries in a midwife-run labour room located at an urban health centre: results of a 5-year retrospective study. The Natl Med J India. 2012;25: 323-326.
15. Davis D, Baddock S, Pairman S, et al. Planned place of birth in New Zealand: does it affect mode of birth and intervention rates among low-risk women? Birth. 2011;38:111-119.
16. Petersen A, Poetter U, Michelsen C, et al. The sequence of intrapartum interventions: a descriptive approach to the cascade of interventions. Arch Gynecol Obstet. 2013;288:245-254. DOI: 10.1007/s00404-013-2737-8.
17. Kruk M, Hermosilla S, Godfrey M. Bypassing primary clinics for childbirth in rural parts of the United Republic of Tanzania: a cross-sectional study of deliveries in Pwani region. Bull World Health Organ. 2014;92:246-253.
18. Mgudlwa B, Mbengo F, Mavundla TR, et al. Self-reported preference for delivery place among women presenting for maternal care health services at a tertiary hospital in the Eastern Cape Province, South Africa. South Afr J of Nurs and Midwifery. 2017;19(1):157-169.
19. Hofmeyr G, Mancotywa T, Silwana-Kwadjo N, et al. Audit of a new model of birth care for women with low risk pregnancies in South Africa: the primary care on site midwife-led birth unit (OMBU). BMC Pregnancy Childbirth. 2014;14:417. DOI: 10.1186/s12884-014-0417-8.
20. Oosthuizen SJ, Bergh AM, Grimbeek J, et al. Midwife-led obstetric units working 'CLEVER': improving perinatal outcome indicators in a South African health district. South Afr Med J .2019;109(2):95-101. DOI: 10.7196/SAMJ2019v109i2.3429.
21. Sacks E, Kinney MV. Respectful maternal and newborn care: building a common agenda. ReprodHealth. 2015;12:46.

22. Berwick DM. Preparing nurses for participation in and leadership of continual improvement. J Nurse Educ. 2011;50:322-327. DOI: 10.3928/01484834-20110519-05.

23. World Health Organization. Everybody's business: Strengthening health systems to improve health outcomes. WHO's framework for action. Geneva: World Health Organization; 2007. https://www.who.int/healthsystems/strategy/everybodys_business.pdf (accessed 28 March 2018).

24. Abuya T, Ndwiga C, Ritter J, et al. The effect of a multi-component intervention on disrespect and abuse during childbirth in Kenya. BMC Pregnancy Childbirth. 2015;15:224. DOI: 10.1186/s12884-015-0645-6.

25. Stokes T, Shaw EJ, Camosso-Stefinovic J, et al. Barriers and enablers to guideline implementation strategies to improve obstetric care practice in low- and middle-income countries: a systematic review of qualitative evidence. Implement Sci. 2016;11:144. DOI: 10.1186/s13012-016-0508-1.

26. Perla RJ, Bradbury E, Gunther-Murphy C. Large-scale improvement initiatives in healthcare: a scan of the literature. J Healthc Qual. 2013;35:30-40.

27. Koblinsky M, Matthews Z, Hussein J, et al. Going to scale with professional skilled care. Lancet. 2006;368:1377-1386.

28. Renfrew MJ, McFadden A, Bastos MH, et al. Midwifery and quality care: findings from a new evidence-informed framework for maternal and newborn care. Lancet. 2014;384:1129-1145.

29. Siriwardena AN, Gillam S. Understanding processes and how to improve them. Qual Prim Care. 2013;21:179-185.

30. Raven J, Hofman J, Adegoke A, et al. Methodology and tools for quality improvement in maternal and newborn care. Int J Gynaecol Obstet. 2011;114(1):4-9. DOI: 10.1016/j.ijgo.2011.02.007.

31. Shoustarian M, Barret M, McMahon F. Impact of introducing Practical Obstetric Multi-Professional Training (PROMPT) into maternity units in Victoria, Australia. BJOG. 2014;121:1710-1718.

32. Pattinson RC, Rhoda N. Saving babies 2012-2013: Ninth report on perinatal care in South Africa. Pretoria: Tshepisa Press; 2014.

33. Cornthwaite K, Edwards S, Siassakos D. Reducing risk in maternity by optimising teamwork and leadership: an evidence-based approach to save mothers and babies. Best Pract Res Clin Obstet Gynaecol. 2013;27:571-581.

CHAPTER 6

The Robson Classification for the Organization of Obstetric Care in Maternity Hospitals

Michael S. Robson

Women will always choose the type of delivery that seems safest for them and their babies. If women choose a type of delivery that we disagree with then either they may be right and we may be wrong, the care that is being provided is not what we think it is or appropriate information is not available.

Michael Robson

INTRODUCTION

Obstetric care is coming under continuing scrutiny worldwide and there is a demand to improve the safety and quality of the care provided to mothers and babies. Evidence based medicine is a big part of that improvement process but there are competing philosophies of how best to improve care.

The process based philosophy, randomized controlled trials (RCT) depends on comparing two different processes and deciding which is best and encouraging the adoption of that particular process and in effect standardize the way care is given. Although an important part of evidence based medicine we still have failed to standardize all care processes.

The outcome based philosophy (perinatal audit) depends on the assumption that the most important thing that matters to the mother and the baby is that the outcome is good and that the secondary issue is the process.

RCTs depend on relative outcomes over a limited period of time while perinatal audit concentrates on absolute outcomes over an indefinite period of time. To the unbiased observer it is obvious that both philosophies are important but at the present time the RCT is thought of as the gold standard and few delivery units, regions, countries have committed to perinatal audit.

Why is routine quality data collection so difficult? Well collection of routine quality data is resource dependent, requiring total organisational commitment. Perinatal audit is not recognised as an entity, specialist area or even at all use-

ful (poor relation of randomised controlled trials) There is no accepted classification, principles or training programmes

Interestingly organisations outside medicine (business or sport) who are also trying to achieve and maintain quality depend more on analysing their routine data. These organizations are rapidly developing and improving their methods of routine data collection and in particular the analysis of their data using sophisticated analytical systems. There is no doubt that there are lessons that could be learnt here.

The first measure of quality in any organization is knowing what your results are. The biggest problem at the moment is not the setting of targets for intervention rates. It is that no-one knows their intervention rates or the subsequent consequences for their own labour and delivery units and the outcome for mothers and babies. There seems to be a total rejection of the importance of knowing your own results never mind setting a target.

When we analyse intervention rates we need to compare what the consequences of carrying out an intervention but importantly also the consequences of not carrying it out. This quite clearly means that it is not only enough to measure an intervention rate but it is necessary to record any possible consequences of either carrying it out or not carrying it out.

The second measure of quality is enabling the ability to understand the results, compare them with other delivery units and use them to improve quality of care.But to do that we need a consistent, objective and overarching structure (classification) within which we can examine fetal and maternal outcomes in the short and long term. The purpose of a classification is to convert raw data and information into useful knowledge which will help us to learn from each other and improve care

The principles of a classification is that it is simple, easy to implement, informative (an overview or starting point) and is actually useful in clinical practice. It needs to be robust, self validating and universal. It needs to be prospectively determined, clinically relevant, identifiable, totally accountable and replicable. The groups must be objectively not subjectively defined, mutually exclusive and totally inclusive. Most importantly in order to be truly universal it must not depend on methods of practice because there are many processes where there is a lack of agreement. It must be based on criteria that are objective and that we can all agree on. Subsequently when you analyse the results you interpret them bearing in mind the different processes that are being applied in the labour and delivery units that are being compared.

Finally the key issues in assessing safety and quality using perinatal audit is the professional's knowledge of the information (events and outcomes including interventions and complications complaints, adverse events, and medico-legal cases but also their ability to respond and change as a result of that information and the ability to perform and continuously reassess information.

So in essence this philosophy is embracing different ways of care and rather than concentrating on standardising processes it suggests standardising the way we carry out perinatal audit so greater learning and comparison can take place between delivery units.

It is firmly based on the premise that all information (epidemiological, maternal and fetal events, outcomes, cost and organisational) will be more clinically relevant by stratifying them using the 10 groups. No perinatal event or outcome (including and especially CS) should be considered in isolation from other events, outcomes and organisational issues.

Any differences in sizes of groups or events and outcomes in the groups are either due to poor data quality, differences in significant epidemiological factors and only finally differences in practice. The philosophy brings with it a simplicity, clarity of thought, and structure which stimulates interest, discussion, education and understanding and most importantly encourages long term commitment and responsibility.

This chapter describes how this philosophy has been taken and developed as far as the understanding of Caesarean sections is concerned. However there are very few limits to the extent that this system can be applied to analyse labour and delivery and pregnancy in general.

TEN GROUP CLASSIFICATION SYSTEM

The Ten Group Classification System (TGCS) was first published in 2001[21] and the standard method of presentation of caesarean section data is shown in Table 6.1. There are a number of publications in the literature describing both how to use it and also how it has been used in different delivery units. However the best summary of how to use it is the WHO manual[23]

This system has been used extensively internationally to analyze cesarean deliveries[24], but it was originally designed so that all labor and delivery events and outcomes could be analyzed in the context of the different types of management that each unit may have. In addition, significant epidemiological variables could be incorporated either within the 10 groups or used to analyze the distribution of the 10 groups within different epidemiological subgroups.

The way the TGCS table is constructed and presented is important (Table 6.1). It is essential that there is a disciplined and standard way of interpreting the results. Any particular group can only be interpreted individually in detail after first interpreting the different relative sizes of the other nine groups. The reason for this is just to confirm the overall data quality.

The groups are described and numbered in the first two columns. Ten groups were chosen to give some discrimination to the population; more than 10 would become difficult to remember. The different groups were chosen because of their clinical relevance and some were chosen to assist the determination of data quality. The order and relationships of the groups in the table are also important to enable rapid and easy interpretation of the data. All groups could be subdivided and some groups need to be amalgamated to provide more appropriate denominators depending on what events and outcomes are being analyzed. However experience of using the TGCS nationally and internationally to compare data confirms that it is important to start with the standard table and to ensure that there is a disciplined approach to this. The 10 groups become a common starting point for further analysis[25].

Table 6.1 The Ten Group Classification system for cesarean deliveries, National Maternity Hospital, Ireland, 2017

Group	Description	2017 2289/8433 27.2%	Size of group %	C/S rate in gp %	Contr of each gp 27.2%
1	Nulliparous, single cephalic, ≥37 weeks, spontaneous labor	155/1716	20.3	9.0	1.8
2	Nulliparous, single cephalic, ≥37 weeks, induced or cesarean before labor	566/1479	17.5	38.3	6.7
3	Multiparous (excluding previous cesareans), single cephalic, ≥37 weeks, spontaneous labor	28/2223	26.4	1.3	0.3
4	Multiparous (excluding previous cesareans), single cephalic, ≥37 weeks, induced or cesarean before labor	132/1079	12.8	12.2	1.6
5	Previous cesarean, single cephalic ≥37 weeks	748/986	11.7	75.9	8.9
6	All nulliparous breeches	222/229	2.7	96.9	2.6
7	All multiparous breeches (including previous cesareans)	124/141	1.7	87.9	1.5
8	All multiple pregnancies (including previous cesareans)	123/190	2.3	64.7	1.5
9	All abnormal lies (including previous cesareans)	30/30	0.4	100	0.4
10	All single cephalic, ≤36 weeks (including previous cesareans)	163/360	4.3	45.3	1.9

The third column heading provides the numerator for the total number of cesarean deliveries and the denominator for the total number of women who delivered in the institution; the column contains the numerator and denominator for the number of cesarean deliveries and women who delivered, respectively, for each group. The numbers in each group should add up to the totals at the top. The number and percentage of women that cannot be classified should be recorded as an addendum to the table and gives a reflection of data quality

The fourth column in the table gives the size of each group as a percentage and is calculated by the number of women in each group divided by the total number of women in the population. It is remarkable how consistent the sizes are in different populations and it therefore becomes relatively easy to either question the quality of the data or indeed identify unique populations. The relative sizes of the groups must always be carefully assessed before looking at the caesarean section rates in the individual groups.

The fifth column provides the cesarean delivery rate in each group by dividing the number of cesareans carried out in each group by the number of women in each group.

The sixth column provides the absolute contribution of each group to the overall cesarean delivery rate. This is calculated by dividing the number of cesarean deliveries in each group by the total number of women in the population. The contribution to the overall cesarean delivery rate is influenced by the cesarean delivery rate in each group and also the size of the group. The absolute (rather than relative) rate of contribution is recommended for use as shown in Table 6.1. It is then easy to quickly interpret both the absolute and relative rates of contribution to the cesarean delivery rate.

By using the TGCS; the size of the groups and the CS rate within the groups immediately gives significant information about the type of care being provided in that institution, region or country. When other epidemiological information, events and outcomes, processes or cost are then analysed within the different groups as opposed to a proportion of the total population they also increase in relevance. Finally then the risk benefit ratio of CS rates within the groups takes on a totally different significance and CS rates therefore qualify as a marker of quality care especially when interpreted in relation to this other information.

Below we discuss the clinical significance of each of the groups and can make some judgement about practice. The measure of quality or good practice that is important is that all labour and delivery units know their results and also can interpret the results. Where more detail is required than that should also be available.

Group 1 – Nulliparous women, single cephalic, ≥37 weeks, in spontaneous labour

This group of women is the most important group of women in all labour and delivery units. It is the group of women where there is greatest variation between different labour and delivery units[26]. The CS rate in this group in conjunction with other labour events and outcomes should be considered as the gold standard measure of any labour and delivery unit.

The main clinical issue in this group is achieving efficient uterine action safely. The key labour events and outcomes to measure are caesarean section for fetal reasons and dystocia, vaginal operative delivery, epidural rate, episiotomy, third and fourth degree tears, artificial rupture of membranes, oxytocin, length of labour, primary postpartum haemorrhage (>1000mls), blood transfusion rates, neonatal outcome (5 min Apgar <7, Cord pH <7.00, encephalopathy) and the provision of one to one care in labour.

The processes or guidelines that need to be described are criteria for diagnosis of labour, diagnosis and treatment of dystocia, (use of partogram and frequency of vaginal examinations), oxytocin regimen, method of foetal monitoring and some measure of maternal satisfaction. More detail on other events, outcomes and processes would be useful but the above are essential to interpret the care. Rarer events and outcomes such as peripartum hysterectomy and injuries to the uterus should also be collected but uterine rupture is essentially a complication of the multiparous woman only.

Group 2 – Nulliparous women, single cephalic, ≥ 37 weeks, induced or CS before labour

This group includes all nulliparous women ≥37 weeks gestation with a single cephalic pregnancy whose pregnancy was interrupted before the onset of spontaneous labour either by induction of labour or pre-labour CS.

The relevant clinical information to record is the number of inductions and pre-labour CS carried out as a percentage of the total number of women in Group 1 and 2. Their indications should be standardised in order to understand why they are being carried out and how well they do. The labour events, outcomes and processes that need to be recorded are as those described for Group1 but should also include the methods of induction.

Groups 1 and 2 should be analysed together as well as individually. The larger the relative size of Group 2 to Group 1 the higher the caesarean section rate will be in Groups 1 and 2 combined and hence in all nulliparous women ≥37 weeks gestation with a single cephalic pregnancy. The CS rate in those women who are induced in this group is usually 25-30%. Within Group 2 the higher the number of pre-labour caesareans relative to the number of inductions also increases the CS rate.

The main clinical issue from Groups 1 and 2 is that together they become the driving force for the increasing primary CS rate [27,28,29]

Group 3 – Multiparous women (excluding previous CS), single cephalic, ≥37 weeks, in spontaneous labour

This group of women is quite unique in that it should have a very low CS rate and it should be very similar in every labour and delivery unit[26,28]. So much so that if the CS rate is higher then 3% one should suspect either poor data collection or inappropriate classification (women with previous scars wrongly placed in this group). The labour events and outcomes that should be analysed are similar to Group 1 but should differ

Chapter 6 The Robson Classification for the Organization of Obstetric Care in Maternity Hospitals

quite significantly. In particular the oxytocin rates (to accelerate labour) should be very low as inefficient uterine action is rare as opposed to in Group 1[30].

Group 4 – Multiparous women (excluding previous CS), single cephalic, ≥37 weeks, induced or CS before labour

This group includes all multiparous women ≥37 weeks gestation with a single cephalic pregnancy (excluding previous CS) whose pregnancy was interrupted before the onset of spontaneous labour either by induction of labour or pre-labour CS. The information to be collected is similar to Group 2 but the clinical issues are very different.

The CS rate in women in this group who are induced is usually about 5-8% and is relatively consistent[30]. The CS rate in the group as a whole if higher then this is very dependent on the number of pre-labour CS. Pre- labour CS in this group should be rare and the most common indication is often maternal request that is usually a reflection of the care (both physical and psychological) in the first labour. Errors in data collection and misclassification as in Group 3 are also possible.

Group 5 – Multiparous women with at least one previous CS, single cephalic, ≥37 weeks

This is a heterogeneous group of women but the clinical relevance is that it is the largest contributor to every labour and delivery unit's CS rate. The risk balance ratio of the CS rate in this group is very different to the other groups depending on organisational as well clinical issues

The size of the group as a proportion of the total labour and delivery population is very relevant. In a standard obstetric population the size of the group is usually half of the total CS rate. The group should be subdivided first into those that have only one previous caesarean section and those that have more than one previous caesarean section and then into those who spontaneously labour, those who are induced and those who are delivered by pre-labour CS.

The additional labour information required is very similar to the first 4 groups but in addition the incidence of ruptured uterus and peripartum hysterectomy is very much more relevant in this group.

Group 6 – All nulliparous women with a single breech

Most nulliparous women with breech presentation are delivered now by CS. However whether they are delivered vaginally or by CS detailed information should be collected about their labour outcome results as previously described (labour events, outcomes and processes). What is important to appreciate though is that the contribution to the overall CS rate is very small while the risk benefit ratio is very different to other groups.

Group 7 – All multiparous women with a single breech (including previous CS)

The relative size of this group is smaller than Group 6 and therefore the contribution to the overall CS rate is even smaller. However the risk benefit ratio is probably different to Group 6 so the CS rate is usually lower than Group 6.

Group 8 – All women with a multiple pregnancy (including previous CS)

The size of this group is usually smaller than Groups 6 and 7. It is a very heterogeneous group contributing very little to the overall CS rate because of its small size even though it may have quite a high CS rate. It includes nulliparous and multiparous patients and different types of multiple pregnancies. As a group it has a significantly higher perinatal morbidity and mortality rate and therefore a completely different risk benefit ratio to other groups. Detailed information (labour events, outcome and processes) is required with subdivisions into the different categories of multiple gestations in particular the chorionicity.

Group 9 – All women with a single abnormal lie (including previous CS)

This is a small group but it is consistently found to be between 0.4–0.8% in size and this is its unique feature. In addition the CS rate in this group is always 100%. Anything outside this suggests a problem with data definition and collection.

In terms of contribution to the overall CS rate the group is irrelevant but it is an important group when assessing the quality of data collection.

Group 10 – All women with a single cephalic, pregnancy ≤36 weeks (including previous CS)

This group is important as it is often quoted by many tertiary referral units as to the reason that their CS rate is high. This is very rarely the case when the data is analysed. The size of the group is usually 4-5% of the total and may indeed be higher up to 10% in some tertiary referral units. If a significant proportion of pre-term delivery is due to pre-term spontaneous labour then the CS rate is usually less than 30%. If a significant proportion of preterm delivery is due to other fetal and maternal conditions the CS rate is usually higher than 30%.

Either way the contribution to the overall CS rate is small and again the risk benefit ratio is very different to many of the other groups and therefore the CS rate has to be interpreted with that in mind.

THE CAESAREAN DEBATE

The caesarean section (CS) debate continues to be amongst the most controversial issues in Obstetrics and Gynaecology possibly even in medicine. The debate has focused on what the appropriate CS rate should be against a background of increasing CS rates worldwide, albeit increasing at different rates and having begun at different starting points. Although much has been written, it is difficult to conclude that any consensus or anything of clinical value has been achieved. All professionals involved in labour and delivery must take responsibility for this failure and for the mixed messages being given which leave women uncertain about what is best for them and their babies. A reassessment of our care in labour and delivery needs to take place where safety and quality is at the centre of the debate[1,2,3]

Caesarean section for maternal request deserves a special comment. Current international clinical guidelines now reflect a liberalisation of expert opinion on when to carry out a CS often leaving the responsibility and therefore the accountability on the woman's shoulders which is a radical shift from the paternalistic type of medical care provided in the past. The UK NICE Guidelines recommend that elective CS on maternal request should be facilitated after full consent is obtained[4]. The Colleges of Obstetricians and Gynaecologists in the US and Australia and New Zealand's RANZCOG also advocate discussion of and patient input into the mode of delivery[5,6].

However, a concerning aspect of these guidelines is that there has been no attempt to define maternal request nor has there been any standard classification of CS been recommended despite a systematic review on the merits of different classification systems[7].

An internationally accepted classification is much needed to study the effects and the causes of the rising CS rates. This requires endorsement both at international and national levels making it part of mandatory reporting by each labour and delivery unit. Indeed it is the responsibility of professionals to make this happen. In the future it will be the failure to study the rising caesarean section rate scientifically with any short or long term implications rather than the increase in the CS rate itself that will be most critically questioned.

CAESAREAN SECTION RATES

Women and professionals involved in labour and delivery have traditionally been of the belief that the optimal CS rate is a low CS rate. As with most public debates, there are extreme views at either end of the spectrum with the truthful answer lying somewhere in between. There is little doubt that CS rates are too high in some labour and delivery units and much has been written about that topic. However, less has been written about the fact that they are probably too low elsewhere. This may in certain areas of the world be due to limited access to the facilities required. However in both cases there has been little analysis of the makeup of the different CS rates and their relationship to other labour events and outcomes.

There are many reasons for the increase in CS rates over the last 40 years including differences in organisation and management of labour, higher expectations, poor outcomes, medico-legal cases and ultimately more recently maternal choice which in most cases is driven by a dissatisfaction of the previous care in labour. Epidemiological changes have also taken place with an older age group of women giving birth, many with higher body mass indices many with coexisting medical conditions.

A CS rate, whether high or low, is not a marker of quality care on its own, but knowing your CS rate, whether high or low, its makeup in relation to other events and outcomes associated with it is a marker of quality care

Michael Robson

CURRENT CAESAREAN SECTION RATES

The current increase in CS rates must not be dismissed lightly or ignored. Important epidemiological information is available that if assessed in a structured way will help elicit negative and positive effects that this dramatic increase in CS might have in the short and long term[8–10]. However, this will only be possible by standardizing the way we look at labour events and outcomes. The fact that different processes are used in managing labour and delivery in different delivery institutions is undoubtedly true and is a normal organizational phenomenon. Attempts have been made to standardize processes at institutional, local, regional, national and international levels[11] but have had only limited success[12] Women and professionals are interested in safety and quality; safety and quality is related to outcome and outcome should guide processes. In theory at least it should be simpler to standardize measurement of outcomes and events[13,14] rather than processes. If that is established and accepted might be reasonable to expect that processes would gradually merge over time because a greater degree of comparison can and will take place.

Safety and quality of care provided by a labour and delivery unit should currently be measured in terms of available validated information and then ultimately in appropriate outcomes when considering all the necessary information

Michael Robson

Is therefore the real marker of quality care in contemporary practice not what the CS rate is but whether each individual delivery unit knows what it is, why and the implications? What is certainly true is that the issues surrounding CS rates need to be redefined and substantiated[15]. This will mean a completely new philosophy and an acceptance that large prospective databases are going to be more helpful than randomized controlled trials both in providing more insight about labour and delivery and more importantly also ensuring that we are providing safe and quality care. In providing quality of care to our patients we have a 'responsibility to practice evidence based medicine' but let us not forget our 'responsibility to collect the evidence' to ensure that we are providing quality of care to our patients and that the relevant information is present for women to make the right choice. The fact that we are practicing evidenced based medicine does not excuse us from assessing our care in terms of safety or quality.

IMPORTANT CONSIDERATIONS IN THE CAESAREAN SECTION DEBATE

Advances in CS techniques, anaesthesia, antibiotics, and transfusion have transformed a CS from a procedure most commonly carried out as a last resort in the past to a relatively safe way of delivering a baby[1,16]. Ultimately it is not the CS rate itself that should be the final measurable outcome but the short and long-term effects that a CS may have on mother and baby.

CS is the most commonly known and most significant delivery event and therefore will always be at the centre of any discussion on labour and delivery. Doctors perform CS, midwives do not and this has professional and organisational implications. CS also have social and epidemiological implications and although not important on their own are important when dissected and related to other labour and delivery events and outcomes, processes and cost.

Importantly, events and outcomes after a CS may vary in different labour and delivery units, especially between those have a low CS rate as compared with those who have a high CS rate. It is important, therefore, to be aware of which denominator is being used to assess incidences of events and outcomes and also the relationship in size between the denominators if the CS rates are markedly different.

Vaginal delivery is perceived by many to be the best mode of delivery for both mother and baby but like CS rates very little information on events and outcome is collected in a standardised way on a routine basis in most labour and delivery units to substantiate this[17]. In particular, very little is collected on the psychological impact of labour and delivery.

Terminology should be standardised and neutral terms such as "events" and "outcomes" favoured rather than "interventions"[18]. It is time to replace "natural" and "normal" as our criteria for practice in midwifery and obstetrics with an open concept of the good[19]. Furthermore, what makes the professional healthcare practitioner professional is his or her knowledge of means and consequences, not necessarily his or her opinion about what is good or bad.

There is little doubt that CS rates will vary in different institutions nationally and internationally and do not necessarily relate to poor quality care particularly if CS rates were the only outcomes that were analysed. CS rates can only be justified as appropriate if other information is available. Some events and outcomes may score more significantly in the overall safety and quality assessment of care than others. The information required will include perinatal and maternal morbidity and mortality, complaints, adverse events and medico-legal cases, staff and infrastructure resources, maternal and staff satisfaction and the economic cost of providing the care. The information needs to be structured and standardized so that other labour and delivery units can repeat the methodology. In addition epidemiological data, such as age, height, body mass index, relevant medical conditions, ethnicity and other case-mix variables are important to interpret CS rates. Papers on CS rates should include as much of this information as possible if they are to be accepted for publication in the future.

When discussing caesarean section rates it is important to recognize that studies that have in the past recommended CSR of 10-15% as appropriate have not included stillbirth rates in their calculations and instead refer only to neonatal mortality rates[20] Stillbirths can only be prevented by inducing labour or delivering by pre-labour CS both of which will increase the overall CS rate. The reason given for not including stillbirths in such analysis on the optimal CS rate has been that the information is not available.

The concern of health economists about the increasing CS rates has been its increased cost when compared with vaginal deliveries. Extrapolating this argument further many govern-

ments have concluded that if the CS rate is reduced or even CS not carried out in cases without medical indication money would be saved that could be better used elsewhere. However, the issue is more complicated than this and the economics of childbirth is a subject that needs further scrutiny. The first point to make is that the true provision of quality care to women in labour is also expensive, has always been underestimated and never been fully provided. Ensuring that each woman will at all times have one to one care has always been a challenge. Spontaneous labour cannot be planned so therefore you may have both extremes where either there are more midwives than are required or not enough for all the women that may be in labour. What will undoubtedly help though in this process is a standardised, prospective classification system of women requiring maternity care that can be used both for clinical outcomes and events as well as cost effectiveness[21]. This should include the provision and recording of one to one care.

Finally the possibility of increased theoretical health care risks and costs both in the short term and long term as a result of increased caesarean section rates particularly where there is no "medical indication" has to be confirmed and quantified. This is another reason why a prospective database should be established. There may be maternal and fetal implications here. In the end though this will join the list of other public health issues where choice is an important part of the discussion having a significant impact on the future health economy. Examples of such are obesity and smoking.

CAESAREAN SECTION AUDIT

Can we reduce the caesarean section rate? Yes, but only when it can be justified accepted by women and safely implemented[22]
Michael Robson

Audit of caesarean section rates always starts with the total caesarean section rate as a percentage of total deliveries normally taken as all deliveries of 500g or 24 weeks gestation.

The next step is dividing the caesarean sections into pre labour and spontaneous or induced labour. This is an important step as the classification of indications will be different for the 2 groups. It is important to note that induced labour includes all women once they have been started on the process of induction even if they do not actually go into labour as it is based on the intention to treat principle. This is an important aspect of the analysis of all labour and delivery audit.

The commonly used terms elective and emergency caesarean section are difficult to define and are rarely applied in a standard way. They should be limited to pre-labour caesarean sections. There is a need for more objective and consistent methodology whatever the different views are. Providing the information is collected consistently then clinicians can use the information in the way they want.

An elective caesarean section might best be defined as a planned procedure (greater than 24 hours), carried out during routine working hours, at greater than 39 weeks, in a woman who is neither in spontaneous labour nor has had the labour induction process started. All other caesarean sections should be audited as emergency or possibly more appropriately as non-elective caesarean sections. The reasons why they were recorded as non-elective could be recorded using the rationale described above. For example whether this was out of routine hours using emergency staff or was not a planned procedure. This adds an organizational and resource element as well as clinical to the definition of elective and non-elective (emergency) surgery and would be helpful in assessing a caesarean section rate. The definition of gestation does not necessarily have to be part of the primary definition of elective or non-elective but some may find it useful.

The importance of using the methodology described above is that immediately you can draw conclusions on whether a certain caesarean rate relates to issues prior to or during labour and after induction as a proportion of the overall caesarean section rate. It is important to understand this before studying in detail any other aspect of caesarean section rates. The importance of indications in relation to this classification will be discussed in more detail later on.

INDICATIONS FOR CESAREAN SECTIONS

Indications for cesarean sections, are becoming problematic in terms of audit as there seems to be an endless list developing, including no medical indication. The principle advised in this chapter are that some grouping of indications is required. This is important in order to give some understanding to the information collected. Undoubtedly there will be some overlap, but the indications are grouped according to the most significant unifying factor.

Even using these principles for indications for classification of caesarean sections as the initial and only arbitrator problems still arise. Indications are poorly defined (prolonged or obstructed labour), often multiple and inconsistently applied. They are also always retrospective in the sense that they do not identify prospectively the group of women that will be most susceptible to that particular complication or indication for caesarean section. Prospective identification is essential if true comparison of caesarean section rates are going to occur and improvements in care implemented.

Finally there is overlap between indications especially when as often is the case different hierarchal measurements are used. For example using breech and prolonged labour as two different indications. Also consider if a fetus develops suspected distress after oxytocin is given then is the indication fetal or dystocia especially if there is no fetal problem once the oxytocin is stopped? Is it distinguished from suspected fetal distress without the administration of oxytocin? Currently there is no clear accepted methodology described for deciding which group the caesarean section in question should be placed in. Comparison of perinatal data must always start at the level where consensus agreement is present on definition and where it is easiest to collect. Attempts to endorse a classification of indications for caesarean section from a clinician's point of view remain elusive.

Even if there was an agreement of a classification of indications there remain other problems in its use in applying it as the initial and primary arbitrator. Firstly the relative incidence of nulliparous and multiparous women (with and without a scar) directly affect not only the overall caesarean section rate but also the incidence of certain particular indications (and the definition of the indications) and complications for example pre-eclampsia, uterine rupture and many others. The incidence in the population of single cephalic, breech, transverse (or oblique lie) and lastly multiple pregnancies likewise will also affect these incidences as will ethnicity and other epidemiological variables.

In modern clinical practice any classification of indications for caesarean section has to distinguish between pre labour CSs and CS after spontaneous and induced labour[31]. The same classification cannot be used for both. Additional problems arise when an induction may be carried out for one indication (for example pre-eclampsia), but the CS is carried out for prolonged labour or fetal distress. What becomes the indication for CS in that case?

The logical approach at the present time is to apply indications for CS as currently recorded (until there is more consensus) to different groups of women within a prospective classification[15,32] as a common starting point[25]. The Ten Group Classification System (TGCS) is already being used in more than 50 countries and has been endorsed by the WHO[33], International Federation of Gynecology and Obstetrics[34] and the European Board of Obstetrics and Gynaecology[35]. The methodology used by the TGCS has the advantage that because of its structure it is able to self validate the quality of data and uses a methodology which is simple to follo[23]. The TGCS can also incorporate other labour and delivery events, outcomes, morbidity and mortality.

A definition for no medical indication or maternal request is also required. Practically it might be best defined as 'at the time of the request by the woman, in the opinion of the obstetrician there is a greater relative risk of a significant adverse outcome to mother or baby by carrying out a caesarean section than awaiting spontaneous labour and delivery or inducing labour'.

A medical indication for a caesarean section must be one that is used consistently in similar circumstances. Otherwise the indication should be recorded as maternal request. This does not mean to say it is inappropriate care to carry out a caesarean section after counselling the woman, but only that it should be classified as maternal request and also include the reason for that request. Variances in the application of indications can be studied by analysing them in different groups of women. Importantly though, it is not inconceivable that an indication for caesarean section recorded as maternal request today may well, with change in practice and outcomes from labour and delivery, become a medical indication in the future and also vice-versa.

CLASSIFICATION OF INDICATIONS FOR CAESAREAN SECTIONS
Pre-labour

Attempts should be made to divide all pre-labor cesarean deliveries into fetal, maternal, and no medical indication. Sometimes there will be more than one indication and in that case the main one needs to be chosen and further detail can be added.

Spontaneous and after induction of labour

Classification of indications for caesarean sections in labour need to be simple, replicable and allow for improvement of care. Management of labour depends on ensuring fetal wellbeing and achieving efficient uterine action (and maternal wellbeing) and they are also the reasons why caesarean sections are carried out in labour. It is therefore logical that indications for caesarean sections in labour might be classified into fetal or dystocia so that management can be assessed.

The principles of this classification[36] are to distinguish between cesarean deliveries carried out for fetal reasons (no oxytocin) and cesarean deliveries carried out for dystocia (failure to progress) and is shown in Figure 6.1 and Table 6.2. It uses the need for oxytocin as a distinguishing feature between fetal reasons and dystocia. It also describes the two common types of dystocic labors leading to cesarean delivery: labors progressing at less than 1cm per hour (inefficient uterine action, IUA) and those that progress at more than 1cm per hour initially and then subsequently fail to progress (efficient uterine action, EUA). IUA and EUA are subsequently subdivided. This is a purely arbitrary division .and although all of the women with CPD or malposition who needed a caesarean section are all classified under EUA it is meant to signify that these are the ones that clinically you can be as certain as possible that was the main reason and not that theoretically they may also exist under the group of IUA.

Figure 6.1 Classification of indications for Caesarean Section after spontaneous or induced delivery. Modified from Murphy M, Butler M, Coughlan B et al. Elevated amniotic fluid lactate predicts labor disorders and cesarean delivery in multiparous women at term. Am J Obstet Gynecol. 2015;213:673.e1-8.

For dystocia, the subdivision IUA, poor response (Dys/IUA/PR) is when oxytocin is prescribed and in theory reaches the maximum dose according to that delivery unit's guideline, but the labor fails to progress at more than 1cm per hour. It will also include those that do not reach the maximum permissible dose for whatever reason even though there is no evidence of either overcontracting or fetal intolerance.

The subdivision IUA, inability to treat over-contracting uterus (Dys/IUA/ITT/OC) is when oxytocin is prescribed

and is unable to achieve the maximum dose because the uterus over contracts.

IUA, inability to treat, fetal intolerance (Dys/IUA/ITT/FI) is when oxytocin is prescribed and is unable to achieve the maximum dose because the fetus does not tolerate the oxytocin.

Lastly IUA, no oxytocin (IUA/no oxytocin) is when there is poor progress (less than 1cm per hour) but no oxytocin is given because it is thought to be inappropriate: for example in a woman with a previous caesarean section, when a woman declines oxytocin or indeed declines labour itself for example if she goes into labour with a prelabour elective CS already booked.

Efficient uterine action (EUA) is divided into cephalopelvic disproportion/obstructed labor (EUA/CPD/obstruction) or malposition (EUA/malposition).

The real advantage of this classification is that it is constructed so that it can be used by any delivery unit irrespective of what definition they have for the diagnosis of labor, how and when they accelerate (augment) labor using artificial rupture of membranes, oxytocin, diagnosis of dystocia or the method of monitoring the fetus in labor. The concept behind this method of quality assurance is that, like the TGCS, the results will stimulate discussion regarding a unit's processes (management of labor) when comparing it with other units.

A fetal indication would be defined by convention when a caesarean section is carried out for suspected fetal distress (for whatever reason), but without the use of oxytocin. It differentiates between fetal reason before and after the use of oxytocin. In the literature this has never previously been done.

All other caesarean sections performed in labour are classified as a form of dystocia. No formal definition of dystocia is suggested as each delivery unit will have their own interpretation and management protocol but this will not preclude them from using the following classification.

Instead the distribution of the results with oxytocin use reflects the way that dystocia is diagnosed and how oxytocin is used in labour in the delivery unit. This is shown for Group 1 from the National Maternity Hospital Annual Clinical Report[30] in Table 6.3. In particular the incidence, timing, dose and regimen of oxytocin. Applying this classification to different groups of women gives different results that can be used to analyse caesarean section rates and their implications more rationally.

Table 6.2 Classification for Caesarean Sections in Labour

Fetal Distress (No Oxytocin)		
Dystocia	IUA (inefficient uterine action < 1 cm/hr)	Poor response. Maximum dose[1] reached
		Inability to reach maximum dose[1] because of fetal intolerance
		Inability to reach maximum dose[1] because of over-contractions or not following unit protocol
		No oxytocin given
	EUA (efficient uterine action > 1 cm/hr)	Cephalopelvic disproportion
		Malposition (occipito posterior or occipito transverse)

[1]Maximum dose refers to individual unit's protocol.

Table 6.3 Indications for cesarean delivery in group 1 (single cephalic nulliparous pregnancies at greater than or equal to 37 weeks of gestation in spontaneous labour), 10 Group Classification System, National Maternity Hospital, Dublin, 2017.

Indication for cesarean delivery	Nº (155/1716)	% (9.0)
1. Fetal reasons (no oxytocin)	31/1716	1.8
2. Dyst/IUA/ITT/FI	53/1716	3.1
3. Dyst/IUA/ITT/OC	20/1716	1.2
4. Dyst/IUA/PR	30/1716	1.7
5. Dyst/IUA (no oxytocin)	3/1716	0.2
6. Dyst/EUA/CPD/POP	18/1716	1.0

Abbreviations: Dyst, dystocia; IUA, inefficient uterine action; ITT, inability to treat; FI, fetal intolerance; OC, over contracting; PR, poor response; EUA, efficient uterine action; CPD, cephalopelvic disproportion; POP, persistent occipito posterior position.

ANALYSIS AND INTERPRETATION OF INDICATIONS FOR CAESAREAN SECTIONS

The indications for caesarean section should be analysed within each of the groups or the subgroups of the TGCS because the definition, incidence and the management will vary in each group and will have different risk – benefit ratios. The 10-group classification can be used to assess any caesarean section rate in absolute terms but also to compare with other lower or higher caesarean section rates either within the same delivery unit from previous years, or with other delivery units elsewhere. It would be possible to see how the sizes of the different groups vary and also in which groups of women there is a difference in caesarean section rates. It will not immediately explain the reasons, and further analysis would be required, but it will allow a useful overview from which to start. It is a new way of thinking[37]

From this it will be possible to identify different groups of women and change the management according to available evidence[15]. In general, groups 1, 2 and 5 contribute two-thirds of the overall caesarean section rate, with group 5 being the largest individual contributor Group 5 contains women with at least one previous caesarean section and a single cephalic pregnancy at term and needs to be subdivided into prelabour caesarean section, spontaneous and induced labour.

Induction of labour and the contribution it makes to caesarean section rates remains a controversial issue. The 10-group classification allows a unique analysis of that contribution. The two groups of women that are relevant in the study of induction are single cephalic nulliparous women (Group 2a) and single cephalic multiparous (without a previous scar) women (Group 4a) The denominator that is used to study the incidence and indications for the inductions is the total number of women in Groups 1 and 2, and Groups 3 and 4 respectively. Table 6.4 shows the way to analyse the incidence of induction of labour within single cephalic pregnancy in nulliparous women at greater than or equal to 37 weeks gestation.

There are now papers acknowledging the place of the TGCS in being identified as consensus indicators[38] in looking at caesarean section rates or indeed to look at using it in audit and feedback to reduce caesarean section rates[39, 40].

At the present time there is global concern at the increase in the caesarean section rates but it must always be remembered that caesarean section rates are only one part of the assessment of safety and quality.

KEY MESSAGES

The aim of all maternity units should be safety and quality. Safety and quality in labour and delivery is related to simplicity and consistency. These are the principles that must underpin improvement in maternity care.

Table 6.4 Total single cephalic nulliparous pregnancies at greater than or equal to 37 weeks of gestation (groups 1 and 2: n=3195), 10 Group Classification System, National Maternity Hospital, Dublin, 2017.

Spontaneous labor	Induced labor	Pre-labor cesarean
53.7% (1716/3195)	41.8% (1337/3195)	4.4% (142/3195)

Good quality routine data collection is undoubtedly the challenge for all labour and delivery units and those that achieve this will be in a great position to continually improve their care.

Ultimately the solution will be an electronic patient record that incorporates all aspects of patient care including all clinical documentation, order communication, medications, anaesthesia and theatre. It will be a system primarily designed to make the patient journey both easier and safer by improving communication, access to the chart and legibility. However it also will provide for the better collection of routine data, both clinical and organizational, with the potential for designing the most cost effective models of care and establishing an epidemiological database to be proud of.

Classification of raw data into useful knowledge will enable most reasonable clinicians come to the same conclusions. This will depend on appropriate classifications that are logically designed and acting as a starting point for further analysis.

Interestingly organisations outside medicine (business or sport) who are also trying to achieve and maintain quality depend more on analysing their routine data rather than using randomized trials to improve care. These organizations are rapidly developing and improving their methods of routine data collection and in particular the analysis of their data using sophisticated analytical systems. There is no doubt that there are lessons that could be learnt here.

In this chapter caesarean section has been used to illustrate the principles of the Ten Group (Robson) Classification System and how the system encourages more detailed analysis. Other events and outcomes for example induction of labour can be similarly analysed using the Ten Groups as a common starting point.

Why is the caesarean section rate so important? The answer is that an overall rate on its own possibly isn't but by studying it in a scientific manner in particular relating to other events and outcomes in labour and delivery then its relevance may become more clear. The CS rate is the fulcrum on which all other obstetric outcomes, neonatal outcomes and organisational issues are related to either directly or indirectly.

It is the author's opinion that the biggest advance in future perinatal care is going to be as a result of better, routine, structured data collection, more sophisticated analysis and improved implementation of necessary changes.

References

1. Cyr RM._Myth of_the ideal_ cesarean_section_ rate:_commentary_ and historic_perspective._Am J Obstet Gynecol._2006;194:932–6._
2. Lawrence_HC, Copel JA, O'Keeffe DF,et al. Quality_patient_care_in labor_and_delivery:a call to_action. Am J Obstet Gynecol. 2012; 207:147-8.
3. "Doing something" about the cesarean delivery rate. Clark, Steven L. et al. American Journal of Obstetrics & Gynecology. 2018. Volume 219 , Issue 3 , 267-71
4. National Institute for Health and Care Excellence 2011. Caesarean Section. CG 132. London: National Institute for Health and Care Excellence; 2011.
5. ACOG committee opinion no. 559: cesarean delivery on maternal request. Obstet Gynecol. 2013;121:904-7.
6. RANZCOG College Statement C-Obs 39 Caesarean Delivery on Maternal Request (CDMR). Available from: <http://www.ranzcog.edu.

au/documents/doc_view/972-c-obs-39 caesarean-delivery-on-maternal-request-cdmr.html> [Accessed on 16/7/2013].

7. Torloni MR, Betrán AP, Souza JP, et al. Classifications for cesarean section: a systematic review. PLoS One. 2011;6:e14566.

8. Romero R, Korzeniewski SJ. Are infants born by elective cesarean delivery without labor at risk for developing immune disorders later in life? Am J Obstet Gynecol. 2013 Apr;208(4):243-6.

9. Lynch CD, Iams JD. Diseases resulting from suboptimal immune function in offspring: is cesarean delivery itself really to blame? Am J Obstet Gynecol. 2013 Apr;208(4):247-8.

10. O'Neill SM, Kearney PM, Kenny LC, Khashan AS, Henriksen TB, Lutomski JE, et al. Caesarean Delivery and Subsequent Stillbirth or Miscarriage: Systematic Review and Meta-Analysis. Middleton P, editor. PLoS ONE. 2013 Jan 23;8(1):e54588.

11. Kirkpatrick DH, Burkman RT. Does standardization of care through clinical guidelines improve outcomes and reduce medical liability? Obstet gynecol. 2010 Nov 1;116(5):1022-6.

12. Mussalli GM. Does standardization of care through clinical guidelines improve outcomes and reduce medical liability? Obstet gynecol. 2011 Mar 1;117(3):732–3.

13. Sibanda T, Fox R, Draycott TJ, Mahmood T, Richmond D, Simms RA. Intrapartum care quality indicators: a systematic approach for achieving consensus. European Journal of Obstetrics and Gynecology. Elsevier Ireland Ltd; 2013 Jan 1;166(1):23-9.

14. Draycott T, Sibanda T, Laxton C, Winter C, Mahmood T, Fox R. Quality improvement demands quality measurement. BJOG. 2010 Dec 1;117(13):1571-4.

15. Robson M, Hartigan L, Murphy M. Methods of achieving and maintaining an appropriate caesarean section rate. Best practice & research Clinical obstetrics & gynaecology. 2013 Apr;27(2):297-308.

16. Todman D. A history of caesarean section: from ancient world to the modern era. Aust N Z J Obstet Gynaecol. 2007 Oct 1;47(5):357-61.

17. Gregory K, Jackson S, Korst L, Fridman M. Cesarean versus Vaginal Delivery: Whose Risks? Whose Benefits? Am J Perinatol. 2011 Aug 10;29(01):7-18.

18. Robson M. Labour Ward Audit. Management of Labor and Delivery. Ed R Creasy. Blackwell Science pp. 559-570. 1997;1-12.

19. Wackerhausen S. What is natural? Deciding what to do and not to do in medicine and health care. British journal of obstetrics and gynaecology. 1999 Nov;106(11):1109-12.

20. Ye J, Zhang J, Mikolajczyk R, Torloni MR, Gülmezoglu AM, Betran AP. Association between rates of caesarean section and maternal and neonatal mortality in . 21st century: a worldwide population-based ecological study with longitudinal data. BJOG 2016;123: 745-53.

21. Robson M. Classification of caesarean sections. Fetal Matern Med Rev 2001;12:23-39.

22. Robson M, Can we reduce the caesarean section rate? Best Practice & Research Clinical Obstetrics & Gynaecology 2001. Vol. 15, No. 1, pp. 179-94,

23. WHO. Robson Classification: implementation manual. Geneva: World Health Organisation 2017

24. Betran AP, Vindevoghel N, Souza JP, Gülmezoglu AM, Torloni MR. A systematic review of the Robson classification for caesarean section: what works, doesn't work and how to improve it. PLoS One 2014;9(6):e97769.

25. Robson M. The Ten Group Classification System (TGCS) – a common starting point for more detailed analysis. BJOG 2015;122(5):701.

26. Brennan DJ, Robson MS, Murphy M, O'Herlihy C. Comparative analysis of international cesarean delivery rates using 10-group classification identifies significant variation in spontaneous labor. Am J Obstet Gynecol. 2009 Sep;201(3):308.e1-8.

27. Brennan DJ, Murphy M, Robson MS, O'Herlihy C. The singleton, cephalic, nulliparous woman after 36 weeks of gestation: contribution to overall cesarean delivery rates. Obstet gynecol. 2011 Feb; 117(2 Pt 1):273-9.

28. Allen VM, Baskett TF, O'Connell CM. Contribution of select maternal groups to temporal trends in rates of caesarean section. J Obstet Gynaecol Can. 2010 Jul;32(7):633-41.

29. Silver RM. Implications of the First Cesarean: Perinatal and Future Reproductive Health and Subsequent Cesareans, Placentation Issues, Uterine Rupture Risk, Morbidity, and Mortality. YSPER. Elsevier Inc; 2012 Oct 1;36(5):315-23.

30. National Maternity Hospital clinical report 2017. p 98-120.

31. Robson MS. Use of indications to identify appropriate caesarean section rates. Lancet Global Health. 2018 Aug;6(8):e820-1.

32. Robson M, Murphy M, Byrne F. Quality assurance: The 10-Group Classification System (Robson classification), induction of labor, and cesarean delivery. Int J Gynecol Obstet 131 (2015) S23-S27

33. Betran AP, Torlini MR, ZhangJJ, Gulmezoglu AM for the working group on Caesarean Section. WHO Statement on Caesarean Section Rates. BJOG 2016; 123:667-70.

34. FIGO Statement. Best practice advice on the 10-Group Classification System for cesarean deliveries. FIGO Working Group on Challenges in Care of Mothers and infants during Labour and Delivery. Int J Gynecol Obstet 135 (2016) 232-3.

35. European Board and College of Obstetrics and Gynaecology. EBCOG position statement on Caesarean Section in Europe. Eur J Obstet Gynecol Reprod Biol 2017; 219:129

36. Campbell S, Murphy M, Keane DP, Robson M. Classification of intrapartum cesarean delivery: a starting point for more detailed analysis. AJOG. 2017. 216(1) S245-S246.

37. Robson MS. The 10-group classification system: a new way of thinking. Am J Obstet Gynecol 2018; 219:1-4

38. Bunch KJ, Allin B, Jolly M , Hardie T, Knight M. Developing a set of consensus indicators to support maternity service quality improvement: using Core Outcome Set methodology including a Delphi process. BJOG 2018; https://doi.org/10.1111/1471-0528.1528

39. Boatin AA, Cullinane F, Torloni MR, Betran AP. Audit and feedback using the Robson classification to reduce caesarean section rates: a systematic review. 2018 Jan;125(1):36–42.

40. J Kaserauskiene et al BMC Pregnancy and childbirth. Implementation of the Robson classification in clinical practice:Lithuania's experience. 2017 Dec 20;17(1):432.

41. Anaesthetists RCoOaGaRCo. Classification of urgency of caesarean section – a continuum of risk. Good Practice Guidance No.11. London: RCOG Press; 2010.

42. Lucas DN, Yentis SM, Kinsella SM, Holdcroft A, May AE, Wee M, et al. Urgency of caesarean section: a new classification. J R Soc Med. 2000;93(7):346-50. doi:10.1177/014107680009300703.

CHAPTER 16

Pharmacological Analgesia in Labour and Delivery

Krzysztof Marek Kuczkowski

"Everything in excess is opposed to nature"
(Hippocrates)

INTRODUCTION

Human labor is a normal physiological process, however; it is usually associated with severe discomfort and often pain (1,2). The pain that women experience during labor is affected by several psychosocial and physiological factors and there is no such thing as *'an ideal approach'* when it comes to labor analgesia (3). Numerous techniques have been developed for labor analgesia over time[4]. The efficacy and safety of neuraxial analgesia is well established and it remains the most frequently utilized method for relief of labor pain. However; it is imperative to emphasize that proper safety measures are undertaken so that the neuraxial blocks themselves do not contribute to maternal morbidity and mortality (2,5,6). The present chapter is an update on the state-of-the-art pharmacological analgesic management of obstetric pain during labor and non operative vaginal delivery.

THE AMERICAN COLLEGE OF OBSTETRICIANS AND GYNECOLOGISTS (ACOG): OBSTETRIC ANALGESIA AND ANESTHESIA

The American College of Obstetrician and Gynecologists (ACOG): Committee on Practice Bulletins—Obstetrics. Practice Bulletin No. 177: Obstetric Analgesia and Anesthesia states (excerpts)[1]:

- Labor causes severe pain for many women.
- There is no other circumstance in which it is considered acceptable for an individual to experience untreated severe pain that is amenable to safe intervention while the individual is under a physician's care.
- In the absence of a medical contraindication, maternal request is a sufficient medical indication for pain relief during labor.

- A woman who requests epidural analgesia during labor should not be deprived of this service based on the status of her health insurance.
- Third-party payers that provide reimbursement for obstetric services should not deny reimbursement for labor analgesia because of an absence of "other medical indications."
- Anesthesia services should be available to provide labor analgesia and surgical anesthesia in all hospitals that offer maternal care (levels I-IV).
- The American College of Obstetricians and Gynecologists believes that in order to allow the maximum number of patients to benefit from neuraxial analgesia, labor nurses should not be restricted from participating in the management of pain relief during labor.

The purpose of this document published in April 2017 was to review medical options for analgesia during labor and anesthesia for surgical procedures that are common at the time of delivery[1].

THE AMERICAN SOCIETY OF ANESTHESIOLOGISTS (ASA): PRACTICE GUIDELINES FOR OBSTETRIC ANESTHESIA

In February 2016 the American Society of Anesthesiologists (ASA) Task Force on Obstetric Anesthesia and the Society for Obstetric Anesthesia and Perinatology (SOAP) published (Anesthesiology; V 124 No 2 February 2016) an updated Practice Guidelines for Obstetric Anesthesia (5). The guidelines center on the anesthetic management of pregnant women during labor, non-operative and operative delivery and selected aspects of postpartum care and pain management. Statements related to labor analgesia (excerpts) below:

PREPARATION FOR LABOR ANALGESIA

Perianesthetic evaluation and preparation of obstetric patients should include:

Chapter 16 Pharmacological Analgesia in Labour and Delivery

- a history and a physical examination
- an intrapartum platelet count
- a blood type and screen
- perianesthetic recording of fetal heart rate

ASPIRATION PROPHYLAXIS

Aspiration prevention includes:

- clear liquids
- solids
- antacids, H2-receptor antagonists, and metoclopramide.

ANALGESIA FOR LABOR AND VAGINAL DELIVERY

Analgesic concerns for labor and vaginal delivery include:

- **Timing of neuraxial analgesia and outcome of labor** – ASA Practice Guidelines for Obstetric Anesthesia recommendations (the anesthesia provider should):
  - provide parturients in early labor (i.e., less than 5 cm dilation) the option of neuraxial analgesia when this service is available
  - offer neuraxial analgesia on an individualized basis regardless of cervical dilation
  - reassure parturients that the use of neuraxial analgesia does not increase the incidence of cesarean section
- **Neuraxial analgesia and trial of labor after prior cesarean delivery** – ASA Practice Guidelines for Obstetric Anesthesia recommendations (the anesthesia provider should):
  - offer neuraxial techniques to patients attempting vaginal birth after previous cesarean delivery
  - consider early placement of a neuraxial catheter that can be used later for labor analgesia or for anesthesia in the event of operative delivery in these parturients
- **Analgesic techniques** – ASA Practice Guidelines for Obstetric Anesthesia considerations for analgesic techniques include:
  - early insertion of a neuraxial (i.e., spinal or epidural) catheter for complicated parturients
  - continuous infusion epidural (CIE) analgesia
  - epidural local anesthetics combined with opioids
  - higher vs. lower concentrations of local anesthetics
  - single-injection spinal opioids with or without local anesthetics
  - pencil-point spinal needles
  - combined spinal-epidural (CSE) analgesia
  - patient-controlled epidural analgesia (PCEA)

Early insertion of a neuraxial catheter for complicated parturients

Recommendations: the anesthesia provider should (1) consider early insertion of a neuraxial catheter for obstetric (e.g., twin gestation or preeclampsia) or anesthetic indications (e.g., anticipated difficult airway or obesity) to reduce the need for general anesthesia (GA) if an emergent procedure becomes necessary, (2) the insertion of a neuraxial catheter may precede the onset of labor or a patient's request for labor analgesia in these cases (5).

Continuous infusion epidural (CIE) analgesia

Recommendations: (1) continuous epidural infusion may be used for effective analgesia for labor and delivery, (2) when a continuous epidural infusion of local anesthetic is selected, an opioid may be added to reduce the concentration of local anesthetic, improve the quality of analgesia, and minimize the motor block.

Analgesic concentrations

Recommendations: the dilute concentrations of local anesthetics with opioids to produce as little motor block as possible should be used (5).

Single-injection spinal opioids with or without local anesthetics

Recommendations: (1) single-injection of spinal opioids with or without local anesthetics may be used to provide effective, although time-limited, analgesia for labor when spontaneous vaginal delivery is anticipated, (2) if duration of labor is anticipated to be longer than the analgesic effects of the spinal drugs chosen, or if there is a reasonable possibility of operative delivery, then a catheter technique should be considered instead of a single-injection technique, (3) a local anesthetic may be added to a spinal opioid to increase duration and improve quality of labor analgesia (5).

Pencil-point spinal needles

Recommendations: pencil-point spinal needles should be used instead of cutting-bevel spinal needles to minimize the risk of postdural puncture headache (PDPH).

Combined spinal-epidural (CSE) analgesia

Recommendations: (1) if labor duration is anticipated to be longer than the analgesic effects of the spinal drugs chosen, or if there is a reasonable possibility of operative delivery, then a catheter technique should be considered instead of a single-injection technique, (2) CSE techniques may be used to provide effective and rapid onset of analgesia for labor (5).

Patient-controlled epidural analgesia (PCEA)

Recommendations: (1) patient-controlled epidural analgesia may be used to provide an effective and flexible approach for the maintenance of labor analgesia, (2) the use of PCEA may be preferable to fixed-rate CIE for administering reduced dosages of local anesthetics, (3) PCEA may be used with or without a background infusion.

ANALGESIA FOR LABOR AND DELIVERY: THE TECHNIQUE

Technical aspects of labor analgesia include (1) proper positioning of the pregnant patient, (2) locating the needle insertion site, (3) preanesthetic antiseptic preparations, and (4) selection of needles, syringes and catheters (7-9).

Patient Positioning

The 'ideal' parturient positioning for neuraxial needle insertion requires (1) straight spinal column, (2) wide interspinous spaces, and (3) easy identification of the spinal column by palpation or ultrasound (9, 10). Pregnant women are usually required to hunch in sitting or lateral decubitus position. Sitting position is preferred by many anesthesia providers because it is easier to identify the midline axis.

Locating the epidural/spinal needle insertion site

The anatomical landmark for the estimation of vertebral level is the intercristal line, which is known to most frequently cross L4 vertebral body level. The anesthesia provider must palpate the iliac crest and estimate vertebral levels before needle insertion. However, this widely used palpation method is far from accurate. Ultrasound guided vertebral level estimation may be a helpful technique for more accurate estimation (9, 10). Hosokawa et al. (9) conducted a study designed to evaluate the accuracy of palpated L3/4 intervertebral lumbar level in parturients assessed by ultrasonography. The authors concluded that the accuracy rate of palpated L3/4 intervertebral lumbar level in pregnant women included in their study was 69.8%. Pregnancy-related weight gain, parity, and maternal age can all influence an estimation of L3/4 intervertebral lumbar level by palpation (9).

Antiseptic preparations prior to administration of labor analgesia

Preanesthetic antiseptic preparations include; (1) hand washing by the anesthesia provider, (2) use of masks, gowns and gloves, and (3) skin preparation at the needle insertion site (2).

Selection of needles, syringes and catheters

Selection of needles, syringes and catheters includes; (1) spinal needles, (2) epidural needles, (3) combined spinal-epidural [CSE] needles, (4) loss of resistance syringes, and (5) epidural catheters.

Table 1 Pharmacological Analgesia in Labor and Delivery: Needles, syringes and catheters used in author's practice

Spinal needles	Epidural needles	CSE needles	Epidural catheters
Sprotte	Tuohy	Espocan set	Single orifice
Pencan	Tuohy-Schliff		Multi-orifice

- **Spinal needles:** In general spinal needles are divided into two categories; (1) those with beveled tips and cutting edges and, (2) those with pencil-point tips. The pencil-point tip needles are recommended because they reduce the incidence of post-dural puncture headache (PDPH) (5, 8). Pencil-point needles also provide better tactile feel as they pass through layers of tissues. Smaller gauge needles are less likely to cause post-dural puncture headache. The author's strategy for prevention of PDPH is outlined in Table 2.

Table 2 Pharmacological Analgesia in Labor and Delivery: Author's (Krzysztof M. Kuczkowski, M.D.) strategy for prevention of post dural puncture headache [PDPH] in pregnant women

1. Injecting the CSF in the glass syringe back into the subarachnoid space through the epidural needle
2. Passing the epidural catheter through the dural hole into the subarachnoid space
3. Injecting of 5 ml of preservative free saline into the subarachnoid space through the subarachnoid catheter
4. Administering bolus and then continuous intrathecal labor analgesia through the subarachnoid catheter
5. Leaving the subarachnoid catheter in-situ for a total of 24-48 hours

- **Epidural needles:** The most common types of epidural needles used in obstetrics are the 17-18 gauges Tuohy or Tuohy-Schliff needles with a curved tip and a lateral facing orifice. This lateral orifice avoids the undesired insertion of epidural catheter towards the dura mater and facilitates smooth catheter insertion (5, 8).
- **The needle sets for combined spinal-epidural blocks:** The CSE technique combines the spinal and epidural blocks. An 18-guage Tuohy (or other type) epidural needle, placed in the lumbar epidural interspace, serves as an introducer to a long 27-gauge pencil point spinal needle that punctures the dura and subarachnoid mater of the spinal cord allowing the initial injection of the subarachnoid dose for induction of labor analgesia (8).

  In the loss or resistance (LOR) syringe the internal wall of the barrel is coated with silicon to reduce friction between the barrel and plunger. This helps the operator to feel the resistance change when an epidural needle tip enters the epidural space.
- **Epidural catheters:** The epidural catheter may either have single orifice or multiple orifices. Multi-orifice catheter may result in smaller incidence of patchy or unilateral blocks. Some practitioners prefer wire-embedded catheters because of less likelihood of an unintentional intravenous catheter insertion. However, the outcome with use of either single-orifice or multi-orifice catheters is similar (8). Selection of local anesthetics and opioids for labor analgesia in labor and delivery is outlined in Table 3.

Table 3 Pharmacological Analgesia in Labor and Delivery: Local anesthetics and opioids used in author's practice

Spinal local anesthetics	Spinal opioids	Epidural local anesthetics	Epidural opioids
Bupivacaine	Fentanyl	Bupivacaine	Fentanyl
	Morphine	Levobupivacaine	Morphine
	Sufentanil	Chloroprocaine	Sufentanil
		Lidocaine	

NEURAXIAL ANALGESIA FOR LABOR AND DELIVERY: AN UPDATE OF THE LITERATURE

Anim-Somuah et al. (11) searched Cochrane Pregnancy and Childbirth's Trials Register (ClinicalTrials.gov), the

WHO International Clinical Trials Registry Platform (IC-TRP) (30 April 2017), and reference lists of retrieved studies in order to assess the effectiveness and safety of all types of epidural analgesia, including combined-spinal-epidural (CSE) on the mother and the baby, when compared with non-epidural or no pain relief during labor. The authors concluded that modern approaches to epidural analgesia in labor do not affect its outcome. Epidural analgesia had no impact on the risk of cesarean section or long-term backache, and did not appear to have an immediate effect on neonatal status as determined by Apgar scores or in admissions to neonatal intensive care (11).

Shen et al. (12) conducted a study to evaluate whether maintaining a motor-sparing epidural analgesia infusion affects the duration of the second stage of labor in nulliparous parturients compared with a placebo control. All women received epidural analgesia for the first stage of labor using 0.08% ropivacaine with 0.4 micrograms/mL sufentanil with patient-controlled epidural analgesia. At the onset of the second stage of labor, women were randomized to receive a blinded infusion of the same solution or placebo saline infusion. The primary outcome was the duration of the second stage of labor. A sample size of 200 per group (400 total) was included in the study. The authors concluded that maintaining the infusion of epidural medication had no effect on the duration of the second stage of labor compared with a placebo infusion. Maternal and neonatal outcomes were similar. A low concentration of epidural local anesthetic did not affect the duration of the second stage of labor (12).

Bupivacaine, levobupivacaine, and ropivacaine are often given in the subarachnoid space for labor analgesia, however; limited data is available for their dose-response properties in this context. (13) With ethics approval and written consent 270 nulliparous laboring patients requesting neuraxial analgesia at 5-cm cervical dilation or less received a single dose of intrathecal local anesthetic without opioid as part of a combined spinal-epidural technique. Patients received either bupivacaine, levobupivacaine, or ropivacaine at a dose of 0.625, 1.0, 1.5, 2.5, 4.0, or 6.25 mg (n = 15 per group). Visual analog scale pain scores were measured for 15 minutes, after which further analgesia and management were at the clinician's discretion. The primary end point was percentage reduction of pain score at 15 minutes. Logistic sigmoidal dose-response curves were fitted to the data using nonlinear regression, and D50 values were calculated for each drug. The calculated D50 and 95% confidence interval values were as follows: bupivacaine, 1.56 mg (1.25-1.94 mg); ropivacaine, 1.95 mg (1.57-2.43 mg); and levobupivacaine, 2.20 mg (1.76-2.73 mg). The authors concluded that the results of their study support previous work showing that intrathecal levobupivacaine and ropivacaine are less potent than bupivacaine (13).

The timing of initiation of neuraxial labor analgesia should ultimately depend on patient preference although obstetricians, anesthesiologists and nurses may influence decision-making process. Lipps et al. (14) evaluated interprofessional provider attitudes toward the initiation of epidural analgesia in the laboring patients. The authors hypothesized that provider groups would have similar attitudes toward the timing of epidural placement, but some identifiable differences could be used to improve understanding and communication among providers. Anesthesiologists, nurses and obstetricians completed a survey assessing their knowledge and attitudes on the timing of epidural placement in specified clinical circumstances. Anesthesiologists (100%) and nurses (86.2%) reported being more familiar with epidural management than obstetricians (43.3%, P <0.01). The willingness of providers to advocate epidural placement based on the magnitude of cervical dilation was similar, although at 10 cm dilatation obstetricians (73.3%) were significantly more likely to advocate neuraxial block compared to both nurses (27.6%, P <0.01) and anesthesiologists (36.7%, P <0.01). The impact of patient factors and clinical circumstances on the timing of neuraxial block placement showed significant differences among provider groups in five of 24 areas assessed, including patient desire for an epidural, primigravid patients without membrane rupture, oxytocin infusion initiated, labor epidural in a previous pregnancy, and a difficult airway (14). The authors concluded that there were differences between providers in factors that may impact the timing of epidural placement and in their self-perceived familiarity with epidural management.

Lange et al. (15) studied the effect of epidural -infusion bolus delivery rate on the duration of labor analgesia. The authors hypothesized that high-rate drug delivery would improve labor analgesia and reduce the requirement for provider-administered supplemental boluses for breakthrough pain. Nulliparous women with a singleton pregnancy at a cervical dilation of less than or equal to 5 cm at request for neuraxial analgesia were eligible for this superiority-design, double-blind, randomized controlled trial. Neuraxial analgesia was initiated with intrathecal fentanyl 25 µg. The maintenance epidural solution was bupivacaine 0.625 mg/ml with fentanyl 1.95 µg/ml. Programmed (every 60 min) intermittent boluses (10 ml) and patient controlled bolus (5 ml bolus, lockout interval: 10 min) were administered at a rate of 100 ml/h (low-rate) or 300 ml/h (high-rate). The primary outcome was percentage of patients requiring provider-administered supplemental bolus analgesia. One hundred eight women were randomized to the low- and 102 to the high-rate group. Provider-administered supplemental bolus doses were requested by 44 of 108 (40.7%) in the low- and 37 of 102 (36.3%) in the high-rate group (difference -4.4%; 95% CI of the difference, -18.5 to 9.1%; P = 0.67). Patient requested/delivered epidural bolus ratio and the hourly bupivacaine consumption were not different between groups. The authors concluded that labor analgesia quality, assessed by need for provider- and patient-administered supplemental analgesia and hourly bupivacaine consumption was not improved by high-rate epidural bolus administration (15).

Matsota et al. (16) compared two different settings of a Patient-Controlled Epidural Analgesia (PCEA) device using the same solution to obtain labor analgesia. Fifty two parturients were randomly allocated to receive ropivacaine 0.15% and fentanyl 2γ/mL via a PCEA device either as a background infusion of 5mL/h plus 5mL demand bolus doses with 10 min lockout (group B/D, n=26) or as only demand bolus doses of 5mL with 10 min lockout (group D, n=26). The primary outcome was the total volume of local anesthetic administrated during labor; secondary outcomes included the analgesic efficacy and the effects on maternal and neonatal outcomes. The authors concluded that the addition of background infusion plus PCEA demand bolus increased local anesthetic consumption and reduced breakthrough pain without affecting maternal satisfaction and neonatal outcomes (16).

Ristev et al. (17) performed a double-blinded prospective investigation to determine whether dosing medication through the epidural needle improves the quality of analgesia, level of sensory blockade, or onset of pain relief measured from the time of epidural medication injection. Healthy term laboring women (n=60) received labor epidural placement upon request. Epidural analgesia was initiated according to the assigned randomization group: 10 mL loading dose (0.125% bupivacaine with fentanyl 2 µg/mL) through either the epidural needle or the catheter, given in 5 mL increments spaced 2 minutes apart. Verbal rating scale (VRS) pain scores (0-10) and pinprick sensory levels were documented to determine the rates of analgesic and sensory blockade onset. No significant differences were observed in onset of analgesia or sensory blockade from the time of injection between study groups. No differences in patient satisfaction, or maternal or fetal complications were observed. The authors concluded that epidural needle and catheter injection of medications result in similar onset of analgesia and sensory blockade, quality of labor analgesia, patient satisfaction, and complication rates (17).

Kuczkowski and Chandra designed a landmark study to assess maternal satisfaction with single-dose spinal analgesia for the management of obstetric pain in Indonesian women (18). The investigation included 62 laboring women with single pregnancy at term, with 45 primigravidas and 17 multigravidas. The participants' ages ranged from 15 to 29 years. All participants were screened for physical health and were classified as healthy according to the American Society of Anesthesiologists classification system. All 62 parturients received single-dose spinal anesthesia with a 27-gauge pencil-point needle at either the L3-4 or L4-5 intervertebral interspace, with a combination of bupivacaine, 2.5 mg; morphine, 0.25 mg; and clonidine, 45 microg. Maternal satisfaction, duration of pain relief, and side effects were studied. The overall maternal satisfaction with the single-dose spinal technique for labor analgesia in our study group was high, with 50 patients (81%) being very satisfied, and 7 patients (11%) being satisfied with the quality of labor analgesia. Forty-nine patients (79%) stated that they would select single-dose spinal analgesia for pain control in labor in the future. The study was the first one in Indonesia to assess maternal satisfaction with single-dose spinal analgesia for labor pain. The authors concluded that single-dose spinal analgesia with a combination of bupivacaine, morphine, and clonidine provided effective labor pain control for Indonesian women, and maternal satisfaction with this technique was very high. This technique is very cost-effective and should be recommended for routine obstetric pain control in Indonesia and other developing countries (18).

Vedagiri Sai et al. (19) investigated the effects of different doses of epidural fentanyl on the time to onset of epidural analgesia in women in early labor. The authors hypothesized that onset of epidural labor analgesia (the primary outcome defined as time in minutes from completion of epidural bolus to the first uterine contraction with a numeric pain rating scale [NPRS] score ≤ 3) would be faster with 100 µg of fentanyl epidural bolus compared with 20 µg or 50 µg. Epidural labor analgesia was initiated with 20 µg of fentanyl (F20 group), 50 µg (F50 group) or 100 µg (F100 group) along with 10 ml bupivacaine 0.08% as the loading dose. They authors randomly allocated 105 patients, with 35 patients in each group. There were no significant differences in maternal side-effects, mode of delivery, patient satisfaction scores or neonatal Apgar scores between all groups. The authors concluded that the 50 µg and 100 µg fentanyl doses were associated with reduced onset times to effective analgesia compared with the 20 µg dose (19).

Philip et al. (20) conducted a prospective, randomized, controlled trial to determine whether multiple ports improve the analgesic efficacy of wire-reinforced flexible catheters used for labor epidural analgesia (LEA). Six hundred fifty laboring patients were randomized to receive epidural analgesia using either a multiport or uniport wire-reinforced flexible catheter. The primary outcome was analgesic success, defined as the incidence of adequate analgesia following the initial bolus given to initiate LEA. There was no significant difference in analgesic success at initiation of LEA between the uniport and the multiport wire-reinforced flexible catheter (93.6% vs. 89.5%, respectively; difference of 4.1% [95% confidence interval, -0.4% to 8.5%]; P = .077). The authors concluded that the multiple ports do not appear to improve the analgesic efficacy of wire-reinforced flexible catheters used for LEA (20).

The combined spinal-epidural (CSE) technique for labor analgesia has some advantages over the traditional epidural technique, including faster onset, greater maternal satisfaction, and decreased need for physician boluses (8). However; proponents of the epidural technique often criticize the CSE technique, arguing that the epidural catheter remains untested and thus may not be reliable if needed for surgical intervention. Groden et al. (21) compared the failure rates and time of failure between the two techniques in their tertiary-care academic practice settings. Data regarding failed catheters were collected from October 2012 to September 2014 as part of their Quality Assurance program. Failed catheters were defined as any catheter replaced after it was considered to be properly placed and then determined to be intravascular, one sided or resulting in poor maternal analgesia or anesthesia. A total of 5487 analgesics were performed (3980 combined spinal-epidural; 1507 epidural). Eighty-five CSE catheters (2.1%) and 59 epidural catheters (3.9%) were replaced during labor (P<0.001). Mean time to replacement was 512±422min and 354±300min for the combined spinal-epidural (n=80) and epidural (n=57) groups, respectively (P=0.02). Median time to replacement was 398 [IQR 131-578] min and 281 [IQR 186-767] min for CSE and epidural groups, respectively (P<0.0001). The authors were able to demonstrate that catheters placed using a CSE technique were less likely to fail during labor and that the time to detection of a failed catheter was significantly longer in the CSE. Their findings validated the CSE technique as reliable for labor analgesia and refuted the theory of the untested catheter (21).

The computer-integrated patient-controlled epidural analgesia (CIPCEA) system can automatically adjust the background infusion rate during combined spinal-epidural (CSE) analgesia based on the parturient's need, as labor progresses. Sng et al. (22) conducted a retrospective review of prospectively collected data in an attempt to identify risk factors associated with breakthrough pain during labor as well as identify obstetric and fetal outcomes that are affected by breakthrough pain. The study included 280 nulliparous women in early labor (≤5 cm cervical dilatation) who received combined spinal-epidural analgesia with CIPCEA. The incidence of breakthrough pain was 9.6%. Independent factors associated with incidence of breakthrough pain were the presence of dysfunctional labor, increased maternal body mass index, and decreased successful-to-total-bolus-demand ratio. The post-labor characteristics independently associated with breakthrough pain were increased duration of labor, decreased duration of effective analgesia, increased total local anesthetic consumption, and decreased maternal satisfaction. The authors concluded that low successful to total patient demand bolus ratio was the factor with the strongest association with breakthrough pain. Breakthrough pain was also associated with dysfunctional labor and poorer maternal satisfaction (22).

Craig et al. (23) conducted a prospective, double-blinded, parallel-arm, randomized trial for the purpose to examine the effects of epidural bupivacaine on the length of the second stage of labor in nulliparous women. The authors assessed the length of second-stage labor, degree of motor blockade, mode of delivery, and visual analog scores in 310 nulliparous women with labor epidurals randomized to receive either: (1) 0.125% bupivacaine and fentanyl 2 μg/ml or (2) fentanyl 10 μg/ml alone via epidural using double blinding. The median duration of the second stage was 75 min (41, 128) in the bupivacaine/fentanyl group versus 73 min (42, 120) in the fentanyl-only group (P = 0.17) with a median difference of 6.0 (95% CI, -6.0 to 18.0). There was no difference in degree of motor blockade, incidence of operative delivery, visual analog scores, or neonatal outcomes between the two groups. The authors concluded that the use of epidural bupivacaine/fentanyl or a fentanyl-only infusion during the second stage of labor did not affect the duration of the second stage of labor, degree

of motor blockade, mode of delivery, pain relief, and maternal or neonatal outcomes (23).

Sng et al. (24) searched the Cochrane Pregnancy and Childbirth Group's Trials Register (12 February 2014), the Cochrane Central Register of Controlled Trials (CENTRAL) (The Cochrane Library 2014, Issue 1), MEDLINE (January 1966 to February 2014), Embase (January 1980 to February 2014) and reference lists of retrieved studies in an attempt to evaluate the effectiveness and safety of early initiation versus late initiation of epidural analgesia in women. The authors included nine studies with a total of 15,752 women. The nine studies showed no clinically meaningful difference in risk of cesarean section with early initiation versus late initiation of epidural analgesia for labor (risk ratio (RR) 1.02; 95% confidence interval (CI) 0.96 to 1.08, nine studies, 15,499 women, high quality evidence). There was no clinically meaningful difference in risk of instrumental birth with early initiation versus late initiation of epidural analgesia for labor (RR 0.93; 95% CI 0.86 to 1.01, eight studies, 15,379 women, high quality evidence). The duration of second stage of labor showed no clinically meaningful difference between early initiation and late initiation of epidural analgesia (mean difference (MD) -3.22 minutes; 95% CI -6.71 to 0.27, eight studies, 14,982 women, high quality evidence). The authors concluded that there was predominantly high-quality evidence that early or late initiation of epidural analgesia for labor have similar effects on all measured outcomes (24).

Ngan Kee et al. (25) studied that pharmacologic interaction between intrathecal fentanyl and bupivacaine in pregnant women. Three hundred nulliparous women randomly received 1 of 30 different combinations of fentanyl and bupivacaine intrathecally using a combined spinal-epidural technique for analgesia in the first stage of labor. Visual analogue scale pain scores were recorded for 30 min. Response was defined by percentage decrease in pain score from baseline at 15 and 30 min. Dose-response curves for individual drugs were fitted to a hyperbolic dose-response model using nonlinear regression. The derived dose-response models for individual drugs (doses in micrograms) at 15 min were: Effect = $100 \times$ dose / (13.82 + dose) for fentanyl, and Effect = $100 \times$ dose / (1,590 + dose) for bupivacaine. Combinations of fentanyl and bupivacaine produced greater effects than those predicted by additivity at 15 min (P < 0.001) and 30 min (P = 0.015) (mean differences, 9.1 [95% CI, 4.1-14.1] and 6.4 [95% CI, 1.2-11.5] units of the normalized response, respectively), indicating a synergistic interaction. The authors concluded that the pharmacologic interaction between intrathecal fentanyl and bupivacaine was synergistic. Characterization and quantification of this interaction provide a theoretical basis and support for the clinical practice of combining intrathecal opioids and local anesthetics (25).

ACOG COMMITTEE OPINION: APPROACHES TO LIMIT INTERVENTION DURING LABOR AND BIRTH

In February 2019 the American College of Obstetricians and Gynecologists (ACOG) Committee Opinion No. 766 Summary: Approaches to Limit Intervention During Labor and Birth was published (6). The document states (excerpts):

- Obstetrician-gynecologists, in collaboration with midwives, nurses, patients, and those who support them in labor, can help women meet their goals for labor and birth by using techniques that require minimal interventions and have high rates of patient satisfaction.
- The widespread use of continuous electronic fetal monitoring has not been shown to significantly affect such outcomes as perinatal death and cerebral palsy when used for women with low-risk pregnancies.
- Multiple nonpharmacologic and pharmacologic techniques can be used to help women cope with labor pain.
- Women in spontaneously progressing labor may not require routine continuous infusion of intravenous fluids.
- For most women, no one position needs to be mandated or proscribed.
- Obstetrician-gynecologists and other obstetric care providers should be familiar with and consider using low-interventional approaches, when appropriate, for the intrapartum management of low-risk women in spontaneous labor.

SUMMARY: ANESTHESIA AND ANALGESIA FOR OBSTETRICS

- Obstetric anesthesia has been a major subspecialty of anesthesiology for a long time and is now an integral part of practice of most anesthesiologists.
- An obstetric anesthesiologist has become an essential member of the obstetric care team, who closely works with the obstetrician, neonatologist and Labor and Delivery nurse to ensure the highest quality care for the parturient and her baby.
- The anesthesiologist's unique skills in acute resuscitation combined with experience in critical care make members of our specialty particularly valuable in the peripartum care of the high risk patients, extending our role well beyond the routing provision of intrapartum anesthesia or analgesia.

It is my believe that the practice guidelines, committee opinions and other risk management strategies discussed in this chapter are relevant to the everyday practitioner and may offer physicians some degree of protection from potential legal liability and improve patients care.

References

1. Committee on Practice Bulletins—Obstetrics. Collaborators: Plante L, Gaiser R. Practice Bulletin No. 177: Obstetric Analgesia and Anesthesia. Obstet Gynecol. 2017 Apr;129(4):e73-e89. doi: 10.1097/AOG.0000000000002018.
2. Kuczkowski KM., Okutomi T, Kato R. Local anesthesia for cesarean delivery: epidural, spinal & combined spinal-epidural anesthesia. In Di Renzo GC and Malvasi A. (eds.) Cesarean Delivery: A Comprehensive Illustrated Practical Guide, chapter # 19, pages 323-340 CRC Press, Taylor & Francis Group, Boca Raton London New York 2017.
3. Tulp MJ, Paech MJ. Analgesia for childbirth: modern insights into an age-old challenge and the quest for an ideal approach. Pain Manag. 2014 Jan;4(1):69-78. doi: 10.2217/pmt.13.63.
4. Kuczkowski KM. A review of obstetric anesthesia in the new millennium: where we are and where is it heading? Curr Opin Obstet Gy-

necol. 2010 Dec;22(6):482-6. doi: 10.1097/GCO.0b013e3283404d51.
5. Practice Guidelines for Obstetric Anesthesia: An Updated Report by the American Society of Anesthesiologists Task Force on Obstetric Anesthesia and the Society for Obstetric Anesthesia and Perinatology. [No authors listed] Anesthesiology. 2016 Feb; 124(2):270-300. doi: 10.1097/ALN.0000000000000935.
6. ACOG Committee Opinion No. 766 Summary: Approaches to Limit Intervention During Labor and Birth. [No authors listed] Obstet Gynecol. 2019 Feb;133(2):406-408. doi: 10.1097/AOG.0000000000003081.
7. Kuczkowski KM. Anesthetic management of labor pain: what does an obstetrician need to know? Arch Gynecol Obstet. 2005 Feb;271(2):97-103. Epub 2004 Sep 9.
8. Kuczkowski KM. Ambulation with combined spinal-epidural labor analgesia: the technique. Acta Anaesthesiol Belg. 2004;55(1): 29-34.
9. Hosokawa Y, Okutomi T, Hyuga S, Kato R, Kuczkowski KM. The concordance rate of L3/4 intervertebral lumbar level estimated by palpation and ultrasonography in Japanese parturients. J Matern Fetal Neonatal Med. 2019 Jan 6:1-5. doi: 10.1080/14767058.2018.1550063. [Epub ahead of print]
10. Malvasi A, Montanari Vergallo G, Tinelli A, Marinelli E. "Can the intrapartum ultrasonography reduce the legal liability in distocic labor and delivery?" J Matern Fetal Neonatal Med. 2018 Apr;31(8):1108-1109. doi: 10.1080/14767058.2017.1306514. Epub 2017 Apr 2.
11. Anim-Somuah M, Smyth RM, Cyna AM, Cuthbert A. Epidural versus non-epidural or no analgesia for pain management in labour. Cochrane Database Syst Rev. 2018 May 21;5:CD000331. doi: 10.1002/14651858.CD000331.pub4.
12. Shen X, Li Y, Xu S, Wang N, Fan S, Qin X, Zhou C, Hess PE. Epidural Analgesia During the Second Stage of Labor: A Randomized Controlled Trial. Obstet Gynecol. 2017 Nov;130(5):1097-1103. doi: 10.1097/AOG.0000000000002306.
13. Ngan Kee WD, Ng FF, Khaw KS, Tang SPY, Koo AGP. Dose-Response Curves for Intrathecal Bupivacaine, Levobupivacaine, and Ropivacaine Given for Labor Analgesia in Nulliparous Women. Reg Anesth Pain Med. 2017 Nov/Dec;42(6):788-792. doi: 10.1097/AAP.0000000000000657.
14. Lipps J, Lawrence A, Palettas M, Small RH, Soma L, Coffman JC. Interprofessional provider attitudes toward the initiation of epidural analgesia in the laboring patient: are we all on the same page? Int J Obstet Anesth. 2018 Aug 21. pii: S0959-289X(18)30032-3. doi: 10.1016/j.ijoa.2018.08.007. [Epub ahead of print]
15. Lange EMS, Wong CA, Fitzgerald PC, Davila WF, Rao S, McCarthy RJ, Toledo P. Effect of Epidural Infusion Bolus Delivery Rate on the Duration of Labor Analgesia: A Randomized Clinical Trial. Anesthesiology. 2018 Apr;128(4):745-753. doi: 10.1097/ALN.0000000000002089.
16. Matsota PK, Drachtidi KH, Batistaki CZ, Karakosta AV, Koukopoulou IC, Koursoumi EI, Kostopanagiotou GG. Patient controlled epidural analgesia with and without basal infusion using ropivacaine 0.15% and fentanyl 2γ/mL for labour analgesia: a prospective comparative randomised trial. Minerva Anestesiol. 2018 Jan 16. doi: 10.23736/S0375-9393.18.12070-0. [Epub ahead of print]
17. Ristev G, Sipes AC, Mahoney B, Lipps J, Chan G, Coffman JC. Initiation of labor analgesia with injection of local anesthetic through the epidural needle compared to the catheter. J Pain Res. 2017 Dec 12;10:2789-2796. doi: 10.2147/JPR.S145138. eCollection 2017.
18. Kuczkowski KM, Chandra S. Maternal satisfaction with single-dose spinal analgesia for labor pain in Indonesia: a landmark study. J Anesth. 2008;22(1):55-8. doi: 10.1007/s00540-007-0569-z. Epub 2008 Feb 27.
19. Vedagiri Sai R, Singh SI, Qasem F, Nguyen D, Dhir S, Marmai K, Adam R, Jones PM. Onset of labour epidural analgesia with low-dose bupivacaine and different doses of fentanyl. Anaesthesia. 2017 Nov;72(11):1371-1378. doi: 10.1111/anae.14000.

20. Philip J, Sharma SK, Sparks TJ, Reisch JS. Randomized Controlled Trial of the Clinical Efficacy of Multiport Versus Uniport Wire-Reinforced Flexible Catheters for Labor Epidural Analgesia. Anesth Analg. 2018 Feb;126(2):537-544. doi: 10.1213/ANE.0000000000002359.

21. Groden J, Gonzalez-Fiol A, Aaronson J, Sachs A, Smiley R. Catheter failure rates and time course with epidural versus combined spinal-epidural analgesia in labor. Int J Obstet Anesth. 2016 May;26:4-7. doi: 10.1016/j.ijoa.2016.01.004. Epub 2016 Jan 14.

22. Sng BL, Zhang Q, Leong WL, Ocampo C, Assam PN, Sia AT. Incidence and characteristics of breakthrough pain in parturients using computer-integrated patient-controlled epidural analgesia. J Clin Anesth. 2015 Jun;27(4):277-84. doi: 10.1016/j.jclinane.2015.01.003. Epub 2015 Feb 14.

23. Craig MG, Grant EN, Tao W, McIntire DD, Leveno KJ. A randomized control trial of bupivacaine and fentanyl versus fentanyl-only for epidural analgesia during the second stage of labor. Anesthesiology. 2015 Jan;122(1):172-7. doi: 10.1097/ALN.0000000000000454.

24. Sng BL, Leong WL, Zeng Y, Siddiqui FJ, Assam PN, Lim Y, Chan ES, Sia AT. Early versus late initiation of epidural analgesia for labour. Cochrane Database Syst Rev. 2014 Oct 9;(10):CD007238. doi: 10.1002/14651858.CD007238.pub2.

25. Ngan Kee WD, Khaw KS, Ng FF, Ng KK, So R, Lee A. Synergistic interaction between fentanyl and bupivacaine given intrathecally for labor analgesia. Anesthesiology. 2014 May;120(5):1126-36. doi: 10.1097/ALN.0000000000000118.

CHAPTER 17

Non Pharmacological Methods of Pain Relief in Labour

Soo Downe

INTRODUCTION

In 1985, Selwyn Crawford said:, "*Because labour pain serves no useful function in the human female (except possibly to expiate primeval feeling of guilt), a positive refusal to utilize available measures to alleviate it borders on the unethical* [1]

We now know that this statement is very far from the truth for physiological labour pain. Unbearable, traumatic pain in labour is a warning sign of underlying pathology, that should be heeded and acted on, and that probably requires pharmacological pain relief. However, for healthy women and babies it is, in general, the consequence of a physiological process that has subtle neuro-endocrine feedback loops that could be disturbed by high levels of pharmacological analgesics. In this case, most women can be supported through labour using techniques that can help them to cope without the need for such agents, with the potential for longer term benefits for themselves and their offspring.

Women's experience of labour pain can vary from those who say it was completely unbearable, to those who report that they barely notice it. For most, and especially for primigravid women, labour is hard physical, emotional and psychological effort, that can be more painful than any sensation they have ever experienced previously. Women's accounts of traumatic birth often include reports of inadequate pain relief. Pharmacological pain relief in general, and epidural analgesia in particular, is highly effective for most labouring women who use it[2] as **noted in chapter xxx.** However, paradoxically, women who use epidural analgesia do not always report higher satisfaction levels than women who have other forms of pain relief (or none at all). Indeed, Waldenstrom and Schytt[3] have demonstrated that women with the same reported level of labour pain soon after birth tend to remember their pain as being much more intense and traumatic some years later if they had epidural analgesia than if they did not. The authors suggests that persistent memory of acute labour pain is somehow intensified when epidural analgesia is used. This raises a question about alternative means of helping women to cope with labour pain.

Anecdotally, when asked antenatally, many women would prefer to labour and give birth with the minimum of technical assistance, including pharmacological pain relief. This is partly because of anxiety about potential effects of pain relieving drugs on their babies, and on their own capacity to labour and give birth. Many women also perceive giving birth using their own resources is a source of deep satisfaction and great fulfilment. Van der Gucht and colleagues undertook a qualitative review of ten studies that examined women's experiences in seven countries (Australia, England, Finland, Iceland, Indonesia, Iran and Sweden). The data provide some insight into the criteria that might underpin women's responses to labour pain and pain relief [4]. Two main themes emerged: *the importance of individualised, continuous support* and an *acceptance of pain during childbirth*. The authors note that women in the included studies recognised childbirth pain as challenging, and that they understood the need for pain to give birth to their babies. They consequently 'embraced the pain', which, in the authors view, enabled them to 'enhance their coping activity'. Non-pharmacological methods are ideal for women who want to work with their labour pain.

In her extensive review of the neurohormonal impact of childbearing, Sarah Buckley demonstrates the potential physiological benefits of unmedicated labour and birth, as the interplay between noradrenalin, endorphins, oxytocin, and other hormones during physiological childbirth may trigger neuro-physiological reactions that could enhance labour processes[5]. The protective so-called 'fetal catecholamine surge' tends to be associated with fetal stress in labour, but may also be influenced by subtle changes in stress hormones in the fetus secondary to maternal eustress response to labour pain sensations[5] (p121). These neurohormonal feedback loops could also enhance psychological adjustment to motherhood[5]. Recognizing the importance of access to non-

Chapter 17 Non Pharmacological Methods of Pain Relief in Labour

pharmacological pain relief, the FIGO/ICI 12 steps to mother baby family friendly includes step 5 which states[6];

> *Offer non-pharmacological comfort and pain relief measures during labour as safe first options. If pharmacological pain relief options are available and requested, explain their benefits and risks.*

However, womens intention not to use pharmacological pain relief is often not borne out in practice[7]. This can be because labour pain is more intense than women anticipate. However, the birth environment, including caregivers attitudes and behaviours as well as their level of skill and experience, can also be influential. It is therefore important that care providers are aware of, and capable of supporting non-pharmacological methods of pain relief, and of understanding the philosophical approach underpinning such methods. Care providers who are most effective in this regard tend to have an attitude of working with pain to help women to cope, rather than of pain management, control, or even elimination. These methods take into account the psychological and emotional elements of pain, as well as the physical ones. Both care providers and service users should be educated to understand that non-pharmacological methods are not intended to remove pain, but to enable women to handle the emotional and psychological impacts of the changing nature of pain sensations as labour and birth progress.

This chapter is divided into three parts. The first describes techniques and models that are based on psychosocial support and encouragement. The second presents mechanical means of working with women who are experiencing labour pain. Finally, the chapter addresses the environmental, educational, behavioral and organizational prerequisites for successful provision of non-pharmacological pain relief.

TECHNIQUES AND MODELS BASED ON PSYCHOSOCIAL SUPPORT, ENCOURAGEMENT, AND DISTRACTION

One of the hypothesised routes for the effectiveness of psychosocial methods is that they enhance relaxation by reducing anxiety and fear, mediated by the catecholamine interactions with endogenous opiates and the associated release of nitrous oxide[8]. Other hypotheses of effect examine the impact on a disassociation between the noxious sensation of pain, and emotions attached to this sensation, and, in particular, a reduction in catastrophising[9]. In practice, some of the methods and approaches in this section might also incorporate other beneficial techniques that operate through mechanical routes, including, for example, massage and labour mobility, which are addressed separately in the next section.

Continuity of midwifery led care

There is good evidence that continuity of midwifery led care provides a wide range of benefits for mothers and babies[10]. This effect seems to hold true even for women at high risk

of complications during labour and birth. Benefits include a reduced need for epidural analgesia, along with increased levels of maternal satisfaction; an increase in physiological labour and birth; reduced rates of prematurity,; and reduced rates of all fetal/neonatal loss. The mechanisms of effect are not yet clear, but are probably associated with both with reductions in stress response through social support, increased likelihood of disclosure of important health care issues due to increased trust, increased ability for the attending midwife to recognise reactions or symptoms that are unusual for this particular woman/family, and earlier referral for medical input based on these symptoms. In terms of labour pain, these same mechanisms of being known and trusted probably influence neurological pathways that minimise the production of catecholamines and the consequent stress response, leading to reduced pain sensation.

Labour companionship/continuous labour support

The evidence in the Cochrane review of continuous labour support report similar findings to that of the midwife led continuity of care review in terms of lower need for pharmacological analgesia, higher rates of spontaneous birth (and lower rates of cesarean birth), higher neonatal apgar scores, and higher levels of satisfaction for childbearing women[11]. The mechanism of effect is probably similar to that for the midwife-led continuity of care programmes. However, in this review the best effects were evident when the carers providing the continuous support were not part of the hospital staff, and were there with the sole purpose of providing labour support (such as trained doulas). This is likely to be because they were able to spend time with women without needing to consider other hospital tasks and duties, or other labouring women, and because, as for midwives providing continuity of care, they know and understand the woman and her history, values and beliefs about labour and birth. The companions in this systematic review included husbands, partners, and doulas.

The main lesson from this evidence seems to be that a well supported birth companion who is chosen by the labouring woman, who is welcomed into the labour ward, and who is enabled to be present and supportive, is likely to reduce the need for women to have pharmacological pain relief, and to increase their sense of a positive labour experience, as well as being associated with a range of other beneficial outcomes. These effects might be enhanced even further if those providing labour support are trained in techniques such as massage and helping the labouring mother to respond to her bodily cues to mobilise as labour progresses. Based on the effectiveness evidence, the authors of the Cochrane review state: '*We conclude that all women should have continuous support during labour*'

Hypnosis and positive visualization/relaxation techniques

Hypnosis has been used for a range of medical situations for more than 150 years, including for childbirth[12]. The hypothesized mechanism of effect is linked with the frontal attention system, and is characterized by a functional dissociation of conflict monitoring (emotional overlay) and cognitive control processes. Altered connectivity in the sensory cortex and the amygdala- limbic system through hypnotic techniques appears to inhibit emotional interpretation of sensations that are experienced as pain[13]

The use of hypnosis for labour pain tends to be taught during the antenatal period so that woman (and their birth companion in some cases) are able to draw on specific techniques during labour and birth. Sessions are usually provided by qualified hypotherapists or nurses/midwives with additional training. The training can be provided on a one-to-one basis, or in group sessions of women and their partners/ intended birth companions. There are a range of commercial options available for this, for which the number of antenatal sessions advised range from a single session to five or more weekly sessions, or a full weekend. In all cases, these are provided in the third trimester of pregnancy. The randomized trials to date have generally involved simple hypnosis scripts, along with positive visualization and relaxation techniques, taught in two to three sessions of around 90 minutes each, undertaken in the third trimester of pregnancy[12]. **An example script and session outline is given in box one.**

The hypnosis trials are summarized in the current Cochrane review in this area, which finds that fewer women in the hypnosis groups used pain relief medication for labour[12]. One caution is noted in the qualitative study undertaken alongside a recent RCT of hypnosis in labour[14]. While all the interviewed women and birth companions were very positive about their experience of hypnosis, some felt that midwives did not believe they were in labour because they seemed so relaxed, so they were not admitted to the labour ward, even though they were actually in advanced labour. If hypnosis is introduced, this possibility should be integrated into local policies and guidelines, to ensure that staff check if women are using hypnosis techniques as part of their labour progress assessment procedures.

Aromatherapy

Aromatherapy has a long history of being used in medicine and healthcare. Volatile essential oils extracted from plants, mixed with inert carrier oils (such as grapeseed or sweet almond oil), have been shown to have biophysical effects on neurotransmitters and on the immune system, whether they are used through the olfactory route, or through direct application to the skin[15][16]. During labour and birth, essential oils can be inhaled via burners or steam, or massaged onto the skin. The most recent Cochrane review in this area was published in 2011 and included two trials (535 women)[17]. Since then, five more trials have been published, totalling over 600 participants. In practice, The oils used most often for pain relief and to reduce anxiety in labour are frankincense and lavender[18], though the seven trials to date have included a much wider range (Roman chamomile, clary sage, frankincense, lavender or mandarin, ginger or lemongrass bitter orange, rose, geranium, and salvia officinalis). The Cochrane review reports no effect on the outcomes assessed up to 2011, but all five trials published since 2011 have shown a reduction in visual analogue scores for labour pain and/or anxiety in the intervention groups.

If aromatherapy is to be introduced, it is important to consider the potential for allergic reaction, especially in terms of localised skin irritation, and the fact that some women (and staff) find the aroma of some of the oils unpleasant. Some carrier oils can trigger nut or gluten allergies. There are other specific contraindications for some essential oils, so introduction of aromatherapy should be supervised by someone who is trained in this area.

Relaxation techniques, yoga, music therapy, mindfulness

Smith and colleagues combined all these techniques in their 2018 Cochrane systematic review[19]. They conclude: *The use of some relaxation therapies, yoga, or music may possibly be helpful with reducing the intensity of pain, and in helping women feel more in control and satisfied with their labours.* All of these techniques need to be taught antenatally, and supported by intrapartum staff and birth environments, so that women are able to use them in labour. The mechanisms of action are likely to be similar to those for the other therapies in this section.

MECHANICAL TECHNIQUES
Massage and thermal techniques

A number of mechanisms have been suggested for the impact of labour massage on pain sensation. Field proposes two specific ones[20]. The first is the 'gate theory' mechanism of action (in which pressure sensations move more quickly than pain sensations, acting to close the nerve pathways to the transmission of pain sensation in the brain). The second is via an impact on increased vagal activity, and reduced cortisol production. There could also be a simple effect on relieving pressure of the bony parts of the fetus on the maternal system, especially when the fetus is in the occipito posterior position, when lower back pain is often relieved by counter-pressure through massage. Warm oil used for massage could also increase temperature locally, and increase blood flow, relieving muscular tension. The 2018 Cochrane review in this area concludes[21]:

> *Massage, warm pack and thermal manual methods may have a role in reducing pain, reducing length of labour and improving women's sense of control and emotional experience of labour,*

There are commercial courses in different labour massage techniques, but there is no evidence that any one particular approach is any more effective than any other one. The critical factor is to pay attention to the needs of each woman, and to respond to the type of pain she reports. For example, as noted above, a woman with low back pain later in labour may benefit from counterpressure around the sacral area, but somebody who does not feel any specific pain in that area may find this irritating. The care provider will need to be sensitive to the mothers behaviour, movement, and vocalisations as a guide to what kind of pressure should be applied, in which area, and for how long.

Some practitioners use a rebozo shawl or similar technique to undertake massage-type techniques in labour (see figure 1).

Extensive discussion of massage techniques is available at the following link: http://downloads.lww.com/wolterskluwer_vitalstream_com/sample-content/9780781767538_Stager/samples/Chapter_9.pdf

Figure 1 Use of rebezo in labour

Acupuncture/acupressure

Acupuncture has been used for centuries in Asia, for a wide range of conditions. The theory underpinning its mode of action does not fit well with biomedical analyses of how mammals function, since it is based on identifying and treating (hypothesised) blocked energy flow around the body, rather than on observable biophysicial phenomenon. Despite this, it is becoming increasingly popular in many countries around the world. From a biomedical perspective, it can be hypothesised that, since the key points are near to neural pathways that influence the parts of the body that are being targeted (such as the uterus, in terms of pain reduction in labour) the effect of acupuncture is likely to be neurological, or neurohormonal (for example, though stimulation of opioid production).

Acupuncture is a skilled art. As for many complementary therapies, it includes the development of an individualised therapeutic relationship and treatment plan, as well as a range of techniques including precise location of needles based on the presenting symptoms, and the use of massage, moxibustion (for which tapers are burned close to the skin) and/or electrical stimulation[22]. Smith and colleagues note that there are different kinds of acupuncture practice, and that the one more commonly used in a non-Asian context involves '*trigger points, segmental points and commonly used formula points*'[12]. This includes needling points on the ear. Given the complexity and individualised nature of this technique, acupuncture for labour pain should be undertaken by a practitioner who is trained and skilled in this approach.

Acupressure, on the other hand, is more likely to be administered by a maternity care practitioner or birth companion who has some extra training in this technique, or even by the woman herself. Acupressure uses the same points as acupuncture, but with manual pressure rather than through needling. It can be used alongside massage techniques , but is different from the continuous strokes used for massage, as it entails steady constant downward pressure on specific locations for a specific purpose (such as relief of pain from specific areas of the body).

The most recent Cochrane review in this area was published in 2011[12]. It reported on nine trials reporting on acupuncture, and four on acupressure. Both techniques seemed to reduce pain intensity. Acupuncture was also associated with improved maternal satisfaction, reduced use of pharmacological analgesia, and reduced use of instrumental birth. A subsequent review published in 2018 found 14 studies of SP6 and Li4 acupressure (see figures 2 and 3) including 1,100 and 552 women respectively, and found reductions in reported pain sensation as well as in length of labour[23].

Figure 2 SP6 acupressure point

Figure 3 Li4 acupressure point

Movement/mobility/position

There is very clear evidence from a range of randomized trials that upright positions are beneficial in labour and for birth when compared to supine or semi-recumbent positions for women in uncomplicated spontaneous labour[24]. However, there are some caveats to the evidence. One is that some of the trials have dictated which position women should be in. This is unlikely to provide the maximum benefits, since the physiology of position in labour is dynamic. Women who are labouring spontaneously are usually observed to move into various positions as the labour progresses, in each case unconsciously responding to the synergistic movements of their fetus as it rotates and descends into the pelvis[25]. These spontaneous movements are in response to pain sensations, and are likely to maximize the diameters of the pelvis and minimize resistance of the soft tissues at each stage of the fetal progression though labour. Observational studies indicate that most women will adopt an upright forward leaning (or all fours) position for the active second stage of labour, maximising the diameters of the pelvic outlet, aligning the fetus at approximately 90 degrees to the horizontal to benefit the most from gravity, and maximizing the impact of maternal pushing efforts along the axis of the fetus. Trials of particular positions that restrict maternal response to the pain sensations caused by fetal mechanisms are likely to limit the benefits of free mobilization in labour.

With these caveats, the authors of the current Cochrane systematic review on mobility in the first stage of labour state[24]:

'…based on the results of this review we recommend that wherever possible, women should be encouraged and supported to use upright and mobile positions of their choice during first stage labour, as this may enhance the progress of their labour and may lead to better outcomes for themselves and their babies.'

Figure 4 includes a range of positions that could be adopted. Even if women need to have continuous fetal monitoring in labour and/or and intravenous fluids due to complications, they can mobilize to the extent of the connections to the monitor/IVI. Ideally in this case they would be able to use wireless fetal monitoring and a mobile drip stand to allow maximum freedom of movement. The availability of equipment such as mats and birth balls will help women to adopt different positions. Use of the birth ball specifically has been associated with decreased levels of reported pain[26].

Figure 4 Positions in labour and for birth

In terms of position for the second stage of labour, the current Cochrane review did not assess pain directly, but found a number of benefits that might be associated with reduced pain, including a shorter second stage of labour (though there are some caveats about the certainty of this finding) and lower rates of episiotomy. Though the review did find higher levels of blood loss over 500 mls, they caution that this might be a result of more accurate measurement in the group who were upright. The overall conclusion was that women should be enabled to adopt whatever position they find most comfortable for birth[27] .

Labour in water

Labour in water is another technique which is gaining popularity. The theory of action is both biophysical (the effect of warmth and buoyancy on neurological pain sensation) and psychological (women in water are less likely to feel observed with a consequent reduction in tension, anxiety and fear, and, therefore, reduced pain perception).

Although there have been some concerns about fetal well-being in the context of water birth, there appears to be no evidence for adverse effect in current trials or large observational studies[28]. The current Cochrane review suggests that labour in water is associated with lower need for epidural analgesia, with no other evidence of beneficial or adverse effects for mother or baby[28].

Hydrotherapy can be made available through showers, conventional baths, or specially constructed temporary or permanent birthing pools. It is important that the shower, pool or bath is thoroughly cleaned between labouring women to avoid transmission of infection, and the water used should be clean. Any solid waste should be lifted from the pool immediately. To avoid hyperthermia of mother (or baby if the birth is in water), the temperature of the water should be kept below 37.5 degrees, and it should be warm enough to be comfortable for the woman. All the usual observations can and should be carried out when women are labouring or giving birth in water. If the woman stays in a bath or pool for the birth, the baby should be born spontaneously without manual pressure on the perineum or head, and the cord should not be cut before the head is out of the water, to avoid stimulation of a gasp reflex, and consequent ingestion of pool water. A healthy neonate will not breathe underwater between birth of the head and the shoulders if it is not stimulated. As soon as the body is born, the baby should lifted out of the water by the mother or a care provider, dried, and put in skin-to skin with the mother under warm covers, to maintain its body heat.

If there is any concern about the wellbeing of the mother or baby, the mother should be helped to leave the water, with her consent.

OTHER TECHNIQUES THAT MAY WORK THROUGH THE GATE THEORY MECHANISM

Transcutaneous electrical nerve stimulation (TENS)

TENS is a device that emits low-voltage pulsed currents when put in direct contact with a physical body (usually the lower back for women in labour – see figure 5). It is hypothesised that these currents block pain receptors in the spinal cord. Once attached, women can use a hand held device to control the rate of stimulation. It can also be applied to relevant acupuncture points. The relevant Cochrane review in-

cluding 1466 women has not shown any specific benefits or harms associated with TENS,[29] although the two small trials published subsequently (total n = 136) do suggest that pain may be reduced[30]. TENS machines are supplied by some hospitals, and women can also obtain them commercially.

Figure 5 Placement of TENS machine pads

Water bolus

A few settings, mainly in Scandinavia, offer a series of injections of a small bolus of sterile water (0.1 to 0.2mls) to the lower back to relieve back pain during labour. There are few trials in this area, however and even fewer good quality studies of women's experiences. A randomized trial is currently underway to assess the impact of this technique. Its utility in the future may depend on the results of this trial. In 2012 the authors of the relevant Cochrane review found no good evidence to judge the benefits or risks of this procedure[31] . A recent trial of 168 women found benefits in terms of pain scores, but not for the other parameters assessed[32] .If this procedure is introduced, it is important to assess the views of women and of staff, since women report that the initial sensation of the water injection is relatively unpleasant (like an insect sting) and some staff may be reluctant to inflict such short term pain, even if there is a longer term gain for women[33] .

Hot/cold packs

The use of warm or cold packs as pain relieving agents is common in many health care settings. In terms of labour pain, this usually involves heating or cooling cloth or gauze pads, or the use of hotwater bottles or packs of material such as wheat, buckwheat, or flax that can be safely heated. Sometimes these also contain essential oils. There is randomised trial evidence from one RCT that suggests that application of warm packs to the lower back during labour, and the perineum during birth might reduce pain sensation and labour duration [34]. Shrirvana and Ganji used cold packs on the abdomen and back and also found reduction in pain scores[35]. One trial used a combination of hot and cold packs and reported a similar effect[36]. However, all three trials reported that they included 64 women, and all were undertaken in one country (Iran), two in the same institution, which may raise questions about external generalisability. Despite this, anecdotal accounts from the use of warm or cold packs in practice support the findings of benefit. If such an approach is to be adopted in local units, attention should be paid to the temperature of the packs used, to ensure the women does not experience heat or ice burns. Those providing the therapy must be constantly alert to the womans response to use of the packs, and be ready to stop their use immediately if she expresses any discomfort.

EDUCATIONAL, ENVIRONMENTAL AND ORGANIZATIONAL CONSIDERATIONS

Antenatal education for women and families

For all the techniques above to be effective it is important that women (and their intended birth companions) are introduced to them in the antenatal period. This could be done during antenatal check ups, or in antenatal education sessions if these are available to local women. Since aanticipatory fear and anxiety may be one component of labour pain perception[37] preparation is likely to enable women to anticipate labour more positively, knowing they have tools at their disposal that they could use to help them during labour and birth. A systematic review published in 2018 found that 'birth preparedness' was associated with higher levels of positive childbirth experience, when combined with effective support during labour, and minimal intrapartum interventions[38]. In 2013, a qualitative study undertaken in Brazil found that those who took part in a specific birthing preparation programme reported that they were able to exercise self-control during labor, that they did not need to use pharmacological pain relief, and that they were satisfied with their birthing experience[39].

There is little trial evidence to support this kind of qualitative data, but it is common sense to assume that the more prepared women are, and the more they have practised certain approaches (such as hypnotherapy) if they intend to use them, the more likely it is that they will be able to employ these techniques in labour.

Staff attitude and training

Raising expectations antenatally about techniques and support systems that might not actually be available to women, or that may be actively discouraged when they do enter labour, could have result in a distressing or even traumatic birth experience. If staff attitudes are negative or even disrespectful to women who try to use non-pharmacological approaches, the very fear/anxiety cycle that they are designed to overcome will be re-activated. As for pharmacological techniques, any service which intends to provide nonpharmacological pain relief must ensure that staff are willing and engaged in offering what is required to enable these techniques to work effectively. This might involve introducing staff to the kinds of techniques women might use in an objective and supportive manner, including the use of videos and women's testimonies as well as introducing them to the theoretical mechanisms of effect, and training them in relevant technical skills. This should include, as a minimum, educating staff in the different ways in which women tend to move in labour at different stages of their labour, and in the mechanisms of birth in different positions.

Organization of time

Most of the techniques discussed in this chapter require staff to be in attendance on women throughout labour. Time spent with labouring woman may be one of the most effective means of helping them to work with pain during their labour. It is very easy to staff to become disengaged, particularly if they are looking after too many women at once, or if the service expects them to prioritise activities like record-keeping or monitoring over spending time directly in contact and conversation with labouring women. Nonpharmacological pain relief is not the same as a pill or an injection. The psychological or neurohormonal mechanisms of effect require personal input, physically and psychologically. Both staff and service providers and funders need to be aware of this. Training birth companions can be a partial solution if staffing issues are real (and not just a consequence of allocating clinical staff to non-clinical duties), particularly in terms of techniques like massage or aromatherapy. However, ultimately, respectful, kind, and expert carers givers are most likely to be agents of pain relief for women experiencing physiological labour pain.

Birth environment: welcoming women and birth companions

In order to enable all the above to happen, the birth environment needs to be welcoming to women and birth companions. This includes space for the labouring woman to move around (preferably in calm, peaceful surroundings) and for her care giver or birth companion to undertake massage or other techniques, privacy to enable her to express her pain without worrying about upsetting others, easy, visible access to simple equipment such as birthballs, or bars to hold onto, and mats on the floor, temperature controls lighting that can be dimmed, or sidelights to enable her to feel that she is not constantly under surveillance under bright lights, and down-regulation of the importance of the labour bed by putting it in a corner, or hiding it away until and unless it is needed. If waterbirth is offered, pools or baths should be available and ready when needed. The addition of biophilic paintings or moving images and sounds of nature can help to set a calm atmosphere, for women with and without complications[40].

FINAL CONSIDERATIONS

Many of the above techniques are interconnected. For example, women who are upright may benefit from massage of the lower back with warm oils that include aromatherapy preparations. Even where women need technological interventions, many of the supportive techniques described here can be used, in combination with pharmacological solutions where this is what women want and need. Recent interest in respectful care during childbirth emphasises that staff attitudes and behaviours are a key component in women's perception of their labour and birth, whether it is straightforward or complex. This chapter therefore assumes that care givers are able to provide such care, and that the provision of non-pharmacological pain relief takes place within settings that promote positive childbirth experiences for all labouring women.

KEY MESSAGES

Ten most important aspects of the paper

1. Most women would prefer to avoid pharmacological pain relief if they can
2. Most non-pharmacological approaches that work are likely to do so by either reducing fear and anxiety (and therefore reducing the physiological effects of stress hormones); by disassociation of emotion from pain sensation; or by reducing the transmission of neurological signalling of pain through 'gate theory' processes.

3. Based on systematic reviews of randomized trials, the continuous presence of an engaged, respectful care provider during labor is likely to have the strongest effect on women's capacity to work with their labour pain

4. Providing birth environments in which women can mobilse in response to their bodily sensations has multiple benefits, including reduced pain sensation

5. There is good evidence from randomized trials that immersion in water, relaxation, acupuncture/acupressure and massage provide pain relief, and are associated with improved satisfaction with labour.

6. There is less evidence on hypnosis, biofeedback, sterile water injection, aromatherapy, and TENS, though some studies do report benefits for these techniques, and anecdotal accounts suggest that some women find them helpful

7. If an organisation wishes to offer non-pharmacological methods to childbearing women, it is important that this is linked up with antenatal education in these techniques, so that women understand the approach they want to use, have practised it (or their birth companions have done so) and are confident in its use before they enter labour

8. Positive staff attitude and staff training is essential to ensure that women are able to use their chosen technique(s) effectively

9. Organisations and funders should consider the importance of designing intrapartum care so that staff are positively encouraged to spend time with women in labour, and so that the birth environment can support mobilisation in labour, and access to equipment (such as birth balls and, if possible, baths/pools) that can enable women to work with their labour pain successfully

10. Given the lack of trials data for many non-pharmacological techniques, careful data collection (audit or formal research) recording the use and outcomes of non-pharmacological pain relief in labour would add significant to knowledge and practice in this area in future.

References

1. Crawford JS 1985. Lumbar epidural analgesia for labour and delivery, a personal view in The Management of Labour. Ed. Studd J. Blackwell scientific publications, Oxford, p.226.

2. Jones L, Othman M, Dowswell T, Alfirevic Z, Gates S, Newburn M, Jordan S, Lavender T, Neilson JP. 2012 Pain management for women in labour: an overview of systematic reviews. Cochrane Database of Systematic Reviews Issue 3. Art. No.: CD009234. DOI: 10.1002/14651858.CD009234.pub2.

3. Waldenström U, Schytt E.2009 A longitudinal study of women's memory of labour pain--from 2 months to 5 years after the birth. BJOG. 116(4):577-83.

4. Van der Gucht N, Lewis K 2015 Women's experiences of coping with pain during childbirth: a critical review of qualitative research. Midwifery. 31(3):349-58

5. Buckley S 2015 Hormonal Physiology of Childbearing: Evidence and Implications for Women, Babies, and Maternity Care. Available from: http://www.nationalpartnership.org/our-work/resources/health-care/maternity/hormonal-physiology-of-childbearing.pdf. Accessed 17th March 2019

6. ICI 2018 MotherBaby Family Friendly Initiative: 12 steps. Available from :http://www.internationalchildbirth.com/uploads/8/0/2/6/8026178/ici_12_steps_summary.pdf Accessed March 17th 2019

7. Lally JE, Murtagh MJ, Macphail S, Thomson R. 2008 More in hope than expectation: a systematic review of women's expectations and experience of pain relief in labour. BMC Medicine 14;6:7

8. Salamon E, Tobias Esch T, Stefano GB 2006 Pain and relaxation (Review) International Journal Of Molecular Medicine 18: 465-470, p468

9. Darnall BD, Colloca L 2018 Optimizing Placebo and Minimizing Nocebo to Reduce Pain, Catastrophizing, and Opioid Use: A Review of the Science and an Evidence-Informed Clinical Toolkit. Int Rev Neurobiol. 139: 129–157.

10. Sandall J, Soltani H, Gates S, Shennan A, Devane D. Midwife-led continuity models versus other models of care for childbearing women. Cochrane Database of Systematic Reviews 2016, Issue 4. Art. No.: CD004667. DOI: 10.1002/14651858.CD004667.pub5.

11. Bohren MA, Hofmeyr GJ, Sakala C, Fukuzawa RK, Cuthbert A. Continuous support for women during childbirth. Cochrane Database of Systematic Reviews 2017, Issue 7. Art. No.: CD003766. DOI: 10.1002/14651858.CD003766.pub6.

12. Madden K, Middleton P, Cyna AM, Matthewson M, Jones L. Hypnosis for pain management during labour and childbirth. Cochrane Database of Systematic Reviews 2016, Issue 5. Art. No.: CD009356. DOI: 10.1002/14651858.CD009356.pub3.

13. Hoeft F, Gabrieli JD, Whitfield-Gabrieli S, et al 2012 Functional brain basis of hypnotizability. Arch Gen Psychiatry. 69(10):1064-72.

14. Finlayson K, Downe S, Hinder S, Carr H, Spiby H, Whorwell P 2015 Unexpected consequences: women's experiences of a self-hypnosis intervention to help with pain relief during labour.BMC Pregnancy Childbirth. 15(1):229.

15. Bakkali F, Averbeck S, Averbeck D, Idaomar M. 2008 Biological effects of essential oils--a review. Food Chem Toxicol. 46(2):446-75.

16. Nagai K, Niijima A, Horii Y, et al 2014 Olfactory stimulatory with grapefruit and lavender oils change autonomic nerve activity and physiological function. Auton Neurosci. 185:29-35.

17. Smith CA, Collins CT, Crowther CA. Aromatherapy for pain management in labour. Cochrane Database of Systematic Reviews 2011, Issue 7. Art. No.: CD009215. DOI: 10.1002/14651858.CD009215.

18. Simkin P, Bolding A. Update on nonpharmacological approaches to relieve labor pain and prevent suffering. Journal of Midwifery & Women's Health 2004;49(6):489-504.

19. Smith CA, Levett KM, Collins CT, et al 2018. Relaxation techniques for pain management in labour. Cochrane Database of Systematic Reviews 2018, Issue 3. Art. No.: CD009514. DOI: 10.1002/14651858.CD009514.pub2.

20. Field T 2010 Pregnancy and labor massage.Expert Rev Obstet Gynecol. 5(2):177-181.

21. Smith CA, Levett KM, Collins CT et al 2018 Massage, reflexology and other manual methods for pain management in labour. Cochrane Database of Systematic Reviews Issue 3. Art. No.: CD009290. DOI: 10.1002/14651858.CD009290.pub3.

22. Smith CA, Collins CT, Crowther CA, Levett KM 2011. Acupuncture or acupressure for pain management in labour. Cochrane Database of Systematic Reviews Issue 7. Art. No.: CD009232. DOI: 10.1002/14651858.CD009232.

23. Najafi F, Jaafarpour M, Sayehmiri K, Khajavikhan J. 2018 An Evaluation of Acupressure on the Sanyinjiao (SP6) and Hugo (LI4) Points on the Pain Severity and Length of Labor: A Systematic Review and Meta-analysis Study. Iran J Nurs Midwifery Res. 23(1):1-7. doi: 10.4103/ijnmr.IJNMR_184_15.

24. Lawrence A, Lewis L, Hofmeyr GJ, Styles C. 2013 Maternal positions and mobility during first stage labour. Cochrane Database of Systematic Reviews Issue 8. Art. No.: CD003934. DOI: 10.1002/14651858.CD003934.pub3.

25 Salvatore Gizzo, Stefania Di Gangi, Marco Noventa, et al 2014 Women's Choice of Positions during Labour: Return to the Past or a Modern Way to Give Birth? A Cohort Study in Italy. Biomed Res Int. Published online 2014 May 15.

26 Makvandi S1, Latifnejad Roudsari R2, Sadeghi R3, Karimi L1. 2015 Effect of birth ball on labor pain relief: A systematic review and meta-analysis. J Obstet Gynaecol Res. 41(11):1679-86.

27 Gupta JK, Sood A, Hofmeyr GJ, Vogel JP. Position in the second stage of labour for women without epidural anaesthesia. Cochrane Database of Systematic Reviews 2017, Issue 5. Art. No.: CD002006. DOI: 10.1002/14651858.CD002006.pub4.

28 Cluett ER, Burns E, Cuthbert A. Immersion in water during labour and birth. Cochrane Database of Systematic Reviews 2018, Issue 5. Art. No.: CD000111. DOI: 10.1002/14651858.CD000111.pub4.

29 Dowswell T, Bedwell C, Lavender T, Neilson JP. Transcutaneous electrical nerve stimulation (TENS) for pain management in labour. Cochrane Database of Systematic Reviews 2009, Issue 2. Art. No.: CD007214. DOI: 10.1002/14651858.CD007214.pub2.

30 Shahoei R, Shahghebi S, Rezaei M, Naqshbandi S. 2017 The effect of transcutaneous electrical nerve stimulation on the severity of labor pain among nulliparous women: A clinical trial. Complement Ther Clin Pract. 28:176-180. AND Santana LS, Gallo RB, Ferreira CH, et al 2016 Transcutaneous electrical nerve stimulation (TENS) reduces pain and postpones the need for pharmacological analgesia during labour: a randomised trial. J Physiother. 62(1):29-34.

31 Derry S, Straube S, Moore RA, Hancock H, Collins SL. Intracutaneous or subcutaneous sterile water injection compared with blinded controls for pain management in labour. Cochrane Database of Systematic Reviews 2012, Issue 1. Art. No.: CD009107. DOI: 10.1002/14651858.CD009107.pub2

32 Genç Koyucu R, Demirci N, Ender Yumru A, et al 2018 Effects of Intradermal Sterile Water Injections in Women with Low Back Pain in Labor: A Randomized, Controlled, Clinical Trial. Balkan Med J. 15;35(2):148-154.

33 Lee N, Kildea S, Stapleton H. 2017 'Tough love': The experiences of midwives giving women sterile water injections for the relief of back pain in labour. Midwifery. 53:80-86.

34 Behmanesh F, Pasha H, Zeinalzadeh M. The effect of heat therapy on labor pain severity and delivery outcome in parturient women. Iranian Red Crescent Medical Journal 2009;11(2):188-92

35 Shirvani MA, Ganji Z. 2014 The influence of cold pack on labour pain relief and birth outcomes: a randomised controlled trial. J Clin Nurs. 23(17-18):2473-9.

36 Ganji Z, Shirvani MA, Rezaei-Abhari F, Danesh M.2013 The effect of intermittent local heat and cold on labor pain and child birth outcome. Iran J Nurs Midwifery Res. 18(4):298-303.

37 Stoll K, Hall W, Janssen P, Carty E. 2014 Why are young Canadians afraid of birth? A survey study of childbirth fear and birth preferences among Canadian University students. Midwifery. 30(2):220-6.

38 Taheri M, Takian A, Taghizadeh Z, et al 2018 Creating a positive perception of childbirth experience: systematic review and meta-analysis of prenatal and intrapartum interventions. Reprod Health. 2;15(1):73.

39 Miquelutti MA, Cecatti JG, Makuch MY 2013 Antenatal education and the birthing experience of Brazilian women: a qualitative study. BMC Pregnancy Childbirth. 5;13:171.

40 Aburas R, Pati D, Casanova R, Adams NG. 2017 The Influence of Nature Stimulus in Enhancing the Birth Experience. HERD. 10(2):81-100

CHAPTER 19

First Period of Labour – Latent and Active Phases

Shiri Shinar
Ernesto Antonio Figueiro-Filho
Dan Farine

INTRODUCTION

In 1955 Emanual Friedman defined labor in a quantitative manner, thereby providing standardization and facilitating precise mathematical derivation of normal and abnormal labor progression (1). By evaluating the course of labor of 500 primigravidas admitted to the Sloane Hospital for Women in New York in the mid-1950s he defined the spectrum of normal labor, depicted in the "Friedman curve" (figure 1) (1–3). This curve set the basis for understanding and assessing labor, and was widely accepted as a fundamental tool for labor management for more than 50 years.

Figure 1 Friedman labor curve First stage = A + B + C + D, where A = latent phase, B = acceleration phase, C = phase of maximum slope, and D = deceleration phase. Second stage = E. Data from: Friedman EA. Labor: Clinical evaluation and management, 2nd ed, Appleton-Century-Crofts, New York 1978.

According to Friedman's work, the first stage of labor was divided to two phases: the latent phase and the active phase. The latent phase is characterized by slower progression with no predefined normal rate. The active phase is more rapid and has a normal Gaussian distribution. The transition from the latent phase to the active phase was found to occur at 3 to 4 cm cervical dilation, and the statistical minimum rate (5th centile) of normal cervical dilation during the active phase was 1.2 cm/hour for nulliparous women and 1.5 cm/hour for multiparous women. Additionally, Friedman recognized a deceleration phase from 8 to 10 cm dilation.

Recent data from contemporary labors suggests that the previously defined Friedman curve may not be accurate for laboring women today, due to changes in obstetric practice and maternal characteristics. Though this remains controversial, the criteria for normal labor progression have been revised (4–8) and a new labor curve has been established (figure 2).

Regardless of utilizing the old or new criteria and guidelines for labor management, the transition from the latent phase to the active phase, is based primarily on a digital ex-

amination. As such, it is important to understand the limitations of such a subjective assessment.

Figure 2 Contemporary labor curves by parity. Average labor curves by parity in singleton term pregnancies with spontaneous onset of labor, vaginal delivery, and normal neonatal outcomes. Note that for parous women the inflection point for acceleration of cervical dilation is at about 6 cm and that there is no clear inflection point for nulliparous women. Data from: Zhang J, Landy HJ, Branch DW, et al. Contemporary patterns of spontaneous labor with normal neonatal outcomes. Obstet Gynecol 2010; 116:1281.

VAGINAL EXAMINATIONS

Digital vaginal examinations are the basis for our current method of assessing labor progression and determining labor management. Each of these examinations is represented by an entry on the partogram, a composite graphical record of labor progression. Digital examinations are notoriously inaccurate and insensitive; frequently by as much as 1-2 cm. Moreover, the number of digital examinations in labor is associated with an increasing risk of infection once the membranes are ruptured (9). These limitations have several consequences:

1. Digital examinations are usually performed at intervals of 1-4 hours, so that changes in the assessed dilatation can exceed the margin of error of the examination.
2. The latent phase of labor, frequently characterized by many hours required to achieve a small increase in dilatation, is diagnosed retrospectively.
3. The increasing risk of infection with ruptured membranes provides an additional incentive to increase the time interval between vaginal examinations.

LABOR STAGES - DEFINITIONS
First stage

Time from onset of labor to complete cervical dilation. Clinically, women are asked the time at which contractions start-

368

ed to occur regularly every 3 to 5 minutes for more than an hour. This documents the onset of labor. The time that complete dilation is first identified on physical examination documents the end of the first stage.

The first stage consists of a **latent phase** and an **active phase**.

- **Latent phase** - gradual cervical change
- **Active phase** - rapid cervical change. According to the Friedman curve, the active phase of labor is made up of 3 separate stages, including acceleration, maximal slope, and deceleration stages. The deceleration stage was noted in the contemporary labor curve.

The labor curve of multiparas may show an inflection point between the latent and active phases; Though the dilation at which this occurs is controversial, it is agreed that in nulliparas, the inflection point is often unclear and, if present, occurs at a more advanced cervical dilation. The defining point of inflection is always a retrospective finding.

WHEN DOES THE ACTIVE PHASE OF LABOR START AND END?

Start of active phase

This is a vital issue for all laborists and is key in defining normal and abnormal labor. An important reason for this is that latent phase management is expectant as it is anticipated to progress slowly, while the essence of active phase management is to diagnose and treat protracted labor. There have been many proposed definitions for the start of the active phase of labor in relation to cervical dilatation:

- **Dilatation not defined**: Once referred to as the "Dublin active management of labor", this approach avoids assigning a specific cervical dilatation to define active labor (10).
- **3-4 cm**: First proposed by Friedman (1,2). Supported by guidelines from the Society of Obstetricians & Gynaecologists of Canada (4 cm, 2016 (11)), Royal College of Obstetricians & Gynaecologists NICE (4 cm, 2014 (12)) and previously by the American College of Obstetricians & Gynecologists (ACOG 3-4 cm, 2003). Also used in previous standard textbooks including Williams' Obstetrics 22nd ed. (3-5 cm, 2010), Creasy and Resnik's Maternal Fetal Medicine 6th ed. (3-4 cm, 2009) and James and Steer's High Risk Pregnancy 3rd ed. (>3 cm, 2006).
- **5 cm**: In 1986, Peisner and Rosen examined the labors of 1,060 nulliparous and 639 multiparous women (13). In both of these populations, less than 50% of labors became active by the time the cervix dilated to 4 cm and 74% of labors - by 5 cm. However, when protracted and arrested labors were eliminated, 60% of patients had reached the latent-active transition by 4 cm dilation and 89% did so by 5 cm. The authors concluded that once a parturient has reached 5 cm of dilation, she should be in the active phase of labor.
- **6 cm:** Zhang et al. systematically analyzed recent labor data to examine contemporary patterns in a large obstetric population in the United States (4). They defined the start of active phase of labor as 6 cm dilatation. Both ACOG and SMFM have subsequently adopted these recommendations (14)one in three women who gave birth in the United States did so by cesarean delivery. Cesarean birth can be life-saving for the fetus, the mother, or both in certain cases. However, the rapid increase in cesarean birth rates from 1996 to 2011 without clear evidence of concomitant decreases in maternal or neonatal morbidity or mortality raises significant concern that cesarean delivery is overused. Variation in the rates of nulliparous, term, singleton, vertex cesarean births also indicates that clinical practice patterns affect the number of cesarean births performed. The most common indications for primary cesarean delivery include, in order of frequency, labor dystocia, abnormal or indeterminate (formerly, nonreassuring.

Contemporary labor

The rationale for the need to redefine labor patterns emerged from evolving changes in the laboring population and current obstetrical practices. On the one hand, increasing maternal age and fetal weights make labor more challenging today. On the other hand, higher rates of labor induction, oxytocin use and epidural anesthesia, intervene with natural labor, potentially altering its rate of progression. In an attempt to examine if Friedman's curves accurately define modern-day labors, Zhang et al. reviewed labor and delivery information from 12 clinical centers within 19 hospitals around the US from 2002 to 2008 (4,15). Their analysis of 62,415 women demonstrated that for both nulliparous and multiparous women at 4 cm, it could take more than 6 hours to progress to 5 cm, whereas at 5 cm, it may take more than 3 hours to progress to 6 cm. Only after 6 cm dilatation did multiparous women show faster labor progression than nulliparous women. Additionally, at 6 cm or more, almost all women who had had a vaginal delivery with normal neonatal outcomes had a first stage of labor of less than 2 hours. This was particularly true for multiparous women. This data suggests that the active phase of the first stage of labor may only begin at 6 cm, and not at 4 cm, as previously proposed by Friedman, since only 50% of the women entered that phase by 4 cm. For this reason, no appreciable change in dilation for 4 hours may be normal in early labor but is probably abnormal after 6 cm. Therefore, the authors concluded that the term arrest of labor probably should not be used in laboring women who are 6 cm dilated or less.

When evaluating the study of Zhang et al (15), it is important to acknowledge several potential selection biases in the study design. Firstly, women who had a cesarean delivery in the first stage of labor were excluded from the analysis. Some of these cases may have been due to dysfunctional labor and labor dystocia. Their exclusion may have, therefore, resulted in an increase in dilation rate in residual study cases (16). Secondly, women with advanced dilation at admission were also excluded. If these cases were reflective of more rapid labors, their exclusion may contribute to a slower overall appearance of cervical dilatation (16,17). Lastly, nearly half of the parturients included in study received oxytocin for labor augmentation, potentially altering the natural course and rate of labor progression (15).

Due to these limitations some have questioned the validity of the newly proposed labor curves and there is controversy surrounding this new six cm definition of active labor (16–20). It is interesting to note that Friedman himself was publicly critical of these new guidelines (16,17,21).

Adoption of the new definition of the active labor

Over several decades, the rates of cesarean deliveries have been increasing worldwide. In an effort to halt the increasing rate of cesarean delivery, the ACOG and the Society for Maternal-Fetal Medicine (SMFM) responded to the new labor curves proposed by Zhang et al. with an Obstetric Care Consensus statement on safe prevention of primary caesarean section in 2014 (14). The hope was that by avoiding the possible erroneous diagnosis of arrest of dilation at less than 6 cm, and thereby preventing cesarean deliveries performed for this indication, the rates of primary cesareans may decrease.

The impact of the new definition of active labor on caesarean delivery rate

Several recent studies have evaluated the impact of the implementation of the new guidelines redefining active labor. Different studies found conflicting results. Rosenbloom et al. in their retrospective study, assessed the incidence of cesarean sections performed in a single academic medical center in the US before and after the change in guidelines (22). Their analysis of 7,845 women over a four-year time period showed that there were no significant decreases in the rates of cesarean deliveries performed for arrest of dilation or in overall cesarean delivery rates. Additionally, there were no significant changes in the cesarean deliveries for arrest of dilation at more than or less than 6 cm. In contrast to their results, Thuillier et al (23) in their retrospective cohort study at a university referral hospital in France, found an decrease in the rates of primary cesarean deliveries in laboring women with a singleton term gestation 1 year post guideline implementation. Their analysis of 3,283 and 3,068 women respectively, demonstrated a decrease in the global cesarean delivery rate from 9.4% pre-guideline to 6.9% post-guideline (odds ratio (OR), 0.71; 95% confidence interval (CI), 0.59-0.85). The cesarean delivery rate for arrest of first-stage labor decreased by 50%, from 1.8% to 0.9% (OR, 0.51; 95% CI, 0.31-0.81), but was significant only among nulliparous women (23).

An additional recent study evaluated the effect of guideline change on rates of term singleton primary cesarean deliveries in three community hospitals in the US over two 6-month time periods. Their results are in agreement with Thuillier et al., as they too demonstrated a reduction in the rate of primary cesarean deliveries from 27.9% to 19.7% (OR, 0.63, 95% CI 0.46-0.88) in 434 women identified in the pre-guideline period and 401 women in the post-guideline period (24).

The impact of the new definition of active labor on maternal and neonatal outcome

Due to the proposed change in the definition of active labor and the slow and gradual process of adoption of new guidelines in daily medical practice, there is scarcity of information available regarding the effect of this change on maternal and neonatal outcomes. A secondary analysis of data from the Maternal Fetal-Medicine Units Network Cesarean Registry in the US analyzed composite maternal morbidity in women who underwent a cesarean delivery for arrest of dilation at a maximal cervical dilation of 4-5 cm versus those who reached 6 cm and above. A total of 5,681 nulliparous women with term, singleton, cephalic gestations who underwent a primary cesarean delivery for arrest of dilation were assessed, showing no significant difference in rates of composite adverse maternal outcomes between both groups (25). A similar before and after retrospective cohort study at a single academic center that adopted guidelines from the Consensus for the Prevention of the Primary Cesarean Delivery, examined neonatal and maternal outcomes. They showed a significant decrease in overall rates of cesarean deliveries and those performed for arrest of dilation at less than 6 cm, along with a decrease in rates of postpartum hemorrhage and composite maternal morbidity. Neonatal outcomes were unchanged between the two time periods (26). On the other hand, in a recent study that found no decrease in the primary cesarean delivery rates when comparing the periods of before and after guideline change, there was an increase in maternal and neonatal morbidity with the new guidelines (22).

End of the active phase

The active phase of labor ends at 10 cm dilatation and marks the beginning of the second stage of labor. It should be acknowledged, however, that it is likely that the cervix has been fully dilated prior to the examination that determined it. Utilizing the Barnev cervicometer, it has been shown that the actual time of full dilatation and commencement the second stage of labor occurs when the cervix stops dilating with a contraction (27). In reality, this information is usually unavailable and may affect the clinical management of the second stage.

ASSESSMENT OF LABOR PROGRESS IN THE FIRST STAGE

The purpose of assessing labor progression is diagnosing labor dystocia. The diagnosis of protraction and arrest disorders is based on deviation from the contemporary norms described above and are defined according to the phase of the first stage in which they occur. As there is no real time limit to the latent phase, the diagnosis of protraction and arrest pertain only to the active phase.

According to the Friedman labor curve, protracted active phase dilation is defined as less than 1.2 cm per hour in nulliparous women or less than 1.5 cm per hour in multiparous women (2). A dilation at a rate of 1.2 cm per hour, the 5th centile, is therefore defined as the "lowest acceptable rate" of cervical dilation. Contemporary data suggests that Over 50 percent of patients do not dilate >1 cm/hour until reaching 6 cm dilation. From 6 cm onward the progress is much faster regardless of parity. Thus, labor protraction refers to women at or beyond 6 cm dilation who dilate at a rate slower than 1-2 cm/hr, which reflects the 95th centile in contemporary labor curves.

Active phase arrest is defined according to ACOG, SM-FM and NICHD (4), as cervical dilation≥6 cm in a patient with ruptured membranes and:

1. No cervical change for ≥4 hours despite adequate contractions (usually defined as >200 Montevideo units [MVU])
2. No cervical change for ≥6 hours with inadequate contractions.

MANAGEMENT OF PROTRACTED ACTIVE PHASE

Oxytocin is the only medication approved by the US Food and Drug Administration for labor stimulation in the active phase. Its dose should be titrated to obtain adequate uterine contractions, as the individual's response to a particular dose cannot be predicted (28).

In cases of protracted labor augmentation with oxytocin and amniotomy is recommended. It has been shown to reduce time to delivery by approximately 1.5 hours in both nulliparous and multiparous women (29) and improve maternal satisfaction (30,31). In cases of active phase arrest, a cesarean delivery should be performed. In a recent study of progression patterns in women undergoing oxytocin augmentation who achieved vaginal delivery, it was found that labor augmentation in the early first stage may progress slowly, taking up to 10 hours for the cervix to dilate by 1 cm. However, once the cervix is dilated more than 5 cm, cervical dilation to the next centimeter occurs within 2 hrs in both nulliparas and multiparas in 95% of the cases, with high- and low-dose oxytocin having similar impacts on labor progression (32).

CONCLUSION

At present there is no consensus regarding the definition of the beginning of the active phase of the first stage of labor. The recent change in ACOG guidelines and adoption of the six cm threshold for active labor have yet to show a uniform decrease in overall rates of primary cesarean deliveries and those done due to arrest of cervical dilation. A randomized controlled trial is needed to fully ascertain the effect of the new guidelines on cesarean delivery rates and associated maternal and neonatal morbidities.

References

1. FRIEDMAN E. The graphic analysis of labor. Am J Obstet Gynecol. 1954 Dec;68(6):1568–75.
2. Friedman EA. The labor curve. Clin Perinatol. 1981 Feb;8(1):15–25.
3. FRIEDMAN EA. Primigravid labor; a graphicostatistical analysis. Obstet Gynecol. 1955 Dec;6(6):567–89.
4. Zhang J, Landy HJ, Branch DW, Burkman R, Haberman S, Gregory KD, et al. Contemporary patterns of spontaneous labor with normal neonatal outcomes. Obstet Gynecol. 2010 Dec;116(6):1281–7.

5. Suzuki R, Horiuchi S, Ohtsu H. Evaluation of the labor curve in nulliparous Japanese women. Am J Obstet Gynecol. 2010 Sep;203(3):226. e1-6.
6. Cheng YW, Shaffer BL, Nicholson JM, Caughey AB. Second stage of labor and epidural use: a larger effect than previously suggested. Obstet Gynecol. 2014 Mar;123(3):527–35.
7. Oladapo OT, Diaz V, Bonet M, Abalos E, Thwin SS, Souza H, et al. Cervical dilatation patterns of "low-risk" women with spontaneous labour and normal perinatal outcomes: a systematic review. BJOG. 2018 Jul;125(8):944–54.
8. Zhang J, Duan T. The physiologic pattern of normal labour progression. BJOG. 2018 Jul;125(8):955.
9. Seaward PG, Hannah ME, Myhr TL, Farine D, Ohlsson A, Wang EE, et al. International Multicentre Term Prelabor Rupture of Membranes Study: evaluation of predictors of clinical chorioamnionitis and postpartum fever in patients with prelabor rupture of membranes at term. Am J Obstet Gynecol. 1997 Nov;177(5):1024–9.
10. Frigoletto FDJ, Lieberman E, Lang JM, Cohen A, Barss V, Ringer S, et al. A clinical trial of active management of labor. N Engl J Med. 1995 Sep;333(12):745–50.
11. Lee L, Dy J, Azzam H. Management of Spontaneous Labour at Term in Healthy Women. J Obstet Gynaecol Can. 2016 Sep;38(9):843–65.
12. Delgado Nunes V, Gholitabar M, Sims JM, Bewley S. Intrapartum care of healthy women and their babies: summary of updated NICE guidance. BMJ. 2014 Dec;349:g6886.
13. Peisner DB, Rosen MG. Transition from latent to active labor. Obstet Gynecol. 1986 Oct;68(4):448–51.
14. Obstetric care consensus no. 1: safe prevention of the primary cesarean delivery. Obstet Gynecol. 2014 Mar;123(3):693–711.
15. Zhang J, Landy HJ, Branch DW, Burkman R, Haberman S, Gregory KD, et al. Contemporary Patterns of Spontaneous Labor With Normal Neonatal Outcomes, NIH Public Access. 2013;116(6):1281–7.
16. Cohen WR, Friedman EA. Perils of the new labor management guidelines. Am J Obstet Gynecol [Internet]. 2015;212(4):420–7. Available from: http://dx.doi.org/10.1016/j.ajog.2014.09.008
17. Cohen WR, Friedman EA. Misguided guidelines for managing labor. Am J Obstet Gynecol [Internet]. 2015;212(6):753–753.e1. Available from: http://dx.doi.org/10.1016/j.ajog.2015.04.012
18. Laughon SK, Branch DW, Beaver J, Zhang J. Changes in labor patterns over 50 years. Am J Obstet Gynecol [Internet]. 2012;206(5):419.e1-419.e9. Available from: http://dx.doi.org/10.1016/j.ajog.2012.03.003
19. Zhang J, Troendle J, Grantz KL, Reddy UM. Statistical aspects of modeling the labor curve. Am J Obstet Gynecol [Internet]. 2015; 212(6):750–750.e1. Available from: http://dx.doi.org/10.1016/j.ajog. 2015.04.014
20. Dietz HP, Campbell S. Toward normal birth–but at what cost? Am J Obstet Gynecol [Internet]. 2016;215(4):439–44. Available from: http://dx.doi.org/10.1016/j.ajog.2016.04.021
21. Cohen WR, Sumersille M, Friedman EA. Management of Labor: Are the New Guidelines Justified? J Midwifery Womens Health. 2018 Jan;63(1):10–3.
22. Rosenbloom JI, Stout MJ, Tuuli MG, Woolfolk CL, López JD, Macones GA, et al. New labor management guidelines and changes in cesarean delivery patterns. Am J Obstet Gynecol [Internet]. 2017;217(6):689. e1-689.e8. Available from: https://doi.org/10.1016/j.ajog. 2017. 10.007
23. Thuillier C, Roy S, Peyronnet V, Quibel T, Nlandu A, Rozenberg P. Impact of recommended changes in labor management for prevention of the primary cesarean delivery. Am J Obstet Gynecol. 2018 Mar;218(3):341.e1-341.e9.
24. Bell AD, Joy S, Gullo S, Higgins R, Stevenson E. Implementing a Systematic Approach to Reduce Cesarean Birth Rates in Nulliparous Women. Obstet Gynecol. 2017 Nov;130(5):1082–9.
25. Dahlke JD, Sperling JD, Has P, Lovgren TR, Connealy BD, Rouse DJ. Peripartum Morbidity after Cesarean Delivery for Arrest of

Dilation at 4 to 5 cm Compared with 6 to 10 cm. Am J Perinatol. 2018 Apr;

26. Wilson-Leedy JG, DiSilvestro AJ, Repke JT, Pauli JM. Reduction in the Cesarean Delivery Rate After Obstetric Care Consensus Guideline Implementation. Obstet Gynecol. 2016 Jul;128(1):145–52.

27. Farine D, Jaffa A, Rosenn B, Kreiser D, Schiff E, Kiss S et al. The physiology of the cervix in labor - the effect of individual contractions. Am J Obs Gynecol. 2004;191(6):S186.

28. Satin AJ, Leveno KJ, Sherman ML, McIntire DD. Factors affecting the dose response to oxytocin for labor stimulation. Am J Obstet Gynecol. 1992 Apr;166(4):1260–1.

29. Wei S, Wo BL, Qi H-P, Xu H, Luo Z-C, Roy C, et al. Early amniotomy and early oxytocin for prevention of, or therapy for, delay in first stage spontaneous labour compared with routine care. Cochrane database Syst Rev. 2013 Aug;(8):CD006794.

30. Selo-Ojeme DO, Pisal P, Lawal O, Rogers C, Shah A, Sinha S. A randomised controlled trial of amniotomy and immediate oxytocin infusion versus amniotomy and delayed oxytocin infusion for induction of labour at term. Arch Gynecol Obstet. 2009 Jun;279(6):813–20.

31. Nachum Z, Garmi G, Kadan Y, Zafran N, Shalev E, Salim R. Comparison between amniotomy, oxytocin or both for augmentation of labor in prolonged latent phase: a randomized controlled trial. Reprod Biol Endocrinol. 2010 Nov;8:136.

32. Zhang L, Troendle J, Branch DW, Hoffman M, Yu J, Zhou L, et al. The expected labor progression after labor augmentation with oxytocin : A retrospective cohort study. 2018;1–9.

CHAPTER **21**

Intrapartum Fetal Monitoring

Silvia Espuelas Malón
Edwin Chandraharan

INTRODCUTION

Continuous electronic fetal heart rate monitoring (EFM) involves the use of a cardiotocograph (CTG) which records the fetal heart rate (FHR) and ongoing uterine contractions (tocograph), to determine fetal well-being during labour. The objective is to timely detect signs of intrapartum hypoxia so as to institute action to prevent hypoxic-ischaemic brain injury, which can lead to cerebral palsy and long-term neurological impairment.

EFM was first introduced to the clinical practice in the late 1960s without any randomized clinical trials to confirm its efficacy nor robust consensus guidelines on how to use it. In 1979, the American College of Obstetricians and Gynaecologists (ACOG) published the first robust guideline on CTG interpretation, although few 'expert opinions' existed prior to this.

Initially, the CTG was based on the use of phonocardiography to record FHR, but this was replaced by Doppler, improving the quality of signals. The CTG records FHR either via an ultrasound transducer placed on the mother's abdomen or via an electrode attached to the fetal scalp and, a second transducer is placed on the mother's abdomen over the uterine fundus to record frequency and duration of uterine contractions.

Unfortunately, since the introduction of CTG (approximately 50 years ago) there has not been an improvement in the rates of cerebral palsy or perinatal deaths. However, intrapartum caesarean section and operative vaginal delivery rates have significantly increased.

It is essential to ensure an accurate interpretation of CTG in order to differentiate a fetus who is exposed to intrapartum hypoxic or mechanical stresses, but compensating well to the ongoing stress, from a fetus showing "pathological" features on the CTG suggestive of the onset of fetal decompensation. This enables timely action to avoid birth asphyxia and brain damage. Therefore, to correctly interpret a CTG, clinicians need to understand the physiology behind FHR changes and consider the wider clinical picture to take appropriate actions based on the findings, instead of purely relying on guidelines which are based on 'pattern recognition'.

CURRENT PROBLEMS WITH CTG INTERPRETATION

Inter and intra-observer variability

CTG was initially developed as a screening tool to asses fetal well-being and to detect intrapartum fetal hypoxia, but its positive predictive value (PPV) for intrapartum fetal hypoxia is approximately only 30%. On the contrary, it has a false positive rate of approximately >90%.

One of the contributing factors to its low PPV is that existing guidelines employ the visual interpretation of CTG based on ´pattern recognition´, which is fraught with inter- and intra-observer variability, liable to subjectivity.

The lack of physiological understanding of FHR changes and CTG classification based on pattern recognition leads not only to erroneous interpretations but also to unnecessary intrapartum operative interventions as well as delays in intervention.

Therefore, there is a need for deeper understanding of fetal physiology to optimise the interpretation of the CTG trace and to incorporate the impact of the 'wider clinical picture' (e.g. the presence of meconium, maternal pyrexia, chorioamnionitis, intrauterine growth restriction, etc) to ensure optimum perinatal outcomes while avoiding unnecessary operating interventions.

PHYSIOLOGY OF FETAL HEART RATE CONTROL

Role of the myocardium

The fetal heart (i.e. the 'pump') is the most important organ for survival as it works as a pump, supplying oxygenated blood to itself (through coronary arteries), essential organs (brain and adrenal glands) and to the rest of the tissues and organs. FHR is regulated by autonomic nervous system acting via the sino-atrial (SA) node located in the right auricle to increase FHR and via the atrio-ventricular (AV) node located in the interatrial septum to reduce FHR. In addition, the somatic nervous system can produce transient changes in heart rate related to fetal movements, similar to adult exercise. Therefore, optimum functioning of the fetal heart requires an intact central nervous system and a well-developed fetal heart in a positive aerobic balance, with adequate cardiac glycogen to respond adequately to the metabolic needs of the fetus. Thus, abnormal CTG changes may be caused by congenital malformations or organic changes in the fetal brain or heart, apart from hypoxia, infection and other metabolic changes.

Role of Autonomic Nervous System

The Autonomic Nervous System is under the involuntary control and regulates the function of internal organs such as heart rate, respiratory rate, digestion and genitourinary function among others. It is composed by the sympathetic nervous system (SNS) and the parasympathetic nervous system (PNS). Both systems have opposite actions into the myocardium: the SNS attempts to increase the FHR acting via the sino-atrial node while the PNS attempts to decrease it acting via the atrio-ventricular node of the heart. Their combined action results in resting baseline and variability of FHR.

The SNS is responsible for the 'fight or flight' response and it is responsible for priming the body for action, particularly in situations threatening survival. It is developed much earlier than PNS in intrauterine life. The PNS is often considered the 'rest and digest' and is responsible of functions that occur at rest. Late development and maturity of the PNS become gradually predominant after 34 weeks of gestation. Therefore, preterm fetus may have a baseline FHR above the upper limit of the normal range while fetus beyond 40 weeks of gestation would be expected to have low baseline FHR due to vagal dominance, and that can be <110 bpm in post-term.

Role of Somatic Nervous System

It is responsible for fetal voluntary movements, leading to a transient increase in FHR, which is recorded on the CTG trace as accelerations. Accelerations should arise from a stable baseline fetal heart rate and should rest on the same baseline. It should not be a part of a deceleration. Accelerations are considered as hallmarks of fetal well-being as they reflect the integrity of the somatic nervous system, understanding that the fetus has enough energy to supply not only central organs but also the non-essential skeletal muscle system. During hypoxic stress, a fetus will reduce its somatic body movements to conserve energy to protect essential organs. This will lead to the loss of observed accelerations on the CTG trace.

Impact of Fetal behavioural states

Healthy fetus at term, like adults, would have periods of rapid eye movement (REM) sleep, non-REM sleep and wakefulness, thus presenting alternance of active and quiescence deep sleep on the CTG trace by changes is FHR variability. Baseline FHR variability reflects integrity of autonomous nervous system (continuous interaction of SNS and PNS) but if the CNS is depressed, as it occurs in deep sleep, the baseline bandwidth would be reduced resulting in periods of reduced variability. Deep sleep can last up to 50 min and it is associated to reduced variability, rare accelerations and stable baseline. Active sleep is the most frequent behavioural state and it is associated to normal variability and moderate accelerations. Wakefulness is less frequent, and it is associated to large amount of accelerations.

This alternance of active and quiescence sleep resulting in changes of variability on the CTG is termed 'Cycling'. It reflects non-depression of CNS as the fetus has normal behavioural state, so it is considered an important hallmark of fetal well-being. The normality of the CTG trace should be determined by the presence of 'cycling' during labour. Figure 1 shows a normal CTG trace with the phenomenon of cycling.

Figure 1

Absence of cycling, showing reduced or absent variability persistently, or persistence of 'normal' variability without intervening periods of reducing baseline variability indicative of deep sleep may be due to hypoxic causes (chronic hypoxia, evolving hypoxia, chronic fetal anaemia and acidosis) or non-hypoxic causes with impaired CNS function (chorioamnionitis, haemorrhage, major fetal brain malformation, fetal stroke, diabetic keto-acidosis). Another situation that can also present with loss of cycling is the use of medications (opioids, magnesium sulphate), but that usually occurs shortly after administering them, so a cause-effect connection can be done.

FETAL RESPONSE TO HYPOXIC AND MECHANICAL STRESSES

A fetus can be exposed to either hypoxic and mechanical stresses during labour and if some of them occur it would be expected to show a series of physiological responses to compensate for the stress to avoid fetal stroke and hypoxic-ischaemic injury. The most important organ to be protected always to ensure survival is the heart, as it works as a pump supplying the rest of the body, and it is followed by the brain and the adrenal glands. The rest are "non-essential" organs for intrauterine survival as their functions are carried out by the placenta.

During uterine contractions the fetal head (dura mater is richly supplied by the vagus nerve) and the umbilical cord (stimulating baroreceptors) can be compressed leading to PNS activation and hence result in immediate, 'reflex' decrease in the FHR that returns to the normal baseline when the compression finishes (short-lasting early decelerations or quickly recovering variable decelerations). No component of hypoxia sufficient to cause acidosis is present when these decelerations are observed as they are due to mechanical compression.

When the fetus is subjected to a lack of oxygen (hypoxia), as it can occur in utero-placental insufficiency, it switches its metabolism from aerobic to anaerobic, leading to the production of lactic acid. Metabolic acidosis results in the accumulation of carbon dioxide and hydrogen ions (lactic acid) and these chemical changes in blood composition stimulate chemoreceptors leading to a fall in FHR with slow recovery (late decelerations).

Chapter 21 Intrapartum Fetal Monitoring

If the fetus is exposed to an evolving hypoxia, the next physiological response to maintain perfusion to the central organs is to produce catecholamines resulting in an increase in the baseline FHR.

Role of Baro- and Chemo receptors

Both baro- and chemoreceptors are mediators of parasympathetic response, so that, their stimulation results in a decrease of FHR.

Baroreceptors

These are stretch receptors situated in the carotid sinus and aortic arch which are stimulated by fetal systemic blood pressure increase due to peripheral resistance increase secondary to cord compression. Baroceptors send impulses to the cardiac inhibitory centre in the brain stem and it inhibits the atrioventricular node in the heart (neurological reflex). This will lead to a 'reflex' short-lasting deceleration with a rapid return to the baseline.

Chemoreceptors

These receptors are located peripherally on the aortic and carotid bodies and centrally within the brain. Chemoreceptors are stimulated by changes in the chemical composition of the blood (increased carbon dioxide, hydrogen ions and decreased oxygen content) resulting in PNS activation leading to a decrease in FHR. In this case it takes longer to return to the previous baseline (slow recovery) as maternal well oxygenated blood needs to 'wash out' the accumulated metabolic acid and carbon dioxide, thereby, gradually relieving the stimulus of chemoreceptors (late decelerations). These are more likely associated to metabolic acidosis.

Role of Catecholamines

Catecholamines (adrenaline and noradrenaline) are 'stress response hormones' with sympathomimetic activity, which are released by adrenal glands. During intrauterine life catecholamines can be produced in response to an ongoing and persistent hypoxic stress increasing FHR baseline and producing peripheral vasoconstriction achieving blood redistribution to ensure perfusion to the essential organs (heart, brain, adrenal glands). One must note that the baseline fetal heart rate may still remain within the normal range for the population of fetuses (i.e. 110 bpm-160 bpm), however, for the individual fetus, it may represent a rise from the previously observed baseline heart rate.

FEATURES ON THE CTG TRACE: WHAT DO THEY REFLECT

There are four features on a CTG trace that should be noted: baseline fetal heart rate (FHR), variability and presence of accelerations and decelerations.

Baseline FHR

It is defined as the mean FHR excluding accelerations and decelerations, determined over a 5 to 10 minutes period and expressed by beats per minute (bpm). The normal range of the baseline is considered to be between 110 and 160 bpm. The stability of the baseline is regulated by the combined effect of the sympathetic and parasympathetic nervous system. Preterm fetuses are expected to have a high baseline FHR because of parasympathetic nervous system immaturity, while term and post-term fetus usually have a baseline FHR in the low range (130-110 bpm) as a sign of parasympathetic nervous system maturity and its dominance.

An increase in the baseline >160 bpm during >10 minutes is called baseline tachycardia. It may be due to maternal pyrexia, dehydration, infection or drugs (betamimetics) or fetal hypoxia by catecholaminergic response.

A decrease in the baseline <110 bpm during >10 minutes is called baseline bradycardia. It can be physiological in cases of postmaturity, showing other reassuring features (good variability, accelerations, cycling, absence of decelerations). Other causes can be fetal heart conduction defects (heart block), drugs and acute hypoxia.

Baseline remains stable indicating positive myocardial energy balance and ongoing aerobic metabolism. Conversely, when myocardial decompensation occurs an unstable or 'wavy' baseline due to inability of the fetal myocardium to continue pumping at the given rate may be showed on CTG. The baseline should be individualised to the gestational age of the fetus in question, and should be assessed over time. Previous CTG traces, if available should be used for comparison to exclude evolving causes of fetal compromise such as chorioamnionitis or an evolving hypoxic stress.

Variability

It refers to the bandwidth variation of the baseline (above and below) and it is maintained by continuous interactions between the sympathetic and parasympathetic nervous systems.

Variability is classified as normal (5-25 bpm), reduced (<5 bpm) or increased (>25 bpm). Normal variability reflects the integrity of the fetal autonomic nervous system, therefore fetal hypoxia is unlikely.

Reduced variability can occur in situations with central nervous system (CNS) depression (i.e. deep sleep, drugs, acidosis, antenatal brain injury), if normal baseline is maintained without accelerations or decelerations it is unlikely to be due a hypoxic cause. Alternating periods of reduced and normal variability ('cycling'), approximately once in every 50 minutes in a term fetus, is a hallmark of fetal well-being as it reflects non-depressed central nervous system.

Increased variability of >25 bpm is known as 'saltatory' and it reflects instability of the autonomic nervous system attempting to maintain a stable baseline FHR to ensure CNS oxygenation when a repeated and intense, rapidly evolving hypoxic stress occurs. Therefore, action is required to immediately improve fetal oxygenation (e.g. stop oxytocin, stop pushing or deliver if no intervention is possible).

Accelerations

These are defined as a transient increase of FHR of >15 bpm over the baseline, lasting ≥15 seconds and turning back to the previous baseline. Accelerations are related to the somatic nervous system activity and they are usually associated with fetal movements. The presence of accelerations, specially combined with cycling is a very reassuring feature. The absence of accelerations can occur in some physiological situations as fetal sleep and can also be explained by drugs, chronic hypoxia, chorioamnionitis or fetal stroke. Accelerations which are of larger amplitude and coinciding with uterine contractions should arouse the suspicion of erroneous monitoring of maternal heart as the fetal heart rate, especially during the second stage of labour. From a physiological point of view, it is very unusual for the fetus to exhibit somatic body movements during contractions, when oxygenation to the placental bed is cut off by ongoing uterine contractions.

Decelerations

They are defined as a transient decrease of the FHR below the baseline of >15 bpm during at least 15 seconds. Human fetuses, unlike adults who are exposed to atmospheric air, with 20% oxygen, are immersed in amniotic fluid, with no access to oxygen. Therefore, the only way they can protect their own myocardium and maintain it in a 'positive aerobic balance' when they are exposed to a hypoxic stress is to reduce heart rate. This reduction in the heart rate and resultant decrease in the myocardial workload reduces the oxygen consumption by the myocardium, ensuring continuation of aerobic metabolism. In addition, due to prolonged diastole, the perforating coronary arteries remain open for a longer time, improving. If the decelerations recover quickly and are not repetitive with sufficient time spent at the baseline to obtain oxygen and to disperse the carbon dioxide, hypoxic injury is very unlikely.

Decelerations are usually classified as early (head compression), late (utero-placental insufficiency) or variable (cord compression) in relation to uterine contractions. Even though, during labour more than one mechanism (i.e. in a fetus with oligohydramnios due to utero-placental insufficiency, both variable deceleration due to sustained compression of the umbilical cord and late decelerations secondary to utero-placental insufficiency may occur together, resulting in morphologically 'bizarre' looking decelerations.

Early decelerations: the onset of the deceleration starts with the uterine contraction and nadir is reached at the peak of the contraction (mirror image of uterine contraction). They correspond to head compression so that they are usually presented at late first stage and second stage of labour, not before. Head compression is recognised as increased intracranial pressure, stimulating PNS to reduce the heart rate and blood pressure as protective mechanism. Early decelerations are unlikely related to hypoxia and they are quite uncommon, representing <2% of all decelerations.

Late decelerations: the nadir of the deceleration occurs after the peak of the uterine contraction (around 10-20 seconds delayed), and it returns gradually to the previous baseline, recovering completely after the contraction has finished. They are related to utero-placental insufficiency by peripheral chemoreceptors stimulation (hypoxemia, hypercarbia, acidosis), therefore they are associated to fetal hypoxia and acidosis. The delayed recovery is because, once the contraction

has subsided, oxygenated blood from the mother needs to refill placental venous sinuses to remove the stimulus to hypoxia from chemoreceptors. The presence of late decelerations means the need for intervention in order to improve utero-placental circulation and/or assessing fetal compensation to ongoing stress by scrutinising the stability of the baseline and variability if the decision to continue labour is made.

Variable decelerations: vary in shape, length, size and timing in relation to the uterine contraction. They are related to cord compression and mediated by activation of baroreceptors. These decelerations are the most frequent during the process of labour (80-90% of all decelerations). It is important to recognise different types of 'variable' decelerations based on their morphological appearances, as follows:

- **Typical or uncomplicated variable deceleration:** sudden decrease of FHR of <60 bpm from the baseline with a quick recovery (<60 seconds) with a slight increase on FHR before and after the deceleration ('shouldering'). Shouldering is explained by selective compression of the umbilical vein (thinner wall), therefore the fetus receives less blood from the placenta while it continues pumping blood through umbilical arteries. Therefore, there is a compensatory increase in the FHR to deal with ongoing fetal hypovolemia and hypotension. As the intensity of uterine contraction increases umbilical arteries are also occluded, leading to a sudden and abrupt increase in the fetal systemic blood pressure, stimulating the fetal 'baro-receptors'. The FHR drops sharply to intense PNS (vagal) stimulation to reduce fetal blood pressure and to avoid stroke (baroreceptors mediated response).
- **Atypical or complicated variable deceleration:** drop of FHR >60 bpm, lasting >60 seconds without the presence of initial 'shouldering' denoting complete cord occlusion (Figure 2). In some cases, they can show a delayed recovery, indicating a combination of baroreceptor and chemoreceptor mediated response, loss of variability within the deceleration and the presence of a biphasic pattern. They may also have an 'overshoot', which is associated to ongoing fetal hypotension secondary to intense and prolonged umbilical vein compression. These decelerations indicate that the fetus is experiencing a repetitive and sustained compression of the umbilical cord. The time spent on the baseline, as well as the stability of the baseline and the variability should be carefully scrutinized. If atypical variable decelerations are due to a rapidly evolving hypoxia (e.g. active maternal pushing or the use of uterotonics), then, a 'saltatory pattern' may also occur on the CTG trace (Figure 3).

Figura 2

Figura 3

UNUSUAL FETAL HEART RATE PATTERNS

Other unusual FHR patterns may be associated to specific clinical situations that may need an individualised management to optimise perinatal outcomes.

Sinusoidal pattern

It is defined as a regular oscillating pattern with a relatively fixed period of 2-5 cycles per minute and has an amplitude of between 5 and 15 bpm around the baseline rate, lasting at least 10 minutes. Baseline variability is reduced and there are no accelerations. The physiopathological mechanism is not clearly understood

- **Smooth or typical:** The sine wave is rounded and symmetrical in shape (Figure 4). It may be associated to physiological causes such as fetal thumb sucking (unlikely persists beyond 10 minutes) or narcotic analgesics (alphaprodine, butorphanol). The most common pathological cause is severe fetal anaemia with acidosis, usually related to rhesus isoimmunization. In these cases, transfusion (if preterm) or delivery should be considered. Other causes include severe diabetes, postdates, preeclampsia or chorioamnionitis.

Figure 4

- **Jagged or atypical:** The wave is jagged, with saw-tooth form, it is also named 'Poole shark-teeth pattern' and is almost exclusively seen in intrapartum period (Figure 5). It is associated to sudden feto-maternal haemorrhage, including ruptured vasa praevia or abruption, leading to fetal hypovolemia and hypotension. In these cases, the fetus should be delivered immediately and the newborn may require blood transfusion.

Figure 5

- Pseudo-sinusoidal: undulatory waveforms of constant amplitude FHR baseline oscillations alternating with periods on normal variability and reactivity. Not typically associated with fetal compromise.

'Saltatory pattern' or 'zig-zag pattern'

It is described as a pattern with FHR variability >25 bpm with an oscillatory frequency >6 per minute during at least 1 minute. It reflects instability of autonomic nervous system attempting to maintain a stable baseline. It can appear due to acute uterine hyperstimulation, rapidly evolving hypoxia, active pushing (repeated hypoxic stress) or administration of ephedrine. Immediate action should be taken to improve fetal oxygenation.

Overshoot

It is defined as an acceleration arising from a variable deceleration (Figure 6) caused by intense and prolonged cord compression with adrenergic stimulation, but lack of vagal activation due to brief accumulation of carbon dioxide during hypoxic episodes. It is important to differentiate from accelerations. Improvement of fetal environment is required, by reducing ongoing umbilical cord compression by modifying uterine contractions.

Figure 6

PRE-EXISTING HYPOXIA AND FETAL INFECTION
Pre-existing hypoxia

Prolonged and persistent hypoxia during antenatal period due to chronic utero-placental insufficiency or antenatal insults may result in a process of adaptation and compensation of the fetus to endure this suboptimal intrauterine environment.

The adaptive changes shown by fetus in this situation are: reduction in growth and restriction of somatic movements to decrease energy consumption, hemodynamic redistribution and peripheral vasoconstriction to ensure the supply of oxygenated blood to vital organs (heart, brain, adrenal glands), sustained release of catecholamines to increase the cardiac output by increasing heart rate to obtain more oxygenated blood from the placenta.

Therefore, the features observed on the CTG of a fetus exposed to chronic hypoxia include an increase in the baseline FHR which can be in the upper limit of the normal range but inappropriate for the given gestational age, absence of accelerations, reduced variability and may also show 'shallow' decelerations (chemoreceptor mediated decelerations).

As these fetus have reduced physiological reserves, they would not be able to withstand the process of labour with further reduction in oxygenation (uterine contractions compressing umbilical cord and reducing uteroplacental circulation) as it may result in rapid decompensation leading to hypoxic-ischaemic brain injury and, if it persists, myocardial failure with terminal bradycardia and intrapartum stillbirth or early neonatal death may ensue.

Although, some brain damage may have already occurred, when chronic hypoxia is suspected immediate delivery is required (caesarean section during the first stage of labour or an immediate operative vaginal delivery). If active labour has started but immediate delivery is not possible, tocolysis should be administered to avoid further hypoxic stress until delivery is accomplished.

Chorioamnionitis

Intrauterine infection may result in inflammation and infection of the amniotic fluid and the placenta causing fetal brain damage by multiple pathways. These include damage to developing neurones by inflammatory mediators, relative tissue hypoxia and acidosis secondary to increase metabolic demand, and meningitis or encephalitis (*Streptococcus agalactiae* or *Escherichia coli*). Only 8-12% of cases with present with clinical chorioamnionitis (maternal pyrexia or tachycardia).

Increased metabolic rate secondary to inflammation and pyrexia leads to a raise in FHR (approximately 10% for each degree rise of temperature) and fetal brain inflammation may show depression of CNS by a loss of the physiological active and quiet sleep phases (cycling). Therefore, chorioamnionitis should be considered in a fetus with higher than expected baseline FHR for gestational age and absence of cycling with decreased variability developed in the absence of preceding or ongoing decelerations (Figure 7). It should be noticed that meconium may be associated with ongoing clinical and subclinical chorioamnionitis as a stress response. Meconium also reduces the antibacterial effect of amniotic fluid and may act as a predisposing factor to chorioamnionitis.

Intrauterine infection is associated to a significantly increased risk of cerebral palsy as it can cause direct neurological injury, but the risk is even higher when it coexists with hypoxia (synergistic effect) as inflammatory mediators lower the threshold at which hypoxia can cause neurological damage. So that, if vaginal delivery is not imminent (< 6cm in primigravida or failure to progress) caesarean section should be considered to avoid additional hypoxic stress.

Figure 7

UNDERSTANDING THE TYPES OF INTRAPARTUM HYPOXIA

A fetus can be exposed to different types of intrapartum hypoxia and these can be identified by characteristic features on the CTG (Table 1). Depending on the speed of onset we distinguish:

Acute hypoxia

It is characterized by a single prolonged deceleration by sudden drop in the baseline FHR <80 bpm lasting >3 min leading to a rapid onset metabolic acidosis resulting in a fetal pH drop rate of 0.01/min.

Firstly, major intrapartum accidents (cord prolapse, abruptio placentae, uterine rupture) must be excluded, if any of these are suspected immediate delivery by the safest and quickest way is required. Then, iatrogenic causes (hyperstimulation due to oxytocin or prostaglandins and hypotension due to supine position or epidural analgesia) should be identified and corrected if it is necessary (stop oxytocin and consider tocolysis, administration of intravenous fluids and postural changes).

If major accidents are excluded and normal variability is noted before the onset and within the first 3 minutes of the deceleration, the '3-6-9-12, 15 minute rule' can be applied. It consists in performing measures of intrauterine resuscitation by 6 min, transferring to operating theatre by 9 min, if there are no signs of recovery, staring operative delivery by 12 min, and delivering the fetus within 15 min. If the baseline variability and cycling are noted prior to the onset of the prolonged deceleration, and the variability within the first 3 minutes of the deceleration is normal, then, the likelihood of recovering is 90% within 6 minutes and 95% within 9 minutes.

Subacute hypoxia

It is characterized by deep and wide decelerations, spending less time in the baseline (<30 sec) than within the deceleration (>90 sec). Another feature of subacute hypoxia is 'saltatory pattern'. The time to refill placental venous sinuses with oxygenated blood and 'wash out' the acid and carbon dioxide becomes progressively shorter leading to fetal acidosis with a fetal pH drop rate of 0.01/2-3 min. A suggested algorithm 'MOON' for the management of subacute hypoxia during second stage of labour is shown in Table 2.

Subacute hypoxia is usually associated to uterine hyperstimulation and active pushing in second stage of labour. In these cases, intervention to improve intrauterine fetal oxygenation should be performed by stopping or reducing oxytocin (tocolysis if required) and discouraging active maternal pushing. If no improvement is noticed in 10-15 min, operative delivery is recommended, as hypoxia may progress leading to myocardial hypoxia and acidosis.

Table 1 The 'MOON' Algorithm for the management of Subacute Hypoxia during second stage of labour

Risk	Mechanism of injury	Suggested Management
Meconium	Increased risk of meconium aspiration syndrome secondary hypoxic stress. Meconium also may indicate ongoing chorioamnionitis which may lead to an increased risk of fetal neurological injury, if hypoxic stress is allowed to continue	Stop active maternal pushing to normalise the CTG trace. Assess the station and position of the presenting part and consider an operative vaginal birth, if delivery is not immiment.
Oxytocin	The uterine myometrium is maximally sensitive to oxytocin during second stage of labour. In addition, the 'Ferguson's Reflex' increases endogenous oxytocin production from the uterine decidua	Stop oxytocin infusion and active maternal pushing to allow recovery from subacute hypoxia. Once the baseline FHR and variability have normalised, consider recommencing active maternal pushing without the use of oxytocin.
Oscillation	Increased oscillation of the baseline FHR (i.e. saltatory or the 'Zig Zag' Pattern) associated with subacute hypoxia indicates a rapidly evolving hypoxic stress and autonomic instability.	Stop oxytocin infusion and active maternal pushing to normalise the variability. Once the baseline FHR and variability have normalised, consider recommencing active maternal pushing without the use of oxytocin. Exclude thick meconium or oligohydramnios (i.e. causes of intense umbilical cord compression)
Nil Visible	If subacute hypoxic pattern continues despite corrective actions (i.e. stopping oxytocin and active maternal pushing), and the vertex is not visible, there is an increased risk of hypoxic injury as the pH may fall at the rate of 0.1 every 20-30 minutes.	Immediate operative vaginal birth is required to avoid hypoxic-ischaemic brain injury

Table 2 Management Grid for Types of hypoxia.

Type of hypoxia	Ctg changes	Pathophysiology	Management
Acute hypoxia	Prolonged deceleration (>3 min) Before and during the first 3 min: ↓ variability/No cycling	Myocardial decompensation associated with CNS depression	Immediate delivery
	Prolonged deceleration (>3 min) Before and during the first 3 min: Normal variability/cycling	↓ myocardial workload to ↓ oxygen consumption, prolonged diastole.	Exclude major accidents Correct reversible causes Apply the rule 3-6-9-12-15
Subacute hypoxia	Deep and wide decelerations (time in baseline <30s, within deceleration >90s)	Rapidly evolving hypoxic stress secondary to excessive uterine activity. Less time to 'wash out' acid and CO_2 as well as to obtain fresh oxygen → Acidosis.	Improve intrauterine oxygenation Stop oxytocin, tocolysis if needed Discourage active maternal pushing If no improvement in 10-15 minutes: preform an immediate operative delivery
	Saltatory pattern	Instability of autonomic nervous system due to an acutely evolving hypoxia	
Gradually evolving hypoxia.	**Compensated**		
	variable decelerations	↓ myocardial workload.	Continue labour.
	Loss of accelerations	↓ somatic fetal movements (↓ unnecessary movements to conserve energy and to reduce oxygen consumption)	
	Progressive increase of baseline FHR	↑ cardiac output (catecholamines)	If decision to continue labour: • Improve intrauterine environment and utero-placental circulation, • Asses fetal compensation (baseline stability and variability)
	Late/Atypical variable decelerations	Utero-placental insufficiency, repetitive and sustained cord compression.	
	Decompensated		
	Reduced or increased variability	CNS hypoxia (↓ perfusion)	Immediate delivery.
	Baseline instability and 'Step ladder pattern to death'	Heart inability to pump at the given FHR (decompensation)	
Chronic hypoxia	Higher than expected baseline FHR	↑ cardiac output (sustained catecholamines release)	Avoid exposure to further stress Immediate delivery.
	Reduced variability	CNS depression	
	Shallow decelerations	Chemoreceptors mediated (acidosis)	
	Baseline instability	Heart decompensation	

Gradually evolving hypoxia

If a fetus is exposed to a progressively evolving hypoxic stress, it has sufficient time to mount an effective compensatory response to avoid hypoxic, ischemic injury. Initially, the fetus will show decelerations (reducing myocardial workload) to maintain an aerobic metabolism within the myocardium, these are followed by loss of accelerations (stoppage of fetal movements) to reduce unnecessary energy and oxygen consumption. Continuation of the hypoxic stress would result in release of catecholamines leading to a progressive increase in baseline FHR (increased cardiac output) and peripheral vasoconstriction (centralisation) to ensure adequate perfusion to essential organs with ongoing decelerations. At this point, if hypoxia continues fetal decompensation may occur (depending in physiological fetal reserve, intensity and duration of hypoxia). The first sign of decompensation is loss of baseline variability due to decreased brain perfusion and subsequent brain hypoxia. Finally, if no corrective action is taken, lack of oxygenation of coronary arteries would lead to myocardial hypoxia and acidosis that will be represented on the CTG trace by instability of baseline FHR culminating in progressive decrease of FHR in steps ('step-ladder pattern to death'), terminal bradycardia and fetal death.

HOW TO APPLY FETAL PHYSIOLOGY WHILST INTERPRETING A CTG TRACE

Fetus has several inherent, protective mechanisms to mount an effective physiological compensatory response to hypoxic stress. These include the presence of increased amount of haemoglobin (18-22 g/dl), as well as a modified 'fetal' haemoglobin which has a greater affinity for oxygen and acts as an effective buffer if metabolic acidosis develops. However, the ability of the fetus to respond to hypoxic stress would depend on the individual reserve, the nature and intensity of uterine contractions, as well as maternal (e.g. pre-eclampsia, gestational diabetes) and intra-uterine environment (e.g. chorioamnionitis, presence of meconium).

As a fetus is immersed in amniotic fluid, with no access to atmospheric oxygen, the fetus can't increase the rate and depth of respiration to increase oxygen supply to the heart. So, the only way to protect the positive aerobic energy balance within the myocardium is by rapidly slowing its own heart rate to reduce oxygen consumption of the myocardium and to improve its coronary blood flow. This response corresponds to decelerations shown on CTG during hypoxic stress. Then, when oxygenation is restored the heart rate returns immediately to its baseline.

Other compensatory mechanisms include the release of catecholamines (sympathomimetics) leading to a slow and progressive increase in baseline, peripheral vasoconstriction and glycogenolysis (to generate additional energy substrate). A fetus does not have the capacity of increasing the stroke (force of contraction of the myocardium), it increases the cardiac output by increasing the heart rate. In addition, peripheral vasoconstriction leads to an effective blood redistribution reducing blood supply to non-essential organs to ensure perfusion of the heart, brain and adrenal glands. This indicates a progressively increasing hypoxic stress and immediate action should be taken to improve intrauterine environment. The duration of effective compensatory response depends on its physiological reserve of the individual fetus and the duration and the intensity of ongoing hypoxic stress.

If no action is taken, depression of the autonomic centres of the brain may occur, resulting in a loss of variability which may subsequently lead to decompensation of the central nervous system. Hypoxic-ischaemic brain injury may occur and finally, the lack of oxygenation of the myocardium may lead to decompensation (hypoxia and acidosis) and may ensue the 'step-ladder pattern to death' followed by terminal bradycardia.

CONCLUSION

Clinicians need to have appropriate knowledge of fetal physiology during labour to be able to correctly interpret CTG traces and to take timely and appropriate actions. However, one must have a 'Bird's Eye View' and should consider the overall wider clinical picture (presence of meconium, rate of progress of labour, the use of oxytocin, chorioamnionitis), without solely relying on the CTG trace.

Application of the knowledge of fetal physiology during intrapartum fetal heart rate monitoring allows clinicians to understand the nature and intensity of ongoing hypoxic stress and compensating mechanisms used by the fetus. This approach may help clinicians to differentiate a fetus subjected to mechanical or hypoxic stress but coping with the stress from a fetus undergoing decompensation, failing to protect essential organs leading to increased risk of hypoxic ischaemic injury to the brain. This will help institute immediate action to improve fetal oxygenation or to ensure timely delivery to avoid fetal neurological injury or death.

Clinicians should appreciate that all fetuses do not have the same physiological reserves and mount an effective compensatory response when they are exposed to hypoxic stress. There are many factors that can influence their compensatory mechanisms (i.e gestational age, meconium, placental insufficiency, chorioamnionitis, growth restriction). Therefore, CTG interpretation should be individualized.

Therefore, correctly interpreting of CTG based on physiology combined with consideration of the wider clinical picture with antepartum and intrapartum risk factors is essential. Peripheral test of fetal wellbeing such as fetal scalp blood sampling (pH or lactate) have been found to be ineffective by the recent systematic reviews. This is because the sample is taken from a peripheral 'non-essential' tissue (i.e. skin of the fetal scalp) and not from the umbilical artery. The use of the central organ test such as the fetal ECG (ST-Analyser or STAN) has been recently shown by meta-analysis to reduce the neonatal metabolic acidosis by 30%. The aim of fetal monitoring is to improve perinatal outcomes and to reduce unnecessary operative interventions.

Complementary reading

1. Pereira S, Chandraharan E. Recognition of chronic hypoxia and pre-existing foetal injury on the cardiotocograph (CTG): Urgent need to think beyond the guidelines. Porto Biomedical Journal 2017; 2(4), 124–129.

2. Pinas A, Chandraharan E. Continuous cardiotocography during labour: Analysis, classification and management. Best Practice & Research Clinical Obstetrics & Gynaecology 2016; 30, 33–47.

3. Chandraharan E, El Tahan M, Pereira S. Each Fetus Matters: An Urgent Paradigm Shift is needed to Move away from the Rigid "CTG Guideline Stickers" so as to Individualize Intrapartum Fetal Heart Rate Monitoring and to improve Perinatal Outcomes. Obtet Gynecol Int J 2016, 5(4): 00168.

4. Chandraharan E, Arulkumaran S. Prevention of birth asphyxia: responding appropriately to cardiotocograph (CTG) traces. Best Practice & Research Clinical Obstetrics & Gynaecology 2007; 21(4), 609–624.

5. Chandraharan E. Rational approach to electronic fetal monitoring during labour in 'all' resource settings. Sri Lanka Journal of Obstetrics and Gynaecology 2010; 32: 77-84

6. Preti M, Chandraharan E. Importance of fetal heart rate cycling during the interpretation of the cardiotocograph (CTG). Int J Gynecol and Reprod Sci. 2018; 1(1):10-12.

7. Chandraharan E. Fetal scalp blood sampling during labour: is it a useful diagnostic test or a historical test that no longer has a place in modern clinical obstetrics? BJOG: An International Journal of Obstetrics & Gynaecology 2014, 121(9), 1056–1062.

8. Ayres-de-Campos D, Spong CY, Chandraharan E. FIGO consensus guidelines on intrapartum fetal monitoring: Cardiotocography. International Journal of Gynecology & Obstetrics 2015; 131(1), 13–24.

9. Nurani R, Chandraharan E, Lowe V, Ugwumadu A, Arulkumaran S. Misidentification of maternal heart rate as fetal on cardiotocography during the second stage of labor: the role of the fetal electrocardiograph. Acta Obstet Gynecol Scand. 2012; 91 (12), 1428-1432.

10. Afors, K., & Chandraharan, E. Use of Continuous Electronic Fetal Monitoring in a Preterm Fetus: Clinical Dilemmas and Recommendations for Practice. Journal of Pregnancy 2011; 1–7.

11. Chandraharan E, Arulkumaran S. Prevention of birth asphyxia: responding appropriately to cardiotocograph (CTG) traces. Best Practice & Research Clinical Obstetrics & Gynaecology 2007; 21(4), 609–624.

12. Yanamandra N, Chandraharan E. Saltatory and Sinusoidal Fetal Heart Rate (FHR) Patterns and significance of FHR 'Overshoots'. Current Women's Health Reviews 2013; 9,175-182.

13. McDonnell S, Chandraharan E. Fetal Heart Rate Interpretation in the Sedond Stage of Labour: Pearls and Pitfalls. British Journal of Medicine and Medical Research 2015; 7(12): 957-970.

CHAPTER 23

Identification and Treatment of Obstetric Pelvic Floor Lesions

Khaled M K Ismail

INTRODUCTION

A significant number of women who give birth vaginally will sustain some form of trauma to their pelvic floor. Hence it is essential that clinicians involved in maternity care are fully aware of best practices for their assessment and management to mitigate the risk of complications at the short and longterm. The type of injury sustained can be spontaneous or cut surgically as in case of an episiotomy; it can be external or internal (e.g. Levator avulsion) or it can range from a minor laceration or a more complex tear involving the anal sphincters with or without the anal canal. It is reported that up to 85% of women sustain a degree of obvious pelvic floor trauma during vaginal birth and around 70% of these women will require a surgical repair of such trauma (McCandlish et al 1998). Therefore, it is imperative that obstetricians and midwives exhaust every effort to properly assess the perineum after any vaginal birth and ensure that competent clinicians manage the identified.

The use of evidence based suturing materials and techniques have been shown to be associated with significantly better clinical and women reported outcomes. However these methods and materials are not consistently used despite recommendations and clinical guidelines resulting in high variability within and between maternity units globally. In view of the frequency of such injuries, the negative consequences of missed or incorrectly classified trauma on the woman and the lifetime burden of such problems, quality improvement interventions to enhance the implementation of evidence into practice can have a significant positive impact on women's health. This chapter will aim to present evidence-based interventions for the identification and treatment of birth-related pelvic floor injuries.

ETIOPATHOGENY

In this chapter, obstetric pelvic floor lesions will be presented under 2 categories, External and Internal trauma depending on whether the trauma to the pelvic floor musculature is linked to an external trauma or just an isolated injury to the pelvic floor muscles respectively. It is also important to note that there are inconsistencies between different disciplines with regards to how the perineum is defined, an issue that is highlighted in the 'Terminologia Anatomica' report. The perineum tends to equate to the perineal body in maternity care while anatomists consider it to include all the structures within the urogenital and anal triangles. In this chapter, the anatomical definition of the perineum will be relied on.

Pregnancy, labor and childbirth are dynamic processes with constantly changing clinical variables. Some of these mitigate while others increase a woman's risk of sustaining a pelvic floor trauma. Moreover, sometimes there is synergism between several of these variables, leading to an exponential increase in such risk. It is recognized that many of these factors are non-modifiable, e.g. parity, fetal birth weight and obstetric history. Hence, irrespective of the degree of experience of the accoucher, it is sometimes inevitable that injury to the pelvic floor would occur during vaginal birth. Nevertheless, it is important to stress that although the occurrence of a pelvic floor lesion at the time of childbirth might be acceptable, failing to diagnose an external lesion or to appropriately repair it is considered substandard care.

DIAGNOSIS

External (Overt) obstetric pelvic floor lesions

These are injuries that start in the vaginal epithelium and/or the perineal skin and extend to the pelvic floor muscles and surrounding structures. The trauma that occurs is categorized depending on the structures involved. Table 1 shows the classification that has been adopted by the Royal College of Obstetricians and Gynaecologists (RCOG) and the National Institute for Health and Care Excellence (NICE) in the UK and is now considered the standard classification internationally. It is important to stress that the external anal sphincter is a superficial perineal muscle therefore the degree of perineal trauma is not synonymous with the depth of such tear. Indeed, it is possible to have a 2nd degree tear that involves deeper structures than a 3rd degree one.

Table 1 Classification of perineal trauma

First degree	Injury to skin only
Second degree	Injury to the perineum involving perineal muscles but not involving the anal sphincter
Third degree	Injury to the perineum involving the anal sphincter complex 3a: < 50% of external anal sphincter (EAS) thickness torn 3b: > 50% of EAS thickness torn; 3c: Internal anal sphincter (IAS) torn
Fourth degree	Injury to perineum involving the anal sphincter complex (EAS and/or IAS) and anal epithelium

Clinical assessment

External injuries involving the perineum should be identifiable on clinical examination. However this assessment needs to be thorough, systematic and undertaken by an experienced practitioner to avoid the risk of missing a lesion or incorrectly classifying its degree.

The first step of achieving the above is to ensure the following points, from the woman's perspective, are fulfilled:

1. **Information:** good communication with the woman explaining what the assessment entails including the possibility of a rectal examination and the reasons for undertaking the assessment.
2. **Consent:** a valid informed consent is essential prior to undertaking any examination.
3. **Analgesia:** it is important to check that the woman has suitable and effective analgesia.
4. **Comfort:** making sure that the woman is in a position comfortable for her prior to undertaking the examination.

Good lighting, the availability of an assistant, if required, and suitable instruments and / or swabs are important prerequisites to enable the clinician to have a clear view of the perineum and any associated injuries. Examination should include a visual assessment of the extent of trauma, determining the structures involved in such injury, identifying the apex of the tear, assessing the amount of blood lost and identifying anatomical landmarks like the hymenal remnants. If there is any suspicion of any degree of trauma, even if at initial inspection it looks fairly superficial, it is important to perform a rectal examination to assess the anal canal and sphincters. Of particular relevance are annular tears in the lower vagina that extend behind the perineal skin into the perineal body and can occasionally reach the anal sphincters. These tears are sometimes known as bucket handle tears. These tend to be misleading because the perineal skin might look intact and is a reason for missing a complex obstetric pelvic floor lesion. This highlights the importance of system-

atic and effective examination of the vagina and genital tract after any vaginal birth even when the perineal skin looks intact with minimal or no obvious blood loss.

As stated above, it is strongly recommended in several evidence based guidelines including that of the RCOG and NICE that a rectal examination is performed to assess for any damage to the external or internal anal sphincters and the anal canal. A complete rectal assessment would involve checking the integrity of the anal epithelium by performing a routine Per-rectal examination using the index finger (figure 1) followed by using the index finger and thumb to palpate the external anal sphincter, using a "pill rolling" movement, to exclude the presence of any defects suggesting one of the Obstetric Anal Sphincter injuries (OASIs) (Figure 2). If a tear is diagnosed then further more detailed assessment is required to determine the extent of injury to the external anal sphincter and any involvement of the internal sphincter to be able to accurately diagnose the degree of trauma and hence plan the appropriate materials and methods for repair.

Figure 1 Per rectal examination to assess the anal canal

Figure 2 Assessing the external anal sphincter using a pill rolling movement.

Imaging modalities

Studies have previously suggested a fairly high rate of obstetric anal sphincter injuries that were missed on clinical examination at the time of childbirth. These were termed *occult* OASIs. Moreover, other studies have reported that Clinical evaluation of complex perineal trauma has relatively poor sensitivity, with poor inter-observer reliability. These reports have resulted in several studies that assessed the feasibility and diagnostic accuracy of endoanal and transperineal ultrasonography for the assessment of the anal sphincter in the immediate postpartum period to reduce the risk of missing such trauma (Figure 3). Although the use of such scanning modalities is feasible, several more recent studies have shown that a systematic clinical examination by a trained clinician has very high sensitivity and specificity. It is also important to stress that such specialist scans require trained and experienced practitioners available to perform and interpret the scans as well as special scan machines and probes in case of endoanal scans. Therefore a systematic clinical examination is the mainstay for assessing the pelvic floor following childbirth and every effort should be exhausted to ensure that staff involved in intrapartum care are competent in undertaking it. However, the use of imaging modalities is still important for follow-up of women with diagnosed OASIs as discussed below.

Figure 3 Transperineal ultrasound to assess the anal sphincters after a vaginal birth.

Internal (Occult) obstetric pelvic floor lesions

These are injuries to the pelvic floor that are not an extension of an external trauma and they can happen in the absence of any external injury. As stated above, and although previously considered to be common, the current thinking is that the

Chapter 23 Identification and Treatment of Obstetric Pelvic Floor Lesions

majority of what was considered *occult* OASIs were in fact missed i.e. should have been diagnosed at the time of birth. Therefore in this section the focus will be on levator ani muscle avulsion also known as levator avulsion (LA), which is now considered the commonest type of occult obstetric pelvic floor lesion.

LA is the detachment of the pubovisceral muscle (PVM) component of the levator ani muscle from its insertion into the pubic bone. It is reported that 13-36% of women sustain some form of LA during their first vaginal birth. The risk is higher with operative vaginal birth and prolonged second stage of labor. LA can be observed as a complete loss of connection to the pubis or as a partial detachment either unilaterally or bilaterally. Although partial avulsions are more likely to improve over time, they are still associated with subjective and objective pelvic floor dysfunction manifestations. LA is associated with pelvic organ prolapse at the long term and a much higher risk of prolapse recurrence after surgery.

Palpation of the site of insertion of the PVM is sometimes recommended for initial screening of women with pelvic organ prolapse, the diagnostic accuracy of this method relies on the skill of the examiner, the presence of an intact side to act as a reference and seems to be limited by the natural variation in PVM insertions. Although clinical assessment of PVM insertion might be feasible in the context of urogynecological assessment, this is not the case during the immediate postnatal period. Hence, diagnosis relies on imaging techniques mainly in the form of 3D ultrasonography or MRI and therefore the diagnosis tends to be done a long time after birth.

TREATMENT AND FOLLOW UP

First and second-degree perineal tears

A 1st degree tear, which is not bleeding, does not require suturing (e.g. figure 4 "A"), unless the skin edges are not well opposed particularly if the tear involves the labia (e.g. Fig 4 "B").

Figure 4 Examples of 1st degree perineal tears.

In contrast, all 2nd degree perineal tears (where there lesion extend to the pelvic floor muscles) should be repaired. There is established Cochrane evidence supporting the use of continuous non-locking technique, for the vaginal mucosa and perineal muscles and subcutaneous for the skin, rather than interrupted suturing methods are associated with less short-term pain and need for removal of suture material (Figure 5). The effect size was even greater if the continuous technique was used to repair all layers rather than the skin only. More recently a large quality improvement cluster randomized trial has shown that the use of the continuous technique was significantly associated with less likelihood of perineal wound infection or need for their perineal sutures to be removed. The type of suture material used can also affect a woman's experience of short-term perineal pain. Data from another Cochrane review which included 18 trials presenting data on over 10,000 women found that use of standard synthetic sutures were associated with less perineal pain up to three

days post birth and less analgesia up to ten days postpartum. Moreover, the rapidly absorbable synthetic sutures were less likely to be associated with the need to remove suture materials postnatally. Hence, a rapidly absorbable polyglactin suture is considered the material of choice for the repair of 2nd degree perineal tears or episiotomies (Table 2).

Figure 5 Continuous non-locking repair technique for episiotomy and 2nd degree perineal trauma (Needs permission or redrawn using similar principles)

Table 2 Basic principles for perineal repair (modified from NICE CG190.

Aseptic technique.
Good lighting
Check equipment
Swabs and needles count before and after repair.
Ensure good anatomical alignment.
Rectal examination after completing the repair to ensure that suture material has not been accidentally inserted through the rectal mucosa.
Document extent of the trauma, the method of repair and the materials used.
Give the woman information about the extent of the trauma, pain relief, diet, hygiene and the importance of pelvicfloor exercises.

There should be a system of postnatal follow-up for the early identification of wound related problems like wound hematomas, infection, wound breakdown. Women should also have a way of communicating any concerns they might have at the longer term like issues related to the way the wound has healed, sexual dysfunction or other pelvic floor related problems.

Of particular importance is the early identification and management of suspected or confirmed wound sepsis because of the risk of serious consequences to the wound or indeed the woman if sepsis was to spread.

Perineal wound dehiscence or breakdown (partial or complete) can be a consequence of a perineal wound infection. Although there is no standardized approach to the management of perineal wound dehiscence, a large proportion of these wounds tend to be treated expectantly. Nevertheless, there is growing evidence that secondary wound suturing is associated with improved clinical outcomes and higher rates of women satisfaction with wound healing.

Third and fourth-degree perineal tears

Third and fourth degree perineal tears are collectively known as OASIs. Given the established range of problems women may experience if trauma is not appropriately repaired (e.g. anal incontinence) and the implications on future mode of birth if this trauma is missed, incorrectly classified or not repaired properly; women who sustain or are suspected to sustain an OASIs should be assessed and managed by an appropriately trained clinician who either performs the repair or at least supervises the procedure.

Repair should take place in an operating theatre, under regional or general anesthesia, with good lighting and with appropriate instruments. Please refer to tables 3 & 4 for recommended suture material, technique of repair and follow-up for the different types of injuries to the anorectal complex structures.

Better data are still awaited before the optimal mode of birth for women who sustained an OASIS in a previous delivery is fully known. The current recommendations, at least in the UK, is that women who have sustained one of the types of OASIs in a previous pregnancy have a detailed assessment of their bowel function and are referred for endoanal scan (+/- anal manometry). If the women is symptomatic or shows abnormally low anorectal manometric pressures and / or endoanal ultrasonographic defects, an elective caesarean section is considered. However, a subsequent vaginal birth is recommended for women with previous OASIs who demonstrate no anal incontinence symptoms or sphincter defects. Currently there is stronger level of evidence in support of the latter recommendation than it is for the former.

Table 3 Suture materials and techniques of repair of OASIS.

Structure	Suture material	Technique
Anorectal muscosa – 4th degree	3-0 polyglactin	Continuous or interrupted technique
Internal anal sphincter (IAS) - 3C	3-0 PDS or 2-0 polyglactin	Always end to end repair using interrupted or mattress sutures
External anal sphincter (Partial thickness tear) – All 3 A and some 3B	3-0 PDS or 2-0 polyglactin	End-to-end approximation
External anal sphincter (Full thickness) – All 3C and some 3B		Overlapping or end-to-end approximation

Table 4 Good clinical practice recommendations for follow-up after OASIS repair.

Till further evidence is available, the use of broad-spectrum antibiotics is recommended however the type of antibiotics, dose, timing and duration will depend on local policy.
Postoperative laxatives are advisable to reduce the risk of constipation and its impact on the healing wound.
Physiotherapy following repair is considered good clinical practice because of its benefits on the healing pelvic floor musculature.
Formal follow-up at 6–12 weeks postpartum which should include a thorough review of bowel functions using a validated questionnaire and a clinical assessment of wound healing and pelvic floor muscle function.
Women experiencing incontinence or pain at follow-up should be referred for further specialized assessment.

Levator ani muscle avulsion

At present there are no standardised or effective interventions for the prevention or treatment of LA, however there seems to be potential benefits in structured antenatal pelvic floor muscle exercises and manipulation of avoidable risk factors.

It is also prudent to ensure appropriate referral of women with symptoms of pelvic floor dysfunction after childbirth for early diagnosis and pelvic floor muscle training under the instructions of a pelvic floor physiotherapist.

CRITICAL POINTS AND FINAL CONSIDERATIONS

Pregnancy, labor and childbirth are dynamic processes and constantly changing clinical variables. Some of these mitigate while others increase a woman's risk of sustaining a pelvic floor trauma. A significant number of women who give birth vaginally will sustain some form of trauma to their pelvic floor. The type of injury sustained can be spontaneous or performed surgically, it can be external or internal or it can range from a minor laceration or a more complex tear involving the anorectal sphincters complex. It is imperative to perform a systematic and thorough examination to exclude involvement of the anorectal complex and grade the trauma. The use of evidence based suturing materials and techniques to repair such lesions is associated with significantly better clinical and women reported outcomes.

Internal (occult) can happen in the absence of any external injury e.g. levator avulsion (LA). At present there are no standardised interventions for the prevention or treatment of LA apart from structured pelvic floor muscle training and manipulation of avoidable risk factors. The diagnosis of external pelvic floor lesions at the time of childbirth relies mainly on clinical assessment. The main role of imaging modalities is in the long-term management of symptomatic women or in the context of obstetric anal sphincter injuries (OASIs) follow-up to determine the optimal mode of birth in subsequent pregnancies. In contrast, pelvic floor imaging using 3D transeprineal scans or MRI are essential in the diagnosis of occult lesions.

KEY MESSAGE

1. Although the occurrence of a pelvic floor lesion at the time of childbirth might be acceptable, failing to diagnose an external lesion or to appropriately repair it is considered substandard care.
2. A thorough and systematic examination undertaken by an experienced practitioner is essential to correctly classify the degree of external trauma and to avoid the risk of missing it.
3. It is essential to perform a rectal examination to assess for any damage to the external or internal anal sphincters and the anal canal. A complete rectal assessment would involve checking the integrity of the anal epithelium by performing a routine Per-rectal examination followed by using the index finger and thumb to palpate the external anal sphincter, using a "pill rolling" movement, to exclude the presence of any defects
4. The use of evidence based suturing materials and techniques have been shown to be associated with significantly better clinical and women reported outcomes.
5. The continuous non-locking technique using synthetic suture material is the method of choice for the repair of a 2nd degree tear or episiotomy.

6. OASIs should be repaired in an operating theatre, under regional or general anesthesia, with good lighting and with appropriate instruments. 3-0 PDS or 2-0 polyglactin should be used in the repair of any torn anal sphincters.
7. Imaging modalities might not be essential in the diagnosis of the extent of external pelvic floor lesions at the time of childbirth as long as a trained clinician performs a systematic assessment including per rectal examination.
8. However, imaging modalities are still important for follow-up of women with diagnosed OASIs.

Complementary reading

Ali-Masri H, Hassan S, Ismail K, et al. Enhancing recognition of obstetric anal sphincter injuries in six maternity units in Palestine: an interventional quality improvement study. BMJ Open 2018;8:e020983

Arias T., Bick D. (2016) Assessment and Postnatal Management of Genital Tract Trauma. In: Ismail K. (eds) Perineal Trauma at Childbirth. Springer, Cham

de Tayrac R. et al. (2016) Anatomy and Physiology of the Pelvic Floor. In: Ismail K. (eds) Perineal Trauma at Childbirth. Springer, Cham

Dudley L, Kettle C, Thomas PW, Ismail KM. Perineal re-suturing versus expectant management following vaginal delivery complicated by a dehisced wound (PREVIEW): A pilot and feasibility randomised controlled trial. BMJ Open. 2017 Feb 10;7(2):e012766.

Federative Committee on Anatomical Terminology. Terminologia anatomica [Internet]. 1998 [cited 2018 Oct 11]. p. A09.5.00.001 Entity Page. Available from: https://www.unifr.ch/ifaa/Public/EntryPage/TA98 Tree/Entity TA98 EN/09.5.00.001 Entity TA98 EN.htm

Fritel X. et al. (2016) The Role of Imaging in Assessing Perineal Trauma. In: Ismail K. (eds) Perineal Trauma at Childbirth. Springer, Cham

Haylen BT, de Ridder D, Freeman RM, Swift SE, Berghmans B, Lee J, et al. An International Urogynecological Association (IUGA)/International Continence Society (ICS) joint report on the terminology for female pelvic floor dysfunction. Int Urogynecol J. 2010;21(1):5–26.

Ismail, K.M. ed., 2017. Perineal Trauma at Childbirth. Springer.

Karin Lammers & Mathias Prokop & Mark E. Vierhout & Kirsten B. Kluivers & Jurgen J. Fütterer. A pictorial overview of pubovisceral muscle avulsions on pelvic floor magnetic resonance imaging. Insights Imaging (2013) 4:431–441

Kettle C, Dowswell T, Ismail KM. Absorbable suture materials for primary repair of episiotomy and second degree tears. Cochrane Database Syst Rev. 2010;(2):CD000006.

Kettle C, Dowswell T, Ismail KM. Continuous and interrupted suturing techniques for repair of episiotomy or second-degree tears. Cochrane Database Syst Rev. 2012 Nov 14;11:CD000947.

Khaled M Ismail, Christine Kettle, Sue E Macdonald, Sue Tohill, Peter W Thomas and Debra Bick. Perineal Assessment and Repair Longitudinal Study (PEARLS): a matched-pair cluster randomized trial. BMC Med. 2013 Sep 23;11:209.

Maslovitz S, Jaffa A, Levin I, Almog B, Lessing JB, Wolman I. The clinical significance of postpartum transperineal ultrasound of the anal sphincter. Eur J Obstet Gynecol Reprod Biol 2007;134:115-9.

McCandlish R. Bowler U. van Asten H et al (1998).A randomised controlled trial of care of the perineum during second stage of normal labour. Br J Obstet Gynaecol. 105;12: 1262-1272

National Institute for Health and Care Excellence (2014a). Routine Postnatal Care of Women and their Babies. CG 37

National Institute for Health and Care Excellence (2014b). Intrapartum care: care of healthy women and their babies during childbirth. CG 190.

RCOG. Third- and Fourth-degree Perineal Tears, Management (Greentop 29). RCOG Greentop Guidelines. 2015

Schwertner-Tiepelmann N, Thakar R, Sultan AH, Tunn R. Obstetric levator ani muscle injuries: current status. Ultrasound Obstet Gynecol 2012;39:372–83.

Timor-Tritsch IE, Monteagudo A, Smilen SW, Porges RF, Référence Avizova E. Simple ultrasound evaluation of the anal sphincter in female patients using a transvaginal transducer. Ultrasound Obstet Gynecol 2005;25:177-83.

van Delft K, Thakar R, Sultan A, Schwertner-Tiepelmann N, Kluivers K. Levator ani muscle avulsion during childbirth: a risk prediction model. BJOG 2014;121:1155–63.

van Delft KWM, Thakar R, Sultan AH, IntHout J, Kluivers KB. The natural history of levator avulsion one year following childbirth: a prospective study. BJOG 2015;122:1266–1273.

Webb SS, Hemming K, Khalfaoui MY, Henriksen TB, Kindberg S, Stensgaard S, Kettle C, Ismail KM. An obstetric sphincter injury risk identification system (OSIRIS): is this a clinically useful tool? Int Urogynecol J. 2016 Sep 2. [Epub ahead of print] PMID: 27589856.

Webb SS, Sherburn M, Ismail KMK. Managing perineal trauma after childbirth. BMJ. 2014;349:g6829.

Webb, SS, Yates, D, Manresa, M, Parsons, M, Macarthur, C & Ismail, KMK 2017, 'Impact of subsequent birth and delivery mode for women with previous OASIS: systematic review and meta-analysis' International Urogynecology Journal, vol. 28, no. 4, pp. 507–514.

Yagel S, Valsky DV. Three-dimensional transperineal ultrasonography for evaluation of the anal sphincter complex: another dimension in understanding peripartum sphincter trauma. Ultrasound Obstet Gynecol 2006;27:119-123.

CHAPTER 24

Aly Youssef
Elisa Montaguti
Maria Gaia Dodaro
Federica Bellussi

Ultrasonography During Delivery Care

INTRODUCTION

Many studies have shown that traditional clinical examination for fetal position and station evaluation in labor can sometimes be inaccurate and poorly reproducible.[1-3] This may be even more difficult in clinically challenging situation, as in dystocia, where excessive molding and caput can even make accurate digital examination problematic. Over the past years, there was an increase in the interest of ultrasound introduction in the labor ward.[4] There is a growing body of evidence showing that ultrasound can serve as an objective and accurate tool in the assessment of fetal head position and engagement.[4-13] Moreover, intrapartum ultrasound allows more precise determination of position and station and is more acceptable to women than digital examination.[14]

This chapter will be divided into mainly two parts. In the first we will discuss the technical aspects on how to perform ultrasound evaluation in the labor ward (how to do it?), whereas in the second part, we will discuss clinical situations in which ultrasound can be useful to improve labor management (when to do it?).

Before starting we would like to highlight two important points

1. This chapter will deal only with the use of ultrasound for the diagnosis of fetal malpositions and malpresentations, and for labor progression monitoring. It is important to note that ultrasound can be used for many other aims in the labor ward (e.g. fetal heart beat confirmation, assessing the etiology of antepartum and postpartum hemorrhage, assessing vaginal hematomas etc..), which are outside the scope of the present chapter.
2. Ultrasound can, in certain clinical scenarios, provide some useful information to help the clinician. Ultrasound should not and will not, from our point of view, replace clinical examination, but will always be a complementary tool in the armamentarium of the obstetrical personnel.

HOW TO DO IT? TECHNICAL ASPECTS OF THE USE ULTRASOUND IN LABOR

Two ultrasound approaches are useful in the labor ward: the transabdominal and transperineal approach.

The transabdominal approach: (Figure 1, 2 and 3)

The transabdominal approach is extremely useful for the diagnosis of fetal occiput position.[15] Using a simple systematic approach, accurate depiction of fetal occiput position is almost always straightforward to obtain by transabdominal scan. The transabdominal scan should start just below the maternal umbilicus in the transverse view, then the operator should slide caudally to obtain the transverse suprapubic view, and lastly the probe is rotated clockwise to obtain the sagittal suprapubic view. Using this systematic approach, accurate differentiation between occiput anterior (Figure 1) and posterior position (Figure 2) can be reliably done, as seen in table 1, and illustrated in Figures. In addition, using the transverse suprapubic view, intracranial structures can be seen in many cases (thalami and cerebellum), aiding in the accurate diagnosis of fetal occiput position (Figure 3).

On the sagittal suprapubic view, adequate flexion of the fetal head can be documented both in anterior occiput position by seeing the fetal neck, and in posterior occiput position by seeing the fetal chin adherent on the fetal chest. Details about fetal head flexion will be discussed later in the fetal cephalic malpresentations and malposition section.

Figure 1 Transabdominal ultrasound scan of a fetus with anterior occiput position. The fetal spine is seen anterior on the umbilical region transverse view (1.1), the fetal occiput is seen on a transverse suprapubic view (1.2) and fetal occiput and fetal cervical spine can be seen on the sagittal suprapubic view (1.3). Note that in some cases, the fetal spine can be in a non-anterior position in cases of anterior occiput position. (reproduced from Youssef et al.)[15]

Figure 2 Transabdominal ultrasound scan of a fetus with posterior occiput position. The fetal spine is seen posterior on the umbilical region transverse view (2.1), the fetal orbits are seen on a transverse suprapubic view (2.2 a) This is the hallmark of occiput posterior position. On the sagittal suprapubic view (2.2 b), the fetal chin is seen adherent to the fetal chest, indication a well-flexed occiput posterior position. Note that in some cases, the fetal spine can be in a non-posterior position in cases of posterior occiput position. (reproduced from Youssef et al.)[15]

Figure 3 Intracranial fetal structures that can help in accurate determination of fetal occiput position. (reproduced from Youssef et al.)[15]

Table 1 Criteria to diagnose occiput position by transabdominal scan

	Occiput anterior position (Figure 1)	Occiput posterior position (Figure 2)
Umbilical transverse view	Fetal spine is usually visualized anteriorly	Fetal spine is usually visualized posteriorly
Suprapubic transverse view	Fetal occiput is visualized, fetal orbits should never be seen	Fetal orbits should be seen, **this is the hallmark of occiput posterior position**
Suprapubic sagittal view	Fetal cervical spine and fetal occiput should be visualized	Fetal chin is usually seen adherent to the fetal chest, indicating well flexed occiput posterior position

The transperineal approach

This is called also the translabial approach. Many ultrasound parameters have been studied using this approach.[5,6,9-11,13,16-18] For a more exhaustive coverage of all parameters, the interested reader is invited to read the free-access guidelines of the International Society of Ultrasound in Obstetrics and Gynecology (ISUOG).[4] Since the aim of this chapter is to provide a practical guide on how to apply ultrasound in the labor ward, we will limit our coverage to the most clinically useful parameters.

Transperineal ultrasound (TPU) starts by preparing the conventional convex transducer, by covering it by gel, then by a sterile glove, and lastly covering the transducer by gel. Two view can be useful using the transperineal approach

a. The midsagittal (median) view (Figure 4). This is obtained by placing the transducer sagittal between the labia. On this view, 2 landmarks are seen; the maternal pubic symphysis and the fetal skull. The most studies parameter on this view is called the angle of progression (AoP)[10] (Figure 5), called also the angle of fetal head descent. This is the angle between two lines: the first one passing through the long axis of the pubic symphysis and the second starting from the lower edge of the pubic symphysis and passes tangential to the lowermost part of the fetal skull. This parameter has been found to be an objective und reproducible index of fetal head engagement.[7, 17, 19-21] The wider the angle of progression, the more engaged is the fetal head.

b. The axial (transverse view) (Figure 6). This view is obtain by rotating the transducer 90° anticlockwise from the previously described sagittal view. On this view two main parameters can provide useful information.

The fetal head-perineum distance (HPD) (Figure 7)

This is the simple distance between the transducer and the fetal skull on the axial view.[12] Gentle pressure and angulation of the transducer, until obtaining the shortest distance between the perineum and the fetal head is needed. The shorter this distance, the more engaged is the fetal head. Since many obstetricians, in a published survey[22], have expressed worries regarding the complexity of transperineal ultrasound parameters, the simplicity of this parameter being only a distance is one of its main advantages.[23]

The midline angle (Figure 8)

This is the second parameter that can be measured in the axial view.[9] It is the only transperineal parameter that indicates the degree of fetal head rotation. It is the angle included between two lines: the midline of the fetal brain and the line tracing the anteroposterior diameter of the maternal pelvis. With labor progression, and more fetal head engagement, most fetuses rotate from an initially transverse occiput position to enter the pelvic brim, into an occiput anterior position. This physiological necessary mechanism entails a change of the midline angle from almost 90° in very early labor to almost 0° at delivery. The narrower the midline angle in cases of occiput anterior, the more engaged us the fetal head.

Figure 4 The transperineal midsagittal (median) view

Figure 5 This figure shows the technique for the measurement of the angle of progression.

Figure 6 The transperineal axial (transverse) view

Figure 7 Technique for the measurement of the fetal head-perineum distance

Figure 8 Measurement of midline angle, showing placement of transducer and how angle is measured. (Reproduced from Ghi et al.[4])

WHEN TO DO IT?

Although ultrasound has been demonstrated to be more accurate and reproducible than digital examination in the evaluation of fetal occiput position and station in labor, routine ultrasound assessment in labor has not shown to be of any benefit. On the contrary, in one randomized controlled trial Popowski and colleagues have found that routine assessment of fetal occiput position in labor was associated with an increased risk of cesarean delivery with no maternal or neonatal benefits.[24] Therefore, in the absence of a clear indication, routine ultrasound use in normally progressing labor is not recommended.[4]

The use of ultrasound in the labor ward may be used as complementary tool to clinical examination in the following situations:

1. Objective assessment of fetal head malpositions and malpresentation
2. Slow progress or arrest of labor in the first stage
3. Slow progress or arrest of labor in the second stage
4. Ascertainment of fetal head position and station before considering or performing instrumental vaginal delivery

Objective assessment of fetal head malpositions and malpresentations

Fetal cephalic malpositions include occiput transverse and posterior positions. It is important to note that fetal malpositions are extremely common in labor, and that in the context of normally progressing labor they are not per se an indication to intervene. On the other hand, in cases with arrested labor, ultrasound offers an accurate way for diagnosis of fetal occiput malpositions. As discussed in the transabdominal approach, fetal position is reliably assessed by transabdominal scan. In addition, the transperineal approach can be sometimes helpful, especially in occiput transverse position and a deeply engaged head (Figure 9). In the context of an arrested labor, a persistent occiput transverse position can help in the diagnosis of a deep transverse arrest of the fetal head.

Fetal cephalic malpresentations include deflexed fetal head, brow and face presentations. The hallmark of these malpresentations is fetal head deflexion of various degrees. Transabdominal sagittal view can be useful in documenting fetal head deflexion, thus providing an objective tool that can aid in the diagnosis.[25, 26] Furthermore, visualizing fetal orbits on transperineal ultrasound is diagnostic of significant malpresentations (face or brow presentation). The technique for diagnosis of fetal malpresentations in cases of anterior and posterior occiput positions are illustrated in Figure 9 and 10.

Slow progress or arrest of labor in the first stage

Many studies have shown that The fetal head-perineum distance (HPD) and the angle of progression (AoP) are more accurate than digital examination in predicting vaginal delivery in nulliparous women with prolonged first stage of labor.[27, 28] An HPD < 40 mm is associated with a likelihood of Cesarean delivery of 7%, whereas it increases to 82% if HPD was > 50 mm. Similarly, AoP with > 110° , the likelihood of Cesarean delivery is about 12%, whereas this rises to 62% if AoP was < 100°.

In addition, in women with prolonged first stage of labor, occiput-posterior position is associated with a higher risk of Cesarean section in comparison with non-occiput-posterior position (38% vs 17%, P = 0.01).

To sum up, in cases of prolonged or arrested first stage of labor, ultrasound signs that can be reassuring because of an association with better outcome are the following:

- An occiput anterior position, with a well-flexed fetal head
- HPD < 40 mm
- AoP > 110°

Slow progress or arrest of labor in the second stage

Few data exist on the usefulness of ultrasound in predicting the chance of spontaneous vaginal delivery compared with that of operative delivery in patients with prolonged second stage. In 62 women with prolonged second stage examined by transperineal ultrasound, Masturzo et al.[29] found that a fetal head direction[11] pointing upwards in the ultrasound machine screen (head up sign) was associated with spontaneous vaginal delivery in the majority 80% of cases, in contrast to downward 20% or horizontal 41% head direction. Examples of various fetal head direction are illustrated in Figure 12.

Figure 9 Transperineal scan showing a horizontal midline of the fetal brain, indicating an occiput transverse position. (Reproduced from Bellussi et al.[26])

Figure 10 Sonography of deflexed cephalic presentation (brow) with posterior occiput. **A**, Schematic representation demonstrating scanning planes useful for diagnosis (1-3). **B**, Trans- abdominal scan oriented transversely immediately above pubic symphysis (1) reveals upward direction of eyes. **C**, Transabdominal scan oriented at right angle from previous one (2) allows inference of deflexion by demonstrating distance between chest and chin as well as anterior curvature of spine. **D**, Transperineal scan (3) reveals eye at same level as pubic symphysis suggesting brow presentation; presence of caput on forehead is also demonstrated in this view. (Reproduced from Bellussi et al.[26])

Figure 11 Sonography of deflexed cephalic presentation (face) with anterior occiput. **A**, Schematic representation. **B**, Corresponding sonogram demonstrating sharp angle between cervical spine and occiput. (Reproduced from Bellussi et al.[26])

Figure 12 Examples of head direction assessment on transperineal midsagittal view in relation to the long axis of the pubic symphysis. A: head down sign, B: horizontal head sign, C: head up sign

Ascertainment of fetal head position and station before considering or performing instrumental vaginal delivery

Probably one of the most important and relevant applications of ultrasound in labor is to help the clinicians' choice when evaluating to perform instrumental delivery. When faced with an indication to expedite delivery in the second stage of labor, the choice for the mode of delivery is often straightforward. Indeed, in many cases digital examination is sufficient to take a confident decision. A cesarean section is usually decided for very high head stations, whereas most clinicians would opt for an easy instrumental delivery in case of very low fetal stations or near-crowning fetal head. Unfortunately, in obstetrics not all cases fall into one of these two categories. Accurate prediction of a failed instrumental delivery is sometimes clinically challenging. Indeed, failure of instrumental delivery does occur in up to 10% of cases.[30] Failure of instrumental delivery is associated with an increased risk of both maternal and neonatal complications.[31] Ultrasound has the potential to aid in the proper selection of cases prior to instrumental delivery.

Fetal occiput position determination before instrumental delivery

Before performing an instrumental delivery, an important prerequisite is to determine the exact position of the head (RCOG guidelines on operative vaginal delivery).[32] This is essential in order to achieve proper placement of the instrument. Many studies have demonstrated that ultrasound assessment of fetal occiput before instrumental delivery is far more accurate than digital examination alone. In a recent randomized controlled trial, it was demonstrated that ultrasound diagnosis can incorrect in 1.6% of cases compared with 20.2% in digital examination group.[33] While the study did not show significant differences in maternal or fetal morbidity, the main outcome was the accuracy of determining fetal position, and the study was not powered to detect differences in the occurrence of adverse events.[34] In another randomized controlled trial, Wong et al. demonstrated that placement of the vacuum suction cup was significantly closer to the flexion point when fetal head position is determined by ultrasound compared with by palpation.[35] In addition, the RCOG guidelines states that a rotation of the fetal head more than 45° is an indication that the fetal head is at a low station, and thus is associated with a high likelihood of a successful instrumental delivery. This can be readily documented by transperineal ultrasound scan in the axial view if the midline angle is <45°. (Figure 8)

Fetal head station

In a recent large study[36] investigated the relationship between vacuum extraction failure rate and AoP (immediately prior to application of the instrument) in 235 women. In 30 (12%), the vacuum extraction failed, while in the remaining 205 it was successful. Failed vacuum delivery was associated with a significantly smaller median AoP. The best cut-off to predict vacuum failure was an AoP<145.5°. Interestingly, the digitally diagnosed fetal head station did not differ between the two groups of successful and failed vacuum delivery.

In another study, Sainz et al.[37] have found that the strongest predictor of complicated he strongest predictors of a complicated delivery to be AoP under active maternal pushing. The optimal cut-off value for predicting a difficult operative delivery was an AoP under contraction and maternal pushing of 153.5°. In this study, operative delivery (vacuum or forceps) was classified as complicated when one or more of the following situations occurred: three or more tractions; a third-/fourth-degree perineal tear; significant bleeding during the episiotomy repair; major tear or significant traumatic neonatal lesion.

In a multicentre European study[38], including 222 women with prolonged second stage of labor the rate of Cesarean delivery was significantly lower among cases with HPD ≤ 35 mm compared with those with HPD > 35 mm (3.9% vs 22.0%, P < 0.01). In this study if HPD was > 35 mm combined with occiput-posterior position, the rate of Cesarean delivery was 35%. On the other hand, the rate of cesarean delivery was very low (2.2%) in cases of occiput anterior position combined with HPD ≤35 mm. Furthermore, the incidence of umbilical artery pH<7.1 was significantly higher in the infants which underwent vacuum delivery with HPD > 35 mm.

To sum, these the ultrasound signs that are associated with successful instrumental vaginal delivery:

- Occiput anterior position on transabdominal suprapubic view
- Occiput anterior position combined with HPD ≤35 mm
- Midline angle < 45°
- AoP > 145.5° at rest
- AoP > 153.5° at maternal pushing.

References

1. Buchmann E, Libhaber E. Interobserver agreement in intrapartum estimation of fetal head station. Int J Gynaecol Obstet 2008;101:285-289.
2. Dupuis O, Ruimark S, Corinne D, Simone T, Andre D, Rene-Charles R. Fetal head position during the second stage of labor: comparison of digital vaginal examination and transabdominal ultrasonographic examination. Eur J Obstet Gynecol Reprod Biol 2005;123:193-197.
3. Dupuis O, Silveira R, Zentner A, Dittmar A, Gaucherand P, Cucherat M, Redarce T, Rudigoz RC. Birth simulator: reliability of transvaginal assessment of fetal head station as defined by the American College of Obstetricians and Gynecologists classification. Am J Obstet Gynecol 2005;192:868-874.
4. Ghi T, Eggebo T, Lees C, Kalache K, Rozenberg P, Youssef A, Salomon LJ, Tutschek B. ISUOG Practice Guidelines: intrapartum ultrasound. Ultrasound Obstet Gynecol 2018;52:128-139.
5. Youssef A, Bellussi F, Montaguti E, Maroni E, Salsi G, Morselli-Labate AM, Paccapelo A, Rizzo N, Pilu G, Ghi T. Agreement between two- and three-dimensional transperineal ultrasound methods for assessment of fetal head-symphysis distance in active labor. Ultrasound Obstet Gynecol 2014;43:183-188.
6. Youssef A, Maroni E, Ragusa A, De Musso F, Salsi G, Iammarino MT, Paccapelo A, Rizzo N, Pilu G, Ghi T. Fetal head-symphysis distance: a simple and reliable ultrasound index of fetal head station in labor. Ultrasound Obstet Gynecol 2013;41:419-424.
7. Ghi T, Youssef A, Maroni E, Arcangeli T, De Musso F, Bellussi F, Nanni M, Giorgetta F, Morselli-Labate AM, Iammarino MT, Paccapelo A, Cariello L, Rizzo N, Pilu G. Intrapartum transperineal ultrasound assessment of fetal head progression in active second stage of labor and mode of delivery. Ultrasound Obstet Gynecol 2013;41:430-435.
8. Bamberg C, Scheuermann S, Fotopoulou C, Slowinski T, Duckelmann AM, Teichgraber U, Streitparth F, Henrich W, Dudenhausen JW, Kalache KD. Angle of progression measurements of fetal head at term: a systematic comparison between open magnetic resonance imaging and transperineal ultrasound. Am J Obstet Gynecol 2012;206:161 e161-165.
9. Ghi T, Farina A, Pedrazzi A, Rizzo N, Pelusi G, Pilu G. Diagnosis of station and rotation of the fetal head in the second stage of labor with intrapartum translabial ultrasound. Ultrasound Obstet Gynecol 2009;33:331-336.
10. Barbera AF, Pombar X, Perugino G, Lezotte DC, Hobbins JC. A new method to assess fetal head descent in labor with transperineal ultrasound. Ultrasound Obstet Gynecol 2009;33:313-319.
11. Henrich W, Dudenhausen J, Fuchs I, Kamena A, Tutschek B. Intrapartum translabial ultrasound (ITU): sonographic landmarks and correlation with successful vacuum extraction. Ultrasound Obstet Gynecol 2006;28:753-760.
12. Eggebo TM, Gjessing LK, Heien C, Smedvig E, Okland I, Romundstad P, Salvesen KA. Prediction of labor and delivery by transperineal ultrasound in pregnancies with prelabor rupture of membranes at term. Ultrasound Obstet Gynecol 2006;27:387-391.

13. Dietz HP, Lanzarone V. Measuring engagement of the fetal head: validity and reproducibility of a new ultrasound technique. Ultrasound Obstet Gynecol 2005;25:165-168.

14. Duckelmann AM, Michaelis SA, Bamberg C, Dudenhausen JW, Kalache KD. Impact of intrapartal ultrasound to assess fetal head position and station on the type of obstetrical interventions at full cervical dilatation. J Matern Fetal Neonatal Med 2012;25:484-488.

15. Youssef A, Ghi T, Pilu G. How to perform ultrasound in labor: assessment of fetal occiput position. Ultrasound Obstet Gynecol 2013;41:476-478.

16. Eggebo TM, Heien C, Okland I, Gjessing LK, Romundstad P, Salvesen KA. Ultrasound assessment of fetal head-perineum distance before induction of labor. Ultrasound Obstet Gynecol 2008;32:199-204.

17. Kalache KD, Duckelmann AM, Michaelis SA, Lange J, Cichon G, Dudenhausen JW. Transperineal ultrasound imaging in prolonged second stage of labor with occipitoanterior presenting fetuses: how well does the 'angle of progression' predict the mode of delivery? Ultrasound Obstet Gynecol 2009;33:326-330.

18. Tutschek B, Braun T, Chantraine F, Henrich W. A study of progress of labour using intrapartum translabial ultrasound, assessing head station, direction, and angle of descent. BJOG 2011;118:62-69.

19. Duckelmann AM, Bamberg C, Michaelis SA, Lange J, Nonnenmacher A, Dudenhausen JW, Kalache KD. Measurement of fetal head descent using the 'angle of progression' on transperineal ultrasound imaging is reliable regardless of fetal head station or ultrasound expertise. Ultrasound Obstet Gynecol 2010;35:216-222.

20. Youssef A, Salsi G, Montaguti E, Bellussi F, Pacella G, Azzarone C, Farina A, Rizzo N, Pilu G. Automated Measurement of the Angle of Progression in Labor: A Feasibility and Reliability Study. Fetal Diagn Ther 2017;41:293-299.

21. Molina FS, Terra R, Carrillo MP, Puertas A, Nicolaides KH. What is the most reliable ultrasound parameter for assessment of fetal head descent? Ultrasound Obstet Gynecol 2010;36:493-499.

22. Youssef A, Ghi T, Awad EE, Maroni E, Montaguti E, Rizzo N, Pilu G. Ultrasound in labor: a caregiver's perspective. Ultrasound Obstet Gynecol 2013;41:469-470.

23. Youssef A, Bellussi F, Maroni E, Pilu G, Rizzo N, Ghi T. Ultrasound in labor: is it time for a more simplified approach? Ultrasound Obstet Gynecol 2013;41:710-711.

24. Popowski T, Porcher R, Fort J, Javoise S, Rozenberg P. Influence of ultrasound determination of fetal head position on mode of delivery: a pragmatic randomized trial. Ultrasound Obstet Gynecol 2015;46:520-525.

25. Bellussi F, Ghi T, Youssef A, Cataneo I, Salsi G, Simonazzi G, Pilu G. Intrapartum Ultrasound to Differentiate Flexion and Deflexion in Occipitoposterior Rotation. Fetal Diagn Ther 2017;42:249-256.

26. Bellussi F, Ghi T, Youssef A, Salsi G, Giorgetta F, Parma D, Simonazzi G, Pilu G. The use of intrapartum ultrasound to diagnose malpositions and cephalic malpresentations. Am J Obstet Gynecol 2017;217:633-641.

27. Eggebo TM, Hassan WA, Salvesen KA, Lindtjorn E, Lees CC. Sonographic prediction of vaginal delivery in prolonged labor: a two-center study. Ultrasound Obstet Gynecol 2014;43:195-201.

28. Torkildsen EA, Salvesen KA, Eggebo TM. Prediction of delivery mode with transperineal ultrasound in women with prolonged first stage of labor. Ultrasound Obstet Gynecol 2011;37:702-708.

29. Masturzo B, De Ruvo D, Gaglioti P, Todros T. Ultrasound imaging in prolonged second stage of labor: does it reduce the operative delivery rate? J Matern Fetal Neonatal Med 2014;27:1560-1563.

30. Ben-Haroush A, Melamed N, Kaplan B, Yogev Y. Predictors of failed operative vaginal delivery: a single-center experience. Am J Obstet Gynecol 2007;197:308 e301-305.

31. Al-Kadri H, Sabr Y, Al-Saif S, Abulaimoun B, Ba'Aqeel H, Saleh A. Failed individual and sequential instrumental vaginal delivery: contributing risk factors and maternal-neonatal complications. Acta Obstet Gynecol Scand 2003;82:642-648.

32. Royal College of Obstetricians and Gynaecologists (2011) Operative Vaginal Delivery (RCOG Green-top Guideline 26). Available at: https://www.rcog.org.uk/en/guidelines-research-services/guidelines/gtg26/ [Accessed 16 January 2019].

33. Ramphul M, Ooi PV, Burke G, Kennelly MM, Said SA, Montgomery AA, Murphy DJ. Instrumental delivery and ultrasound : a multicentre randomised controlled trial of ultrasound assessment of the fetal head position versus standard care as an approach to prevent morbidity at instrumental delivery. BJOG 2014;121:1029-1038.

34. Ghi T, Youssef A. Does ultrasound determination of fetal occiput position improve labour outcome? BJOG 2014;121:1312.

35. Wong GY, Mok YM, Wong SF. Transabdominal ultrasound assessment of the fetal head and the accuracy of vacuum cup application. Int J Gynaecol Obstet 2007;98:120-123.

36. Bultez T, Quibel T, Bouhanna P, Popowski T, Resche-Rigon M, Rozenberg P. Angle of fetal head progression measured using transperineal ultrasound as a predictive factor of vacuum extraction failure. Ultrasound Obstet Gynecol 2016;48:86-91.

37. Sainz JA, Garcia-Mejido JA, Aquise A, Bonomi MJ, Borrero C, De La Fuente P, Fernandez-Palacin A. Intrapartum transperineal ultrasound used to predict cases of complicated operative (vacuum and forceps) deliveries in nulliparous women. Acta Obstet Gynecol Scand 2017;96:1490-1497.

38. Kahrs BH, Usman S, Ghi T, Youssef A, Torkildsen EA, Lindtjorn E, Ostborg TB, Benediktsdottir S, Brooks L, Harmsen L, Romundstad PR, Salvesen KA, Lees CC, Eggebo TM. Sonographic prediction of outcome of vacuum deliveries: a multicenter, prospective cohort study. Am J Obstet Gynecol 2017;217:69 e61-69 e10.

CAPITULO 26

Prevención y Manejo Oportuno de la Hemorragia Post Parto

Angelica Monroy
María Fernanda Escobar Vidarte

INTRODUCCIÓN

La hemorragia postparto (HPP) es la principal causa de mortalidad materna prevenible en el mundo. Los reportes del comportamiento epidemiológico, sugieren un marcado incremento en el tasa de HPP aun en países desarrollados, con una proporción de casos de morbilidad materna extrema (MME) y mortalidad materna asociados que exceden los casos relacionados a otras patologías maternas. La tasa de mortalidad estimada es de 140.000 casos por año, lo que equivale a una muerte materna cada cuatro minutos.

La atención obstétrica oportuna y de alta calidad es el pilar fundamental para la prevención y el manejo de sus complicaciones. Los programas estandarizados, interdisciplinarios y de fácil replicación e implementación han resultado útiles en los esfuerzos de reducir la morbilidad y mortalidad por HPP. La Federación Internacional de Ginecología y Obstetricia (FIGO) a través del FIGO Safe Motherhood and Newborn Health (SMNH) Committee ha enfatizado la necesidad de educar a todo el personal involucrado en la atención de partos y cesáreas alrededor del mundo en las competencias técnicas y no técnicas para el manejo en equipo de los casos con HPP. Estos conocimientos deben basarse en programas educativos soportados en la evidencia, con la utilizacion de simulación in situ y paquetes de intervención que incluyan listas de chequeo. A su vez, la Organización Mundial de la Salud (OMS) en las recomendaciones para el el prevención y el manejo de la HPP, considera que la meta para los servicios obstétricos es la creación de sistemas de atención y de referencia con protocolos basados en la evidencia, que estimulen la formación formal y permanente del recurso humano.

La principal estrategia de prevención en la HPP es el manejo activo del tercer periodo del parto, medida de bajo costo y efectiva en el 60-70% de la HPP por atonia uterina. Una vez establecida la hemorragia el uso de los sistemas de alerta temprana (ejemplo el Sistema Modificado de Alerta Obstétrica Temprana (MEOWS)) y la implementación de programas de seguridad han logrado incrementar la utilización y

disminuir el tiempo para la efectividad de intervenciones de tratamiento en HPP. Estas intervenciones incluyen el mayor uso en dosis adecuadas de uterotonicos, mayor utilización de balones hidrostáticos y suturas compresivas, mayor numero de transfusiones de crioprecipitado, asociado a un menor numero de ingresos por HPP masiva a la unidad de cuidados intensivos. La revisión de los casos de HPP con MME bajo el concepto de mejoramiento continuo con los equipos involucrados, sustituyendo los esquemas rígidos de auditoria por procesos de retroalimentación no punitivos dentro de los programas de seguridad, tiene también un importante efecto en la reducción de la prevalencia de HPP.

En este capitulo se describirán las estrategias de prevención y de mejoramiento para manejo oportuno de la HPP, en términos del concepto de paquetes de intervención y el manejo activo del tercer periodo del parto.

GESTIÓN DEL RIESGO EN HEMORRAGIA POSTPARTO

Las mujeres con factores de riesgo para la HPP deben ser identificadas y aconsejadas según su nivel de riesgo y edad gestacional, con recomendaciones estrictas acerca del nivel de atención adecuado para atención de su trabajo de parto. Así la planificación de riesgo implica garantizar la disponibilidad de los recursos necesarios para la atención de las pacientes que incluye el recurso humano y la infraestructura institucional para la atención obstétrica. El Colegio Americano de Obstetras (ACOG) recomienda que las mujeres que se identifiquen prenatalmente como de alto riesgo de HPP (por ejemplo, espectro de placenta acreta, índice de masa corporal antes del embarazo> 50, trastorno hemorrágico clínicamente significativo u otro factor de alto riesgo quirúrgico / médico) deben ser atendidas en centros de alta complejidad. Las estrategias de clasificación del riesgo varían alrededor del mundo, pero en términos generales incluyen la realización de listas de verificación a cada uno de las gestantes atendidas para el

391

nacimiento en cualquier institución. En la figura 1 se esquematiza una propuesta utilizada en la Fundación Valle del Lili en Cali, Colombia y adaptada de las recomendaciones del ACOG desde el año 2015.

Figura 1 Tabla de identificación de factores de riesgo para HPP

Una vez identificado los factores de riesgo y clasificada la paciente como alto riesgo para hemorragia postparto, se debe asegurar la atención del evento obstétrico de la paciente en un nivel adecuado de atención, donde en el intraparto se asegure la hemoclasificación completa de la paciente y la reserva de hemocomponentes con sus respectivas pruebas cruzadas de compatibilidad para asegurar la disponibilidad de los mismo en caso de requerirse.

PAQUETES DE INTERVENCIÓN EN HPP

Las Bundles, protocolos de atención integral o paquetes de intervención en HPP representan una selección de las recomendaciones extraídas de las múltiples guías de atención clínica, que han evidenciado tener mas impacto y mejorar los resultados maternos. La principal característica de los paquetes de intervención es que todas sus recomendaciones se basan en intervenciones practicas, proactivas y concretas; involucran intervenciones en todos los actores de atención tanto en la parte medica, de enfermería, laboratorio y personal asistencial tipo auxiliares de servicio.

Los paquetes de intervención en hemorragia postparto se basan en cuatro pilares:

1. Preparación de cada unidad obstétrica para los casos de HPP;
2. Prevención y reconocimiento en cada paciente hospitalizada;
3. Respuesta en cada caso de HPP y
4. Autoevaluaciones con retroalimentaciones dirigidas a programas de educación para mejorar el entrenamiento en cada unidad obstétrica (tabla 1).

Preparación

Este pilar incluye cinco áreas enfocadas a prevenir el retraso en el diagnostico y manejo adecuado de la hemorragia obstétrica

Creación de un Carro de Manejo de hemorragia: "Carro de Hemorragia"

Se debe tener un deposito de almacenamiento que permita un acceso inmediato a todos los implementos para el manejo de la hemorragia obstétrica, este carro debe estar conformado con los implementos de uso de enfermería (angiocath, equipos de venoclisis, tubos de muestras), fármacos indispensables para la atención de la hemorragia postparto, equipos especiales para el control de la hemorragia (balón de Bakri, suturas hemostáticas, separadores vaginales y traje antichoque no neumático (TANN)). Se debe crear un sistema de control para asegurar el mantenimiento y abastecimiento de estos insumos.

Tabla 1 Paquetes de intervención en HPP

Contenido del paquete de intervenciones de hemorragia obstétrica según California Maternal Quality Care Collaborative (CMQCC) y del National Partnership for Maternal Safety, (componentes del paquete se indicaron con *)
A. Preparación (para cada unidad obstétrica)
Nivel de preparación del sistema* • Carro para el manejo de la hemorragia obstétrica con suplementos flujogramas, algoritmos, listas de chequeo y tarjetas con instrucciones para la colocación de balón de Bakri y realización de cirugía de B-Lynch • Acceso inmediato a los medicamentos para el manejo de la hemorragia (kit o equivalente) • Equipo de respuesta rápida con sistema de alerta temprano en hemorragia obstétrica (a quien llamar: banco de sangre, cirujanos para cirugías obstétricas complejas, servicios terciarios adicionales) • Protocolos de transfusión masiva, incluidos glóbulos rojos O negativos sin cruzar • Educación con protocolos unificados y basada en simulación, incluido debriefing **Nivel de preparación según la paciente** • Placenta accreta y Percreta • Trastornos de la coagulación • Planificación para mujeres testigo de Jehová que se rehúsen a la transfusión.
B. Reconocimiento (para cada paciente que ingresa a la unidad)
• Determinar el riesgo de hemorragia antes del parto, durante el parto y en el postparto (o en cualquier momento adicional) * • Determinar de manera acumulativa la perdida de sangre (cuantitativamente) * • Realizar el manejo activo del tercer periodo por protocolo estandarizado *
C. Respuesta (Para cada paciente con hemorragia)
• Protocolos de manejo de la hemorragia obstétrica estandarizados y unificados, de acuerdo a estadios clínicos y con listas de chequeo* • Programa de soporte para las pacientes, familias de las pacientes y el grupo medico que atienden pacientes con hemorragia obstétrica*
D. Informes/Sistema (Para cada unidad obstétrica)
• Cultura establecida de juntas de manejo para pacientes de alto riesgo y debriefing post evento para identificar éxitos y oportunidades • Revisión multidisciplinaria de casos con hemorragia severa o pacientes admitidas a UCI • Medición de Indicadores de calidad y de procesos por comité de calidad en medicina perinatal

Disponibilidad del carro de hemorragia de manera constante

Se debe garantizar que este tipo de almacenamiento esté disponible para todas las áreas de atención de pacientes obstétricas (salas de parto, quirófano, salas de recuperación, salas de hospitalización), con la adecuada preservación y renovación de medicamentos uterotónicos (cadena de frío) e insumos.

Establecer Equipos de respuesta Rápida

Crear equipos de respuesta rápida obstétrica, determinar quienes son sus integrantes y definir diferentes escalas de activación y conformación de estos equipos dependiendo de la severidad del caso diagnosticado (activación y llamado de anestesiología, banco de sangre, cuidado intensivo, quirófano, radiología intervencionista), implementar métodos de activación rápida y real, sistemas de alerta temprana, listas telefónicas o con códigos de respuesta rápida ("código rojo"). En la Fundación Valle del Lili se estableció el sistema de alerta temprano MEOWS basado en la evidencia que soporta su utilización en escenarios de emergencias obstétricas (Figura 2). Existen mas de 16 sistemas reportados, con diferentes medidas de impacto, la mayoría en escenarios diferentes a la HPP.

Figura 2 Sistemas de Alerta Temprano Modificado para uso en Obstetricia.

Creación de Paquetes de trasfusión Masiva en Banco de Sangre

Establecer un código de respuesta rápida en el banco de sangre, protocolizar que siempre se tenga preparado y se dispense de manera inmediata un paquete de trasfusión de emergencia cuando se activen los sistemas de emergencia (grupos sanguíneos con compatibilidad universal O, Rh negativo, o de no contar con estas unidades utilizar las que menor reacción alogénica presenten). Se debe tener claro e institucionalizar que tipo de relación de hemoderivados se van a utilizar, ya sea 1:1 o 1:2 e implementar vías de procesamiento rápido de muestras sanguíneas de las pacientes que están presentando la emergencia. Así mismo se debe contar con insumos educativos disponibles en las salas de atención obstétrica para todo el equipo que permitan optimizar las estrategias de transfusión como la que se esquematiza en la figura 3.

Figura 3 Tabla de recomendaciones para el uso de productos sanguíneos en HPP

Educación y ejercicios de simulación de la aplicación del protocolo

Se debe sesarrollar un plan continuo de educación acerca de la implementación y los componentes del protocolo, desarrollar ejercicios de simulación multidisciplinarios para identificar el funcionamiento durante la activación del código en las diferentes dependencias (sala de parto, quirófano, banco de sangre, cuidado critico) y realizar la evaluación critica y reuniones post simulación con intención de planes de mejoramiento. Este tipo de escenarios deber incluir simulaciones practicas in situ con el fortalecimiento de competencias no técnicas (trabajo en equipo, comunicación y liderazgo) y competencias no técnicas especialmente en el uso de instrumental de uso no tan frecuente, (balón de bakri, suturas compresivas y TANN). Los insumos de este tipo de entrenamientos, deben ser implementados como guías visuales y esquemáticas que luego se utilizaran en la cabecera de la paciente en casos de HPP (ejemplos en las figuras 4 y 5)

Figuras 4 y 5 Esquema visual para la aplicación del TANN y el balón de bakri.

Reconocimiento y prevención

En este pilar se ubican las actividades que se deben realizar con cada una de las pacientes.

Reconocimiento de riesgo de Hemorragia

Identificación de los factores de riesgo de desarrollo de hemorragia obstétrica en cada una de las pacientes. Este tipo de actividades se deben desarrollar en diferentes momentos de contacto con la paciente, incluida la consulta prenatal donde se debe redireccionar las pacientes de alto riesgo de sangrado hacia instituciones que tengan la logística indicada para la atención de su posible emergencia (casos de acretismo placentario, pacientes testigos de Jehová). Esta clasificación de riesgo se debe desarrollar de manera continua dado que las características de estas pacientes pueden cambiar en el momento de parto o puerperio: 40% de las pacientes que desarrollaron HPP no presentan factores de riesgo en el momento de su consulta prenatal (Figura 1).

Medición de Perdidas Sanguíneas

La estimación incorrecta de sangrado durante la hemorragia postparto, se ha definido como el principal responsable de los retrasos de la atención en estas pacientes. Se considera que los métodos de recolección de sangrado objetivo (bolsas de recolección de líquidos posterior salida del neonato, conteo y pesaje electrónico de compresas) y la implementación de medidas como el índice de choque, permiten una intervención mucho mas temprana porque cuantifican de manera objetiva la cantidad del sangrado. Sin embargo, este tipo de métodos aun no son aplicados de manera universal en todas las instituciones principalmente las de bajos recursos económicos. Ante esta situación se recomienda implementar talleres prácticos con simulación para mejorar la capacidad de estimación de sangrado, ya que se sabe que las competencias tienden a disminuir 9 meses posteriores al entrenamiento visual.

Manejo Activo de tercer Periodo

Estandarizar obligatoriamente el manejo activo del tercer periodo de parto, ha demostrado ser la estrategia mas sencilla para prevenir la hemorragia postparto. Se deben implementar protocolos y realizar talleres explicando claramente los componentes básicos de este manejo consistentes en uso estandarizado de oxitocina IV o IM, masaje uterino y tracción controlada del cordón para disminuir los tiempos de alumbramiento, los cuales están directamente relacionados con la aparición de hemorragia postparto. La evidencia disponible sugiere que la implementación de oxitocina de forma protocolizada, permite mejorar la atención al paciente, contribuyendo a la seguridad de los pacientes. Los conceptos actualizados del manejo activo se discutirán mas adelante.

Respuesta a la HPP

Creación de equipos de respuesta rápida para manejo de hemorragia

Se deben crear equipos de respuesta coordinada para el manejo de las paciente con HPP; estos equipos deben estar debidamente familiarizados con las labores de cada uno de sus componentes, similar a como se realiza en los procesos de reanimación cardiopulmonar. Los equipos deben tener protocolos de atención claros con determinación del el rol de cada uno de los integrantes del equipo y deben estar integrados por especialistas según el nivel de atención de cada centro (el nivel IV por ejemplo incluye la participación de los especialistas de salas de cirugía, banco de sangre, hemodinámica y cuidado intensivo). Ejemplos del manejo de la HPP de acuerdo al estadio clínico utilizadas en nuestra institución se esquematizan en las figuras 6 a 9.

Figura 6 Protocolo de manejo en HPP estadio I

Figura 7 Protocolo de manejo en HPP estadio II

Figura 8 Protocolo de manejo en HPP estadio III

Figura 9 Protocolo de manejo en HPP estadio IV

El grupo médico debe entrenarse en la utilización de listas de chequeo que se van utilizar de manera rutinaria en los eventos, ya que existe mucha controversia en su utilización cuando son implementadas sin el debido proceso educativo. Se debe medir la adherencia a la utilización de estas listas de manera temporal y una vez sea rutina del equipo su implementación, se debe realizar una evaluación objetiva de la calidad de su uso, así como de la adherencia a cada uno de sus componentes. Las listas de chequeo que se implementaron en la FVL desde el año 2017 fueron adaptadas a las condiciones locales de las sugeridas por el ACOG (figura 10).

Figura 10 Lista de chequeo para el manejo de la HPP

Apoyo a la familia y a los equipos durante la emergencia.

Los equipos de manejo deben estar entrenados en el apoyo y entrega de la información sobre la situación de emergencia que está presentado cada paciente, es claro que dado el componente psicosocial de los episodios de atención del binomio madre-hijo, el personal debe informar de manera clara y continua acerca de la salud de cada una de las pacientes, con la intención de disminuir los potenciales eventos de estrés postraumático que se presentan posterior a un evento de hemorragia postparto severa. Adicionalmente es muy importante, brindar este apoyo al personal de salud que se vio involucra-

do en la atención del evento con intención de mitigar otros eventos y no afectar el ambiente de trabajo en los próximos eventos de atención del parto

Reporte y sistemas de aprendizaje

El último componente se enfoca en generar cultura de reporte de eventos y aprendizaje posterior a cada uno de los casos

ESTABLECER CULTURAS DE REUNIONES DE APRENDIZAJE (DEBRIEFING)

Se deben realizar reuniones donde se evalúe el funcionamiento posterior al evento, con intención autocrítica y de mejoramiento; este tipo de reuniones permite además del análisis de funcionamiento operativo y evaluar el componente psicoafectivo de cada uno de los integrantes del equipo. Aplicar de manera rutinaria este tipo de reuniones, mejora la apropiación de los roles de funcionamiento de todo el personal del equipo y los equipos aprenden de sus errores, lo cual puede generar programas de mejoramiento en la calidad de atención de cada uno de los pasos del protocolo. Estas reuniones deben ser cortas e informales. Nuestro esquema de reporte de las reuniones de aprendizaje se esquematiza en la figura 11.

Figura 11 Documento para la retroalimentación del equipo obstétrico en casos de emergencias obstétricas.

Revisiones multidisciplinarias de casos severos

Este tipo de revisiones, de tipo más formal, se deben realizar en conjunto con algunos integrantes involucrados en el evento, los jefes de servicio y el personal asociado a la evaluación de riesgo. El propósito de estas reuniones es implementar medidas que se hayan logrado identificar y que puedan ser utilices para disminuir la ocurrencia de los eventos o conductas que pudieran generar mejores resultados a los obtenidos. Estas reuniones deben ser protegidas de posibles procedimientos legales y deben seguir protocolos de análisis de eventos adversos. En el caso de pacientes con hemorragia obstétrica, The Joint Commission recomienda que todos los casos donde la paciente recibió más de 4 Unidades de glóbulos rojos o presentó ingreso a UCI deben ser evaluadas en este tipo de reuniones.

Monitoria de procesos y resultados

Se debe implementar un registro detallado de todos los casos y de los niveles de adherencia a los protocolos, mantener informados a todo el personal sobre los procesos actuales y los resultados de la implementación hace que la moral y el funcionamiento del equipo sea superior. Este tipo de mediciones se deben informar de manera frecuente para implementar estrategias de mejora o generar incentivos de manera temprana.

MANEJO ACTIVO DEL TERCER PERIODO DEL PARTO

El manejo activo del tercer periodo del parto se define como la administración de un agente uterotónico profiláctico antes o después del alumbramiento de la placenta acompañado de tracción controlada de cordón umbilical y de masaje uterino. De las tres intervenciones la más asociada a reducción del riesgo de HPP está asociada al uso del agente uterotónico.

Existen múltiples revisiones sistemáticas de ensayos clínicos aleatorizados que han comparado el manejo activo del tercer periodo del parto versus el manejo expectante encontrando que con la aplicación de estas tres intervenciones en el tercer periodo del parto se logra una reducción estadísticamente significativa de:

- Hemorragia materna mayor a 1000 ml (riesgo relativo [RR] 0,34; IC del 95%: 0,14 a 0,87; 8/1000 versus 24/1000)
- Hemoglobina materna después del parto menor a 9 g/dL (RR 0,50; IC del 95%: 0,30 a 0,83; 36/1000 versus 71/1000)
- Transfusión de sangre materna (RR 0,35; IC del 95%: 0,22 a 0,55)
- Uso de uterotonics terapéuticos durante la tercera etapa o dentro de las primeras 24 horas, o ambas (RR 0,19; IC del 95%: 0,15 a 0,23)
- Pérdida media de sangre materna al nacer (-79 ml, IC del 95%: -96 a -62 ml)

Estos beneficios son mayores en mujeres con alto riesgo de sangrado posparto.

Administración de uterotonicos

El primer componente del manejo activo del tercer periodo del parto consiste en administrar una dosis de uterotónico posterior a la salida el hombro anterior. Como estándar a nivel internacional se indica el manejo con oxitocina 10 UI IM dosis única, justificado por múltiples ensayos clínicos controlados que han mostrado la disminución de sangrado, requerimiento de transfusiones y necesidad de uterotònicos adicionales con su utilización. En los últimos años, se han propuesto otros manejos adicionales que permiten la combinación de diferentes uterotónicos disponibles como oxitocina mas misoprostol, oxitocina mas ergometrina o carbetocina, todas usadas como estrategias eficaces en la disminución del sangrado posparto. El meta análisis y revisión sistemática publicado en el año 2018 en Cochrane evaluando la efectividad de los agentes uterotonicos y generando un ranking de medicamentos para su utilización con 140 ensayos clínicos controlados y 88947 pacientes demostró que el uso de uterotónicos combinados vs el uso de oxitocina sola pueden son mas eficaces en la prevención del sangrado postparto mayor a 500 cc:

- Oxitocina-ergometrina: 8.5 contra 12.2 por ciento para partos vaginales; RR todos los nacimientos 0,70; IC del 95%: 0,59 a 0,84 (evidencia de calidad moderada)
- Carbetocina: 8.7 contra 12.2 por ciento para partos vaginales; RR todos los nacimientos 0,72; IC del 95%: 0,56 a 0,93 (evidencia de calidad moderada)
- Oxitocina más misoprostol: 10.1 contra 14.5 por ciento para partos vaginales; RR todos los nacimientos 0,70; IC del 95%: 0,58 a 0,86 (evidencia de baja calidad)

Para una HPP mayor o igual a 1000 ml, se observaron reducciones de riesgo del 12 al 17% (RR 0.83-0.88) en comparación con la oxitocina sola pero no fueron estadísticamente significativas. Además, el uso de oxitocina más misoprostol, oxitocina más ergometrina o carbetocina redujo el uso de fármacos uterotónicos adicionales y la transfusión de sangre en comparación con la oxitocina sola.

Sin embargo, aunque la oxitocina sola se asoció con una frecuencia de 3 a 4 puntos porcentuales más alta de HPP después del parto vaginal en comparación con los otros fármacos en este análisis, también es una alternativa razonable, especialmente para pacientes con bajo riesgo de hemorragia, dado que es altamente eficaz y se asocia con menos efectos secundarios que las terapias combinadas.

Según la evidencia disponible al momento, la administración de estos medicamentos uterotónicos debe realizarse después del alumbramiento del hombro anterior, sin embargo puede administrarse posterior se expulsa el recién nacido o después de la expulsión de la placenta; pero es clara en que no debe ser administrada antes de la entrega del hombro anterior. En una revisión sistemática, la administración de oxitocina antes y después de la expulsión de la placenta no tuvo un impacto significativo en los resultados clínicos importantes, como la incidencia de HPP (RR 0,81, IC del 95%: 0,62 - 1,04), tasa de retención placentaria (RR 1,54, 95). % IC 0,76-3,11), duración de la tercera etapa del parto (diferencia media: -0,30 minutos; IC del 95%: -0,95 a 0,36), o pérdida de sangre después del parto (diferencia media de 22,32 ml; IC del 95%: -58,21 a 102,86).

Oxitocina

La oxitocina es estructuralmente similar a la vasopresina y es secretada por la hipófisis posterior. La estimulación de los receptores de oxitocina en el miometrio conduce a contracciones miometriales y la concentración de estos receptores especialmente en el fondo uterino aumenta con la edad gestacional y con el trabajo de parto.

La efectividad de la oxitocina está bien establecida. En una revisión sistemática de ensayos aleatorios que compararon la administración profiláctica de oxitocina con ningún agente uterotónico en el tercer periodo del parto, se encontró que la oxitocina reduce la tasa de hemorragia posparto como la necesidad de fármacos uterotónicos terapéuticos en más del 40% (pérdida de sangre mayor a 500 ml: riesgo relativo [RR] 0,53 , IC 95% 0.38-0.74; necesidad de fármacos uterotónicos terapéuticos: RR 0.56, IC 95% 0.36-0.87).

Basado en la evidencia de la revisión publicada en el año 2018 en Cochrane frente a la seguridad y efectividad de la via intramuscular o endovenosa de la oxitocina para el manejo activo del tercer periodo del parto con tres estudios y 1306 pacientes, se considero que no existen calara diferencias entre los esquemas de manejo. Los estudios son en general de baja calidad y deben realizarse ensayos clínicos controlados que permitan definir posibles diferencias. El ensayo clínico controlado realizado en Irlanda con 1075 mujeres embarazadas que dieron a luz por vía vaginal, asignadas al azar para recibir 10 unidades de oxitocina por bolo intravenoso durante un minuto o IM, encontró que el grupo IV tuvo una pérdida de sangre posparto media más baja (385 versus 445 ml), menos hemorragia mayor o igual a 1000 ml (4,6 frente a 8,1%; aOR 0,54; IC del 95%: 0,32 a 0,91), y una tasa más baja de transfusión de sangre (1,5 versus 4,4%; aOR 0,31; IC del 95%: 0,13-0,70). La incidencia de hemorragia posparto y una transfusión de sangre fue de 29 y 35, respectivamente. Los efectos secundarios fueron similares en los grupos IV e IM; la taquicardia y la hipotensión fueron los efectos secundarios más frecuentes.

Para la infusión IV se recomienda realizar de forma lenta en no menos de 3 minutos, para evitar efectos adversos cardiovasculares como disminución de la presión arterial y del índice de resistencia vascular sistémica, aumento de los índices de trabajo cardíaco y del ventrículo izquierdo, que han sido asociados con bolos rápido.

Los efectos secundarios de la oxitocina están relacionados con la dosis y la velocidad de administración. La relajación de las células del músculo liso vascular y la vasodilatación periférica se asocian con enrojecimiento; la administración rápida de una dosis alta de oxitocina puede causar efectos secundarios graves como: hipotensión y taquicardia, que pueden provocar isquemia miocárdica. En raras ocasiones, las grandes dosis de oxitocina durante un período prolongado de tiempo pueden provocar retención hídrica, lo que lleva a la hiponatremia y sus secuelas.

Misoprostol

El misoprostol es un análogo sintético de la prostaglandina E1 que causa contracciones uterinas. Según los estudios disponibles, se ha demostrado que el uso de misoprostol como único uterotónico para control de hemorragia postparto no resulta ser tan eficaz comparado con el uso de otros uterotónicos inyectables. En los últimos metánalisis se ha encontrado que la asociación de oxitocina más misoprostol fue más efectiva que la oxitocina sola, esto probablemente se deba a que la oxitocina administrada por vía intravenosa proporciona un efecto inicial rápido y el misoprostol proporciona un efecto sostenido.

Para la prevención de la HPP, la Federación Internacional de Obstetricia y Ginecología y la Organización Mundial de la Salud recomiendan la administración de misoprostol 600 mcg por vía oral cuando no se dispone de uterotónicos inyectables. Siendo un uterotónico de bajo costo que no requiere refrigeración ni agujas para la administración, puede ser una opción de manejo en lugares donde no se disponga de los otros tipos de uterotónicos.

Los efectos secundarios de mas difícil manejo del misoprostol son los escalofríos y fiebre que puede alcanzar rangos de hipertermia maligna; la fiebre relacionada con el misoprostol suele ir precedida de escalofríos, comienza a los 20 minutos de la administración, alcanza un máximo de una a dos horas y disminuye espontáneamente durante tres horas.

Alcaloides del ergot

Los alcaloides ergóticos son agonistas de receptores serotoninérgicos en el músculo liso, antagonistas débiles de los recep-

tores dopaminérgicos y agonistas parciales de los receptores alfa-adrenérgicos. Inducen contracciones uterinas rítmicas rápidas que conducen a una contracción uterina sostenida (espasmos, tetania). Los alcaloides de ergot más comunes utilizados para la prevención de la hemorragia posparto son ergometrina / ergonovina, metilergometrina/metilergonovina y la combinación ergometrina-oxitocina, para esta última mezcla se aprovecha el rápido inicio de acción de la oxitocina y los efectos uterotónicos prolongados de un alcaloide ergot.

La eficacia de estos agentes está bien establecida: en las últimas revisiones sistemáticas del 2018, se encontró que el uso de alcaloides ergotérmicos en la tercera etapa del parto reduce significativamente el riesgo de hemorragia posparto mayor o igual a 500 ml (riesgo relativo [RR] 0.52, IC 95% 0.28-0,94) y el uso de uterotónicos terapéuticos (RR 0,37; IC del 95%: 0,15 a 0,90) y aumenta la concentración de hemoglobina materna a las 24 a 48 horas después del parto (diferencia de medias 0,50 g/dL, IC del 95%: 0,38 a 0,62).

Los alcaloides ergóticos pueden administrarse mediante inyección intramuscular (IM), dado sus potentes efectos vasoconstrictores por vía directa endovenosa pueden general mas riesgo de espasmos coronarios. Están contraindicados en mujeres con hipertensión, antecedentes de migraña o fenómeno de Raynaud. La recomendaciones de las dosis son:

- Ergometrina/ergonovina y methylergometrina/methylergonovina por lo general se administran en una dosis de 0.2 mg IM. El inicio de la acción es de dos a cinco minutos. Se pueden repetir la segunda dosis a los 30 minutos y cada 4 horas hasta un máximo de 5 dosis en 24 horas.
- El medicamento de combinación oxitocina-ergometrina, consta de 5 unidades de oxitocina más 0.5 mg de ergometrina y se administra IM.

Una de las principales desventajas de los alcaloides del ergot en comparación con la oxitocina es que se asocian con más efectos secundarios, especialmente un mayor riesgo de aumento de la presión arterial y sus secuelas, adicionalmente se han relacionado con otros efectos secundarios como cefalea, aumento del dolor abdominal después del parto que requiere analgesia y emesis.

Carbetocina

La carbetocina, un análogo sintético de acción prolongada de la oxitocina, tiene propiedades farmacológicas similares a las de la oxitocina natural, pero la vida media (40 minutos) es de 4 a 10 veces más larga. Se une a los receptores del músculo liso del útero y produce una contracción uterina tetánica en dos minutos, que dura aproximadamente seis minutos, seguido de contracciones rítmicas durante una hora. Según demuestra la evidencia, la carbetocina al ser un fármaco estable en los cambios de temperatura y en el calor y puede ser el fármaco uterotónico de elección cuando no se dispone de refrigeración apropiada para el transporte y almacenamiento. Un ensayo multicéntrico aleatorizado de no inferioridad que comparó inyecciones intramusculares de carbetocina estable al calor (100 mcg) con oxitocina (en una dosis de 10

Capitulo 26   Prevención y Manejo Oportuno de la Hemorragia Post Parto

unidades internacionales) inmediatamente después del parto vaginal, demostró que la frecuencia de la pérdida de sangre mayor o igual a 500 mL o el uso de fármacos uterotónicos adicionales fue similar para ambos grupos (14.5 y 14.4%, respectivamente; con un riesgo relativo [RR] 1.01, IC del 95% 0.95-1.06), con lo que concluye que la carbetocina es un medicamento de no inferioridad frente a la oxitocina en la prevención de la HPP. Esta información fue corroborada en el metanálisis del 2018, donde se reporto que la carbetocina era tan efectiva que la oxitocina para esta prevención, probablemente por las ventajas potenciales que ofrece este medicamento relacionados con su larga duración de acción.

Se administra por via endovenosa a dosis de 100 mcg de carbetocina, pero también se ha descrito su administración por via intramuscular.

Tracción controlada del Cordón.

Las dferentes guias recomiendan el masaje uterino de rutina como componente del manejo activo del alumbramiento para la prevención de hemorragia postparto. Un meta-análisis realizado en 2014, a partir de cinco ensayos aleatorizados (30 532 participantes) comparó la tracción controlada del cordón versus la no intervención. La tracción controlada del cordón resultó en una menor necesidad de extracción manual de la placenta (RR 0,70; IC 95% 0,58-0,84). Por otro lado se encontró una disminución en la duración de la tercera etapa (3,2 minutos IC 95%. Intervalo - 3.21 a - 3.19) y en la incidencia de hemorragia postparto en general (R.R 0,93, IC 95% 0,87 a 0,99). No se encontraron diferencias significativas entre la tracción controlada y la no intervención con respecto a la hemorragia postparto severa (R.R 0,91, IC del 95% 0,77-1,08), necesidad de transfusión de sangre (0,96, 95% intervalo de confianza 0,69-1,33) o en la necesidad de administración de uterotónicos adicionales (R.R 0,94, IC 95% 0.88- 1,01).

Otros meta-análisis han reportado hallazgos similares, como el publicado en 2015, donde no hubo diferencias significativas en el riesgo de pérdida de sangre mayor o igual a 1000 mL (RR 0.91, 95% CI 0.77 to 1.08), Sin embargo hubo reducción en la extracción manual de la placenta (RR 0.69, 95%CI 0.57 to 0.83). Hubo reducciones en la pérdida de sangre ≥ 500 ml (RR 0,93, IC del 95% 0.88 a 0,99), promedio de pérdida de sangre (10,85 ml, IC del 95%: -16,73 a -4,98), duración de la tercera etapa del parto (MD -0,57, -0,59 a -0,54). No hubo diferencias significativa en el uso de útero tónicos adicionales (RR 0,95, IC del 95%: 0,88 a 1,02), transfusión de sangre (IC del 95%, RR 0.94 [0.68, 1.32]) de muerte materna / morbilidad grave, (IC 95% R.R 1.22 [0.55, 2.74]) procedimientos operativos [IC 95% 1.61 , 0.22, 11.81] ni la satisfacción materna. (IC 95% RR 0.50 [0.05, 5.52).

Masaje uterino

El masaje uterino profiláctico después del parto está incluido como manejo activo del tercer periodo del parto. Su efectividad fue evaluada en un metaanálisis publicado en el año 2018 que incluyó los únicos tres ensayos clínicos aleatorizados (n = 3842 embarazos únicos) en las que se realizó masaje uterino después del parto vaginal. En esta publicación el masaje uterino no se asoció con una reducción de la HPP en mujeres que ya recibieron profilaxis con oxitocina y control de la tracción del cordón para la prevención de HPP (pérdida de sangre ≥500 ml: 5,9 frente al 4,0%; riesgo relativo 1,09; IC del 95%: 0,33 a 3,64). Los demás resultados (pérdida de sangre, uso de uterotónicos adicionales y placenta retenida) fueron similares con o sin masaje uterino. Sin embargo, la calidad de los ensayos incluidos fue baja. Dados los datos limitados y la ausencia de daño asociado a su utilización, se continúa recomendado el masaje uterino después de la expulsión de la placenta para la prevención de la HPP, soportada en la declaración conjunta de la International Confederation of Midwives - International Federation of Gynaecologists and Obstetrician y publicada en 2004.

Duración del tercer periodo del parto

Un tercer periodo del parto (alumbramiento) prolongado se ha definido como un periodo con una duración superior a 30 minutos. Esta definición se basa en un informe de 1991 que demuestra los riesgos de morbilidad materna, incluidos hemorragia y necesidad de transfusión de sangre, se incrementan después de una duración de más de 30 minutos en esta etapa. Sin embargo, cada vez mas existen reportes de estudios de casos y controles en donde se considera que estos riesgos se incrementan con duraciones mucho menores. Se realizó un análisis secundario de una cohorte de 7,121 mujeres que tuvieron un parto vaginal a las 37 semanas o más de gestación en un solo centro terciario de atención, entre abril de 2010 a agosto de 2014. El manejo activo de la tercera etapa del trabajo fue rutinariamente utilizado durante el período de estudio. La media, mediana, rango intercuartíl, así como el percentil 90, 95 y 99 de la duración de la tercera etapa del parto, fueron calculados. Los odds ratios fueron calculados para estimar la asociación entre el aumento de la duración de la tercera etapa del parto y la presencia de hemorragia postparto. La duración media de la tercera etapa del parto entre las mujeres que tuvieron un parto vaginal fue de 5,46 minutos (DE 5.4). Los percentiles 90, 95 y 99 fueron 9, 13 y 28 minutos, respectivamente. Las mujeres con una tercera etapa por encima del percentil 90 tuvieron un mayor riesgo de hemorragia postparto comparado con mujeres que no la presentaron (13,2% vs 8,3%; Odds ratio ajustada [OR] 1,82, IC 95% 1,43-2,31). Cuando el percentil 90 fue subdividido en incrementos progresivos de 5 minutos, el riesgo de hemorragia postparto aumentó significativamente, comenzando a los 20-24 minutos, frente a periodos más cortos de duración (15,9% vs 8,5%; OR ajustado 2,38, IC del 95% 1,18 - 4,79).

ACIDO TRANEXAMICO

El ácido tranexámico es un fármaco antifibrinolítico que ha sido útil tanto para la prevención como para el tratamiento del sangrado en diversos contextos clínicos. Actualmente es una propuesta adicional para el manejo activo del tercer periodo del parto basado en:

- Un metaanálisis de 2015 de ensayos clínicos aleatorizados en mujeres sanas con bajo riesgo de sangrado posparto que se sometieron a cesárea electiva (2453 participantes) o parto vaginal espontáneo (832 participantes) y que recibieron uterotónicos profilácticos de rutina, se les administró 1 gramo de ácido tranexámico de manera profiláctica, con lo que se demostró una reducción de la tasa de HPP> 400 o 500 ml en un 45% en partos por cesárea (RR 0,55; IC del 95%: 0,44 a 0,69) y en aproximadamente el 60% en partos vaginales (CR 0,42; IC del 95%: 0,28 a 0,63) en comparación con placebo / sin tratamiento. En mujeres sometidas a cesárea, también se observaron reducciones significativas en las tasas de pérdida de sangre> 1000 ml (RR 0,43; IC del 95%: 0,23 a 0,78) y transfusión de sangre (RR 0,23; IC del 95%: 0,10 a 0,54).

- Posteriormente, un gran ensayo multicéntrico asignó al azar a más de 4000 mujeres en trabajo de parto que tenían un parto vaginal planificado de un feto vivo con feto único a ≥35 semanas de gestación para recibir 1 g de ácido tranexámico o placebo por vía intravenosa, además de oxitocina profiláctica después del parto. Mostró como resultado que entre las casi 3900 mujeres que dieron a luz por vía vaginal, la administración profiláctica de ácido tranexámico tuvo una fuerte tendencia a una pérdida de sangre reducida < 500 cc RR 0,83; IC del 95%: 0,68 a 1,01). Las mujeres en el grupo de ácido tranexámico presentaron una tasa más baja de HPP clínicamente significativa (7.8 versus 10.4 por ciento; RR 0.74, IC del 95% 0.61-0.91) y eran menos propensas a recibir agentes uterotónicos adicionales (7.2 contra 9.7 por ciento; RR 0.75 , 95% CI 0.61-0.92).

Algunas instituciones a nivel mundial han adoptado el uso de ácido tranexámico para la prevención de la HPP en situaciones de alto riesgo (por ejemplo, partos de pacientes que rechazan productos derivados de la sangre, pacientes con un riesgo significativo de HPP como placenta accreta o placenta previa), hasta el momento con una buena respuesta, así se podría sugerir como una estrategia prometedora para el manejo preventivo de hemorragia posparto en paciente de alto riesgo.

PUNTOS CLAVE PARA RECORDAR:

- Resulta indispensable la identificación de factores de riesgo a nivel prenatal para HPP, así aquellas mujeres con factores de riesgo deben ser identificadas y aconsejadas según su nivel de riesgo y edad gestacional, con recomendaciones estrictas acerca del nivel de atención adecuado para atención de su trabajo de parto.
- Los paquetes de intervención en HPP basan sus recomendaciones en intervenciones practicas, proactivas y concretas e involucran intervenciones en todos los actores de atención tanto en la parte medica, de enfermería, laboratorio y personal asistencial tipo auxiliares de servicio
- Los paquetes de intervención en hemorragia postparto se basan en cuatro pilares: 1) Preparación de cada unidad obstétrica; 2) Prevención y reconocimiento en cada paciente; 3) Respuesta en cada caso de HPP y 4) Autoevaluaciones con retroalimentaciones dirigidas a programas de educación para mejorar el entrenamiento en cada unidad obstétrica

- El manejo activo del tercer periodo del parto permite la reducción de la pérdida sanguínea y disminución de la tasa de HPP.
- Dada la última evidencia acerca del uso medicamentos uterotónicos, las combinaciones como oxitocina mas misoprostol, ergometrina mas oxitocina y la carbetocina, muestran una menor incidencia de HPP que la oxitocina sola
- La carbetocina se considera que es igual o más eficaz que la oxitocina para prevenir la hemorragia posparto y puede ser el medicamento de elección en escenarios clínicos donde no se puede asegurar la cadena de frío.
- El uso de misoprostol como uterotónico profiláctico en manejo activo del tercer periodo del parto, puede sugerirse en países con recursos limitados donde no hay disponibilidad de refrigeración de medicamentos o disponibilidad de agujas para inyección o administración endovenosa o intramuscular.
- El ácido tranexámico, además de los uterotónicos profilácticos de rutina, muestra un enfoque prometedor en la reducción del riesgo de hemorragia posparto en un 50 a 60% en ensayos aleatorizados

Referencias

1. Khan KS, Wojdyla D, Say L, Gulmezoglu AM, Van Look PF. WHO analysis of causes of maternal death: a systematic review. Lancet 2006;367:1066-74
2. Callaghan WM, Creanga AA, Kuklina EV. Severe maternal morbidity among delivery and postpartum hospitalizations in the United States. Obstet Gynecol 2012;120:1029–36.
3. Einerson BD, Miller ES, Grobman WA. Does a postpartum hemorrhage patient safety program result in sustained changes in management and outcomes? Am J Obstet Gynecol 2015;212: 140–4.
4. Shields LE, Wiesner S, Fulton J, Pelletreau B. Comprehensive maternal hemorrhage protocols reduce the use of blood products and improve patient safety. Am J Obstet Gynecol 2015; 212:272–80.
5. Council on Patient Safety in Women's Health Care. Maternal safety. Available at: http://www.safehealthcareforeverywoman.org/maternal-safety.html. Retrieved March 7, 2014.
6. Institute for Healthcare Improvement. Evidence-based care bundles. Available at: http://www.ihi.org/Topics/Bundles/Pages/default.aspx. Retrieved March 31, 2015.
7. Bingham D, Melsop K, Main E. Obstetric hemorrhage toolkit: hospital level implementation guide. Stanford (CA): California Maternal Quality Care Collaborative; 2010.
8. Lyndon A, Lagrew D, Shields L, Melsop K, Bingham B, Main E, editors. Improving health care response to obstetric hemorrhage. Stanford (CA): California Maternal Quality Care Collaborative; 2010.
9. Preparing for clinical emergencies in obstetrics and gynecology. Committee Opinion No. 590. American College of Obstetricians and Gynecologists. Obstet Gynecol 2014;123:722–5.
10. Riley W, Davis S, Miller K, Hansen H, Sainfort F, Sweet R. Didactic and simulation nontechnical skills team training to improve perinatal patient outcomes in a community hospital. Jt Comm J Qual Patient Saf 2011;37:357–64.
11. 17. Westhoff G, Cotter AM, Tolosa JE. Prophylactic oxytocin for the third stage of labour to prevent postpartum haemorrhage. The Cochrane Database of Systematic Reviews 2013, Issue 10. Art. No.: CD001808. DOI: 10.1002/14651858.CD001808.pub2.
12. Sheldon WR, Durocher J, Winikoff B, Blum J, Trussel J. How effective are the components of active management of the third stage of labor? BMC Pregnancy Childbirth 2013;13:46.

13. Grunebaum A, Chervenak F, Skupski D. Effect of a comprehensive obstetric patient safety program on compensation payments and sentinel events. Am J Obstet Gynecol. 2011;204(2):97–105.

14. Thompson JF, Roberts CL, Ellwood DA. Emotional and physical health outcomes after significant primary post-partum haemorrhage (PPH): a multicentre cohort study. Aust N Z J Obstet Gynaecol 2011;51:365–71.

15. Corbett N, Hurko P, Vallee J. Debriefing as a strategic tool for performance improvement. J Obstet Gynecol Neonatal Nurs 2012;41:572–9.

16. Lyndon A, Johnson MC, Bingham D, Napolotano PG, Joseph G, Maxfield D, et al. Transforming communication and safety culture in intrapartum care: a multi-organization blueprint. Obstet Gynecol 2015;125:1049–55.

17. Kilpatrick SJ, Berg CJ, Bernstein P, Bingham D, Delgado A, Callaghan WM, et al. Standardized severe maternal morbidity review: rationale and process. Obstet Gynecol 2014;124:361–6.

18. The Joint Commission. Comprehensive accreditation manual for hospitals, update 2, January 2015: sentinel events: SE-1. Available at: http://www.jointcommission.org/assets/1/6/CAMH_

19. American College of Obstetricians and Gynecologists, Association of Women's Health, Obstetric and Neonatal Nurses, The Joint Commission, Society for Maternal and Fetal Medicine. Severe maternal morbidity: clarification of the new joint commission sentinel event policy. 2015. Available at: http://www. acog.org/About-ACOG/News-Room/Statements/2015/Severe- Maternal-Morbidity-Clarification-of-the-New-Joint-Commission-Sentinel-Event-Policy. Retrieved February 10, 2015.

20. Callaghan WM, Grobman WA, Kilpatrick SJ, Main EK, D'Alton M. Facility-based identification of women with severe maternal morbidity: it is time to start. Obstet Gynecol 2014;123:978–81.

21. Hofmeyr GJ, Mshweshwe NT, Gülmezoglu AM. Controlled cord traction for the third stage of labour. Cochrane Database Syst Rev 2015; 1:CD008020.

22. Saccone G, Caissutti C, Ciardulli A, et al. Uterine massage as part of active management of the third stage of labour for preventing postpartum haemorrhage during vaginal delivery: a systematic review and meta-analysis of randomised trials. BJOG 2018; 125:778.

23. Saccone G, Caissutti C, Ciardulli A, Berghella V. Uterine massage for preventing postpartum hemorrhage at cesarean delivery: Which evidence? Eur J Obstet Gynecol Reprod Biol 2018; 223:64.

24. Begley CM, Gyte GM, Devane D, et al. Active versus expectant management for women in the third stage of labour. Cochrane Database Syst Rev 2015; :CD007412.

25. Gallos ID, Papadopoulou A, Man R, et al. Uterotonic agents for preventing postpartum haemorrhage: a network meta-analysis. Cochrane Database Syst Rev 2018; 12:CD011689.

26. Committee on Practice Bulletins-Obstetrics. Practice Bulletin No. 183: Postpartum Hemorrhage. Obstet Gynecol 2017; 130:e168.

27. Soltani H, Hutchon DR, Poulose TA. Timing of prophylactic uterotonics for the third stage of labour after vaginal birth. Cochrane Database Syst Rev 2010; :CD006173.

28. De Groot AN, van Dongen PW, Vree TB, et al. Ergot alkaloids. Current status and review of clinical pharmacology and therapeutic use compared with other oxytocics in obstetrics and gynaecology. Drugs 1998; 56:523.

29. Adnan N, Conlan-Trant R, McCormick C, et al. Intramuscular versus intravenous oxytocin to prevent postpartum haemorrhage at vaginal delivery: randomised controlled trial. BMJ 2018; 362:k3546.

30. Tunçalp Ö, Hofmeyr GJ, Gülmezoglu AM. Prostaglandins for preventing postpartum haemorrhage. Cochrane Database Syst Rev 2012; :CD000494.

31. New FIGO Guidelines for Misoprostol Use https://www.mhtf.org/2017/06/29/new-figo-guidelines-for-misoprostol-use/ (Accessed on July 23, 2018).

32. WHO recommendations: intrapartum care for a positive childbirth experience. 2018 http://www.who.int/reproductivehealth/publications/intrapartum-care-guidelines/en/ (Accessed on July 23, 2018).

33. Elati A, Weeks A. Risk of fever after misoprostol for the prevention of postpartum hemorrhage: a meta-analysis. Obstet Gynecol 2012; 120:1140.

34. Elati A, Elmahaishi MS, Elmahaishi MO, et al. The effect of misoprostol on postpartum contractions: a randomised comparison of three sublingual doses. BJOG 2011; 118:466.

35. Hofmeyr GJ, Gülmezoglu AM, Novikova N, Lawrie TA. Postpartum misoprostol for preventing maternal mortality and morbidity. Cochrane Database Syst Rev 2013; :CD008982.

36. Liabsuetrakul T, Choobun T, Peeyananjarassri K, Islam QM. Prophylactic use of ergot alkaloids in the third stage of labour. Cochrane Database Syst Rev 2018; 6:CD005456.

37. Novikova N, Hofmeyr GJ, Cluver C. Tranexamic acid for preventing postpartum haemorrhage. Cochrane Database Syst Rev 2015; :CD007872.

38. Sentilhes L, Winer N, Azria E, et al. Tranexamic Acid for the Prevention of Blood Loss after Vaginal Delivery. N Engl J Med 2018; 379:731.

39. Widmer M, Piaggio G, Nguyen TMH, et al. Heat-Stable Carbetocin versus Oxytocin to Prevent Hemorrhage after Vaginal Birth. N Engl J Med 2018; 379:743.

40. Oladapo OT, Okusanya BO, Abalos E. Intramuscular versus intravenous prophylactic oxytocin for the third stage of labour. Cochrane Database of Systematic Reviews 2018, Issue 9. Art. No.: CD009332. DOI: 10.1002/14651858.CD009332.pub3.

CAPITULO **27**

Tratamiento y Control del Sangrado en el Parto

José M Palacios-Jaraquemada

INTRODUCCIÓN

La hemorragia postparto (HPP) es una de las principales causas de mortalidad materna en todo el mundo y probablemente la primera causa en los países en desarrollo. Se estima que 1.600 mujeres mueren cada día en todo el mundo por HPP, y para aquellas mujeres que sobreviven, la morbilidad secundaria es elevada [1]. Aunque la hemorragia grave es probablemente una de las causas más prevenibles de muerte materna, muchas circunstancias asociadas determinan su potencial letal; dentro de ellas pueden destacarse: el alto flujo sanguíneo uterino a término (800 ml/m), la subestimación de la hemorragia y el tratamiento tardío e insuficiente. Aunque se ha hecho distintas definiciones de HPP, una definición precisa y universal es difícil, ya que ésta puede ser afectada por un sesgo múltiple tales como la subestimación, la sobreestimación, la interpretación de los parámetros hemodinámicos, la presencia de orina, de líquido amniótico, de sangre distribuida en compresas, gasas, ropa de cama, en el suelo, etc. Es por ello, que una de las definiciones más aceptadas, considera HPP como aquel sangrado factible de producir daños graves en la madre debido a la modificación de los parámetros hemodinámicos o hemostáticos [2]. Las mujeres sanas en países desarrollados pueden resistir a un sangrado de 500 ml sin compromiso hemodinámico, mientras que para las mujeres con anemia grave, incluso una pequeña cantidad de pérdida de sangre puede ser letal. Esto es especialmente importante para aquellas madres que viven en países en desarrollo, donde habitualmente existe un número significativo de mujeres con anemia severa.

Según el tiempo de aparición, la HPP se puede dividirse en dos tipos (Tabla 1). HPP primaria (dentro de las primeras 24 horas) o secundaria (entre 24 horas y seis semanas), datos que podrían orientarnos a su etiología. La pérdida de sangre no afecta uniformemente a todas las personas, esto se debe a que la volemia está directamente relacionada al peso corporal (equivalente al 7% del mismo), de tal manera, para igual volumen de pérdida, las mujeres de peso reducido o

Tabla 1 Etiología de la HPP primaria y secundaria

HPP primaria	HPP secundaria
Atonía uterina	Retención trofoblástica
Invasión placentaria	Pseudoaneurisma uterino
Ruptura uterina	Infección
Retención placentaria	Trastornos de la coagulación
Laceraciones	
Inversión uterina	
Tromboembolismo	
Embolia de liquido. Amniótico	

(Modificado de: Practice Bulletin No. 183: Postpartum Hemorrhage. Committee on Practice Bulletins-Obstetrics. Obstet Gynecol. 2017 Oct;130(4): e168-e186.

pequeñas podrían tener complicaciones más graves en comparación que otras de mayor peso [3]. Tanto la taquicardia como la hipotensión son signos de aparición tardía en las mujeres embarazadas; por esta razón, para mejorar los tratamientos y los resultados en HPP el objetivo primordial debe ser el reconocimiento temprano de los signos de shock hipovolémico. Experiencias en distintos países demuestran que el retraso en el reconocimiento de la hemorragia, en el traslado de la paciente, o la demora en recibir un tratamiento adecuado, contribuyen a que la HPP tenga una de las tasas más altas de mortalidad y morbilidad en medicina. Dado que la hemorragia puede ser difícil de valorar en su estadio inicial y que no hay un parámetro o definición universal aceptada, las estimaciones de pérdida de sangre pueden ser inexactas; este hecho sumado a que no hay un adecuado registro de HPP y muerte materna en áreas remotas, determina que la verdadera incidencia de la HPP sigue siendo incierta [4].

ETIOPATOGENIA

Aunque la mayoría de los casos de HPP están vinculados con la atonía uterina, el aumento de incidencia de la invasión

Capitulo 27 Tratamiento y Control del Sangrado en el Parto

anormal de la placenta (AIP) parece estar modificando esta tendencia. En las últimas décadas, la AIP ha crecido exponencialmente en todo el mundo, esto se debe fundamentalmente debido al aumento en frecuencia de operación cesárea, hecho que pudiera igualar o superar la atonía uterina como primera causa de mortalidad por hemorragia. Hasta la década del 70´, la AIP era un acontecimiento raro, que afectaba a 1 de cada 4.000 embarazos, pero a partir del 2012, la incidencia de AIP creció a 1 en 533 embarazos [5]. Un modelo analítico construido en base a los datos sobre los partos en los Estados Unidos ha estimado que, si el número de cesáreas primaria y secundaria sigue aumentando, en 2020 el porcentaje de cesárea será de un 56,2%, hecho que pudiera significar 6236 casos adicionales de placenta previa, 4.504 de los casos de AIP, y 130 muertes maternas anuales [6].

Hemostasia uterina normal

El principal mecanismo de hemostasia uterina es la contracción miometrial, esta es sumamente potente y ocluye los vasos entre la placenta y el miometrio luego de la separación placentaria. El desprendimiento placentario deja un lecho uterino de unos 300 centímetros cuadrados y alrededor de 100 arterias abiertas que proveían unos 500 a 800 ml de sangre por minuto a la placenta. Este lecho es cohibido por una compresión física (contracción miometrial), de los vasos sanguíneos así como por la obliteración vascular por factores hemostáticos [8]. Aunque la contracción uterina es inicialmente responsable de controlar la hemorragia en el lecho placentario, la formación de coágulos y el rápido depósito de fibrina son esenciales para mantener la hemostasia definitiva y promover la involución uterina después del nacimiento [9] Hay dos modos de producir el alumbramiento placentario; uno, es el tratamiento expectante, en él, el obstetra espera los cambios naturales que culminan con la separación placentaria (habitualmente unos 10-20 min). El otro modo es el tratamiento activo de la tercera etapa del parto; para ello, se utiliza oxitocina después del nacimiento o cuando se desprende el hombro anterior. Se ha demostrado que el tratamiento activo reduce en un 50 a 70% la posibilidad de HPP o de la necesidad de transfusión sanguínea. Muchos ensayos controlados han demostrado su eficacia y este método se ha convertido en el estándar de cuidado del parto.

ESTRATEGIAS DE PREVENCIÓN

La estrategia más eficaz para reducir la mortalidad materna por HPP es usar acciones preventivas en todas las mujeres embarazadas [10] Cada mujer debe ser evaluada individualmente y determinar la probabilidad de desarrollar una HPP y de esa manera reducir los riesgos. Esto incluye la detección y tratamiento de la anemia y un plan de parto para garantizar los recursos necesarios en caso de una HPP. La evaluación de riesgos para PPH permite seleccionar los pacientes según sus antecedentes clínicos (Tabla 2). Las muertes maternas por HPP son más frecuentes durante los primeros siete días después del nacimiento. La mayoría de estas muertes se producen dentro de 1-4 horas del parto; teniendo en cuenta este dato, debe planificarse el control específico durante este período y prevenir así, casos que no presentan un riesgo específico [11]

Tabla 2

Riesgo bajo	Riesgo medio	Alto riesgo
Embarazo único	Cesárea previa	Placenta previa
Menos de 4 partos	Cirugía uterina	Invasión placentaria
Útero sin cirugías	Gesta múltiple	Hematocrito menor
Sin antecedente de	Miomas grandes	al 30%
hpp	Corioamnionitis	Trastorno de la
	Uso de sulfato de	coagulación
	magnesio	Hpp previa
	Uso excesivo de	Hipotensión,
	oxcitocina	taquicardia, baja
		diuresis

(Modificado de: Practice Bulletin No. 183: Postpartum Hemorrhage. Committee on Practice Bulletins-Obstetrics. Obstet Gynecol. 2017 Oct;130(4): e168-e186.

Anemia

La anemia es una afección que se caracteriza por la falta de suficientes glóbulos rojos sanos para transportar un nivel adecuado de oxígeno a los tejidos del cuerpo. La anemia reduce la tolerancia materna a la pérdida de sangre y a su vez tiene un efecto directo sobre el miometrio, disminuyendo su contracción y la posibilidad de HPP. Por tanto, es esencial diagnosticar y tratar la anemia, ya que el volumen sanguíneo y la hemoglobina pueden ser mejorados antes del parto y reducir el riesgo de HPP [13] Esto es especialmente importante en los países en desarrollo, donde la incidencia de anemia en el embarazo es muy alta.

Episiotomía

La episiotomía de rutina incrementa el riesgo de HPP en un 27%, por lo tanto su uso debe ser restringido aquellos casos con una indicación precisa. [14] En consecuencia, solo vale la pena realizar una episiotomía por razones médicas y obstétricas, ayudando al desprendimiento controlado de cabeza y hombros evitando desgarros mayores.

Atonía uterina

La atonía uterina se produce cuando el útero carece de la capacidad de contraerse y retraerse, proceso que causa una hemorragia a través de los vasos uteroplacentarios. A pesar de que la atonía uterina puede presentarse sin tener factores de riesgo reconocidos, cualquier condición que produzca sobredistensión del miometrio, como multiparidad, macrosomía, polihidramnios, gestaciones múltiples, o un bebé de gran tamaño puede resultar en un miometrio agotado, carente de fuerza y contractilidad (trabajo de parto prolongado). La atonía uterina puede ser una entidad catastrófica, ya que en un corto período de relajación miometrial puede producir una hemorragia fatal; esto puede suceder después de un parto vaginal, instrumental, o cesárea normal. La atonía uterina es una de las causas más frecuentes de hemorragia postparto [15], por esta razón, la detección temprana y el tratamiento adecuado deberán estar claramente indicados en todos los protocolos de tratamiento para HPP y ser practicados en unidades de simulación. En los casos atonía, es prioritario proporcionar una buena retracción y contracción para detener el sangrado. Luego del masaje inicial, el uso de drogas oxitócicas es obligatorio para restaurar el tono uterino. Debido a que estas drogas tienen diferentes receptores de acción miometrial, cuando un oxitócico específico no tiene el efecto deseado, es necesario utilizar otra droga no emparentada con el mismo receptor para obtener una contracción eficiente. El fármaco de primera elección es la oxitocina, droga es ampliamente disponible, de bajo costo y altamente eficaz. Inicialmente, se administra un bolo de 5 U y luego puede utilizarse una infusión continua para conseguir la contracción firme.

Fármacos uterotónicos

Un agente uterotónico ideal debe producir contracciones uterinas rápidas, fuertes y sostenidas, sin producir efectos adversos significativos. Los uterotónicos se dividen en tres categorías: la oxitocina, prostaglandinas y alcaloides de la ergotamina.

La oxitocina

La oxitocina produce la estimulación y contracción del cuerpo uterino de manera rítmica, constriñendo las arterias espirales y disminuyendo el flujo sanguíneo al útero. Su efecto comienza a los 2 a 3 minutos y dura hasta 60 minutos (administrado por vía intramuscular). Actúa en menos de un minuto luego de la administración intravenosa, y su respuesta puede durar hasta 1 hora luego de cesar la infusión endovenosa. Debido a la similitud molecular entre la oxitocina y la vasopresina, la oxitocina tiene un efecto antidiurético; por lo tanto, la infusión prolongada puede causar intoxicación por agua, hiponatremia, confusión, convulsiones, coma, pudiendo producir también fallo cardíaco [16]. Cuando la oxitocina se usa de modo profiláctico, se relacionó con menos efectos secundarios (náuseas y vómitos) por lo tanto, la oxitocina es la mejor opción para prevenir la HPP en forma rutinaria. La oxitocina disminuye el riesgo de HPP en aproximadamente un 60%, así como también la necesidad de oxitócicos terapéuticos. Debido a su efecto y biodisponibilidad y en comparación con otros uterotónicos, la oxitocina es el fármaco elegido para el uso habitual durante el tercer período del parto. El uso de la oxitocina en entornos de bajos recursos es limitada debido a que su efectividad requiere una cadena de frío. Sin embargo, recientemente se ha producido una oxitocina termoestable y su uso es prometedor en lugares apartados [17]. El momento de la administración de oxitocina difiere en gran medida entre los obstetras, ya que muchos la utilizan inmediatamente después del parto del bebé, aunque su uso está recomendado después del desprendimiento del hombro anterior. Para evitar la hipotensión profunda, es recomendable usar 5 UI de oxitocina como inyección intravenosa lenta y reemplazarla con una infusión continua de 20 UI en 500 ml de solución cristaloide para mantener una contracción uterina sostenida.

Carbetocina

La carbetocina es un análogo sintético y modificado de la oxitocina que posee una acción prolongada. Puede ser administrado por vía intravenosa (duración 60 min) o por vía intramuscular (duración 120 min). No tiene una variación significativa del efecto contráctil en comparación con la oxitocina, pero la evidencia sugiere que 100 mcg de carbetocina

intravenosa podría reducir significativamente el uso de agentes uterotónicos adicionales [18]. Se reportaron efectos adversos en menos el 10% de las mujeres que recibieron carbetocina profiláctica intravenosa después del parto por cesárea, estos incluyeron: dolor de cabeza, temblores, hipotensión, rubor, náusea, dolor abdominal, picazón y una sensación de calor. Otros efectos adversos poco frecuentes o esporádicos son: la taquicardia, la sudoración, los mareos, el dolor en el pecho, los vómitos y un sabor metálico en la boca [19]

Alcaloides del cornezuelo de centeno

La administración del extracto de cornezuelo de centeno se asocia con contracciones repentinas y enérgicas de la musculatura uterina. La ergotamina aumentar el tono muscular uterino a través de los receptores miometriales alfa-adrenérgicos; su acción previene la hemorragia mediante la compresión de los vasos sanguíneos miometriales de manera casi inmediata (menos de un minuto). Produce contracciones uterinas rítmicas, tetánicas y de larga duración. El inicio de su acción es de 2-5 minutos después de la inyección intramuscular (dosis estándar: 0,25 mg de ergometrina). Tiene una media vida media plasmática de 30 minutos y su efecto clínico continúa durante 3 horas. La droga es sensible a la luz y al calor, por lo tanto, debe ser almacenada a temperaturas por debajo de 8 ° C. La Sintometrina®, contiene de 5 unidades de oxitocina y 0.5 mg de ergometrina fue diseñado para aprovechar el rápido inicio de acción de la oxitocina con la acción más prolongada de la ergometrina, pero se asoció con un mayor riesgo de efectos secundarios como hipertensión y vómitos [20]

Prostaglandinas

Las prostaglandinas F2a y E2 se utilizan principalmente para el tratamiento de la HPP, pero no para su profilaxis. La seguridad, los costos y su accesibilidad restringen su uso respecto a los uterotónicos convencionales en el manejo profiláctico del tercer estadio del parto. La prostaglandina F2a tiene una acción vasoconstrictora y broncoconstrictora; por otro lado, las prostaglandinas intramusculares suelen causar vómitos, náuseas, dolor abdominal, diarrea y broncoespasmo; por esta razón, están contraindicadas en la enfermedad cardíaca y pulmonar. Las prostaglandinas también son sensibles a la luz y al calor, debiendo mantenerse refrigeradas a 4 ° C, hecho que limita su uso universal. El misoprostol es una forma análoga y sintética de la prostaglandina E1. El misoprostol puede administrarse por vía oral, sublingual bucal, vaginal, intraumbilical y rectal. Después de la administración oral, el misoprostol se absorbe rápidamente y se convierte en su metabolito, el ácido de misoprostol que es la substancia farmacológicamente activa. Puede detectarse en el suero dentro de 2 min y alcanza sus niveles pico después de 20 min. El misoprostol es económico, fácil de administrar y estable a temperatura ambiente. Es un uterotónico básico para ser utilizado en entornos de bajos recursos para el manejo del tercer estadio del parto [21]. Aunque hay muchos protocolos para la utilización de los fármacos oxitócicos, la secuencia progresiva más común para el tratamiento de la HPP por atonía uterina es: 1) oxitocina o carbetocina, 2) ergometrina, y 3) las prostaglandinas (Tabla 3).

Tabla 3 Tabla de terapia con medicamentos

Secuencia sugerida	1	2	3	4
	Oxitocina	Ergometrina	Prostaglandina F2	Misoprostol
Ruta	Iv	Iv	Im	Rectal
Dosis	5 u	0.2 mg	0,25 mg	1000µg
Dosis 2	40 u / 500 ml cristaloides		Hasta 4 veces	
Alternativa		0.25 en 500 ml / cristaloides		

Placenta o coágulos retenidos

Los coágulos producidos por fragmentos placentarios retenidos podrían interferir con la contracción uterina, producir relajación uterina y establecer así un círculo vicioso. Si los restos o coágulos no pueden ser expulsados, se inicia un proceso que se repite cíclicamente en múltiples ocasiones, produciendo HPP y retraso en su tratamiento [22] La historia de curetaje anterior, el aborto, cesárea o una infección o lesión endometrial, implica mayor riesgo de retención de restos placentarios.

Trauma genital

El trauma del tracto genital es causa de la hemorragia grave, tanto las laceraciones y hematomas resultantes de trauma del nacimiento pueden causar una hemorragia significativa. Muchas veces el trauma genital restringe la posibilidad de hemostasia y de reparación debido a la dificultad de su acceso. El trauma genital puede resultar de la laceración del cuello uterino, de la pared lateral vagina, del perineo, de la episiotomía, de los músculos del suelo pélvico, o de una ruptura uterina. El trauma del tracto genital también podría ser iatrogénico y originado durante el parto vaginal, por cesárea o instrumental. Cuando el trauma genital no puede ser adecuadamente reparado por la vía vaginal, podría ser el origen de un hematoma retroperitoneal o pelvisubperitoneal. En estos casos, la reparación abdominal por vía preperitoneal es obligatoria. La identificación de la fuente de sangrado es ineludible cuando los parámetros hemodinámicos no son estables. Este tipo de HPP es causa de hemorragia oculta y puede no evidenciarse por sangrado vaginal o por la ecografía. Esto sucede porque la sangre es derivada a los espacios pelvisubperitoneal y retroperitoneal [23]. En caso de duda, la TC es la manera más rápida para efectuar el diagnóstico, siempre y cuando la paciente esté compensada. La hemorragia oculta también puede ser diagnosticada por el deterioro del estado ácido-base en un paciente sin pérdida de sangre aparente. En este tipo de sangrados, la histerectomía está contraindicada, ya que no actúa sobre la fuente de sangrado y además, agrava la hipovolemia y el shock debido a la sangre retenida dentro de los lagos venosos uterinos. Cuando existe deterioro hemodinámico alternante, la identificación y hemostasia del foco del sangrado es obligatoria para salvar la vida de la madre. La embolización es efectiva siempre y cuando se pueda embolizar el vaso sangrante, lo cual es sumamente difícil, ya que en general estos vasos se originan de la arteria pudenda interna y no de la arteria uterina [23].

Figura 1 Apertura de hematoma postparto ubicado en el ligamento ancho derecho. Paciente primípara de 26 años en la cual se aplicó un fórceps por falta de rotación y descenso. Luego del alumbramiento, la paciente tiene un episodio de hipotensión arterial con escaso sangrado vaginal.

Figura 2 Evacuado el hematoma de la figura 1, se evidencia un desgarro lateral derecho del segmento uterino inferior y fondo de saco vaginal.

Trastornos de la coagulación

Los trastornos de la coagulación son una causa poco frecuente de la HPP. Los defectos de la coagulación, tanto hereditarios como adquiridos, están vinculados con pérdida excesiva de sangre en el postparto. Afortunadamente, la mayoría de las coagulopatías se identifican antes del parto, por lo tanto, puede prevenirse y planificarse las acciones a fin de evitar una HPP. Estos trastornos hereditarios más comunes incluyen: la púrpura trombocitopénica idiopática, la enfermedad de von Willebrand, y la hemofilia. Los factores de riesgo para la coagulación intravascular diseminada incluyen preeclampsia grave, embolia de líquido amniótico, sepsis, desprendimiento de la placenta, síndrome de HELLP y la retención prolongada de una muerte fetal [24]. El embarazo en la enfermedad de von Willebrand puede llevar a un riesgo significativo de hemorragia y es causa de complicaciones hemorrágicas inmediatas y tardías, debido a la falta de capacidad para crear un coágulo estable [25]. La enfermedad de von Willebrand es trastorno de coagulación más común en América [26], por lo tanto, la anamnesis podría dar algunas pistas para realizar un diagnóstico específico y prevenir una HPP. Cuando se establece su diagnóstico y tipo, los niveles de factor de von Willebrand VIII se cuantifican en el tercer trimestre [27]. Para la hemorragia aguda, el uso de desmopresina, de factor von Willebrand o factor VIII es recomendado.

Inversión uterina

La inversión uterina es condición rara y casi siempre asociada a la implantación placentaria en el fondo uterino [28] Esta condición es habitualmente secundaria a un inadecuado manejo de la tercera etapa del parto, especialmente cuando se aplica una tracción excesiva al cordón sin esperar las contracciones uterinas adecuadas o sin aplicar una presión eficaz al fondo uterino en la tercera etapa del parto [29]. El útero invertido, normalmente aparece como una masa de color gris azulado que sobresale de la vagina. El efecto vaso-vagal produce una modificación desproporcionada de los signos vitales en relación con el sangrado signos vitales cambia desproporcionada en relación con la cantidad de sangrado, pero también puede ocurrir hemorragia y shock hipovolémico. Por lo tanto, la mujer puede presentarse pálida y sudorosa con profunda hipotensión, bradicardia e incluso tener un paro cardíaco [30]

TERAPIA TRANSFUSIONAL

Protocolos de transfusión

Guardando similitud con el enfoque de la transfusión en el trauma, la transfusión con unidad plasma fresco congelado y glóbulos rojos desplasmatizados en relación 1: 2 y 1: 1 se debería aplicar sólo para las mujeres con PPH que requiere transfusión masiva. El banco de sangre local y los equipos operativos deben definir un concepto propio para cuándo y cómo utilizar el protocolo de transfusión masiva. Esto es recomendable ya que el paquete de transfusión, su secuencia, la vigilancia repetida de competencia hemostático y el algoritmo de intervención pueden variar. En caso de una PPH masiva, el paquete habitual consta de seis unidades de glóbulos rojos, cuatro a seis unidades de plasma fresco congelado, y 6 U de plaquetas o una si esta es de aféresis. El paquete se administra inmediatamente y sin esperar a los resultados de laboratorio; este esquema de tratamiento se repite secuencialmente hasta que se detenga el sangrado [31]. En el caso de la HPP masiva, se recomienda repetidamente que la transfusión de glóbulos rojos sea realizada tan pronto como sea posible. Dado que la sangre específica no siempre está disponible, las maternidades deben tener acceso inmediato a 2 unidades de sangre O-negativo dentro de los 5 minutos [32]

Fibrinógeno

El fibrinógeno desempeña un papel fundamental para lograr y mantener la hemostasia y es esencial para la formación de un coágulo eficaz. En el contexto de la hemorragia obstétrica masiva, el fibrinógeno es el primer factor de coagulación que disminuye y su valor plasmático ha demostrado ser un buen predictor de la gravedad en HPP [33]. El plasma fresco congelado no es el agente óptimo para el tratamiento de la deficiencia de fibrinógeno, ya que un volumen de 30 ml/kg es necesario aumentar la concentración de fibrinógeno en 1 g/L, induciendo un alto riesgo de sobrecarga de líquidos [34]. Por lo tanto y siempre que esté disponible, la reposición deberá hacerse con crioprecipitados (2Ux 10 Kg/peso) o fibrinógeno liofilizado.

Ácido tranexámico

El ácido tranexámico es una preparación sintética que deriva del aminoácido lisina. Actúa como un agente antifibrinolítico que ejerce su acción a través de la obstrucción reversible de sitios de unión de lisina-en las moléculas de plasminógeno, previendo así la unión del plasminógeno y la plasmina a la fibrina. La administración de 1 gr dentro de 3 hs después de PPH disminuye la posibilidad de sangrado e histerectomía. [35].

Tipificación de sangre

El requerimiento rutinario para la detección de múltiples tipificaciones de sangre no está justificada o necesaria en casos obstétricos normales o en aquellos que no han tenido complicaciones antes del parto o cesárea. Algunos estudios demostraron que solo el 3% de los pacientes con cesáreas requirió transfusión. Además, se ha demostrado que el 60% de los casos con hemorragia, no tenían factores de riesgo para PPH. El 98% de los pacientes con testificación de grupo sanguíneo no requirió transfusión. Por lo tanto, es aconsejable primero estratificar el riesgo y de acuerdo con los resultados, solicitar el estudio o método estandarizado para cada hospital [36]

A. **En pacientes con bajo riesgo de transfusión:** Sólo ABO y Rh prueba.
B. **En los pacientes con moderado riesgo de transfusión:** la tipificación de grupo y de cribado (anticuerpos para enfermedades).
C. **En los pacientes con alto riesgo de transfusión:** A+B y pruebas cruzadas

REANIMACIÓN CON LÍQUIDOS INTRAVENOSOS

La reanimación con líquidos intravenosos debe comenzar rápidamente, sin depender de un simple resultado de laboratorio, que sólo sirve para informarnos desde que punto hemos partido. La mejor estrategia para el reemplazo de volumen es objeto de discusión. Pero como regla general, el volumen máximo de infusión debe ser limitado y no exceder los 3,5 l iniciales (hasta 2 l de cristaloides calentado lo más rápidamente posible) extensible a otros 1500 ml, mientras que en la espera de la llegada de sangre compatible [37]

HPP ESTABLECIDA

A pesar de que la consecuencia más dramática de la HPP es la hemorragia, nunca debemos olvidar que la HPP trae implícito dos problemas: la hemorragia no controlada y sus consecuencias metabólicas. Por esta razón, es necesario diferenciar la forma y el momento llevar a cabo el control vascular primario y secundario. El resultado terapéutico de una HPP depende de muchos factores, por ejemplo, del estado de salud al momento del parto (en particular su nivel de hemoglobina), qué tan pronto se hizo un diagnóstico y con qué rapidez se instituyó un tratamiento eficaz. Es importante destacar, que el pronóstico inmediato depende de la velocidad y la cantidad de la pérdida sanguínea. La HPP es una condición de emergencia, imprevisible, que si no se controla con eficacia puede conducir rápidamente a la muerte materna. En una serie de pacientes, casi el 30% de las muertes ocurrieron dentro de las 24 horas después del parto y un quinto de todas las muertes se produjeron dentro de 1 a 4 horas del parto. Por lo tanto, en ausencia de una acción oportuna y apropiada, una mujer podría morir en pocas horas [38]

Control vascular primario

Este procedimiento permite realizar la hemostasia por encima de los pedículos involucrados y su sistema anastomótico. El concepto de control primario prioriza la hemostasia transitoria y mejora el estado clínico como paso previo a un tratamiento definitivo. El control vascular primario no es una solución categórica, solo proporciona tiempo para compensar la paciente, tomar decisiones, pedir ayuda y evitar un trastorno de coagulación. Clásicamente se ha descrito que el útero es irrigado por la arteria uterina y la arteria ovárica (90 y 10% respectivamente) y que en caso de oclusión de la arteria uterina, el pedículo anastomótico superior (arterias ováricas y del ligamento redondo) pueden mantener la integridad vascular uterina, pero esto no es cierto. Un estudio anatómico [39] estableció el concepto del sistema anastomótico inferior uterino, que una diferencia de la superior puede restaurar el flujo sanguíneo uterino luego de la oclusión bilateral de las arterias uterinas (embolización-ligadura). Esta publicación describe que el suministro de sangre al útero es proporcionado por un sistema superior, llamado S1 (arterias uterinas y ováricas) que irriga principalmente el cuerpo uterino y el sistema inferior, llamado S2 (arterias vaginales, cervicales y anastomóticas) [40] que son originadas principalmente de la arteria pudenda interna. Tanto las arterias ilíacas, la aorta, y los componentes femorales están ampliamente comunicados (anastomosis superior e inferior) y brindan flujo supletorio al útero. Cuando un sangrado se encuentra en el cuerpo uterino, la oclusión o la ligadura bilateral de las arterias uterinas suele ser suficiente. Por el contrario, los procesos patológicos situados en el sector S2, tales como el embarazo en cicatriz cesárea, el embarazo cervical, la invasión placentaria anormal o los desgarros vaginales altos, están irrigados por ramas de la división posterior de la arteria interna ilíaca. Cuando ocurren sangrados en zonas de alta complejidad anatómica, la disección puede tomar más tiempo que lo habitual y ello conducir a una hemorragia catastrófica o potencialmente mortal. Para esos casos, el uso de control vascular primario cohíbe el sangrado inmediatamente mediante un procedimiento simple, rápido y eficiente, como la compresión de la aorta (interna o externa) a nivel promontorio sacro. Para efectuar la compresión interna, sólo es necesario desplazar el útero fuera de la pelvis, identificar el promontorio sacro y realizar una compresión manual sobre una compresa de laparotomía. Para la compresión externa, la presión se aplica bimanualmente a la altura del ombligo; es necesario aplicar el equivalente a 45 kg para ocluir todo el flujo aórtico [41]. Una balanza de baño es un método excelente para la enseñanza de esta maniobra y fundamentalmente para sentir la presión necesaria para realizar una oclusión total. Aunque el control primario no es una medida definitiva, proporciona un tiempo valioso para pedir ayuda e iniciar la reanimación hemodinámica y hemostática, evitar la falla multiorgánica, la acidosis metabólica y la coagulopatía [42]

Control vascular secundario

El control secundario consiste en el cese definitivo sangrado que de acuerdo con su origen etiológico, puede ser sencillo o extremadamente difícil. En los casos muy complicados, la colocación de un balón endovascular la división de la aorta es útil para reducir el sangrado y recuperar a la paciente. Siempre recuerde que el objetivo primario es salvar la vida de la madre, minimizando los efectos inmediatos y mediatos de la hipovolemia. Recuerde que la histerectomía obstétrica

implica una pérdida de sangre de 2-3 litros de sangre [43], cuando este procedimiento se realiza en un paciente en estado de shock, puede agravar directamente la acidosis metabólica. Cuando la acidosis que no es reversible en un corto tiempo aumenta notablemente la morbilidad y la mortalidad materna [44].

Resucitación hemodinámica inmediata

Uno de los principales problemas en el tratamiento HPP es la demora y el tratamiento subestándar. Adicionalmente, los seguimientos mediante tensión arterial o taquicardia son inadecuados, ya que son predictores pobres de severidad. Signos como la diuresis horaria, la presencia cutánea de hipoperfusión periférica o metabólica la acidosis son predictores tempranos de shock hipovolémico y permiten establecer pautas tempranas de tratamiento. El tiempo promedio para enviar una paciente desde internación hasta la sala quirúrgica es de 1 hora. Si durante este tiempo, la hemorragia es equivalente al 10% del suministro sanguíneo uterino, significa que en ese tiempo la pérdida será de aproximadamente 3500 ml. Esto indica la importancia de comenzar la resucitación de volumen en la sala, previo al traslado a quirófano.

Pantalón antishock no neumático (NASG)

El pantalón antishock NASG fue desarrollado como una forma de mantener la presión arterial de un combatiente, después de una lesión traumática durante la transferencia del campo de batalla al hospital. La prenda de neopreno se envuelve ajustadamente alrededor de las piernas y abdomen, exprimiendo la sangre desde los vasos superficiales hacia los vasos centrales, y comprimiendo también el útero. En estudios con animales, el movimiento de la sangre es hasta de un 30% del volumen total [45] El NASG ofrece un potencial considerable para su uso en entornos de bajos recursos, ya que es fácil de aplicar, reutilizable, y relativamente barato (160 U $ dólares por prenda).

Hemostasia uterina

La hemostasia uterina específica no se recomienda en casos de shock, coagulopatía, o acidosis metabólica; para ellos utilizamos procedimientos para detener el sangrado uterino sin una pérdida adicional. Uno de los métodos más utilizados y eficaces es un balón de Bakri (BB) [46]. Este dispositivo funciona mediante la simple presión mecánica entre la pared del endometrio contra el miometrio. Está hecho de silicona y puede colocarse después de una cesárea o de un parto. Uno de los puntos clave para su éxito es colocar el balón en un momento adecuado. La coagulopatía reduce drásticamente su eficacia debido a la falta de formación de un coágulo estable. El BB se inserta por vía vaginal o uterina y se infla progresivamente hasta 300 ml. En su extremo, el BB tiene un catéter adicional para medir el sangrado acumulado por encima del balón y así comprobar su eficacia. Su costo limita su uso universal; por ello algunos países en desarrollo a adaptaron la idea y han usado preservativos u otras alternativas costosas con buenos resultados [47]. El balón endouterino está recomendado cuando falla la terapia con oxitócicos y constituye una segunda línea de tratamiento. Cuando el balón falla luego de ser aplicado por 30 min, se recomienda el uso inmediato de suturas de compresión. Las técnicas más habituales y eficaces para realizar la hemostasia cuerpo uterino son el procedimiento de B-Lynch; de Hayman, o de Pereira. Todos ellos son muy simples y eficaces cuando se aplican correctamente y antes del deterioro del coágulo. En comparación con embolización de las arterias uterinas, las suturas de compresión tienen una efectividad similar, pero con un tiempo de realización y costo notablemente menores. Las suturas hemostáticas pueden ser realizadas con mínimo recursos y luego de un entrenamiento breve, hechos esenciales para reducir la morbimortalidad de la HPP. Otros métodos para detener el sangrado uterino cuerpo y que no implican una pérdida hemática adicional son: 1) El uso de un drenaje pericervical ajustado alrededor del segmento inferior o la colocación de vendaje de Eschmarch

En el primer caso, el útero se exterioriza fuera de la cavidad peritoneal, luego se abre un ojal por la base del parametrio de cada lado, luego se tensa con la mano y se fija con una pinza. El drenaje comprime el útero por encima del cuello, comprimiendo ambas arterias uterinas en menos de 1 minuto. El uso de vendaje de Eschmarch no es nuevo en la medicina, pero si en obstetricia. El vendaje con banda de caucho fue utilizado por el Dr. von Eschmarch en la primera guerra mundial con el objeto de detener la hemorragia y tener tiempo para operar pacientes con lesiones graves en las extremidades. Con un concepto similar, el uso de vendaje de caucho alrededor del útero es un excelente método para detener el sangrado uterino corporal, incluso en presencia de coagulopatía grave y shock [48]. La aplicación de 2 envolturas con la banda de látex -desde el fondo del útero hasta el cuello uterino- expulsan la sangre desde el interior del útero a la circulación general reduciendo el tamaño del útero a la mitad.

Ligadura de las arterias uterinas

La ligadura de las arterias uterinas fue originalmente publicada en el año 1952 en Alemania [49]. Aunque su uso fue ampliamente difundido por el trabajo del Dr. O'Leary [50] quien lo ha utilizado por más de 30 años en los Estados Unidos. Este procedimiento tiene una elevada eficiencia para detener la hemorragia postparto situado en el cuerpo uterino. Este método es muy fácil de aplicar y de bajo costo, ya que sólo necesita una capacitación mínima. Ambos autores, Waters y O'Leary han indicado que el procedimiento no es eficaz para los casos de placenta previa o accreta; hecho coincidente con los sectores de irrigación uterinos (S1-S2) [51]. Una diferencia entre la ligadura arterial y la embolización uterina es que la embolización podría ser causa un bloqueo arterial ovario o endometrio no deseado, incluso utilizando material absorbible [52]

PLACENTA CON INVASIÓN ANORMAL (AIP)

La invasión anormal de la placenta (AIP) es uno de los más complejos escenarios para resolver una HPP. Para ello es necesario poseer un entendimiento preciso de los métodos de control vascular, de la circulación uterina y del sistema anas-tomótico pelviano. Dentro del término AIP se incluyen distintos grados de invasión placentaria, pudiendo invadir el miometrio o a los tejidos circundantes.

La AIP es una entidad multifacética e incluye varias opciones de tratamiento que están supeditadas a la experiencia personal, tipo de invasión y recursos. Según su forma de presentación puede requerirse el manejo de alternativas, variaciones, técnicas y escenarios, que permitirán reducir la posibilidad de hemorragia grave o potencialmente mortal [53]

Escenario 1 – Paciente sin diagnóstico prenatal, evidencia de vascularización anormal y placenta previa.

No se dispone de un control vascular proximal preciso, no se cuenta con un cirujano o equipo de experiencia, tampoco se dispone de un banco de sangre. Cuadro: Paciente con hemorragia repentina preparto

Probablemente es uno de los peores escenarios posibles, especialmente cuando la invasión placentaria es evidente al realizar la laparotomía por cesárea. En estos casos, es esencial evitar cualquier daño adicional, ya que podría ser causar una hemorragia masiva y repentina.

En estos casos es preferible realizar una histerotomía fondo uterino y realizar el parto sin tocar la placenta. Muchas veces se cree posible atravesar la placenta, realizar la extracción fetal y realizar una histerectomía rápida. Esto no es recomendable en lo absoluto, ya que el sangrado torrencial puede exanguinar a la paciente en minutos. Si hay sospecha de invasión, el acceso al fondo se realiza mejor por una incisión mediana, pero si es evidente luego de realizar una incisión transversa, se recomienda hacer una incisión en T. Después del nacimiento del bebé es recomendable evitar cualquier intento de quitar o separar la placenta [54] cerrar el útero y la laparotomía es la solución más segura para evitar una hemorragia masiva o incontrolable [55] frente a un escenario incierto y peligroso. En primíparas sin diagnóstico o sospecha en los estudios prenatales, pero con signos de invasión durante la cesárea, una disección retrovesical amplia y cuidadosa puede confirmar o descartar el diagnóstico entre dehiscencia uterina anterior con avance placentario o AIP [56]. Aunque en ambos casos, el aspecto puede ser una zona abombada y azul, la ausencia de vasos recién formados entre placenta y la vejiga está a favor de una dehiscencia uterina. Si persisten las dudas, se recomienda ser prudente, realizar el parto por el fondo uterino, dejar la placenta *in situ*, y cerrar la histerotomía y la laparotomía. Si la placenta no se separa espontáneamente dentro de las próximas 48 hs es recomendable realizar una ecografía por un especialista y de ser necesario, planificar la cirugía con todos los recursos y un equipo entrenado. En algunos casos, la masa placentaria principal es expulsada, pero parte de ella queda retenida. Si esto sucede, no intente completar la extracción de la placenta sin tomar todas las medidas preventivas en el quirófano, ya que la ruptura de los vasos neoformados puede producir una hemorragia incontrolable [57]. Cuando existe una sospecha o AIP, nunca subestime una potencial hemorragia masiva al realizar procedimientos que habitualmente se consideran seguros. la parte principal

Capitulo 27 Tratamiento y Control del Sangrado en el Parto

de la placenta es expulsada, sin embargo, parte de ella se podía dejar retenido. Si esto sucede, no intente completar la extracción de la placenta sin todas las medidas preventivas en el teatro. Traccionar de una placenta retenida podría ser causa de la hemorragia torrencial debido a la ruptura de los vasos neoformados [57].

Escenario 2 – placenta adherida con el diagnóstico prenatal

El diagnóstico prenatal de AIP nos permite planificar la cirugía con todos los recursos necesarios (equipo propio personal médico, banco de sangre, etc.) con el propósito de reducir la posibilidad de sangrado y la morbimortalidad materno-fetal [58] Las alternativas terapéuticas para la AIP incluyen: procedimientos resectivos (ablativo o conservadores) o conservadores puros, sin tocar la placenta o los tejidos invadidos (placenta *in situ*). No hay ningún estudio aleatorizado que haya demostrado la mejor alternativa para todos los casos, pero existe un acuerdo que la decisión se basa en las habilidades técnicas, los recursos disponibles, la extensión de invasión, el control preciso de sangrado y el deseo de un embarazo futuro, entre otros [59]. Aunque la precisión actual de diagnóstico prenatal AIP es altamente fiable, algunos aspectos de su análisis pueden diferir durante la exploración quirúrgica. Esto es sumamente importante para poder modificar la propuesta inicial a un enfoque definitivo en el quirófano. Debe procederse en forma cauta cuando la primera vista (después de la incisión) no es acorde con el diagnóstico prenatal. Esto puede ser debido a que la invasión placentaria es subperitoneal y no evidente hasta realizar la disección de los espacios pelvianos. Ha ocurrido que luego de realizar el parto por el fondo del útero, ante la ausencia de hemorragia y una falta de evidencia macroscópica, el obstetra decidió intentar retirar la placenta. Sin embargo, esta maniobra se podría desencadenar una hemorragia catastrófica y masiva [60]

Histerotomía durante placenta previa o placenta con invasión anormal

Tradicionalmente, la histerotomía en casos de AIP se hace fuera del área de invasión placentaria, como fondo uterino, cuerpo uterino, o segmento superior [61]. En todos los casos se recomienda no realizar la incisión sobre la placenta para reducir la posibilidad de sangrado masivo. La Dra. Caroline Ward publicó en los Estados Unidos, una manera novedosa para realizar la histerotomía en los casos de placenta previa y así evitar un sangrado adicional [62]. Propuso incidir solamente el miometrio (segmento superior) hasta ver la placenta, luego introducir la mano entre la placenta y el miometrio (causando un desprendimiento parcial) hasta llegar al saco amniótico; éste se rompe manualmente y se extrae al recién nacido. De tal manera, la masa principal de la placenta queda unida al segmento inferior evitando un sangrado adicional [63]

Histerectomía

La histerectomía realizada en casos de AIP requiere un alto nivel de formación y recursos, ya que se asocia a hemorragia masiva y una elevada morbimortalidad [64]. Con el propósito de minimizar el sangrado, la histerectomía debe ser realizado bajo un control vascular preciso, hecho independiente si se realizará una histerectomía total o subtotal. Dado que la AIP se localizan preferentemente en el segmento inferior y suele haber un grado variable de adhesión con la pared posterior de la vejiga; es recomendable, su disección meticulosa como un gesto clave del procedimiento.

Placenta *in situ*

A principios del siglo 20, dejar la placenta adherida sin tocarla era la mejor alternativa para la AIP, ya que, en ese momento, casi todas las histerectomías terminaban en muerte materna. El primer tratamiento exitoso usando esta técnica fue publicado hace 80 años en Italia [65]. Para ese entonces, no había transfusiones de sangre, unidades de cuidados intensivos o antibióticos, por lo tanto y aunque riesgoso por el peligro de infección o hemorragia era la mejor alternativa para evitar una muerte segura por hemorragia masiva. En este procedimiento, el bebé nace por el fondo del útero, la placenta no se alumbra y el cordón umbilical se liga cerca de la placenta. Luego, se cierran el útero y la laparotomía esperando hasta la reabsorción placentaria o su expulsión. A pesar de los avances en la atención médica, este tipo de tratamiento es aún un tratamiento programado para algunos centros, que prefieren este método en lugar de la histerectomía. Si bien inicialmente esta técnica minimiza los riesgos quirúrgicos y potencialmente preserva la fertilidad, su uso está sujeto a múltiples complicaciones infecciosas y hemorrágicas.

Escenario 3 – Procedimientos conservadores con resección

Cirugía conservadora en un solo paso (One-step conservative surgery)

Este procedimiento se introdujo en 2004 luego de un análisis profundo de la circulación pelviana y la comprensión de las modificaciones anatómicas producidas por AIP [66] La hemostasia se realiza mediante una disección retrovesical y ligadura de vasos neoformados entre la placenta y la vejiga; la disección proporciona un acceso bien definido a la vagina superior y el cuello uterino. Luego, se realiza una histerotomía segmentaria alta y se extrae el recién nacido de acuerdo técnica de la Dra. Ward. En ella, se secciona el miometrio y luego se desliza la mano entre el miometrio superior y la placenta (desprendimiento parcial y artificial) para extraer al bebé. Luego, el útero se exterioriza fuera de la pelvis y se completa la disección retrovesical hasta que el cuello del útero es claramente visible. Bajo visión directa se ligan los vasos colpo-uterinos con Vycril™ 1. Completa la hemostasis, se reseca todo miometrio invadido junto con la placenta. Para finalizar, el útero se sutura en 2 planos y se revisan todos los elementos en busca de puntos de sangrado menor.

Procedimiento Triple P

Esta técnica se introdujo en el Reino Unido en 2012 y su objetivo fue reducir la morbimortalidad de la histerectomía

[67] el procedimiento implica la localización perioperatoria de la placenta, el parto fetal a través de una incisión uterina transversal (por encima del borde superior de la placenta); la desvascularización pelviana por métodos endovasculares; y la resección del miometrio junto a parte de la placenta. Finalmente se realiza la reconstrucción de la pared uterina. Aunque este procedimiento pueda ser inicialmente similar a la cirugía conservadora de un solo paso, la resección del área invadida se limita únicamente al miometrio por encima de la vejiga. La hemostasia se realiza por embolización arterial o balón endovascular (arteria uterina de la ilíaca interna) y la aplicación de polvo o 2-3 viales de espuma de trombina retrovesical (160 U$ el vial). Durante triple procedimiento P, el balón de la arteria uterina se desinfla después de 4 hs de la cirugía en ausencia de sangrado y los catéteres endovasculares se dejan por 24 hs, para ser utilizados en caso de resangrado.

Escenario 4 – invasión del parametrio

La invasión parametrial está estrechamente relacionada con casos fatales de AIP y debe tenerse en cuenta que diversos grados de placentación anormal podían coexistir en el mismo paciente (accreta anterior y percreta lateral por ejemplo). Los estudios multiplanares, tales como la RMN, son muy recomendables en los casos de placenta adherida con curetaje previo, abortos, ubicaciones laterales AIP, placenta baja después de un intervalo corto CS embarazo o luego de un embarazo en cicatriz de cesárea. La invasión parametrial puede ser también diagnosticada en el quirófano, mediante la disección medial y digital ligamento redondo o también ser evidente después de la laparotomía. La histerectomía en estos casos implica un alto riesgo de hemorragia incontrolable, por esta razón, cuando se hace el diagnóstico intraoperatorio es recomendable DETENER todo procedimiento hasta que todos los recursos estén disponibles [68]. La invasión lateral masiva implica una disección lenta, obligatoria para identificar estructuras y evitar una hemorragia masiva. Aunque no es habitual, debe sospecharse cuando un paciente con diagnóstico de AIP e invasión parametrial tiene un dolor agudo, severo y acompañado de hipotensión. Este cuadro es casi inequívoco de ruptura uterina y urgencia obstétrica [69]. En estos casos, haga el parto por el fondo uterino, comprima la aorta e inicie la resucitación con sangre y fluidos. Luego, con la paciente compensada, evalúe las opciones definitivas.

Figura 3 Paciente con sospecha de placenta percreta que bruscamente tiene un dolor súbito acompañado de hipotensión arterial. Se realizó una laparotomía de urgencia evidenciándose una ruptura uterina con hemoperitoneo. Extraído el recién nacido, se realizó una compresión manual de la aorta infrarenal para proseguir la disección sin sangrado.

Escenario 5 – Hematuria macroscópica

La hematuria macroscópica en AIP es un evento raro, pero habitualmente es causa de morbimortalidad severa. Este signo habitualmente corresponde a la invasión de vasos de la zona trígono. Estos vasos están situados en una zona reducida (entre el trígono y el cuello uterino) suelen producir daño de la mucosa de la vejiga y sangrado secundario. Debido a la

fragilidad de los vasos neoformados, no se recomienda el uso de electrocauterio ya que agrava el sangrado. Cuando hematuria macroscópica no se detiene en cesárea, se recomienda llevar a cabo una histerectomía subtotal o retrógrada [70] Si continua el sangrado activo, se debe realizar una cistotomía, cateterizar ambos uréteres y después pasar una sutura (sutura absorbible 0) paralela y lateralmente a punto de sangrado y que implique toda la pared de la vejiga.

SANGRADO OBSTÉTRICO DE CAUSA EXTRAUTERINA

Los hematomas posparto son una complicación obstétrica grave, poco frecuente, que ocurre a frecuencia de 1 en cada 300-1,500 nacimientos [71], habitualmente autolimitado, pero puede ser causa de muerte materna cuando el sangrado es continuo. Los hematomas pelvisubperitoneales habitualmente son de origen venoso y suelen circunscribirse por la presión de las estructuras pelvianas sobre los vasos venosos; pero también pueden ser de origen arterial y extenderse por los espacios pelvisubperitoneales y retroperitoneales sin ser advertido, incluso con grandes volúmenes. Los hematomas pueden ser consecutivos a laceraciones, episiotomía cesárea. Como factores de riesgo se incluye la nuliparidad, la macrosomía y los trastornos de la coagulación [72] y la maniobra de Kristeller [73]. El diagnóstico es eminentemente clínico. Los hematomas venosos pueden ser asintomáticos o dar hipotensión, pero suele recuperarse y mantenerse luego de una adecuada reposición volumétrica y hemostática. Los de origen arterial, suelen dar inestabilidad hemodinámica, que también mejora con la reposición volumétrica, pero suelen provocar descompensaciones cada 2 o 3 hs de origen aparentemente inexplicable, ya que no suele haber pérdida visible (hemorragia oculta), el diagnóstico debe sospecharse y confirmarse por una tomografía computada [74]. Debe tenerse presente, que aunque poco frecuentes, los hematomas puerperales son causa de alta morbilidad e incluso de muerte materna [75]. Cuando se produce la distensión del canal del parto, 2 estructuras pueden dañarse y producir hematomas puerperales. Una es la túnica muscular de la vagina y otra es el fascículo puborrectal del músculo elevador del ano. La primera suele dañarse por sobrepresión sobre la espina ciática. El sangrado no suele verse por vagina, ya que no involucra la túnica mucosa, hecho que puede resultar en una falsa sensación de tranquilidad. La sangre, discurre por los espacios subperitoneales de acuerdo con la resistencia específica de cada uno de ellos o hacia el retroperitoneo. Desde la pared lateral de la vagina, sigue por la base del parametrio y desde ahí hacia el retroperitoneo por detrás del ciego y colon ascendente. Dada la posición del hematoma, la ecografía suele ser negativa (falso negativo) hecho que puede confundir más. Pero recuerde que en el postparto, una hipotensión reiterada en ausencia de metrorragia u otro signo de sangrado debe hacer pensar en hemorragia oculta. Con este cuadro clínico, pida una tomografía computada que es muy superior al ultrasonido en este tipo de detección [76]. De no ser posible, la presencia de una acidosis metabólica, con un aumento en el exceso de base o el lactato sérico, sirve para confirmar la sospecha de sangra-

Capitulo 27 Tratamiento y Control del Sangrado en el Parto

do oculto. El tratamiento de los hematomas puerperales con sangrado activo es ineludible, ya que conduce irreversiblemente a la muerte materna. La embolización selectiva está indicada como primera línea de tratamiento [77], aunque no siempre está disponible. Recuerde que el origen del sangrado es subperitoneal, en consecuencia se deberá abrir este espacio para identificar y cohibir la fuente del sangrado. Tomando la vejiga como eje, su disección posterior nos permite cohibir los sangrados originados por desgarros del segmento bajo, cuello y vagina superior; mientras que su disección anterior (espacio prevesical o de Retzius) nos permitirá el acceso a la vagina media e inferior (desgarros de la túnica muscular) y al elevador del ano. La visión del hematoma no guarda relación con su volumen, ya que solo vemos el vértice del triángulo, su base es superior y penetra en el retroperitoneo donde se encuentra la mayor parte de su volumen. Al identificar el hematoma, ábralo, mueva los coágulos con el dedo y lave hasta ver el origen del sangrado. En esta etapa solo resta ligar el vaso con uno o 2 puntos en equis. Si no puede realizar esta disección por falta de hábito quirúrgico en la región, proceda a la ligadura bilateral del tronco la arteria ilíaca interna.

Figura 4 Hematoma preperitoneal originado por el desgarro del músculo puborrectal (elevador del ano). Sangrado discurrió por los espacios pelvisubperitoneales hasta llegar a este lugar alejado del foco primario.

MENSAJES CLAVE

- La identificación precoz de HPP es esencial para evitar la acidosis metabólica, la hipotermia, la coagulopatía, y la anemia profunda
- Se aconseja un estricto seguimiento de la duración de la HPP, con un registro cuidadoso de las acciones y su resultado. Tenga un protocolo consensuado y establezca una comunicación amplia entre los participantes.
- La reanimación con líquidos intravenosos debe comenzar inmediatamente, sin depender de los resultados de laboratorio, que sólo servirán para saber de dónde comenzamos. La hipotensión es siempre un signo de retraso, e indica una intervención inmediata multidisciplinaria
- Si nuestro esfuerzo inicial tiene éxito, el asesoramiento de expertos nos orientará a tomar las decisiones correctas en el momento correcto.
- Los uterotónicos pueden corregir una HPP, pero pueden ser peligrosos si no se utilizan con precaución. El misoprostol se debe utilizar solamente en concordancia con las recomendaciones y protocolos publicados.
- La metilergonovina es peligrosa en el caso de pacientes hipertensos, los individuos con enfermedad cardiovascular y en ciertos grupos étnicos, ya que puede causar espasmo vascular.
- Se requiere una adecuada comprensión e identificación de la causa subyacente causante de la HPP, para establecer un diagnóstico correcto y la topografía del sangrado.
- Todas las unidades de partos deberían tener 2-4 unidades de sangre de tipo O Rh negativo disponible en forma inmediata (RC).
- Cuando se identifica una hipofibrinogenemia (sangre de aspecto diluido), la administración temprana de fibrinógeno

puede ser muy útil. En ocasiones, otros factores de coagulación, además de fibrinógeno, pueden ser necesarios para asegurar niveles mínimos de formación de trombina.
- Se recomienda la personalización de cada caso de acuerdo con el diagnóstico y el tratamiento instituido. Debe reevaluarse la paciente en forma continua, ya que la evolución puede ser muy dinámica; esto evita insistir en tratamientos ineficaces o inadecuados.

Que se recomienda hacer

1. Tener un protocolo hospitalario para la HPP. Este puede ser uno de los recomendados por las sociedades reconocidas o modificado por el consenso de sus participantes. La mayor parte de los casos de HPP no tiene factores de riesgo reconocibles, el uso de acciones organizadas y probadas dado lugar a mejores tratamientos.
2. Analizar los casos y talleres que incluyen situaciones problemáticas y la participación activa de los miembros de la unidad debe realizarse 3 veces al año. Reforzar las acciones mejora la adquisición de habilidades y comportamientos. Por otra parte, el análisis de casos permite reconocer y corregir posibles errores y proporcionar mejoras para el tratamiento.
3. La identificación precoz de los pacientes con alto riesgo de adoptar medidas preventivas y para alertar al equipo. Muchas experiencias que apoyan esta afirmación indican que es simple y recomendable hacerlo. Tener un equipo modo de alerta para minimizar el retardo y optimizar proceso de coordinación.
4. La fuente de sangrado puede estimarse después de una evaluación rápida, de más frecuente a más improbable. Los problemas de contracción y retención de placenta resto son los más comunes seguido por la placenta con invasión anormal. Tener estructuradas las acciones ABC para el diagnóstico permiten la reducción del tiempo de inicio del tratamiento y resultan en menos sangrado y posibilidad de complicaciones.
5. La pérdida de sangre es habitualmente subestimada, por esta razón, es necesario ejecutar siempre acciones por adelantado y prevenir las consecuencias de la hemorragia. Tomar las medidas iniciales adecuadas es esencial al comienzo del evento (pedir ayuda, la reanimación hemodinámica, etc.). El tiempo que pase sin obtener una percepción real de la pérdida de sangre y sus consecuencias hemodinámicas y hemostáticas, hacen que fallen los mecanismos de compensación y aumente el riesgo de complicaciones.
6. Asignar un tiempo específico para pasar en cada parte del tratamiento, este es un método simple para evitar complicaciones graves, tales como la coagulopatía y la acidosis metabólica. La pérdida de sangre equivalente a un 10% del flujo de sangre de la placenta significa 3.000 ml en una hora, que es el tiempo habitual para transferir el paciente desde un pabellón obstétrico al quirófano.
7. El uso de fármacos oxitócicos debe ser secuencial, fármacos y sus dosis deben seguir un protocolo establecido para HPP. El uso excesivo de medicamentos no siempre mejora los resultados, pero podría aumentar su efecto tóxico.

Aunque los protocolos conocidos podrían tener un diferir dosis o secuencia, el uso de los resultados de medicamentos ineficaces y repetidas en una pérdida de tiempo.

8. La presencia de confusión, hablar letárgico, piel fría y moteada (especialmente en las extremidades) o baja diuresis son predictores tempranos de shock hemorrágico. Una simple evaluación clínica nos proporciona rápidamente la información para tomar medidas preventivas en lugar de perder el tiempo esperando los análisis de laboratorio.

9. En la hemorragia masiva o con pérdida de grandes volúmenes de pérdida de sangre, la prioridad es detener la hemorragia con maniobras simples, tales como una compresión de la aorta, luego pedir ayuda y seguir con el protocolo. Recuerde siempre que la HPP es una condición que tiene dos problemas, uno es el origen de la hemorragia, la otra de las consecuencias de la pérdida de sangre. Ambos son necesarios para proporcionar los mejores resultados y reducir las complicaciones.

10. La resolución final y específica de la HPP puede requerir tiempo. Incluso si se identifica, su resolución debe posponerse hasta que los parámetros hemodinámicos y hemostáticos sean mínimamente estables. El uso de control vascular primario es muy valioso en estos casos. Recuerde que la histerectomía obstétrica significa 2-3 l de pérdida de sangre (sangre del procedimiento + lagos intrauterinos). Cuando este procedimiento se realiza bajo shock o acidosis metabólica, el secuestro adicional de sangre podría terminar en fracaso multiorgánico con un significativo aumento de la morbilidad y la mortalidad.

11. Nunca minimice ninguna HPP, ya es una de las principales causas de muerte materna obstétricas. El retraso del tratamiento, la subestimación y la falta de un tratamiento adecuado pueden cambiar un estado materno en muy corto tiempo.

Que no se recomienda hacer

1. Detectar una HPP y buscar otra persona para comenzar el tratamiento. El deterioro hemodinámico debe evitarse lo más pronto posible debido a la alta morbilidad y mortalidad asociada. El inicio del tratamiento y las medidas de apoyo debe ser instituidas inmediatamente.

2. Realizar el seguimiento de una HPP de acuerdo con la presión arterial o al pulso. Ellos son predictores tardíos y pobres de la HPP.

3. No establecer una línea de tiempo o de tratamiento en HPP. Enfocar el tratamiento reduce el tiempo de resolución, reduce al mínimo la pérdida de sangre y sus complicaciones. Recuerde que al hacer demasiado poco y demasiado tarde es uno de los principales errores en la HPP

4. Tratar HPP según nuestra propia experiencia y no pedir ayuda hasta que sea estrictamente necesario. Nunca dependa exclusivamente de los propios conocimientos o experiencia, el trabajo en grupo minimiza los errores. Ser autosuficiente puede llevar a una muerte materna que se pudo haber evitado.

5. Iniciar una reposición de líquidos y o compuestos sanguíneos sólo si el paciente necesita un tratamiento quirúrgico. El deterioro hemostático y hemodinámico se pueden evitar con medidas sencillas de prevención. Nunca esperar a un especialista para iniciar el protocolo de la HPP, el traslado del paciente y otra pérdida de tiempo oculta podrían causar un deterioro en poco tiempo e inadvertidamente.

6. El uso de dispositivos hemostáticos o técnicas de compresión en pacientes con coagulopatía o acidosis. La eficacia de los métodos hemostáticos está estrechamente relacionada con trastornos de la coagulación y de base ácido.

7. El uso de ligadura interna ilíaca como método de control vascular para el sangrado pélvico. Se ha demostrado que es un procedimiento ineficaz y potencialmente peligroso. El Dr. Burchell ha demostrado que la ligadura o bloqueo ilíaco interno sólo reduce un 50% del flujo sanguíneo, ya que la restitución del flujo distal al bloqueo es inmediata por la gran cantidad de colaterales anastomótico. Existen estudios controlados y prospectivos que han demostrado esta aseveración. Adicionalmente, su uso impide la utilización ulterior de terapia endovascular por cerrar el acceso principal a las ramas de la pelvis.

8. Esta seguro que la histerectomía puede resolver todos los problemas de sangrado. A veces la causa de la HPP no se encuentra en el útero, y la histerectomía sólo aumentan el shock hipovolémico y la posibilidad de un fallo multiorgánico.

9. Piense que detienen el sangrado es sólo responsabilidad obstétrica, a continuación, problemas clínicos están fuera de su alcance. enfoque multidisciplinario disminuye la posibilidad de la vida de la madre, para hacer eso, todos los miembros deben trabajar juntos y no en secuencia.

10. Pensar que la ausencia de evidencia de sangrado vaginal, por drenajes o por ultrasonido es suficiente para descartar una hemorragia oculta. La presencia de acidosis metabólica persistente es habitualmente el primer signo de hemorragia oculta. Los espacios subperitoneales y retroperitoneales podrían no ser detectados por un ultrasonido; en caso de discordancia clínica y de laboratorio no dude en pedir una TC con reconstrucción sagital y coronal (demora solo 5 min).

Referencias

1. Selo-Ojeme, DO. Primary postpartum haemorrhage. J Obstet Gynaecol Can, 2002; 22: 463-469.

2. McCormick, ML., Sanghvi, HC., Kinzie, B. et al. Preventing postpartum hemorrhage in low-resource settings. Int J Gynaecol Obstet.2002;77:267-75.

3. Mott JC. The relation of blood volume to body weight and arterial haemoglobin levels in rabbits. J Physiol. 1967 Jul;191(1):131-40.

4. Borovac-Pinheiro A, Pacagnella RC, Cecatti JG, et al. Postpartum hemorrhage: new insights for definition and diagnosis. Am J Obstet Gynecol. 2018 Apr 14. pii: S0002-9378(18)30294-1. doi: 10.1016/j.ajog.2018.04.013.

5. Committee on Obstetric Practice. Committee opinion no. 529: placenta accreta. Obstet Gynecol. 2012 Jul;120(1):207-11. doi: 10.1097/AOG.0b013e318262e340.

6. Solheim KN, Esakoff TF, Little SE, Cheng YW, et al. The effect of cesarean delivery rates on the future incidence of placenta previa,

placenta accreta, and maternal mortality. J Matern Fetal Neonatal Med. 2011;24:1341-1346.

7. Practice Bulletin No. 183: Postpartum Hemorrhage. Committee on Practice Bulletins-Obstetrics. Obstet Gynecol. 2017 Oct;130(4): e168-e186.

8. Hytten F. Recovery of pelvic organs and tissues. In: Hytten F, editor. The Clinical Physiology of Puerperium. (1995) London: Farrand press. pp. 11-29.

9. Sleep A. Physiology and management of the third stage of labour. In: Myles' textbook for midwives. 12th ed. London (1993). UK. Churchill Livingstone

10. RCOG (2009). Postpartum haemorrhage, prevention and management (Green-top 52) [Online]. London. Available: https://www.rcog.org.uk/en/guidelines-research-services/guidelines/gtg52/ [Accessed 10th May 2018].

11. Kane, TT, El-Kady, AA., Saleh, S, et al. Maternal mortality in Giza, Egypt: magnitude, causes, and prevention. Stud Fam Plann; 1992; 23:45-57.

12. Practice Bulletin No. 183: Postpartum Hemorrhage. Committee on Practice Bulletins-Obstetrics. Obstet Gynecol. 2017 Oct;130(4): e168-e186.

13. Lewis G. & Drife J. Why mothers Die 1997-1999. The confidential enquiries into maternal deaths in the United Kingdom. (2001). London, UK. RCOG Press.

14. Carroli G. & Mignini, L. Episiotomy for vaginal birth. Cochrane Database Syst Rev. 2009 Jan 21;(1):CD000081. doi: 10.1002/14651858.CD000081.pub2.

15. Koh E, Devendra K, Tan LK. B-Lynch suture for the treatment of uterine atony. Singapore Med J. 2009; 50:693-7.

16. Singhi S, Chookang E, Hall JS, Kalghatgi S. Iatrogenic neonatal and maternal hyponatraemia following oxytocin and aqueous glucose infusion during labour. Br J Obstet Gynaecol. 1985 Apr;92(4):356-63.

17. Zhu C, Estrada M, White J, et al. Heat-stable sublingual oxytocin tablets as a potential needle-free approach for preventing postpartum hemorrhage in low-resource settings. Drug Deliv Transl Res. 2018 Jun;8(3):853-856.

18. Attilakos G., Psaroudakis D, Ash J, et al. Carbetocin versus oxytocin for the prevention of postpartum haemorrhage following caesarean section: the results of a double-blind randomised trial. BJOG, 2010;117:929-36.

19. Rath, W. Prevention of postpartum haemorrhage with the oxytocin analogue carbetocin. Eur J Obstet Gynecol Reprod Biol.2009;147: 15-20.

20. McDonald, SJ, Abbott JM, Higgins SP. Prophylactic ergometrine-oxytocin versus oxytocin for the third stage of labour. 2004; (1):CD000201

21. Parsons, SM, Walley RL, Crane JM et al. Rectal misoprostol versus oxytocin in the management of the third stage of labour. J Obstet Gynaecol Can 2007;29:711-8.

22. Lalonde, A. Prevention and treatment of postpartum hemorrhage in low-resource settings. Int J Gynaecol Obstet 2012;117:108-18.

23. Palacios-Jaraquemada JM. Exceptional situations after cesarean delivery and postpartum hemorrhage. (2016) ISBN 9781482226331 In: Cesarean Delivery: A Comprehensive Illustrated Practical Guide. Gian Carlo Di Renzo and Antonio Malvasi. Taylor and Francis Group. CRC Press Editors

24. Alamia, V, Meyer, B. Peripartum hemorrhage. Obstet Gynecol Clin North Am, 1999;26:385-98.

25. Castaman G, Tosetto A, Rodeghiero F. Pregnancy and delivery in women with von Willebrand's disease and different von Willebrand factor mutations Haematologica. 2010 Jun;95(6):963-9.

26. Lusher JM. Screening and diagnosis of coagulation disorders. Am J Obstet Gynecol. 1996 Sep;175(3 Pt 2):778-8.

27. Kadir RA, Lee CA, Sabin CA, Pollard D, Economides DL. Pregnancy in women with von Willebrand's disease or factor XI deficiency. Br J Obstet Gynaecol. 1998;105:314-21.

28. Gabbe, SG., Niebyl JR, Simpson, Jl. Obstetrics: normal and problem pregnancies, (2002). New York, Churchill Livingstone.

29. Thaneemalai Jegananthan, V Sivanesaratnam. Complications of Third Stage of Labor. In: Arulkumaran, A., Sivanesaratnam, V., A., C. & P., K. (eds.) Essentials of Obstetrics New Delhi, India. (2010) Jaypee Brothers Medical Publishers Ltd.

30. Wendel PJ, Cox SM. Emergent obstetric management of uterine inversion. Obstet Gynecol Clin North Am. 1995;22:261-74.

31. O'Brien KL, Uhl L. How do we manage blood product support in the massively hemorrhaging obstetric patient? Transfusion. 2016 Sep;56(9):2165-71.

32. Thachil J, Toh CH. Disseminated intravascular coagulation in obstetric disorders and its acute haematological management. Blood Rev. 2009 Jul;23(4):167-76.

33. Charbit B, Mandelbrot L, Samain E, et al. The decrease of fibrinogen is an early predictor of the severity of postpartum hemorrhage. J Thromb Haemost. 2007;5(2): 266-73

34. Bonnet MP, Benhamou D. Management of postpartum haemorrhage. F1000Res. 2016 Jun 27;5. pii: F1000 Faculty Rev-1514. doi: 10.12688/f1000research.7836.1. eCollection 2016.

35. Maeda Y, Yamamoto K, Tanimoto T, et al. Tranexamic acid for post-partum haemorrhage in the WOMAN trial. Lancet. 2017 Sep 30;390(10102):1583-1584

36. Butwick AJ, Goodnough LT. Transfusion and coagulation management in major obstetric hemorrhage. Curr Opin Anesthesiol.2015;28:275-84.

37. Intravenous Fluid Therapy: Intravenous Fluid Therapy in Adults in Hospital. NICE Clinical Guidelines, No. 174. National Clinical Guideline Centre (UK). London: Royal College of Physicians (UK); 2013 Dec.

38. Kane TT, El-Kady AA, Saleh S, et al. Maternal mortality in Giza, Egypt: magnitude, causes, and prevention. Stud Fam Plann.1992;23:45-57.

39. Palacios Jaraquemada JM, García Mónaco R, Barbosa NE, et al. Lower uterine blood supply: extrauterine anastomotic system and its application in surgical devascularization techniques. Acta Obstet Gynecol Scand. 2007;86(2):228-34.

40. Palacios-Jaraquemada JM, Karoshi M, Keith LG. Uterovaginal Blood Supply: the S1 and S2 Segmental Concepts and their Clinical Relevance. p 19-23. A Comprehensive Textbook of Postpartum Hemorrhage: An Essential Clinical Reference for Effective Management 2nd Edition. Sapiens Publishing Ltd, 32 Meadowbank, London.

41. Soltan MH, Faragallah MF, Mosabah MH, et al. External aortic compression device: the first aid for postpartum hemorrhage control. J Obstet Gynaecol Res. 2009 Jun;35(3):453-8.

42. Palacios-Jaraquemada JM. Efficacy of surgical techniques to control obstetric hemorrhage: analysis of 539 cases. Acta Obstet Gynecol Scand. 2011 Sep;90(9):1036-42.

43. Henrich W, Surbek D, Kainer F, et al. Diagnosis and treatment of peripartum bleeding. J Perinat Med. 2008;36:467-78.

44. Meißnera A, SchlenkebP. Massive Bleeding and Massive Transfusion. Transfus Med Hemother 2012;39:73-84.

45. Weeks A. The prevention and treatment of postpartum haemorrhage: what do we know, and where do we go to next? BJOG. 2015 Jan;122(2):202-10.

46. Wright CE, Chauhan SP, Abuhamad AZ. Bakri balloon in the management of postpartum hemorrhage: a review. Am J Perinatol. 2014 Nov;31(11):957-64.

47. Natarajan A, Chavez J, Ahn R, et al. Provider experiences with uterine balloon tamponade for uncontrolled postpartum hemorrhage in health facilities in Kenya. Int J Gynaecol Obstet. 2015 Nov;131(2):201-4.

48. Palacios-Jaraquemada J, Fiorillo A. Conservative approach in heavy postpartum hemorrhage associated with coagulopathy. Acta Obstet Gynecol Scand. 2010 Sep;89(9):1222-5.

49. Waters EG. Surgical management of postpartum hemorrhage with particular reference to ligation of uterine arteries. Am J Obstet Gynecol. 1952 Nov;64(5):1143-8.

50. O'Leary JA. Uterine artery ligation in the control of postcesarean hemorrhage. J Reprod Med. 1995 Mar;40(3):189-93.

51. Palacios-Jaraquemada, JM, Karochi M, Keith L. Utero-Vaginal Blood Supply and the S1 and S2 Segmental Concepts and its clinical relevance. In A textbook of Postpartum Hemorrhage. Second Edition. Edited by Prof. Sabaratnam Arulkumaran. Sapiens Publishing. (2012). Lankashire, United Kingdom.

52. Cekmez Y, Ozkaya E, Öcal FD, et al. Experience with different techniques for the management of postpartum hemorrhage due to uterine atony: compression sutures, artery ligation and Bakri balloon. Ir J Med Sci. 2015 Jun;184(2):399-402.

53. Palacios-Jaraquemada JM. Caesarean section in cases of placenta praevia and accreta. Best Pract Res Clin Obstet Gynaecol. 2013 Apr;27(2):221-32.

54. Khan M, Sachdeva P, Arora R, Bhasin S. Conservative management of morbidly adherent placenta-a case report and review of literature. Placenta. 2013 Oct;34(10):963-6.

55. Kume K, M Tsutsumi Y, Soga T, et al. Case of placenta percreta with massive hemorrhage during cesarean section. J Med Invest. 2014;61(1-2):208-12.

56. Palacios Jaraquemada JM, Pesaresi M, Nassif JC, et al. Anterior placenta percreta: surgical approach, hemostasis and uterine repair. Acta Obstet Gynecol Scand. 2004 Aug;83(8):738-44.

57. Teo SB, Kanagalingam D, Tan HK, et al. Massive postpartum haemorrhage after uterus-conserving surgery in placenta percreta: the danger of the partial placenta percreta. BJOG. 2008 May;115(6):789-92.

58. Tam Tam KB, Dozier J, Martin JN Jr. Approaches to reduce urinary tract injury during management of placenta accreta, increta, and percreta: a systematic review. J Matern Fetal Neonatal Med. 2012 Apr;25(4):329-34.

59. Deshpande NA, Carusi DA. Uterine rupture after prior conservative management of placenta accreta. Obstet Gynecol. 2013 Aug;122(2 Pt 2):475-8.

60. Palacios-Jaraquemada JM. Abnormal invasive placenta. 1st ed. Berlin: DeGruyter; (2012). ISBN 978-3-11-028230-6. ISBN eBook 978-3-11-028238-2.

61. Perez-Delboy A, Wright JD. Surgical management of placenta accreta: to leave or remove the placenta? BJOG. 2014 Jan;121(2):163-9.

62. Ward CR. Avoiding an incision through the anterior previa at cesarean delivery. Obstet Gynecol. 2003 Sep;102(3):552-4.

63. Palacios-Jaraquemada JM. Caesarean section in cases of placenta praevia and accreta. Best Pract Res Clin Obstet Gynaecol. 2013 Apr;27(2):221-32.

64. Hayes E, Ayida G, Crocker A. The morbidly adherent placenta: diagnosis and management options. Curr Opin Obstet Gynecol. 2011 Dec;23(6):448-53.

65. Capechi, E. Placenta accreta abandonata in utero cesarizzato. Ritorno progressivo di questo allo stato normales enza alcuna complicanza (reasorbimiento autodigestione uterina della placenta?). Policlin 1933;40:347. [In italian]

66. Palacios-Jaraquemada, JM: One-step reconstructive surgery for placenta accreta-percreta. In: A textbook of Postpartum Hemorrhage. Second Edition. Edited by Prof. Sabaratnam Arulkumaran. (2012). Sapiens Publishing. Lankashire, United Kingdom.

67. Chandraharan E, Rao S, Belli AM, et al. The Triple-P procedure as a conservative surgical alternative to peripartum hysterectomy for placenta percreta. Int J Gynaecol Obstet. 2012 May;117(2):191-4.

68. Palacios-Jaraquemada JM. Exceptional situations after cesarean delivery and postpartum hemorrhage. ISBN 9781482226331. In: Cesarean Delivery: A Comprehensive Illustrated Practical Guide. Gian Carlo Di Renzo and Antonio Malvasi. (2016) Taylor and Francis Group. CRC Press Editors.

69. Ansar A, Rauf N, Bano K, et al. Spontaneous rupture of primigravid uterus due to morbidly adherent placenta. J Coll Physicians Surg Pak. 2009 Nov;19(11):732-3.

70. Matsuzaki S, Yoshino K, Kumasawa K, et al. Placenta percreta managed by transverse uterine fundal incision with retrograde cesarean hysterectomy: a novel surgical approach. Clin Case Rep. 2014 Dec;2(6):260-4.

71. Distefano M, Casarella L, Amoroso S, Di Stasi C, Scambia G, Tropeano G. Selective arterial embolization as a first-line treatment for Postpartum hematomas. Obstet Gynecol 2003; 121: 443-447. doi: http://10.1097/AOG.0b013e31827d90e1

72. Cunningham FG, Leveno KJ, Bloom SL, et al. Williams Obstetrics. 24th ed. New York: McGraw-Hill Education, 2014.

73. Malvasi A, Zaami S, Tinelli A, Trojano G, Montanari Vergallo G, Marinelli E. Kristeller maneuvers or fundal pressure and maternal/neonatal morbidity: obstetric and judicial literature review. J Matern Fetal Neonatal Med. 2018 Feb 21:1-10. doi: 10.1080/14767058.2018.1441278.

74 Park M, Han SS. A case of secondary postpartum hemorrhage with shock followed by rupture of progressive retroperitoneal hematoma through left upper vaginal wall. Korean J Obstet Gynecol. 2011 Jun;54(6):314-316. English. Published online June 30, 2011. https://doi.org/10.5468/KJOG.2011.54.6.314

75. Sierra A, Burrel M, Sebastia C, Radosevic A, Barrufet M, Albela S, Buñesch L, Domingo MA, Salvador R, Real I. Utility of multidetector CT in severe postpartum hemorrhage. Radiographics. 2012 Sep-Oct;32(5):1463-81. doi: 10.1148/rg.325115113.

76. Stjepanović M, Buha I, Raljević S, Babić U, Savić M, Mašković J, Roksandić M, Marić D. Massive retroperitoneal hematoma as a complication of anticoagulation therapy in a patient treated in a pulmonary intensive care unit. Vojnosanit Pregl. 2015 Jun;72(6):552-6.

77. Kenjiro T, Keiko Akashi, Isao Horiuchi. Management vulvovaginal hematoma by arterial embolization as first-line hemostatic therapy. Taiwanese Journal of Obstetrics and Gynecology 2016;56:224-226.

CHAPTER **34**

Deanna Sverdlov
Jennifer R. Ludgin
Errol R. Norwitz

Instrumental Vaginal Delivery

INTRODUCTION

Instrumental vaginal delivery—also referred to as operative vaginal delivery—using forceps or a vacuum device is an integral part of obstetrical care worldwide. It is used to effect or expedite vaginal delivery for either fetal or maternal indications. This option benefits mothers because it avoids cesarean delivery with its attendant surgical risks and long-term sequelae for future pregnancies. It may also reduce the risk of neurologic injury to the fetus in the setting of non-reassuring fetal testing as it can often be performed more expeditiously than a cesarean [1]. This chapter reviews best practices regarding the indications and contraindications for operative vaginal delivery, choice of instrument, and technique for both vacuum- and forceps-assisted vaginal delivery.

INCIDENCE

Rates of operative delivery vary widely by country and region, as does the proportion of operative deliveries performed using vacuum versus forceps. The overall rate of operative vaginal delivery has decreased over the last several decades with a concurrent rise in cesarean delivery. In the United States, the overall rate of operative delivery decreased from 9.0% of all births in 1992 to 3.2% in 2014. Forceps delivery accounted for 0.6% of births in 2013 and vacuum extraction for 2.6% [2]. A similar trend toward fewer operative vaginal deliveries over the past few decades has been observed in many parts of the world.

INDICATIONS

Operative vaginal delivery should only be performed for an appropriate indication. Because the option of cesarean delivery is usually available, there is no absolute indication for operative vaginal delivery and the patient should be thoroughly counseled regarding all of her options. Acceptable indications for operative delivery include:

- **Prolonged second stage of labor.** Prior data suggested that fetal morbidity is increased when the second stage of labor

(defined as the time from full cervical dilation until delivery of fetus) exceeded 2 hours in nullipara without epidural and 1 hour in multipara without epidural [3]. However, more recent data have shown that continued expectant management of women with prolonged second stage of labor is a safe and reasonable option so long as fetal testing remains reassuring and there is continued descent of the fetal presenting part. Thus, prolonged second stage of labor should be considered a reason to consider, but not necessarily recommend, an operative vaginal delivery [4-6].
- **Non-reassuring fetal heart rate tracing.** This is the most common and widely accepted indication for operative vaginal delivery. The interpretation of fetal heart tracings is subjective and varies widely.
- **Maternal contraindication to valsalva.** Women with contraindications to valsalva may benefit from an elective or planned operative vaginal delivery. This includes women with select cardiac diseases (such as NYHA class III or IV cardiac disease) or neurologic conditions such as uncorrected intracerebral vascular malformations. Women with spinal cord injuries or neuromuscular diseases who are unable to provide adequate expulsive effort during pushing may also benefit from operative vaginal delivery.
- **Maternal exhaustion.** This is a commonly used indication for operative vaginal delivery, but is not well defined and is highly subjective. Thus, providers are cautioned to avoid using this as the sole indication for operative vaginal delivery.

CONTRAINDICATIONS

Several clinical situations exist in which operative vaginal delivery is best avoided, if possible. Such conditions include:

- **Underlying fetal conditions.** Confirmed fetal bleeding diathesis or bone demineralizing disease should be considered an absolute contraindication to operative vaginal delivery, as this procedure could cause major fetal injury including intracranial hemorrhage or skull fracture. Sim-

413

ilarly, if such a diagnosis is suspected but not confirmed, operative vaginal delivery is best avoided.

- Operative vaginal delivery should not be attempted if the fetal vertex is not engaged in the maternal pelvis, if the cervix is not completely dilated, if the fetal membranes are not ruptured, or if the fetal position (the relationship of a designated point on the fetal presenting part relative to a designated point on the maternal pelvis) is not known.
- **Fetal malpresentation.** Operative vaginal delivery should be used with caution in the setting of fetal brow or face presentation. Similarly, with the exception of Piper forceps for the after-coming head, operative vaginal delivery is not recommended for breech presentation.
- **Suspected cephalopelvic disproportion.** The risk of injury in the setting of fetal macrosomia (defined as estimated fetal weight of >4,500g) does not appear to be different between forceps-assisted and spontaneous vaginal delivery [7]. Given the inherent inaccuracy of estimating fetal weight, suspected fetal macrosomia is not an absolute contraindication to operative vaginal delivery. However, careful consideration regarding the adequacy of the maternal pelvis, maternal body mass index (BMI), diabetes, size of neonate in prior successful vaginal deliveries, and the progress of labor is critical when assessing whether or not to attempt instrumental vaginal delivery. Suspected cephalopelvic disproportion is a contraindication to operative vaginal delivery given the risk of shoulder dystocia and resulting fetal injury.
- **Prematurity.** Vacuum-assisted vaginal delivery should not be performed prior to 34 weeks of gestation (or an estimated fetal weight of <2,500g) due to the risk of intraventricular hemorrhage.
- Prior scalp sampling or multiple attempts at fetal scalp electrode (FSE) placement are relative contraindications to vacuum extraction as these procedures may increase the risk of cephalohematoma or external bleeding from the scalp wound.

PREREQUISITES FOR OPERATIVE VAGINAL DELIVERY

A series of prerequisite criteria must be fulfilled before operative vaginal delivery can be attempted. These are summarized in Table 1. Briefly, the cervix should be fully dilated and the membranes ruptured. Fetal lie, presentation, and position should all be known and documented. If the posi-

tion is unclear on clinical examination—which may be the true in up to 25% of cases where operative vaginal delivery is being considered [8]—an ultrasound examination can be done to confirm fetal position. Clinical pelvimetry should be performed to document adequate mid and outlet pelvic dimensions. An estimated fetal weight should also be documented. Adequate maternal analgesia must be assured. The maternal bladder should be emptied. The head must be engaged in the maternal pelvis, meaning that the biparietal diameter must have passed through the pelvic inlet. This is best assessed on abdominal examination using the Leopold's maneuvers. Confirmation of fetal station (defined as the leading bony edge of the fetal presenting part relative to the maternal ischial spines) of ≥0/+5 on transvaginal examination can also be used to document engagement.

Once the accoucheur has confirmed that there is an indication and that the patient is an appropriate candidate for operative vaginal delivery, informed consent must be obtained. This can be either verbal or written. The potential risks, benefits, and alternatives to operative vaginal delivery should be discussed, including the option of proceeding directly to cesarean delivery. The discussion should be documented in the medical record. Importantly, an operating room should be readily available to perform a cesarean delivery in case the attempted operative vaginal delivery is unsuccessful.

SELECTION OF INSTRUMENT

Both forceps and vacuum-assisted deliveries have a low risk of complications, and both instruments are acceptable for use in operative vaginal delivery. The only exception is in pregnancies below 34 weeks of gestation, where use of the vacuum is contraindicated. As such, the choice of which method to use depends primarily on the obstetrician's experience and preference. A large observational cohort of 2531 deliveries in 25 academically-affiliated US hospitals showed no increase in composite neonatal morbidity when operative vaginal delivery was compared with cesarean delivery among women requiring assistance in the second stage, supporting the safety of instrumental vaginal delivery using either instrument [44]. Neither forceps nor vacuum-assisted delivery appears to be associated with long-term developmental differences in children [9-11]. Availability of the instrument in question, the degree of maternal analgesia, and an appreciation of the risks and benefits of each of the individual instruments must be considered.

Table 1 Prerequisites for Performing Operative Vaginal Delivery

Maternal Criteria	Labor Criteria	Other Criteria
Consent obtained (either written or verbal)	Cervix fully dilated	Fetal weight estimated
Adequate analgesia	Membranes ruptured	Facility able to accommodate emergent cesarean delivery if indicated
Bladder emptied	Vertex presentation	
Clinical pelvimetry performed	Fetal head engaged in the pelvis and at ≥+2/+5 station	Trained operator who is fully acquainted with the use of chosen instrument
	Fetal position known with certainty	
	Attitude of fetal head and presence of caput and/or molding noted	

While some well-designed randomized clinical studies have shown no significant difference in the success rate of forceps verses vacuum [12-15], other studies have suggested that forceps may have a higher likelihood of success in achieving a vaginal delivery as compared with vacuum [4, 16].

In terms of morbidity, the weight of evidence in the literature suggests that forceps deliveries are associated with more maternal morbidity, while vacuum deliveries may cause more neonatal injury. A meta-analysis of ten clinical trials concluded that vacuum-assisted vaginal deliveries were associated with significantly less maternal trauma than forceps, including a lower rate of severe perineal injury (odds ratio [OR] 0.41, 95% confidence interval [95% CI] 0.33-0.50). Vacuum-assisted deliveries were also associated with a reduced need for general and regional anesthesia and with less postpartum pain compared with forceps [17]. The same meta-analysis showed that forceps deliveries carry a lower risk of scalp injury and cephalohematoma than vacuum [15]. When delivery occurs from a low station, forceps may also be associated with a lower rate of neonatal morbidity compared with cesarean delivery [18]. Forceps are more likely to be associated with third- and fourth-degree perineal lacerations [16]. However, a study looking at long-term outcomes found no difference in urinary incontinence or anal sphincter dysfunction 5 years after operative vaginal delivery using forceps versus vacuum [19, 20]. An additional advantage of forceps is that they can be used safely in premature infants [21]. Forceps can also be used to effect rotation of the fetal head, which is not considered a property of vacuum-assisted deliveries.

Ultimately, the decision of which instrument to use depends primarily on the preference of the individual provider. However, there are certain clinical situations where one instrument may be preferred over another. For example, delivery of an occiput posterior vertex with molding is best accomplished using forceps, whereas a vacuum extraction would be preferred when performing an outlet procedure on an occiput anterior vertex in a woman with suboptimal analgesia.

SEQUENTIAL INSTRUMENTATION

Sequential use of vacuum and forceps has been linked to increased rates of neonatal morbidity and should be avoided [22]. Compared with vacuum extraction alone, the combination of forceps and vacuum were associated with higher rates of intracranial hemorrhage, facial nerve injury, and brachial plexus injury in neonates [22, 23]. Sequential use of vacuum and forceps also has been associated with increased anal sphincter tears and low umbilical artery pH levels compared with patients who underwent delivery using a single instrument. Thus, failed vacuum or forceps delivery should be followed with delivery via cesarean.

FORCEPS DELIVERY

Recent trends in operative vaginal delivery show decreasing numbers of forceps deliveries worldwide, leading some to question if the skill of forceps delivery is a "dying art" [24]. Safe use of forceps requires competency in application and thoughtful patient selection. However, skillful forceps delivery offers distinct advantages compared with operative delivery using a vacuum. The more secure application to the fetal head means that vaginal birth is more likely with use of forceps compared with vacuum [16]. Forceps also allow for rotation of the head, if indicated, to the occiput anterior or occiput posterior position.

Forceps deliveries can be categorized based on station of the fetal head at time of application [2]. Outlet forceps are applied when the fetal scalp is visible at the introitus without manipulation of the labia. Rotation of the fetal head must not exceed 45 degrees. Low forceps are applied when the leading point of the fetal skull is at a station of +2/+5 or more, but not yet at the pelvic floor. Low forceps may be used with rotation (defined as greater than 45 degrees) or without rotation (less than 45 degrees). Mid-forceps are applied when the fetal head is above +2/+5 station, but it is engaged in the pelvis. High forceps deliveries, where forceps were placed with the fetal head ballottable above the brim of the true pelvis, are no longer acceptable due to risks to the fetus.

At least 60 different kinds of forceps have been developed. All consist of two separate blades that are inserted sequentially into the vagina on either side of the fetal head and then articulated. Each blade contains three components: the blade proper (which has a cephalic curvature designed for application to the fetal head with or without a pelvic curvature), the shank, and the handle. A lock at the junction of the shank and the handle allows the two blades to articulate.

Forceps can be further classified into three broad categories based on their intended use [see Table 2]:

Table 2 Types of Forceps Instruments for Operative Vaginal Delivery

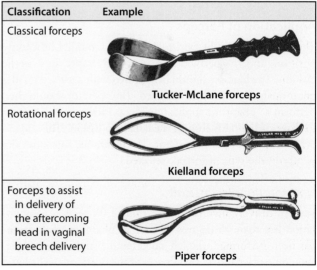

Classification	Example
Classical forceps	Tucker-McLane forceps
Rotational forceps	Kielland forceps
Forceps to assist in delivery of the aftercoming head in vaginal breech delivery	Piper forceps

Source: Laufe LE. Obstetric Forceps. New York, Harper & Row, 1968

1. Classical forceps are intended for use when the fetal head does not require rotation prior to delivery, although they may occasionally be used for rotation. These forceps have a cephalic curve to encompass the fetal head, a pelvic curve along the longitudinal axis to accommodate the maternal pelvic curve, and an "English" lock in which the articulation is fixed. Examples of classical forceps include Simpson forceps (which have fenestrated blades and non-over-

lapping shanks), Tucker-McLane forceps (which have solid, non-fenestrated blades and overlapping shanks), and Elliot forceps (which have fenestrated blades, overlapping shanks, and a greater cephalic curvature).

2. Rotational forceps may be used for limited indications. These are especially useful in cases of arrest of descent in the occiput transverse position. Examples of rotational forceps include Kielland forceps, which have blades that lie below the plane of the shanks, lack a pelvic curvature, and have a sliding lock. These modifications facilitate rotation of the forceps around a point, rather than around a circle, as is required with classical forceps.

3. Forceps designed to assist with vaginal breech deliveries (such as Piper forceps) lack a pelvic curve and have blades below the plane of the shanks. This facilitates application to the aftercoming head of the breech. The shanks are elongated, allowing the practitioner to rest the body of the breech on the shanks while delivering the aftercoming head.

Preparing for a Forceps Delivery

Several criteria must be met before the decision is made to proceed with a forceps delivery. All criteria for operative vaginal delivery delineated in Table 1 must be fulfilled. Estimated fetal weight must be documented and must forecast a reasonably high chance of successful vaginal delivery. An examination of the maternal pelvis and identification and documentation of the fetal presenting part must be performed. Precise knowledge of the fetal station, position, as well as degree of asynclitism (degree of lateral flexion) is critical for effective application of the forceps.

Application of Forceps

The patient should be positioned in the modified lithotomy position, and the perineum cleaned and draped in a sterile fashion. The bladder should be emptied with a catheter. Adequate analgesia must be confirmed. The operator should then perform a "phantom application" by positioning the forceps in front of the perineum in the correct position. This aids in evaluation of proper placement. The technique thereafter depends on the type of forceps selected.

Non-rotational (classical)

Forceps delivery involves no rotation of the fetal head or rotation less than 45 degrees. After the "phantom application" has been performed, the left-sided handle (right-sided blade) should be placed first. Two fingers of the operator's right hand are placed transvaginally alongside the fetal head to protect the vaginal tissues. The right-sided forceps blade is then passed over the palmar aspect of the fingers as follows: (i) The initial position of the blade is vertical over the maternal pubis, with correction for the pelvic curvature, and the handle held loosely by the left hand of the operator; (ii) The blade is then pushed up against the fetal head and allowed to drop without force into the sacral curvature; and (iii) Lastly, the blade is guided in a wide arc by the right (intravaginal) hand until it lies along the parietal eminence of the fetal head. The left-sided forceps

blade (right-sided handle) is then applied in a similar fashion. The handles are locked together. Classical forceps will lock only if the right-sided blade (left-sided handle) is placed prior to and below the left-sided blade (right-sided handle). The application must then be checked for correct positioning relative to three landmarks on the fetal skull (posterior fontanelle, sagittal suture, and parietal bones) prior to applying traction. This ensures that the force application to the fetal skull occurs in the biparietal or bimalar position, which minimizes the likelihood of cranial injury.

If rotation is required, it can be performed at this time. To do so, the fetal head should be flexed by elevating the handles of the forceps. The handles are then rotated in a wide arc until the sagittal suture is in the direct antero-posterior position. The position of the forceps should be rechecked prior to applying traction.

For delivery, traction should be applied as a series of force vectors along the C shape of the maternal pelvis, referred to as the anatomical curve of the pelvis or the curve of Carus. When the fetal head is at the mid-pelvis, traction is initially applied downwards (posteriorly) towards the rectum. Once the head has reached the pelvic floor, traction is aimed horizontally. Finally, traction is applied upwards (anteriorly) as the head is expelled.

Rotational forceps delivery

Involves rotation of the fetal head greater than 45 degrees within the maternal pelvis. Indications for this procedure are limited and it should be reserved for experienced practitioners. Many cases in which rotational forceps delivery is considered would also be amenable to attempted manual rotation. The classic indication for rotational forceps delivery is arrest of descent in the occiput transverse position (so-called "deep transverse arrest"). This is often accompanied by asynclitism of the fetal head. In this circumstance, rotational forceps such as Kielland forceps may be used to correct the asynclitism and rotate the head to the antero-posterior position.

The technique requires more expertise and training than classical forceps delivery. Since there is no pelvic curvature to help orientate the practitioner, metal knobs are present on one side of the handles and should be orientated to the fetal occiput. The anterior blade is applied first in one of three ways:

1. The wandering technique in which the blade is held vertically with the handle pointing upwards. The blade is then inserted posteriorly below the head and then wandered 180 degrees across the face to the anterior position.

2. The direct technique in which the blade is held vertically with the handle pointing downwards toward the floor. The blade is then inserted directly over the anterior parietal eminence of the fetal head with the handle coming to rest in the horizontal position.

3. The classical technique, which carries a high incidence of maternal injury and, as such, is now rarely used. In this technique, the blade is held vertically with the handle pointing towards the ceiling. It is then slipped under the symphysis pubis until it comes to rest with the handle in

the horizontal position and the cephalic curve of the blade facing upwards. The blade is then rotated in place through 180 degrees until the cephalic curve of the forceps articulates with the head of the fetus. This was the technique used by Kielland in his original description in 1916, but it is easy to understand how it can injure the anterior vaginal wall and maternal bladder at the time of rotation.

After the anterior blade is placed, the posterior blade is held vertically with the handle pointing toward the ceiling and inserted in the standard fashion. The handles are depressed down against the perineum. The handle tips are then brought into alignment using the sliding lock. This corrects for any asynclitism. The head should then be disengaged into the mid-pelvis and rotated in the same plane until the sagittal sutures are in the antero-posterior orientation (either occiput anterior or occiput posterior). The position should then be rechecked and traction applied in concert with uterine contractions and maternal expulsive efforts to deliver the fetal head. Most practitioners do not use rotational forceps for traction, but replace them with classical forceps after the rotation is complete before applying traction and delivering the head.

Vaginal breech delivery

May be facilitated by the application of forceps to deliver the aftercoming head of the breech. This is not required in all cases. A number of instruments (including Piper forceps) were designed specifically for this task. These are placed directly on either side of the fetal head after the body has been delivered. This is achieved most easily of the practitioner positions themselves on their knees in front of the patient. The elongated shanks allow for the body to be draped over the instrument. The delivery of the head is then affected by raising the forceps to flex the fetal head (as compared with a cephalic presenting fetus in which delivery of the head is affected by extension). This instrument is particularly useful when there are no assistants to the obstetrician. If an assistant is available, they can elevate the body and legs of the breech, and classical forceps can be applied and used to flex the aftercoming head.

Management after Forceps Delivery

The fetus and the maternal perineum should be examined carefully following forceps-assisted vaginal delivery. Fetal findings commonly include facial bruising and indentations on the face just lateral to the eyes, which demonstrates correct placement of the forceps. On occasion, there may be evidence of a facial laceration. Facial nerve palsy, skull fractures, cervical spine injuries, and intracranial hemorrhage are extremely rare, and are almost never seen with low or outlet forceps [25]. The risk of severe maternal perineal injury, including sulcus tears and third and fourth degree perineal lacerations, are increased with the use of forceps, especially if rotation is performed.

VACUUM-ASSISTED VAGINAL DELIVERY

Indications for vacuum-assisted vaginal delivery are similar to that for forceps delivery. As discussed above, contraindi-

cations include an unengaged fetal head, unknown position of the fetal head, or a strong suspicion of an underlying bone demineralization condition or bleeding disorder in the fetus [4]. Viral infections, such as HIV or hepatitis C, are not contraindications, but are situations where practitioners may want to avoid operative vaginal delivery due to the increased risk for fetal skin trauma [26]. Gestational age less than 34 weeks is an absolute contraindication for vacuum (but not forceps) instrumental vaginal delivery. One potential advantage of vacuum extraction is that delivery can be accomplished with minimal maternal analgesia.

Once the decision has been made to proceed with a vacuum-assisted vaginal delivery, the practitioner must first select their instrument of choice. Modern ventouse devices are made of plastic, polyethylene, or silicone, and have two main types of disposable cups (Figure 1): (i) **The soft cup** is a pliable funnel- or bell-shaped cup, which is most common type used in the United States; and (ii) **The rigid cup** is a firm mushroom-shaped cup ('M-cup') similar to the original metal disc-shaped cup described by Malmström in the 1960s, and is available in three sizes (40-mm, 50-mm, and 60-mm). Commercially available suction cups are summarized in Table 3.

Table 3 Types of Vacuum Suction Cup Devices for Operative Vaginal Delivery

Device	Size	Material
Soft cups		
Gentle Vac®	60 mm	Soft rubber
Kiwi ProCup®	65 mm	Soft plastic
Mityvac Bell®	60 mm	Soft silicone
Secure Cup®	63 mm	Rubber
Silc Cup®	50-60 mm	Silicone rubber
Soft Touch®	60 mm	Soft polyethylene
Tender Touch®	60 mm	Soft silicone
Vac-U-Nate®	65 mm	Soft silicone
Rigid "anterior" cups		
Flex Cup®	60 mm	Polyurethane
Kiwi OmniCup®	50 mm	Rigid plastic
Malmström	40-60 mm	Metal
Mityvac "M" Style®	50 mm	Rigid polyethylene
Rigid "posterior" cups		
Bird Posterior Cup®	40-60 mm	Metal
Kiwi OmniCup®	50 mm	Rigid plastic
Mityvac "M" Select®	50 mm	Rigid polyethylene

Adapted from: Greenberg JA. *Procedure for vacuum assisted operative vaginal delivery.* In: Rose BD, editor. UpToDate, Wellesley, MA. 2008

Figure 1 Types of Obstetric Vacuum Cups. The two main types of hand-held disposable vacuum cups are shown attached to Mityvac® devices: *Top/Left*, the soft cup, which is pliable and funnel- or bell-shaped. *Bottom/Right*, the rigid cup, which is firm and mushroom-shaped ('M-cup').

The rigid mushroom-shaped cup is able to generate more traction force than the soft cup. A meta-analysis of 1,375 women in nine trials comparing soft to rigid vacuum extractor cups demonstrated that soft cups were more likely to fail to achieve vaginal delivery because of more frequent detachments ('pop offs') (OR 1.65, 95% CI 1.19-2.29), but were associated with fewer scalp injuries (OR 0.45, 95% CI 0.15-0.60) and no increased risk of maternal perineal injury [26]. These and other studies [27-29] concluded that soft cups should be considered for more straightforward occiput-anterior deliveries, and that rigid M-cups should be reserved for more complicated deliveries such as those involving larger infants, significant caput succedaneum (scalp edema), occiput-posterior, or asynclitism. Three randomized trials have compared the standard vacuum cup to the Kiwi Omnicup˚ device [30-32]. Failure rates for the Omnicup˚ were generally higher at 30-34% as compared with 19-21% for the standard vacuum device [30, 31], although not all studies confirmed this association [32]. The reason for the higher failure rate appears to be more frequent detachments.

Application and Technique

A successful vacuum-assisted vaginal delivery is dependent on several factors, including careful patient selection and a number of technical considerations. The bladder should be emptied immediately prior to the procedure and adequate analgesia should be provided. Correct placement of the suction cup on the fetal scalp is critical to success of the procedure. The suction cup should be placed symmetrically astride the sagittal suture at the 'median flexion point', which is 2-cm anterior to the posterior fontanelle or 6-cm posterior to the anterior fontanelle (Figure 2). Extreme care should be taken to avoid placement directly over the fontanelle to avoid potential injury to the tissues of the fetal brain. Correct placement will facilitate flexion, descent, and rotation of the vertex when traction is applied. It will also minimize injury to the fetus and to the soft tissues of the birth canal. After the cup is placed on the fetal head and prior to initiation of suction, the circumference of the cup should be swept with the practitioner's finger to ensure that no vaginal or cervical tissues has been inadvertently trapped within the vacuum cup.

Figure 2 Correct Placement of the Obstetric Vacuum. Correct placement of the suction cup on the fetal scalp is shown. The suction cup should be placed symmetrically astride the sagittal suture at the 'median flexion point', which is 2-cm anterior to the posterior fontanelle or 6-cm posterior to the anterior fontanelle.

Once correct placement has been confirmed, suction can be applied. The goal is to suck part of the scalp into the vacuum cup to create an artificial caput succedaneum (known as a chignon) onto which traction can be applied in concert with uterine contractions and maternal expulsive efforts to affect delivery of the fetal head. The vacuum pressure should be raised initially to 100-150 mmHg to maintain the cup's position before being increased further to facilitate traction. As with any delivery, the maternal and fetal status should be assessed continuously throughout. Importantly, the obstetric provider should be willing to abandon the procedure if there is no descent of the fetal head or if complications develop. Access to emergent cesarean delivery should be immediately available at all times.

The absolute 'safe' traction force for vacuum extraction is unknown and likely varies with each clinical scenario and differences in the type of cup used. Once the desired pressure has been achieved, sustained downward traction should be applied along the pelvic curve using two hands: the operator's dominant hand exerts traction while the non-dominant hand monitors the progress of descent and prevents cup detachment by applying counter pressure directly to the vacuum cup. The traction should be applied during uterine contractions and maternal expulsive efforts. Traction should be discontinued when the contraction ends and the mother stops pushing. Between contractions, suction pressure can be maintained or reduced to <200 mmHg. There appears to be no difference in fetal morbidity with either regimen [33].

As it flexes and descends, the fetal head may rotate resulting in passive rotation of the handle of the vacuum. While this is to be expected, at no time should the provider attempt to manually rotate the fetal head using the vacuum. This will lead to the classic 'cookie-cutter' injury in the fetal scalp. Descent of the vertex should occur with each application of traction. Once the fetal head is seen to be crowning, the suction should be released, the cup removed, and the remainder of the delivery affected in the normal fashion. Ideally, episiotomy should be avoided during vacuum-assisted vaginal delivery. This will allow the tissues of the perineum to apply pressure to the vacuum cup and keep it applied to the fetal head, which will assist in flexion and rotation. Additionally, randomized control trials have not shown significant differences in the rates of maternal anal sphincter tears or primary postpartum hemorrhage when comparing vacuum-assisted vaginal delivery with and without episiotomy [34, 35].

Of note, a slow incremental increase in vacuum pressure was historically recommended before applying traction. It was believed that this approach would allow for the proper development of a chignon, a firmer attachment of the vacuum cup to the fetal head and, thereby, a lower failure rate. However, data in support of this recommendation are lacking. Indeed, one controlled trial of 94 women comparing stepwise versus rapid pressure application demonstrated that the rapid technique was associated with a significant reduction in the duration of vacuum extraction by an average of six minutes without adversely impacting fetal and maternal outcome [35]. A vacuum pressure of 0.6-0.8 kg/cm² (500-600 mmHg) and an artificial caput succedaneum can be achieved in a linear, rapid fashion in less than two minutes [36, 37].

The decision to continue must be re-evaluated continuously during each step of the delivery. The maximum time to safely complete a vacuum-assisted vaginal delivery and the acceptable number of detachments is unknown. It is generally recommended that vacuum-assisted delivery be abandoned if not successful with three or fewer sets of pulls (maximum 2-3 cup detachments), if no descent of the head is achieved, or if delivery is not effected within 30 minutes. In one observational study of 393 singleton term pregnancies, 82% of successful deliveries were achieved within one to three pulls, and more than three pulls was associated with a 45% risk of neonatal trauma [26, 38]. However, these recommendations are based more upon common sense and experience than scientific data, since observational series have shown no significant differences in neonatal outcome related to these variables [39, 40].

Reasons for Failed Vacuum Extraction

Vacuum-assisted vaginal deliveries may fail because of poor patient selection (such as attempting vacuum extraction in pregnancies complicated by cephalopelvic disproportion) or errors in application or technique. Selection of the incorrect cup size, accidental inclusion of maternal soft tissues within the cup, and/or incorrect placement of the vacuum cup resulting in worsening asynclitism or extension rather than flexion of the fetal head, may all contribute to failed vacuum extraction. Failure to apply traction during maternal pushing efforts or traction along the incorrect plane may also result in failure [4, 26].

Neonatal Complications

Although the overall rate of complications is similar between forceps and vacuum-assisted vaginal deliveries, the complication profile is different. Vacuum-assisted vaginal deliveries are associated with more significant fetal morbidity, including scalp lacerations, cephalohematomas, subgaleal hematomas, intracranial hemorrhage, facial nerve palsies, hyperbilirubinemia, and retinal hemorrhage. The risk of such complications is estimated at around 5% [41]. Cephalo-hematomas (bleeding into the fetal scalp due to separation from the underlying structures) [Figure 3] are more common with vacuum than with forceps deliveries (14-16% vs 2%, respectively) [42, 43]. By far the most serious complication is intracranial hemorrhage. A California-based review of over 580,000 term singleton deliveries by Towner et al. [22] reported an incidence of intracranial hemorrhage of 1 in 860 for vacuum extraction compared with 1 in 1,900 for women who had spontaneous vaginal deliveries. The incidence was highest (1 in 280) in women delivered by combined forceps and vacuum-assisted vaginal deliveries.

Figure 3 Fetal Scalp Injuries Associated with Vacuum Extraction. Caput succedaneum (scalp edema) is a normal finding, but may be exaggerated by vacuum-assisted vaginal delivery. Use of a vacuum device can cause a cephalohematoma (bleeding into the fetal scalp in the subperiosteal space, contained anatomically to a single skull bone) or a subgaleal hematoma (bleeding into the fetal scalp that is subaponeurotic and therefore not confined to a single skull bone). The most serious complication is an intracranial hemorrhage, including subarachnoid, subdural, intra-parenchymal, and intraventricular hemorrhage.

Pediatricians should be notified whenever an operative vaginal delivery has been attempted, whether or not it was successful, since serious morbidity can present several hours after birth. One large prospective observational cohort study conducted in the Netherlands found that all vacuum-related injuries in term neonates were evident within 10 hours of birth. The authors concluded that neonates may be discharged 10 or more hours after vacuum delivery if no complications are evident [44].

Long-term sequelae from vacuum-associated injuries such as intracranial hemorrhage and neuromuscular injury are uncommon. For example, a nine month follow-up study of children randomized at term to vacuum versus forceps delivery found no significant differences between the two groups in head circumference, weight, head circumference-to-weight ratio, testing of vision and hearing, and hospital readmission rates [10, 44]. Vacuum-assisted vaginal delivery also does not appear to adversely impact long-term cognitive development. A 10-year follow-up study of 295 children delivered at term by vacuum extraction and 302 control patients delivered by spontaneous vaginal delivery showed no differences in fine- and gross-motor control, perceptual integration, and behavioral maturity between the two groups [10, 45].

Maternal Complications

There is substantial evidence that instrumental deliveries increase maternal morbidity, including perineal pain at delivery, pain in the immediate postpartum period, perineal lacerations, hematomas, blood loss and anemia, urinary retention, and long-term problems with urinary and fecal incontinence. A review of over 50,000 vaginal deliveries at the University of Miami reported that the rates of third and fourth degree perineal lacerations were higher in vacuum-assisted (10%) and forceps deliveries (20%) compared with spontaneous vaginal deliveries (2%) [46]. The highest rates of maternal perineal trauma are associated with deliveries involving rotations >45° and with mid-forceps procedures [46]. The risk of maternal trauma is higher if the fetus is in the occiput-posterior position [46, 47]. For example, a retrospective cohort study of over 390 vacuum-assisted vaginal deliveries found that an occiput-posterior position was associated with a fourfold increased risk of anal sphincter injury compared with an occiput-anterior position despite controlling for multiple confounding variables [48].

Urinary and anal dysfunction (including incontinence, fistula formation, and pelvic organ prolapse) are additional risks of instrumental delivery that may present months to years after delivery. However, compared with cesarean, operative vaginal delivery is associated with less overall short-term maternal morbidity. In one retrospective review of 358 mid-cavity operative vaginal deliveries and 486 cesarean deliveries, febrile morbidity was significantly lower in women delivered vaginally (25% versus 4%) and all venous thromboembolic events occurred in women delivered by cesarean [49]. However, long-term data suggest that laboring women delivered with the use of obstetric instruments have a higher rate of urinary incontinence at one and three years postpartum compared with laboring women delivered by cesarean [50, 51].

CONCLUSION

Instrumental vaginal delivery, using either forceps or a vacuum extractor, is an essential part of obstetric practice. In experienced hands, and with thoughtful patient selection, instrumental vaginal delivery can be used to avoid cesarean section and result in a safe maternal and fetal outcome. Vacuum and forceps delivery techniques should continue to be a routine part of obstetric training.

References

1. Liu, X., et al., A comparison of maternal and neonatal outcomes with forceps delivery versus cesarean delivery. J Matern Fetal Neonatal Med, 2018: p. 1-161.

2. Hamilton, B.E., et al., Births: Final Data for 2014. Natl Vital Stat Rep, 2015. 64(12): p. 1-64.

3. Hellman, L.M. and H. Prystowsky, The duration of the second stage of labor. Am J Obstet Gynecol, 1952. 63(6): p. 1223-33.

4. Committee on Practice, B.-O., ACOG Practice Bulletin No. 154: Operative Vaginal Delivery. Obstet Gynecol, 2015. 126(5): p. e56-65.

5. Cohen, W.R., Influence of the duration of second stage labor on perinatal outcome and puerperal morbidity. Obstet Gynecol, 1977. 49(3): p. 266-9.

6. Myles, T.D. and J. Santolaya, Maternal and neonatal outcomes in patients with a prolonged second stage of labor. Obstet Gynecol, 2003. 102(1): p. 52-8.

7. Kolderup, L.B., R.K. Laros, Jr., and T.J. Musci, Incidence of persistent birth injury in macrosomic infants: association with mode of delivery. Am J Obstet Gynecol, 1997. 177(1): p. 37-41.

8. Akmal, S., et al., Comparison of transvaginal digital examination with intrapartum sonography to determine fetal head position before instrumental delivery. Ultrasound Obstet Gynecol, 2003. 21(5): p. 437-40.

9. Johanson, R.B., et al., Maternal and child health after assisted vaginal delivery: five-year follow up of a randomised controlled study comparing forceps and ventouse. BJOG, 2014. 121 Suppl 7: p. 23-8.

10. Carmody, F., et al., Follow up of babies delivered in a randomized controlled comparison of vacuum extraction and forceps delivery. Acta Obstet Gynecol Scand, 1986. 65(7): p. 763-6.

11. Wesley, B.D., B.J. van den Berg, and E.A. Reece, The effect of forceps delivery on cognitive development. Am J Obstet Gynecol, 1993. 169(5): p. 1091-5.

12. Williams, M.C., et al., A randomized comparison of assisted vaginal delivery by obstetric forceps and polyethylene vacuum cup. Obstet Gynecol, 1991. 78(5 Pt 1): p. 789-94.

13. Johanson, R.B., et al., A randomised prospective study comparing the new vacuum extractor policy with forceps delivery. Br J Obstet Gynaecol, 1993. 100(6): p. 524-30.

14. Bofill, J.A., et al., A randomized prospective trial of the obstetric forceps versus the M-cup vacuum extractor. Am J Obstet Gynecol, 1996. 175(5): p. 1325-30.

15. Aiken, C.E., et al., Factors influencing the likelihood of instrumental delivery success. Obstet Gynecol, 2014. 123(4): p. 796-803.

16. O'Mahony, F., G.J. Hofmeyr, and V. Menon, Choice of instruments for assisted vaginal delivery. Cochrane Database Syst Rev, 2010(11): p. CD005455.

17. Johanson, R.B. and B.K. Menon, Vacuum extraction versus forceps for assisted vaginal delivery. Cochrane Database Syst Rev, 2000(2): p. CD000224.

18. Halscott, T.L., et al., Maternal and Neonatal Outcomes by Attempted Mode of Operative Delivery From a Low Station in the Second Stage of Labor. Obstet Gynecol, 2015. 126(6): p. 1265-72.

19. Johanson, R.B., et al., Maternal and child health after assisted vaginal delivery: five-year follow up of a randomised controlled study comparing forceps and ventouse. Br J Obstet Gynaecol, 1999. 106(6): p. 544-9.

20. Dave, B.A., et al., Anal Sphincter Injuries After Operative Vaginal Versus Spontaneous Delivery-Is There a Difference in Postpartum Symptoms? Female Pelvic Med Reconstr Surg, 2016. 22(4): p. 194-8.

21. Schwartz, D.B., M. Miodovnik, and J.P. Lavin, Jr., Neonatal outcome among low birth weight infants delivered spontaneously or by low forceps. Obstet Gynecol, 1983. 62(3): p. 283-6.

22. Towner, D., et al., Effect of mode of delivery in nulliparous women on neonatal intracranial injury. N Engl J Med, 1999. 341(23): p. 1709-14.

23. Gardella, C., et al., The effect of sequential use of vacuum and forceps for assisted vaginal delivery on neonatal and maternal outcomes. Am J Obstet Gynecol, 2001. 185(4): p. 896-902.

24. Merriam, A.A., et al., Trends in operative vaginal delivery, 2005-2013: a population-based study. BJOG, 2017. 124(9): p. 1365-1372.

25. Johnson, J.H., et al., Immediate maternal and neonatal effects of forceps and vacuum-assisted deliveries. Obstet Gynecol, 2004. 103(3): p. 513-8.

26. Jeon, J. and S. Na, Vacuum extraction vaginal delivery: current trend and safety. Obstet Gynecol Sci, 2017. 60(6): p. 499-505.

27. Muise, K.L., M.A. Duchon, and R.H. Brown, Effect of angular traction on the performance of modern vacuum extractors. Am J Obstet Gynecol, 1992. 167(4 Pt 1): p. 1125-9.

28. Muise, K.L., M.A. Duchon, and R.H. Brown, The effect of artificial caput on performance of vacuum extractors. Obstet Gynecol, 1993. 81(2): p. 170-3.

29. Hayman, R., J. Gilby, and S. Arulkumaran, Clinical evaluation of a "hand pump" vacuum delivery device. Obstet Gynecol, 2002. 100(6): p. 1190-5.

30. Attilakos, G., et al., A randomised controlled trial of a new handheld vacuum extraction device. BJOG, 2005. 112(11): p. 1510-5.

31. Groom, K.M., et al., A prospective randomised controlled trial of the Kiwi Omnicup versus conventional ventouse cups for vacuum-assisted vaginal delivery. BJOG, 2006. 113(2): p. 183-9.

32. Ismail, N.A., et al., Kiwi Omnicup versus Malmstrom metal cup in vacuum assisted delivery: a randomized comparative trial. J Obstet Gynaecol Res, 2008. 34(3): p. 350-3.

33. Bofill, J.A., et al., A randomized trial of two vacuum extraction techniques. Obstet Gynecol, 1997. 89(5 Pt 1): p. 758-62.

34. Ecker, J.L., et al., Is there a benefit to episiotomy at operative vaginal delivery? Observations over ten years in a stable population. Am J Obstet Gynecol, 1997. 176(2): p. 411-4.

35. Hirayama, F., et al., Prevalence and risk factors for third- and fourth-degree perineal lacerations during vaginal delivery: a multi-country study. BJOG, 2012. 119(3): p. 340-7.

36. Lim, F.T., et al., Stepwise compared with rapid application of vacuum in ventouse extraction procedures. Br J Obstet Gynaecol, 1997. 104(1): p. 33-6.

37. Svenningsen, L., Birth progression and traction forces developed under vacuum extraction after slow or rapid application of suction. Eur J Obstet Gynecol Reprod Biol, 1987. 26(2): p. 105-12.

38. Suwannachat, B., P. Lumbiganon, and M. Laopaiboon, Rapid versus stepwise negative pressure application for vacuum extraction assisted vaginal delivery. Cochrane Database Syst Rev, 2008(3): p. CD006636.

39. Murphy, D.J., et al., Cohort study of operative delivery in the second stage of labour and standard of obstetric care. BJOG, 2003. 110(6): p. 610-5.

40. Ghidini, A., et al., Neonatal complications in vacuum-assisted vaginal delivery: are they associated with number of pulls, cup detachments, and duration of vacuum application? Arch Gynecol Obstet, 2017. 295(1): p. 67-73.

41. Bahl, R., B. Strachan, and D.J. Murphy, Pelvic floor morbidity at 3 years after instrumental delivery and cesarean delivery in the second stage of labor and the impact of a subsequent delivery. Am J Obstet Gynecol, 2005. 192(3): p. 789-94.

42. Robertson, P.A., R.K. Laros, Jr., and R.L. Zhao, Neonatal and maternal outcome in low-pelvic and midpelvic operative deliveries. Am J Obstet Gynecol, 1990. 162(6): p. 1436-42; discussion 1442-4.

43. Johanson, R. and V. Menon, Soft versus rigid vacuum extractor cups for assisted vaginal delivery. Cochrane Database Syst Rev, 2000(2): p. CD000446.

44. Smit-Wu, M.N., et al., Onset of vacuum-related complaints in neonates. Eur J Pediatr, 2006. 165(6): p. 374-9.

45. Ngan, H.Y., et al., Long-term neurological sequelae following vacuum extractor delivery. Aust N Z J Obstet Gynaecol, 1990. 30(2): p. 111-4.

46. Angioli, R., et al., Severe perineal lacerations during vaginal delivery: the University of Miami experience. Am J Obstet Gynecol, 2000. 182(5): p. 1083-5.
47. Hankins, G.D. and T.F. Rowe, Operative vaginal delivery--year 2000. Am J Obstet Gynecol, 1996. 175(2): p. 275-82.
48. Damron, D.P. and E.L. Capeless, Operative vaginal delivery: a comparison of forceps and vacuum for success rate and risk of rectal sphincter injury. Am J Obstet Gynecol, 2004. 191(3): p. 907-10.
49. Wu, J.M., et al., Occiput posterior fetal head position increases the risk of anal sphincter injury in vacuum-assisted deliveries. Am J Obstet Gynecol, 2005. 193(2): p. 525-8; discussion 528-9.
50. Bashore, R.A., W.H. Phillips, Jr., and C.R. Brinkman, 3rd, A comparison of the morbidity of midforceps and cesarean delivery. Am J Obstet Gynecol, 1990. 162(6): p. 1428-34; discussion 1434-5.
51. Liebling, R.E., et al., Pelvic floor morbidity up to one year after difficult instrumental delivery and cesarean section in the second stage of labor: a cohort study. Am J Obstet Gynecol, 2004. 191(1): p. 4-10.

CHAPTER 36

Susan Fawcus

Acknowledgements: Professor Robert Pattinson

Chapter Title: Caesarean Delivery in Labour

INTRODUCTION

Caesarean delivery (CD) in labour is an emergency operative procedure which is the most commonly performed surgery globally[1]. Originally introduced as a life-saving operation for mother and baby, its indications now include reduction of maternal and newborn morbidity; and in recent years a tendency to perform CD electively for maternal request or for non-medical indications[2]. This chapter focuses on CD in labour as opposed to elective planned CD. The history of CD and details of surgical technique are described elsewhere in chapters X and Y and will be only covered in this chapter as they pertain to CD in labour (emergency CD).

The maternal mortality associated with CD is three times that of vaginal delivery and this risk increases further with emergency CD[3]. Therefore it is important that CDs are performed for appropriate indications and unnecessary operations avoided. Also timeous performance of CD in labour before the development of obstruction or intrauterine sepsis, can prevent morbidities such as ruptured uterus, vesico- vaginal fistulae, postpartum haemorrhage and septic shock. Likewise skilled administration of anaesthesia and skilled performance of surgery reduce complication rates.

The greater safety concerns for of CD in labour compared to elective CD are shown in Table 1 and will be covered in this chapter.

Table 1 Safety Risks for CD in labour

Increased risk of anaesthetic complications: the women are not starved
Increased risk of haemorrhage and sepsis: due to prolonged labour and or rupture of membranes
Increased risk of thromboembolism
Medical risks from the condition for which the emergency CD performed: eclampsia, placenta praevia etc.
The woman may be at the incorrect level of care with lower level expertise
Difficulties with informed consent: the women are in pain

EPIDEMIOLOGY

Global rates

Data compiled by World Health Organisation (WHO) for 1990 to 2014 for 150 countries give a global CD rate of 18.6% (18.6 CDs per 100 births). There are marked differences in rates between world regions, with Latin America and the Caribbean region having the highest CD rates (40.5%) followed by Northern America (32.3%), Oceania (31.1%), Europe (25%), Asia (19.2%) and the lowest CD rate occurring in Africa (7.3%)[4]. There is also marked variation in CD rates between countries and within countries related to urban/rural differences and public/private differences. These data do not distinguish emergency CD or CD in labour from elective CD.

However, the 2004-2008 WHO Global Survey on Maternal and Perinatal Health in 24 countries, including both high and low income settings, found a CD rate of 25.4%, and found that 10% of all CS were done for non-medical indications (on request or no apparent reason)[3]. The rate of intrapartum CDs was 15.7% (15.4% with medical indication and 0.3% without). The rate of antepartum CD was 10% (9.4% with indications and 0.6% without).

Mortality and morbidity associated with CD

Of note, the above survey shows that the maternal mortality rate, severe maternal morbidity and perinatal morbidity were all greater with CD compared to spontaneous vaginal delivery. Obviously this effect is confounded by the indication for which the CD is performed (cord prolapse, placenta praevia etc). If only CDs for which there are no medical indications are considered, the maternal mortality rate is three times that of vaginal delivery and corresponding maternal morbidity and perinatal morbidity is also greater[3]. Caesarean sections performed in the second stage of labour are associated with greater morbidity and mortality, from sepsis and haemorrhage[5,6].

Access to safe CD

The availability of CD is a measure of access to Comprehensive Emergency Obstetric Care (CEOC). WHO in 1995 and more recently in 2015 indicated that rates of 10 - 15% are sufficient to reduce mortality[7]. Many low income countries have CD rates which are below the minimum recommended rates and other countries have CD rates markedly higher. In the latter high income settings, elective CD constitute a higher proportion than in low income settings.

There are problems of inequity of access to CD between countries and within countries where there may be disparities between private and public, or rural and urban settings[8]. There is also frequently inequity in access to a **safe** CD which relates to weak health systems and paucity of skills in low income settings.

INDICATIONS FOR INTRAPARTUM CD

There are different approaches to classifying indications for CD, shown in Tables two and three

Table 2 Labour, maternal, fetal and placental classification of indication for CD

> 1. Problems with *Labour progress* (poor progress in first stage of labour, cephalo-pelvic disproportion, obstructed labour, failed induction of labour, failed trial of labour after CD, prolonged second stage)
> 2. *Maternal* problems (eclampsia, previous CD)
> 3. *Fetal* problems (suspected fetal hypoxia, cord prolapse, malpresentationmultiple pregnancy)
> 4. *Placental* problems (placenta praevia, abruptio placenta).

The problem of this classification is that it includes overlapping indications meaning that different practitioners may give different primary indications for CD. Also it does not distinguish between Elective planned CD and Emergency CD. Of note, intrapartum CDs are always emergencies, and include emergencies that arise de novo in labour and women for whom an elective CD was planned (e.g. for breech or multiple previous CD) but labour commenced before the planned date.

The Robson's classification divides indications for CD into ten mutually exclusive groups[9], see Table 3.

This classification can be used to subdivide CDs into the ten groups but also to categorise all deliveries into the ten groups and then measure the percentage of CDs in each of the groups. This can then identify groups in which the CD rate is inappropriately high and/or changing over time.

Numerically groups 1, 3 and 5 are the largest groups in settings where the Robson's classification has been applied. Groups 1 and 3 refer only to women in labour whereas group 5 covers elective and emergency procedures. Some centres add an (a) and (b) to 2, 4, and 5 to indicate who had an induction of labour and who had spontaneous labour.

Table 3 Classificação de PC de Robson

> 1. Mulheres nulíparas com gestação única, gestação cefálica, igual ou maior que 37 semanas completas gestação em trabalho de parto espontâneo.
> 2. Mulheres nulíparas com gestação única, cefálica, igual ou maior que 37 semanas completas de gestação, que tiveram uma indução do trabalho de parto ou um parto cesáreo foi realizado antes do início do trabalho de parto.
> 3. Mulheres multíparas com gestação única, gestação cefálica, igual ou maior que 37 semanas completas gestação em trabalho de parto espontâneo.
> 4. Mulheres multíparas com gestação única, cefálica, igual ou maior que 37 semanas completas de gestação, que tiveram uma indução do trabalho de parto ou um parto cesáreo foi realizado antes do início do trabalho de parto.
> 5. Todas as mulheres com gestação única, cefálica, igual ou maior que 37 semanas completas de gestação com cesariana prévia ou miomectomia.
> 6. Mulheres nulíparas com gestação única, gravidez pélvica, de gestação viável com ou sem cirurgia uterina prévia.
> 7. Mulheres multíparas com gestação única, gravidez pélvica, de gestação viável com ou sem parto cesáreo ou cirurgia uterina prévia.
> 8. Todas as mulheres com gestação múltipla, de gestação viável com ou sem cirurgia uterina prévia.
> 9. Todas as mulheres com uma gravidez com posição deitada oblíqua ou transversal, de gestação viável com ou sem cirurgia uterina prévia.
> 10. Todas as mulheres com gestação única, cefálica, antes de 37 semanas completas de gestação com ou sem cesariana prévia ou cirurgia uterina.

CATEGORISATION OF URGENCY OF CD

It is important for the obstetric labour ward nurses who must prepare the patient, the theatre staff and the anaesthetist, to know the degree of urgency of the CD. Categories introduced by Lucas in 2000 (10) and ratified by RCOG (11) and NICE (12) in 2010 are shown in Table 4.

Table 4 Categorising by Urgency of CD

> 1. Immediate threat to life of woman or fetus
> 2. Maternal or fetal compromise, No immediate threat to life of woman or fetus
> 3. Requires early delivery
> 4. No maternal or fetal compromise, At a time to suit the woman and maternity services

Initially very strict time specifications were applied to each category which were often unrealistic and sometimes harmful.

The approach currently accepted is to:

- Perform category 1 and 2 CD as quickly as possible after making the decision, particularly for category 1.
- Perform category 2 CD in most situations within 75 minutes of making the decision.
- Take into account the condition of the woman and the unborn baby when making decisions about rapid delivery. Remember that rapid delivery may be harmful in certain circumstances.

CAESAREAN DELIVERY IN LABOUR: PRACTICAL ASPECTS

These are listed in Table 5 and explained further in the following text

Table 5 Practical considerations for CD in labour

1. Decision making for CD
2. Consent issues
3. Pre-operative preparation and prophylaxis
4. Minimising complications at CD
5. Evidence based CD: surgery, anaesthesia and newborn care
6. Postoperative care

Decision making

Due to the risk of increased mortality and morbidity related to CD, especially when performed in labour, it is important that the decision for CD is well thought through and unnecessary procedures avoided. In some settings when trainee medical specialists are managing the labour ward, it is important that all decisions for CD are discussed with a more senior colleague for a second opinion.

There is a tendency for some practitioners to avoid assisted vaginal delivery and rather opt for CD when the second stage is prolonged. Whereas, in cases of cephalo-pelvic disproportion this is necessary, it does carry greater morbidity for the mother. Therefore it is important for the skills for operative vaginal delivery to be retained by specialists and taught to trainees and junior doctors[6].

Consent issues

A woman must give written and informed consent. This requires detailed explanation of the reasons for offering the CD and associated risks to the woman. The consent is not only for the CD surgery but also for anaesthesia, use of blood transfusion if necessary, and the need for additional procedures where they may be necessary such as uterine compression sutures. Where there are language barriers, an interpreter must be involved. Some situations require consent by the head of the hospital such as minors where the legal guardian is not available, or an unconscious or non-competent woman. Regulations around consent may vary between countries. In labour, there are additional challenges to acquiring informed consent; the women may be in severe pain from labour contractions, and in some circumstances such as cord prolapse, the indication for the CD is so urgent that there is insufficient time for a very detailed explanation. Nevertheless, all attempt must be made to assist the women to give consent.

If the woman has a partner or relative present they can act as a support to the woman and also be invited to be present at the CD.

Pre-operative preparation and prophylaxis

This is usually done in labour ward and involves urinary catheterisation and nursing preparation for theatre. For most CDs in labour, it is not possible to starve the woman for 12hours prior to surgery, as is done for elective surgery. In pregnancy, and especially in labour, there is delayed stomach emptying. This constitutes an anaesthetic hazard. Antacids must be administered to neutralise the gastric contents should aspiration occur; it serves to minimise the extent of aspiration pneumonitis.

Pre-operative intravenous broad spectrum antibiotics such as a third generation cephalosporin should be administered. This reduces the risk of both wound and uterine infection. There is some concern about administering peripartum antibiotics due to the possibility of causing atopy in the newborn, with some practitioners suggesting administration after cord clamping. However, the benefits to the mother in reducing surgical site infection outweigh this concern, and require that antibiotic administration precedes the surgery.

Haemoglobin needs to be checked by a point of care test, and blood ordered if less than 8gms/dl. Between 8 and 10 gms/dl, a blood specimen should be sent for grouping and saving in case it is needed. If the woman has pre-eclampsia, the surgeon and anaesthetist will ideally need to know her platelet count, renal function and liver enzymes, but the absence of these results should not delay surgery if it was category one.

In situations where the CD is being performed for severe fetal compromise ('fetal distress'), intra-uterine resuscitation (left lateral position, intravenous fluids and tocolysis) can improve fetal condition whilst awaiting surgery. This becomes particularly important if there are theatre delays, or the woman has to be transferred to another facility for the CD.

Minimising complications at CD.

This commences during antenatal care by the prevention of anaemia, treatment of HIV infection to reduce viral loads, and risk assessment so the woman delivers at the level of care with the appropriate expertise. Also management of labour by a skilled birth attendant to minimise sepsis, use the partogram and intervene timeously for slow progress, all contribute towards reducing risks of sepsis and haemorrhage. Similarly avoiding second stage CD in situations when the prerequisites for assisted vaginal delivery to be performed safely are met, would reduce potential complications from second stage CD.

Appropriately skilled personnel for the anaesthetic, instrument preparation, surgery and care of the newborn will be described later in the section on Health System factors. At the CD, after delivery of the baby, prophylactic uterotonics must be administered in order to prevent postpartum haemorrhage from uterine atony which is more common for CD performed in labour. Due to concern about hypotension from rapid intravenous oxytocin boluses, especially in combination with spinal anaesthesia, smaller slower boluses (not more than 5 IU) should be given, supplemented with an infusion[13]. Alternatively oxytocin or syntometrine can be given intramuscularly where not contra-indicated[14]. The heat stable form of carbetocin, a long acting oxytocin has been shown to be non-inferior to oxytocin for preventing PPH after vaginal delivery; and could be considered at CD[15]. There is currently no evidence for misoprostol as a first line agent in PPH prophylaxis at CD, but it might be considered in the context of an ineffective cold chain or non-availability of other drugs, since it is more effective than placebo[16].

Tranexamic acid has been shown to be effective in reducing PPH mortality when given in addition to standard treatment[17]. It still requires to be evaluated for PPH prophylaxis at CD.

Evidence based CD

It is advisable, unless it is an emergency or the woman having general anaesthesia, for her labour companion to be present in the theatre.

Prior to surgery the WHO surgical safety checklist should be completed collectively by the scrub sister, the surgeon and the anaesthetist[18]. This confirms the nature of the operation to be performed, any additional procedures such as IUCD insertion, any co-morbidity of the mother and whether any surgical difficulties are anticipated. A health worker (doctor or nurse) must be in theatre designated to receive the baby.

Surgical technique

The technique of performing CD is described in chapter X. Specific problems related to CD in labour include:

- *Difficult surgical access* due to obesity or adhesions from previous surgery. This is also described elsewhere but is a particular challenge when the CD is being done for very urgent reasons. Nevertheless care must always be taken to identify surgical planes, avoid visceral injury and ensure haemostasis of subcutaneous tissues and sheath. Careful identification of the bladder is essential and can be problematic when the lower uterine segment is distended with the bladder stretched over it. The imperative to 'get the baby out quickly' should not override the need to do the surgery carefully. After delivery of the baby and uterine closure, there must be meticulous checking for haemostasis, and uterine contraction including if necessary inspecting whether there is excessive vaginal bleeding under the surgical drapes.
- *Difficult delivery of the baby.* This may be due to a deeply impacted fetal head in a late first stage or prolonged second stage CD. Rapid disimpaction can cause uterine tears with severe bleeding. The head should be carefully disimpacted with the non-dominant hand, or gently pushed up vaginally by another health worker, or a reverse breech extraction can be performed. Other situations when difficulties may occur with delivery of the baby include severe preterm fetus where there is no lower segment, preterm breech, or transverse lie with ruptured membranes. In all these situations it is wise to have done a midline skin incision and consider delivering the baby via a classical uterine incision
- *Haemorrhage.* This may be due to uterine atony following prolonged labour which may also be associated with intrauterine infection. The surgeon must be ready to order additional uterotonic medications such as oxytocin infusion, ergometrine and tranexamic acid; and if necessary perform additional surgical procedures such as a uterine compression suture, notably the B Lynch suture[19]. Haem-

orrhage may also be due to uterine tears sustained either laterally or vertically as the fetus is delivered. For vertical tears, the apex need to be identified and the tear then sutured before the CD incision is sutured. Lateral uterine tears into the broad ligament frequently involve the uterine artery which can be ligated with a mass uterine artery ligation suture. Care should be taken to identify the ureter before additional sutures are placed. Excessive bleeding may also occur from the placental site especially if the placenta was praevia and/or morbidly adherent. Ideally this diagnosis should be made antenatally and surgery carefully planned but, when labour commences before such arrangements are made, the surgeon needs to be able to respond. In most cases additional haemostatic sutures in the placental bed with or without uterine tamponade by an intrauterine balloon device will arrest bleeding. In some cases this is insufficient and hysterectomy is required[20].

- *Sepsis.* Although it is preferable for a woman to deliver vaginally in the presence of established uterine sepsis, CD will be necessary when labour is obstructed, there is cephalo-pelvic disproportion, or there is fetal distress. Opening the uterus may result in infected liquor being disseminated into the peritoneal cavity and this can result in septic shock. To minimise the consequences of this, various approaches can be considered: reduce spillage of amniotic fluid into peritoneal cavity through suctioning out liquor before delivering baby, packing the abdomen before uterine incision and/or saline washout after uterine closure. None of these techniques have been evaluated rigorously for evidence of effect, but may be considered. Most importantly, nursing such women in a high care area after surgery and continuing intravenous broad spectrum antibiotics is very important
- *Hysterectomy.* Every CD carries a risk for hysterectomy and this is more so for a CD in labour associated with haemorrhage or sepsis. This possibility must be included in the consent form that the woman signs prior to surgery and senior help should be available when hysterectomy is necessary. In remote rural hospitals with non-specialist doctors, there may be no doctor available with this expertise. In this situation temporising the patient's condition by applying a uterine tourniquet, closing and transferring urgently to the level of care with the expertise must be considered. The Non-pneumatic Anti-Shock Garment (NASG) may reduce shock during transfer and air transport may enable quicker transfer[21].

Anaesthetic issues

Regional anaesthesia is the preferred option for CD since it is associated with fewer maternal and newborn complications. However general anaesthesia is indicated in certain situations such as: eclampsia and HELLP syndrome where associated coagulopathy is a contra-indication to spinal anaesthesia; cord prolapse and fetal bradycardia where there is extreme urgency; and hypovolaemic shock from antepartum haemorrhage . Where the CD has become complicated and duration exceeds one hour, conversion to general anaesthesia may be necessary.

Neonatal issues

A health worker must be in theatre to receive and assess the baby. Where there is no anticipated neonatal problem, delayed cord clamping should occur. After assessment of the baby it can be placed skin to skin on the mother's chest provide she has regional anaesthesia and the operating screens and sterile drapes placed appropriately. This can continue (or commence) in the Recovery area of theatre. Breast feeding should be established as soon as possible

Postoperative care

Details of postoperative care after CD are described in chapter X. It is mandatory for women to be monitored in a designated recovery area after CD with regular observations of vital signs and pad checks. The WHO Surgical safety check list needs to be completed before she leaves the theatre. For women, where there has been a complicated CD such as severe haemorrhage or intrauterine sepsis, it is recommended that they be cared for in a High care area for the next 12-24 hours before going to a postnatal ward.

Postoperative instructions must be clearly written and include recommended frequency of vital signs monitoring, oxytocin infusion prophylaxis, and analgesia. In addition all women who have had emergency CD, require thromboprophylaxis. Selected women will require broad spectrum antibiotics, which should be intravenous with established chorioamnionitis, but can be oral if she is at increased risk of infection. In an uncomplicated CD, drinking and eating can commence in the first 6 hours and early mobilisation encouraged. Length of stay after a CD is recommended to be 3 days but may be longer after CD in labour due the increased risks of bleeding, sepsis and newborn problems associated with the indication for the CD.

HEALTH SYSTEM ISSUES FOR ENSURING SAFETY FOR CD IN LABOUR

There are several health system issues that must be considered in order to ensure that CDs are performed safely and timeously. They are listed in table 6 and elaborated in the text.

Table 6 Health system issues for ensuring safety for CD in labour

> 1. Skilled and accredited surgeon with surgical assistant
> 2. Skilled accredited anaesthetist
> 3. Skilled nursing assistance
> 4. Functioning equipment: anaesthetic machines, and autoclaves
> 5. Sufficient medical , surgical and pharmaceutical supplies
> 6. Staffed Recovery area for the immediate postoperative period.
> 7. Emergency blood products available on site.
> 8. Emergency transport available if need for transfer to higher level of care
> 9. Effective facility and theatre leadership
> 10. Auditing of safety issues and outcomes

NB. Early recourse to theatre and relook laparotomy is mandatory when persistent postpartum haemorrhage is observed vaginally or suspected intrabdominally; and also if bowel injury is suspected

Equipment and supplies

All anaesthetic machines, anaesthetic equipment, operating lights, newborn resuscitaires and sterilisation systems for instruments must be in working order. A supply of blood products must be available on site. This could be in a blood bank for a regional or tertiary hospital, but in a district hospital it will be a supply of O negative and O positive blood stored in a fridge, with fresh dried plasma kept in the theatre or labour ward. All essential medications must be available and on site.

The WHO Surgical Safety Checklist must be completed for all cases. Ambulances need to be available on site at smaller hospitals for urgent transfer to higher levels of care for women who have had a complicated CD and need ICU care.

Skilled staff

There needs to be sufficient numbers of staff available for theatre and they must be skilled. This includes a doctor performing the surgery and another doctor giving the anaesthetic. It is dangerous to have one doctor who fulfils both functions. Competency needs to be confirmed by training and accreditation systems with no doctor performing the surgery or anaesthetic independently without having been assessed to be competent. Nursing staff skilled in theatre assistance, instrument preparation and care of the baby are essential. In regional or tertiary hospitals, paediatric doctors will be available for the baby.

The context of lower income countries and rural settings.

In lower income countries, especially in remote rural settings, there are additional challenges to ensuring access to a safe CD service for women in labour. District hospitals are usually the most accessible site for women who require CD. For women who live far from such a facility, maternity waiting areas attached to the hospital, ensure such woman have access to CD. Appropriate skills and competence for safe CD must be available at district hospitals, as well as higher levels of care. Moreover, since these hospital are staffed by general doctors and not obstetric specialists, training programmes must ensure that they have sufficient skills for safe CD including how to manage complicated CDs. In such settings, it is not possible to call a specialist to do a hysterectomy. The doctors therefore need to be trained to perform conservative surgical techniques to control bleeding such as uterine compression sutures, uterine tamponade, and uterine artery ligation. If these measures are unsuccessful, they can apply a uterine tourniquet, close the abdomen and arrange urgent transfer to a higher level of care with the expertise to perform hysterectomy. The Non pneumatic Anti-Shock Garment (NASG), in use in several parts of the world may assist in treating hypovolaemic shock during transfer[21]. The obstetricians at regional and tertiary hospitals need to provide practical clinical support in terms of advice and training to doctors at district hospitals in their catchment areas.

In some lower income countries, there are severe skills shortages or inequity in distribution of skilled staff. Other cadre of non-doctor health worker, such as clinical officers, or their equivalent in Tanzania, Malawi, Zimbabwe and Mozambique, have been trained to perform caesarean section and provide anaesthesia. This task shifting has proven to be very helpful in meeting the needs of disadvantaged populations in setting where there are insufficient doctors.

Facility and Theatre manager

The facility and theatre managers need to ensure adherence for the above health system measures by ensuring the facility complies with the minimum standards recommended for CD. Clinical managers must ensure skills competence and conduct regular audits of CDs in their facility for numbers, rates, indications, outcomes and complication rates.

References

1. Biccard BM, Madiba TE, Kluyts HL, Munlemvo DM, Madzimbamuto FD, Basenero A, et al.. Perioperative patient outcomes in the African Surgical Outcomes Study: a 7-day prospective observational cohort study. Lancet. 2018; 391(10130): 1589-1598. doi: 10.1016/S0140-6736(18)30001-1. Epub 2018 Jan 3

2. Louw J. Caesarean Section—Past and Present. Journal of obstetrics and gynaecology Canada: 2009; 31(12):1131-6. DOI: 10.1016/S1701-2163(16)34373-0 ·

3. Souza JP, Gulmezoglu AM, Lumbiganon P, Laopaiboom M, Carroli G, Fawole B, Ruyan P, the WHO Global survey on maternal and perinatal health research group. Caesarean section without medical indication is associated with an increased risk of adverse short-term maternal outcomes: the 2004-2008 WHO Global survey on Maternal and Perinatal Health. BMC Medicine 2010; 8: 71

4. Betrán AP, Ye J, Moller A, Zhang J, Gülmezoglu AM , Torloni MR. The Increasing Trend in Caesarean Section Rates: Global, Regional and National Estimates: 1990-2014. PLOS ONE DOI:10.1371/journal.pone.0148343 February 5, 2016

5. Allen,V, O'Connell,C, Baskett T. Maternal and perinatal morbidity of caesarean delivery at full cervical dilatation compared with caesarean delivery in the first stage of labour. BJOG: 2005; 112: 986–990 DOI: 10.1111/ j.1471-0528.2005.00615.

6. Bailey PE, van Roosmalen J, Mola G, Evans C, de Bernis L, Dao B. Assisted vaginal delivery in low and middle income countries: an overview. BJOG 2017;124:1335–1344.

7. World Health Organisation. WHO statement on Caesarean section WHO/RHR/15.02 WHO, Geneva 2015

8. Gibbons L, Belizan J, Lauer J, Betran AP, Merialdi M, Althabe F. Inequities in use of caesarean deliveries in the world. AmJ Obstet Gynecol 2012; 206(4): 331

9. Robson MS. Classification of caesarean sections. Fetal and Maternal Medicine Review. 2001;12(1):23-39.

10. Lucas DN, Yentis SM, Kinsella SM, Holdcroft A, May AE, Wee M, et al. Urgency of caesarean section: a new classification. J R Soc Med 2000; 93: 346–50.

11. RCOG. Classification of urgency of caesarean section – a continuum of risk. Good practice guideline number 11, April 2010, RCOG London

12. NICE. Caesarean section. Clinical guideline. Published: 23 November 2011 nice.org.uk/guidance/cg132

13. Dyer R, Van Dyk D, Dresner A. The use of uterotonics during caesarean section. Int J Obstet Anaesth 2010; 19: 313-9.doi: 10.1016/j.ijoa.2010.04.011

14. Farina Z, Fawcus S. Oxytocin:ensuring appropriate use and balancing efficacy with safety. SAMJ 2015; 105 (4): 271-274 DOI:10.7196/samj.9179

15. M. Widmer, G. Piaggio, T.M.H. Nguyen, A. Osoti, O.O. Owa, S. Misra,et al. Heat-Stable Carbetocin versus Oxytocin to Prevent Hemorrhage after Vaginal Birth for the WHO CHAMPION Trial Group. N Engl J Med 2018;379:743-52. DOI: 10.1056/NEJMoa1805489

16. Gallos ID,Williams HM, Price MJ, Merriel A, Gee H, Lissauer D, Moorthy V, Tobias A, Deeks JJ,Widmer M, Tunçalp Ö, Gülmezoglu AM, Hofmeyr GJ, Coomarasamy A. Uterotonic agents for preventing postpartumhaemorrhage: a networkmeta-analysis. Cochrane Database of Systematic Reviews 2018, Issue 4. Art. No.: CD011689. DOI: 10.1002/14651858.CD011689.pub2.

17. WHO recommendation on tranexamic acid for the treatment of postpartum haemorrhage. Geneva: World Health Organization; 2017. Licence: CC BY-NC-SA 3.0 IGO.

18. Mohammed A[1], Wu J, Biggs T, Ofili-Yebovi D, Cox M, Pacquette S, Duffy S. Does use of a World Health Organization obstetric safe surgery checklist improve communication between obstetricians and anaesthetists? A retrospective study of 389 caesarean sections. BJOG. 2013; 120(5):644-8. doi: 10.1111/1471-0528.12041. Epub 2012 Nov 27.

19. Rath W, Hackethal A, Bohlmann MK. Second-line treatment of postpartum haemorrhage (PPH). Arch Gynecol Obstet 2012; 286:549–561 DOI 10.1007/s00404-012-2329-z6.

20. Fawcus S, Moodley J. Postpartum haemorrhage associated with caesarean section and caesarean hysterectomy. Best practice and Research Clinical Obstetrics & Gynaecology. 2013; 27: 233-249.

21. Pileggi-Castro C, Nogueira-Pileggi V, Tuncalp O, Oladapo O, Vogel JP, Souza JP. Non-pneumatic anti-shock garment for improving maternal survival following severe postpartum haemorrhage : a systematic review. Reproductive Health 2015; 12: 28. DOI 10.11861s2978-015-0012-0.

Índice Remissivo

A

Aborto
- induzido, 259
- normas legais, 47

Acretismo placentário, 328

Aleitamento materno na primeira
hora de vida, 21

Amadurecimento cervical, 122
- amniotomia, 122
- descolamento digital das
membranas, 122
- ocitocina, 123
- prostaglandina, 123
- sonda de Foley intracervical, 122

Amamentação
- efeito da analgesia, 13
- normas legais, 46

Analgesia no trabalho de parto e parto, 125
- efeitos no feto, 13

Anemia, 226

Anestesiologista, ver Médico
anestesiologista

Apoio no parto, 118

Aspiração do conteúdo gástrico,
prevenção, 11

Assepsia para o parto vaginal, 119

Assistência ao parto, 3
- clínica, 4
- manobras obstétricas, 285
- momento do diagnóstico do trabalho de
parto, 4
- obstétrica, normas legais no Brasil, 45
- - abortamento, 47
- - amamentação, 47
- - atuação da enfermagem obstétrica, 46
- - cesariana a pedido, 47
- - considerações, 48
- - doulas, atuação, 46

- - licença-maternidade e licença-
paternidade, 47
- - política nacional de atenção obstétrica
e neonatal, 45
- - pré-natal do parceiro, 46
- - presença de acompanhante, 46
- - programa de humanização no
pré-natal e nascimento, 45
- - projeto Apice on, 46
- - projeto parto adequado, 46
- - rede cegonha, 46
- - vinculação à maternidade, 46
- - violência sexual, 47
- pediátrica, 16
- profissionais que atuam, 3
- recém-nascido, 16
- recomendações para as boas práticas, 95
- seguro, cuidados éticos e legais, 89
- simulação no ensino, 83
- - acreditação e certificação, 88
- - cenários na assistência ao parto, 85
- - considerações, 88
- - graduação, 83
- - residência médica, 85

Assoalho pélvico, lesões obstétricas, 183
- acompanhamento, 186
- avulsão do músculo levantador do
ânus, 187
- etiopatogenia, 183
- externas, 183
- internas, 185
- lacerações perineais de terceiro e quarto
graus, 187
- pontos críticos, 188
- tratamento, 186

Atendimento obstétrico em maternidades,
classificação de Robson para
organização de, 61-72

Atonia uterina, 226

Avulsão do músculo levantador do
ânus, 187

B

Bacia óssea materna, 105
- estreito
- - inferior, 106
- - médio, 106
- - superior, 105

C

Cardiotocógrafo (CTG), 163
- características do traçado, 165
- interpretação, 170
- problemas atuais na interpretação, 163

Cerclagem vaginal, 259

Cesariana, 203
- a pedido, 47, 205
- - cuidados, 101
- aponeurose, 206
- avaliação das taxas, 205
- candidatas ao parto vaginal, 304
- clampeamento do cordão, 207
- complicações cirúrgicas, 208, 325
- - acretismo placentário, 328
- - anestésicas, 327
- - endometriose, 329
- - endometrite, 328
- - fascite necrosante, 328
- - fístula vesicouterina, 329
- - hemorragias, 325
- - histerectomia pós-parto, 328
- - infecção, 327
- - lacerações, 326
- - lesões
- - - gastrointestinais, 327
- - - trato uterino, 326

- - - ureteral, 326
- - - vesical, 326
- - trato urinário, infecções, 328
- debate, 65
-- taxas, 65
- durante o trabalho de parto, 295
- - acesso seguro á cesariana, 296
- - com base em evidências, 298
- - complicações, 297
- - consentimento, 297
- - contexto em países de baixa renda e ambientes rurais, 300
- - cuidados pós-operatórios, 299
- - equipamentos e suprimentos, 299
- - equipe qualificada, 299
- - gerência da instituição e do centro cirúrgico, 300
- - mortalidade e morbidade associadas, 295
- - preparação e profilaxia pré-operatórias, 297
- - taxas globais, 295
- - tomada de decisão, 297
- evidências na técnica cirúrgica, 206
- extração
- - fetal, 207
- - placenta, 207
- fatores de risco, 325
- fechamento
- - aponeurose, 208
- - peritônio, 208
- histerorrafia, 207
- histerotomia, 207
- incisão na pele, 206
- indicações, 67, 204
-- classificação, 68
-- análise e interpretação, 69
- infecções, 255
- intraparto, 296
- iterativa, 302
- - riscos, 303
- músculos retos abdominais e piramidais, 207
- pele, 208
- peritônio, 207
- políticas públicas nacionais para diminuição das taxas, 205
- por conveniência, 205
- revisão da cavidade pélvica, 208
- situação atual, 204
- tecido subcutâneo, 206, 208
- técnica de Misgav Ladach, 208
- urgência, categorização, 296
Cirurgias obstétricas, complicações infecciosas, 255
Classificação de obson para organização do atendimento obstétrico em maternidades, 61-72

Consulta pré-natal com o pediatra, 16
Contratilidade uterina, 109
- ciclo gravídico-puerperal, 110
- fisiologia, 110
Coração fetal, 163
Corioamnionite, 169
Cuidados antenatais para uma experiência positiva no parto, 99
- acompanhamento pré-natal, 99
- cesarianas a pedido materno, 101
- enfermagem no pré-natal, 101
- gestante informada, 100
- participação da mulher nas tomadas de decisão, 101
- plano de parto, 100
- preparação perineal, 100

D
Depressão e analgesia no parto, 13
Diagnóstico de trabalho de parto, 4, 115
Dieta no trabalho de parto, 119
Distócia de ombro, 287
Distúrbios de coagulação, 228
Doença estreptocócica do grupo B, 260
Dor no trabalho de parto, 8
- alívio, 133
- - acupuntura/acupressão, 136
- - aromaterapia, 135
- - *bolus* de água, 139
- - compressas quentes/frias, 139
- - estimulação elétrica nervosa transcutânea (TENS), 138
- - hipnose e técnicas de visualização, 135
- - ioga, 135
- - massagem, 135
- - *mindfulness*, 135
- - movimento/mobilidade/posição, 137
- - musicoterapia, 135
- - técnicas térmicas, 135
- na água, 137
Doulas, normas legais, 46

E
Elevação manual da apresentação fetal no prolapso de cordão umbilical, 293
Endocardite infecciosa, prevenção, 259
Endometriose, 329
Endometrite, 328
Enema, 118
Enfermagem no parto, 22
- cuidados essenciais para a segurança materna e neonatal, 27
- influência do tipo de profissional nos resultados, 24
- qualificação profissional mínima necessária, 23
- redução da mortalidade materna por causas evitáveis, 23

- vantagens de um modelo de assistência prestada por enfermeiras obstétricas, 25
Episiotomia, 179, 226
- infecções, 258
Equipe de assistência multiprofissional ao parto, 3-30
- anestesiologista, 7
- enfermagem, 22
- obstetra, 3
- pediatra/neonatologista, 15
Exames de triagem neonatal, 21
- coraçãozinho, 21
- olhinho, 21
- orelhinha, 21
- pezinho, 21
Extração manual da placenta, 258, 292
Extrator a vácuo, 286

F
Fascite necrosante, 328
Febre neonatal e analgesia, 13
Feto, 106
- apresentação, variedade, 108
- coração, 163
- estados comportamentais, 164
- estática, 107
- monitorização eletrônica contínua, 163
- parte óssea, 106
- - fontanela bregmática, 106
- - fontanela occipital, 107
- posição, variedade, 109
- sistema nervoso
- - autônomo, 164
- - resposta a estresses hipóxicos e mecânicos, 165
- - somático, 164
Fórcipe, parto com uso, 277
- aplicação, 278
- manejo após, 279
- preparação, 278
Frequência cardíaca fetal, 163
- fisiologia do controle, 163
- padrões incomuns, 167
- - saltatório ou zigue-zague, 168
- - sinusoidal, 167

G
Gemelares, via de parto, 317
- assistência, 321
- complicações maternas, 322
- momento do parto, 317
Gestação, aspectos psicológicos, 249
Gestante informada, 100

H
Hemorragia
- parto, 225
- - estabelecida, 229

Capítulo 40 Índice Remissivo

- - etiopatogenia, 225
- - placenta com invasão anormal, 231
- - prevenção, 226
- - reanimação com fluidos endovenosos, 229
- - sangramento obstétrico de causa extrauterina, 233
- - terapia transfusional, 229
- pós-parto, 211
- - ácido tranexâmico, 22
- - manejo ativo do terceiro estágio do parto, 220
- - manejo de hemoderivados, 14
- - pacotes de intervenção, 212
- - riscos, gerenciamento, 211
Hemostasia uterina normal, 226
Higiene da parturiente, 119
Hipoxia
- intraparto, 169
- - aguda, 170
- - evolução gradual, 170
- - subaguda, 170
- preexistente, 168
Histerectomia pós-parto, 232, 328

I

Indução ao trabalho de parto, 121
Infecções maternas no parto, profilaxias, 255
- doença estreptocócica do grupo B, 260
- endocardite infecciosa, prevenção, 259
- procedimentos cirúrgicos obstétricos, 255
Ingestão oral no trabalho de parto, 12
Instrumental do parto vaginal, 275
- contraindicações, 275
- fórcipe, 277
- incidência, 275
- indicações, 275
- pré-requisitos, 276
- seleção de instrumento, 276
- sequência, 277
Intubação orotraqueal no recém-nascido, 18
Inversão uterina, 229

L

Lacerações
- cesariana, 326
- perineais, 187
- - terceiro ou quarto grau, 259
Lesões obstétricas do assoalho pélvico, 183
- acompanhamento, 186
- considerações, 188
- diagnóstico, 183
- etiopatogenia, 183
- externas, 183

- internas, 185
- tratamento, 186
Licença-maternidade e licença-paternidade, 47
Líquido meconial, 17

M

Manobras obstétricas, 285
- anatomia óssea, 285
- distócia de ombro, 287
- elevação manual da apresentação fetal no prolapso de cordão umbilical, 293
- extração manual da placenta, 292
- fórcipe e extrator a vácuo, 286
- rotação manual do polo cefálico, 286
- Taxe em caso de inversão uterina, 293
- versão interna e extração podálica, 291
Massagem cardíaca no recém-nascido, 19
Maternidades, segurança do paciente, 51
Medicamentos uterotônicos, 227
- alcaloides do esporão de centeio, 227
- carbetocina, 227
- ocitocina, 227
- prostaglandinas, 227
Médicos
- anestesiologista na obstetrícia, 7
- - avaliação pré-anestésica, 11
- - desfechos, 13
- - dor, 8
- - evolução do trabalho de parto, 11
- - histórico, 7
- - risco de parto instrumental, 8
- - segurança materna, 14
- - via de parto, 10
- obstetra, 3
- - assistência clínica ao parto, 4
- - competências compartilhadas e exclusivas, 4
- - considerações, 6
- - descrição clínica do parto, 5
- - momento do diagnóstico no trabalho de parto, 4
- pediatra/neonatologista, 15
- - consulta pré-natal, 16
- - líquido meconial, 17
- - recém-nascido, assistência, 16
- - sala de parto, assistência, 16
Miocárdio fetal, 163
Monitorização
- contínua do recém-nascido, 17
- fetal intraparto, 163
- - características do traço do CTG, 165
- - como aplicar a fisiologia fetal ao interpretar um traço CTG, 170
- - compreensão dos tipos de hipoxia intraparto, 169
- - considerações, 171

- - fisiologia do controle da frequência cardíaca fetal, 163
- - hipoxia preexistente e infecção fetal, 168
- - padrões de frequência cardíaca fetal incomuns, 167
- - problemas atuais na interpretação, 163
- - resposta fetal a estresses hipóxicos e mecânicos, 165
Mortalidade por anestesia, 14

N

Normas legais da assistência obstétrica no Brasil, 45
- abortamento, 47
- amamentação, 47
- atuação da enfermagem obstétrica, 46
- cesariana a pedido, 47
- doulas, atuação, 46
- licença-maternidade e licença-paternidade, 47
- política nacional de atenção obstétrica e neonatal, 45
- pré-natal do parceiro, 46
- presença de acompanhante, 46
- programa de humanização no pré-natal e nascimento, 45
- projeto Apice on, 46
- projeto parto adequado, 46
- rede cegonha, 46
- vinculação à maternidade, 46
- violência sexual, 47

O

Obstetra, ver Médico obstetra
Ocitocina no trabalho de parto, 15

P

Parto/trabalho de parto
- acolhimento da paciente e da família, 117
- ambiência da maternidade, organização, 39
- - acolhimento, 43
- - comunicação, 43
- - confortabilidade, 42
- analgesia, 125
- apoio, 118
- apresentação cefálica, 153
- assepsia, 119
- assistência clínica, 4
- assistência no trabalho de parto, 27
- - primeiro período, 27
- - segundo período, 28
- - terceiro período, 29
- avaliação da vitalidade fetal, 155
- contratilidade uterina, 105, 109

- cuidados
- - essenciais para a segurança materna e neonatal, 27
- - maternos imediatamente após o parto, 29
- - períneo, 29
- descrição clínica, 5
- - primeiro período - dilatação, 5
- - quarto período, 6
- - segundo período – expulsão, 6
- - terceiro período – secundamento (dequitação), 6
- diagnóstico de trabalho de parto, 4, 115
- dieta, 119
- dilatação do colo uterino, graus, 9
- domiciliar, 73
- - benefícios e riscos envolvidos, 75
- - considerações, 80
- - fatores associados à opção, 74
- - literatura, 76
- - posicionamento de entidades e associações, 79
- - transferência, 78
- dor, 8
- - alívio, 133
- - manejo, 27
- enema, 118
- episiotomia e cuidados com o períneo, 158
- equipe de assistência multiprofissional, 3-30
- - anestesiologista, 7
- - enfermagem, 22
- - médico obstetra, 3
- - pediatra/neonatologista, 15
- estágios do trabalho de parto, 148
- fases do trabalho de parto, 148, 153
- feto, 106
- - apresentação, 108
- - estática fetal, 107
- - parte óssea fetal, 106
- - posição, 109
- higiene da parturiente, 119
- hospitalar, 73
- indução, uso de ocitocina, 306
- local, 73
- manejo, 150, 307
- mecanismo, 110
- - deflexão ou extensão, 111
- - descida, 111
- - desprendimento das escápulas, 112
- - encaixamento ou insinuação, 110
- - flexão, 111
- - rotação externa, 111
- - rotação interna, 111
- - sinclitismo e assinclitismo, 111
- organização da equipe de atendimento (África do Sul), 31

- orientação dos puxos, 158
- pélvico, 271
- plano, 100
- posição e deambulação durante o trabalho de parto, 119
- posição e movimentação materna, 156
- posições maternas, 143
- preparação perineal, 100
- pressão do fundo uterino, 158
- profissionais que atuam na assistência, 3
- progressão do trabalho de parto, 150
- seguro, 54
- - cuidados éticos e legais, 89
- terceiro período do trabalho de parto, 239
- tricotomia, 118
- vaginal
- - após cesariana, 301
- - - contraindicações, 306
- - - epidemiologia, 301
- - - predição, 304
- - - riscos e morbidade materna e neonatais, 302
- - assistido a vácuo, 279
- - benefícios maternos e neonatais, 302
- - infecções, 258
- - instrumental, 275
Pediatra, ver Médico pediatra
Placenta
- coágulos retidos, 227
- *in situ*, 232
- invasão anormal, 231
- remoção manual, 258, 292
Política nacional de atenção obstétrica e neonatal, 45
Posições maternas no momento do parto, 143
- horizontais, 144
- primeiro período, 143
- segundo período, 144
- verticalizadas, 144
Pré-natal
- acompanhamento, 99
- consulta com o pediatra, 16
- cuidados éticos, 89
- enfermagem, participação, 101
- parceiro, 46
Prematuro extremo, assistência ao parto, 309
- epidemiologia, 309
- preparação para o parto, 309
- via de parto, 313
Presença de acompanhante, normas legais, 46
Primeiro período do trabalho de parto, 147
- exames vaginais, 148

Programa de humanização no pré-natal e nascimento, 45
Projetos
- Apice on, 46
- parto adequado, 46
Proteção
- antenatal, 173, 174
- intraparto, 173
- perineal, 176
- - compressa morna, 177
- - manobras de suporte perineal (*hands on*), 178
- - massagem perineal, 177
- - posição materna, 177
- - puxos, 177
Puerpério imediato, 245
- aspectos assistenciais, 246
- aspectos da morfologia uterina pós-parto na ultrassonografia, 245
- aspectos gerais, 245
- complicações, 246
- contracepção, 248
- involução uterina, 245
- lóquios, 245

R
Recém-nascidos
- aleitamento materno na primeira hora de vida, 21
- assistência, 16
- contato pele a pele imediato com a mãe, 19
- exames de triagem neonatal, 21
- - coraçãozinho, 21
- - olhinho, 21
- - orelhinha, 21
- - pezinho, 21
- reanimação
- - intubação orotraqueal, indicação, 18
- - massagem cardíaca, 19
- - medicamentos, indicação, 19
- - monitorização contínua, indicações, 17
- - oxigênio suplementar durante a ventilação, 18
- - ventilação com pressão positiva, indicação, 17
Rede cegonha, normas legais, 46
Robson, classificação de, 61-72
Rotação manual do polo cefálico, 286
- técnica, 286

S
Segurança do paciente em maternidades, 51
- estratégias para melhorar a cultura de segurança, 53

- evento adverso, fatores contribuintes e notificação, 52
- parto seguro, 54
Sepse neonatal e analgesia, 13
Simulação no ensino da assistência ao parto, 83
- cenários na assistência ao parto, 85
- - distócia de biacromial, 86
- - hemorragia pós-parto, 87
- - pélvico, 86
- - vaginal, 85, 87
- graduação médica, 83
- residência médica, 85
Sistema nervoso
- autônomo fetal, 164
Sistema de classificação de dez grupos, 62
- somático fetal, 164

T
Terceiro período do trabalho de parto, 239
- clínica, 240
- conduta, 240
- fisiologia, 239
Tocurgia, 285
Trauma genital, 228
Triagem neonatal, exames, 21
- coraçãozinho, 21
- olhinho, 21
- orelhinha, 21
- pezinho, 21
Tricotomia, 118

U
Ultrassonografia no trabalho de parto, 191

- abordagem transabdominal, 191
- abordagem transperineal, 191
- quando fazer, 196

V
Vazios sacrais, 285
Ventilação com pressão positiva no recém-nascido, 17
Versão cefálica externa, 267
- técnica, 267
Versão externa e extração podálica, 291
Vinculação à maternidade, normas legais, 46
Violência
- assistência obstétrica, 93
- sexual, normas legais, 47

Y
Youssef, síndrome, 329

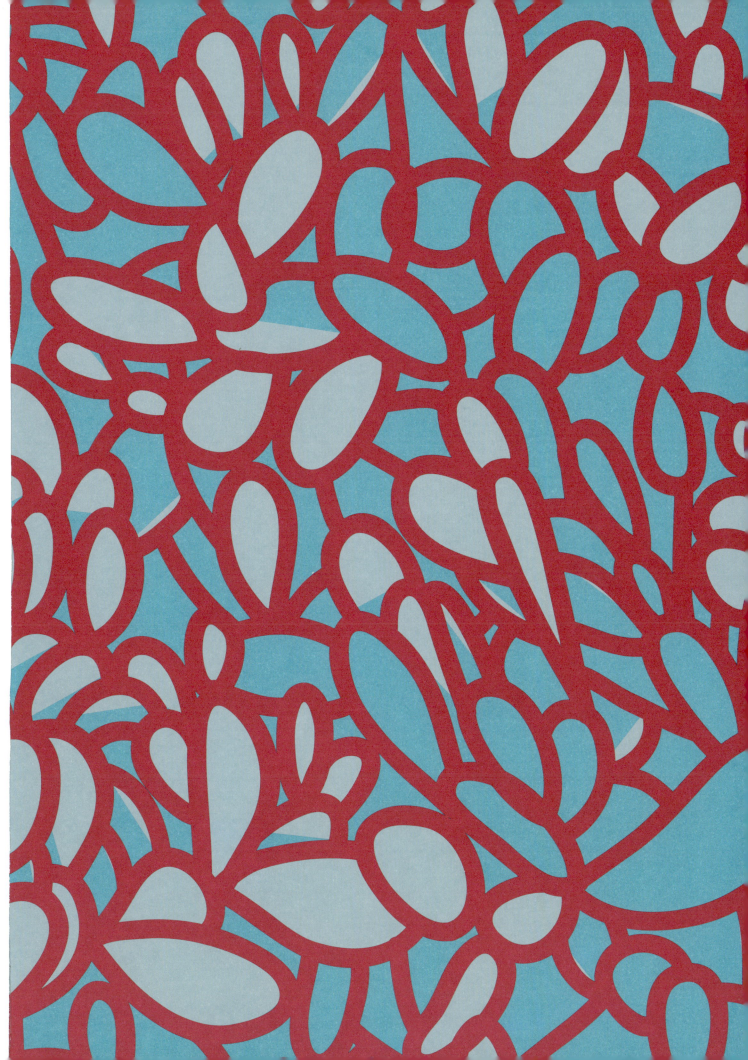

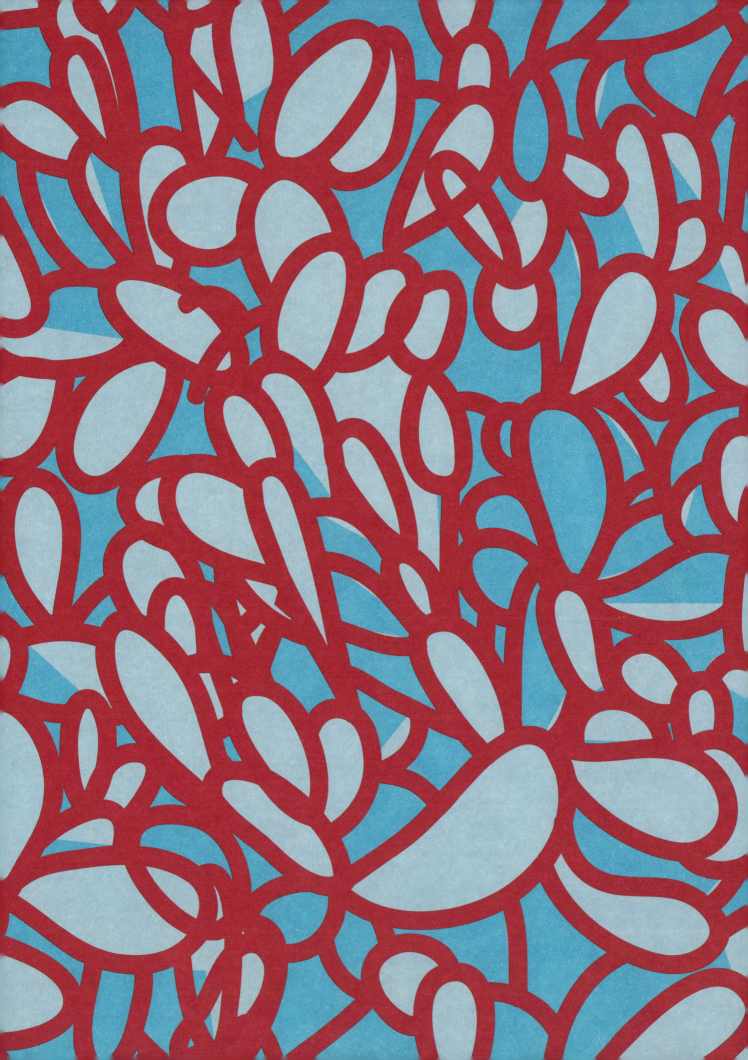